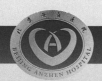
安贞心血管临床医学丛书

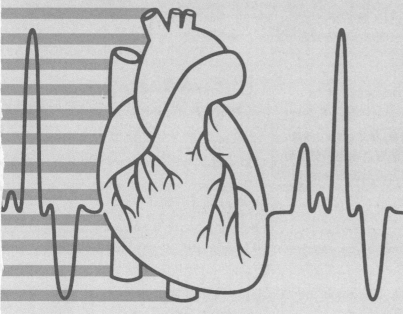

Anzhen Clinical Practice in
**Cardiovascular
Critical Care**

安贞心血管重症
临床实践

主编　侯晓彤　刘文娴

人民卫生出版社
·北京·

图书在版编目（CIP）数据

安贞心血管重症临床实践 / 侯晓彤, 刘文娴主编 .

北京 ： 人民卫生出版社, 2024. 10. -- ISBN 978-7-117-
36659-5

Ⅰ. R54

中国国家版本馆 CIP 数据核字第 2024U26R36 号

人卫智网	www.ipmph.com	医学教育、学术、考试、健康，
		购书智慧智能综合服务平台
人卫官网	www.pmph.com	人卫官方资讯发布平台

安贞心血管重症临床实践

Anzhen Xinxueguan Zhongzheng Linchuang Shijian

主　　编：侯晓彤　　刘文娴

出版发行：人民卫生出版社（中继线 010-59780011）

地　　址：北京市朝阳区潘家园南里 19 号

邮　　编：100021

E - mail：pmph @ pmph.com

购书热线：010-59787592　 010-59787584　 010-65264830

印　　刷：北京顶佳世纪印刷有限公司

经　　销：新华书店

开　　本：889×1194　 1/16　　印张：40

字　　数：1102 千字

版　　次：2024 年 10 月第 1 版

印　　次：2024 年 11 月第 1 次印刷

标准书号：ISBN 978-7-117-36659-5

定　　价：269.00 元

打击盗版举报电话：010-59787491　 E-mail：WQ @ pmph.com

质量问题联系电话：010-59787234　 E-mail：zhiliang @ pmph.com

数字融合服务电话：4001118166　 E-mail：zengzhi @ pmph.com

《安贞心血管临床医学丛书》

编写委员会

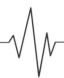

《安贞心血管重症临床实践》

编写委员会

主　编　侯晓彤　刘文娴

副主编　贾　明　刘　楠　米玉红　王　红　朱光发　张京岚

编　委（按姓氏汉语拼音排序）

杜中涛　郝兴海　贾　明　康铁朵　李　江　李呈龙　李小密
刘　楠　刘文娴　宁尚秋　阮彩霞　王　红　王粮山　王腾科
吴婷婷　徐雪峰　杨　鲲　杨　毅　张京岚

编　者（按姓氏汉语拼音排序）

曹玉珏　陈　静　陈　英　陈立颖　杜　林　杜中涛　高　洁
耿丽敏　郭　冬　郭　雯　韩丹诺　郝　星　郝兴海　侯登榜
贾　明　焦　瑞　金　祺　靳慧君　康铁朵　康云鹏　李　菲
李呈龙　李小密　李雅琼　李雨琪　刘　楠　刘　妍　陆艳辉
马　春　马　敏　米玉红　宁尚秋　任建伟　阮彩霞　盛　瑾
田夏秋　王　滨　王　红　王粮山　王龙飞　王梦军　王鹏程
王腾科　王晓存　王晓朦　王月丽　魏小红　吴婷婷　武元星
辛　萌　徐　敏　徐雪峰　杨　鲲　杨　毅　叶　清　张　静
张　明　张　宁　张　冉　张大伟　赵　晗　赵　欣　朱光发
朱佳佳　祖晓天

编写秘书　王粮山　朱佳佳

丛书总序

我与北京安贞医院的渊源始于我的恩师翁心植教授。

1981 年 3 月，吴英恺教授带领的胸部及心血管外科教研室团队，与翁心植教授带领的呼吸疾病研究室在北京朝阳医院联合创建北京市心肺血管医疗研究中心。1982 年 2 月，两位教授又联合创刊《心肺血管学报》，也就是现在的《心肺血管病杂志》。1983 年，心肺血管医疗研究中心迁入原北京结核病院，1984 年北京安贞医院成立后两者结成一个医疗科研联合体。

吴英恺教授和翁心植教授深厚的情谊一直延续。1984 年北京安贞医院建院后，翁心植教授几乎每周到内科查房教学，帮助和带动了安贞的学科发展。两位济世大医为了中国医学事业的发展，惺惺相惜，携手前行。

我常常思索医学、卫生、健康这三者之间的关系，《安贞医院四十年：1984—2024》以及《安贞心血管临床医学丛书》的出版，恰恰提供了一些基于安贞实践的生动答案。

关于医学。医学是人学，不但要关注个体，亦要关注群体。吴英恺教授可谓先行者，他开创了中国胸心血管外科学和心血管流行病学，在关注个体疾病医疗的同时积极开展心血管病人群防治。观《安贞医院四十年：1984—2024》，吴英恺院士的远见卓识和奋斗精神令人感佩。吴英恺院士将其关于医学的发展、对于人民健康的思考融入北京安贞医院最初的"DNA"中，使得医院起步之初就有了科学的定位和鲜明的文化基因，因而有了如今的成就和声誉。

关于卫生。卫生是依据医学及相关学科的原理，为恢复、维护、增强人的健康所采取的行动。北京安贞医院成立于改革开放之初，其诞生是我国医学发展史上的一个重要事件。经过四十年的发展，其心血管及共患病医疗优势明显，居国内一流水准，使无数患者重归健康。可以说，北京安贞医院的发展历程，是在党的领导下，中国医疗卫生事业及公立医院发展的一个缩影，《安贞医院四十年：1984—2024》呈现了北京安贞医院艰苦奋斗、敢打硬仗、勇于担当、以人为本的发展图景。

关于健康。"生命至上""人类卫生健康共同体""把人民健康放在优先发展的战略地位"，体现了党和国家对于人民健康的重视。心血管病学事业发展与人民健康息息相关。北京安贞医院发展的 40 年，是中国心血管病防治水平不断进步的 40 年，也是人民健康水平不断提升的 40 年。《安贞心血管临床医学丛书》源于医院 40

年的学科发展和几代安贞人的实践探索,是本着科学的态度和专业主义精神,为中国心血管病事业发展和人民健康做出的安贞贡献。

　　始于初心,得于实践。《安贞医院四十年:1984—2024》及《安贞心血管临床医学丛书》由医院众多专家精心打磨,合力著成,可谓北京安贞医院 40 年集体智慧的用心之作、倾心之作,必将为公立医院管理及心血管病医学实践提供难能可贵的参考。特此作序。

中国工程院院士
中国医学科学院学部委员
中国工程院副院长
中国医学科学院院长
北京协和医学院校长
2024 年 3 月 4 日

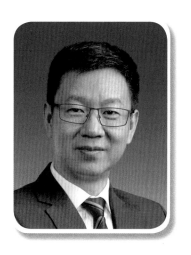

侯晓彤

首都医科大学附属北京安贞医院副院长。教授，重症医学博士研究生导师。担任中国医师协会体外生命支持专业委员会第一、二届主任委员，中国生物医学工程学会体外循环分会主任委员，亚太体外生命支持组织候任主席，中华医学会重症医学分会委员，中国医师协会重症医学医师分会常务委员，北京医学会重症医学分会副主任委员，北京市体外生命支持质量控制和改进中心主任，《中国体外循环杂志》主编，*Perfusion* 副主编。申获国家级课题 7 项，在 *Intensive Care Medicine*、*Critical Care* 等期刊发表 SCI 论文百余篇，主编学术专著 3 部，获国家专利 10 余项，牵头制定 3 项相关中国专家共识、标准，参与起草 3 项国际共识，是中国大陆地区唯一参与 ECMO 国际共识制定的专家，作为第一完成人先后获得北京市科学技术进步奖二等奖、华夏医学科技奖二等奖和中华医学科技奖三等奖。获得"中国医师奖""国家卫生健康突贡专家""北京市抗击新冠肺炎疫情先进个人""北京市高层次公共卫生技术人才建设项目领军人才""北京市高层次创新创业人才支持计划领军人才"等称号和荣誉。

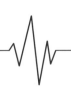

主编简介

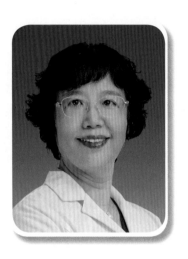

刘文娴

首都医科大学附属北京安贞医院心脏内科重症医学中心主任、心脏康复中心负责人。教授,心血管内科医学博士研究生导师。现任国际血管联盟血管疾病围术期管理专业委员会主任委员,中国老年保健协会心血管病预防与康复专业委员会副主任委员,中国医师协会中西医结合医师分会心脏康复专家委员会委员,北京心血管疾病防治研究会妇产心脏病分会委员,《心肺血管病杂志》编委,《中国医药》杂志编委,申获市级等课题5项,发表SCI论文百余篇,主编《心脏危重症处理原则和案例分析》(第1、2辑),参编《冠脉介入诊疗技巧及器械选择》《介入心脏病学手册》等多部心内科学术专著。获得北京市科学技术奖三等奖,获得"北京市好医生""北京市金牌好医生"等称号和荣誉。

内容提要

  《安贞心血管临床医学丛书》共分五部，《安贞心血管重症临床实践》作为其中一部，分为"概论""心脏内科重症""心脏外科重症"三大部分，以总结心血管危重症的管理方法和提升管理能力为角度，为临床从事相关诊疗工作的广大医生、护士群体提供全面临床帮助，尤其在面对各种心血管危急问题时可供参考。

  《安贞心血管重症临床实践》概论部分着重加深读者对心血管系统生理功能、各种监测方法、药物选择及使用规范、辅助管理和器官支持的理解，由于心血管解剖是阅读本丛书的必备基础，所以本书省略了解剖的内容。心脏内科重症部分基于 CCU 的监护与管理，突出非手术患者以及介入围手术期的复杂危重情况。心脏外科重症部分基于心外 ICU 的监护与管理，对术后心血管并发症和全身并发症进行系统总结并提出具有安贞特色的防治经验。内容以夹叙夹议的方式呈现，帮助读者迅速掌握疾病知识并加深记忆。

序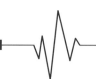

随着我国经济社会快速发展,我国正面临人口老龄化和代谢危险因素流行的双重压力,心血管疾病发病率和死亡率持续增高,疾病负担下降的拐点尚未出现。与此同时,我国复杂心脏大血管手术的普及程度越来越高,复杂先天性心脏病诊治、新兴杂交技术等不断发展,而心脏重症能够为这些技术的顺利开展保驾护航,在 ICU 设置中,具有举足轻重的位置。这些因素使得心血管危重症诊治以及合并心血管共病的重症诊治成为现代 ICU 面临的重要问题。

首都医科大学附属北京安贞医院在心血管重症诊治领域深耕多年,结合心血管专科特色,融合其他重症理论和技术,重症实践不断丰富并已形成体系。值此首都医科大学附属北京安贞医院建院 40 周年之际,学科带头人侯晓彤教授和刘文娴教授主编了《安贞心血管重症临床实践》,并以此为契机总结既往经验、展示专科特色、展望未来发展。本书注重实战,是不可多得的临床参考书,并且从事临床相关工作的编写人员能在短短数月完成本书的撰写,实属不易。

希望本书能够对从事心血管重症工作及对心血管重症诊治感兴趣的医护人员有所裨益。同时,重症医学有着非常广泛的内涵和外延,期待未来能够看到更多唯精唯一的临床实践总结,促进重症医学诊疗水平的进步。

杜斌

中国医学科学院北京协和医院

2024 年 2 月

前　言

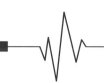

心血管危重症既是重症领域中独树一帜的亚专科，也是心血管内、外科中不可或缺的亚专科。目前，专注于心血管危重症救治的书籍还为数不多。首都医科大学附属北京安贞医院（简称北京安贞医院）的心脏重症监护室成立于医院建立之时，是我国最早出现的独立 ICU 之一，近 40 年来，重症监护室接诊了来自全国各地的心血管危重症患者数十万名，为本书的写作奠定了基础。"独乐乐不如众乐乐"，本书意欲记下多年来的经验，并分析一些重要的教训，分享给全国的同行。本书分为概论、心脏内科重症和心脏外科重症三大部分，覆盖心血管内、外科重症主要症候的知识要点、研究进展、诊治技巧，还在各论部分的每一章节都增添了典型病例。本书的全部作者均来自临床一线，章节负责人均为从事本专业 10 年以上的具有高级职称的专家，在编纂中始终贴近临床，并试图有所突破。

本书的出版，是心血管重症监护人为北京安贞医院建院 40 周年献上的心意。编写开始于 2023 年美丽的长秋，时间短、任务重，人民卫生出版社的负责人和编辑、北京安贞医院领导班子成员、丛书的主编、副主编、章节负责人分别在前期策划和后期审校中付出了巨大的努力。各位作者依据专长撰写相关内容，历经了撰写、修改、修图等打磨过程，力争为我国心血管危重症诊治提供一部特色鲜明、高度实用、权威的学术专著。

本书适用于从事心血管内科、心血管外科、麻醉、重症、急诊、体外生命支持等领域的临床专业人士，同时也可以作为进修医师、住 / 专培医师、护师的参考书。

感谢北京安贞医院从事相关临床工作以及协助心血管危重症救治的各位专家和医护人员，也感谢后期参与格式调整的各位研究生。由于时间仓促，书中的错误和缺点在所难免，希望广大读者给予批评指正。

侯晓彤　刘文娴

2024 年 2 月

前　言

目 录

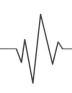

心脏内科重症

心脏外科重症

视频目录

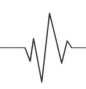

扫描二维码观看配套增值服务:

1. 首次观看需要激活,方法如下:①用手机微信扫描封底蓝色贴标上的二维码(特别提示:贴标有两层,揭开第一层,扫描第二层二维码),按界面提示输入手机号及验证码登录,或点击"微信用户一键登录";②登录后点击"立即领取",再点击"查看",即可观看配套增值服务。

2. 激活后再次观看的方法有两种:①手机微信扫描书中任一二维码;②关注"人卫助手"微信公众号,选择"知识服务",进入"我的图书",即可查看已激活的配套增值服务。

概　论

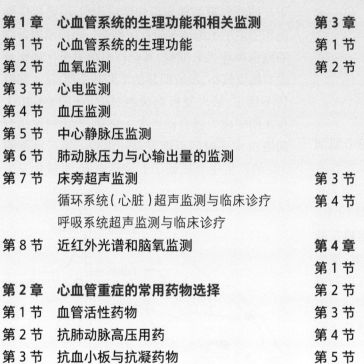

第1章　心血管系统的生理功能和相关监测

第1节　心血管系统的生理功能

血液循环系统包括起主要作用的心血管系统和起辅助作用的淋巴系统。心血管系统由心脏、血管和血液组成,血管又可以分为动脉、毛细血管、静脉。心脏跳动推动了血液在心血管系统内流动,形成血液循环,完成了体内物质运输。生理学知识是危重患者管理的基础,本节内容将对心血管系统生理知识作一阐述。

一、知识要点

【心肌细胞的跨膜电位】

心肌细胞可分为普通心肌细胞和特殊心肌细胞。普通心肌细胞构成心房壁和心室壁发挥收缩功能。特殊心肌细胞包括窦房结、结间束、房室交界区、房室束、左束支、右束支和浦肯野纤维(图1-1-1)。

1. 静息电位　心肌工作细胞的细胞膜在静息状态下对K^+有很大的通透性,且胞内K^+浓度远高于胞外,因此K^+外流形成了膜外带正电而膜内带负电的电位差。细胞膜上内向整流钾通道引起的K^+平衡电位是构成心肌工作细胞静息电位的主要成分。

2. 心室肌细胞动作电位　心室肌细胞动作电位由去极化和复极化组成,并且分为0期(快速去极化期)、1期(快速复极化初期)、2期(平台期)、3期(快速复极化末期)和4期(静息期)(图1-1-2A、B)。0期主要由钠内向电流引起,快速的内向离子流T型钙电流也参与其中。瞬时外向电流是引起心室肌细胞1期的主要跨膜电流,主要离子成分是K^+。2期既有内向离子流也有外向离子流。L型钙电流是主要的内向电流,

钾电流是主要的外向电流。3期以钾电流为代表的外向电流为主。4期保持稳定的静息电位水平,但此时钠泵活动加强以将动作电位期间进入细胞内的Na^+和Ca^{2+}排出,使K^+回到胞内。心房肌细胞动作电位和心室肌细胞动作电位类似,但心房肌细胞瞬时外向电流通道发达,使平台期不明显,2期、3期不易区分。

3. 自律细胞动作电位　自律细胞可分为快反应细胞和慢反应细胞。构成房室束、左束支、右束支的浦肯野细胞属于快反应细胞,而窦房结细胞和房室结细胞属于慢反应细胞。窦房结内自律细胞也被称为P细胞,其动作电位去极化动作速度和幅度较小,没有明显的1期和2期,且4期电位不稳定,最大复极电位绝对值小(图1-1-2C)。在3期完成后就自动产生去极化,当去极化达到阈电位水平时即可爆发动作电位。窦房结细胞0期的产生主要依赖于L型钙电流,去极化发生

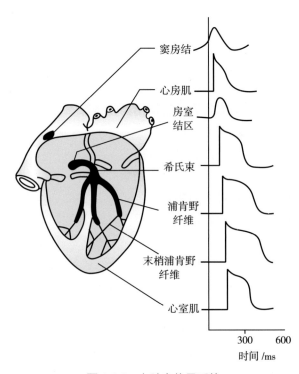

窦房结
心房肌
房室结区
希氏束
浦肯野纤维
末梢浦肯野纤维
心室肌

300　　600
时间/ms

图1-1-1　心脏电传导系统

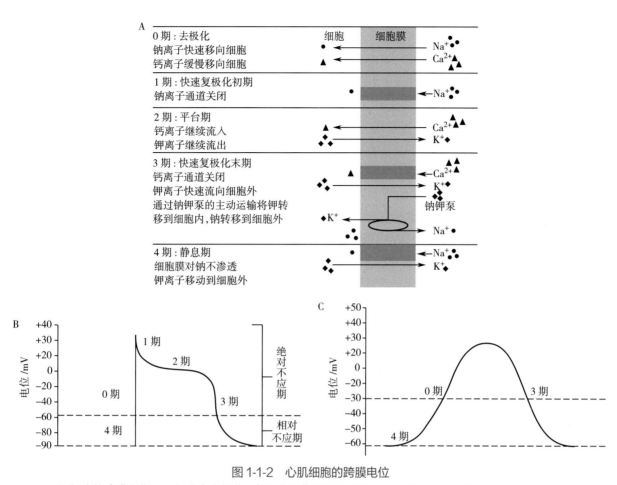

图 1-1-2　心肌细胞的跨膜电位

A. 心肌细胞的跨膜电位；B. 细胞在去极化 - 复极化周期的五个阶段；C. 起搏细胞（如窦房结细胞）的动作电位。

后直接进入钾电流主导的 3 期复极化。4 期自动去极化与钾电流衰减、超极化激活的内向离子流和内向的 T 型钙电流等相关。肾上腺素可通过 β 受体增强内向离子电流和内向 T 型钙电流，产生正性变时作用。浦肯野细胞产生的快反应动作电位与心室肌动作电位类似，也分为五个时相，但其 0 期去极化速率更快，1 期复极化初期也更为明显。

【心肌细胞的生理特性】

心肌细胞具有的基本生理特征包括兴奋性、自律性、传导性、收缩性。前三种以生物电活动为基础，而收缩性以收缩蛋白功能活动为基础。一般来说，心肌工作细胞具有兴奋性、传导性和收缩性；自律细胞具有兴奋性、自律性和传导性。

1. 兴奋性　兴奋性是指心肌细胞对刺激产生反应的能力，表现为在刺激下产生动作电位。兴奋性高低一般用心肌细胞舒张期发生兴奋的阈值表示，阈值越高其兴奋性越低。一次兴奋后

会发生一个周期性的变化。从 0 期去极化开始到复极化 3 期膜电位达 -55mV 的这段时期，无论给予多强的刺激也不会使心肌细胞产生去极化反应，这称为绝对不应期。从 -55mV 继续复极至 -60mV 的这段时期，若给予阈上刺激可引起局部反应，但不会产生新的动作电位，这称为局部反应期。这两段时期合称为有效不应期。从膜电位 -60mV 至 -80mV 的这段时期，给予阈上刺激可产生动作电位，此期称为相对不应期。心肌细胞继续复极，膜电位由 -80mV 恢复到 -90mV，此时钠通道已基本恢复到可被激活状态，且膜电位水平与阈电位接近，因此低于阈值的刺激即可引发新的动作电位，即超常期。在相对不应期和超常期，膜电位水平低于静息电位，钠通道开放的速率和数量均低于静息电位，故 0 期去极化速度和幅度也低于正常，兴奋传导速度较慢，动作电位时程和不应期较短，容易产生期前收缩。兴奋性的产生包括细胞膜去极化达阈电位水平和引起 0 期

去极化的离子通道激活。影响这两个环节的因素均可改变兴奋性。静息电位或最大复极电位水平负值增大,则与阈电位之间差距加大,引起兴奋所需刺激强度增大,兴奋性降低。当静息电位或最大复极电位水平不变,而阈电位水平上移,则两者之间差距加大,引起兴奋所需刺激强度增大,兴奋性降低。引起 0 期去极化的离子通道性状有静息、激活和失活,不同状态与膜电位水平和该电位时间进程相关。

2. 传导性　心肌的传导性是指心肌细胞具有传导兴奋的能力。兴奋性不仅发生在同一心肌细胞上,还能在心肌细胞间进行。兴奋在心内的传播是通过传导系统进行。兴奋在房室结区的传导非常缓慢,会出现一个时间延搁,称为房室延搁,其保证心室收缩发生在心房收缩之后,有利于心室充盈。传导性受结构和生理两方面影响。心肌细胞的直径是主要的结构因素,直径越大,电阻越小,传导速度越快。生理因素包括动作电位 0 期去极化速度和幅度、膜电位水平、邻近未兴奋部位膜的兴奋性。其中动作电位 0 期去极化速度和幅度是最重要因素。兴奋部位 0 期去极速度越快,传导越快;0 期去极化幅度越大,兴奋与未兴奋部位之间电位差越大,局部电流越强,传导越快。

3. 自律性　心肌自律性是指心肌在无外来刺激存在的条件下能自动产生节律性兴奋的能力。能产生自律性的细胞属于特殊传导系统,包括窦房结、房室结、房室束和浦肯野纤维网。4 期自动去极化的存在是自律细胞的特征,其中窦房结 P 细胞的自律性最高,每分钟约 100 次,受迷走神经影响常表现为 75 次;其次是房室结和房室束每分钟约 50 次和 40 次;浦肯野细胞自律性最低,每分钟约 25 次。

影响自律性的因素包括自律细胞动作电位 4 期自动去极化速度、最大复极电位和阈电位水平,其中 4 期自动去极化速度最为重要。

4. 收缩性　心肌的收缩由动作电位触发,通过兴奋 - 收缩耦联引起心肌肌丝滑行而引起。心肌收缩还具有同步收缩,不发生强直收缩和对细胞外 Ca^{2+} 依赖等特点。心肌一旦收缩,心房和心室所有心肌细胞将先后发生同步收缩,即"全或无"式收缩。此外,由于心肌兴奋性周期的有效不应期特别长,正常情况下心脏不会发生强直收缩,有利于心脏充盈和泵血功能。收缩的关键过程在于心肌细胞胞质内 Ca^{2+} 浓度变化,心肌细胞肌质网不如骨骼肌发达,储存的 Ca^{2+} 较少,因此兴奋 - 收缩耦联过程高度依赖于细胞外 Ca^{2+} 内流。

影响心脏搏出量的因素,如前负荷、后负荷、心肌收缩力和细胞外 Ca^{2+} 浓度都能影响心肌的收缩。

【心脏的泵血过程】

心脏的节律性收缩和舒张对血液的驱动作用称为心脏的泵功能。一次收缩和舒张构成的一个机械活动周期称为心动周期(图 1-1-3)。

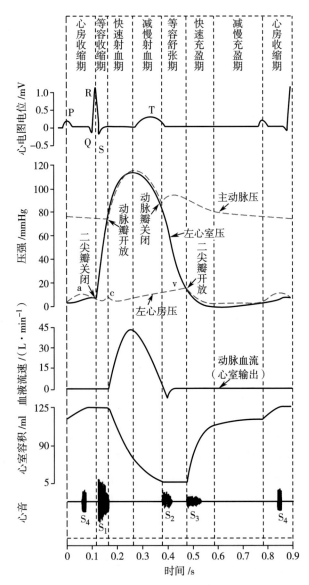

图 1-1-3　心脏的泵血功能

1. 心室收缩期　心室开始收缩后,室内压力超过房内压时,房室瓣关闭。室内压仍低于主动脉压时,半月瓣也处于关闭状态。房室瓣关闭到主动脉瓣开启的这段时间,心室收缩不改变心室容积,称为等容收缩期。当室内压超过主动脉压使半月瓣开放时,进入射血期。射血早期,心室射入主动脉血可达总射血量 2/3,且流速也很快,故称为快速射血期。血液进入主动脉后,心室容积迅速缩小,此时心室仍在收缩,室内压继续上升达到峰值,主动脉压也继续升高。射血后期,心室收缩强度减低,速度减慢,称为减慢射血期。此时室内压已低于主动脉压,但心室内的血液具有较高动能,仍可逆压力梯度继续进入主动脉。

2. 心室舒张期　射血后心室开始舒张,室内压下降,主动脉内血液向心室内反流,半月瓣关闭。此时室内压仍高于房内压,房室瓣处于关闭状态,心室再次成为封闭状态。在半月瓣关闭至房室瓣开启前的这一时期,心室虽然舒张,但容积并未发生改变,称为等容舒张期。此时心室还在继续舒张,室内压也急剧下降。室内压低于房内压时,房室瓣打开,进入心室充盈期。房室瓣开启初期,心室快速舒张,对血液产生"抽吸"作用,约 2/3 的心室充盈血液快速进入心室。这一时期被称为快速充盈期。随着心室内血液充盈,房、室间压力梯度减小,血液进入心室的速度减慢,此时称为减慢充盈期。心室舒张末期,心房收缩再进一步充盈心室。此后心室活动周期就再次进入新一轮周期。

【心输出量和心脏泵血功能的储备】

1. 每搏输出量与射血分数　一侧心室一次心脏搏动所射出的血液量,称为每搏输出量,简称每搏量。静息状态下,正常成年人左心室舒张末容积约 125ml,收缩末期容积约 55ml,两者之差即为每搏量。每搏量占心室舒张末期容积的百分比称为射血分数。相比于每搏量,射血分数能更准确地反映心脏的泵功能。

2. 每分输出量和心指数　一侧心室每分钟射出的血液量,称为每分输出量或心输出量。左、右心室的心输出量基本相等。心输出量等于心率与每搏量的乘积。静息状态下,正常成年男性的心输出量为 4.5~6L/min。女性的心输出量比同体重男性低 10% 左右。以单位体表面积(m²)计算的心输出量称为心指数,可作为不同身材个体的心功能的评价指标。

3. 心脏泵血功能储备　心输出量随机体代谢需要而增加的能力,称为心泵功能储备,主要取决于每搏量和心率能提高的程度。每搏量可分为收缩期储备和舒张期储备。收缩期储备通过增强心肌收缩能力和提高射血分数实现;舒张期储备通过增加舒张末期容积实现。由于心室腔不能过分扩大,故收缩期储备要远大于舒张期储备。心动周期的长度与心率成反比关系。当每搏量不变时,在一定范围内增加心率,可以显著提高心输出量。但心率过快时(>180 次/min)舒张期过短,心室充盈不足,可导致每搏量和心输出量减少。

【影响心输出量的因素】

心输出量与每搏量和心率相关,故而能影响这两项的因素均可影响心输出量。而每搏量与心室前负荷、后负荷和心肌收缩力密切相关。

1. 心室肌的前负荷和心肌异长自身调节　前负荷可使肌肉在收缩前保持一定的初长度,心室肌的初长度取决于心室舒张末期容积。心室舒张末期容积与压力在一定范围内具有良好的相关性,而正常人心室舒张末期心房内压力与心室内压力近乎相同,故可用心室舒张末的心房压力反映前负荷。静脉回心血量是决定心室前负荷的主要因素。心室充盈时间不变,静脉回流速度越快,回心血量越多。在全心舒张期,静脉回流速度取决于外周静脉压与心房、室内压之差。收缩期末心肌细胞内 Ca^{2+} 的回流速度越快,心肌舒张速率也越快。此外,心室顺应性高,回心血量也增加。逐步改变心室舒张末期压力值,并测量相对应的心室每搏量或每搏功,将每个给定的压力值时所获得的相对应的每搏量或每搏功的数据绘制成的曲线,称为心室功能曲线或 Frank-Starling 曲线(图 1-1-4)。从心室功能曲线上看,在增加前负荷时,心肌收缩力加强,每搏量增多。这种通过改变心肌初长度而引起心肌收缩力改变的调节称为异长自身调节。在一定范围内增加静脉回心血量,心室收缩力随之增强;而当静脉回心血量增大到一定程度时,心室收缩力不再增强而室内压出现下降,称为 Frank-Starling 定律。异常自身调节使心室射血量与静脉回心血量之间保持平衡,从而使心室舒张末期压力和容积保持在正常范围内。

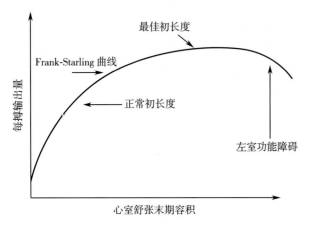

图 1-1-4　Frank-Starling 曲线

2. 心室收缩后负荷　心室收缩时需要克服大动脉血压,才能将血液射入动脉内。在其他条件不变下,大动脉血压升高则等容收缩期室内压峰值增高,等容收缩期延长,射血期缩短、速度减慢,每搏量减少,收缩末容积增加。此时通过异长自身调节加强心肌收缩,可使每搏量增加。

3. 心肌收缩力和等长调节　心肌不依赖于前负荷和后负荷而能改变其收缩速度和强度的内在特性,称为心肌收缩能力,即心肌的变力状态。心脏收缩能力增强使心功能曲线向左上方移位。这种通过改变心肌收缩能力的心脏泵血功能调节,称为等长调节(图 1-1-5)。能影响心肌细胞兴奋 - 收缩耦联过程中各个环节的因素都会影响收缩力。活化的横桥数目和肌球蛋白头部 ATP 酶的活性是影响心肌收缩能力的主要环节。活化的横桥数目与兴奋时细胞质内 Ca^{2+} 浓度和肌钙蛋白对 Ca^{2+} 亲和力密切相关。儿茶酚胺类药物可促进胞质内 Ca^{2+} 浓度升高,从而使心肌收缩力增强;茶碱类钙增敏剂可增加肌钙蛋白对 Ca^{2+} 亲和力使心肌收缩能力增强。

4. 心率　在一定范围内,心率加快可使心输出量增加,并提高舒张压,有利于冠状动脉(简称冠脉)的血液灌流。心率增快但未超过一定

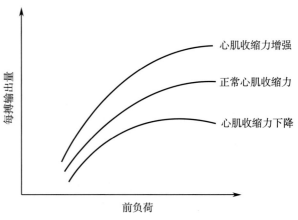

图 1-1-5　心肌的等长调节
在同样的前负荷,每搏功增加,心脏泵血功能增强。

限度时,虽然缩短充盈时间,但快速充盈期已将大部分静脉回心血液射入心室,此时心室充盈量和每搏量不会明显减少。心率增加可使每分输出量明显增加。在心功能不全时,每搏量相对固定,此时心率调节成为主要的心输出量影响因素。代偿性心率增快,心脏做功增加,力频关系使心肌收缩力增强,每搏功也增加。但心率调节也存在局限性。当心率增快超过 180 次 /min,将明显缩短心室舒张期,减少心室充盈量和冠脉血流(图 1-1-6),且此时心肌耗氧也增加(图 1-1-7)。此外,心率过快还会导致力频关系异常,心肌收缩力反而下降。如果心率过低(低于 40 次 /min),心室舒张期过长,此时心室充盈已达最大限度,心舒期延长不能增加充盈量和每搏量,心输出量也减少。

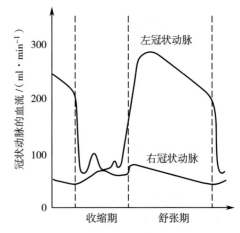

图 1-1-6　舒张期和舒张压对冠脉的影响
舒张期的长短和舒张压的高低是影响冠脉流量的重要因素,心率过快后,舒张期缩短,冠脉流量也减少。

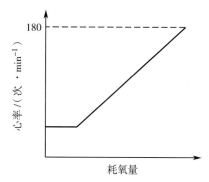

图 1-1-7 心率变化与耗氧量增加的关系

【各类血管的功能特点】

动脉和静脉管壁从内向外分别为内膜、中膜和外膜。内膜由内皮细胞和内皮下组织组成;中膜由血管平滑肌、弹性纤维和胶原纤维组成;外膜是包裹在血管外层的疏松结缔组织。

弹性储器血管是指主动脉、肺动脉主干及其发出的最大分支,其管壁坚厚,富含弹性纤维。分配血管指中动脉,将血液运输至各器官组织。毛细血管前阻力血管包括小动脉和微动脉,主要起到维持动脉血压的作用。毛细血管前括约肌是环绕在真毛细血管起始部的平滑肌,可控制毛细血管开闭。交换血管指通透性很高的毛细血管,主要起物质交换作用。毛细血管后阻力血管指微静脉,可调节体液在血管内、外分配。容量血管即为静脉系统,具有储存血液的作用。短路血管指血管床中小动脉和小静脉之间的吻合支,与体温调节有关(图 1-1-8)。

【动脉血压、器官血流量和血流阻力】

1. 动脉血压的形成和影响因素 血管内血液对管壁施加的压力称为血压。一定的血压是血液在血管内流动的动力。心血管系统内足够的血液充盈是动脉血压形成的前提条件;心脏射血是动脉血压形成的必要条件;小动脉与微动脉形成的外周阻力,以及主动脉和大动脉的弹性储器作用是形成动脉血压的重要条件。动脉血压高低取决于心输出量和外周阻力。每搏量增加,收缩期射出的血液增多,动脉壁承受压力也增大,收缩压升高。心率加快时,心室舒张末期缩短,大动脉流向外周血液减少,舒张压升高。外周阻力增大时,舒张期血液外流速度减慢,舒张压升高。大动脉弹性储器作用减弱时,对血压缓冲作用减弱,导致收缩压升高,舒张压减低。此外,循环血量与血管系统容量匹配情况也影响血压。循环血量减少且血管系统容量变化不大时,体循环平均充盈压下降,动脉血液下降;当血管系统容量增大而循环血量不变时,动脉血压也下降。

2. 器官血流量和血流阻力 血流量指单位时间(1分钟)内流过血管横截面的血量。1分钟内经过供应该器官的动脉流入的血量,就是该器官的血流量。器官的血流量(Q)与灌注该器

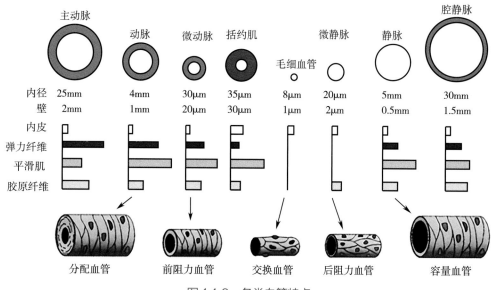

图 1-1-8 各类血管特点

官的动脉压（P_A）与静脉压（P_V）的差值成正比，与器官血流阻力（R）成反比，即 $Q=(P_A-P_V)/R$。对于器官血流来说，在血液黏滞度不变的情况下，阻力血管直径是影响其血流的主要因素。

3. 静脉回流　静脉是血液回流入心脏的通道，易被扩张、容量大，也称为容量血管，可有效调节回心血量和心输出量。血液流经动脉和毛细血管时，血压逐渐下降，在微静脉处的血压仅有约 15mmHg（1mmHg=133.33Pa）。体循环的终点——右心房处的血压近似于大气压。通常将右心房和上腔静脉、下腔静脉处的血压称为中心静脉压，中心静脉压的高低取决于心脏射血能力和静脉回心血量。心脏射血能力较强时，大部分回流入心脏的血液被射入动脉，中心静脉压就低。静脉回心血量取决于外周静脉压与中心静脉压之差，以及静脉血流阻力。体循环平均充盈压升高，静脉回心血量增多。心肌收缩力增强，心室舒张期压力降低，抽吸作用增强，回心血量增加。骨骼肌挤压也可以使回心血量增加。此外，体位改变和呼吸运动也会影响静脉回心血量。

【微循环】

微动脉和微静脉之间的血液循环称为微循环（图 1-1-9）。微循环有三种血流通路，分别为迂回通路、直捷通路和动静脉短路。迂回通路作为血液和组织液之间物质交换的通路，是指血液从微动脉流经后微动脉、毛细血管前括约肌进入真毛细血管网，最后汇入微静脉，主要由毛细血管前括约肌的收缩和舒张控制。直捷通路是指血液从微动脉经后微动脉和通血毛细血管进入微静脉的通路。参与体温调节的动静脉短路是指血液从微动脉直接经动静脉吻合而流入微静脉。血液在微循环中一般为层流，其血流量与微动脉、微静脉之间的压差成正比，与血流阻力成反比。

【组织液与淋巴液】

组织液是血浆经毛细血管壁滤过到组织间隙而形成。滤过的力量和重吸收的力量之差称为有效滤过压，计算方法为有效滤过压 =（毛细血管压 + 组织液胶体渗透压）–（组织液静水压 + 血浆胶体渗透压）。淋巴液来源于组织液，通过毛细

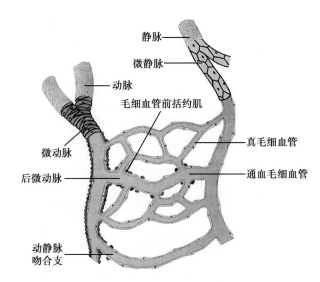

图 1-1-9　微循环组成示意

微循环是由微动脉、后微动脉、毛细血管前括约肌、真毛细血管、通血毛细血管、动静脉吻合和微静脉组成的网络。血液从动脉流入小动脉，然后通过真毛细血管或通过通道和动静脉旁路进入小静脉。由平滑肌细胞组成的毛细血管前括约肌控制血液流向真毛细血管。当血液流经毛细血管时，血浆蛋白和液体根据流体静压和渗透压梯度进入间隙。大部分液体被重新吸收到毛细血管后小静脉，小部分进入淋巴循环返回血液循环。

淋巴管吸收。组织液和毛细淋巴管内淋巴液的压力差是促进组织液进入淋巴管的动力。

【心脏活动的调节】

1. 自身调节　心脏泵血功能自身调节见前文所述的心肌异长自身调节和等长调节。组织器官血流量调节与局部代谢产物和肌源性自身调节相关。器官组织血流量主要取决于该器官代谢水平。代谢增强时，局部组织代谢产物如二氧化碳、腺苷、乳酸、H^+、K^+增多，氧分压降低，局部组织微动脉毛细血管前括约肌舒张，血流增多，去除代谢产物、改善缺氧，这一效应称为代谢性自身调节。在骨骼肌、胃肠、肝和皮肤等器官中，代谢性自身调节局部舒血管效应很明显，即便交感缩血管神经活动增强，局部的血管仍舒张。血管平滑肌本身保持一定的紧张性收缩，这一现象称为肌源性活动。供应某器官的血管的灌注压突然升高时，血管平滑肌受牵张刺激，紧张性活动加强，血管收缩，血流阻力加大，以免器官血流增多，反之则使器官血流不至于明显减少。其有助于血压在一定范围内变化时使某些器官血流保持稳定。这种调

节机制在肾血管明显,脑、心、肝、肠系膜和骨骼肌血管也可见。

2. 神经调节　心脏受心交感神经和心迷走神经双重支配。心交感神经节后纤维组成神经丛,支配窦房结、房室交界、房室束、心房肌和心室肌等。节后神经纤维释放去甲肾上腺素,与心肌 $β_1$ 受体结合激活心肌细胞膜上 L 型钙通道,使 Ca^{2+} 内流增加,最终导致心肌收缩力增强、心率加快和传导速度增加,即正性变力、变时和变传导作用。心迷走神经的节前和节后神经元都是胆碱能神经元。节后神经纤维支配窦房结、心房肌、房室交界和房室束及其分支,心室肌迷走神经纤维末梢较少。迷走神经末梢释放乙酰胆碱,其作用于心肌细胞膜上 M 胆碱能受体,使心率减慢、心肌收缩力减弱和房室传导速度减慢,即负性变时、变力和变传导作用。除真毛细血管外,血管壁都有平滑肌分布,绝大多数的平滑肌仅受交感缩血管神经纤维支配,但不同部位的血管缩血管纤维分布密度不同。毛细血管前括约肌主要受局部代谢产物调节。交感缩血管神经节后纤维末梢释放去甲肾上腺素,与血管 α 受体结合引起血管平滑肌收缩。舒血管神经纤维主要有以下几种:交感舒血管纤维,其末梢释放乙酰胆碱与 M 受体结合;副交感舒血管神经纤维,主要分布在软脑膜、肝脏、盆腔器官和外生殖器等部位。此外,延髓是调控心血管活动最重要的心血管中枢部位,下丘脑也在心血管活动调节中发挥重要作用。

3. 体液调节　肾素 - 血管紧张素系统是一个由多成员构成的调节系统。肾素是由肾脏近球细胞分泌的一种酸性蛋白酶,经肾静脉进入血液。血浆或组织中存在肾素的底物血管紧张素原,其在肾素的作用下水解,产生十肽的血管紧张素 I。在血浆或组织中,尤其是肺循环血管内皮表面,存在血管紧张素转换酶,其可水解血管紧张素 I,产生八肽的血管紧张素 II,而后血管紧张素 II 还可在血浆和组织中进一步酶解成血管紧张素 III。肾素血管紧张素 II 是心血管系统中直接起作用的物质,与血管紧张素受体结合后具有缩血管作用,可促进交感神经末梢释放去甲肾上

腺素递质、促进交感神经活动加强释放血管加压素、促进醛固酮合成和释放。肾上腺素和去甲肾上腺素属于儿茶酚胺类物质,其在循环中主要由肾上腺髓质分泌,肾上腺素能神经末梢释放的去甲肾上腺素也有少部分进入血液。肾上腺素和去甲肾上腺素对心血管系统作用具有相似之处,但与不同的肾上腺素能受体结合能力不同,因此也存在一些差异。在心脏,肾上腺素与 $β_1$ 受体结合后产生的正性变时、变力作用,可使心输出量增加。在血管,其作用取决于 α 和 $β_2$ 受体分布情况,α 受体激活引起血管收缩,$β_2$ 受体激活使血管舒张。去甲肾上腺素主要与血管 α 受体结合,引起血管收缩。血管加压素是由下丘脑视上核和室旁核神经元合成的激素,经下丘脑 - 垂体运输到神经垂体储存、释放。血管加压素与血管平滑肌 V_1 受体结合引发血管收缩;与泌尿系统集合管上皮 V_2 受体结合可促进水的重吸收,发挥抗利尿作用。血管内皮细胞也会合成、释放多种血管活性物质,如一氧化氮、前列环素等可以舒张血管,而内皮素可以收缩血管。激肽释放酶 - 激肽系统也可舒张血管平滑肌。心血管活性多肽也具有多种调节作用。气体信号分子一氧化碳和硫化氢也具有舒张血管的作用,并且硫化氢还对心脏有负性肌力作用。前列环素(PGI_2)具有舒血管作用,但 $PGI_2α$ 可使静脉收缩。细胞因子可通过自分泌和旁分泌的方式作用于靶细胞发挥调节作用。

二、研究进展

【微循环监测治疗】

在各种休克情况下,微循环是危重疾病发生发展的关键因素。目前在临床上还是以乳酸、毛细血管再充盈时间和花斑评分等指标间接评估微循环,通过直接客观监测微循环并给予治疗是否能降低休克患者死亡率还不清楚。

1. 研究设计　试验为研究者发起的前瞻性、多中心、随机对照试验。筛选入住重症监护病房(ICU)的成年休克患者,随机分为干预组和对照

组。干预组：入住 ICU 时和入住 24 小时后接受 MicroScan USB3（MS-U）SDF 视频显微镜连续舌下测量。对照组：给予常规监测治疗。主要终点是 30 天死亡率。次要终点是 ICU 住院时长、总住院时长和 6 个月死亡率。

2. 研究结果与结论　在干预组中，监测后 1 小时内接受血管活性药物或液体调整的患者明显增加，但入院后 24 小时微循环值和 30 天死亡率无差异。纳入舌下微循环监测的治疗计划不能提高生存率（图 1-1-10）。

【血管活性药对微循环的影响】

危重症患者常伴有全身炎症反应，并需要使用血管活性药，不同种类的血管活性药对微循环的影响还不清楚。因此，有研究比较了去甲肾上腺素、去氧肾上腺素和血管加压素对脓毒症休克患者大循环和微循环的影响。

1. 研究设计　试验为研究者发起的单中心、随机对照试验。选取年龄在 18~35 岁的健康志愿者入住重症监护病房（ICU），受试者均接受静脉推注 2ng/kg 脂多糖（LPS），并随机分为四组，分别接受 5 小时输注 0.05μg/（kg·min）去甲肾上腺素，0.5μg/（kg·min）去氧肾上腺素，0.04IU/min 血管加压素或安慰剂生理盐水。使用动脉导管相关参数和血压波形轮廓分析监测大循环，直到 LPS 给药后 4.5 小时。使用手持式视频显微镜评估舌下微循环密度和流量，直到 LPS 后 6 小时。

2. 研究结果与结论　LPS 给药后对大循环和微循环参数都有影响。低剂量的去甲肾上腺素和去氧肾上腺素难以纠正 LPS 诱导的血压和全身血管阻力（SVR）下降。与安慰剂相比，只有血管加压素通过稳定 SVR 和心输出量来减轻 LPS 诱导的舒张压降低，且血管加压素对脓毒症休克的微循环血流和密度没有影响。在高度控制的人体内全身炎症反应模型中，各种血管活性药在 5 小时内输注可以改善大循环而不影响舌下微循环（图 1-1-11）。

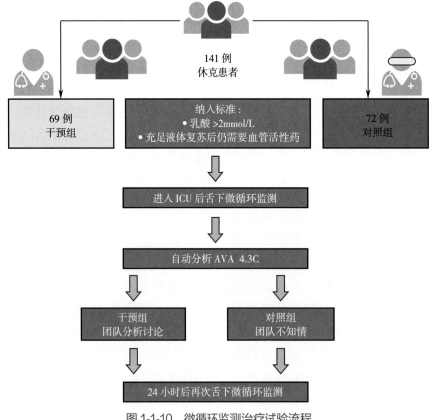

图 1-1-10　微循环监测治疗试验流程

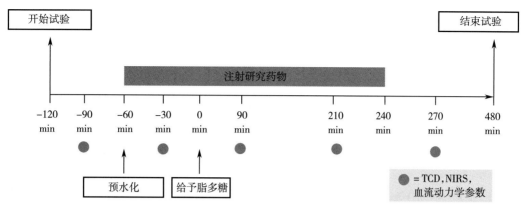

图 1-1-11 血管活性药对微循环影响的流程
NIRS，近红外光谱；TCD，经颅多普勒超声。

三、实用技巧

实用技巧详见第 2 章第 1 节。

（刘　楠）

参考文献

［1］陈灏珠．实用心脏病学［M］．5 版．上海：上海科学技术出版社，2016：26-37.

［2］Springhouse. ECG Strip Ease：An Arrhythmia Interpretation Workbook［M］. Philadelphia：Lippincott Williams & Wilkins, 2007.

［3］IAIZZO P A. Handbook of cardiac anatomy, physiology, and devices［M］. 3rd ed. Cham：Springer, 2015.

［4］王庭槐．生理学［M］．9 版．北京：人民卫生出版社，2018：85-145.

［5］BLORIA S D. Lessons from the frank-starling curve［J］. Ann Card Anaesth, 2021, 24（1）：118-119.

［6］RAJ T D. Data Interpretation in Anesthesia［M］. Cham：Springer, 2017：421-425.

［7］MAGDER S A. The ups and downs of heart rate［J］. Crit Care Med, 2012, 40（1）：239-245.

［8］SCIOLI M G, BIELLI A, ARCURI G, et al. Ageing and microvasculature［J］. Vasc Cell, 2014, 6：19.

［9］朱妙章，唐朝枢，袁文俊，等．心血管生理学基础与临床［M］．2 版．北京：高等教育出版社，2011.

［10］BRUNO R R, WOLLBORN J, FENGLER K, et al. Direct assessment of microcirculation in shock：A randomized-controlled multicenter study［J］. Intensive Care Med, 2023, 49（6）：645-655.

［11］VAN LOON L M, STOLK R F, VAN DER HOEVEN J G, et al. Effect of vasopressors on the macro- and microcirculation during systemic inflammation in humans in vivo［J］. Shock, 2020, 53（2）：171-174.

第 2 节　血氧监测

氧气对人体非常重要，是机体能量来源的物质基础。重症患者预后与氧代谢密切相关，临床中对患者进行血氧监测可以掌握重症患者的氧代谢状态，对于判断病情及指导治疗具有重要意义。

吸入的氧气通过肺泡 - 毛细血管膜气血屏障进入血液，少量氧溶解于血浆，大部分氧会与血液中的血红蛋白结合。氧随后从肺部被运送至各个脏器及组织，从血液中释放，为需氧细胞代谢提供能量。此过程分为氧合、氧输送和氧消耗 3 个步骤。

氧在肺毛细血管中与血液中的血红蛋白结合或溶解于血浆中，是氧气从肺泡至肺毛细血管被动弥散的过程，这个过程称为氧合。氧合不足也被称为低氧血症。低氧血症需要与缺氧区分，缺氧是组织或器官中的氧含量过低引起组织无氧代谢。氧输送的速率是氧从肺输送至周围组织的速率。氧耗的速率是氧从血液中移出被组织利用的速率。

一、知识要点

氧代谢主要包含氧合、氧输送、氧消耗 3 个过程，血氧监测是氧代谢监测重要手段之一。为了监测危重症患者的血氧状态,临床中常用的参数包括:通过脉搏血氧仪、动脉血气分析或者近红外线光谱分析(NIRS)监测的血氧饱和度(SO_2);通过血气分析得到的血氧分压(PO_2);通过中心或混合静脉血气及动脉血气分析得到氧气供应(DO_2)和氧气消耗(VO_2)。

【血氧饱和度】

氧饱和度临床常用的指标有脉搏氧饱和度(SpO_2)、动脉血氧饱和度(SaO_2)和组织血氧饱和度(StO_2)。大部分从肺泡弥散至肺毛细血管的氧与血液中的血红蛋白结合。SaO_2是血红蛋白与氧结合的红细胞的比例,该指标最常采用脉搏血氧定量法进行无创性测量,但也可通过动脉血气测量。

1. 脉搏氧饱和度 脉搏氧饱和度(SpO_2)是利用脉搏血氧仪进行监测,测定毛细血管床氧合血红蛋白百分比。脉搏血氧仪探头包含有2个发光二极管和1个光电探测器。氧合血红蛋白和脱氧血红蛋白对这两种波长的吸收不同,脱氧血红蛋白在光谱的红光波段(600~750nm)吸光度最高,氧合血红蛋白在红外波段(850~1 000nm)吸光度最高,通过利用两个近红外波长结合循环脉搏来测量SpO_2。与一氧化碳结合的碳氧血红蛋白无法通过双波长脉搏血氧仪与氧合血红蛋白区分开来,因此会导致SpO_2读数错误地升高。SpO_2测量的主要优点是方便、连续、非侵入性;缺点是深色皮肤患者的结果相对不可靠,而且无法检测到高氧血症。使用近红外波长的方法也可以

直接用于血液,最多有4个不同的波长(而不是脉冲血氧仪中使用的2个波长),从而能够确定高铁血红蛋白和碳氧血红蛋白的浓度。SpO_2可作为组织氧合状态的替代指标。脉搏血氧测定已成为持续无创评估氧合状态的标准做法,常被视为"第五生命体征"。

一般情况下,探测器和发射器对立放置于组织两侧。探头最常放置在手指、脚趾或耳垂的前后侧,也可放置在鼻翼处。前额探头的发射器和探测器彼此相邻,这样可通过体表组织反射的光来测量血氧饱和度(图1-2-1)。这些部位富含血管组织,所以优先选用。

正常的脉搏血氧仪波形具有动脉波形典型的重搏切迹特征,并与可触及或观察到的心率同步(图1-2-2)。仅在波形正常时才能解读外周血氧饱和度。

2. 动脉血氧饱和度(SaO_2) 动脉血氧饱和度(SaO_2)是指动脉血中氧与血红蛋白(Hb)结合的程度,是血液中单位Hb结合氧的百分数,即SaO_2=结合氧Hb/全部Hb×100%。动脉血氧饱和度能够间接反映机体是否缺氧及缺氧的程度,但其反映缺氧的灵敏度不足,而且有掩盖缺氧的潜在风险。临床上通过动脉血气分析检测SaO_2。动脉血氧饱和度的正常值范围通常认为95%~100%,但目前尚未界定异常SaO_2精确值。因为目前未确定低于哪个精确阈值才会出现组织缺氧,这提示组织缺氧由多种因素导致。可以认为静息时$SaO_2 \leq 95\%$或者在运动期间氧饱和度下降$\geq 5\%$的情况为异常,但不能孤立地以

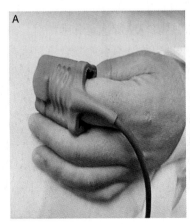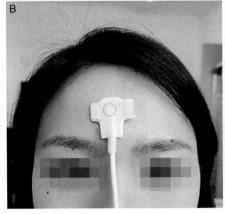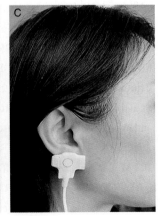

图1-2-1 常见血氧测定探头模式
A. 手指探头;B. 前额探头;C. 耳垂探头。

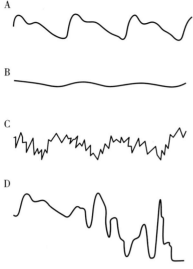

A

B

C

D

图 1-2-2 脉搏血氧仪波形

脉搏血氧仪常见的脉动信号。A. 正常信号,显示具有清晰的双向切口的尖锐波形;B. 低灌注期间的脉动信号,显示波形较平坦;C. 脉冲信号与叠加噪声伪影,显示锯齿状的外观;D. 运动伪影期间的脉动信号,显示不规则波形。

这些数值来评判。举例来说,如果患者之前的静息 SaO_2 为 99%,那么静息 SaO_2 为 95% 可能为异常。然而,一般患者氧疗的目标是将海平面静息状态下氧饱和度提高到 94%~98%,但对于慢性阻塞性肺疾病(COPD)患者,氧饱和度目标宜设定在 88%~92%。

3. SpO_2 和 SaO_2 的关系　通过动脉血气可以获得动脉氧分压和动脉血氧饱和度,对低氧血症作出诊断。但是对于需要实时监测血氧情况的危重患者,不能实时进行血气检查,而脉搏血氧饱和度(SpO_2)与其相关性较好,因此临床中可以用 SpO_2 来间接反映血氧情况。

SaO_2 与 SpO_2 相关性好,可以用 SpO_2 间接反映 SaO_2。但在心输出量严重低下、使用缩血管药物导致局部血液循环不良时,SaO_2 与 SpO_2 差异就会增大。因此,该类患者出现 SpO_2 下降,应同时测量血气和氧分压,进一步对照鉴别 SpO_2 下降到底是呼吸因素导致的,还是循环因素导致的。其他因素也会影响 SpO_2 的测定,如接触不良、皮肤透光度等会干扰信号的传送;高铁血红蛋白会造成假性低 SaO_2,碳氧血红蛋白会造成假性高 SaO_2。通过联合动脉血氧分压(PaO_2)和血氧饱和度监测,可以对低氧血症作出诊断。

在动脉血氧饱和度较高的高氧区(血氧饱和度 >97%),由于无法准确测量血氧饱和度的极小变化,氧分压的较大变化无法通过血氧饱和度来反映。因此,在 SpO_2>97% 的范围内,除非同时测量氧分压,否则可能无法检测到高氧血症。

脉搏血氧测定可估计氧和血红蛋白的比例(即 SpO_2),而不是 PaO_2。在大多数 $SpO_2 \geqslant 90\%$ 的患者中,SpO_2 与真实 SaO_2 参考标准的偏差在(高于或低于)2%~3% 之内。然而,当 SaO_2<90%,特别是 SaO_2<80% 时,SpO_2 准确性就会下降。因此,在血氧饱和度迅速波动且常下降的危重患者中,SpO_2 的可靠程度较低。

SpO_2 和 SaO_2 均反映氧气被输送至外周组织的主要机制(即动脉中 98% 氧气通常由血红蛋白携带)。PaO_2 仅测量血浆中溶解的氧气比例(即剩下的 2%),代表氧气输送的次要机制。

4. 组织氧饱和度(StO_2)　监测 StO_2 需要使用近红外线光谱分析(NIRS)。NIRS 是一种无创评估组织氧代谢的方法,可无损伤地监测大脑组织、肌肉组织及其他器官组织的氧合参数。通过 NIRS 原理监测的 StO_2,可用作微循环血流动力学监测工具,以监测微循环状态并在机体组织水平评估氧输送和氧消耗的供需平衡。具体内容详见近红外线光谱分析(NIRS)章节。

【动脉血氧分压】

动脉血氧分压(PaO_2)是溶解于血液中的氧气所产生的张力,少量的氧从肺泡弥散至肺毛细血管并溶解于血浆中。PaO_2 是溶于血浆中的氧气量,可采用动脉血气检测,PaO_2 正常值为 80~100mmHg。公式为:

$$PaO_2 = [(P_B - P_{H_2O}) \times FiO_2] - (PaCO_2/RQ) - A\text{-}aDO_2$$

P_B 是大气压(在海平面时为 760mmHg);P_{H_2O} 是水蒸气压(在 37℃ 时为 47mmHg);FiO_2 是吸入气体氧浓度分数;$PaCO_2$ 是动脉二氧化碳分压;RQ 是呼吸商,在一般情况下,呼吸商约为 0.8,但会随着机体对摄入碳水化合物、蛋白和脂肪相对利用量的变化而变化;$A\text{-}aDO_2$ 是肺泡气 - 动脉血氧分压差,正常值在吸空气时为 5~25mmHg,吸纯氧时为 25~75mmHg,$A\text{-}aDO_2$ 升高可以反映弥散、分流及通气 / 血流比值(V/Q)失调。

PaO_2 作用主要有两种，一种是决定溶解于血液中的氧气量，另一种是决定血红蛋白与氧结合的能力，也就是血氧饱和度。由于溶解于血液中的氧气量很少，常被忽略不计，所以氧合血红蛋白是输送氧气的主要方式。简而言之，PaO_2 通过动脉血氧饱和度决定血氧含量，氧分压越高，血氧饱和度就越高。

PaO_2 测量的优势在于其准确性。同时，压力是 O_2 扩散的驱动力，而饱和度与 O_2 扩散没有直接关系，所以压力是比饱和度更相关的参数。缺点是这种方法不能实时监测并且具有一定侵入性。对于正常范围内的氧气水平，有一些公式可以根据血氧饱和度来计算血氧分压，反之亦然。然而，这些公式并未完全考虑温度、2,3-二磷酸甘油酸（DPG）、pH 和血二氧化碳分压（玻尔效应）对氧合血红蛋白解离曲线横向位置（右移或左移）的影响，因此通过公式计算的数值临床价值有限。

与氧饱和度指标类似，由于不确定 PaO_2 低于何种水平（阈值）时可预见组织缺氧，所以尚未精确界定 PaO_2 的异常值。通常将 $PaO_2<80mmHg$ 视为异常，这可能比较合理，但也不应孤立地仅以该数值为异常标准。

低氧血症不等同于缺氧，临床中低氧血症的定义为血液中氧分压降低。但低氧血症并不一定表示组织缺氧。低氧血症常见原因有：通气不足、通气/血流比值（ventilation/perfusion ratio，V/Q）失调、心内畸形右向左分流、弥散障碍、吸入氧分压降低等。

（一）动脉-肺泡氧比值

动脉-肺泡氧比值（a-A oxygen ratio，a-A 氧比值）由 PaO_2 除以 PAO_2 确定，"A"表示肺泡，"a"表示动脉氧合作用。公式为：

$$a\text{-}A\ 氧比值 =PaO_2 \div PAO_2$$

a-A 氧比值常用于预测当 FiO_2 变化时 PaO_2 将产生的改变，其正常下限为 0.77~0.82；当 FiO_2 小于 0.55（即 55%）时，该值最可靠。

（二）肺泡-动脉氧梯度

肺泡-动脉氧梯度（A-a oxygen gradient，A-a 氧梯度）是氧合作用的一种常用测定指标，"A"代表肺泡，"a"代表动脉氧合作用。该指标实际上是指肺泡中的氧量，即肺泡氧分压（PAO_2）和溶解于血浆的氧量（PaO_2）之差。公式为：

$$A\text{-}a\ 氧梯度 =PAO_2-PaO_2$$

PaO_2 通过动脉血气进行测量，而 PAO_2 采用肺泡气公式计算。公式为：

$$PAO_2=[(P_B-P_{H_2O})\times FiO_2]-(PaCO_2/RQ)$$

其中 FiO_2 是吸入气体氧浓度分数（室内空气为 0.21），P_B 是大气压（在海平面时为 760mmHg），P_{H_2O} 是水蒸气压（在 37℃ 时为 47mmHg），$PaCO_2$ 是动脉二氧化碳分压，RQ 是呼吸商。在一般情况下，呼吸商约为 0.8，但会随着机体对摄入碳水化合物、蛋白和脂肪相对利用量的变化而变化。

采用该肺泡气方程计算的 A-a 氧梯度，可能与真实数值存在高达 10mmHg 的偏差。这是因为该公式是从更加复杂严谨的计算方法简化而来，其中的几种独立变量（如 FiO_2 和 RQ）并不精确。

正常 A-a 氧梯度随年龄而变化，可根据下述公式估算，这里假定患者呼吸室内空气，公式为：

$$A\text{-}a\ 氧梯度 =2.5+0.21\times 年龄（岁）$$

A-a 氧梯度随着 FiO_2 升高而增加。当患者接受较高的 FiO_2，PaO_2 和 PAO_2 均增加。但是，PaO_2 的增加不成比例，从而引起 A-a 氧梯度增加。

A-a 氧梯度的准确计算有赖于精确测量患者呼吸空气或接受机械通气等情况下的 FiO_2。对于使用鼻导管或面罩吸氧的患者，可以估算 FiO_2，由此可得到 A-a 氧梯度近似值，但估计值变异性大，与实际 A-a 氧梯度可能相差甚远，因此其实用性受限。使用提供纯氧的非重复呼吸面罩可以视为吸入了 100% 氧气，还可用于测量分流。

（三）氧解离曲线

氧解离曲线（oxygen dissociation curve，氧离曲线）为表示氧分压与血氧饱和度关系的曲线，以氧分压（PO_2）值为横坐标，相应的血氧饱和度为纵坐标（图 1-2-3）。氧离曲线呈 S 形，两端平坦，中间陡直。氧离曲线具有重要的生理学意义，在标准状态下，氧分压高于 60mmHg，可以使氧饱和度达到 90% 以上，使流经肺的血液最大限度发挥携氧的能力。即使在肺功能存在一定损伤的情况下，只要氧分压高于 60mmHg，对氧饱和度影响

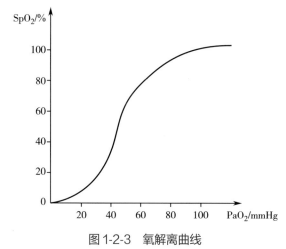

图1-2-3　氧解离曲线

氧 - 血红蛋白解离曲线与血红蛋白在一定氧压范围内的上静脉血氧饱和度相关。黑线显示正常成人血红蛋白（Hb）的曲线。改变曲线的条件可能会影响氧气输送到组织，这些影响在低氧分压下最为明显：左移——将曲线向左移动增加了氧亲和力，血红蛋白在给定的动脉氧压下与氧气结合更紧密并向组织输送更少的氧气，氧的释放量减少；右移——将曲线向右移动降低了氧亲和力，在给定的动脉氧压下，血红蛋白持有的氧气不够紧密，并向组织输送更多的氧气，有利于氧向组织释放。

就不大。如若氧分压低于 60mmHg，氧合血红蛋白的能力会急剧减弱。因此，临床上动脉血氧分压的下限是 60mmHg。氧离曲线的特点与意义阐述如下。

1. 氧离曲线的上段　相当于 PO_2 在 60~100mmHg，PO_2 处于较高的水平，是 Hb 与 O_2 结合的部分。这段曲线较为平坦，表明 PO_2 的变化对血氧饱和度的影响不大。例如 PO_2 为 100mmHg 时，血氧饱和度为 97.4%。如将吸入气 PO_2 提高到 150mmHg，血氧饱和度为 100%，血氧饱和度只增加了 2.6%，这解释了当通气 / 血流比失调时，肺泡通气量的增加几乎无助于 O_2 的摄取；当 PO_2 下降到 70mmHg，血氧饱和度为 94%，血氧饱和度只降低了 3.4%。因此，即使吸入气或肺泡气 PO_2 有所下降，如在高原、高空或患某些呼吸系统疾病时，只要 PO_2 不低于 60mmHg，血氧饱和度仍能保持在 90% 以上，血液仍可携带足够量的 O_2，不致发生明显的低氧血症。

2. 氧离曲线的中段　该段曲线较陡，相当于 PO_2 在 40~60mmHg，是氧合血红蛋白释放氧气的部分。PO_2 为 40mmHg 时相当于混合静脉血的 PO_2，此时血氧饱和度约为 75%，血氧含量约

14.4ml，表示每 100ml 血液流过组织时释放 5ml O_2。血液流经组织液时释放出的氧气容积所占动脉血氧含量的百分数称为氧气的利用系数，安静时为 25% 左右。以心输出量为 5L 计算，安静状态下人体每分钟耗氧气量约为 250ml。

3. 氧离曲线的下段　相当于 PO_2 15~40mmHg，也是氧合血红蛋白与氧气解离的部分，是氧离曲线中曲线坡度最陡的一段，PO_2 稍微下降，血氧饱和度就可大大下降。在机体活动加强氧耗量增多时，PO_2 可降至 15mmHg，氧合血红蛋白进一步解离，血氧饱和度降至更低的水平，血氧含量仅约 4.4ml，这样每 100ml 血液能供给组织 15ml 氧气，氧气的利用系数提高到 75%，是安静时的 3 倍，该段曲线代表机体氧气储备。

导致氧离曲线左移的因素包括：pH 升高、2,3- 二磷酸甘油酸浓度下降、温度下降、PCO_2 下降。导致氧离曲线右移的因素包括：pH 下降、2,3- 二磷酸甘油酸浓度升高、温度升高、PCO_2 升高。

（四）肺泡氧分压

肺泡气氧分压（PAO_2）是指肺泡气中氧分子所产生的压力，其正常值为 100mmHg。肺泡气的氧分压对肺部血管的舒缩活动有明显的影响。急性或慢性的低氧都能使肺部血管收缩，血流阻力增大。引起肺血管收缩的原因是肺泡气的氧分压低，而不是血管内血液的氧张力低。当一部分肺泡内气体的氧分压低时，这些肺泡周围的微动脉收缩。在肺泡气的 CO_2 分压升高时，低氧引起的肺部微动脉的收缩更加显著。海拔高度越高，大气压越低，吸入气体氧分压也就越低。在高海拔地区，当吸入气氧分压过低时，可引起肺循环动脉明显收缩，肺循环血流阻力增大，从而引起肺动脉压显著升高。长期居住在高海拔地区的人，常因为肺动脉高压使右心室负荷长期加重，从而导致发生右心室肥厚。

（五）氧合指数

氧合指数（P/F）是动脉血氧分压（PaO_2）和吸入气氧浓度百分比（FiO_2）的比值，正常值为 300~500mmHg。如果 PaO_2 明显下降，加大吸入气中氧浓度无助于进一步提高 PaO_2，氧合指数小于 300mmHg 则提示存在肺呼吸功能障碍，气体

交换异常。氧合指数小于 200mmHg 提示重度低氧血症。

动脉血氧分压与吸入氧浓度有关。呼吸治疗的目标是使器官组织可以得到足够的氧气，以便机体进行氧合作用。但由于细胞内的氧合状况临床中没有方法可以直接监测，所以一般使用氧合指数来反映身体的氧合状况。大气中的氧气从呼吸道进入肺泡，经由肺组织的气血屏障扩散作用至肺微血管，与血红蛋白结合后通过心脏泵血，由动脉血流送至微循环供组织细胞利用，其中产生的二氧化碳及剩下的氧气再经由静脉血回流到肺组织进而完成氧气的呼吸循环。

（六）混合静脉血氧饱和度

混合静脉血氧饱和度（SvO_2）反映氧供和氧耗的总体平衡，测量 SvO_2 能够评估灌注该区域的氧供是否充足。利用 SvO_2 对氧供进行评估是评估机体氧代谢最常用的指标，目前将 SvO_2 下限定为 65%。中心静脉氧饱和度（$ScvO_2$）与 SvO_2 存在良好相关性，目前将 $ScvO_2$ 下限定为 70%。

【氧供和氧耗】

1. 氧供（DO_2） 是机体每分钟供给组织的氧气量，是氧含量与心输出量的乘积。

动脉氧含量（arterial oxygen content，CaO_2）是动脉血中与血红蛋白结合的氧气量与溶解的氧气量之和，其公式为：

$$CaO_2 = 1.34 \times Hb \times SaO_2 + 0.003\ 1 \times PaO_2$$

公式中 CaO_2 单位为 ml/dl，Hb 是血红蛋白浓度（g/dl），SaO_2 是动脉血氧饱和度（%），PaO_2 是动脉血氧分压（mmHg）。

同样，混合静脉氧含量（mixed venous blood oxygen content，CvO_2）是混合静脉血中与血红蛋白结合的氧气量与溶解的氧气量之和，其公式为：

$$CvO_2 = 1.34 \times Hb \times SvO_2 + 0.003\ 1 \times PaO_2$$

公式中 CvO_2 单位为 ml/dl，Hb 是血红蛋白浓度（g/dl），SvO_2 是混合静脉血氧饱和度（%），PvO_2 是混合静脉血氧分压（mmHg）。混合静脉血一般取自右心室或者肺动脉，这不能用外周静脉血来替代，因为外周静脉血往往会高估静脉氧含量。

氧供（DO_2）的公式为：

$$DO_2 = CaO_2 \times CO$$

公式中 CO 是心输出量，一般采用肺动脉导管通过热稀释法测定。由于游离的氧含量占比较低，可以忽略，故上述氧供的公式可简化为：

$$DO_2 = 1.34 \times Hb \times SaO_2 \times CO$$

公式中 Hb 是血红蛋白浓度，SaO_2 是动脉血氧饱和度，CO 是心输出量，测量方法同上。

2. 氧耗（VO_2） 氧耗（oxygen consumption，VO_2）是组织从血液中摄取氧以供机体利用的氧气量，VO_2 是每分钟实际消耗的氧量。氧消耗可直接测定，也可计算得出。直接测定 VO_2 是采用呼吸测量法，在此过程中，患者通过接收持续气流的腔室进行呼吸。通过测定腔室中减少的氧气及产生的二氧化碳和水蒸气，即可确定 VO_2。呼吸测量法可用于机械通气患者，但在氧气浓度较高时（例如 >80%），直接测定 VO_2 的准确性下降。

临床中可以通过计算动脉血和静脉血之间的氧耗量或通过测量乳酸产量来估计充足的氧合。氧耗量和乳酸产生取决于低氧血症的严重程度，还取决于组织灌注的维持和葡萄糖或其他代谢底物的充足供应。计算全身的氧耗量，可以通过同时采集动脉血和中心静脉血，最好是混合静脉血来完成。$ScvO_2$ 相对容易测量，通过颈内静脉就能获得，能够评估休克患者循环状态。SvO_2 测量需要肺动脉导管。利用乳酸生成量是一种简单的测量方法，但它的水平会受到许多其他变量的影响。组织 DO_2（ml/min）可以使用 Hb、血氧饱和度和 PaO_2 和心输出量计算，在正常情况下约为 1 000ml/min。DO_2 与氧摄取和摄利用（即氧耗）有关，但取决于许多循环和代谢变量。

3. 氧供-氧耗曲线 在正常生理情况下，VO_2 与 DO_2 及氧摄取率（ER）成正比，DO_2 和 ER 则成反比（图 1-2-4）。静息时，DO_2 在氧耗的 2 倍以上，即使 DO_2 在较大范围内变化，VO_2 仍保持恒定，因为氧摄取的相反变化会平衡 DO_2 的变化。机体在正常状态下，在一定的氧供范围内氧耗并不会因为氧供的变化而改变，也就是说氧供和氧耗处于非依赖性关系。在正常状态下，氧耗在 DO_2 的范围内保持不变，只有当 DO_2 低于临界水平（2 倍氧耗）时氧耗量才会下降。

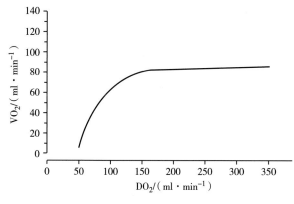

图 1-2-4　氧供 - 氧耗曲线

4. 氧摄取　氧摄取是氧供（DO_2）与氧耗（VO_2）关系的斜率，常表达为氧摄取率（ER），即血液在流经微循环时被摄取的氧气比例，公式为：

$$氧摄取率（ER）=（CaO_2-CvO_2）/CaO_2$$

公式中 CaO_2 是动脉氧含量，CvO_2 是混合静脉氧含量。ER 的正常范围为 0.25~0.30。

DO_2 与 ER 存在反比关系，VO_2 与 ER 没有相关性。当 DO_2 下降至氧摄取升高亦不能使其平衡的程度时，VO_2 会下降。将 VO_2 下降时的 DO_2 阈值称为"临界 DO_2"，一般是氧耗的 2 倍。机体通过氧摄取率的改变来代偿氧供的变化，维持机体氧耗的稳定。但当氧供降低到某一临界值时，机体氧摄取率增加到最大，如果氧供继续进一步下降，氧耗会随之下降，形成生理性氧供依赖。无论氧供上升或下降，氧摄取率都保持不变，氧供与氧耗呈线性关系，这种在病理状态下形成的氧供依赖，称为病理性氧供依赖，与生理性氧供依赖最大的区别在于其氧供的区域值较高，理论上可以利用氧供和氧耗的关系，判断患者是否存在氧供不足。

当代谢需求增加时（如运动、妊娠），VO_2 亦升高，因为需要更多的氧以维持需氧细胞代谢。正常情况下可通过增加 DO_2 和氧摄取来实现。VO_2 不成比例地受到氧摄取增加的影响，但 DO_2 增加对其几乎没有影响。

二、研究进展

【SpO_2 的应用】

急性呼吸窘迫综合征（acute respiratory distress syndrome, ARDS）是一种由肺部炎症而非心源性肺水肿引起的急性低氧性呼吸衰竭的临床综合征。2023 年 5 月，美国胸科学会国际会议（ATS 2023）发布了 ARDS 的全球最新定义。虽然动脉血气（ABG）测量一直是评估 ARDS 低氧血症的"金标准"，但在资源有限的环境中 ABG 的应用可能受限，并且高收入国家 ABG 监测频率呈下降趋势，因此 SpO_2/FiO_2 可作为替代评估指标。研究显示在 $SpO_2 \leqslant 97\%$ 的条件下，PaO_2/FiO_2 的线性和非线性推断都表现出了良好的性能，因此动脉血气分析检测已经不再是必需项目，脉搏血氧仪成为了更有优势的检测方法，其不仅能够减轻患者的痛苦，还有助于早期识别 ARDS 患者，尽早干预改善预后，这在资源有限的地区更是具有十分重要的现实意义。

此外，SpO_2/FiO_2 可作为 PaO_2/FiO_2 诊断 ARDS 的替代方法。在特定的情况下，诊断 ARDS 的标准如下。

1. 非插管情况下 ARDS 的诊断标准 $PaO_2/FiO_2 \leqslant 300mmHg$ 或 $SpO_2/FiO_2 \leqslant 315mmHg$（在 $SpO_2 \leqslant 97\%$ 的条件下），使用经鼻高流量氧疗（HFNO）时氧流量 $\geqslant 30L/min$ 或无创机械通气（NIV）/ 持续气道正压通气（CPAP）呼气末正压 $\geqslant 5cmH_2O$。

2. 插管情况下 ARDS 的诊断标准及严重程度分级　①轻度，$200mmHg < PaO_2/FiO_2 \leqslant 300mmHg$ 或 $235mmHg \leqslant SpO_2/FiO_2 \leqslant 315mmHg$（在 $SpO_2 \leqslant 97\%$ 的条件下）；②中度，$100mmHg < PaO_2/FiO_2 \leqslant 200mmHg$ 或 $148mmHg < SpO_2/FiO_2 \leqslant 235mmHg$（在 $SpO_2 \leqslant 97\%$ 的条件下）；③重度，$PaO_2/FiO_2 \leqslant 100mmHg$ 或 $SpO_2/FiO_2 \leqslant 148mmHg$（在 $SpO_2 \leqslant 97\%$ 的条件下）。

3. 资源有限环境下 ARDS 的诊断标准 $SpO_2/FiO_2 \leqslant 315mmHg$（在 $SpO_2 \leqslant 97\%$ 的条件下）。在资源有限的情况下，诊断不需要呼气末正压或最小氧流量。

研究显示，通过 SpO_2/FiO_2 诊断的 ARDS 患者与通过 ABG 诊断的患者具有相似的临床结果，虽然该指标作为一种经过验证的、无创的、廉价的氧合评估方法具有明显的优势，但脉搏血氧仪对皮肤较黑的低氧血症患者和休克患者可能缺乏足够的灵敏度。因此，如果存在影响患者诊断或治疗的不确定性，建议测量动脉血气。

【氧分压管理】

尽管在一些研究中发现早期高氧血症与死亡之间有很强的关联，但关于高氧血症增加静脉动脉体外膜氧合（VA-ECMO）患者死亡率的机制的研究很少。利用体外循环心肺复苏（ECPR）数据的研究发现，大幅度的氧分压变化增加了患者的死亡风险，ECMO 辅助 24 小时后的氧分压越高，存活可能越低。高氧血症影响体内平衡和器官功能，即使在暴露于吸入氧气的健康志愿者中，高氧血症也会诱导活性氧类（ROS）的产生。在 VA-ECMO 期间，高氧血症可能是 ROS 产生和再灌注损伤的助推器。在一项动物研究中，当 PaO_2 大于 300mmHg 时，TNF-α 和 IL-6 水平显著升高。这些发现表明，在 VA-ECMO 期间高氧血症增强了全身炎症。在另一项 VA-ECMO 动物研究中，随着 ECMO 的持续时间，实验猪的肠黏膜损伤和肠通透性逐渐增加，提示了高氧血症暴露持续时间的作用。这些结果提示，高氧血症以剂量和时间依赖性方式改变了肠道功能。尽管 VA-ECMO 和肠道期间高氧血症的临床数据很少，但研究结果提示高氧血症可能会增强 VA-ECMO 继发的肠道功能障碍。

一项多中心 ECPR 数据回顾研究对高氧血症患者进行了分层分析，结果显示极度高氧（PaO_2>400mmHg）暴露患者 30 天后出现不良神经系统预后。另外一项观察性研究报道了 VA-ECMO 患者的高氧血症（通常在右桡动脉取样）与结局之间的关联。在这些研究中，严重的（定义为 $PaO_2 \geqslant$ 300mmHg）高氧血症，通常与最差的结果相关。尽管众所周知高氧血症会产生有害影响，但由于多种原因，高氧血症与不良预后的因果关系仍然值得讨论。首先，高氧血症的定义是可变的，在不同的研究中定义高氧血症的 PaO_2 阈值范围在 101~301mmHg。在一项以 PaO_2>200mmHg 定义高氧血症的单中心 ECPR 研究中，回顾性数据未发现 ECMO 高氧血症对院外心肺复苏存活率的影响。

在国际体外生命支持组织（ELSO）发布的成

人心脏病患者静脉动脉体外膜氧合临时指南中，专家建议"应避免过度低氧血症和高氧血症"。尽管缺乏证据，但指南进一步建议"应管理空氧混合器氧气浓度，以使得氧合器（150mmHg）后的血液氧分压处于轻度高氧血症状态"。这些建议并没有规定氧合器后氧分压（$P_{post}O_2$）的下限和上限。专家建议监测右桡动脉 PaO_2 以检测差异性低氧血症，但没有提及具体的 PaO_2 目标。指南建议患者自身的血氧饱和度为 92%~97%。最后，关于术后心外科 ECMO 的指南没有提供任何关于具体氧分压的建议。$P_{post}O_2$ 的 150mmHg 目标不是一个随机数据，一些观察性和临床前数据支持这一建议，它可能对应于一个安全区，避免低氧血症和严重的高氧血症。

高氧血症危害：是高氧分压或持续时间暴露的问题，还是两者兼而有之？

尽管有几项动物研究证明了高氧血症的有害作用，但短期暴露的随机临床研究并未证明这些作用。体外循环期间进行的研究很有意义，因为它们涉及患有心血管疾病的特定人群，并伴有受控的缺血再灌注损伤和高氧血症。这些研究发现，PaO_2 高达 500mmHg 与最差的心血管功能、肾脏和神经系统结局没有明显相关性，提示对于短期暴露（即体外循环期间），高氧血症可能无害。此外，应该考虑的另一个因素可能是暴露于高氧血症的持续时间。氧疗是一种被研究证明具有剂量效应和时间暴露效应的治疗方式。一些动物的研究证明了高氧血症存在这种时间暴露效应，特别是在缺血再灌注过程和全身炎症期间。高氧血症可能是增强损伤反应的触发因素。最近的一项荟萃分析强调了这些发现，该研究通过分析 5 000 多名 ICU 住院患者，发现保守氧疗与机械通气时间较短、ICU 住院期间新器官衰竭的减少，以及肾脏替代治疗风险较低有关。

【避免低氧血症】

体外生命支持组织（ELSO）专家建议避免体外低氧血症，但他们没有给出定义阈值。在没有 ECMO 的重症患者中，建议在机械通气期间将 SaO_2 维持在 92% 以上。在 ARDS 患者中甚至可以进一步降低下限，SaO_2 至≥88%、PaO_2≥55mmHg。然而，最近几项关于氧合目标的随机研究引起了人们对 PaO_2 目标低于 70mmHg 与较高水平相比可能产生危害的担忧。总之，即使应该避免高氧血症，$P_{post}O_2$ 也不应该低于 70mmHg。

定义 VA-ECMO 患者的体外氧合目标仍然具有挑战性，目前没有相关的随机试验来回答这个问题。而观察性研究的数据多受到其设计和高氧血症定义的限制。确定右桡动脉 PaO_2 和 $P_{post}O_2$ 的氧合目标是十分有必要的，但在当前尚未确定 VA-ECMO 支持期间理想氧合目标具体数据的情况下，避免低氧血症和严重高氧血症的发生是合理的。

三、实用技巧

SpO_2 测量的主要优点是方便、连续、非侵入性，但脉搏血氧仪对处于休克状态的低氧血症患者可能缺乏足够的灵敏度而且无法检测到或者对于此类患者的结果相对不可靠。

一般情况下，探测器和发射器应对立放置于手指末节甲床组织两侧。对于休克患者，周围末梢灌注较差的情况下，可以更换探头的放置位置，如更换手指、脚趾或耳垂的前后侧，也可放置在鼻翼处。前额也可以作为替代测量部位，前额探头的发射器和探测器彼此相邻，这样可通过体表组织反射的光来测量血氧饱和度。上述部位富含血管组织，所以优先选用。

（杜中涛）

参考文献

[1] BARNETT T B, PETERS R M. Studies on the mechanism of oxygen-induced hypoventilation. An experimental approach[J]. J Clin Invest, 1962, 41（ 2 ）: 335-343.

[2] MCGREGOR M, BECKLAKE M R. The relationship of oxygen cost of breathing to respiratory mechanical work and respiratory force[J]. J Clin Invest, 1961, 40（ 6 ）: 971-980.

[3] JAMALI H, CASTILLO L T, MORGAN C C, et al. Racial disparity in oxygen saturation measurements by pulse oximetry: Evidence and implications[J]. Ann Am Thorac Soc, 2022, 19（ 12 ）: 1951-1964.

[4] SUTTON R N, WILSON R F, WALT A J. Differences in acid-base levels and oxygen-saturation between central venous and arterial blood[J]. Lancet, 1967, 2（ 7519 ）: 748-751.

[5] PERKINS G D, MCAULEY D F, GILES S, et al. Do changes in pulse oximeter oxygen saturation predict equivalent changes in arterial oxygen saturation?[J]. Crit Care, 2003, 7（ 4 ）: R67.

[6] RELMAN A S." Blood gases": Arterial or venous?[J]. N Engl J Med, 1986, 315（ 3 ）: 188-189.

[7] FAJAC I, TEXEREAU J, RIVOAL V, et al. Blood gas measurement during exercise: A comparative study between arterialized earlobe sampling and direct arterial puncture in adults[J]. Eur Respir J, 1998, 11（ 3 ）: 712-715.

[8] BEASLEY R, MCNAUGHTON A, ROBINSON G. New look at the oxyhaemoglobin dissociation curve[J]. Lancet, 2006, 367（ 9517 ）: 1124-1126.

[9] OESEBURG B, LANDSMAN M L, MOOK G A, et al. Direct recording of oxyhaemoglobin dissociation curve in vivo[J]. Nature, 1972, 237（ 5351 ）: 149-150.

[10] KIESOW L A, BLESS J W, SHELTON J B. Oxygen dissociation in human erythrocytes: Its response to hyperbaric environments[J]. Science, 1973, 179（ 4079 ）: 1236-1238.

[11] MARGARIA R. A mathematical treatment of the blood dissociation curve for oxygen[J]. Clin Chem, 1963, 11: 745-762.

[12] EYTAN D, MAZWI M L, GOODWIN A J, et al. Revisiting oxygen dissociation curves and bedside measured arterial saturation in critically ill children[J]. Intensive Care Med, 2019, 45（ 12 ）: 1832-1834.

[13] MARTIN C, AUFFRAY J P, BADETTI C, et al. Monitoring of central venous oxygen saturation versus mixed venous oxygen saturation in critically ill patients[J]. Intensive Care Med, 1992, 18（ 2 ）: 101-104.

[14] WALLEY K R. Use of central venous oxygen saturation to guide therapy[J]. Am J Respir Crit Care Med, 2011, 184（ 5 ）: 514-520.

[15] YU X O, MOEN A, FEET B A, et al. Oxygen delivery and consumption in surfactant-depleted newborn piglets[J]. Intensive Care Med, 1998, 24（ 4 ）: 358-362.

[16] WEISSMAN C, KEMPER M. The oxygen uptake-

oxygen delivery relationship during ICU interventions〔J〕. Chest, 1991, 99（2）: 430-435.

〔17〕 MATTHAY M A, ARABI Y, ARROLIGA A C, et al. A new global definition of acute respiratory distress syndrome〔J〕. Am J Respir Crit Care Med, 2024, 209（1）: 37-47.

〔18〕 PANDHARIPANDE P P, SHINTANI A K, HAGERMAN H E, et al. Derivation and validation of SpO_2/FiO_2 ratio to impute for PaO_2/FiO_2 ratio in the respiratory component of the Sequential Organ Failure Assessment score〔J〕. Crit Care Med Apr, 2009, 37（4）: 1317-1321.

〔19〕 BROWN S M, DUGGAL A, HOU P C, et al. Nonlinear imputation of PaO_2/FiO_2 from SpO_2/FiO_2 among mechanically ventilated patients in the ICU: A prospective, observational study〔J〕. Crit Care Med Aug, 2017, 45（8）: 1317-1324.

〔20〕 KOBAYASHI M, KASHIURA M, YASUDA H, et al. Hyperoxia is not associated with 30-day survival in out-of-hospital cardiac arrest patients who undergo extracorporeal cardiopulmonary resuscitation〔J〕. Front Med（Lausanne）, 2022, 9: 867602.

〔21〕 KASHIURA M, YASUDA H, KISHIHARA Y, et al. Association between short-term neurological outcomes and extreme hyperoxia in patients with out-of-hospital cardiac arrest who underwent extracorporeal cardiopulmonary resuscitation: A retrospective observational study from a multicenter registry〔J〕. BMC Cardiovasc Disord, 2022, 22（1）: 163.

〔22〕 RICHARDSON A S C, TONNA J E, NANJAYYA V, et al. Extracorporeal cardiopulmonary resuscitation in adults. Interim guideline consensus statement from the Extracorporeal Life Support Organization〔J〕. ASAIO J, 2021, 67（3）: 221-228.

〔23〕 HALTER M, JOUFROY R, SAADE A, et al. Association between hyperoxemia and mortality in patients treated by eCPR after out-of-hospital cardiac arrest〔J〕. Am J Emerg Med, 2020, 38（5）: 900-905.

〔24〕 CHANG W T, WANG C H, LAI C H, et al. Optimal arterial blood oxygen tension in the early postresuscitation phase of extracorporeal cardiopulmonary resuscitation: A 15-year retrospective observational study〔J〕. Crit Care Med, 2019, 47（11）: 1549-1556.

〔25〕 ABOU-ARAB O, HUETTE P, GUILBART M, et al. Hyperoxia during cardiopulmonary bypass does not increase respiratory or neurological complications: A post hoc analysis of the CARDIOX study〔J〕. Br J Anaesth, 2020, 125（5）: e400-e401.

〔26〕 GOTTLIEB J, CAPETIAN P, HAMSEN U, et al. German S3 guideline: Oxygen therapy in the acute care of adult patients〔J〕. Respir Int Rev Thorac Dis, 2022, 101（2）: 214-252.

第 3 节　心电监测

心电监测是用于监测心脏电活动的一种手段，广泛应用于住院患者，尤其是重症患者及各种外科和介入手术围手术期的病情监测。传统的心电图仅能记录心电图瞬时的心电活动情况，而心电监测能够连续观察心脏电活动，及时观察病情变化，提供可靠且有价值的心电活动指标，为临床实时诊疗提供指导。因此，对于心血管疾病患者而言，心电监护具有重要的临床应用价值。

自 60 多年前在心脏重症病房引入心电监测以来，监测的目标已经从简单的心率和基本心律扩展到对复杂心律失常、心肌缺血，以及 QT 间期延长的监测。近年来，心电监测系统经历了显著改进，包括计算机化心律失常检测算法、ST 段 / 缺血监测软件、改进的降噪策略、多导联监测，以及以最少数量电极监测模拟的 12 导联心电图。这些改进进一步提升了心电监测的有效性和准确性。

一、知识要点

【心电监测系统】

心电监测系统主要包括心电示波屏、记录装置、分析装置和报警系统等多个组成部分。该装置可作为独立主机或由多台分机组成网络，并设有总监护站。心电监护可通过导线连接或采用无线遥测技术。记录部分可实现自动记录，也可由监护人员手动控制。监护系统设定了预先确定的数值，一旦监测到异常情况（如心率 <60 次 /min、>100 次 /min 和 / 或心律失常），系统将自动发出警报并记录，以供医护人员参考分析。

监测系统还具备常规监测功能，包括血氧饱

和度、呼吸频率等,并结合血流动力学监测,实现对心电和心泵功能的同步监测。一些便携式心电监护仪还配置有除颤器,以便在临床抢救中使用。

【心电监测的临床实施】

与标准的 12 导联心电图(其中肢体电极放置在手腕和脚踝上)不同,床旁心电监测将肢体电极放置在躯干上,旨在降低肢体运动期间的肌肉伪影,同时避免对患者进行束缚。确保准确的电极位置是保证监测准确性的关键。通常可选择标准的 3 导联(图 1-3-1)或 5 导联位置(图 1-3-2)。在进行电极放置前,需要对皮肤进行适当的准备工作,以提升心电信号的准确性。根据患者的具体情况选择适当的输出导联,并调整相应的报警参数。需要注意,患者的体位变化、呼吸情况,以及其他仪器的使用均可能对心电监测信号产生误差。因此,在心电监测的实施过程中,应结合患者的临床情况进行个体化判断。

【心电监测的临床意义】

心电监测在除了简单的心率及一般心律失常的监测之外,对于迅速识别心脏骤停和恶性心律失常以缩短心肺复苏时间、提高患者抢救成功率具有重大意义。对于生命体征相对平稳的患者或曾经发生心律失常的患者,心电监测能够及早发

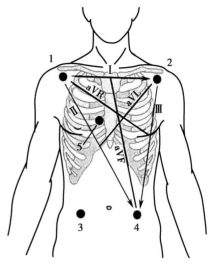

图 1-3-2　标准 5 导联位置

1. RA 位置:紧贴锁骨下方,靠近右肩处;2. LA 位置:紧贴锁骨下方,靠近左肩处;3. RL 位置:位于右下腹部;4. LL 位置:位于左下腹部;5. V 位置:胸前,具体位置视所需导联选择而定。

现病情的变化和新发的心律失常,从而有助于预防或迅速治疗危及生命的恶性心律失常。在心肌梗死后,应立即进行心律失常监测,以便早期发现室速、室颤或高度房室传导阻滞等恶性心律失常。急性心衰患者也应进行心律失常监测,因为他们容易合并快速心律失常,如快速心房颤动等。在许多病因不明确的情况下,比如晕厥和心悸,持续的心电监测能够帮助明确心律失常的类型及找出潜在病因。此外,尖端扭转型室性心动过速可导致晕厥和猝死,新型心电监测能够全自动进行 QTc 监测,每 5 分钟测量一次 QT/QTc 间隔,用于显示、警报和预测趋势,尽管它尚不能完全替代标准的 12 导联心电图检查。

二、研究进展

【重症监护病房连续心电监测期间的室性期前收缩】

1. 研究设计　这是一项前瞻性观察性研究,描述了特定类型的室性期前收缩复合体(PVC)警报的发生率,以及患者人口统计学和 / 或临床特征是否与 PVC 的发生相关。研究纳入 7 种 PVC 报警类型,包括孤立、成对、二联律、三联律、持续 PVC(即室性心动过速 VT>2)、R-on-T 和

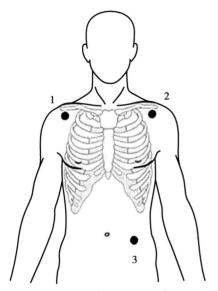

图 1-3-1　标准 3 导联位置

1. RA 位置:紧贴锁骨下方,靠近右肩处;2. LA 位置:紧贴锁骨下方,靠近左肩处;3. LL 位置:位于左下腹部。

PVC/min。利用回归分析,探索患者人口统计学和临床特征与每种 PVC 类型的关联。

2. 研究结果与结论　446 例患者共发生 797 072 次 PVC 警报(监测时间为 45 271 小时),其中 6 种 PVC 警报率过高(占总警报的 40%),孤立型 PVC 是最常见的类型(81.13%),而 R-on-T 是最少见的类型(0.29%)。与较高警报率相关的预测因素包括患者年龄较大(孤立的 PVC、二联律和成对)、男性和 12 导联心电图上存在 PVC(孤立的 PVC)。研究还显示,患者入住 ICU 时的高钾血症与较低的 R-on-T 型 PVC 相关。PVC 报警率与人口统计学和临床特征关系并不密切。此外,有必要进一步研究 PVC 是否与不良结局相关,这可以指导警报管理策略,以减少不必要的 PVC 警报。在特定患者入院后的前 24 小时内评估警报趋势,可能会优化当前的警报管理实践。

三、实用技巧

对于缺血性心脏病患者,连续 ST 段监测可能有助于早期识别缺血事件,尤其对于重症患者,如插管、镇静或精神状态受损的患者,具有重要意义。在一些操作或手术,如机械循环辅助、经皮冠状动脉介入治疗(PCI)、经导管主动脉瓣置换术(TAVR)及冠状动脉旁路移植术(CABG)等之后,需要进行术后缺血监测,以警惕围手术期心肌梗死的发生。然而,连续 ST 段监测对于自动分析和报警的要求较高,容易产生假阳性结果,因此不能单独作为诊断急性心肌梗死的唯一依据。因此,在临床实践中,常规使用连续 ST 段监测相对较少,应结合常规心电图检查,以更全面地明确患者的病情。

(盛　瑾　王梦军)

参考文献

[1] SANDAU K E, FUNK M, AUERBACH A, et al. Update to practice standards for electrocardiographic monitoring in hospital settings: A scientific statement from the American Heart Association[J]. Circulation, 2017, 136(19): e273-e344.

[2] DREW B J, CALIFF R M, FUNK M, et al. Practice standards for electrocardiographic monitoring in hospital settings: An American Heart Association scientific statement from the Councils on Cardiovascular Nursing, Clinical Cardiology, and Cardiovascular Disease in the Young: Endorsed by the International Society of Computerized Electrocardiology and the American Association of Critical-Care Nurses[J]. Circulation, 2004, 110(17): 2721-2746.

[3] SUBA S, HOFFMANN T J, FLEISCHMANN K E, et al. Premature ventricular complexes during continuous electrocardiographic monitoring in the intensive care unit: Occurrence rates and associated patient characteristics[J]. J Clin Nurs, 2023, 32(13-14): 3469-3481.

第 4 节　血压监测

血压是指血液在血管内流动时作用于单位面积血管壁的侧压力,是推动血液在血管内流动的动力。它在不同血管内被分别称为动脉血压、毛细血管压和静脉血压,本节所说的血压是指体循环的动脉血压。低血压是心脏术后早期常见的并发症,发生率约为 75%。血压是器官灌注的决定因素,是心输出量和全身血管阻力的函数。因此,持续动脉血压监测是心血管重症患者血流动力学管理的基础,其有助于及时识别循环系统功能变化,以指导容量管理及心血管活性药物的应用。本节将对动脉血压、血压监测技术及心血管重症患者的血压管理进行详述。

一、知识要点

【动脉血压】

(一) 血压参数

心室收缩时,主动脉压急剧升高,在收缩期的中期达到最高值,此时的动脉血压值称为收缩压。心室舒张时,主动脉压下降,在舒末期动脉血压的最低值称为舒张压。收缩压和舒张压的差值称为脉搏压,简称脉压。一个心动周期中每一个瞬间动脉血压的平均值,称为平均动脉压,约等于舒张压加 1/3 脉压。我国健康青年人在安静状态时的收缩压为 90~130mmHg,舒张压为 60~80mmHg,脉搏压为 30~50mmHg,平均动脉压在 70~100mmHg。收缩压随呼吸周期的变化而变化,称为收缩压变异性,正常为 7~10mmHg,当收缩压变异超过 10mmHg,常提示低血容量。影响动脉血压的因素包括心脏每搏输出量、心率、外周阻力、主动脉和大动脉的弹性及循环血量和血管系统容量的比例。

（二）正常血压波形

正常动脉血压波形是由于收缩期左心室血液排入主动脉,然后在舒张期周围动脉将搏出的血排出所致,可分为收缩相和舒张相。动脉血压波形的收缩期成分在心电图的 R 波之后,包括陡峭的压力上升支、压力峰和下降支,并与左心室收缩期射血相应;波形的下降支受降中峡（重搏切迹）影响,反映了收缩期末主动脉瓣关闭;波形的舒张期成分延迟出现在心电图的 T 波之后,其衰减在舒张期末达到最低点（图 1-4-1）。身体各部位的动脉压波形有所不同,从中心主动脉传递到周围动脉,波形特征随之发生改变。越是远端的动脉,压力脉冲到达越迟,上升支越陡,收缩压越高,降中峡滞后和变浅,舒张压波形更明显,且舒张末压降低,因而脉压增宽。

（三）异常血压波形

1. 圆钝波　波幅中等降低,上升和下降支缓慢,顶峰圆钝,降中峡不明显,呈矮小低平波,见于心肌收缩功能低下或容量不足。

2. 不规则波　波幅大小不等,期前收缩波的压力低平,见于心律失常患者。

3. 高波　尖耸,上升支陡峭,降中峡不明显,舒张压低,脉压宽,见于高血压及主动脉瓣关闭不全患者。

4. 动脉压力波形　上升缓慢（迟脉）,收缩压峰值延迟,压力波形上升支出现回波切迹,降中峡不明显,动脉压力振幅小（细脉）,见于主动脉瓣狭窄者。

5. 特异的"尖顶圆穹型"的动脉压力波形见于肥厚型心肌病患者,经外科矫正后压力波形呈现较正常的形态。

6. 下降支降中峡处反搏形成一个深 V,而且反搏压要高于收缩压,反搏之后压力随着放气开始下降,舒张压会较前降低,见于应用主动脉内球囊反搏的患者。

【无创血压监测】

心血管重症监护室最常用的是示波法间歇无创血压测量技术,主要是采用振荡技术测定血压,即连接于监护仪的袖带自动充气至压力超过前一次收缩的 30~50mmHg（初始测量压力约为 170mmHg）,放气到一定程度后,血流可通过血管,产生一定的振荡波,振荡波通过软管传到仪器内的压力传感器,并通过一定的算法转换为对应的血压数值。振荡幅度达到峰值时为平均动脉压,收缩压和舒张压可通过计算得出,本法可按需自动定时或手动测压。

虽然示波法血压测量技术无创伤且可重复,操作较简便,但存在一定局限性:

1. 压力传感器的压力转换算法目前尚无统一标准,特别是对于收缩压和舒张压的计算。

2. 血压过高或过低时可能与动脉内有创血压测量相比存在明显差异。

3. 严重心律失常时,动脉压力振荡波不规则可导致测得值难以分析。

4. 测压时患者活动,如寒战、肢体痉挛等,会影响血压测得值。

5. 不适用于肢体极度肥胖、水肿及体温过低的患者。

6. 袖带尺寸应覆盖大腿或上臂的 2/3,袖带

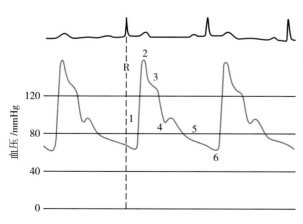

图 1-4-1　正常动脉血压波形成分
1. 收缩压上升支;2. 收缩峰值压;3. 收缩压下降支;
4. 降中峡（重搏波切迹）;5. 舒张期排空;6. 舒张末压。

过窄可使血压测得值偏高,过宽则测得值偏低。

【有创血压监测】

有创血压监测是心血管重症监护室最常用的直接测压方法,将动脉导管通过穿刺置于外周动脉,导管外端连接充满液体的管道,再与压力传感器相连接。血管内压力通过导管内液体传递到外部的压力传感器,从而测得动脉内实时的压力变化。有创血压监测可连续测量收缩压、舒张压和平均压,并将数值和波形显示于监护仪屏幕上(图1-4-2)。

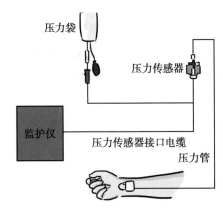

压力袋

压力传感器

监护仪

压力传感器接口电缆

压力管

图1-4-2　有创动脉血压监测示意

(一)适应证

1. 危重及大手术患者。

2. 严重休克、心功能不全、心肌梗死等血流动力学不稳定患者。

3. 需要反复动脉采血者。

4. 需要应用血管活性药物的患者。

5. 需要动脉造影、动脉插管化疗者。

(二)有创血压监测五步法

正确的有创血压监测分为五个步骤,包括置管部位的选择、动脉导管类型的选择、动脉导管的放置、传感器的校零及动脉波形质量的检查。

1. 置管部位的选择　动脉置管常用的解剖部位有桡动脉、肱动脉及股动脉,尺动脉及足背动脉等较少使用。置管的禁忌证包括穿刺部位感染、血栓、血栓闭塞性脉管炎、雷诺病活动期或穿刺部位血管畸形。

(1)桡动脉:在桡骨远端及桡侧腕屈肌之间触及,距离手腕近端1~2cm。其位置表浅并相对固定,容易穿刺且并发症少,是动脉置管的首选途径。在桡动脉穿刺前需要常规行艾伦试验(Allen test),以判断尺动脉循环是否良好,是否会因桡动脉置管后影响手部的血液供应。艾伦试验的方法是用双手同时按压穿刺侧的桡动脉和尺动脉,嘱患者反复用力握拳和张开手指5~7次至手掌变白,松开对尺动脉的压迫,继续保持压迫桡动脉,观察手部颜色变化。若手部颜色10秒之内迅速变红或恢复正常,表明尺动脉和桡动脉存在良好的侧支循环,即艾伦试验阴性,可以经桡动脉进行穿刺;相反,若10秒手部颜色仍为苍白,则艾伦试验阳性,这表明手部侧支循环不良,不宜行桡动脉穿刺。桡动脉置管时应妥善固定手和腕部,将腕部横放于软垫上,略微背曲,使动脉固定。置管尽可能从远端开始,如果置管失败,可移动到近端穿刺。

(2)肱动脉:虽是手臂的主要动脉,但也可以用于血压监测。肱动脉最容易在位于肘窝的肱二头肌肌腱内侧触及,可将肩关节稍外展,肘部伸直,前臂外旋。肱动脉远端的桡动脉和尺动脉之间有侧支循环,若侧支循环不良,肱动脉的阻塞可能会影响手臂和手部的血液供应。

(3)股动脉:遇到其他动脉置管困难时可选用。股动脉最容易在腹股沟韧带中点稍下方触及,可让患者仰卧,大腿伸直、稍外展及外旋。应在腹股沟韧带远端进行股动脉穿刺,以减少骨盆或腹膜后出血的风险。

(4)尺动脉:如果同侧桡动脉置管失败,也可选择同侧尺动脉置管,特别是经艾伦试验证实手部供血依赖桡动脉的患者,但尺动脉穿刺成功率较低。

(5)足背动脉:是胫前动脉的延续部分,在足背的内侧,位置浅表,但该动脉较细,有时不易触及。常用于主动脉夹层、主动脉弓缩窄及大动脉炎患者围手术期下肢血压监测。

2. 动脉导管类型的选择　动脉导管类型的选择要考虑置管部位及可能出现的问题。肱动脉及股动脉的血管腔距离皮肤表面较远,宜使用较长的导管。另外,血压测量系统的阻尼特性与导管的长度和内径有关。桡动脉置管宜选用受欠阻尼影响小的20G导管。与较大的导管相比,20G导管并发症的发生率较低。穿刺困难(如肥胖、心肺复苏期间置管、水肿及血管硬化）或穿刺失败时，建议使用单独的导丝或导管自带的导丝，穿刺成功率较高。

3. 动脉导管的放置　置管前须仔细准备所需物品，包括无菌手套、洞巾、外科口罩、消毒物品、动脉导管、胶布、管路系统及传感器套件。管路充满晶体液，与软袋连接，并置于300mmHg的压力袋中。动脉置管前须常规消毒铺巾，患者如清醒，需要用利多卡因局部浸润麻醉。置管技术包括单独导丝法、整体导丝法和直接穿刺法。

（1）单独导丝法：Seldinger技术，摸到动脉搏动后，穿刺针以呈30°~45°角指向搏动点，如穿刺到动脉，在穿刺针内可见搏动性血流，经穿刺针的内腔置入导丝，移除穿刺针，沿着导丝置入导管，再取出导丝，只留下导管。改良的Seldinger技术，将套管针以呈30°~45°角刺入，穿到动脉以后，将套管针沿血管稍微推进一些，退针，缓慢抽出套管，直到观察到搏动性血流，再经套管置入单独的导丝，然后沿着导丝置入动脉导管，并拔除导丝，只留下导管。

（2）整体导丝法：该方法使用与导管套件不可分离的整体导丝，将带有导丝的套管针以30°~45°角刺入皮肤，缓慢推进，直到观察到搏动性血流，减小进针角度，使其更平行于皮肤，通过套管针将导丝推入动脉，导管再沿穿刺针和导丝置入，并移除穿刺针和导丝。

（3）直接穿刺法：将带导管的穿刺针以30°~45°角刺入皮肤，穿到动脉后，血流进入管腔，针头导管必须稍微向前移动，并降低至与皮肤成10°~15°角。因为针头比导管稍长，血液回流只是表明针尖进入了血管腔，而不是提示导管在血管内。将导管置入动脉，拔出穿刺针，然后与传压力感器连接并用敷料固定。

超声引导法：以上三种动脉置管技术均可在超声引导下进行。短轴和长轴视图（取决于超声探头相对于血管的方向）可用于动脉导管放置。短轴时，超声探头与动脉垂直放置，可显示动脉管腔的横截面。穿刺过程中，针尖向前移动时可逐步调整超声探头的位置，直到在血管内腔中看见针尖。长轴时，超声探头与动脉平行，针头、导丝和导管可以完全可视化，较短轴法更确切、安全。

既往研究表明，与解剖标志定位法相比，超声引导下的桡动脉置管成功率更高。

并发症：动脉置管常见并发症包括局部疼痛和感觉异常、血肿和轻微出血；严重并发症包括大出血、空气或血栓性物质栓塞、血管血栓形成和闭塞、血管损伤、假性动脉瘤形成和局部神经损伤等。相对而言，严重并发症的发生率比较低。另外，动脉导管的置入会增加血流感染风险，股动脉置管的导管相关性血流感染发生率较桡动脉置管显著升高。

注意事项：严格无菌操作；严防动脉内血栓形成，用肝素盐水持续冲洗测压管道；穿刺失败或拔管后要有效地压迫止血，必要时绷带加压包扎。

4. 传感器的校零　准确调零的重要性不可低估——调零问题是压力传递系统中最常见的误差来源之一。可通过将动脉监测管压力传感器暴露于大气压力来进行调零，例如将传感器置于患者心脏水平（平卧位腋中线水平），通过转动动脉监测管其中一个三通阀，使其对患者关闭，与室内空气联通，在监测仪器上激活调零程序，并让系统静置几秒，直到动脉监测迹线出现平直线并且监测仪器读数为零。然后转动三通阀对患者开放，即可测量血压。如临床中发现血压与预估差距较大，务必检查传感器位置是否与心脏水平平齐，传感器位置过高或过低都可能因为测压管中液体的重力作用而影响血压。

5. 动脉波形质量的检查　较好的动脉血压波形质量是正确测量血压的基础。测量系统的性能特征由管道系统内的流体质量、管道系统的弹性，以及流体与管道系统之间的摩擦力决定。性能特征可通过测量系统的固有频率（系统内压力脉冲振荡的频率）和阻尼系数（表现为震动波形的衰减）来量化。固有频率和阻尼系数共同决定了动脉导管/管路/传感器系统对心血管系统脉冲压力的动态响应。不恰当的动态响应引起的两种主要干扰，可显著改变动脉波形：即欠阻尼和过阻尼。阻尼系数主要取决于导管的内径和长度。导管越长，阻尼系数就越大；导管的半径越大，阻尼系数就越小，出现欠阻尼现象的概率也越高。

欠阻尼血压波形表现为：收缩压被高估，可见收缩压明显升高伴窄峰，舒张压被低估，脉压被高估,有较深的降中峡及舒张期非生理性振荡。过阻尼血压波形表现为:收缩压被低估,舒张压被高估,脉压被低估,上抬不明显,降中峡消失(图1-4-3)。

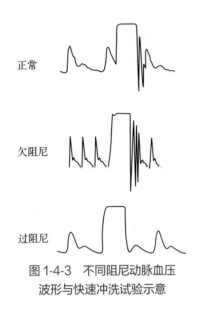

正常

欠阻尼

过阻尼

图 1-4-3　不同阻尼动脉血压波形与快速冲洗试验示意

为确保最佳的信号质量并识别干扰,血压波形的可视化检查至关重要。测试测量系统的阻尼特性,需要反复进行快速冲洗试验(方波试验),即以 300mmHg 的压力冲洗管道 / 传感器系统内的晶体液,产生高振幅振荡波。临床中,通常目视检查快速冲洗试验引起的振荡波。正常阻尼时,存在约 2 个震荡波,第 2 个震荡波是第 1 个震荡波波幅的 1/3 左右。欠阻尼表现为振荡 >2 次,第 2 个震荡波与第 1 个震荡波波幅相同或接近,发生的原因包括测压管过长、管路中有过多三通、中心血管测压或血管过度收缩。过阻尼表现为没有出现震荡波或震荡波过低,波形逐渐降低到基线水平,常见于回路中出现气泡或血凝块、导管打折、导管贴壁、应用弹性管路或管路漏液。因此,可能有效的处理方法是改变腕关节的位置、清除管路中的空气或血凝块,检查通路或更换导管及动脉部位。出现欠阻尼或过阻尼时应检查监护仪的缩放比例,因为不恰当的缩放比例可能会模拟欠阻尼或过阻尼的血压信号。

【心血管重症患者的血压管理】

在心血管重症患者中,高于或低于血压变化的生理基线是一种常见的情况。目前的循证医学证据表明,平均动脉压(mean arterial pressure, MAP)<65mmHg 与心肌梗死、急性肾损伤和高死亡率密切相关。因此,MAP≥65mmHg 被很多指南推荐为危重症患者的血压目标值。另外,对于心血管重症患者,舒张压是影响冠状动脉血流量的重要因素,舒张压 <60mmHg 与心肌损伤风险增加有关。由于心脏疾病本身的特点、不同的合并疾病、手术干预和机械循环支持等可能会维持足够灌注所需的 MAP,MAP 目标的个体化在心脏术后患者中非常重要。

临床中最普遍的是慢性高血压患者需要更高的 MAP 目标值来维持大脑血流和灌注,因为大脑自动调节曲线右移。高血压患者的 MAP 目标值经常设为不低于基线血压的 20%。慢性高血压患者存在微循环恶化,有着潜在性病理生理学基础,需要更高的灌注压力来维持末端器官灌注。

急性心肌梗死后,MAP 目标越高,梗死面积越小,因此建议在该人群中使用血管升压药和变力支持来获得更高的平均动脉压。另外,主动脉瓣狭窄、左心室肥厚及梗阻性肥厚型心肌病的患者需要更高的后负荷,也可能需要更高的 MAP 目标值。术后出现心脏压塞的患者也需要更高的后负荷,直到心包减压。鉴于心室相互依赖,维持正常至稍高的血压对于维持经室间隔压力梯度及左心室和右心室的正常室壁运动至关重要。因此,严重右心室功能障碍的患者,包括原位心脏移植后的患者,也需要更高的 MAP 目标。体外循环撤机期间出现冠状动脉空气栓塞、主动脉阻断时间长及难以脱离体外循环的患者也可能受益于更高的 MAP 目标,可能与冠状动脉缺血有关。另外,围手术期少尿或无尿常与器官灌注不足有关,较高的灌注压可能减少肾损伤的风险。相反,二尖瓣关闭不全和主动脉瓣功能不全的患者需要减少后负荷,在不影响冠状动脉或其他终末器官灌注的前提下应将 MAP 目标降低到合适的范围。对于主动脉术后、复杂的先天性修复及室间隔缺损修补的患者,高于正常的 MAP 可能会导致关键缝合部位的出血,导致灾难性的大出血,须注意术后血压控制,维持稍低的血压目标。

由于心血管病患者病情趋于复杂,心原性休克的发生率逐年上升,体外膜氧合(extracorporeal membrane oxygenation, ECMO)是此类患者最主要的治疗措施之一。对于 ECMO 患者,MAP 的理想目标尚无定论。虽然外周 VA-ECMO 可以维持患者的循环灌注,但动脉内插管打向主动脉的逆行血流增加了 MAP 和左心室后负荷,进而导致心肌耗氧量增加、左心室功能恢复受限及肺水肿等,影响患者预后。我国《成人体外膜氧合循环辅助专家共识》建议,应结合患者组织、器官灌注和氧代谢情况,将 MAP 维持在 60~65mmHg 以上即可,不宜过高。

二、研究进展

【无创动脉血压监测:手指和小腿作为上臂的替代监测位置】

1. 研究背景 当上臂无法测量动脉压时,最佳的替代位置是未知的。本研究对下肢、手指和上臂有创和无创血压读数的一致性进行了位点间比较,并对测量误差的风险和趋势能力进行了评估。

2. 研究方法 本研究为多中心、前瞻观察性研究,纳入了 2020 年 6 月—2021 年 6 月在法国三家医院 ICU 有外周动脉导管且臂围小于 42cm 的 152 例患者,测量动脉导管的有创血压、指套无创血压及上臂和小腿的袖带血压(其中 19 例患者指套血压测量失败),最后分析 130 例患者的数据。心血管干预措施后,加测一组数据评估趋势能力。

3. 研究结果 小腿在无创血压和有创血压的一致性方面较上臂和手指差[(6.0±15.8)mmHg(小腿)vs.(3.6±7.1)mmHg(上臂)和(0.1±7.4)mmHg(手指),P 均<0.05],且误差风险更高[36%(小腿)vs. 16%(上臂)和 14%(手指),P 均<0.05]。根据国际标准,上臂和手指监测 MAP 较下肢可靠。对 33 个进行心血管干预的患者数据分析,在三个部位,MAP 变化的一致性和检测治疗引起的显著血压变化的能力都很好且相似。

4. 研究结论 当上臂无法作为无创血压

监测部位时,手指较下肢更适合进行无创血压监测。

【VA-ECMO 预后相关的早期血压参数——ELSO 注册数据分析】

1. 研究背景 随着 VA-ECMO 在心原性休克治疗中的应用不断增多,识别能指导临床医生早期判断心肌恢复并改善体外生命支持患者预后的临床参数至关重要。关于 VA-ECMO 后早期血压参数用于预测预后的文献较少,本研究旨在识别与 VA-ECMO 预后相关的早期血压参数。

2. 研究方法 回顾性分析了 2009—2020 年在 ELSO 注册接受 VA-ECMO 或 VV-ECMO 的心原性休克患者。纳入标准包括 VA-ECMO 或 VV-ECMO 治疗,没有预先安装左心室、右心室或双心室辅助装置,ECMO 前无心脏骤停,在 ECMO 运行期间没有手术或经皮放置左心室减压装置。主要终点事件为出院存活。

3. 研究结果 分析了符合研究标准且血压参数完整的 2 400 例患者。ECMO 开始前,存活者的平均收缩压(88mmHg vs. 85mmHg)和舒张压(55mmHg vs. 52mmHg)显著高于非存活者(P<0.001),脉压未见显著差异(31mmHg vs. 31mmHg,P=0.47)。ECMO 开始后 24 小时,存活者的平均收缩压(98mmHg vs. 92mmHg)和舒张压(65mmHg vs. 63mmHg)始终高于未存活者,存活者的脉压也显著高于非存活者(32mmHg vs. 27mmHg,P<0.001)。比较从 ECMO 前到 ECMO 开始后 24 小时的变化,存活者的中位收缩压和脉压变化值分别比非存活者高 4mmHg 和 5mmHg(P 均<0.05)。多因素分析中,ECMO 24 小时较体外生命支持前,收缩压(HR=0.91,95%CI 0.88~0.94,P<0.001)和脉压(HR=0.87,95%CI 0.84~0.91,P<0.001)每增加 10mmHg 与死亡风险显著降低有关。

4. 研究结论 对于接受体外生命支持治疗的心原性休克患者,与 ECMO 前相比,早期(24小时内)脉压和收缩压的改善与较高的出院存活率相关。临床中,对于此类患者,应持续监测血压,维持适当的血压目标。

三、实用技巧

【动脉血压波形解析】

1. 矮小低平波,常提示患者左心功能低下或容量不足;机械通气时,收缩压变异性>10mmHg,提示容量不足。

2. 二联波、不规则波,提示心律失常。

3. 高波尖耸,降中峡不明显,舒张压低,见于高血压、主动脉瓣关闭不全。

4. 动脉压力波形上升缓慢(迟脉),动脉压力振幅小(细脉),见于主动脉瓣狭窄。

5. 收缩压突然变高,舒张压变低,舒张期出现非生理性振荡波,应考虑管路阻尼不足。

6. 收缩压突然变低,舒张压变高,降中峡消失,应该考虑管路阻尼过大。

【有创血压监测注意事项】

1. 严格遵循无菌操作原则,测压管路系统始终保持无菌状态,穿刺部位干燥、清洁,覆盖无菌透明膜,如有渗血,及时更换。

2. 保持管路通畅,保证测压管的各个接头紧密连接,妥善固定穿刺针、延长管及测压肢体,防止穿刺针及测压管脱落。

3. 维持压力袋压力为300mmHg,最好持续冲洗,防止血液凝固。

4. 目标血管与压力传感器的位置发生相对变化,应进行校零。

5. 管路阻尼不足时,应考虑更换管路或压力传感器。

6. 管路阻尼过大时,应检查输液袋压力是否充足,管道是否有气泡、血液凝块,是否连接断开,以及导管是否扭结或阻塞,如无上述情况,考虑更换导管及动脉部位。

（王粮山）

参考文献

[1] CECCONI M, DE BACKER D, ANTONELLI M, et al. Consensus on circulatory shock and hemodynamic monitoring. Task force of the European Society of Intensive Care Medicine[J]. Intensive Care Med, 2014, 40(12): 1795-1815.

[2] BARTELS K, ESPER S A, THIELE R H. Blood pressure monitoring for the anesthesiologist: A practical review[J]. Anesth Analg, 2016, 122(6): 1866-1879.

[3] SAUGEL B, KOUZ K, MEIDERT A S, et al. How to measure blood pressure using an arterial catheter: A systematic 5-step approach[J]. Crit Care, 2020, 24(1): 172.

[4] BHATTACHARJEE S, MAITRA S, BAIDYA D K. Comparison between ultrasound guided technique and digital palpation technique for radial artery cannulation in adult patients: An updated meta-analysis of randomized controlled trials[J]. J Clin Anesth, 2018, 47: 54-59.

[5] RAJKUMAR K P, HICKS M H, MARCHANT B, et al. Blood pressure goals in critically ill patients[J]. Methodist Debakey Cardiovasc J, 2023, 19(4): 24-37.

[6] 中国医师协会体外生命支持专业委员会. 成人体外膜氧合循环辅助专家共识[J]. 中华医学杂志, 2018, 98(12): 886-894.

[7] LAKHAL K, DAUVERGNE J E, KAMEL T, et al. Noninvasive monitoring of arterial pressure: finger or lower leg as alternatives to the upper arm: A prospective study in three ICUs[J]. Crit Care Med, 2023, 51(10): 1350-1362.

[8] RALI A S, RANKA S, BUTCHER A, et al. Early blood pressure variables associated with improved outcomes in VA-ECLS: The ELSO registry analysis[J]. JACC Heart Fail, 2022, 10(6): 397-403.

第5节 中心静脉压监测

中心静脉置管是一类将导管置入中心静脉系统内的置管的统称,广泛应用于心脏外科手术、心原性休克、长期心力衰竭(心衰)、长期化疗等患者中,包括经外周静脉穿刺中心静脉置管(peripherally inserted central catheter, PICC)及中心静脉导管(central venous catheter, CVC), PICC穿刺位置主要为经上臂的外周静脉(肘正中静脉、贵要静脉、头静脉), CVC穿刺位置可以是颈内静脉、股静脉、锁骨下静脉等。在心脏外科手术中，CVC 扮演较为重要的角色，因其不仅提供了静脉输液的通路，包括输血及一些不适宜经外周静脉输注的液体如高浓度补钾液，同时提供了中心静脉压（central venous pressure，CVP）监测的重要通路，以辅助心脏外科术后患者进行容量管理及心脏功能评估。本节将就 CVP 监测相关内容进行详述。

一、知识要点

中心静脉压（CVP）是指腔静脉与右房交界处的压力，是反映右心前负荷的指标。CVP 由四个部分组成，包括右心室充盈压、静脉内壁压（即静脉内容量产生的压力）、静脉外壁压（即静脉收缩压和张力）、静脉毛细血管压。因此，CVP 的大小与全身血容量、静脉压力和右心功能相关。CVP 可以反映右心室压力，根据回心血量与心输出量相等原理，通常 CVP 高低也代表左心室前负荷的大小。但正如前所述，CVP 由四个部分组成，因而其影响因素也较多，CVP 的测量值有时很难正确反映右心室压力，而左心前负荷的评估也无法单纯依赖 CVP 的测量。为了弥补 CVP 的准确性不足，临床医生有时会结合超声及 CVP 的变化趋势来评估患者的前负荷状态，因而在临床实践中，CVP 的通常需要连续测定，观察其动态变化。

【中心静脉置管的适应证和禁忌证】

1. 适应证　①严重创伤、各类休克及急性循环衰竭的重症患者；②接受各类大手术，尤其是心血管、头颅和腹部大手术的患者；③需要快速、大量输液的患者（创伤、失血性休克、快速容量复苏）；④外周静脉置入困难的患者；⑤需要快速或频繁抽血患者（如需要定期频繁抽血送检或某些特定手术中快速抽吸气栓）；⑥全肠外营养输注的患者；⑦连续性肾脏替代治疗、临时血液透析、血浆分离及置换的患者。

2. 禁忌证　绝对禁忌证：上腔静脉综合征，中心静脉置管无意义且增加置管风险。相对禁忌证：①凝血功能障碍；②6 周内曾行起搏器植入或植入型心律转复除颤器（ICD）植入；③解剖结构异常；④颈动脉疾病，尤其是双侧颈动脉均受累。

【CVP 测量方法】

为避免中心静脉管路贴近血管壁造成测量不准，一般将中心静脉管的远端通路（开口位于导管尖端，外露管路部分一般标注为"Distal"）经过一硬质细管路连接至压力传感器，传感器尾端连接经过加压的肝素盐水，传感器接头连接监护仪。正式测量之前，需要进行传感器零点校正，校正及测量时须保证传感器与右心房在同一水平面，以获得准确的 CVP 数据。需要注意定期以肝素盐水冲洗测压管腔以保证通路通畅，通路内无血液。不进行 CVP 测量时，该管路可以作为输液通路，但输液后如需进行 CVP 测量，需要以肝素盐水冲洗管路以保证测量数据的准确。

除外上述两点，CVP 测量时仍需要注意：①防止进气：注意管路连接处及三通部分的紧密性，以防 CVP 过低时空气进入血液循环；②预防感染：穿刺部位每日进行敷料更换，如血液附着在测压管路的管壁上，应及时更换管路；③正压通气时，因有呼气末正压通气（PEEP）及吸气峰压的影响，导致胸腔内压增高，CVP 测量值可能存在偏差；④咳嗽、咳痰、呕吐、躁动时均会对 CVP 测量造成影响，应在患者平静约 10 分钟后再进行测量；⑤怀疑管腔堵塞时，不应强行冲洗通畅，以防异物或血块进入血液循环内。

【CVP 波形】

CVP 力波形主要由五个部分构成，分别为 a 波、c 波、x 波、v 波和 y 波，这五个波形是心脏收缩、舒张时的交互作用引起压力变化而产生，主要受右心房、右心室，以及三尖瓣的运动影响。a 波、c 波和 v 波是主波向上的波形，x 波和 y 波是主波向下的波形，五个波形按顺序出现，反映了右心房压力的变化（图 1-5-1）。①a 波：心房收缩引起右心房压力增高，相应于心电图上，为 P 波出现后形成；②c 波：右心室等容收缩期引起右心房压力升高，形成 c 波；③x 波：右心室收缩，三尖瓣受乳头肌牵拉保持关闭且不向右心房侧脱垂，最终导致右心房压力下降，因而 x 波呈现一个向下的波形；④v 波：右心室收缩末期，右心房被血液充盈,引起右房压力再次升高,形成一个主波向上的波形;⑤y 波:三尖瓣开放,引起右心房排空,右房压力下降,形成主波向下的波形。

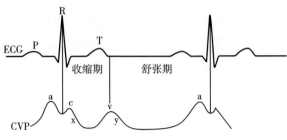

图1-5-1　中心静脉压(CVP)波形与心电图(ECG)波形对应

CVP 波形异常可能的原因有:①右心衰、三尖瓣狭窄及反流、缩窄性心包炎时常见 a 波抬高和扩大;②三尖瓣反流时可见 v 波抬高和扩大;③自主呼吸动力较强时,常可于吸气相见到压力波幅下降,而呼气相压力波幅上升。

【中心静脉置管并发症】

中心静脉置管并发症的发生率并不高,但有些并发症会导致重大心血管事件发生甚至死亡。中心静脉置管并发症大致可分为以下四类:机械性损伤、血栓形成、感染及其他事件。

1. 机械性损伤　机械性损伤主要是指动脉损伤、静脉和组织损伤、心脏压塞、神经损伤、气胸。

(1)动脉损伤:是所有急性损伤中最常见的一种,一般由于解剖定位不明确或解剖变异,误将邻近动脉当作静脉进行穿刺,或穿刺针走行时损伤到动脉所致,动脉损伤最常见的结果是局部血肿的形成,往往通过压迫止血即可缓解。有些凝血功能较差,或长时间应用抗凝剂的患者,止血可能相对困难,血肿可能进展为假性动脉瘤,这时就需要血管外科医生协助评估是否需要进行血管修复。有时,中心静脉置管会误置入动脉,原则上需要立即拔除置管并进行压迫止血,但拔除前需要明确置管尖端所在的位置是否影响到重要脏器,有时需要听取心脏外科、血管外科医生的会诊意见。

(2)静脉和组织损伤:相比于动脉损伤来说,静脉和组织损伤的后果相对较轻,但发生率相对

较高,一般由于穿刺困难、反复局部穿刺导致,可能会引起纵隔血肿或水肿、血胸、乳糜胸等,迟发性静脉损伤可能导致动静脉瘘、静脉支气管瘘等,发生率极低,但是一旦发生,需要引起重视。

(3)心脏压塞:其发生一般是由于置管位置过深损伤到右心房、右心室,或者心包腔内的上腔静脉段,一般为迟发性损伤。一般表现为突发性的心律失常,血压下降,脉压变小,抗心律失常治疗无效。每日的床旁胸部 X 线检查确定中心静脉置管尖端位置能够有效预防此类并发症的发生。

(4)神经损伤:一般与穿刺部位相关,主要累及臂丛神经、星状神经节和膈神经,临床症状主要是慢性疼痛。

(5)气胸:在锁骨下静脉穿刺后发生率较高,其次是在颈内静脉穿刺后。肺组织压缩面积不大时仅需要密切观察,压缩面积较大或张力性气胸出现时需要进行胸腔闭式引流。

2. 血栓形成　股静脉穿刺中心静脉置管时容易出现此类并发症,锁骨下静脉穿刺时的发生率最低。血栓形成的原因大多是凝血功能异常,原发位置可能因此成为感染灶,或者血栓脱落后随血液循环走行,最终进入肺循环导致肺栓塞。

3. 感染　感染是中心静脉置管的远期并发症中最常见的并发症,一旦发生,死亡率高达30%~50%。严格的无菌操作是预防中心静脉导管相关感染的基础,锁骨下静脉穿刺、抗菌被膜包被的导管可以显著降低中心静脉导管相关感染的发生率,但关于穿刺位置是否能降低感染率,目前也有争议。

4. 其他事件　心律失常是中心静脉置管的常见并发症,通常预后良好,在 Seldinger 穿刺法中,导丝的置入过程中可能会诱发室性心律失常,导管尖端的位置也是影响心律失常发生的重要因素,因此每日床旁胸部 X 线检查定位导管尖端的位置,以及固定中心静脉导管外露长度尤其重要。中心静脉置管过浅时,尤其是遇到管腔开口较大的导管时,侧孔可能并未完全置入血管内,引发出血事件,通常这种出血较为隐匿,而当血容量不足时,又有可能造成空气进入血液循环,致使空气栓塞。空气栓塞也有可能在中心静脉拔除后发生,

因为空气可能自穿刺部位的空隙进入血管,故中心静脉管拔除时,应以一块凡士林纱布覆盖穿刺部位为宜。

CVP 监测有时会因为各种原因导致数据测量误差或错误,临床医生不应单纯依赖 CVP 测量值去进行临床判断,有时应结合 CVP 变化趋势,观察 CVP 波形是否正常,并且结合超声心动图结果进行综合判断,以保证正确的诊断。

二、研究进展

【CVP 测量与脓毒症患者预后的相关性——基于 MIMIC-Ⅲ 数据库的分析】

1. 研究目的　证实在脓毒血症患者中监测 CVP 能改善患者生存率。

2. 研究方法　检索 MIMIC-Ⅲ 数据库中脓毒症患者,并分为有 CVP 监测组和无 CVP 监测组,以 28 天内的死亡为主要终点事件,多因素回归分析 CVP 监测和 28 天内死亡事件之间的相关性,并通过相关评分来验证该相关性分析的结果。研究的其他终点事件包括院内死亡及出院后 1 年死亡、ICU 入院后 7 日内急性肾损伤的发生、ICU 住院后 3 天的输液量、出 ICU 后 28 天内脱离机械通气的总时长及无须应用血管活性药物的总时长、转入 ICU 后第 1 日和第 3 日血乳酸峰值的差值。纳入回归分析的因素包括是否行 CVP 监测、最初监测 CVP 的时间、CVP 的初始水平、监测 CVP 的总时间、患者一般状况(年龄、性别、体重)、SOFA 评分、SAPS Ⅱ 评分、Elixhauser 合并症评分、机械通气、肾脏替代治疗、血管活性药物应用、生命体征(平均动脉压、心率、体温、呼吸频率)、实验室检查指标(白细胞计数、血红蛋白、血小板计数、乳酸、pH、入 ICU 第 1 个 24 小时动脉血氧分压、动脉血二氧化碳分压)、急性肾损伤的发生情况。合并症包括充血性心力衰竭、心房颤动、慢性肾脏病、肝病、慢性阻塞性肺疾病、卒中及恶性肿瘤。

3. 研究结果　多因素 Logistic 回归分析提示 CVP 监测能显著改善患者的 28 天生存率(OR=0.60,95%CI 0.51~0.70),通过倾向性得分匹

配方法及倾向性评分加权方法对数据进行矫正后,结果一致。亚组分析血培养阳性患者组及脓毒性休克患者组中,CVP 的监测仍能显著改善 28 天死亡率(图 1-5-2)。

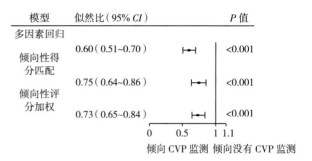

模型	似然比(95% CI)		P 值
多因素回归	0.60(0.51~0.70)		<0.001
倾向性得分匹配	0.75(0.64~0.86)		<0.001
倾向性评分加权	0.73(0.65~0.84)		<0.001

图 1-5-2　脓毒症患者 CVP 监测和 28 天死亡率的相关性

其他终点事件方面,CVP 监测能降低院内死亡率及 1 年内死亡率,但是与入 ICU 后 7 天内的急性肾损伤无显著相关性(图 1-5-3)。CVP 监测组在入 ICU 后第 1 日的静脉输液量要高于无 CVP 监测组,但第 2 日和第 3 日无显著差异;机械通气时间和血管活性药物用量 CVP 监测组均要少于无 CVP 监测组;CVP 监测组乳酸下降幅度较无 CVP 监测组的大。研究同时发现,配合血乳酸水平变化的 CVP 监测更具优势(表 1-5-1)。

4. 讨论　CVP 监测指导液体复苏治疗已经应用了近 60 年,近年来在应用 CVP 监测指导临床治疗上有不少研究进展,主要是摒弃了以一定值作为 CVP 的目标进行治疗,而采用了结合 CVP 上升趋势与心输出量的关系进行液体复苏的滴定,在血流动力学稳定前提下,CVP 数值越低越好。

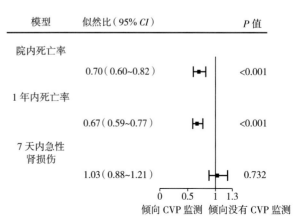

模型	似然比(95% CI)		P 值
院内死亡率	0.70(0.60~0.82)		<0.001
1 年内死亡率	0.67(0.59~0.77)		<0.001
7 天内急性肾损伤	1.03(0.88~1.21)		0.732

图 1-5-3　其他终点事件结果

表 1-5-1　终点事件分析结果汇总

终点事件	CVP 监测组	无 CVP 监测组	效应量	P 值
主要终点				
28 天死亡	396/2 174（18.2）	500/2 174（23）	0.118	<0.001
次要终点				
院内死亡	366/2 174（16.8）	415/2 174（19.1）	0.059	0.058
1 年内死亡	789/2 174（36.3）	920/2 174（42.3）	0.124	<0.001
入 ICU 7 天内急性肾损伤	1 722/2 174（79.2）	1 692/2 174（77.8）	0.029	0.355
入 ICU 第 1 日静脉输液量 /ml	2 380（1 037~4 245）	1 897.5（890~3 070）	0.327	<0.001
入 ICU 第 2 日静脉输液量 /ml	997（289.2~2 150）	1 000（268.25~1 953.6）	0.142	0.054
入 ICU 第 3 日静脉输液量 /ml	605（240~1 500）	625（230~1 580.5）	0.051	0.942
28 天内无血管活性药物使用时间 /d	26.6（25~27.4）	26.2（22.9~27.2）	0.472	<0.001
28 天内无机械通气时间 /d	25.8（22.3~27.1）	23.3（17.3~26.2）	0.291	<0.001
血乳酸水平 /（mmol·L^{-1}）	1.48（2.35）	1.13（2.32）	0.148	0.029

该项研究通过在脓毒血症患者中对比监测 CVP 与不监测 CVP 进行休克复苏，得出监测 CVP 可以改善脓毒血症预后，但其原因尚不完全明确。其中一个可能性是应用 CVP 监测指导液体复苏相比不进行 CVP 监测，能够将血乳酸水平降得更低，而低血乳酸水平与死亡率的改善直接相关。作者同样发现，入 ICU 后初始的 CVP 水平 <8mmHg，入 ICU 后 48 小时内的静脉输液量越多，乳酸水平下降得越快，死亡率的改善越明显。然而本研究是以 MIMIC-Ⅲ 数据库为基础的回顾性研究，有一定的局限性存在，未来仍需要进行 CVP 监测与无 CVP 监测的随机对照研究。

三、实用技巧

【静脉回流与 CVP】

早在 19 世纪 50 年代，Guyton 就提出并描述了静脉回流曲线，Guyton 提到："除非你既考虑到心脏泵功能又考虑到静脉回流的变化，才能预测出循环系统中的心输出量将会发生什么改变。"心输出量（CO）既取决于心功能——Frank Starling 曲线，又取决于回心系统——静脉回流曲线，两条曲线交互作用决定了 CO。

正常的血液循环并不完全依赖于左心泵血功能以维持循环，还需要依靠静脉压力驱动血液回流入右心，静脉压力梯度驱动静脉血由外周回到心脏，体循环平均充盈压（mean systemic filling pressure, MSFP）是这个过程的驱动力。静脉回流可以描述为：

静脉回流量 =（体循环平均充盈压 - 右房压）/ 静脉阻力

静脉回流曲线以图形化的方式表示为图 1-5-4，当静脉回流量是 0 时，右房压等于 MSFP，降低右心房压力可以允许更多的静脉血回流入心脏，右心房压力越低，静脉回流量越大（图 1-5-4A）。但当腔静脉压力较低、静脉塌陷时，由于腔静脉压力小于血管外压力，故再进一步降低右房压也并不一定能够增加静脉回流，右房压在静脉塌陷压之上的任何值均会减低回心血量。因为血液循环为一密闭系统，所以心输出量与静脉回流量相等，增加 MSFP（比如输液扩容）使曲线右移，而 MSFP 急性下降（比如大量失血）曲线则左移（图 1-5-4B）。

Guyton 描绘的静脉回流曲线的横纵坐标轴和 Starling 描绘的心功能曲线的横纵坐标轴相同，把这两条曲线描记在同一张图上时，即呈现如图 1-5-5 所示的组合图，静脉回流曲线与心功能曲线的交点为 CO 值，显然 CO 同时受限制于两

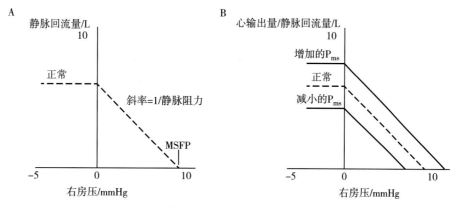

图 1-5-4 静脉回流曲线

A. 静脉回流量和右房压的关系；B. 平均体循环充盈压（Pms）对心输出量 / 静脉回流量的影响。

个函数。心功能曲线的平台期意味着即便增加更多的液体也无法显著提高心输出量，静脉回流曲线左侧的平台期也意味着，如果心功能曲线相交于此，即便再增强心肌收缩力也无法增加 CO。

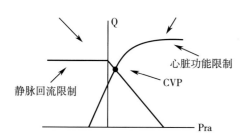

图 1-5-5 静脉回流曲线与心功能曲线

Q 代表心输出量，Pra 代表右房压。

尽管在床旁无法真正获得完整的心功能 - 静脉回流曲线，但概念的明确有助于理解心输出量随右房压改变而改变的生理学原理。右房压在大多数情况下等同于 CVP，因此静脉回流曲线和心功能曲线相交点的横坐标即为 CVP。CVP 的值主要受容量和心功能的影响，但是单纯 CVP 的数值很难判定容量状态或心功能状态。比如不同的容量状态和心功能状态均可以使 CVP 为 0mmHg

（图 1-5-6），正常人在正常的心功能及血容量条件下，休息直立体位，可以使 CVP 为 0mmHg，因为理想心功能状态下，肺处于功能残气量下，胸腔内压力常为负值；在心功能下降伴低血容量的情况下，同样可以使 CVP 为 0mmHg；在正常心功能伴低血容量的情况下，只要血容量足够低，MSFP 就足以使静脉回流曲线左移致使心输出量下降和 CVP 下降。

【CVP 与休克原因分析】

当我们在临床上遇到休克的患者时，如何确定其休克原因是下一步诊疗的基础。应用 CVP 来辅助分析是临床上常用的方法之一。

首先，根据泊肃叶定律，血压是心输出量和系统血管阻力的乘积，所以低血压产生的原因有两个，一是心输出量（CO）的降低，二是系统血管阻力（systemic vascular resistance，SVR）的降低，由于 SVR 是通过计算得出的，故需要先知道 CO 值。当 CO 正常时，休克的原因往往是 SVR 的下降，即分布性休克，如感染性休克、过敏性休克、神

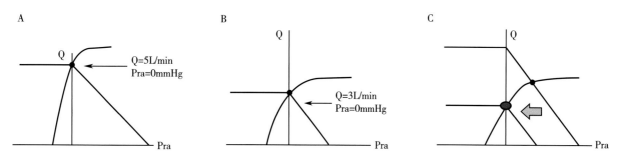

图 1-5-6 不同心功能及容量状态下心输出量曲线及静脉回流曲线的变化

A. 正常心功能及血容量；B. 心功能下降伴低血容量；C. 正常心功能伴低血容量。Q 代表心输出量，Pra 代表右房压。

经源性休克等。

当 CO 降低时，根据 Guyton 理论，休克可能的原因有心功能不全和静脉回流减少。心功能不全的可能性包括心动过缓、心肌收缩力下降、左室后负荷增高或左室前负荷不足；静脉回流减少的原因包括血容量不足、血管顺应性降低、静脉回流阻力升高，以及 CVP 升高。其中，左室前负荷与 CVP 有交互影响的作用。

心功能曲线和静脉回流曲线相交点为 CO/CVP，因此通过 CVP 可以估测休克的主要原因是心功能不全还是静脉回流减少，如果 CVP 明显减低，那么主要原因是静脉回流减少，这时需要通过增加静脉回流量，如补充容量以进行休克复苏；如果 CVP 增高，比如静息状态下 CVP 超过10mmHg 并排除高 PEEP、肺动脉高压、腹腔压力增高的影响，或者容量反应性低下，那么休克的原因可能是以心功能下降为主要因素，治疗的方向应以维护心功能、增加心肌收缩力等治疗措施为主（图 1-5-7）。

【CVP 与容量反应性的预测】

根据 Guyton 理论，因为呼吸运动中胸腔内压处于动态变化的过程中，所以 CVP 随呼吸变化会有一定的变异度，无论是在机械通气还是自主呼吸中，只要患者存在努力吸气，胸腔内压均会下降，使右房压力下降，反映在心功能 - 静脉回流曲线上，表现为心功能曲线相对于静脉回流曲线左移。如果静脉回流曲线和心功能曲线的交点在心功能曲线的上升支时，CVP 会下降，静脉回流增加，CO 增加；而如果两条曲线的交点在心功能曲线的平台部分时，CVP 可能不会随吸气而改变，

容量反应性也可能很低。值得一提的是，只有当胸腔内压下降到足够大时，才能区分出患者目前是否处于心功能曲线的平台支，因此如果患者是清醒的，应嘱患者以最大努力进行吸气。努力吸气试验如果是阴性，即 CVP 不随努力吸气时出现下降，那么高度提示患者可能无容量反应性，但在 CVP 随吸气而下降时并不一定能提示患者有容量反应性，这取决于静脉回流曲线与心功能曲线的交点距离心功能曲线的平台期有多远。同时，CVP 出现下降时须除外是否有腹肌运动的参与，识别这一点需要注意患者在呼气时是否出现CVP 上升。

当患者没有自主呼吸，在机械通气辅助下时，与努力吸气相反，吸气相时胸腔内压为正压，使右房压力上升，在心功能 - 静脉回流曲线上表现为心功能曲线相对于静脉回流曲线右移。此时如果心功能和静脉回流曲线相交点在心功能曲线的上升支时，CO 会下降，伴随 CVP 增高，而如果相交点在心功能曲线的平台支时，CO 并不出现明显下降，CVP 是否增高取决于心功能曲线相对于静脉回流曲线右移的程度。

临床上判断患者是否具有容量反应性，可以进行经典的补液试验，或者被动抬腿试验以明确，但其中原理与静脉回流曲线和心功能曲线相交点在何处密切相关。简言之，如果患者的心功能曲线与静脉回流曲线相交于心功能曲线的上升支，容量复苏往往有效，但当二者相交于心功能曲线的平台支时，容量复苏产生的效果可能有限，甚至反而加重心功能不全，降低 CO。明确这些原理，有助于更好地指导临床工作，更好把控患者的循环状态。

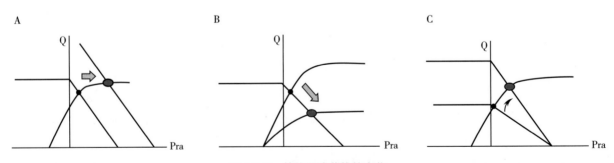

图 1-5-7　静脉回流曲线的变化

A. 心功能正常、增加血容量；B. 心功能下降、正常血容量；C. 静脉阻力下降，心功能不变（脓毒症？）。Q 代表心输出量，Pra 代表右房压。

四、实战病例

1. 病例介绍　患者中年男性,因"劳累后心前区疼痛 5 年"入院,完善住院相关检查后确诊为冠状动脉粥样硬化性心脏病、变异型心绞痛、心功能Ⅱ级(NYHA 分级)、2 型糖尿病、高胆固醇血症。冠状动脉计算机体层血管成像(CTA)及冠状动脉造影提示三支病变,既往糖尿病史 12 年,曾服用二甲双胍、阿卡波糖,心肌梗死史 1 年,曾用药不详。无其他既往史。患者于入院后第 4 日全身麻醉下行非体外循环下冠状动脉旁路移植术,左乳内动脉 - 前降支端侧吻合,连续缝合行升主动脉 - 大隐静脉 - 钝缘支 - 大隐静脉 - 后降支吻合,探查吻合口无出血后关胸返回 ICU 病房。

术后第 1 日神清,肌力好,通过呼吸机试停程序及自主呼吸试验(spontaneous breathing test,SBT),拔除气管插管,成功撤机。患者全日四肢末梢偏凉,循环波动较大,CVP 在 7~9mmHg,血红蛋白轻度下降,超声心动图声窗较差,只有部分切面可获取,估测心功能:左心室射血分数(LVEF)为 45%,左室舒张末期内径(LVDD)为 48mm。考虑患者心功能稍差,但因 CVP 尚在正常范围内,循环波动、四肢末梢偏凉可能的原因为血容量不足,补充血容量后循环有好转,且 CVP 未见明显变化。补充容量、调整血管活性药物后,虽然血压逐渐趋于稳定,但四肢末梢仍然凉。

夜间患者循环再次出现波动,脉压减小,增加血管活性药物用量、补充容量效果差,CVP 呈逐渐上升趋势,4 小时内由 8mmHg 上升至 16mmHg,伴自主尿量减少,利尿剂尚有效。再次复查超声心动图,声窗仍差,于右心室流出道表面可见一强回声影(图 1-5-8),怀疑有血块压迫,考虑心脏压塞,通知心脏外科及手术室,紧急入手术室开胸探查。术中所见乳内动脉桥血管侧支出血,为血栓形成来源,血栓延伸至右心室流出道及右心室侧壁,造成右心舒张受限。清除血块,解除压迫后,患者于术后第 2 日再次拔除气管插管,顺利转出 ICU 病房。

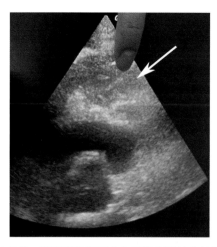

图 1-5-8　超声影像所示右心室流出道处血块压迫
箭头所示为胸骨旁短轴切面右心室流出道处的血块。

2. 病例分析与思考　CVP 可以反映全身容量情况,可以反映右心功能,但 CVP 的影响因素众多,有时很难单纯依靠 CVP 来判断患者循环状态。本病例中,从血块最初形成到最终对右心产生压迫,CVP 的数值直到最后阶段才高度提示有心脏压塞存在,但实际上,从桥血管出血开始到最终大量血块的形成,绝非短时间可以达到,这也更印证了 CVP 数值的变化趋势相较于 CVP 的绝对数值更具有临床意义。对于全身循环来说,CVP 的高低只是影响回心血量的一个因素,换句话说,CVP 的高低与心输出量的多少并非总能保持很好的相关性,对于全身循环的评价,更多的是需要全面的、多维的手段进行评估。本例患者因超声心动图声窗不佳,在病情分析时,超声结果对于临床的指导意义需要斟酌,超声未探及绝不等同于不存在。有时遇见 CVP 数值与临床症状不相符合,如果能有声窗良好的超声心动评估,将更能指导下一步的临床治疗。

(金 祺)

参考文献

[1] DABBAGH A, ESMAILIAN F, ARANKI S. Postoperative critical care for adult cardiac surgical patients[M]. 2nd ed. Cham: Springer, 2018.

[2] 刘大为. 实用重症医学[M]. 北京:人民卫生出版社, 2009.

[3] CHEN H, ZHU Z, ZHAO C Y, et al. Central venous

pressure measurement is associated with improved outcomes in septic patients: An analysis of the MIMIC-Ⅲ database[J]. Crit Care, 2020, 24(1): 433.

[4] 刘大为. 临床血流动力学[M]. 北京: 人民卫生出版社, 2013.

第6节 肺动脉压力与心输出量的监测

一、知识要点

【无创监测技术】

超声心动图检查是无创测量右心房、右心室、肺动脉压力评估肺循环血流动力学的首选技术。

1. 肺动脉平均压（mean pulmonary artery pressure, mPAP） 在不存在右心室流出道狭窄的情况下，右室收缩压（right ventricular systolic pressure, RVSP）等于肺动脉收缩压（systolic pulmonary arterial pressure, sPAP）。超声心动图估测肺动脉收缩压（sPAP）依赖于右房压（right atrial pressure, RAP）及三尖瓣反流最大峰值流速（tricuspid regurgitant velocity, TRV），TRV测量值通过伯努利方程可转化为压力值。计算公式为：$sPAP=4(TRV)^2+RAP$。另外，通过对舒张末期肺动脉反流速度（end-diastolic pulmonary regurgitant return wave velocity, PRVED）的测量，可以计算肺动脉舒张压（diastolic pulmonary arterial pressure, dPAP），公式为：$dPAP=4(PRVED)^2+RAP$。根据sPAP和dPAP估算值，可计算平均肺动脉压，公式为：$mPAP=1/3(sPSP)+2/3(dPAP)$。测量平均肺动脉压的另一种方法是通过脉冲多普勒技术测量肺动脉血流加速时间（acceleration time of pulmonary flow, AT）。这是血液从右心室流到肺动脉达到最大速度所需的时间。肺动脉压越高，达到最大速度越快，因此AT越短。

2. 心输出量（cardiac output, CO） 通过测量左心室流出道（left ventricular outflow tract, LVOT）直径，应用公式[面积$=\pi r^2$（r为半径）]可计算得出横截面积（cross sectional area, CSA）。

在左心室流出道水平，通过多普勒技术测量主动脉速度时间积分（velocity time integral, VTI）。已知CSA和VTI情况下，计算每搏输出量（stroke volume, SV），公式为$SV=VTI\times CSA$，进而获得CO（公式为$CO=SV\times HR$）。超声心动图测量CO存在较大测量者之间个体差异。

【有创监测技术】

右心导管检查（也称肺动脉导管检查），是一种有创血液动力学监测技术。它不仅可以直接测量右心系统压力，包括中心静脉压（central venous pressure, CVP）、右房压（right atrial pressure, RAP）、右室压（right ventricular pressure, RVP）、肺动脉压（pulmonary arterial pressure, PAP），以及肺毛细血管楔压（pulmonary capillary wedge pressure, PCWP），并且可以通过热稀释法及Fick法（同时应获得肺氧消耗量）测量右室心输出量。在标准右心导管尖端添加一个球囊，床旁通过漂浮技术放置导管并进行压力监测；在导管远端增加一个热敏电阻，可以通过热稀释技术直接测量心输出量。具备上述两种功能的右心导管目前在临床广泛使用，被称为Swan-Ganz导管。

1. 适应证与禁忌证

（1）右心导管检查适应证：①疑似心原性休克；②评估呼吸困难患者，进行肺动脉高压、缩窄性心包疾病、限制型心肌病、射血分数保留心力衰竭的诊断与鉴别诊断；③对肺动脉高压患者进行血管反应试验；④心脏压塞；⑤对心内左向右分流进行定量；⑥指导心脏术后，或出现急性心肌梗死、心力衰竭、休克并发症的患者液体管理和血流动力学监测；⑦成人先天性心脏病血流动力学评估；⑧心脏移植患者术前血流动力学评估；⑨心脏移植术后血流动力学监测；⑩心脏移植术后，出现新发症状或症状恶化，提示可能出现移植排斥反应时；⑪左心室辅助装置植入前血流动力学评估；⑫优化左心室辅助装置植入后血流动力学；⑬瓣膜性心脏病，当临床表现与无创检查结果之间不一致时。

（2）右心导管检查禁忌证：①绝对禁忌证包括右心内膜炎、右心肿瘤或血栓；②相对禁忌证包括严重凝血障碍或出血倾向。在心律失常、左束支传导阻滞情况下应谨慎操作，避免引发心律失常。

（3）注意事项：当存在重度三尖瓣反流时会影响右心导管送入右心室。当 ECMO 辅助静脉引流管位于下腔静脉时，右心导管受下腔静脉引流影响，易进入下腔静脉。

2. 操作方法

（1）入路：通常选择股静脉或颈内静脉入路，穿刺部位行局部麻醉，超声引导下穿刺可增加穿刺成功率和安全性。选用标准 18G 穿刺针或较小的 21G 穿刺针，如果选择肘正中静脉入路，21G 穿刺针可以降低损伤周围动脉结构的风险。超声引导穿刺需要加用无菌探头保护套，以避免污染已消毒的无菌区域。

（2）定位：穿刺成功后放置合适口径鞘管并固定，右心导管经鞘管进入静脉。在导管送入约 15cm 后对球囊进行充气，避免在鞘内充气。导管自颈内静脉入路，送入约 20cm 即可到达右心房。如为股静脉入路，导管送入约 45cm 时到达右心房。当不能确定导管远端位置时，可以通过透视观察导管移动并确定导管位置。

3. 并发症　右心导管检查过程中可能出现各种室性心律失常，以及一过性右束支传导阻滞，导管一经移除或导管尖端位置适当调整后右束支传导阻滞即可消失。患者如果原本就存在左束支传导阻滞，右心导管检查过程中可能会出现完全房室传导阻滞，这种情况虽然极少见，但需要放置临时起搏器支持。

如果导管中或压力传感器中混有气体，则可能发生气体栓塞。患者可表现为突发的胸痛、呼吸困难、低血压、心动过速。如怀疑出现气体栓塞，应将患者置于头低足高位（Trendelenburg position），并给予高流量氧气吸入，促进空气重吸收，并减少血液中的氮含量。情况严重时，需要高压氧治疗。

肺动脉穿孔发生率约为 0.03%，可能发生于长时间球囊充气状态及导管进入肺动脉远段进行楔压测量情况下，尤其是患者既往存在肺高压并接受全身抗凝情况下。患者可能表现为突发呼吸困难及心原性休克。透视检查有助于识别导管尖端是否进入肺动脉分支的远段。发生肺动脉穿孔时，应将导管留在原位并使球囊充气，以尽量减少肺出血。应用双腔气管插管进行紧急插管呼吸机辅助呼吸，并将患者置于患侧卧位以保护未受影响一侧肺免受持续出血的影响。肺动脉穿孔时应考虑紧急手术或栓塞治疗。

右心导管检查过程中潜在的并发症包括穿刺部位感染、肺梗死、右心室或入路静脉血栓形成。

4. 测量指标及临床意义　右心导管检查可以测得右心及肺循环各个部位压力，获得血流动力学参数（表 1-6-1）。生理情况下，右心房压力在 1~5mmHg。右心室收缩压和舒张压分别为 15~30mmHg 和 1~7mmHg。肺动脉收缩压和舒张压分别为 15~30mmHg 和 4~12mmHg，平均肺动脉压通常在 15mmHg，肺毛细血管楔压为 4~12mmHg。肺动脉压力测定可用于计算心输出量、心指数、肺血管阻力、体循环血管阻力、做功指数、右心室每搏功、肺动脉搏动指数、二尖瓣及主动脉瓣口面积。

表 1-6-1　参数含义与生理范围

测量指标	生理正常范围
心率（HR）	60~100 次 /min
每搏输出量（SV）	60~100ml/ 次
心输出量（CO）	4.0~8.0L/min
体表面积（BSA）	1.6~1.9m²
心指数（CI）	2.5~4.0L/（min·m²）
中心静脉压（CVP）	1~5mmHg
右心房压（RAP）	1~5mmHg
右室收缩压 / 舒张压	15~30mmHg/1~7mmHg
肺动脉收缩压 / 舒张压	15~30mmHg/4~12mmHg
肺毛细血管楔压（PCWP）	4~12mmHg
跨肺压力差（TPG）	≤12mmHg
舒张期跨肺压力差（DPG）	<7mmHg
肺循环血管阻力（PVR）	<2WU
体循环血管阻力（SVR）	10~20WU

注：1WU（Wood Unit）=1mmHg·min/L。

漂浮导管送入过程及监测过程中，需要观察压力波形。

（1）右心房与肺毛细血管楔压波形：右心房压力波形包括 3 个正向波和 2 个向下的降波（图 1-6-1）。第 1 个正向波，是右心房收缩产生的 a。第 2 个正向波为 c 波，提示三尖瓣关闭。随后是下降波为 x 波,表示心房舒张。正向波 v 波代表心室收缩右房快速充盈,之后是下降波 y 波,代表心室舒张期三尖瓣打开后心房排空。肺毛细血管楔压波形类似于右心房压力波形,由 3 个正向波和 2 个负向波组成(图 1-6-2)。

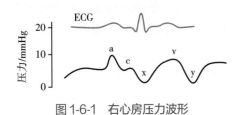

图 1-6-1　右心房压力波形

图 1-6-2　肺毛细血管楔压波形

在心房颤动的情况下,由于心房收缩对波形影响的消失,a 波也会消失。高 a 波可能是由于三尖瓣或二尖瓣狭窄时心房压力增加而产生的。"大炮"波(cannonawave,简称 ca)是由任何可能导致房室分离的原因引起的巨大 a 波,如完全性房室传导阻滞(房室分离)、室性心动过速、房室结折返性心动过速(图 1-6-3)。在右心室收缩过程中,由于心室体积增加,如三尖瓣或二尖瓣明显反流、右心或左心衰竭、右室或左室顺应性严重下降、室间隔缺损,会出现大的 v 波(图 1-6-4)。此外,二尖瓣狭窄、心脏术后或风湿性心脏病累及心房,会产生大的心房 v 波。缩窄性心包炎时由于心室舒张充盈过快 y 波呈非常快速的下降。心脏

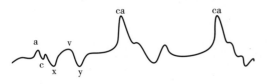

图 1-6-3　房室分离右心房压力波形

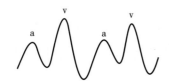

图 1-6-4　三尖瓣重度反流右心房压力波形

压塞时没有下降的 y 波,心室舒张压的下降不足以完全实现舒张充盈。

(2)右室收缩压与舒张压:肺栓塞、肺高压时,右室收缩压和肺动脉收缩压均升高。缩窄性心包炎、限制型心肌病和心脏压塞时心室舒张末期压力、肺动脉舒张压、肺毛细血管楔压升高并趋于相等。然而缩窄性心包炎中,存在心室间相互依赖,同时进行右心导管与左心导管检查更能发现这一点。心室间相互依赖导致右室和左室压力变化趋势不一致,这一点可以通过记录双心室压力随呼吸运动发生不一致变化得到证实。当左心室压力增加时,右心室收缩压降低,反之亦然。而在限制型心肌病中,由于不存在心室间相互依赖,同样记录呼吸运动过程中右心室和左心室压力变化,可发现右心室和左心室收缩压随呼吸运动表现一致性变化。基于这一点可以应用数学方法计算收缩面积指数,即吸气相与呼气相相比,右心室收缩面积与左心室收缩面积之比。收缩面积指数 >1.1 在识别缩窄性心包炎中灵敏度 >95%。尽管过去出现了各种参数来区分缩窄性心包炎和限制型心肌病,但收缩面积指数表现出了最佳的预测准确性。另外,值得注意的是,缩窄性心包炎和限制型心肌病的临床表现大多是慢性的,而心脏压塞造成的生理变化常是急性的。

(3)肺动脉压力波形特点:生理情况下,肺动脉压力曲线最突出的特点为肺动脉舒张压明显高于右室舒张压。值得注意的是,右心衰竭患者肺动脉舒张压与右室舒张压之间的差异变小。生理情况下,右室收缩压峰值与肺动脉收缩压峰值之间没有显著差异,通常压差在 0~3mmHg。肺动脉压力波形的下降支存在一个切迹,与肺动脉瓣关闭相关,提示舒张期开始。右心室与肺动脉压力波形舒张期有特征性区别,右心室压力波形舒张期为上升支,而肺动脉压力波形舒张期为下降支。

(4)心输出量:右心导管检查中,心输出量测定通常应用间接 Fick 法和热稀释技术进行。Fick 法通过测定全身和肺循环中携带的氧气量,推断携带该氧气量所需的血容量(表 1-6-2)。应用 Fick 法测量心输出量,需要了解血红蛋白水平、混合静脉血的氧饱和度和动脉血氧饱和度、最大耗氧量。直接 Fick 法应用呼出气体直接测量

耗氧量,而间接 Fick 法除利用重呼吸法,也使用假定的最大耗氧量。因直接 Fick 法测量过程复杂且需要专门的设备,间接 Fick 法目前得到广泛应用。然而,在高达 25% 的个体中,间接 Fick 法得出的心输出量与直接 Fick 法相差约 25%。这些差异在体重指数 >40kg/m^2 的个体中表现显著。

表 1-6-2　参数含义与计算公式

参数	计算公式
跨肺压力差(TPG)	TPG=mPAP−mPCWP
舒张期跨肺压力差(DPG)	DPG=dPAP−mPCWP
肺循环血管阻力(PVR)	PVR=(mPAP−mPCWP)/CO
体循环血管阻力(SVR)	SVR=(mSBP−mRAP)/CO
心输出量(CO,Fick 法测量)	CO=VO$_2$/[(SaO$_2$−SvO$_2$)×1.36×Hb×10]
心指数(CI)	CI=CO/BSA
肺血流(PBF)	PBF=VO$_2$/(PvO$_2$−PAO$_2$)
体循环血流(SBF)	SBF=VO$_2$/(SaO$_2$−SvO$_2$)
肺血流/体循环血流(Qp/Qs)	Qp/Qs=PBF/SBF

注:mPAP,平均肺动脉压;mPCWP,平均肺毛细血管楔压;dPAP,肺动脉舒张压;mSBP,平均收缩压;mRAP,平均右房压;SaO$_2$,动脉血氧饱和度;SvO$_2$,混合静脉血氧饱和度;Hb,血红蛋白;BSA,体表面积;PvO$_2$,混合静脉血氧分压;PAO$_2$,肺泡氧分压。

热稀释技术测量心输出量,是经右心导管近端蓝色端口快速注入 10ml 冷盐水,与右心房血液充分混合,致温度有所下降,由导管远端的热敏电阻检测到温差变化。然而热稀释技术也存在一定缺陷,当心输出量较低时,热稀释技术是不准确的。在这种情况下,曲线下面积很小,而其他任何导致曲线下面积变小的因素都可能导致心输出量被低估。同样,在严重三尖瓣或肺动脉瓣反流患者中,因存在血液再循环,可能会错误地低估心输出量。当存在心内分流时,它可能会起到相反作用,错误地高估心输出量。值得注意的是,进行右心导管检查前,要仔细了解每种测量方法相关的局限,不同方法自身的局限性可能会导致 Fick 法和热稀释法在同一患者测量中出现不一致的结果。

(5)心指数:心指数是以每平方米体表面积计算的心输出量。心输出量正常范围随身体质量和体型不同而变化。但正常心指数必须 >2.5L/(min·m^2)。心原性休克的定义是指在肺毛细血管楔压 >15mmHg 时,心指数 <2.2L/(min·m^2)。

(6)体循环血管阻力与肺血管阻力:

体循环血管阻力 =(平均动脉压 − 右心房压)× 80/ 心输出量。单位为 WU(Wood Unit,1WU=1mmHg·min/L)或 dyn·s/cm^5(1dyn=10^{-5}N)。正常范围为 700~1 600dyn·s/cm^5 或 10~20WU。

肺血管阻力 =(平均肺动脉压 − 肺毛细血管楔压)× 80/ 心输出量。单位为 WU 或 dyn·s/cm^5。正常范围为 20~120dyn·s/cm^5 或小于 2WU(表 1-6-2)。

二、研究进展

(一)2023 年美国心脏协会(American Heart Association,AHA)肺高压修订诊断与分型

右心导管检查是应用血流动力学指标诊断肺高压的"金标准",也是对肺高压进行分型、判定严重程度的重要手段。右心导管检查获得的血流动力学参数不仅有助于判断肺高压是否源于左心疾病,也是不明原因呼吸困难患者血流动力学评估并鉴别病因的重要手段(表 1-6-3)。

表 1-6-3　肺高压血流动力学诊断标准

指标	血流动力学标准	典型临床类型
肺高压(PH)	mPAP>20mmHg	所有 PH
毛细血管前 PH	mPAP>20mmHg PVR>2WU PCWP≤15mmHg	PAH 继发于肺疾病的 PH CTEPH
单纯毛细血管后 PH	mPAP>20mmHg PVR≤2WU	左心疾病相关 PH
毛细血管前 - 后混合 PH	mPAP>20mmHg PVR>2WU PCWP>15mmHg	左心疾病相关 PH 左心与肺疾病共存 PH
运动性 PH	静息与运动 mPAP/CO 差 >3mmHg/(L·min)	LVEF 及静息 PCWP 正常的劳累性呼吸困难

注:PH,肺高压;PAH,肺动脉高压;CTEPH,慢性血栓栓塞性肺动脉高压;mPAP,平均肺动脉压;PVR,肺血管阻力;PCWP,肺毛细血管楔压;CO,心输出量;LVEF,左心室射血分数。

（二）心原性休克血流动力学分型

心原性休克，是心脏危重症患者管理中最具挑战、结局最可能出现戏剧性反转的一种情形。右心导管检查对于不同时期心原性休克管理具有重要指导意义，包括心原性休克诊断、血流动力学特征判定、治疗方案选择、治疗滴定及高级心脏支持的撤除。

肺毛细血管楔压（pulmonary capillary wedge pressure，PCWP）增高预示着肺水肿出现，心输出量（CO）降低导致周围组织出现低灌注征象。因而心指数和PCWP是Startling曲线血流动力学不可替代的指标，允许我们把心脏功能、血流动力学界值和临床表型联系起来。

右心导管检查对心原性休克的临床价值：休克诊断和血流动力学分型（表1-6-4）；对接受机械循环辅助患者进行连续血流动力学监测；心脏恢复期指导机械循环辅助，以及药物治疗撤离时机；评估心力衰竭患者在心脏不能恢复的情况下，行高级心脏支持（如左心室辅助或心脏移植）的候选资格。

表1-6-4　右心导管参数评估休克类型

休克类型	肺毛细血管楔压（PCWP）	心输出量（CO）	体循环血管阻力（SVR）	混合静脉血氧饱和度（SvO$_2$）
低血容量性休克	↓	↓	↑	↓
分布性休克	↓	↑	↓	↑
心原性休克	↑	↓	↑	↓

（三）围手术期右心功能评估

急性右室衰竭虽然不是心脏术后常见并发症，但是在围手术期提示远期不良预后及死亡风险的重要介质。在心脏术后围手术期，严重急性右室衰竭的发生率为0.1%，在原位心脏移植术后可高达18%，在接受左心室辅助支持的患者中发生率为20%~30%。急性右室衰竭常在术中即开始出现，往往难以与术中体外循环、低心排血量综合征或术后早期多器官功能障碍进行区分。急性右室衰竭常发生于瓣膜病术后（尤其是术前已经出现肺高压患者）、原位心脏移植、左心室辅

助、缺血性心脏病，以及成人先天性心脏病等患者中。

围手术期右心衰竭诊断标准分为术中急性右心衰竭和术后急性右心衰竭两个时期，具有不同诊断标准。

1. 术中急性右心衰竭　符合以下2条。

（1）不易与体外循环（心肺旁路）相区别，特征表现符合以下3项之一：①需要同时应用≥1种缩血管药物，以及≥1种正性肌力药物和/或需要吸入肺血管舒张药物；②怀疑急性右心衰竭时，需要尝试撤除>1种体外机械循环辅助进行判定；③需要机械循环辅助设施协助撤离体外循环。

（2）出现解剖可见的右室损伤或右心室壁运动明显减弱或消失：①术中直视下可见的右心室壁运动明显减弱或消失，或右心室扩张甚至呈球形；②二维超声心动图检查右室收缩期面积变化率（right ventricular fractional area change，RVFAC）下降>20%。

2. 术后急性右心衰竭　ICU监测到血流动力学符合以下3条。

（1）CVP>15mmHg，或CI<1.8L/（min·m^2）。

（2）没有心脏压塞、室性心律失常或可能导致血流动力学不稳定的张力性气胸，左心房压力（LAP）不高（PCWP<18mmHg）。

（3）右室做功指数（right ventricular stroke work index，RVSWI）<4gm/m^2。RVSWI的计算公式为：RVSWI=0.013 6×SVI×（mPAP−RAP）。其中SVI是每搏输出量指数，单位为ml/m^2；mPAP是平均肺动脉压，RAP是右心房压，单位均为mmHg。

三、实用技巧

【右心导管检查操作要点】

1. 校正零点　导管到达右心房时，可以观察到脉冲性右心房压力波形。记录压力前，须先进行零点校正。将连接空气-液体双界面的压力传感器打开，使其与大气相通并达到压力平衡，校正零点。校正零点时，压力传感器须位于心脏水平，

标记点位置保持在第 4 前肋间隙与腋中线交会平面。如果传感器位置低于心脏水平，则测得的压力会假性升高。如果传感器位置高于心脏水平，则测得压力可能假性降低。

2. 测压　获得右心房压力波形后，继续将导管送至右心室，获得右心室压力。导管推进至楔位，测量肺毛细血管楔压。此后将球囊放气，并将其回撤几厘米至肺动脉，记录肺动脉压力。需要注意，准确的压力测量应在呼气末进行。留取肺动脉血样，获得混合静脉血氧饱和度，另外测得动脉血氧饱和度，应用 Fick 方法确定心输出量。热稀释方法测量右心室输出量，即将冷盐水通过右心导管蓝色管腔注入右心房，使冷盐水与右心房血液充分混合，应用导管远端热敏电阻检测温差。热稀释法测心输出量至少重复 3 次，以获得平均心输出量和心指数。

四、实战病例

【右心导管检查在肺高压分型中的应用】

患者中年男性，因"间断喘憋 34 年，加重 2 周"入院。患者 34 年前"感冒"后出现喘憋，伴低热、胸痛及咳嗽、咳痰，心脏磁共振成像提示心包钙化。临床考虑"缩窄性心包炎，肺动脉高压"，行心包剥脱术。术后患者喘憋症状明显好转，因考虑患者"结核性心包炎"，予抗结核治疗 1 年余。11 年前第 2 次行心包剥脱术。2 周前喘憋再次加重，伴腹胀及双下肢水肿，遂至笔者所在医院就诊。否认高血压、糖尿病、冠心病等病史。经胸超声心动图检查提示，左心室射血分数（LVEF）为 75%，左室舒张末期内径（LVEDD）为 30mm，三尖瓣环收缩期位移（tricuspid annular plane systolic excursion，TAPSE）为 13mm，三尖瓣跨瓣压差法估测肺动脉收缩压（sPAP）为 86mmHg；下腔静脉内径（inferior vena cava，IVC）为 29mm，下腔静脉随呼吸塌陷率 <50%。提示缩窄性心包炎术后，右心、左房增大，三尖瓣反流（重度），肺动脉高压（重度）；下腔静脉增宽，塌陷率减低。为明确肺动脉高压诊断及分型，行右心导管检查。

以右颈内静脉为入路置入右心漂浮导管（Swan-Ganz 导管），测量各部位压力值，并应用热稀释法测量右心输出量。右心输出量测量 3 次，取平均值为最终测量数值。

测量结果显示，mPAP 为 43mmHg，PCWP 为 20mmHg。热稀释法测得右心输出量均值为 6.35L/min，计算获得 PVR 为 3.67WU。根据结果判断患者肺高压分型为毛细血管前 - 后混合 PH。

（米玉红　陆艳辉）

参考文献

［1］RUDSKI L G, LAI W W, AFILALO J, et al. Guidelines for the echocardiographic assessment of the right heart in adults：A report from the American Society of Echocardiography endorsed by the European Association of Echocardiography, a registered branch of the European Society of Cardiology, and the Canadian Society of Echocardiography［J］. J Am Soc Echocardiogr, 2010, 23（7）：685-713.

［2］SAXENA A, GARAN A R, KAPUR N K, et al. Value of hemodynamic monitoring in patients with cardiogenic shock undergoing mechanical circulatory support［J］. Circulation, 2020, 141（14）：1184-1197.

［3］KELLY C R, RABBANI L E. Videos in clinical medicine. Pulmonary-artery catheterization［J］. N Engl J Med, 2013, 369（25）：e35.

［4］RIO-PERTUZ G D, NUGENT K, ARGUETA-SOSA E. Right heart catheterization in clinical practice：A review of basic physiology and important issues relevant to interpretation［J］. Am J Cardiovasc Dis, 2023, 13（3）：122-137.

［5］BANGALORE S, BHATT D L. Images in cardiovascular medicine. Right heart catheterization, coronary angiography, and percutaneous coronary intervention［J］. Circulation, 2011, 124（17）：e428-e433.

［6］ARGUETA E E, PANIAGUA D. Thermodilution cardiac output：A concept over 250 years in the making［J］. Cardiol Rev, 2019, 27（3）：138-144.

［7］HOCHMAN J S, SLEEPER L A, WEBB J G, et al. Early revascularization in acute myocardial infarction complicated by cardiogenic shock. SHOCK Investigators. Should We Emergently Revascularize Occluded Coronaries for

Cardiogenic Shock[J]. N Engl J Med, 1999, 341（9）: 625-634.

[8] WAYANGANKAR S A, BANGALORE S, MCCOY L A, et al. Temporal trends and outcomes of patients undergoing percutaneous coronary interventions for cardiogenic shock in the setting of acute myocardial infarction: A report from the CathPCI registry [J]. JACC Cardiovasc Interv, 2016, 9（4）: 341-351.

[9] MARON B A. Revised definition of pulmonary hypertension and approach to management: A clinical primer[J]. J Am Heart Assoc, 2023, 12（8）: e029024.

[10] FORRESTER J S, DIAMOND G, CHATTERJEE K, et al. Medical therapy of acute myocardial infarction by application of hemodynamic subsets（first of two parts）[J]. N Engl J Med, 1976, 295（24）: 1356-1362.

[11] BERTAINA M, GALLUZZO A, MORICI N, et al. Pulmonary artery catheter monitoring in patients with cardiogenic shock: Time for a reappraisal?[J]. Card Fail Rev, 2022, 8: e15.

[12] JABAGI H, NANTSIOS A, RUEL M, et al. A standardized definition for right ventricular failure in cardiac surgery patients[J]. ESC Heart Fail, 2022, 9（3）: 1542-1552.

[13] CHOKKALINGAM MANI B, CHAUDHARI S S. Right Heart Cardiac Catheterization[M]. Treasure Island: StatPearls Publishing, 2023.

[14] MARON B A. Revised definition of pulmonary hypertension and approach to management: A clinical primer[J]. J Am Heart Assoc, 2023, 12（8）: e029024.

第 7 节　床旁超声监测

重症超声因其直观、实时、准确、无创、多器官、可重复等众多优点,已被国内外医生广泛用于重症监护病房,成为床旁日常动态评估/监测病情的重要手段。通过结合临床资料,床旁超声监测可为重症医生对疾病诊疗提供精准导向。

重症超声应用范围广泛,可用于呼吸、循环、消化、泌尿、血管、神经等多系统评估,各种穿刺操作引导,以及临床辅助装置的评估、监测等(本节主要涉及循环、呼吸系统超声监测对临床诊疗的指导,超声检查的具体测量方法详见本书其他章节)。

在 ICU 病房,为避免超声探头成为重症患者间致病菌及耐药菌播散媒介,超声探头必须做到一人一用一消毒。消毒方式可用消毒型医用耦合剂、消毒凝胶或探头专用消毒剂,注意及时清除探头上的血渍、体液及分泌物。

循环系统(心脏)超声监测与临床诊疗

一、知识要点

(一)超声心动图监测

1. 定位　探头位置见图 1-7-1。

2. 重症超声心动图的主要测量指标　依据《重症超声临床应用技术规范》,主要测量指标如表 1-7-1 所示。

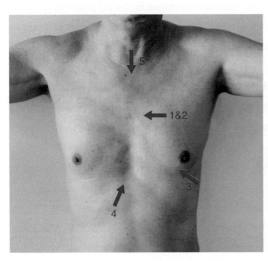
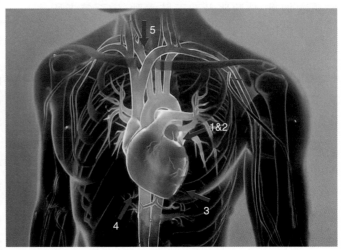

图 1-7-1　超声心动图检查常用位点
1&2. 胸骨旁长短轴;3. 心尖;4. 剑突下;5. 胸骨上窝。

表 1-7-1　重症超声心动图的主要测量指标

切面	指标	说明
胸骨旁长轴切面	室间隔厚度	室间隔厚度在舒张末期测量
	左心室射血分数	当存在左心室室壁节段运动异常时,该方法测量的射血分数不准确
胸骨旁短轴切面	左心室缩短分数	当存在左心室室壁节段运动异常时,该方法测量的射血分数不准确
心尖四腔心切面	右心室面积 / 左心室面积比值	在舒张末期描记左心室和右心室面积
	三尖瓣环收缩期位移	瓣膜手术患者慎用
	二尖瓣环收缩期位移	瓣膜手术患者慎用
	二尖瓣舒张早期血流峰速度(E) 二尖瓣舒张晚期血流峰速度(A) 二尖瓣瓣环舒张早期运动峰速度(e') 三尖瓣反流峰流速及压差	图像轮廓要清晰,减少伪影干扰,相邻 3 个血流波形大小、形态相对一致
心尖四腔和心尖两腔心切面	Simpson 双平面法测量左心室射血分数	寻找左心室的最长轴,并要求在整个心动周期中,整个心脏的心内膜边缘清晰可见。窦性心律患者应至少测量 3 次,心房颤动患者至少测量 5 次
	左心房最大容积指数	避免选择期前收缩的心动周期进行测量,描记时勿将左心房内附件或肺静脉描记其中
心尖五腔心切面	左心室流出道血流速度 - 时间积分	超声多普勒波束必须尽可能与血流方向平行,两者间的夹角不超过 20°,连续至少测量 3 次。左心室流出道收缩期频谱图形边缘光滑锐利,连续 3 个图形大小相对一致时才可测量
剑突下四腔心切面	心包积液量	
	右心室游离壁厚度	切面必须为标准切面
剑突下下腔静脉切面	下腔静脉直径	于呼气末测量,不建议在 M 模式下测量下腔静脉最大直径
	下腔静脉膨胀指数	应在完全呼吸机控制通气、潮气量 8~10ml/kg 时测量
	下腔静脉吸气塌陷指数	应在平稳的自主呼吸、无呼吸窘迫状态下测量

3. 常用测量参数及其正常值　见表 1-7-2。

（二）心功能评估

1. 心室收缩功能的评估

（1）左心室正常收缩功能测量参数及其正常值如表 1-7-3 所示。

（2）左心室收缩功能评估:可应用 M 型超声（图 1-7-2）和 B 型超声（图 1-7-3）。

B 型超声心动图最常用的室壁分段方法为 16 节段法,具体为:沿左室长轴将左室分为基底段、中间段、心尖段;短轴切面分为二尖瓣短轴切面（基底部分）、乳头肌水平左室短轴切面（中间段）、心尖左室短轴切面（心尖段）。其意义在于对应不同冠脉分支供血区域（图 1-7-4,图 1-7-5）。

表 1-7-2　超声心动图常用测量参数及其正常值

测量参数英文缩写	测量参数中文名称	单位	正常值
RVOT	右心室流出道	mm	<30mm
AO	主动脉内径	mm	20~35mm
MPA	肺动脉内径	mm	<22mm
LA	左房内径	mm	25~35mm
RV	右室内径	mm	<20mm
IVS	室间隔厚度	mm	6~11mm
LVPW	左室后壁厚度	mm	6~11mm
LV	左室内径	mm	35~50mm
LVDd	左室舒张末内径	mm	45~55mm
LVDs	左室收缩末内径	mm	25~37mm
多普勒测量值			
MV	二尖瓣口血流速度	m/s	0.3~0.9m/s
TV	三尖瓣口血流速度	m/s	0.3~0.7m/s
AV	主动脉瓣口流速	m/s	1.0~1.7m/s
PV	肺动脉瓣口流速	m/s	0.6~0.9m/s

表 1-7-3　左室收缩功能测量参数及其正常值

测量参数英文缩写	测量参数中文名称	单位	正常值
EDV	舒张末期容量（心脏前负荷）	ml	（126±29）ml
ESV	收缩末期容量	ml	（49±19）ml
SV	每分钟搏出量	ml	30~80ml
LVEF	左心室射血分数（即 SV/EDV）	%	50%~80%
CO	心输出量	L/min	3.5~6L/min
CI	心指数［CI=CO/体表面积（BSA）］	L/（min·m^2）	2.3~3.7L/（min·m^2）

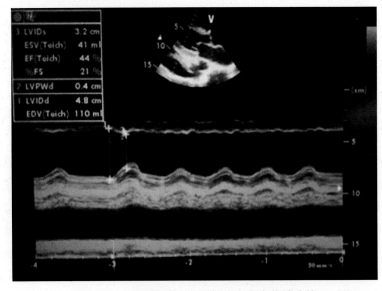

图 1-7-2　M 型超声心动图检查左心室收缩功能

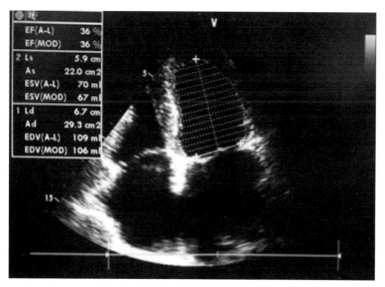

图 1-7-3　B 型超声心动图检查左心室收缩功能

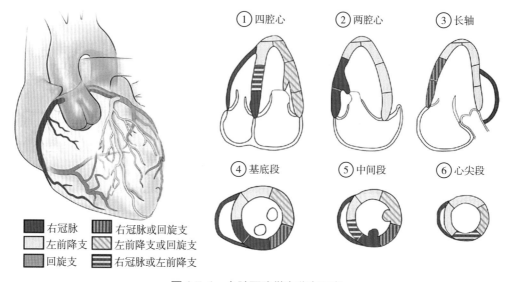

图 1-7-4　心脏冠脉供血分布示意

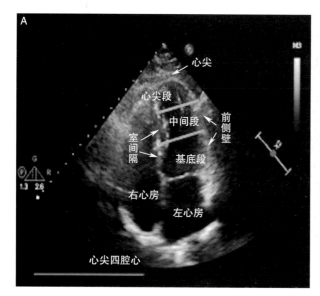

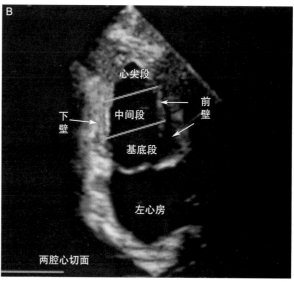

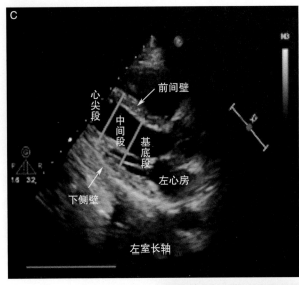
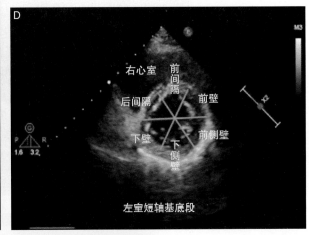
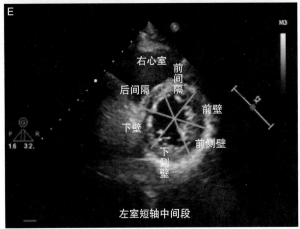

图 1-7-5　心脏室壁 16 节段 B 超检查图

A. 长轴基底段；B. 长轴中间段；C. 长轴心尖段；D. 短轴基底段；E. 短轴中间段。

左心室收缩功能评估内容包括：射血分数、室壁增厚率、心肌节段运动幅度、应变及心肌运动同步性（表 1-7-4）。左心室射血分数在 40%~52% 为轻度降低，在 30%~40% 为中度降低，<30% 为重度降低。临床上射血分数受多因素影响，如心肺复苏（除颤后）、严重脓毒症（severe sepsis）、代谢性酸中毒、弥漫性缺血缺氧、大量强心缩血管药等。

心脏室壁运动强弱可用室壁运动评分量化，运动评分根据室壁的心内膜运动幅度及室壁增厚率评估，分值越大，代表室壁运动越差。

（3）节段性室壁运动异常（图 1-7-6）：受累节段室壁变薄，运动减弱，无运动或反向运动，收缩期增厚率减低或消失。急性心肌梗死时，梗死

表 1-7-4　室壁运动定性分析表

项目	运动正常 / 增强	运动减弱	运动消失	反向运动
心内膜运动幅度 /mm	≥5	2~4	<2	室壁向外运动
室壁增厚率 [*]/%	≥50	<50	略增厚 / 增厚消失	心肌变薄或伸长
室壁运动评分 [†]	1	2	3	4

注：[*] 室壁增厚率 =（收缩期室壁厚度 – 舒张期室壁厚度）/ 舒张期室壁厚度 ×100%。

根据室壁 16 节段法，对 16 节段分别进行室壁运动评分，不同节段评分代入下列室壁运动积分指数公式，可分别评估左心、右心及整体心脏运动功能。

[†] 室壁运动积分指数（WMSI）= 各节段记分的总和 / 节段数。正常 =1，WMSI 越大，室壁运动越差。

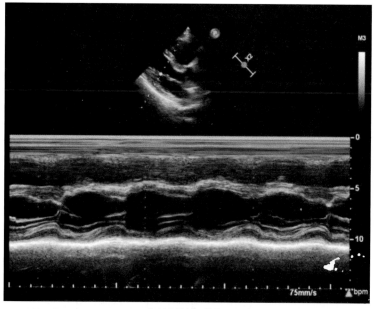

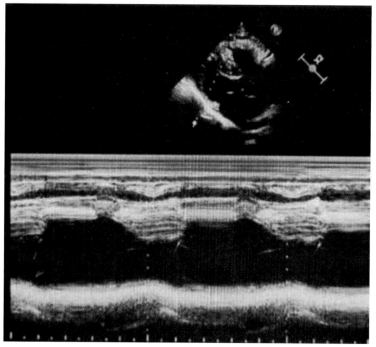

图 1-7-6　室壁运动异常表现

节段室壁厚度和回声无明显变化。陈旧心肌梗死时，梗死节段室壁变薄、回声增强，正常节段室壁代偿性运动增强，梗死心腔不同程度扩大。

（4）左心室收缩功能超声评估流程如图 1-7-7所示。

2. 心室舒张功能的评估（图 1-7-8）　正常舒张功能测值：E 峰约 70cm/s，A 峰约 40cm/s，E峰 /A 峰 >1。

根据 2016 年美国超声心动图协会（ASE）/欧洲心血管影像协会（EACVI）超声心动图

评估左心室舒张功能的建议，LVEF 正常的患者左心室舒张功能异常的主要参考指标如下：①二尖瓣瓣环的 e' 速度（室间隔 e'<7cm/s，侧壁 e'<10cm/s）；②平均 E/e'>14；③左房容积指数 >34ml/m^2；④TR 峰值血流速度 >2.8m/s。

上述评估左室舒张功能的四项指标中两个以上指标均未达到临界值，提示左室舒张功能正常，两个以上指标超过临界值，提示左室舒张功能异常，两个指标未达到临界值，则结论不可确定。建议结合临床信息判断。

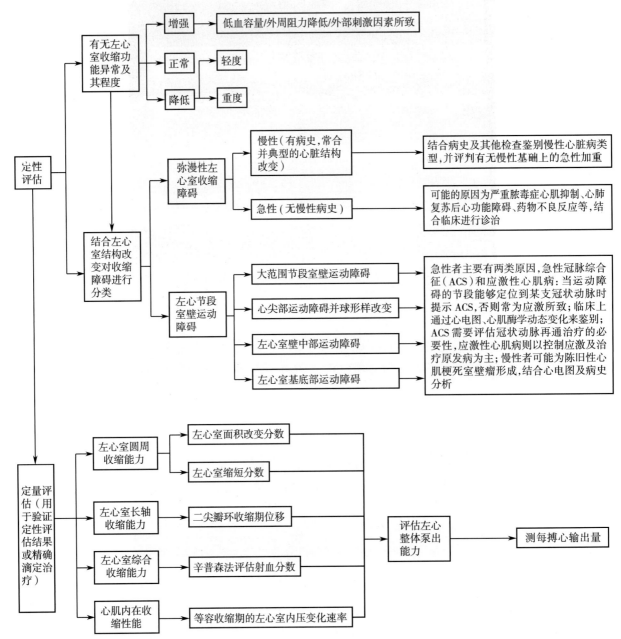

图 1-7-7　左心室收缩功能超声评估流程

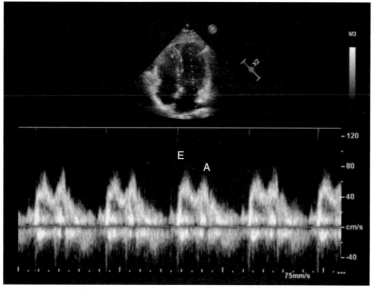

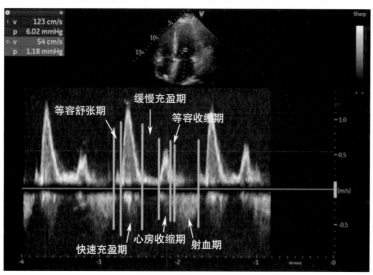

图 1-7-8　四腔心心脏舒张功能测量（B 型超声）

舒张早期 E 峰：左室快速充盈期，受左室顺应性 / 左房压变化影响。

舒张晚期的 A 峰：心房收缩期，受左心室被动充盈速率 / 左房压变化影响。

参考 2016 年美国超声心动图协会（ASE）/ 欧洲心血管影像协会（EACVI）关于左室舒张功能诊断的指南流程如图 1-7-9。

3. 右心功能（图 1-7-10）　右心功能异常的诊断：①右心室中度增大，右室舒张末面积（RVEDA）/ 左室舒张末面积（LVEDA）在 0.6~1.0；②右心室重度增大，RVEDA/LVEDA>1.0；③三尖瓣环收缩期位移（TAPSE）<16mm；④三尖瓣反流峰值流速 >2.8m/s；⑤右心室面积变化分数（Fac）<35%；⑥室间隔抖动及舒张期左心室"D"字征；⑦三尖瓣环收缩期低频多普勒运动频谱 <9cm/s；⑧右心室肥厚及右心房增大均代表慢性右心功能不全。

右心功能超声评估流程见图 1-7-11。

4. 缺血性心脏病并发症　室壁瘤、附壁血栓表现如图 1-7-12。

（1）室壁瘤（真性室壁瘤）在收缩期、舒张期均可见膨出，瘤颈较宽，常见于左室心尖部，心肌变薄，伴瘢痕形成，多发生在透壁性心肌梗死后 5 天左右。其内血流流速慢，湍流，易形成局部血栓。仅在收缩期突出，舒张期不突出者为功能性室壁瘤。

（2）附壁血栓在心腔内血栓边界清晰，可为蒂状血栓，也可为广泛附壁层状血栓。

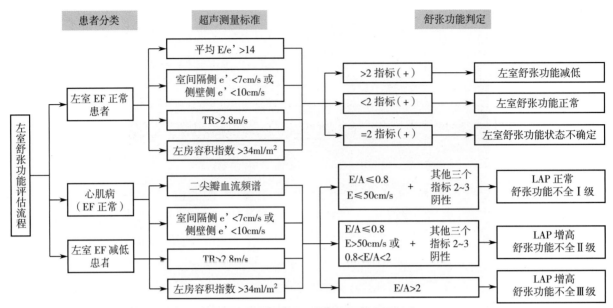

图 1-7-9　左室舒张功能诊断指南流程

e'，二尖瓣瓣环舒张早期运动峰速度；E，二尖瓣舒张早期血流峰速度；A，二尖瓣舒张晚期血流峰速度；LAVI，左房最大容量指数；LAP，左房压。

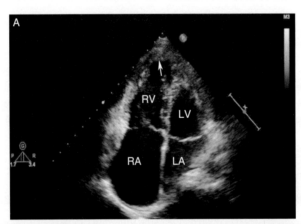

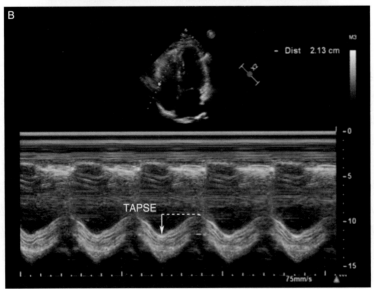

图 1-7-10　右心功能不全 B 超 /M 超检查图

A. 右心功能不全 B 超四腔心图；B. 右心功能不全 M 超测量三尖瓣位移（TAPSE）图。

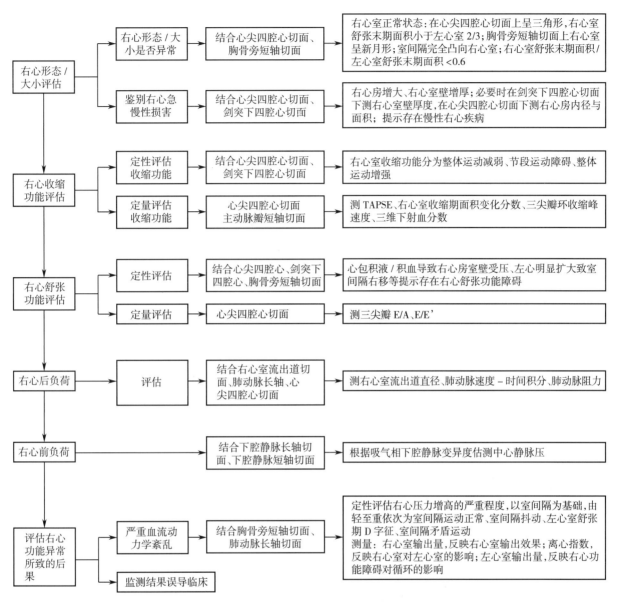

图 1-7-11　右心功能超声评估流程

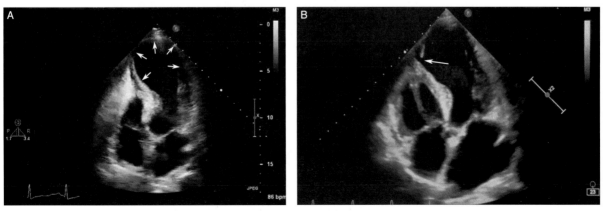

图 1-7-12　缺血性心脏病并发症超声检查图

A. 心尖巨大室壁瘤；B. 左室心尖附壁血栓。

（三）瓣膜功能评估

1. 主动脉瓣狭窄和主动脉瓣关闭不全　主动脉瓣狭窄的表现如图 1-7-13 所示，主动脉瓣关闭不全的表现如图 1-7-14 所示。依据 2021 年《中国成人心脏瓣膜病超声心动图规范化检查专家共识》，主动脉瓣狭窄的严重程度分级标准见表 1-7-5，主动脉瓣反流程度的分级标准见表 1-7-6。

主动脉瓣狭窄评估内容包括：瓣口狭窄程度（如速度增加、压差增大及主动脉瓣口面积减小）及一系列继发性病变（如左室壁增厚、LVEF 降低、二尖瓣反流和三尖瓣反流、肺动脉压增高等），

同时注意升主动脉的变化。主动脉瓣反流评估内容包括：左心房 / 室大小、功能、升主动脉内径及反流量。

主动脉瓣换瓣术后，常规检查瓣口流速及跨瓣压差，正常标准为瓣口最大流速≤300cm/s，平均跨瓣压差≤20mmHg。若流速及压差升高，提示瓣口狭窄同时考虑是否存在发热、贫血、甲状腺功能亢进、低血容量、心律失常等因素，进行综合评判。依据 2021 年《中国成人心脏瓣膜病超声心动图规范化检查专家共识》，提示人工主动脉瓣狭窄的多普勒参数标准如表 1-7-7。

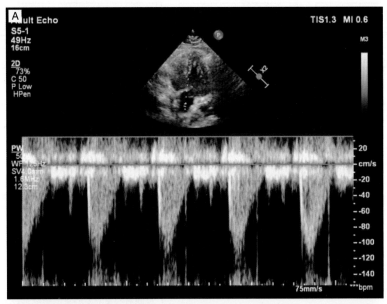

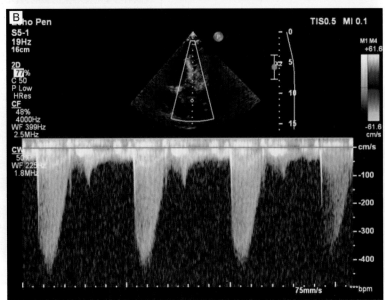

图 1-7-13　主动脉瓣狭窄

A. 正常主动脉瓣流速频谱；B. 主动脉瓣狭窄流速频谱。

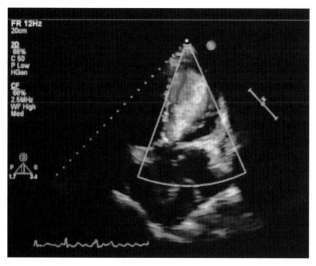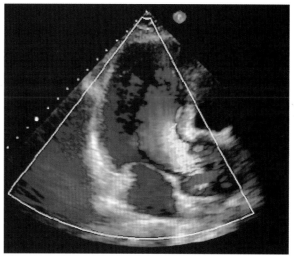

图 1-7-14　主动脉瓣关闭不全

表 1-7-5　主动脉瓣狭窄程度分级标准

评估指标	轻度狭窄	中度狭窄	重度狭窄
峰值流速 /（m·s⁻¹）	2.6~2.9	3.0~4.0	≥4.0
平均跨瓣压差 /mmHg	<20	20~40	≥40
主动脉瓣口面积 /cm²	>1.5	1.0~1.5	<1.0
主动脉瓣口面积指数 /（cm²·m⁻²）	>0.85	0.60~0.85	<0.6
速度比值	>0.50	0.25~0.50	<0.25

注：速度比值＝测量左心室流出道（LVOT）流速 / 主动脉瓣峰值流速。

表 1-7-6　主动脉瓣反流程度的分级标准

评估指标	轻度	中度	重度
缩流颈宽度 /mm	<3	3~6	>6
反流束宽度 / 流出道宽度	<25%	25%~64%	≥65%
有效反流口面积 /cm²	<0.10	0.10~0.29	≥0.30
反流束面积 / 流出道面积	<5%	5%~59%	≥60%
反流频谱（PHT）/ms	>500	200~500	<200
主动脉瓣瓣叶	正常或异常	正常或异常	异常 / 连枷或宽对合间隙
左心室大小	正常（除其他原因导致的左心室扩大）	正常或扩大	通常扩大（除急性）

表 1-7-7　提示人工主动脉瓣狭窄的多普勒参数标准

多普勒参数	正常	可疑狭窄	明显狭窄
峰值流速 /（m·s⁻¹）	<3	3~4	>4
平均跨瓣压差 /mmHg	<20	20~35	>35
多普勒血流速度指数（VTI$_{LVOT}$/VTI$_{人工瓣}$）	≥0.30	0.29~0.25	<0.25
有效瓣口面积 /cm²	>1.2	1.2~0.8	<0.8
CW 血流频谱形态	三角形早期达峰	过渡	圆钝 / 对称
人工主动脉瓣加速时间 /ms	<80	80~100	>100

注：VTI$_{LVOT}$，左心室流出道速度时间积分；VTI$_{人工瓣}$，人工瓣口速度时间积分；CW，连续多普勒。

主动脉瓣换瓣术后须评估人工瓣反流情况，区分中心性反流（发生率低）及瓣周反流，若存在瓣周（瓣架外）反流束，即瓣周漏，应关注其位置及大小，测量缩流颈或反流面积，以及可能因此导致的血红蛋白尿（又称"酱油尿"）。主动脉瓣重度狭窄患者，因继发性心肌肥厚，术后心肌缺血及心律失常风险增加。

主动脉瓣膜成形术后，若发现反流束，应测量缩流颈宽度及反流束面积。按缩流颈宽度数值，严重程度的分级标准为：<3mm 为轻度，3~6mm 为中度，>6mm 为重度。按反流束面积，严重程度的分级标准为：<4cm² 为轻度，4~8cm² 为中度，>8cm² 为重度关闭不全。

经导管主动脉瓣置换术（TAVR）术后，除监测人工瓣膜及心脏整体功能外，还需要关注患者心包积液的原因：常有与左心室导丝相关的左心室穿破和与起搏导线相关的右心室穿破。

2. 二尖瓣狭窄和二尖瓣关闭不全　二尖瓣狭窄的表现如图 1-7-15 所示，二尖瓣关闭不全的表现如图 1-7-16 所示。依据 2021 年《中国成人心脏瓣膜病超声心动图规范化检查专家共识》，二尖瓣狭窄的严重程度分级标准见表 1-7-8，二尖瓣反流严重程度的分级标准见表 1-7-9。

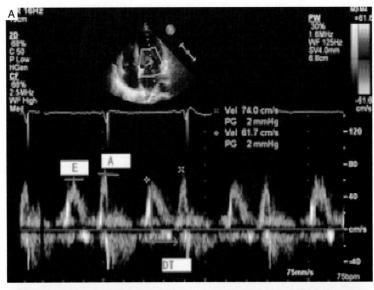

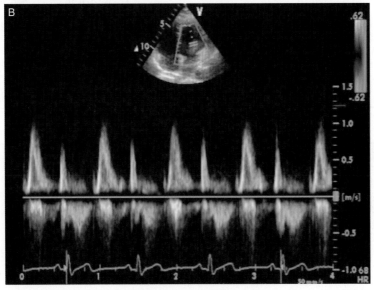

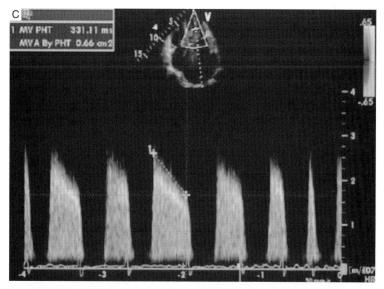

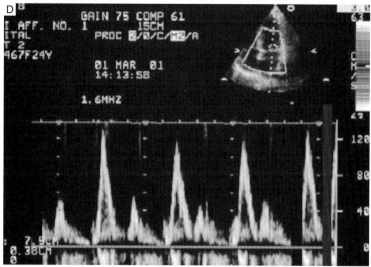

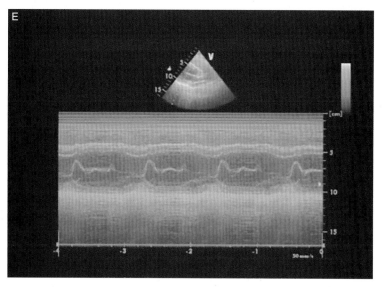

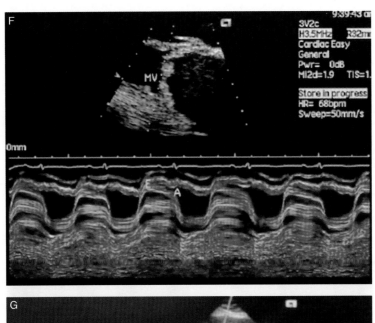

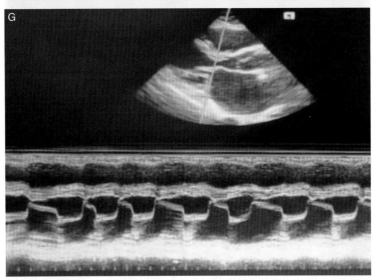

图 1-7-15 二尖瓣狭窄

A. 正常二尖瓣测量图；B. 正常二尖瓣血流频谱；C. 狭窄二尖瓣测量图；
D. 狭窄二尖瓣血流频谱；E、F. M 型超声下正常二尖瓣；G. M 型超声下
典型的二尖瓣狭窄城垛样变。

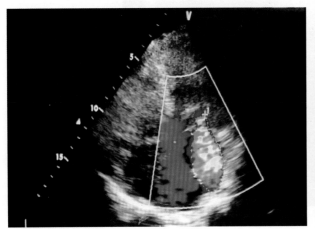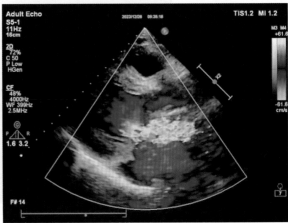

图 1-7-16 二尖瓣关闭不全

表 1-7-8　二尖瓣狭窄程度的分级标准

评估指标	轻度	中度	重度
二尖瓣瓣口面积 /cm²	1.5~2.0	1.0~1.5	<1.0
平均跨瓣压差 /mmHg	<5	5~10	>10
肺动脉收缩压 /mmHg	<30	30~50	>50

表 1-7-9　二尖瓣反流程度的分级标准

评估指标	轻度	中度	重度
彩色反流束面积	小、中心性、窄、短促	适中	大、中心性 >50% 左房面积 偏心性较大面积冲击左房壁
反流信号汇聚	不明显	中等	明显并持续全收缩期
反流频谱	信号淡、不完整	中等	信号浓密、全收缩期、倒三角形
缩流颈宽度 /cm	<0.3	0.3~0.7	≥0.7
二尖瓣前向频谱	A 峰为主	不定	E 峰为主（>1.2m/s）
反流容积 /ml	<30	30~59	≥60
反流分数	<30%	30%~49%	≥50%
有效反流口面积（EROA）/cm²	<0.20	0.20~0.39	≥0.40
二尖瓣结构	瓣器结构无异常或轻微病变	瓣器结构中度异常	严重的明显的瓣膜结构病变
房室腔大小	正常	正常或轻度扩大	扩大

二尖瓣评估内容包括：二尖瓣瓣叶、瓣环、腱索、乳头肌及左房室大小和功能。

二尖瓣瓣膜置换术后的评估包括：①人工瓣膜形态：检查瓣膜形态、功能及血流动力学。观察人工瓣膜有无增厚或钙化，评估瓣膜在收缩期的开放情况（瓣口前向血流峰值流速、峰值压差等），以及是否存在反流。②瓣周情况：是否存在瓣周漏，包括漏口位置、程度及形态和大小。③心腔大小及心功能变化。④其他并发症：监测血栓、血管翳、赘生物、瓣周脓肿等异常回声，必要时进行经食管超声心动图检查（TEE）。

二尖瓣换瓣术后评估包括：①开放功能：评估瓣口面积和跨瓣压差。二尖瓣人工生物瓣术后正常有效瓣口面积范围为 2.0~3.0cm²，当有效瓣口面积 ≤2.0cm²，且舒张期平均跨瓣压差 ≥8mmHg 时，提示瓣口狭窄。二尖瓣人工机械瓣正常有效瓣口面积 ≥2.0cm²，舒张期瓣口最大流速 ≤150cm/s，平均跨瓣压差 ≤5mmHg。依据 2021 年《中国成人心脏瓣膜病超声心动图规范化检查专家共识》，提示人工二尖瓣狭窄的多普勒参数标准见表 1-7-10。②二尖瓣人工瓣关闭

功能评估：生物瓣关闭不良通常因瓣叶增厚、钙化、脱垂及赘生物等影响；机械瓣关闭不良时，多因血管翳 / 血栓导致。瓣周漏时建议用外科视野的时钟法描述其位置来源和程度（反流束面积等），必要时通过 TEE 评估漏口和封堵可行性。③二尖瓣瓣膜成形术后反流：一般按反流束面积进行临床严重程度分级，即 <4cm² 为轻度、4~8cm² 为中度、>8cm² 为重度，并参考反流束与左房顶的位置关系。同时注意观察左心室流出道宽度，除外 SAM 征（见下文流出道梗阻部分）。

表 1-7-10　提示人工二尖瓣狭窄的多普勒参数

多普勒参数	正常	可疑狭窄	明显狭窄
E 值 /(m·s⁻¹)	<1.9	1.9~2.5	≥2.5
平均跨瓣压差 /mmHg	≤5	6~10	>10
多普勒血流速度指数（VTI人工瓣/VTI_LVOT）	<2.2	2.2~2.5	>2.5
有效瓣口面积 /cm²	≥2.0	1~2	<1
压力减半时间 /ms	<130	130~200	>200

注：VTI_LVOT，左心室流出道速度时间积分；VTI人工瓣，人工瓣口速度时间积分。

3. 三尖瓣狭窄及关闭不全／肺动脉高压

（1）三尖瓣狭窄和三尖瓣关闭不全：三尖瓣狭窄的表现如图 1-7-17 所示，二尖瓣关闭不全的表现如图 1-7-18 所示。依据 2021 年《中国成人心脏瓣膜病超声心动图规范化检查专家共识》，三尖瓣反流严重程度的分级标准见表 1-7-11。

三尖瓣评估内容包括：瓣环收缩期位移，右房室大小、功能，下腔静脉内径，估测肺动脉收缩压。三尖瓣测量参数易受呼吸影响。

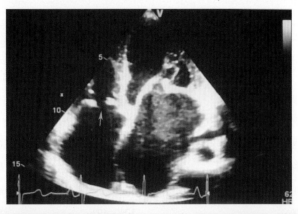

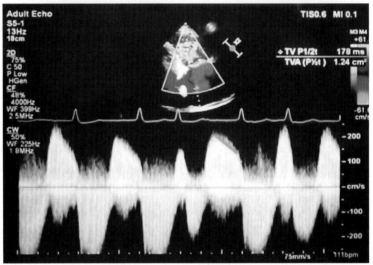

图 1-7-17　三尖瓣狭窄表现

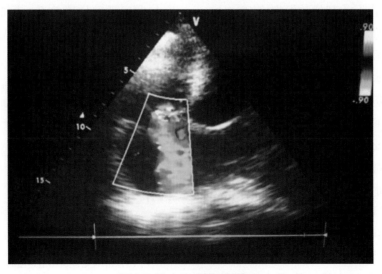

图 1-7-18　三尖瓣反流表现

表 1-7-11　三尖瓣反流程度的分级标准

评估指标	轻度	中度	重度
反流束面积	小、窄、中心性反流	中心性反流	大量中心性、偏心性贴壁反流束
连续多普勒频谱	频谱较透明、不完整、抛物线形	致密频谱、抛物线形或三角形	致密,通常为三角形
缩流颈宽度 /cm	<0.30	0.30~0.69	≥0.70
EROA/cm²	—	—	≥0.4
三尖瓣形态	正常或轻度异常	中度异常	重度异常(连枷样运动或严重挛缩)
右心径线	正常	正常或轻度扩张	通常增大(急性大量反流,右心大小可能正常)
三尖瓣环内径			≥40mm(或 21mm/m²)
下腔静脉内径 /cm	正常(<2.0)	正常或轻度扩张(2.1~2.5)	扩张(>2.5)

三尖瓣狭窄多见于风湿性心脏病,很少独立存在,常伴二尖瓣狭窄及反流出现。建议在全呼吸周期或者呼气末进行评价。正常三尖瓣血流速度≤0.7m/s,吸气时有加速。狭窄时峰值流速 >1.0m/s,吸气时可能 >2.0m/s。严重狭窄可以根据平均跨瓣压差≥5mmHg,速度时间积分 >60cm,PHT≥190ms,连续方程测量的瓣口面积≤1.0cm² 进行判断。此外,如中度以上可伴右心房扩大或下腔静脉明显扩张等征象有助于分级。

三尖瓣反流分为继发性(功能性)和原发性。我国最常见为继发于左心瓣膜疾病和扩张型心肌病的功能性反流,此类患者多合并肺动脉高压;原发性反流以黏液样病变居多,近些年来,由起搏器等右心腔导线装置引起的三尖瓣反流也越来越多。

(2)肺动脉高压:右房压力(RASP)正常值及增大程度的分级见表 1-7-12,肺动脉高压分级见表 1-7-13,肺动脉高压右心扩大的表现如图 1-7-19 所示。通过测量三尖瓣反流速度估算:三尖瓣反流压差(PG)=4V²(V 是三尖瓣最大反流速度);肺动脉收缩压(PASP)= 三尖瓣反流压差(PG)+ 右心房收缩压(RASP)。

2018 年英国超声心动图学会(BSE)指出,超声心动图评估仅限于判断肺动脉高压存在的可能性,而不是定量肺动脉收缩压。

急性肺动脉高压仅见右心扩大,不伴右室壁增厚。中重度肺动脉高压,右心功能受损,可于心

表 1-7-12　右房压力分级

单位:mmHg

正常右房收缩压	右房轻度增大	右房中度增大	右房重度增大
<5	5~9	10~15	>15

表 1-7-13　肺动脉高压分级

单位:mmHg

轻度	中度	重度
35~55	55~75	>75

室短轴左心室呈现"D"字征。

M 型超声评估右室游离壁厚度 >5mm,提示右室肥厚,右心扩大,下腔静脉扩张且塌陷指数减低(正常值为吸 / 呼直径变异比≥40%)。多普勒超声:三尖瓣中度至重度反流,多数伴有肺动脉瓣反流。

三尖瓣术后除测量瓣口流速、面积及瓣周漏情况外,还要估测肺动脉压,三尖瓣的测量和肺动脉压测量两者是一体的。可借助下腔静脉变异度、宽度、是否固定等综合判断右心功能及肺压情况。

4. 瓣周漏　二维超声可直接显示缝合环与组织的断裂,瓣周漏的表现如图 1-7-20。

多普勒超声主要判断反流束与瓣环的关系,是否来自瓣环外侧。房室瓣位瓣周漏表现为心房内侧壁及外侧壁可见源于缝合环外的异常血流信号。主动脉瓣位瓣周漏则表现为反流信号沿着室

间隔侧或沿着二尖瓣反流,反流来自缝合环外。

（四）流出道梗阻

1. 左心室流出道狭窄　在 M 型超声心动图中,由于左心室流出道狭窄,血流速加快,流出道负压,虹吸作用下吸引二尖瓣前叶及腱索收缩期

前向运动,出现一个向室间隔方向凸起的异常波形,这种现象称为 SAM 征。

可见于肥厚型心肌病流出道梗阻,主动脉瓣狭窄,二尖瓣脱垂（二尖瓣前叶冗长）,低血容量状态（此类情况下 SAM 程度相对较轻）（图 1-7-21）。

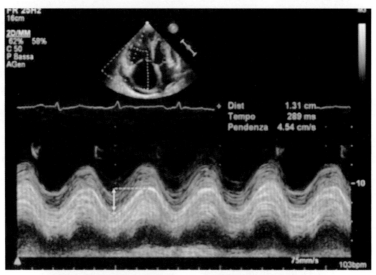

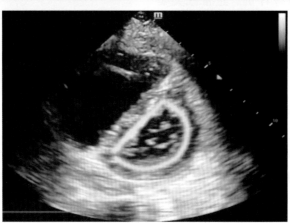

图 1-7-19　肺动脉高压右心扩大

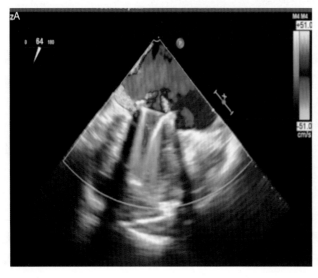

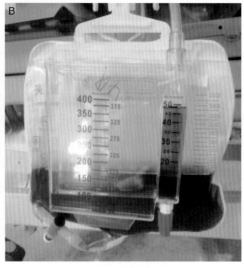

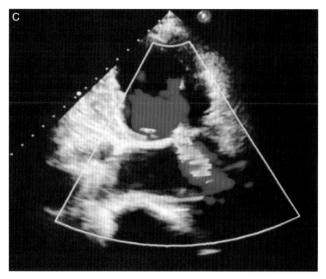

图 1-7-20　瓣周漏的表现

A. 双侧瓣周漏；B. 血红蛋白尿；C. 二尖瓣生物瓣术后瓣周漏。

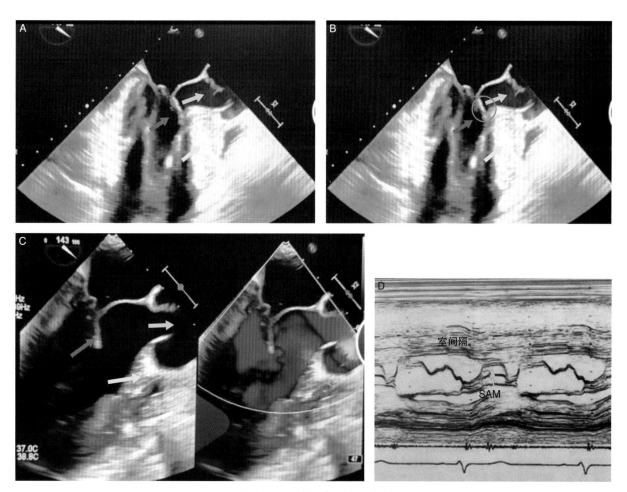

图 1-7-21　左心室流出道狭窄

A. 左心室流出道狭窄：食管超声，室间隔基底部肥厚 + 二尖瓣前叶（绿箭头：升主动脉）；B. 左心室流出道狭窄：食管超声（红箭头/绿圈：二尖瓣前叶）；C. MORROW 术后流出道正常：食管超声，室间隔基底部部分切除（黄箭头：室间隔肥厚的基底部）；D. M 型超声中的 SAM 征。

2. 右心室流出道狭窄　在二维超声心动图中,主动脉根部短轴及右心室流出道长轴切面可显示肺动脉瓣下纤细隔膜,或右心室流出道内片状或管状肌性肥厚区,流出道内径变窄。同时伴右室肥厚及右室腔偏小。进展为右心衰竭后,右室腔扩大。

狭窄程度定量分析可参照肺动脉瓣狭窄程度(根据肺动脉瓣口最大峰值压差):轻度,<50mmHg;中度,50~80mmHg;重度,>80mmHg。

术后分别监测流出道的宽度及流速,判断狭窄解除情况。

(五)心包积液

心包积液的表现如图 1-7-22 所示。

心尖切面:该切面易于观察左、右心室侧壁及心尖、心房壁周围的液性暗区。

剑突下切面:该切面不受心脏外科术后患者胸腔积气及肺部干扰,探查心功能及心包积液方面具有一定优势。

心包积液少量时,心脏各腔室大小正常;积液增多可致心脏压塞,心腔舒张受限。若积液已血栓化,则不易显影及辨别,有时仅可见心房或心室舒张期局部受压。

心包积液量的估算值:宽 <1cm,少量,积液 <50ml;宽 1~2cm,中量,积液 >100ml;宽 >2cm,大量,积液 >200ml。

(六)夹层(主动脉 / 下肢血管)

1. 主动脉夹层　主动脉夹层是主动脉内膜撕裂导致血流进入中层,使主动脉壁形成夹层(图 1-7-23)。夹层可发生于主动脉的任何部位。

M 型超声心动图:主动脉多增宽,升主动脉内径 >42mm,主动脉弓或降主动脉内径 >40mm。扩张的主动脉腔内可见漂浮的内膜。显示真腔收缩期扩张,假腔收缩期受压。

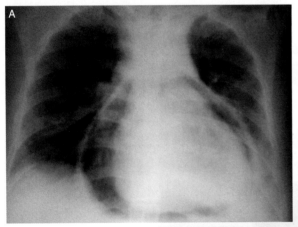
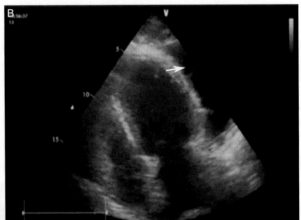
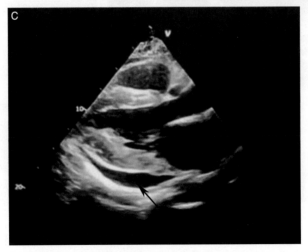

图 1-7-22　心包积液

A. 胸部 X 线检查心包显影;B. 左室侧壁心包积液;C. 左室后壁心包积液。

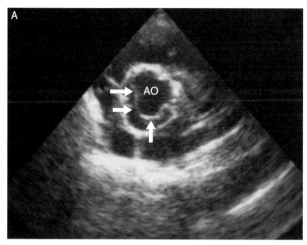

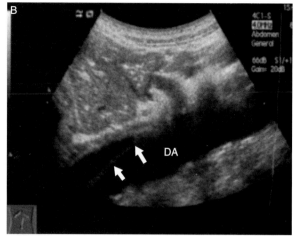

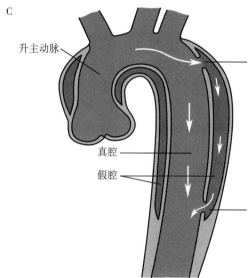

图 1-7-23　主动脉夹层

A. 主动脉夹层；B. 主动脉真假腔间血管内膜；C. 主动脉夹层示意。

多普勒超声心动图：彩色多普勒下显示真腔血流速快；假腔血流速慢，有血栓形成时可无血流信号。有些可伴有主动脉瓣反流。

2. 下肢血管夹层　临床重症患者操作多，各种床旁置管不顺利或导丝植入不能送到位的情况［例如主动脉内球囊反搏（IABP）置管］，可借助超声除外局部血管粥样斑块、狭窄，避免盲目操作并发夹层的风险。部分患者超声可见血管内膜分层改变，或可见血管管腔内漂浮的内膜组织。

（七）下腔静脉的评估

下腔静脉在呼气时直径为 1.5~2.5cm，变异度（IVC）为 20%~50%（图 1-7-24）。 影响 IVC 的因素：①呼吸因素，包括高呼气末正压（PEEP）、辅助呼吸 / 无创呼吸 /CPAP、不同呼吸模式下的自主呼吸、哮喘 / 慢性阻塞性肺疾病急性加重

（AEcopd）/ 过度通气 / 内源性 PEEP；②心脏因素，包括右心功能不全、三尖瓣关闭不全、右心肌梗死、心脏压塞；③其他，如腹腔高压、局部机械因素、存在明显的吸气相 IVC 横移。

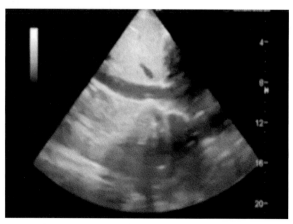

图 1-7-24　B 型超声评估剑突下下腔静脉

（八）辅助装置（ECMO）的放置定位及监测

剑突下四腔心：可确定 ECMO 置管位置，应位于下腔静脉至右心房开口处。若置管过深，则可能顶到房间隔，VV-ECMO 辅助会增加再循环流量；置管过浅，容量不足会有管腔贴壁的可能，影响 ECMO 流量。

观察主动脉开闭情况：在 ECMO 辅助期间，ECMO 辅助流量大，左室后负荷增加，可能导致主动脉瓣开放受限，左室心腔可形成湍流甚至血栓。可于短轴心底层面或左室长轴、心尖五腔心层面判断主动脉瓣口是否开闭，并探查左心内血流情况，除外左室血栓形成（图 1-7-25）。

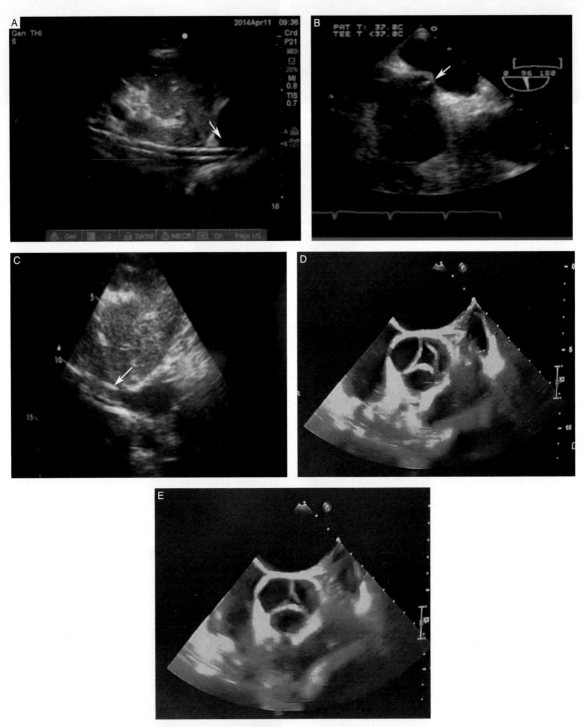

图 1-7-25　B 超监测 ECMO 置管位置及主瓣开闭

A. ECMO 插管正常（右房入口）；B. ECMO 插管过深，顶在房间隔；C. ECMO 插管过浅；D. 主动脉瓣开放；
E. 主动脉瓣关闭。

二、实用技巧

1. 评估心脏功能　包括左心腔内径、右心腔内径、收缩功能和舒张功能。外科术后需要监测新发异常情况,如围手术期心肌梗死、附壁血栓、瓣膜狭窄或反流、肺动脉高压、瓣周漏、心包积液、流出道梗阻、夹层等,进一步指导临床补液及拔管等治疗,判断辅助装置的放置定位及临床应用等。心脏整体超声评估流程见图 1-7-26。

重症超声心脏监测指导下心外术后临床诊疗经验总结如下。

（1）心室收缩功能评估诊疗:①节段性室壁运动异常用于临床评估缺血心肌的病变范围,提示对应病变血管,判断有无新发再发围手术期心肌梗死。②循环稳定,结合心肌酶 / 心电图变化,

给予抗凝,监测酶学变化。循环不稳定,调整血管活性药物,床旁放置 IABP,必要时再次造影支架或搭桥。③术后低心排,可通过超声（心腔容积 + 下腔静脉变异度）+ 肌钙蛋白初筛鉴别,鉴别低血容量 / 围手术期心肌梗死等。

（2）心室舒张功能评估诊疗:①影响因素主要是左室的弹性和僵硬度,如高血压、重度主动脉瓣狭窄等相关左心肥厚、心肌缺血等。②临床上可通过控制心室率、调控容量、抗心律失常、协调心肌顺应性、改善原发病、扩张外周血管等治疗。③根据心脏结构估测充盈压及左室舒张功能,可鉴别心源性或肺部疾病引发的呼吸困难。

（3）右心功能评估诊疗:①右心功能不全常见于右室心肌梗死、长期风湿性瓣膜病或瓣膜病二次术后、部分累及右心系统及肺血管压力变化的先天性心脏病,以及肺栓塞等。②右心的解剖

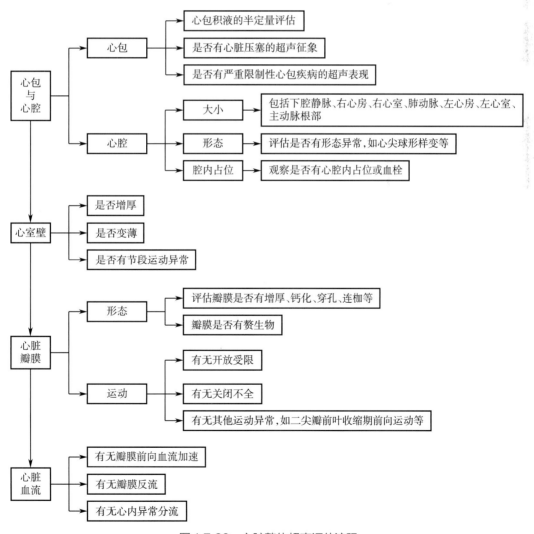

图 1-7-26　心脏整体超声评估流程

和生理特点是壁薄,压力耐受性差,受室间隔影响大。术后右心功能不全,强心的同时,要保证一定的容量负荷。合并肺动脉高压时给予降低肺压药物治疗,必要时可吸入 NO 辅助降低肺压。

(4)缺血性心脏病并发症评估诊疗:①术前存在室壁瘤者,术后须观察局部室壁瘤处理情况,测量心腔大小,除外附壁血栓。ECMO 辅助患者除外左室内血液湍流,必要时加强抗凝。②术前合并缺血性二尖瓣关闭不全者,术后应观察二尖瓣反流情况,若存在反流,注意容量管理负平衡。

(5)心脏瓣膜评估诊疗:①瓣膜置换术后监测患者尿色,出现持续性血红蛋白尿,注意超声筛查有无瓣周漏。持续性血红蛋白尿代表溶血持续存在,红细胞碎片将堵塞肾小管,影响肾功能,需要外科医生判断是否需要手术探查。②瓣膜成形术后,注意监测瓣膜反流,若反流量少或少量至中量,可控制容量负平衡,给予利尿;若反流为中量至大量,监测心功能的同时,行二尖瓣成形者应通过肺超声监测有无肺水肿,以判断左房压水平,临床上会对患者氧合及拔管产生影响;行三尖瓣成形者应同时监测肺动脉压变化,必要时给予磷酸二酯酶抑制剂及利尿治疗,监测容量负平衡,同时改善肺部并发症(如重症肺炎、大面积肺不张等)。

(6)心室流出道评估诊疗:①左心室流出道疏通术后,部分患者出现束支传导阻滞,必要时给予起搏器辅助。控制心率在 60~80 次 /min 为宜。②术后出现低心输出量,可加用缩血管药物及 β 受体阻滞剂,以降低流出道前后压差,降低流出道局部流速,改善梗阻。降低心率,改善肥厚心肌的血流灌注。不建议加用大剂量正性肌力性强心药物。③术后常规超声评估流出道梗阻解除情况,监测是否仍有 SAM 征表现。

(7)心包腔评估诊疗:①心包积液的形成速度及积液量决定了心脏压塞的症状轻重。②少量至中量心包积液可监测凝血及生命体征,必要时给予止血药物治疗。③大量心包积液应紧急行床旁超声检查,可见大量积液及下腔静脉的增粗 /固定。患者逐渐出现血压低、心率快、脉压差小、尿少等心脏压塞的症状,此时需要外科医师及时

入手术室开胸探查,解除压塞并止血。

(8)下腔静脉评估诊疗:①可用于指导补液及右心系统评估。②任何通气状态下,下腔静脉<1cm 或下腔静脉完全塌陷均提示容量不足,容量反应性良好;心脏压塞、大面积肺栓塞、梗阻性休克等均会出现下腔静脉宽大固定,但不代表容量负荷过多,应综合评估。

(9)血管夹层并发症评估诊疗:心外术中转机停循环患者转入监护后,出现单侧下肢缺血,可考虑床旁超声以除外术中插管引发血管夹层的可能。任何部位的血管夹层引发其远端供血区肢体 /器官缺血或循环障碍者,尤其临床存在不能解释的持续性乳酸升高,要尽快除外夹层诊断,阳性者给予外科干预,避免远端肢体、器官缺血坏死、肾衰竭等严重并发症的发生。

2. 鉴别休克原因　休克按照血流动力学改变特点可分为:①低血容量性休克,如失血性休克;②心原性休克,如急性大面积心肌梗死导致的休克、暴发性心肌炎等;③分布性休克,如感染中毒性休克、神经性休克、过敏性休克等;④梗阻性休克,如心脏压塞、气胸、肺栓塞所致休克。

实施步骤包括:①排除梗阻性休克:超声心动图可排除心脏压塞,测量肺动脉及右心压力可排除较大的肺栓塞;肺超声根据肺滑动征、肺点征、平流层征可排除张力性气胸。②低血容量休克超声影像表现:左心舒张末面积明显减小;左心收缩代偿性增强;乳头肌 "Kiss" 征;下腔静脉纤细甚至塌陷,且变异度随呼吸增大。③肺超声B 线提示心原性休克,下腔静脉扩张并不可压缩及胸腔积液等进一步支持诊断。以上三种往往表现为冷休克(低排高阻型休克)。④心源性和感染性休克均表现为心室收缩力普遍降低,但通过超声观察下腔静脉、心功能及排除梗阻情况,大致可以排除前三类低排高阻型休克,除此之外,若患者血压低,可结合外周血管阻力(SVR)来验证。⑤有些分布性休克患者心输出量(CO)可以正常或者偏高,但血压及 SVR 偏低,可以加用升压药物及调整剂量来保证足够的灌注压,监测 SVR变化。

可参考重症超声组(CCUSG)提出的血流动力学诊治六步法指导临床补液及治疗(表 1-7-14)。

表 1-7-14　血流动力学诊治六步法

步骤	项目	内容
1	心脏整体评估	以心脏整体评估流程分析超声结果：①发现需要紧急干预的心脏急性情况；②识别已存在的明显心脏慢性疾病
2	容量及容量状态评估	以下腔静脉为基础的容量反应性评估流程分析超声结果，快速确定容量状态并评估容量反应性
3	右心评估	快速判断右心形态大小；室间隔有无受压或矛盾运动；右心收缩运动有无异常；评估上述异常是急性或慢性
4	左心评估	以定性评估为基础评估左心室收缩和舒张功能
5	外周阻力评估	间接判断法或排除法
6	组织灌注评估与肺水评估	①利用肾脏血流评分来反映组织灌注状态；②利用肺超声的肺水半定量来评估或判断液体治疗的风险

3. 心房颤动患者　二尖瓣血流 E 峰减速时间（≤160ms）可以准确地预测左心室舒张压增高及不良临床事件的发生。室间隔 E/e'≥11 及以上可以预测左心室充盈压增高。测量时需要结合心室率的快慢。

4. 肺动脉高压患者　由于室间隔形态和运动受右心室压力的影响，一般推荐应用二尖瓣环侧壁测量组织多普勒 e' 峰速度，不推荐二尖瓣环间隔侧组织多普勒 e' 峰速度评估左心功能。二尖瓣瓣环侧壁处 E/e' 较间隔侧 E/e' 能更好地反映特发性肺动脉高压患者左心室充盈压和左房压力。

三、研究进展

重症超声技术在临床应用于感染性休克患者的容量管理，能显著改善血流动力学，缩短机械通气时间及住院时间，降低多器官功能衰竭的发生。龙玲等研究也显示，下腔静脉变异度（IVCV）能准确反映脓毒症合并心肌损伤患者的容量状态。

重症超声技术可以准确反映急性心肌梗死（AMI）患者的容量状态，该技术指导下的容量管理可以改善患者心功能及血清 N 末端 B 型利钠肽　原（N-terminal pro-B-type natriuretic peptide, NT-proBNP）水平。

主动脉瓣狭窄和主动脉瓣关闭不全患者术后左室每搏量（LVSV）和左室每分输出量（LVCO）均升高，室间隔运动幅度均减小。超声心动能够定量评价主动脉瓣人工瓣膜置换术后室间隔运动异常情况及其对左室整体收缩功能的影响。结合心肌酶变化，其在鉴别术后新发室间隔运动异常为缺血性或功能性方面也有一定价值。

在旁路移植术（搭桥术）后收缩功能正常的患者中，左心室舒张功能障碍与术后心肺并发症相关。基于选定的经食管超声心动图检查（TEE）参数，舒张功能障碍与术后住院时间延长相关。缺血性心脏病采用二尖瓣瓣环的 e'、平均 E/e'、左房最大容量指数（LAVI）评价左心室舒张功能，可能预测患者的远期不良预后。

进行经皮主动脉瓣置换术（TAVR）手术的患者多表现为左心室室壁增厚，左心室容积偏小，室间隔形态改变，易于出现左心室流出道梗阻（LVOTO），术后亦有流出道异常发生。经胸超声心动图（TTE）是检出 LVOTO 的有效手段，应于术前仔细探查，术后注意监测。

限制型心肌病患者的左心室射血分数（LVEF）在该病早期多为正常，随病程进展 LVEF 减低，监测 LVEF 对评价患者的病程进展有重要作用。

ICU 床边左心室射血分数（LVEF）、左心室流出道速度时间积分（VTI）的超声心动图评估及其根据相应的外周血管阻力（SVR）值进行调整，为理解感染性心肌病（SC）表型、潜在血管麻痹和感染性休克中的心输出量波动提供了宝贵的见解。

呼吸系统超声监测与临床诊疗

一、知识要点

（一）肺超声监测

1. 定位　肺部评估常用改良床旁肺超声检查（mBLUE）方案（图1-7-27，表1-7-15）。

2. 超声探头不同方向的检查影像（图1-7-28）

3. 肺超声征象　蝙蝠征、胸膜滑动征、A线、Z线、沙滩征、B线、支气管充气征、碎片征、四边形征、正弦波征、水母征、肺搏动征、平流层征、肺点、E线、窗帘征。

（二）心外术后常见肺部异常的超声监测及临床诊疗

1. 气胸　特点包括：①有肺点、无胸膜滑动征；②M型超声显示平流层征；③无肺脉；④A线可存在（图1-7-29）。

2. 胸腔积液　特点包括：①M型超声下呈现正弦曲线征；②大量胸腔积液于膈肌点可见水母征（图1-7-30）。

定性：漏出液（无回声）多见心力衰竭；渗出液（可无回声，其内可有小颗粒回声）；化脓性积液（常见分隔，蜂窝状）。

定量：积液深度>5cm，积液一般300~500ml。

定位：观察进针最佳位置及深度，防止损伤周围器官，术后改善低氧放置引流管。

3. 肺水肿　可见B线（图1-7-31）。

局部B线：肺炎、肺不张、肺挫伤、肺梗死。

弥漫性B线（白肺）：提示严重肺水肿，ARDS、心源性肺水肿。

4. 肺实变（肺膨胀不全/肺不张）　特点包括：①碎片征；②支气管充气征；③肺滑动减弱或消失；④肺脉明显；⑤严重者可出现肺组织肝样变（图1-7-32）。

炎症性肺实变不同阶段，肺超声表现不同：初期累及胸膜，胸膜下肺不张，合并融合B线；进展期出现碎片征、支气管充气征；进而发展为肝样变。

5. 肺栓塞　特点包括：①可见右心腔或肺动脉内栓子；②部分存在肺动脉扩张；③肺动脉血流频谱峰值前移；④右心室扩大，右室壁运动减低；⑤三尖瓣反流速度峰值增高，收缩期三尖瓣环位移减低；⑥室间隔受压运动减低/低平（图1-7-33）。

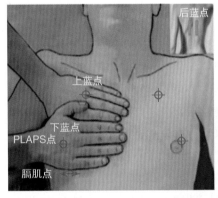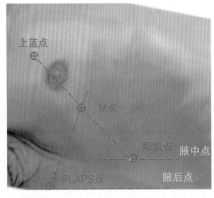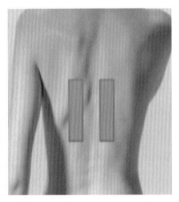

图1-7-27　肺超声常用检查位点（mBLUE）方案

表1-7-15　改良的床旁肺超声检查（mBLUE）方案

检查点	位置	切面要求
上蓝点	位于头侧的手的中指与无名指根部之间的点	①超声探头的中轴线与骨性胸廓完全垂直；②超声探头滑动方向与肋间隙走向完全垂直；③在超声机屏幕上蝙蝠征居中，胸膜线水平，上、下两根肋骨在同一水平线上，胸膜线清晰、锐利；④在膈肌点位置可见肝/脾、窗帘征
膈肌点	超声探头于腋中线寻找膈肌位置	
M点	上蓝点与膈肌点连线的中点	
PLAPS点	M点延长线与腋后线垂直的交点	
后蓝点	肩胛下角线与脊柱间的区域（必要时可于腋后线、脊柱旁线间扫查）	

注：改良的床旁肺超声检查（mBLUE）方案引自《重症超声临床应用技术规范》。

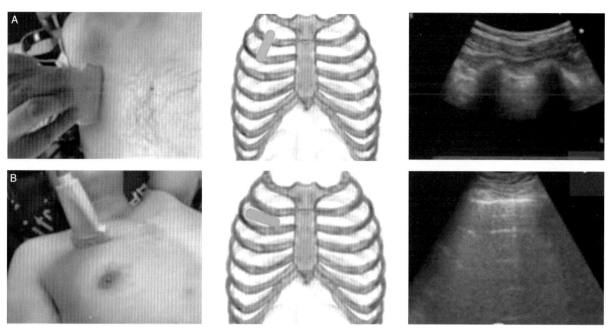

图 1-7-28　正常肺部超声检查

A. 垂直肋骨肺超声影像：蝙蝠征；B. 平行肋骨肺超声影像：A 线。

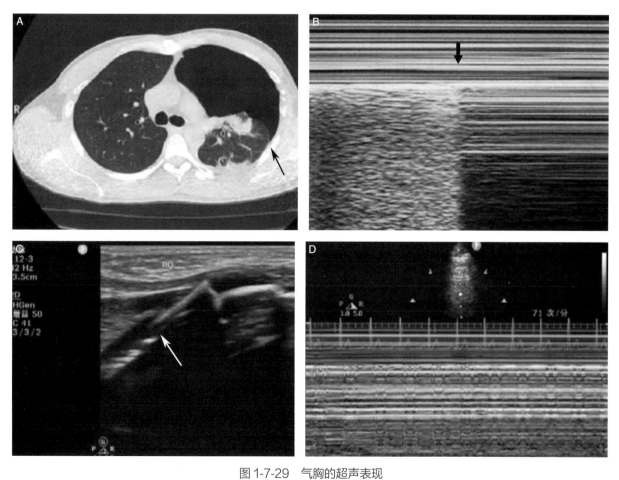

图 1-7-29　气胸的超声表现

A. 正常肺部 M 型超声显示沙滩征；B. 气胸时 M 型超声显示平流层征；C. 箭头所指处为肺点；D. 肺脉（肺搏动征）。

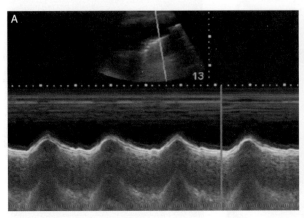 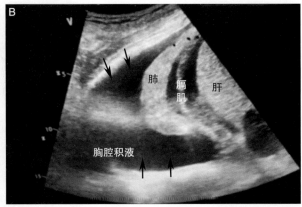

图 1-7-30　胸腔积液的超声表现
A. 正弦波征；B. 水母征。

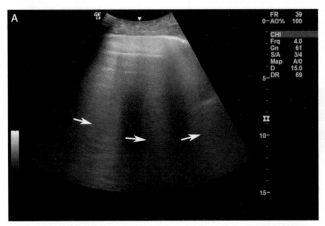 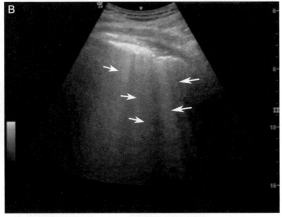

图 1-7-31　肺水肿的超声表现

A. B7 线：B 线间距为 7mm 时，由增厚的小叶间隔导致，代表间质性肺水肿；B. B3 线：B 线间距为 3mm 或更小时，代表肺泡性肺水肿，水肿更严重，CT 表现为毛玻璃样病变。

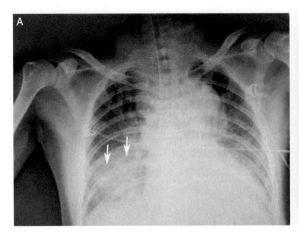 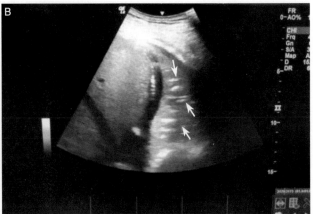

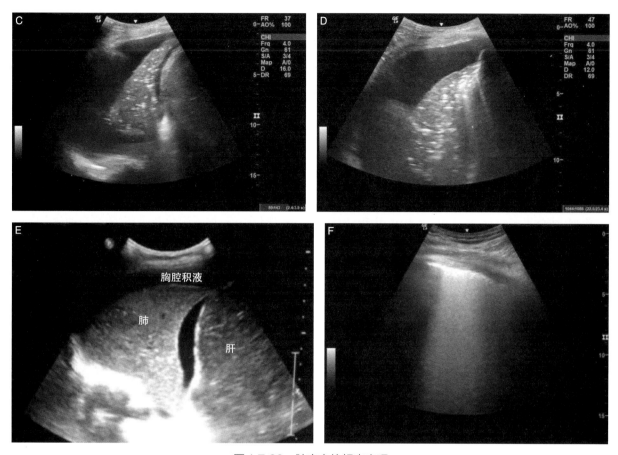

图 1-7-32　肺实变的超声表现

A. 碎片征；B. 右下肺膨胀不全；C. 呼气时支气管内气体呼出；D. 吸气时气体进入支气管内,白色显影明显增多；E. 肺组织肝样变；F. 白肺。

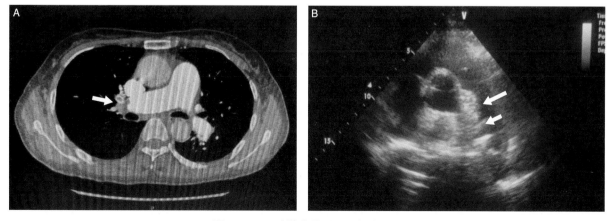

图 1-7-33　肺栓塞的 CT 和超声表现

A. CT 显示肺动脉栓塞；B. 超声检查显示肺动脉栓子。

6. 膈肌功能异常　特点包括：①正常膈肌运动幅度 >10~20mm，异常膈肌运动幅度 <5mm；②膈肌变厚分数（thickening fraction，TF）>20% 为膈肌功能正常；③肺滑动消失，反常运动出现；④胸腔积液不影响膈肌运动（图 1-7-34）。

二、实用技巧

1. 鉴别低氧血症　包括气胸、胸腔积液、肺水肿、肺实变（肺膨胀不全）、肺栓塞、膈肌功能异常，以上疾病均可引发临床低氧血症。由于心功能与肺循环密不可分，部分患者需要同时完成超声心动图筛查，结合患者年龄、既往史、手术史、病程、发病诱因、患者体位、辅助检查及其他影像学结果综合判断患者病因，明确诊断，精准治疗（图 1-7-35）。

重症超声肺部监测指导下心外术后临床诊疗经验总结如下。

（1）气胸：①气胸检查多在上蓝点 /M 点，单侧全肺严重大量气胸无肺点。②小量气胸，肺压缩体积 <20%，不合并其他肺部并发症，临床氧合满意，可考虑调整呼吸机模式，建议压控，滴定合适 PEEP 水平，同时监测氧合；中、大量气胸，压缩体积 >30%，床旁放置闭式引流管。③存在肺大疱患者慎做肺复张治疗，或在肺超声监测下复张。

（2）胸腔积液：①胸腔积液多在膈肌点 /PLAPS 位点显影显著。②常见于心胸外科术后渗血或出血、心衰、重症肺炎、ARDS 等患者。③量少（<3cm），补充胶体 + 利尿；量多（>5cm）且影响氧合，放置胸腔闭式引流。④动态监测胸腔积液的变化，除外是否合并肺实变（肺复张）。

（3）肺水肿：①心力衰竭：给予强心、利尿，提高胶体渗透压。超声监测左心功能、二尖瓣瓣膜功能及左房压，容量负平衡，必要时给予床旁 IABP 及 CRRT 辅助。②肾衰竭：给予利尿、监测尿量及肾功能（肌酐进展趋势），必要时 CRRT 辅助。③肺炎、肺挫伤、ARDS 急性肺损伤：给予抗炎、抗感染，加强雾化吸痰及体疗，俯卧位通气改善通气 / 血流比值，必要时呼吸机辅助患者行气管镜吸痰，留取相关培养，及时调整抗生素。

（4）肺实变：①肺水肿：改善心功能，给予强心、利尿，结合下腔静脉变异度控制容量负平衡。②肺炎症 /ARDS：如肺部感染、坠积性肺炎等，给予抗感染、体位引流，加强湿化及吸痰，俯卧位通气。③肺挫伤：在心外小切口术后常见（术中单肺通气），术后早期调整气管插管位置，放置引流管，充分引流，间断肺复张，滴定 PEEP，加强气道湿化及吸痰，必要时气管镜下吸痰。严重患者给予俯卧位通气。

（5）肺栓塞：①循环稳定：内科药物保守治疗，给予抗凝，时间窗内无禁忌者给予溶栓；②循环不稳定：经皮导管介入治疗，急诊肺动脉取栓术（主肺动脉叶 / 段水平，右房巨大血栓需要手术）。

（6）膈肌功能异常：①常见于心、胸外科术后膈神经损伤；②指导临床拔除气管插管，TF>30% 则拔除气管插管的成功率会更高；③胸腔穿刺造成的膈肌损伤，应尽早进行外科手术探查和膈肌修补。

2. 重症超声监测下指导脱机拔管　观察肺动脉收缩压压力变化，结合肺超声检查（肺部评分），测量膈肌位移和膈肌增厚率（困难拔管时位移和增厚率均加大），结合超声心动图，可准确评估脱机风险，提高重症患者拔管成功率（图 1-7-36）。

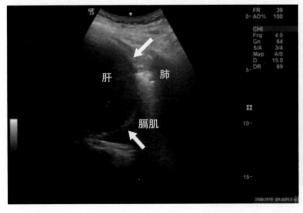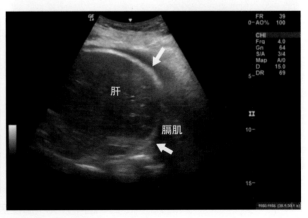

图 1-7-34　膈肌功能异常的超声表现

膈肌变厚分数（TF）=（膈肌吸气末厚度 – 膈肌呼气末厚度）/ 膈肌呼气末厚度。

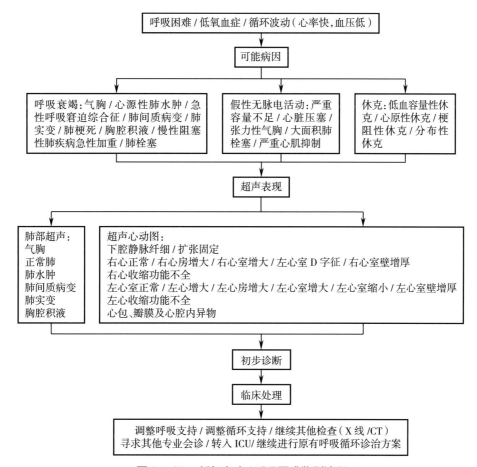

图 1-7-35　低氧血症 / 呼吸困难鉴别流程

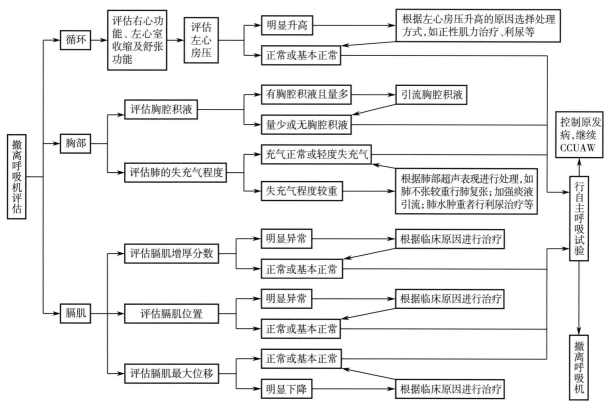

图 1-7-36　重症超声辅助撤离呼吸机流程（CCUAW）

3. 重症超声对急性呼吸窘迫综合征（ARDS）、重症肺炎的指导监测　床旁重症超声可以为 ARDS 患者的最佳 PEEP 设定提供导向作用，后续利用床旁超声进行肺水肿（B 线）、肺复张（肺超声评分评估各个检查区是否完全复张）及下腔静脉变异度（指导补液）等的监测，能够改善患者氧合指数，更快提升患者的肺静态顺应性、肺动态顺应性，降低肺部损伤程度及预后风险，缩短患者机械通气时间及 ICU 停留时间。肺超声评分（lung ultrasound score，LUS）与重症肺炎患者炎症指标（CRP/PCT 等）、病情危重程度（APACHE Ⅱ评分、SOFA 评分）、临床肺部感染评分（clinical pulmonary infection score，CPIS）均存在正相关性，应用 LUS 可为重症肺炎患者评估临床病情危重程度、评价疗效提供新依据。

三、研究进展

肺超声尤其是治疗 1 周后的肺超声评分（LUS）有望成为评估重症肺炎患者疗效的有效指标，从而为临床开展针对性肺部治疗提供新的评价方法。

在心脏手术患者中，Lerolle 等使用跨膈压作为参考方法，发现膈肌偏移小于 25mm 是严重膈肌功能障碍的迹象。

在老年患者人群中证实，整体和前外侧肺超声评分增加是脱机或拔管失败的独立风险因素，而超声心动图评估的左心室充盈压不能预测脱机和拔管结局。当尝试自主呼吸试验（SBT）时，发生生理变化，其可导致肺泡损伤和肺水肿，并最终导致脱机失败。这些生理变化可以通过肺超声检测到。

舒张功能障碍与撤机失败密切相关，提示其可预测撤机失败。相反，收缩功能障碍与撤机结局无关。最近的荟萃分析也证实，左心室舒张功能障碍是最重要的，而不是左心室收缩功能衰竭，左心室舒张功能障碍可导致在 SBT 中脱机失败。

膈肌回声密度已被提出作为用于膈肌超声评估的新回声技术，其随时间的增加与长时间的机械通气相关。研究者证明膈肌回声密度的增加与机械通气时间延长有关。

因此，可以建议使用临床和超声数据两者组合的方法：首先，在所有患者中，必须在拔管前考虑 SBT 试验，并按照国际指南的建议进行临床监测；其次，在"临床准备就绪"的患者中，需要进行肺超声检查以识别有拔管失败风险的患者；最后，在临床和 / 或超声怀疑拔管失败的情况下，可以进行心脏和膈肌联合超声检查，以确定机制并指导进一步治疗。

（陈英　王月丽）

参考文献

［1］尹万红,王小亭,刘大为,等.重症超声临床应用技术规范［J］.中华内科杂志,2018,57（6）:397-417.

［2］NAGUEH S F, SMISETH O A, APPLETON C P, et al. Recommendations for the evaluation of left ventricular diastolic function by echocardiography: An update from the American Society of Echocardiography and the European Association of Cardiovascular Imaging［J］. J Am Soc Echocardiogr, 2016, 29（4）: 277-314.

［3］NISHIMURA R A, OTTO C M, BONOW R O, et al. 2017 AHA/ACC focused update of the 2014 AHA/ACC guideline for the management of patients with valvular heart disease: A report of the American College of Cardiology/American Heart Association Task Force on Clinical Practice Guidelines［J］. J Am Coll Cardiol, 2017, 70（2）: 252-289.

［4］杨娅.超声掌中宝:心血管系统［M］.北京:科学技术文献出版社,2009.

［5］顾华杰,霍玉洁,樊锐,等.重症超声指导下液体复苏对重症感染性休克患者血流动力学免疫功能及预后的影响［J］.山西医药杂志,2020,49（15）:1949-1952.

［6］龙玲,赵浩天,任珊,等.不同静脉内径呼吸变异度预测脓毒症休克合并心肌损伤患者容量反应性的准确性［J］.中华麻醉学杂志,2019,39（9）:1135-1138.

［7］侯兴志,李江泉,刘琴,等.重症超声技术在急性心肌梗死合并心力衰竭患者容量管理中的应用价值［J］.吉林医学,2021,42（5）:1088-1090.

［8］李玲.超声心动图评估主动脉瓣人工瓣膜置换术后室间隔运动异常情况［J］.临床超声医学杂志,2019,21（3）:222-224.

［9］高一鸣,杨浣宜,李永青.心脏外科术后室间隔运动异常的临床研究［J］.中国超声医学杂志,2015,31

（7）：599-601.

［10］MONDAL S, FARADAY N, GAO W D, et al. Selected transesophageal echocardiographic parameters of left ventricular diastolic function predict length of stay following coronary artery bypass graft: A prospective observational study［J］. J Clin Med, 2022, 11（14）：3980.

［11］张涵, 谢谨捷, 李嵘娟, 等. 经胸超声心动图判断左心室流出道梗阻对经皮主动脉瓣置换术的意义［J］. 心肺血管病杂志, 2022, 41（9）：1000-1004.

［12］SPATHOULAS K, TSOLAKI V, ZAKYNTHINOS G E, et al. The role of left ventricular ejection fraction and left ventricular outflow tract velocity-time integral in assessing cardiovascular impairment in septic shock ［J］. J Pers Med, 2022, 12（11）：1786.

［13］吴燕, 黄元飞, 周志祥, 等. 肺部超声联合膈肌功能在重症患者脱机中的应用价值分析［J］. 新疆医学, 2023, 53（7）：825-827, 862.

［14］曾琴兵, 关键, 李黎明, 等. 肺部超声评分与重症肺炎患者炎症指标关系及对病情危重程度和疗效的评估价值［J］. 影像研究与医学应用, 2022, 6（10）：136-139.

［15］LEROLLE N, GUÉROT E, DIMASSI S, et al. Ultrasonographic diagnostic criterion for severe diaphragmatic dysfunction after cardiac surgery［J］. Chest, 2009, 135（2）：401-407.

［16］MOSCHIETTO S, DOYEN D, GRECH L, et al. Transthoracic echocardiography with Doppler tissue imaging predicts weaning failure from mechanical ventilation: Evolution of the left ventricle relaxation rate during a spontaneous breathing trial is the key factor in weaning outcome［J］. Crit Care, 2012, 16（3）：R81.

［17］COIFFARD B, RIEGLER S, SKLAR M C, et al. Diaphragm echodensity in mechanically ventilated patients: A description of technique and outcomes［J］. Crit Care, 2021, 25（1）：64.

第 8 节　近红外光谱和脑氧监测

脑组织耗氧量大, 成人脑的重量只占体重的 2%, 但安静状态下其血流量约占心输出量的 15%, 耗氧量约占全身耗氧量的 20%, 并且人脑是对缺血缺氧高度敏感的组织, 较长时间的缺血和缺氧即可导致不可逆的脑损伤。在临床工作中, 为了实施脑保护, 需要能够实时准确监测脑组织血运和氧合状况的技术。法国 Frans Jobsis 教授于 1977 年首先使用近红外光谱（near-infrared spectroscopy, NIRS）技术测量动物头部血氧, 指出 NIRS 可监测脑血流与氧合, 开辟了光学技术应用于无损测量组织血氧变化的先河。NIRS 可以测量局部组织氧饱和度（regional oxygen saturation, rSO_2）以评估脑组织氧合状况, 具有无创、实时、连续、不受血流搏动影响等特点。

一、知识要点

【近红外光谱的技术原理】

近红外光具有穿透各种身体组织的能力, 与脉冲血氧测定法不同的是它利用了光的反射现象。近红外光波长在 650~1 000nm, 对人体组织（如头皮、颅骨等）有良好的穿透性而较少被散射。换言之, 这项技术利用在 650~1 000nm 的近红外光线, 通过在眉毛上方的头皮上使用的自粘光偏振片通过颅骨和底层组织, 部分近红外光被生色团吸收, 特别是两个主要的生色团氧合血红蛋白（O_2-Hb）、脱氧血红蛋白（H-Hb）和细胞色素氧化酶, 其余的光被反射。近红外光由"发光二极管"（light-emitting diode, LED）或激光器产生, 并被硅光电二极管吸收（图 1-8-1）。

氧合血红蛋白与脱氧血红蛋白具有不同的吸收谱, 当近红外光射入人体组织后, 组织中的两种血红蛋白便会对其产生吸收作用, 因此可以用光学方法将二者加以区分（图 1-8-2）。通过测量从组织中出射的近红外光的反射部分, 进行数据收集和处理, 可计算和展示上述每种生色团的光吸收百分比。在此过程中, 采用比尔-朗伯定律（Beer-Lambert law）进行计算, 最后用设备软件对这些数据进行处理, 在监视屏幕上显示局部组织氧饱和度和其随时间变化的趋势。

【临床应用】

在脑血氧测定过程获得的最重要的数值是双侧基线值, 这应该在给予任何医疗干预之

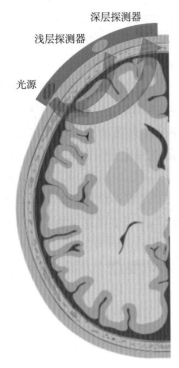

图 1-8-1　脑组织近红外光谱检测示意

发光二极管或激光二极管发出的光穿过皮肤、颅骨、脑膜，一小部分进入大脑皮质。一些光被散射，一些光被氧合血红蛋白和脱氧血红蛋白吸收。一部分穿过组织，并被分别距光源 3cm 和 4cm 的浅层探测器和深层探测器检测。浅层成分被剔除，剩下的主要是颅内信号。

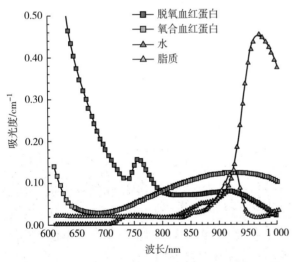

图 1-8-2　氧合血红蛋白、脱氧血红蛋白、
水和脂质的吸收光谱

前获得。NIRS 测定的脑氧饱和度不能区分动脉血和静脉血，所监测的是整个脑组织血管床的氧饱和度，包括动脉、静脉和毛细血管，其中约 70% 成分来自静脉血。脑动脉血氧饱和度为 98%~100%，静脉血氧饱和度约为 60%，动静脉血

之比为 70：(25~30)，预期正常脑 rSO_2 数值通常在 60%~80%。超出这个范围的值也可能是正常的，因此，基线值和偏离基线的百分比是最重要的，20%~25% 变化被认为是异常的，需要引起关注。脑 rSO_2 数值反映了氧供和氧耗之间的平衡，特别是在前循环中，由于在当前各种型号的脑血氧仪中的传感器电极多放置在前额上发际线下方（图 1-8-3），脑血氧仪多不能提供关于脑中和 / 或后循环的信息。此外，该信号可能会受到深度低温和 / 或高剂量血管收缩剂的影响。

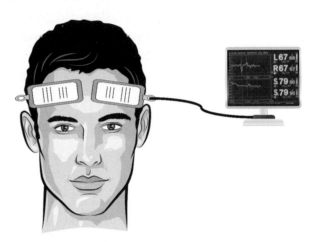

图 1-8-3　双侧 NIRS 传感器

（一）心脏手术中的应用

脑血氧监测在心脏外科领域的应用和研究最为广泛，因为这些手术可能导致显著的神经系统并发症。一项对 235 名接受需要体外循环（cardiopulmonary bypass，CPB）手术的患者进行的多中心研究表明，50%~75% 患者在 CPB 期间经历了一次或多次血氧饱和度降低。

1. 接受心脏手术患者的神经认知结果　现有研究结果显示，基于脑血氧监测的目标导向治疗已可以改善神经认知。2015 年，一项针对 200 名搭桥患者的随机研究发现，持续的氧饱和度降低（定义为较基线下降 20% 以上且持续大于 150 分钟）是认知能力下降的预测因子。脑血氧监测组实施的标准化干预方案导致干预组认知能力下降的发生率为 28%，而对照组为 52%（$P<0.002$）。这些发现在 2020 年的一项针对需要体外循环的心脏手术患者的研究中得到了证实。被分配到脑血氧监测干预组的患者在术后 6 个月后对认知功能的自我评估有所改善。此外，2020 年发表了另

一项针对心脏手术患者的研究,比较了脑血氧监测干预组与未干预组的平均记忆评分,干预组术后 6 个月时平均记忆得分较高。心脏术后的认知功能障碍与长期认知功能障碍和死亡率增加相关。

此外,Lei 等研究发现术前脑 $rSO_2 \leqslant 50\%$ 与心脏术后患者谵妄发生率增加相关。然而,尝试用治疗手段恢复脑氧饱和度对谵妄的发生率没有影响。2019 年的一项先导性研究表明,当干预措施同时基于脑血氧监测和脑电双频指数(bispectral index, BIS)监测时,能够减少谵妄的发生。这表明,神经监测模式的结合可能具有协同效应。基于以上研究,脑血氧监测可以作为一种风险分层工具,然而,作为预防谵妄的理想治疗目标还有待进一步研究。

2. 对死亡率的影响　死亡率已经成为诸多脑血氧监测和心脏手术研究的终点。但目前结果不一,部分研究将 rSO_2 与降低死亡率联系起来。2011 年的一项研究,涉及 1 178 名接受体外循环下心脏手术的患者,随访长达 1 年,表明脑血氧测定值 $\leqslant 50\%$ 可以作为 30 天和 1 年死亡率的独立预测因子($P<0.000\ 1$)。2018 年的一项研究也显示了类似的结果,该研究纳入 210 例接受左心辅助装置(left ventricular assist device, LVAD)植入的患者,发现较高的 rSO_2 水平与较低的死亡率相关。另有部分研究结果相反,2020 年 Bennett 等进行的一项涉及 182 名接受 CPB 下心脏手术的患者,没有发现 rSO_2 与死亡率之间的相关性。此外,一项包含 15 项随机对照试验评估心脏和非心脏手术患者脑血氧监测与结局的荟萃分析没有显示出 rSO_2 与死亡率的相关性。

3. 机械循环支持中的应用　脑血氧监测在非搏动血流情况下十分有用,特别是在植入 LVAD 和体外膜氧合(extracorporeal membrane oxygenation, ECMO)的情况下。其他监测手段,如无创血压和脉氧监测在非搏动血流状态下可能会失效。然而,脑血氧监测值仍然可以获得,因为它代表了静脉加权测量的血氧饱和度,数值的变化可能反映心输出量、氧合情况、脑血流自主调节、辅助装置流量和/或脑灌注的变化。

卒中是接受心脏手术患者的严重并发症,不幸的是,在接受 LVAD 植入的患者中也很常见,导致大约 1/5 的 LVAD 患者最终死亡。一项对 2012 年 5 月—2015 年 3 月 INTERMACS 数据的分析显示,超过 10% 的平流 LVAD 患者有一次或多次卒中。因此,考虑到与 LVAD 治疗相关的非搏动灌注的生理学特点,以及与低 rSO_2 相关的 LVAD 患者的死亡率,脑血氧监测在这一患者群体中可能有利。

ECMO 的患者由于插管位置及氧合和低氧血液的混合,也有神经功能障碍的风险。此外,下肢缺血也是外周静脉-动脉 ECMO(VA-ECMO)的常见并发症。股动脉插管常会阻挡血流,引起动脉损伤和栓塞现象,进而导致低灌注和缺血性损伤发生。为了防止这种情况发生,应放置远端灌注管,使 ECMO 的氧合血流向远端肢体。通过将局部氧饱和度传感器放置于下肢内侧,可以有效、无创地连续监测远端肢体在非搏动血流下的灌注情况,出现异常可及时干预。

4. 术后监测　与其他监测手段一样,脑血氧监测也可以贯穿术中、术后持续使用。一项小规模研究纳入 53 名接受心脏手术的中高危患者,证实术后 6 小时内或患者拔管前发生脑氧饱和度下降的概率较高(53%)。在这一阶段的氧饱和度下降和死亡率之间也可能存在相关性,仍需更多研究评估脑血氧监测在术后的价值。

(二)主动脉手术中的应用

急性失血、贫血和输血都是与大血管手术相关的固有风险。Torella 等在一系列研究中评估了这些变量与 rSO_2 和腓肠肌周围组织血氧测定值(P_sO_2)的关系。他们首先证明了大血管手术急性等容血液稀释(acute normovolemic hemodilution, ANH)期间 rSO_2 和 P_sO_2 显著下降。后续研究(包含 21 例大血管手术和 8 例脊柱手术)证明了 rSO_2 和 P_sO_2 在输血后显著增加。rSO_2 上升与血红蛋白升高、输血量密切相关。最后,进一步研究证实脑氧监测值与失血量、中心静脉血氧饱和度相关。

脊髓缺血/截瘫仍然是胸腹主动脉手术后最严重的并发症之一。已经有多名研究人员发表了关于将传感器放置在胸椎上来检测脊髓缺血的脊柱组织血氧饱和度测定(S_sO_2)的研究。但目前这些研究多为病例报道、小样本研究或动物模型。Etz 等进行了一项 20 例患者的探索性研究，患者接受了开放的血管内胸主动脉瘤修复，同时使用 NIRS 传感器经皮置于椎旁脉管系统，以监测向脊髓供应血液的侧支网络。研究利用一对 NIRS 传感器被放置在上胸椎（$T_5 \sim T_7$）和腰椎（$L_1 \sim L_3$）的椎旁区域，在胸腹动脉瘤修复前、修复期间和术后监测椎旁脉管系统，直到术后 48 小时。在主动脉交叉钳夹或支架置入期间，胸椎旁氧合没有明显下降，这可能是胸椎脊髓存在广泛的侧支血供。在主动脉交叉钳夹后，腰椎椎旁区域氧合水平显著下降，在脉动血流恢复后 NIRS 值恢复到基线水平。在这项研究中，3 例患者发生脊髓损伤，且这些患者主动脉交叉钳夹后腰椎椎旁区域氧合显著低于未出现神经损伤的患者（$P=0.041$）。von Aspern 等随后进行的动物研究对于外周 NIRS 的使用和脊髓缺血的监测具有重要意义。该研究在猪模型上进行，初步得出结论：椎旁血管系统与脊髓微循环直接相关，腰椎旁 NIRS 反映脊髓氧合情况比胸椎更可靠。关于 NIRS 在大血管手术中的应用仍存在诸多问题，且未被批准可直接监测脊髓，还需要进行比较研究来验证其与标准侵入性监测技术的一致性。

二、研究进展

1. 脑血流自主调节研究　一些研究已经提出使用脑血氧监测来确定 rSO_2 与平均动脉压之间的连续相关性，并通过专门的计算机软件来生成脑血氧指数（cerebral oximetry index，COx）。当脑血流自主调节功能完好时，COx 趋于 0 或为负值，当血压超过自主调节极限时，COx 接近 1。COx 监测是一种无创连续监测手段，可能成为心脏手术术中、术后个体化血压管理的一种解决方案。Ono 等在一项对 348 例患者进行的前瞻性观察研究中使用 COx 作为一个变量来确定自主调节的程度。研究发现，在心脏手术中，血压低于大脑自主调节水平而非绝对平均动脉压与急性肾损伤相关。另外，研究提出大脑或可作为"第一告警指示"器官的概念。但关于 COx 可以帮助个体化血压管理、防止器官损伤这一理论仍需要更

多证据支持。

2. NIRS 监测其他领域研究应用进展　利用不同种类的血红蛋白独特的光吸收谱的原理，NIRS 目前已展现出广阔的研究和应用前景。包括成人及儿童肝、肾移植物的灌注监测，新生儿肠缺血的监测，成人心脏骤停后接受目标体温管理患者神经系统预后监测，以及由 NIRS 衍生而来的功能性近红外光谱技术（fNIRS）应用于神经疾病、精神疾病及视听觉等相关疾病监测。也可以在情绪处理与调节研究领域见到其应用。来自多个异质性数据集的相互矛盾的数据表明，未来研究可能筛选出特定患者从脑血氧监测中更多获益。

三、实用技巧

NIRS 脑血氧监测的一个关键特征是局部脑氧饱和度的数值是否在适当的范围内，取决于脑组织能否接受足够的氧合血。这就要求不仅要求有足够的脑氧合，还要求脑血流动力学、动脉通畅度和脑静脉引流处于适宜状态。

1. 监测的特点和注意事项

（1）监测是无创、实时和便携的。

（2）同时监测中枢神经系统的氧合和灌注（不仅监测中枢神经系统的状态，还监测血流动力学状态）。

（3）与基线相比，下降 20% 以上或测量的 rSO_2 绝对值下降至 50% 以下被认为是异常的。

（4）可用于术前、术中或术后监测（整个围手术期）。

（5）在非搏动血流状态下仍可使用（体外循环期间、ECMO 辅助期间）。

（6）探测器的良好连接和正确定位对于应用非常重要，不当应用可能会使测量产生偏差。

（7）推荐将其用于高危患者（如老年人和接受潜在脑血管疾病手术的患者）。

（8）心输出量下降、肺部问题、贫血和脑血管疾病等可能是混杂因素。

常见影响脑氧供、氧耗的因素见表 1-8-1。

2. 如果观察到 rSO_2 异常降低（较基线值下降 >20% 或绝对值 <50%），可尝试采取以下措施明确原因。

表 1-8-1　常见影响脑氧供、氧耗的因素

导致氧耗降低并通常增加 rSO_2 的因素
镇静、麻醉、镇痛作用
降低体温
控制癫痫

增加大脑氧供和通常提高 rSO_2 的因素
提高血红蛋白浓度
增加心输出量或增加机械循环支持装置流量
适当增加二氧化碳分压
增加吸入氧浓度或调整其他通气参数
增加平均动脉压（超出自主调节范围，如低血压情况下）
降低脑静脉压以增加脑灌注压

（1）调整头部位置，检查传感器位置及状态。

（2）监测平均动脉压（MAP）。如果 MAP 低，应进行治疗。

（3）监测动脉血氧饱和度（血气分析）。如果动脉血氧饱和度较低，查找全身低氧的可能原因。

（4）检查呼吸机设置，评估肺部情况，必要时增加吸入氧浓度。明确是否存在过度换气使动脉二氧化碳分压降低，特别是当动脉二氧化碳分压低于 35mmHg 时。

（5）治疗可能的贫血，使红细胞压积在 30% 以上。

（6）使用超声心动图和静脉血氧饱和度等方法评估心脏功能，可视情况通过容量输注、正性肌力药物支持、血管扩张药等增加心输出量。机械循环支持患者可考虑增加流量。

（7）如果存在耗氧量增加，应排查抽搐和 / 或高热情况，对症处理。

（8）如果大脑耗氧量正常，应排除可能的高颅压和 / 或脑水肿，可使用影像学手段帮助判断。

（侯登榜）

参考文献

［1］黄鑫,任辉,鲜继淑,等 . 近红外光谱技术在神经外科患者脑氧和血流动力学监测中的应用研究进展［J］. 现代生物医学进展,2015,15（10）: 1943-1946.

［2］HAMAOKA T, MCCULLY K K. Review of early development of near-infrared spectroscopy and recent advancement of studies on muscle oxygenation and oxidative metabolism［J］. J Physiol Sci, 2019, 69（6）: 799-811.

［3］YUKSEN C, SRICHAROEN P, PUENGSAMRAN N, et al. Diagnostic properties of a portable near-infrared spectroscopy to detect intracranial hematoma in traumatic brain injury patients［J］. Eur J Radiol Open, 2020, 7: 100246.

［4］PELLICER A, BRAVO MDEL C. Near-infrared spectroscopy: A methodology-focused review［J］. Semin Fetal Neonatal Med, 2011, 16（1）: 42-49.

［5］ALI J, CODY J, MALDONADO Y, et al. Near-infrared spectroscopy（NIRS）for cerebral and tissue oximetry: Analysis of evolving applications［J］. J Cardiothorac Vasc Anesth, 2022, 36（8 Pt A）: 2758-2766.

［6］MURKIN J M. Is it better to shine a light, or rather to curse the darkness? Cerebral near-infrared spectroscopy and cardiac surgery［J］. Eur J Cardiothorac Surg, 2013, 43（6）: 1081-1083.

［7］SUBRAMANIAN B, NYMAN C, FRITOCK M, et al. A Multicenter pilot study assessing regional cerebral oxygen desaturation frequency during cardiopulmonary bypass and responsiveness to an intervention algorithm［J］. Anesth Analg, 2016, 122（6）: 1786-1793.

［8］COLAK Z, BOROJEVIC M, BOGOVIC A, et al. Influence of intraoperative cerebral oximetry monitoring on neurocognitive function after coronary artery bypass surgery: A randomized, prospective study［J］. Eur J Cardiothorac Surg, 2015, 47（3）: 447-454.

［9］BENNETT S R, SMITH N, BENNETT M R. Cerebral oximetry in adult cardiac surgery to reduce the incidence of neurological impairment and hospital length-of-stay: A prospective, randomized, controlled trial［J］. J Intensive Care Soc, 2022, 23（2）: 109-116.

［10］UYSAL S, LIN H M, TRINH M, et al. Optimizing cerebral oxygenation in cardiac surgery: A randomized controlled trial examining neurocognitive and perioperative outcomes［J］. J Thorac Cardiovasc Surg, 2020, 159（3）: 943-953.

［11］KOTFIS K, SZYLINSKA A, LISTEWNIK M, et al. Early delirium after cardiac surgery: an analysis of incidence and risk factors in elderly（≥65 years）and very elderly（≥80 years）patients［J］. Clin Interv

Aging, 2018, 13: 1061-1070.

［12］LEI L, KATZNELSON R, FEDORKO L, et al. Cerebral oximetry and postoperative delirium after cardiac surgery: A randomised, controlled trial［J］. Anaesthesia, 2017, 72（12）: 1456-1466.

［13］KUNST G, GAUGE N, SALAUNKEY K, et al. Intraoperative optimization of both depth of anesthesia and cerebral oxygenation in elderly patients undergoing coronary artery bypass graft surgery-a randomized controlled pilot trial［J］. J Cardiothorac Vasc Anesth, 2020, 34（5）: 1172-1181.

［14］HERINGLAKE M, GARBERS C, KABLER J H, et al. Preoperative cerebral oxygen saturation and clinical outcomes in cardiac surgery［J］. Anesthesiology, 2011, 114（1）: 58-69.

［15］GHOSAL S, TRIVEDI J, CHAN J, et al. Regional cerebral oxygen saturation level predicts 30-day mortality rate after left ventricular assist device surgery［J］. J Cardiothorac Vasc Anesth, 2018, 32（3）: 1185-1190.

［16］ZORRILLA-VACA A, HEALY R, GRANT M C, et al. Intraoperative cerebral oximetry-based management for optimizing perioperative outcomes: A meta-analysis of randomized controlled trials［J］. Can J Anaesth, 2018, 65（5）: 529-542.

［17］MALDONADO Y, SINGH S, TAYLOR M A. Cerebral near-infrared spectroscopy in perioperative management of left ventricular assist device and extracorporeal membrane oxygenation patients［J］. Curr Opin Anaesthesiol, 2014, 27（1）: 81-88.

［18］KIRKLIN J K, NAFTEL D C, KORMOS R L, et al. Third INTERMACS Annual Report: The evolution of destination therapy in the United States［J］. J Heart Lung Transplant, 2011, 30（2）: 115-123.

［19］ACHARYA D, LOYAGA-RENDON R, MORGAN C J, et al. INTERMACS analysis of stroke during support with continuous-flow left ventricular assist devices: Risk factors and outcomes［J］. JACC Heart Fail, 2017, 5（10）: 703-711.

［20］VON SEGESSER L, MARINAKIS S, BWEDAJS D, et al. Prevention and therapy of leg ischaemia in extracorporeal life support and extracorporeal membrane oxygenation with peripheral cannulation［J］. Swiss Med Wkly, 2016, 146: w14304.

［21］GREENBERG S B, MURPHY G, ALEXANDER J, et al. Cerebral desaturation events in the intensive care unit following cardiac surgery［J］. J Crit Care, 2013, 28（3）: 270-276.

［22］TORELLA F, HAYNES S L, MCCOLLUM C N. Cerebral and peripheral near-infrared spectroscopy: An alternative transfusion trigger?［J］. Vox Sang, 2002, 83（3）: 254-257.

［23］TORELLA F, HAYNES S L, MCCOLLUM C N. Cerebral and peripheral oxygen saturation during red cell transfusion［J］. J Surg Res, 2003, 110（1）: 217-221.

［24］TORELLA F, MCCOLLUM C N. Regional haemoglobin oxygen saturation during surgical haemorrhage［J］. Minerva Med, 2004, 95（5）: 461-467.

［25］ETZ C D, VON ASPERN K, GUDEHUS S, et al. Near-infrared spectroscopy monitoring of the collateral network prior to, during, and after thoracoabdominal aortic repair: A pilot study［J］. Eur J Vasc Endovasc Surg, 2013, 46（6）: 651-656.

［26］VON ASPERN K, HAUNSCHILD J, HOYER A, et al. Non-invasive spinal cord oxygenation monitoring: validating collateral network near-infrared spectroscopy for thoracoabdominal aortic aneurysm repair［J］. Eur J Cardiothorac Surg, 2016, 50（4）: 675-683.

［27］BRADY K, JOSHI B, ZWEIFEL C, et al. Real-time continuous monitoring of cerebral blood flow autoregulation using near-infrared spectroscopy in patients undergoing cardiopulmonary bypass［J］. Stroke, 2010, 41（9）: 1951-1956.

［28］BRADY K M, LEE J K, KIBLER K K, et al. Continuous time-domain analysis of cerebrovascular autoregulation using near-infrared spectroscopy［J］. Stroke, 2007, 38（10）: 2818-2825.

［29］CZOSNYKA M, BRADY K, REINHARD M, et al. Monitoring of cerebrovascular autoregulation: facts, myths, and missing links［J］. Neurocrit Care, 2009, 10（3）: 373-386.

［30］STEPPAN J, HOGUE C W. Cerebral and tissue oximetry［J］. Best Pract Res Clin Anaesthesiol, 2014, 28（4）: 429-439.

［31］ONO M, ARNAOTKAKIS G J, FINE D M, et al. Blood pressure excursions below the cerebral autoregulation threshold during cardiac surgery are associated with acute kidney injury［J］. Crit Care Med, 2013, 41（2）: 464-471.

［32］GHIDINI F, BENETTI E, ZUCCHETTA P, et al. Transcutaneous near-infrared spectroscopy（NIRS）for monitoring kidney and liver allograft perfusion

［J］. Int J Clin Pract, 2021, 75（5）: e14034.

［33］METCALFE K H M, STIENSTRA R, MCHONEY M. NIRS as a biomarker of bowel ischaemia & surgical pathology: A meta-analysis of studies in newborns ［J］. Early Hum Dev, 2021, 161: 105437.

［34］刘霜, 张小明, 乔文龙, 等. 近红外光谱测量脑血氧饱和度与成人心脏骤停后接受目标体温管理患者神经系统预后的关系: 系统评价和荟萃分析［J］. 中

国急救医学, 2022, 42（2）: 95-101.

［35］柴永馨, 温莹, 毕爱玲, 等. 功能性近红外光谱技术在临床中的应用研究进展［J］. 世界最新医学信息文摘, 2020, 20（18）: 21-22, 24.

［36］MAURI M, CRIPPA A, BACCHETTA A, et al. The utility of NIRS technology for exploring emotional processing in children［J］. J Affect Disord, 2020, 274: 819-824.

第2章 心血管重症的常用药物选择

第1节 血管活性药物

成人心脏外科手术是治疗心脏疾病的重要方法。但是需要心外科手术治疗的患者往往术前既存在严重的心脏器质性病变，以及心功能受损；术中存在手术创伤、主动脉阻断或体外循环、再血管化不完全，以及心肌保护等一系列可能导致心肌损伤的因素；术后则由于心肌顿抑、缺血再灌注损伤、酸碱平衡及电解质紊乱，以及结构性心脏病患者手术前、后心脏负荷的改变等，使得心外手术后患者普遍存在心室及血管功能障碍，甚至有研究显示几乎所有心外术后患者均有心肌功能障碍和心室顺应性下降，并叠加有效循环血容量低及血管舒张。因此，适当优化前、后负荷，以及增加心肌收缩力至关重要，以保证重要脏器的灌注及氧供，防止潜在致命并发症，保证术后患者顺利恢复，这同时也是确保手术成功的关键部分。但是目前指导心外术后血管活性药物使用的研究数据很少，而且现有的研究显示它们的使用也存在巨大的差异。本节主要介绍心脏术后的血管活性药物的应用，这些药物主要包括具有提升血压和抗休克作用的儿茶酚胺类药物（如肾上腺素、去甲肾上腺素、多巴胺、多巴酚丁胺）、单纯血管收缩剂（如去氧肾上腺素、血管加压素以及血管紧张素），以及作用于动、静脉系统且无正性肌力作用的血管扩张剂（主要包括硝酸甘油、前列地尔、硝普钠、甲磺酸酚妥拉明）。去氧肾上腺素是儿茶酚胺类药物，由于其仅有血管收缩作用，故在血管收缩剂中进行介绍。

一、知识要点

【儿茶酚胺类药物】

在心原性休克治疗中，儿茶酚胺类药物使用被认为是稳定血流动力学的基石。这类治疗药物包括肾上腺素、去甲肾上腺素、多巴胺、多巴酚丁胺和去氧肾上腺素等，所有这些药物都通过刺激 α_1 肾上腺素能受体（α_1 受体）达到提升血压的作用。其中仅去氧肾上腺素是一种单纯作用于 α_1 受体的血管收缩剂。儿茶酚胺类药物通过改变细胞内环磷酸腺苷浓度，增加心肌细胞的钙离子内流，从而增加心肌收缩力，提升血压。但钙离子的内流增加了心肌耗氧，同时舒张期钙离子泵出肌质网的过程也是一个主动耗能的过程，因此此类药物的升压及正性肌力作用是以增加心肌耗氧为代价的。短时间小剂量应用可改善症状、增加心输出量、提升血压，以满足外周器官的灌注需求，但长时间大剂量应用将会加重心肌耗氧，损害心肌细胞功能，使 β 受体数量及功能下调，增加心律失常的发生。术后如同时存在代谢性酸中毒，机体对此类药物的反应也随之下降。因此，选择最佳的儿茶酚胺类药物不仅应考虑其心脏效应，还应考虑其血管、代谢、微循环和免疫效应。相关受体类型及效应的比较见表 2-1-1。

表 2-1-1 相关肾上腺素能受体类型

肾上腺素能受体	主要效应器官	临床效应
α_1 受体	皮肤黏膜、腹腔内脏及肾脏小动脉、静脉	收缩血管，对皮肤黏膜小动脉具有强收缩作用；对于腹腔内脏及肾脏血管也有收缩作用
α_2 受体	胃、胰腺、膀胱括约肌	胃活动性张力减弱，影响胰腺分泌
β_1 受体	心脏窦房结、传导束，以及心肌细胞	增加自律性及传导速度，增强心肌收缩力
β_2 受体	冠状动脉、骨骼肌、静脉、支气管平滑肌	血管扩张、舒张支气管平滑肌

1. 去甲肾上腺素[noradrenaline(NA)或 norepinephrine(NE)]　去甲肾上腺素是去甲肾上腺素能神经末梢释放的主要递质,肾上腺髓质亦有少量分泌。主要激动 α 受体,并无 $α_1$ 和 $α_2$ 受体选择性,对心脏 $β_1$ 受体作用较弱,对 $β_2$ 受体几乎无作用。通过激动 α 受体,可以使小动脉和小静脉收缩,增加平均动脉压;通过激动 β 受体,增加心肌收缩力,提高心输出量。心输出量和每搏量可轻度增加 10%~15%,充盈压保持不变或适度增加 1~3mmHg。小剂量使用主要激动 β 受体,增加心肌收缩力,提高心输出量。大剂量以激动 α 受体为主,主要使小动脉收缩,提升血压。目前诸多研究显示,去甲肾上腺素在维持感染性休克患者血流动力学稳定有良好的效果,可提高休克患者血压,增加脏器灌注压,改善组织氧合;可促使胃肠黏膜血流再分布;可增加门静脉血流,改善肝脏代谢;增加肾脏出球小动脉阻力以增加肾脏灌注压。

去甲肾上腺素是一种有效、可靠的血管升压剂,具有独特的正性变力作用。它可以增加平均动脉压,但对心率几乎无影响。而肾上腺素则具有更多的 $β_1$ 肾上腺素能作用,可提高心率、改善心脏传导、提升舒张速度,并增强收缩力,增加心输出量,但这是以显著增加心脏功和耗氧量为代价。相较之下,去甲肾上腺素具有很多优势,包括升压效果与肾上腺素和去氧肾上腺素相当,又比多巴胺强效;去甲肾上腺素不同于肾上腺素,不会导致乳酸水平升高,可用于指导复苏;与多巴胺和肾上腺素相反,去甲肾上腺素增加心指数而不增加心率,因此不会过度增加心肌耗氧量;与仅作用于 $α_1$ 肾上腺素能受体的去氧肾上腺素不同,去甲肾上腺素也作用于心脏 $β_1$ 肾上腺素能受体,因此可能能够维持心室 - 动脉偶联。去甲肾上腺素和肾上腺素是目前治疗心原性休克最常用的血管升压药物。比较肾上腺素和去甲肾上腺素对感染性休克患者的治疗效果没有显著差异。然而,这些药物可能在心原性休克患者中应用时有一定的差异性,从而可能影响患者预后。在难治性低血压的临床实践中,使用去甲肾上腺素能够增加平均动脉压,改善微循环灌注。然而,去甲肾上腺素作为一线药物,对于能保持最佳微循环灌注所需的最佳平均动脉压及药物的使用剂量是可变的,应在监测下进行个体化滴定。

2. 肾上腺素(adrenaline 或 epinephrine)　肾上腺素由肾上腺髓质的嗜铬细胞合成、储存和释放,主要激动 $α_1$ 和 $β_1$ 受体,且其激动 $β_2$ 受体活性比去甲肾上腺素强。在心脏作用于心肌、传导系统和窦房结的 $β_1$ 受体,增强心肌收缩力,加速传导,提高心室率,增加心肌兴奋性,从而增加心输出量;作用于冠状动脉平滑肌上的 $β_2$ 受体,舒张冠状动脉,迅速改善心肌供血。在血管,可激动血管平滑肌的 α 受体,血管收缩,升高血压;也可激动 $β_2$ 受体,血管舒张。因此,肾上腺素对血管的作用取决于各器官血管平滑肌上的 α 和 $β_2$ 受体的分布密度及给药剂量。皮肤、黏膜、肾脏和胃肠道等器官的血管平滑肌 α 受体占优势,故以皮肤、黏膜、肾血管收缩强烈。而冠状动脉及骨骼肌和肝脏的血管平滑肌 $β_2$ 受体占优势,故小剂量肾上腺素可使其舒张。肾上腺素的正性肌力效力大约是多巴胺或多巴酚丁胺的 100 倍,低剂量的肾上腺素为 0.01~0.1mg/(kg·min)(2~10mg/min),可通过刺激 $β_1$ 和 $β_2$ 受体来增加心输出量和 / 或心率。

在心脏手术后,低剂量肾上腺素[0.03~0.04μg/(kg·min)]比多巴酚丁胺[5μg/(kg·min)]能更有效提高每搏输出量、心输出量和平均动脉压。肾上腺素在低血压且无心肌缺血的患者中,特别是心脏手术后,作为一种正性肌力药物是非常适用的。在感染性休克和 MAP<70mmHg 的患者中,尽管去甲肾上腺素[0.1μg/(kg·min)]联合肾上腺素[0.05~0.3μg/(kg·min)]比联合多巴酚丁胺[3~20μg/(kg·min)]更能提高平均动脉压、心率和心指数,但较高的肾上腺素剂量[>0.1μg/(kg·min)]会增加 $α_1$ 受体介导的血管收缩,导致强有力的血管收缩效应。肾上腺素是一种高效的血管升压药,由于对代谢的不良作用,临床上它通常作为二线用药,但仍然是难治性休克的首选血管升压药。肾上腺素剂量 >0.3~0.5μg/(kg·min)被认为很高,但没有确定难治性休克的肾上腺素最大剂量。

3. 多巴胺(dopamine,DA)　多巴胺为体内合成肾上腺素的前体,具有 β 受体激动作用,

也有一定的 α 受体激动作用。能增强心肌收缩力，增加心输出量，加快心率作用较轻微；对外周血管有轻度收缩作用，升高动脉压，对内脏血管（肾、肠系膜、冠状动脉）有舒张作用，从而增加血流量，增加肾小球滤过率。其血流动力学效应主要取决于使用剂量。小剂量 $[<5\mu g/(kg\cdot min)]$ 时，多巴胺主要与肾脏、肠系膜和冠脉的多巴胺受体结合，激活腺苷酸环化酶，舒张血管，从而增加肾脏、肠系膜和冠脉的血流。小剂量多巴胺通过增加肾脏血流增加尿量，并产生利钠作用，可短暂影响肌酐清除率及肾血流。中等剂量 $[5\sim10\mu g/(kg\cdot min)]$ 时，主要兴奋 β_1 受休，表现为心肌收缩力增加，心率加快，房室传导速度加快。多巴胺 $5\sim10\mu g/(kg\cdot min)$ 时，肌酐清除率达到峰值，其中部分原因可能是平均动脉压的升高和心输出量的增加。多巴胺的肾效应在急症患者中会减弱，而目前研究未能显示"肾剂量"的多巴胺在预防肾衰竭方面有任何临床益处。在心衰的利尿剂治疗中加入低剂量的多巴胺也并不能改善临床结果或排尿量。大剂量 $[>10\mu g/(kg\cdot min)]$ 时，除了正性肌力作用外，还可激动 α 受体，并使内源性去甲肾上腺素增加，导致外周血管阻力增加，血管及心脏充盈压升高，心肌耗氧量增加，不利于心功能的恢复。目前研究显示，在应用多巴胺的同时使用血管舒张剂（如硝普钠），可以对抗 α 受体兴奋效应，减少血管收缩，增加心输出量。

4. 多巴酚丁胺（dobutamine）　多巴酚丁胺是两种异构体的外消旋混合物，分别是具有 β_1 和 β_2 肾上腺素能作用的 D 异构体和具有 β_1 和 α_1 肾上腺素能作用的 L 异构体，是一种主要的 β_1 肾上腺素能激动剂，具有较弱的 β_2 和 α_1 受体活性。它的主要作用是通过刺激 β_1 受体产生正性肌力作用，而对血压有不同的影响。多巴酚丁胺通过增加收缩力和心率来增加心输出量，在不同的患者中增加的程度也有所不同。

在心原性休克中，多巴酚丁胺是血压尚可的低输出量综合征患者的首选药物。多巴酚丁胺可能会改善一些低血压患者的血压，但这种反应并不确定，因为多巴酚丁胺是一种正性肌力药物，而不是血压升压药。在这种情况下，去甲肾上腺素或多巴胺可以与多巴酚丁胺联合应用。多巴酚丁

胺可增加心率，从而增加心肌耗氧量，加重心原性休克患者的心肌缺血；血流动力学监测可以协助滴定剂量，最大限度地发挥效果的同时使毒性最小化。

多巴酚丁胺也是部分感染性休克及容量充足的低心排患者的一线正性肌力药物。虽然多巴酚丁胺不影响血流的分布，但可增加内脏或肾脏等器官的血流量。在这种情况下，去甲肾上腺素联合多巴酚丁胺可以增加心输出量和提升血压。

心脏手术后，多巴酚丁胺 $[5\mu g/(kg\cdot min)]$ 增加心率和心输出量的程度比低剂量肾上腺素 $[0.03\mu g/(kg\cdot min)]$ 更大。多巴酚丁胺是心原性休克不稳定患者首选的正性肌力药物，因为它的半衰期短（不到 2 分钟），起效快，可以迅速提升心输出量和快速滴定，必要时可以联合去甲肾上腺素使用。长期使用多巴酚丁胺可通过 β_1 受体下调导致耐药性，需要提高剂量以维持临床效果。

【单纯血管收缩剂】

单纯血管收缩剂包括去氧肾上腺素、血管加压素以及类似物、血管紧张素Ⅱ，以及亚甲蓝。单纯血管收缩剂是大多数休克状态的二线升压药，通过收缩血管增加外周血管阻力，而没有正性肌力作用。压力反射介导的交感神经抑制导致心率、每搏输出量和心输出量的降低，限制了单纯血管收缩剂增加平均动脉压的效果，可能需要联合正性肌力药物支持来增加心输出量。血管舒张性休克时，外周血管阻力严重降低，心输出量正常，此时可适用血管收缩剂。当外周血管阻力高和/或心输出量低（冷休克）时，血管收缩剂提高平均动脉压的效果有限，并可能通过进一步降低心输出量导致严重的组织低灌注。当心动过速或左心室流出道阻塞时，血管收缩剂是有效的。去氧肾上腺素和血管加压素的半衰期都比儿茶酚胺长，需要较长的时间才能达到稳定状态，更需要渐进性地滴定。由于血管加压素的研究证据更多，故在临床应用更多。

1. 去氧肾上腺素（phenylephrine）　去氧肾上腺素是选择性 α_1 肾上腺素能激动剂，通过收缩血管提升血压。其特点是起病速度快、持续时

间短,为治疗低血压的一种有效的药物,但要临床应用要考虑它可能导致心输出量降低。有研究显示去氧肾上腺素可用于全身血管舒张性休克,包括脊髓休克和心脏搭桥术后的血管麻痹等,这种低血压往往与术中鱼精蛋白的使用和术前使用血管紧张素转换酶抑制剂治疗有关。但目前去氧肾上腺素在心外术后很少使用,主要考虑到它提升血压增加后负荷的同时还可能会降低冠脉桥流量。

2. 血管加压素(vasopressin,VP)　血管加压素是由下丘脑的视上核和室旁核的神经细胞分泌的九肽激素,经下丘脑-垂体束到达神经垂体后储存和释放入血。其发挥生物学效应主要是通过与相关的 G 蛋白偶联受体超家族相结合而实现。根据其分布部位及第二信使途径的不同分为 V_1、V_2、V_3 及催产素受体。V_1 受体主要分布在血管平滑肌,它的兴奋可引起血管收缩;V_2 受体主要分布在肾集合管细胞,它的兴奋可使水重吸收增加,即 VP 的抗利尿作用;V_3 受体分布在中枢神经系统,主要调节促肾上腺皮质激素的分泌。血管加压素在有效循环血量减少及血浆渗透压升高时释放,诱导血管平滑肌细胞内钙离子浓度增加、调节一氧化氮信号和增加儿茶酚胺敏感性来促进血管收缩。体外循环后血管麻痹综合征患者血液中血管加压素水平降低,为在这种情况下使用外源性血管加压素治疗提供了强有力的理论依据。目前研究显示血管加压素收缩全身血管,但不增加肺血管阻力,从而增加右心室灌注压而不增加右心室后负荷。关于血管加压素的使用剂量,迄今为止还没有达成明确的共识,但由于缺血并发症发生风险增加存在剂量依赖性,应避免使用剂量高于 0.06U/min。

血管加压素是一种非儿茶酚胺药物,可用于治疗血管麻痹综合征,而且不受儿茶酚胺耐药性的影响。当需要增加儿茶酚胺药物的剂量来提升患者血压时,可以联合使用血管加压素,这样可减少儿茶酚胺药物(如去甲肾上腺素)的用量。然而,目前这种治疗方案并没有显示能提升患者生存率。当大剂量给予血管加压素时,可能会出现肾功能和肝功能障碍、低钠血症和不成比例的水潴留。

3. 血管紧张素 Ⅱ(angiotensin Ⅱ,AT Ⅱ)　血管紧张素原是一种由肝脏产生的非活性肽,通过肾素酶裂解为血管紧张素 Ⅰ,随后通过(但不限于)肺血管内皮细胞上的血管紧张素转换酶的作用转化为血管紧张素 Ⅱ。随后,血管紧张素 Ⅱ作用于 AT_1 受体,使细胞内钙离子浓度增加,血管收缩,并刺激交感神经系统活动和醛固酮分泌,协同增加外周血管阻力、钠潴留、血容量和全身血压。体外循环后肾素-血管紧张素系统紊乱可导致血管紧张素生成减少,可能参与了术后血管麻痹综合征的发生,而外源性血管紧张素 Ⅱ或许是这种情况下治疗的选择。其升压作用强于去甲肾上腺素,但维持时间稍短,需要持续泵入给药,对骨骼肌及脑血管的收缩作用较小,对心肌几乎无兴奋作用,治疗剂量不引起心律失常。心外科术后主要用于应用去甲肾上腺素效果不佳,考虑由于全身炎症反应、体外循环等原因导致的血管舒张性麻痹的患者。

4. 亚甲蓝(methylene blue)　亚甲蓝是一种噻嗪染料,主要用于高铁血红蛋白血症的解毒剂。研究发现,亚甲蓝还有增加血管张力、促进血管收缩的作用,可以对感染性休克或体外循环后血管麻痹起到治疗作用。亚甲蓝通过三种不同的机制抑制一氧化氮依赖性血管舒张作用,如直接清除、抑制一氧化氮合成酶,最重要的是抑制鸟苷酸环化酶。对心脏手术患者的一些研究显示,亚甲蓝能够抑制一氧化氮的合成,阻断一氧化氮诱导的鸟苷酸环化酶的作用,增加血管张力。有研究显示它可减少体外循环术后血管麻痹综合征的并发症的发生,并能够减少术后儿茶酚胺药物的使用量。但也有研究显示亚甲蓝可能会引起肺动脉压力的升高,进而影响右心功能。

目前对亚甲蓝在心外科术后应用的研究较少,其效应尚需进一步的临床研究加以证实。由于缺乏高质量的数据、临床结果的不确定性、潜在的严重不良反应,以及关于时间(术前、术后或术后)、剂量和给药模式(单次足量给药与持续输注)不明确等问题,目前不推荐使用亚甲蓝治疗体外循环后血管舒张,除非作为血管升压药抢救治疗难治性的低血压休克患者。

血管活性药物学及使用剂量及效力见表 2-1-2 和表 2-1-3。

表 2-1-2　血管活性药物的药理学

药物名称	作用受体	药理作用	不良反应
去甲肾上腺素	α_1, β_1	增加收缩力,增加前负荷,增加心指数,增加心率,降低容量依赖	反射性心动过缓,心律失常,外周缺血
多巴胺	D_1(α_1, β_1)	增加收缩力,增加心率,提升血压,收缩血管,舒张肾脏和肠系膜血管	心房颤动,心动过速,室性心律失常,快速性心律失常
肾上腺素	α_1, β_1, β_2	增加心输出量,增加每搏量,增加平均压,增加周围血管张力	心律失常,外周缺血,快速性心律失常,高血糖/低血糖,乳酸酸中毒,内脏血流量减少
多巴酚丁胺	β_1, β_2	正性肌力,增强变时效应,增加左室收缩功能障碍患者的每搏指数,快速性心律失常,低血压	心悸,低血压,心率加快
去氧肾上腺素	α_1	提升血压,反射性降低心率,血管收缩,降低心输出量	外周缺血,心动过缓,代谢性酸中毒,肾和内脏血流量减少
血管加压素（抗利尿激素）	V_1, V_2, V_3	血管收缩,增加对儿茶酚胺的敏感性,减少心动过速,减少每搏量,降低心输出量	心动过缓、心律失常、荨麻疹、头痛、支气管收缩,高剂量时可导致内脏血流减少、缺血和坏死
血管紧张素Ⅱ	AT_1	血管收缩,促肾上腺皮质激素增加,醛固酮增加,提升血压	血栓形成,心动过速,血小板减少,酸中毒,谵妄
亚甲蓝	鸟苷酸环化酶	减少血管舒张	高铁血红蛋白血症,肺血管收缩,影响氧饱和度监测准确性

表 2-1-3　常用血管活性药物的使用剂量及效力

药物	受体	剂量	心脏		外周血管		
			心率	收缩力	血管收缩	血管舒张	多巴胺能
去甲肾上腺素	α_1+++, β_1+	0.05~1μg/(kg·min)	+	++	++++		
多巴胺	D_1(β_1+++, α_1++)	1~4μg/(kg·min)	+	+		+	++++
		5~20μg/(kg·min)	++	++~+++	++~+++		++
肾上腺素	α_1+++, β_1+++, β_2++	0.1~1μg/(kg·min)	++++	++++	++++	+++	
多巴酚丁胺	β_1++	2~20μg/(kg·min)	++	+++~++++		++	
去氧肾上腺素	α_1+++	0.5~8μg/(kg·min)			+++		
血管加压素	V_1、V_2、V_3	0.01~0.04U/min			++++		
血管紧张素Ⅱ	AT_1	20~200ng(kg·min);每5分钟以15ng/(kg·min)的增量滴定至所需的血流动力学目标					
亚甲蓝	鸟苷酸环化酶	起始剂量 1~2mg/kg					

注:+表示作用强度,+越多表示作用越强。

【无正性肌力作用的血管扩张剂】

虽然心脏外科手术后低血压非常常见，但术后高血压也是一个常见的问题。高血压可增加心脏后负荷，加剧出血，并威胁脆弱的吻合。一项研究报告称，近 90% 患者在围手术期至少接受了一次降血压治疗（166 例）。血管扩张剂通常用于控制血压，降低心脏前负荷（静脉扩张剂）或后负荷（动脉血管扩张剂），防止原冠脉血管和移植血管痉挛。血管扩张剂经常与正性肌力药物联合使用，使对后负荷的影响最小化，以及优化心输出量。在高血压或正常血压的患者中，后负荷的减少可以显著增加心输出量，并减少正性肌力药物的使用剂量。为防止血流动力学突然恶化，一些短效药物如硝酸甘油和硝普钠虽有存在低氧血症的可能，但依然是更安全可取的。尼卡地平由于其半衰期更长，仅作为短效药物如硝酸甘油、硝普钠等的替代品。

二、研究进展

心室和血管功能障碍在心脏手术后普遍存在，许多患者在脱离体外循环时需要血管升压药物或者正性肌力药物支持，但目前指导血管活性药物选择的数据很少，因此其在临床中的使用存在极大的可变性。

【美国心脏手术后血管活性药物的使用情况研究】

1. 研究设计　接受心脏手术的患者通常需要使用升压药物或血管活性药物，但术后如何使用尚未得到很好的描述。该研究的目的旨在描述心脏手术住院期间血管活性药物的使用情况，确定与术后使用相关的患者和医院层面的因素，并量化医院间治疗模式的差异。该研究回顾了 2016 年 1 月 1 日—2018 年 6 月 30 日接受冠状动脉旁路移植术或开放瓣膜修复或置换术（或联合）的成年患者。主要结局是术后第一天（POD1）接受血管活性药物治疗情况。

2. 研究结果及结论　在 294 家医院的 104 963 名成人中，95 992 名（92.2%）在住院期间接受了血管活性药物治疗；30 851 名（29.7%）

在 POD1 接受了治疗，最常见的药物是去甲肾上腺素（37.0%）。每家医院在 POD1 接受血管活性药物治疗的患者百分比中位数为 29.0%。结果显示，几乎所有心脏手术患者在住院期间均接受血管活性药物治疗。然而，仅 1/3 的人在 POD1 接受治疗，各机构差异很大。

【VANCS 随机对照研究】

1. 研究设计　血管麻痹综合征是心脏手术后常见的并发症，对患者预后有不利影响。该研究的目的是评价血管加压素在减少血管麻痹综合征患者术后并发症方面是否优于去甲肾上腺素。这项前瞻性、随机、双盲试验于 2012 年 1 月—2014 年 3 月在巴西圣保罗大学心脏研究所进行。将心脏手术后血管麻痹性休克患者随机分为接受血管加压素（0.01~0.06U/min）组，以及去甲肾上腺素（10~60μg/min）组来维持动脉压。主要终点是 30 天内死亡或严重并发症（卒中、需要机械通气超过 48 小时、深胸骨伤口感染、再手术或急性肾衰竭）的复合重点。

2. 研究结果及结论　随机抽取 330 例患者，其中 300 例患者输注一种研究药物（血管加压素组 149 例；去甲肾上腺素组 151 例）。32% 血管加压素组患者和 49% 去甲肾上腺素组患者出现了主要结局。关于不良事件，作者发现血管加压素组心房颤动发生率较低，两组间手指缺血、肠系膜缺血、低钠血症和心肌梗死发生率无差异。因此得出结论，血管加压素可作为心脏手术后血管麻痹性休克患者的一线血管加压药物，改善临床预后。

三、实用技巧

【升压药物的使用】

心脏手术后心室和血管功能障碍普遍存在，许多患者在脱离体外循环后仍需要正性肌力或血管升压药物的支持。指导术后血管活性药物选择的数据很少，其使用存在巨大的可变性。其中血管加压药物涵盖多种药物，包括儿茶酚胺类药物（肾上腺素、去甲肾上腺素、多巴胺、多巴酚丁胺）、单纯血管收缩剂（去氧肾上腺素、血管加压素，以及血管紧张素）。常用的儿茶酚胺类药物包括肾上腺素、去甲肾上腺素、多巴胺和多巴酚丁胺。虽然大多数儿茶酚胺类药物具有一定的血管加压活性,但多巴酚丁胺是一种具有正性肌力作用的血管扩张剂,通常需要与血管加压剂一起使用以维持足够的平均压。目前在非心脏手术患者的研究数据表明:①去甲肾上腺素和多巴酚丁胺联合使用与肾上腺素一样有效,甚至可能比肾上腺素更安全;②去甲肾上腺素治疗心原性休克优于多巴胺。此外,应注意去甲肾上腺素具有肺血管收缩作用,大剂量应用时增加肺循环阻力,对右心功能不全患者应权衡利弊谨慎应用。此外,使用去甲肾上腺素时间不宜过长,否则可引起血管持续强烈收缩,使组织缺氧加重,以及肾灌注减少等。

心脏外科术后不建议常规大剂量使用肾上腺素,即使使用也应在患者心输出量恢复,以及循环稳定后尽快停用,这是由于常规大剂量使用肾上腺素可使外周血管收缩,增加心脏后负荷,心肌耗氧量增加,并增加心肌缺血及恶性心律失常的风险,可导致患者术后病死率增加。另外,如大剂量、长时间使用肾上腺素,还可导致患者胃黏膜缺血及指（趾）端坏死等并发症。

缩血管药物常用于过度血管扩张或非扩张剂引起的低血压患者,典型药物是血管加压素。在低剂量（0.02~0.04U/min）下,血管加压素可有效治疗术后血管舒张和血管麻痹。另外,去氧肾上腺素增加后负荷,又降低移植旁路血流量,因此在心外术后患者中很少使用。

尽管血管升压药物在心脏术后患者的治疗中发挥了宝贵的作用,但术后使用这类药物仍须谨慎,因为一些具有升压作用的正性肌力药物能够增加心肌需氧量,引起心律失常,如多巴胺这方面的特点尤为明显。而且心脏手术后使用具有升压作用的正性肌力药物可能与术后心肌梗死、卒中、肾功能障碍和病死率增加独立相关。滴定血管升压药物以获得更高的平均压并不一定表明心输出量会随之增加。事实上,后负荷的增加可能是以每搏输出量和系统灌注为代价的。此外,高剂量可引起外周和内脏血管床缺血。因此,目前仍需要大规模试验来确定心脏手术后正性肌力治疗的最佳适应证和方案。

【血管扩张药物的使用】

心外术后除低血压外,术后高血压也是常见的问题。高血压可增加心脏负荷后（并使心功能恶化）,加剧出血,威胁脆弱的吻合口。血管扩张剂通常用于控制血压,减少心脏前、后负荷,增加每搏输出量,防止原生和移植物冠脉血管痉挛。血管扩张剂常与正性肌力药物联合使用,以减少后负荷并优化心输出量。在高血压或正常血压的患者中,后负荷的减少可以显著增加心输出量和减少正性肌力药物的使用。由于术后存在血流动力学突然恶化的风险,可优先选择使用短效药物,比如硝酸甘油和硝普钠。尼卡地平是一种替代品,但它的半衰期更长。

二尖瓣反流手术后,二尖瓣不再作为左室的低压输出口,这可能会出现术后左室后负荷增加并导致左室衰竭,因此术后降低血压可以减轻二尖瓣恢复正常后左室的后负荷。在主动脉手术后,保持低血压可以防止主动脉缝合线处断裂或撕裂,还可以在出血的情况下减少出血;冠脉旁路移植术患者的动脉桥可能出现血管痉挛,引起缺血和血流动力学损害,硝酸甘油可以作为冠状血管痉挛的首选药物。

（吴婷婷）

参考文献

[1] HOLLENBERG S M. Vasoactive drugs in circulatory shock[J]. Am J Respir Crit Care Med, 2011, 183（7）: 847-855.

[2] BEURTON A, DUCROCQ N, AUCHET T, et al. Beneficial effects of norepinephrine alone on cardiovascular function and tissue oxygenation in a pig model of cardiogenic shock[J]. Shock, 2016, 46（2）: 214-218.

[3] JENTZER J C, COONS J C, LINK C B, et al. Pharmacotherapy update on the use of vasopressors and inotropes in the intensive care unit[J]. J Cardiovasc Pharmacol Ther, 2015, 20（3）: 249-260.

[4] STEPHENS R S, WHITMAN G J. Postoperative critical care of the adult cardiac surgical patient. part I: Routine postoperative care[J]. Crit Care Med, 2015,

43（7）: 1477-1497.

［5］STEPHENS R S, WHITMAN G J. Postoperative critical care of the adult cardiac surgical patient: part Ⅱ: Procedure-specific considerations, management of complications, and quality improvement［J］. Crit Care Med, 2015, 43（9）: 1995-2014.

［6］DALIMONTE M A, DEGRADO J R, ANGER K E. Vasoactive agents for adult septic shock: An update and review［J］. J Pharm Pract, 2020, 33（4）: 523-532.

［7］LEVY B, BUZON J, KIMMOUN A. Inotropes and vasopressors use in cardiogenic shock: When, which and how much?［J］. Curr Opin Crit Care, 2019, 25（4）: 384-390.

［8］NASH C M. Vasoplegic syndrome in patients undergoing cardiac surgery: A literature review［J］. AACN Adv Crit Care, 2021, 32（2）: 137-145.

［9］RUSSELL J A, GORDON A C, WILLIAMS M D, et al. Vasopressor therapy in the intensive care unit［J］. Semin Respir Crit Care Med, 2021, 42（1）: 59-77.

［10］LTAIEF Z, BEN-HAMOUDA N, RANCATI V, et al. Vasoplegic syndrome after cardiopulmonary bypass in cardiovascular surgery: Pathophysiology and management in critical care［J］. J Clin Med, 2022, 11（21）: 6407.

［11］VAIL E A, SHIEH M S, PEKOW P S, et al. Use of vasoactive medications after cardiac surgery in the United States［J］. Ann Am Thorac Soc, 2021, 18（1）: 103-111.

［12］HAJJAR L A, VINCENT J L, BARBOSA GOMES GALAS F R, et al. Vasopressin versus norepinephrine in patients with vasoplegic shock after cardiac surgery: The VANCS Randomized Controlled Trial［J］. Anesthesiology, 2017, 126（1）: 85-93.

第 2 节　抗肺动脉高压用药

一、知识要点

【肺高压定义与分类】

肺高压（pulmonary hypertension, PH）是一组异质性疾病,诊断基于右心导管检查（right heart catheterization, RHC）血流动力学评估,初始诊断标准界定为平均肺动脉压（mean pulmonary arterial pressure, mPAP）>25mmHg。2022 年欧洲心脏病学会（European Society of Cardiology, ESC）联合欧洲呼吸学会（European Respiratory Society, ERS）发布的 PH 诊断与治疗指南将 PH 诊断标准修订为静息状态下 mPAP>20mmHg。肺动脉高压诊断需同时符合肺血管阻力（pulmonary vascular resistance, PVR）>2WU, 且肺毛细血管楔压（pulmonary arterial wedge pressure, PCWP）≤15mmHg。

1. 肺高压病因与发病机制分类　PH 临床分为 5 大类,如表 2-2-1 所示。其中继发于左心疾病或肺部疾病 PH 最为常见,分别为 50%~70% 和 30%~50%。

表 2-2-1　肺动脉高压分类

分类	亚类
肺动脉高压（PAH）	1. 特发性肺动脉高压
	（1）血管反应试验阳性
	（2）血管反应试验阴性
	2. 遗传性肺动脉高压
	3. 药物 / 毒物相关性肺动脉高压
	4. 疾病相关性肺动脉高压
	（1）结缔组织病
	（2）人类免疫缺陷病毒（HIV）感染
	（3）先天性心脏病
	（4）血吸虫病
	5. 主要累及肺静脉及毛细血管的肺动脉高压
	6. 新生儿持续性肺动脉高压
左心疾病相关性肺高压	1. 左心功能不全
	（1）射血分数保留心力衰竭
	（2）射血分数降低心力衰竭
	2. 瓣膜性心脏病
	3. 先天性 / 获得性心血管疾病导致毛细血管后肺高压
肺部疾病和 / 或低氧相关性肺高压	1. 阻塞性肺疾病或肺气肿
	2. 限制性肺疾病
	3. 阻塞与限制性并存的肺疾病
	4. 低通气综合征
	5. 不伴肺部疾病的低氧（如高原环境）
	6. 肺发育障碍性疾病

续表

分类	亚类
肺动脉阻塞性肺高压	1. 慢性肺血栓栓塞性肺动脉高压
	2. 其他肺动脉阻塞性疾病
原因未明和/或多因素相关肺高压	1. 血液系统病
	2. 系统性疾病
	3. 代谢性疾病
	4. 慢性肾衰竭伴或不伴血液透析治疗
	5. 肺肿瘤血栓性微血管病
	6. 纤维性纵隔炎

2. 肺高压血流动力学分类

（1）毛细血管前性 PH：静息状态下 mPAP>20mmHg，PCWP≤15mmHg，且肺血管阻力 >2WU。毛细血管前性 PH 包括肺动脉高压、继发于肺部疾病和/或低氧的 PH，以及慢性血栓栓塞性 PH。

（2）孤立毛细血管后 PH：静息状态下 mPAP>20mmHg，且肺血管阻力 ≤2WU，继发于左心疾病。

（3）混合性 PH：静息状态下 mPAP>20mmHg，PCWP>15mmHg，且肺血管阻力 >2WU。混合性 PH 可以单纯继发于左心疾病，或 PH 同时受到左心疾病与肺部疾病影响。

（4）运动性 PH：静息和运动状态 mPAP/CO 斜率之差 >3mmHg/（L·min）。主要见于 LVEF 及 PCWP 正常的劳累性呼吸困难患者。

【抗肺动脉高压用药】

PAH 药物治疗研究证据均基于 mPAP>25mmHg 和 PVR≥3.0WU 的既往诊断标准，对于目前修订诊断标准下 mPAP>20mmHg 患者接受同样药物治疗是否获益仍有待进一步确定（表 2-2-2）。一氧化氮（nitride oxide，NO）治疗剂量，大多数研究通常应用 20ppm［parts per million，1ppm=0.040 2mol/ml（NO，25℃ 时）］，范围在 10~40ppm。

1. 钙通道阻滞剂（CCB） 包括硝苯地平、氨氯地平、地尔硫䓬等。特发性、遗传性或药物引起的 PAH（不包括其他 PH 亚组）应该考虑吸入 NO 进行血管反应试验。mPAP 自基线下降≥10mmHg，且≤40mmHg，无 CO 下降患者，可以开始口服 CCB，剂量根据疗效/不良反应

情况而定。尽管血管反应试验阳性患者并不常见（≈12%），但这是一组非常重要的亚组，因为 >50% 可达到显著临床疗效（即接近治愈）。给予药物后应进行严密随访，治疗 3~6 个月后应进行全面重新评估（包括 RHC）。最常见不良反应是体循环低血压和外周水肿。

2. 内皮素受体拮抗剂（ERA） 包括安立生坦、波生坦和马昔腾坦。内皮素 -1 通过与肺血管平滑肌细胞内皮素受体 A、B 结合，引起肺血管收缩及细胞增生。ERA 通过干预内皮素受体途径治疗 PAH。ERA 具有致畸作用，妊娠期禁用。

（1）安立生坦：口服制剂，高选择性内皮素 A 受体拮抗剂，安立生坦增加外周水肿风险，未增加肝功能异常的风险。

（2）波生坦：口服双重拮抗剂，10% 患者可能出现剂量依赖性转氨酶增加（减量或停药后可逆转）。因此，接受波生坦治疗患者应每月进行一次肝功能检查。

（3）马昔腾坦：口服双重拮抗剂，在接受治疗的患者中，观察到有 4.3% 患者出现血红蛋白下降至≤8g/dl。

3. 磷酸二酯酶 -5 抑制剂（PDE-5i） 通过减少 cGMP 降解，升高其浓度引起血管舒张，而肺血管内含大量表达的 PDE-5。

（1）西地那非：为一种特异性 PDE-5 抑制剂，已批准服用剂量 20mg、3 次 /d。不良反应主要为轻至中度的血管扩张相关表现，如头痛、鼻出血。

（2）他达拉非：为长效的 PDE-5 抑制剂，不良反应与西地那非相似。

4. 可溶性鸟苷酸环化酶（GC）激动剂 不依赖于体内 NO 水平，提高血浆 cGMP 水平，引起血管舒张，改善重塑。如利奥西呱，不良反应类似 PDE-5 抑制剂。

5. 前列环素类及其衍生物和前列环素受体激动剂 PAH 患者中，前列环素代谢途径失调，前列环素合成酶在肺动脉表达减少，且尿中代谢减少。前列环素类及其衍生物和前列环素受体激动剂可引起血管舒张，抑制血小板聚集，且具有细胞保护和抗增生作用。最常见不良反应与全身血管舒张相关，包括头痛、腹泻等。

表 2-2-2　常用 PAH 治疗药物用法与用量

药物	初始剂量	目标剂量
钙通道阻滞剂（口服）		
地尔硫草	60mg，2 次 /d	120~360mg，2 次 /d
氨氯地平	5mg，1 次 /d	15~30mg，1 次 /d
非洛地平	5mg，1 次 /d	15~30mg，1 次 /d
硝苯地平	10mg，3 次 /d	20~60mg，2~3 次 /d
内皮素受体拮抗剂（口服）		
安立生坦	5mg，1 次 /d	10mg，1 次 /d
波生坦	62.5mg，2 次 /d	125mg，2 次 /d
马昔腾坦	10mg，1 次 /d	10mg，1 次 /d
PDE-5 抑制剂（口服）		
西地那非	20mg，3 次 /d	20mg，3 次 /d
他达拉非	20/40mg，1 次 /d	40mg，1 次 /d
前列环素衍生物（口服）		
贝前列素钠	20μg，3 次 /d	最大耐受量 40μg，3 次 /d
贝前列素钠缓释剂	60μg，2 次 /d	最大耐受量 180μg，2 次 /d
曲前列尼尔	0.25mg，2 次 /d 或 0.125mg，3 次 /d	至最大耐受剂量
前列环素受体激动剂（口服）		
司来帕格	200μg，2 次 /d	最大耐受量 1 600μg，2 次 /d
可溶性鸟苷酸环化酶激动剂（口服）		
利奥西呱	1mg，3 次 /d	2.5mg，3 次 /d
前列环素衍生物（吸入）		
伊洛前列素	2.5μg，6~9 次 /d	5μg，6~9 次 /d
曲前列尼尔	18μg，4 次 /d	54~72μg，4 次 /d
前列环素衍生物（静脉 / 皮下）		
依前列醇（静脉给药）	2ng/（kg·min）	依耐受性和有效性决定；1 年常规剂量 16~30ng/（kg·min），个体差异较大
曲前列尼尔（皮下或静脉给药）	1.25ng/（kg·min）	依耐受性和有效性决定；1 年常规剂量 25~60ng/（kg·min），个体差异较大

（1）依前列醇：半衰期短（3~5 分钟），需要持续静脉给药。与输液相关的严重不良反应包括局部感染、输注通路阻塞和脓毒症。

（2）伊洛前列素：一种前列环素类似物，可吸入给药。

（3）曲前列尼尔：曲前列素可皮下注射、静脉注射、吸入，以及口服给药。输注部位疼痛是最常见不良反应，导致 8% 病例停止治疗。

（4）贝前列素：一种化学稳定的口服前列环素类似物。

（5）司来帕格：一种口服、选择性、前列环素受体激动剂，最常见不良反应包括头痛、腹泻、恶心和下颌疼痛。

二、研究进展

心脏外科手术与体外循环（cardiopulmonary bypass，CPB）相关 PH 识别与肺循环管理：心脏外科手术及 CPB 可不同程度引起急性肺动脉压力升高，进一步导致急性右心功能障碍，且与不良预后密切相关。肺动脉收缩压（sPAP）绝对值升高并超过 30mmHg 常见于二尖瓣置换术，其次是冠状动脉旁路移植术（CABG）和瓣膜联合手术、多瓣膜置换术、心脏移植等手术。

【围手术期 PH 影响因素与早期识别】

目前认为，NO 通路、炎症、氧化应激，以及肺缺血再灌注是心脏外科手术及 CPB 术后发生 PH 并发症的主要因素，且实际病变发生过程中，各种因素交叉重叠、相互影响，并非独立存在。主要影响因素包括：①缺氧与高碳酸血症；②肺血管舒缩功能障碍；③炎症反应与氧化应激；④肺缺血再灌注综合征；⑤CPB 结束时给予鱼精蛋白；⑥机械通气时肺容量变化对肺血管影响；⑦患者与植入物不匹配（patient-prosthesis mismatch, PPM）。

值得注意的是，全身诱导麻醉情况下患者体循环血压和肺循环压力均会降低，因此用来评估 PH 危险程度的肺动脉收缩压可能会低估 PH 风险。一项纳入 1 557 名接受心脏手术患者的研究发现，全身麻醉诱导后尽管研究对象平均体循环动脉压（mSAP）及平均肺动脉压（mPAP）显著降低，但 mSAP/mPAP 比值并没有变化，因而 mSAP/mPAP 比值（正常值应 >4）可以作为一个相对较为稳健的血流动力学参数。

跨肺压梯度（transpulmonary pressure gradient, TPG）与肺血管阻力指标不同，不受心输出量影响，术中可以直接、连续测量肺循环系统压力降幅，更好地评估肺血管阻力。另外，CPB 期间可以测量肺动脉加速时间（acceleration time of pulmonary flow, PAAT），即右心室（RV）射血开始至经过肺动脉瓣流速峰值的时间间隔，可以反映肺血管阻力，间接反映肺动脉压力，其诊断性不受心律失常的影响。

【心脏外科术中、术后肺循环管理】

无论术前已存在 PH，还是因手术和 / 或 CPB 并发了 PH，都可能导致急性右心功能障碍或使原有右心功能障碍加重，与不良预后显著相关。

1. 一般事项　对于术前已有 PH 患者，充分前负荷评估尤为重要，中心静脉压测定有助于制定围手术期补液方案，避免过负荷加重肺动脉高压和右心功能障碍。

2. 非药物治疗

（1）机械通气：术中进行机械通气时，一方面，可调整参数使得肺容量达到功能残气量，同时选用较高的吸入氧气浓度，一定程度上减少因缺氧导致的肺血管收缩。另一方面，机械通气肺血管阻力增加，使右室后负荷增大，可能影响右心功能。

（2）选择与机体匹配的人工瓣膜类型和尺寸：通过选择性能更好的植入物，如无支架生物植入物、新一代双叶机械瓣膜等，或扩大动脉根部以适应更大植入物从而减少 PPM，达到减少瓣膜置换术后 PH 发生目的。

3. 药物治疗　目前尚无指南或共识对心脏手术和 CPB 相关 PH 肺血管舒张剂应用进行明确推荐。需要注意，吸入性肺血管舒张剂半衰期较短，对 SVR 影响较小，目前尚无静脉肺血管舒张剂具有足够肺血管选择性。心脏外科手术涉及心脏操作及 CPB 易导致体循环和肺循环动荡，SVR 稳定尤其需要得到严格保障。除在肺血管舒张剂使用上进行慎重选择外，还可合用正性肌力药物（如左西孟旦）为血流动力学稳定保驾护航。肺血管扩张剂不仅具有舒张血管作用，吸入性 PGI$_2$ 和米力农还可以通过预防 CPB 导致的内皮细胞功能障碍，一定程度上预防肺缺血再灌注损伤（lung ischemia/reperfusion injury, LIRI）。

三、实用技巧

抗肺动脉高压药物治疗策略。特发性肺动脉高压（idiopathic pulmonary arterial hypertension, iPAH）、遗传性肺动脉高压（heritable pulmonary arterial hypertension, hPAH）、药物 / 毒物相关性肺动脉高压（drug-associated pulmonary arterial hypertension, dPAH）或结缔组织病相关肺动脉高压（PAH associated with connective tissue disease, PAH-CTD）患者的治疗决定应根据是否存在心肺并发症，以及根据风险分层评估疾病严重程度进行分类。

【无心肺并发症的初诊患者】

对于低风险或中等风险患者，初始治疗建议

使用 ERA 和 PDE-5i 联合治疗,不推荐口服三联治疗方案。对于高危患者,初始治疗应包括静脉或皮下注射的前列环素衍生物在内的三联用药方案。对出现严重血流动力学改变的中等风险患者(例如 RAP≥20mmHg,CI<2.0L/(min·m^2),SVI<31ml/m^2,和/或 PVR≥12WU),初始治疗方案也应该考虑包括静脉或皮下注射的前列环素衍生物在内的三联药物治疗方案。

【无心肺并发症患者随访期间的治疗策略】

1. 对于通过最初 PAH 治疗达到低风险的患者,建议继续治疗。

2. 对于接受 ERA 和 PDE-5i 联合治疗但仍处于中低风险的患者,应考虑增加司来帕格以降低临床恶化风险。这些患者中,也可以考虑将 PDE-5i 换为利奥西呱。

3. 接受口服治疗仍处于中高风险或高风险患者,应考虑增加静脉用药,应用依前列醇或静脉/皮下注射曲前列尼尔。如不能静脉用药或皮下注射前列环素衍生物,可考虑增加司来帕格或将 PDE-5i 换为利奥西呱。

【合并心肺并发症的患者】

有心肺并发症患者在 PAH 试验中的数据少或被排除在外,因此无法对该患者群体提出有证据支持的治疗建议。注册数据显示,大多数医生使用 PDE-5i 作为这些患者的初始治疗。少数应用内皮素受体拮抗剂或 PDE-5i/ERA 联合方案治疗,但药物停用率高于传统 PAH。在左心表型的 PH 患者中,ERA 治疗与液体滞留风险相关。此外,在具有心肺表型的 PH 患者中,PAH 药物可能会导致外周血氧饱和度下降。

(米玉红　祖晓天)

参考文献

[1] HUMBERT M, KOVACS G, HOEPER M M, et al. 2022 ESC/ERS Guidelines for the diagnosis and treatment of pulmonary hypertension[J]. Eur Heart J, 2022, 43(38): 3618-3731.

[2] MARON B A. Revised definition of pulmonary hypertension and approach to management: A clinical primer[J]. J Am Heart Assoc, 2023, 12(8): e029024.

[3] MARON B A, BRITTAIN E L, HESS E, et al. Pulmonary vascular resistance and clinical outcomes in patients with pulmonary hypertension: A retrospective cohort study[J]. Lancet Respir Med, 2020, 8(9): 873-884.

[4] SITBON O, HUMBERT M, JAIS X, et al. Long-term response to calcium channel blockers in idiopathic pulmonary arterial hypertension[J]. Circulation, 2005, 111(23): 3105-3111.

[5] CLOZEL M, MARESTA A, HUMBERT M. Endothelin receptor antagonists[J]. Handb Exp Pharmacol, 2013, 218: 199-227.

[6] FAYAD F H, SELLKE F W, FENG J. Pulmonary hypertension associated with cardiopulmonary bypass and cardiac surgery[J]. J Card Surg, 2022, 37(12): 5269-5287.

[7] HIBINO M, DHINGRA N K, VERMA R, et al. Cardiopulmonary bypass and cardiac surgery associated pulmonary hypertension: The need for proactivity and reactivity[J]. J Card Surg, 2022, 37(12): 5288-5289.

[8] SAEED D, FELDMAN D, BANAYOSY A E, et al. The 2023 International Society for Heart and Lung Transplantation Guidelines for mechanical circulatory support: A 10- year update[J]. J Heart Lung Transplant, 2023, 42(7): e1-e222.

第 3 节　抗血小板与抗凝药物

抗血小板与抗凝药物主要是通过阻止血液凝固而抑制血栓形成,用于防治血管内栓塞或血栓形成性疾病,也可以总称为抗血栓药物。其中,动脉系统形成的血栓往往以血小板活化聚集为主,故选择抗血小板药物预防和抑制血栓形成;心房和静脉系统的血栓主要由于血液瘀滞、各种止血成分沉积和激活而成,常选用抗凝药物防止血栓形成。心血管外科手术如人工瓣膜植入及机械辅助如肾脏替代治疗或体外生命支持等,也会选择抗凝药物。本节主要讨论心血管围手术期和重症监护使用的抗血栓药物。

一、知识要点

【血栓形成的过程】

血小板主要通过在血管受损部位发生黏附、聚集、释放和吸附,形成凝块堵塞伤口,血小板与血管内皮细胞的黏附需要血管内皮细胞合成的血管性血友病因子(von Willebrand factor, vWF)。血小板也可以激活内源性凝血途径,促进纤维蛋白原转化为纤维蛋白,纤维蛋白和血小板结合在一起并收紧凝块,促使其稳定。凝血因子的激活有两条途径:内源性凝血途径和外源性凝血途径。两个途径都激活X因子,活化的X因子使凝血酶原活化为凝血酶,凝血酶再使纤维蛋白原活化为纤维蛋白(从X因子活化到纤维蛋白形成的过程又称凝血共同途径)。其后,血浆中的可溶性纤维蛋白转变为不溶性的纤维蛋白,并交织成网而发挥止血作用(图2-3-1)。

【血小板的激活和聚集】

血管损伤时,血小板通过黏附到黏附蛋白(如胶原 -vWF)或可溶性血小板激动剂[如二磷酸腺苷(adenosine diphosphate, ADP)、凝血酶和花生四烯酸(arachidonic acid, AA)- 血栓素 A_2(thromboxane A_2, TXA_2)]而被激活,表现为伸出伪足、脱颗粒、释放止血活性物质和缩血管因子等。已知的血小板活化途径如下。

1. 通过血小板受体糖蛋白Ⅵ(GPⅥ)和 GP Ⅰ a/Ⅱ a($\alpha_2\beta_1$)。这两个糖蛋白是胶原的主要血小板受体,可引起许多蛋白激酶底物磷酸化(活化),从而使血小板形态改变和黏附。

2. 黏附的血小板分泌 ADP 和 TXA_2,可通过 $P2Y_{12}$ 受体、激活磷脂酶 C 或直接进入细胞促进钙的释放,导致血小板黏附和聚集。

3. 通过凝血酶。凝血途径和血小板聚集相互交联,任何凝血过程都涉及血小板的活化,凝血酶在其中占有核心地位,通过作用于血小板膜表面的特异性受体,如凝血酶激活的蛋白酶活化受体(protease-activated receptor, PAR),导致血小板活化。

4. GP Ⅱb/Ⅲa 受体($\alpha_{IIb}\beta_3$)激活是多种血小板活化导致的血小板聚集过程的最后途径,且促进血小板与纤维蛋白原的结合(图 2-3-2)。

【人体的抗凝血系统 / 物质】

含抗凝血酶(antithrombin, AT)、凝血酶调节蛋白(thrombomodulin, TM)、激活的蛋白 C、组织因子途径抑制物(tissue factor pathway inhibitor, TFPI)等。AT 作用于凝血酶;TM 也可以抑制凝血酶的活性,还可以增加激活的蛋白 C;激活的蛋白 C 与蛋白 S 结合,可灭活凝血因子 Va 和Ⅷa,也可以使纤溶活性增强;TFPI 抑制 Xa 及组织因子 /Ⅶ因子催化复合物。

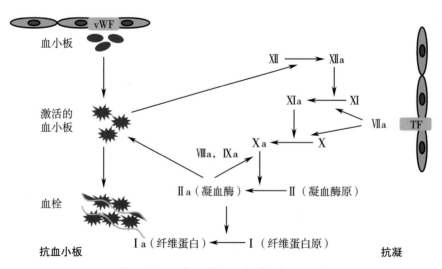

图 2-3-1　凝血系统,以及抗血小板和抗凝

vWF,血管性血友病因子;TF,组织因子,又称凝血因子Ⅲ。

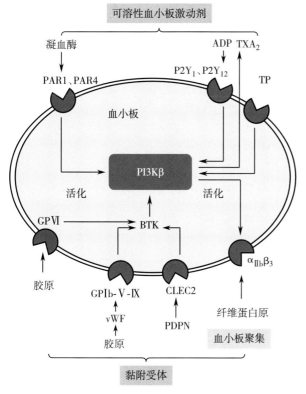

图 2-3-2 血小板活化途径

$\alpha_{IIb}\beta_3$,血小板聚集受体,又称 GPⅡb/Ⅲa 受体;ADP,二磷酸腺苷;BTK、PI3K,蛋白激酶;CLEC2,C 型凝集素样受体 2;GPⅠb-Ⅸ-Ⅴ,糖蛋白Ⅰb-Ⅸ-Ⅴ;GPⅣ,糖蛋白Ⅳ;$P2Y_1$、$P2Y_{12}$,ADP 作用的受体;PAR1、PAR4,凝血酶激活的蛋白酶活化受体;PDPN,黏蛋白型蛋白质;TP,凝血烷受体;TXA_2,血栓素 A_2;vWF,血管性血友病因子。

【现有药物及分类】

（一）抗血小板药物

大量临床研究证实抗血小板治疗对于动脉粥样硬化性心血管疾病的一级和二级预防有显著益处,尤其对急性冠脉综合征（acute coronary syndrome, ACS）和置入药物洗脱支架、冠状动脉旁路移植术（coronary artery bypass grafting, CABG）后的患者,国内外指南均将双联抗血小板治疗（dual antiplatelet therapy, DAPT）作为Ⅰ类推荐。

1. 抗血小板药物分类和作用 阿司匹林联合氯吡格雷一直是 DAPT 的治疗基础。前者属于非选择性环氧合酶（cyclooxygenase, COX）抑制剂类,抑制 TXA_2 合成,后者属于噻吩并吡啶类,是 $P2Y_{12}$ 受体拮抗剂。常见的抗血小板药物见表 2-3-1。

噻氯匹定是第一代噻吩并吡啶类药物,然而该药物可发生危及生命的血液异常。氯吡格雷是第二代,安全性明显提高。普拉格雷是第三代噻吩并吡啶类药物,与氯吡格雷相同,作为前体药物,它们需要经包含肝 CYP 酶在内的氧化过程产生活性代谢产物。虽然普拉格雷与氯吡格雷活性代谢产物在体外与 $P2Y_{12}$ 受体亲和力相同,但普拉格雷的代谢转化效率更高、作用更快、抗血小板作用更强,个体间反应变异性也更小。替格瑞洛是环戊基三唑嘧啶类,非前体药物而无须代谢活化,但 30%~40% 抗血小板作用是通过其肝 CYP3A4 和 CYP3A5 代谢产生的活性代谢产物介导的。替格瑞洛可导致高尿酸血症。与氯吡格雷相比,替格瑞洛起效更快、更强,失效也更快,但因其抑制血小板明显,开胸手术前仍需 5 天的洗脱期。心外术前需要停用噻吩并吡啶类药物数天,经皮冠状动脉介入治疗（percutaneous coronary intervention, PCI）术前继续服用。

2. 抗血小板药物治疗低反应性 通常指由于不同患者对同一种抗血小板药物的抗血小板作用反应不同,某些患者在治疗后因血小板反应性仍较高而发生的血栓风险增加。影响阿司匹林抗血小板作用的因素包括遗传因素（如编码 COX-1 的基因 *COX1*、血小板 GPⅡb/Ⅲa 受体的基因 *ITGA2B/ITGB3*）、药物相互作用（如其他非甾体抗炎药竞争性结合 COX-1）、合并症（如高龄、慢性肾功能不全、高血压及肥胖）及血小板更新加速（如手术、感染及出血）等。噻吩并吡啶类药物作用多与 $P2Y_{12}$ 受体基因的多态性有关。

（二）抗凝药物

抗凝药物给药途径分为口服、皮下注射和静脉输注,抗凝药物作用机制及临床应用见表 2-3-2。

1. 华法林 作为最古老的口服抗凝药物,是需要长期抗凝治疗患者的常用药物,包括静脉血栓栓塞性疾病的一级和二级预防、心房颤动血栓栓塞的预防、瓣膜病、人工瓣膜置换（成形）术、左室辅助装置植入和心腔内血栓形成等。最佳的抗凝强度为国际标准化比值（international normalized ratio, INR）2.0~3.0,此时出血和血栓

表 2-3-1 常用抗血小板药物

药物	作用机制	给药频率/方式	单次剂量	起效时间	术前停药时间	拮抗剂
阿司匹林	抑制 COX-1 而抑制血栓形成	每日 1 次口服	75~100mg	2~6h	对于接受再血管化的患者，推荐术前持续服用，其他手术或心脏高风险的心脏手术停用 5d	无，可输注血小板
氯吡格雷	不可逆阻断 P2Y$_{12}$-ADP 受体	每日 1 次口服	75mg	2~8h	5d	无，可输注血小板
普拉格雷	不可逆性阻断 P2Y$_{13}$-ADP 受体	每日 1 次口服	60mg 负荷，10mg 维持	30min~4h	7d	无，可输注血小板
替格瑞洛	可逆性阻断 P2Y$_{14}$-ADP 受体	每日 2 次口服	180mg 负荷和 90mg 维持	30min~4h	5d	无，可输注血小板
依替巴肽	可逆性 GPIIb/IIIa 受体抑制剂	静脉输注	180μg/kg 静脉推注，2μg/(kg·min)维持	6min	4~8t	无，可输注血小板
替罗非班	可逆性 GPIIb/IIIa 受体抑制剂	静脉输注	25μg/kg 静脉推注（5min），0.15μg/(kg·min)维持	30min	4~8t	无，可输注血小板

注：ADP，二磷酸腺苷；COX，环氧合酶。

表 2-3-2 常用抗凝药物

给药方式	药名	作用机制	给药频率	单次剂量	半衰期	术前停药时间	拮抗剂
口服	华法林	抑制维生素 K 环氧化物还原酶	每日 1 次	2.5~3mg，根据 INR 的变化进行调整	24~58h	停用 5 天，INR 应低于 1.5	维生素 K
	达比加群	直接凝血酶抑制剂	每日 2 次	根据 CrCl 及同服药物情况。CrCl>50L/min,150mg,每日 2 次；CrCl 在 30~50L/min 或服用其他与同一肝酶代谢的药物，75mg,每日 2 次	13~17h	CrCl<50L/min，停药 4 天	依达鲁珠单抗，依达赛珠单抗，新鲜成分血
	利伐沙班	Xa 因子抑制剂，对游离及结合于凝血酶原复合物的 Xa 因子均有效	每日 1 次或 2 次	治疗/管理 DVT 复发和 PE 的风险时：前 3 周,15mg,每日 2 次。此后,20mg,每日 1 次。如果出血风险超过 DVT 及 PE 的风险，减量。CrCl<30ml/min 的患者避免使用	5~9h	2d	安得塞奈
	阿哌沙班	Xa 因子抑制剂，并可降低凝血酶产生及导致的血小板聚集	每日 2 次	2.5mg	约 12h	2d	安得塞奈

续表

给药方式	药名	作用机制	给药频率	单次剂量	半衰期	术前停药时间	拮抗剂
皮下注射	低分子量肝素	X 因子抑制剂	每 12 小时 1 次	那屈肝素钙、依诺肝素钠：0.5~1.5mg/kg；达肝素钠：用于 ACS 患者，120IU/kg，不超过 10 000IU	3~5h	24h	鱼精蛋白
	磺达肝癸钠	X 因子抑制剂	每日 1 次	预防：2.5mg 治疗：体重 <50kg 者 5mg；体重在 50~100kg 者 7.5mg；体重 >100kg 者 10mg	17~21h	48h	无，病例报告提示重组Ⅶ因子可逆转其作用
静脉	普通肝素	糖胺聚糖复合物，通过内源性 AT 和 TFPI 起效，抑制 Xa、IXa、XIa、XIIa 及 IIa		500~1 000U/h	60~90min		鱼精蛋白
	萘莫司他	合成的蛋白酶抑制剂，通过抑制纤维蛋白酶和凝血因子 XIIa、Xa、IIa 等产生抗凝作用		0.46~0.67mg/(kg·h)	5~8min		无（但萘莫司他作用时间非常短）
	比伐芦定	人工合成的凝血酶抑制剂，是水蛭素的 20 肽类似物		最低剂量是 0.1~0.2mg/(kg·h)，一般不超过 0.5mg/(kg·h)	25min，中、重度肾功能不全的清除半衰期延长		无，可输注新鲜成分血
	阿加曲班	人工合成的左旋精氨酸的哌啶羧酸衍生物，凝血酶抑制剂		0.2~1.0μg/(kg·min)	40~50min		无，可输注新鲜成分血

注：INR，国际标准化比值；CrCl，肌酐清除率；DVT，深静脉血栓；PE，肺栓塞。

栓塞的危险最低。为了减少过度抗凝的情况，通常不建议给予复合剂量。如果需要快速抗凝，给予普通肝素或低分子量肝素与华法林重叠应用。当 INR 达标后即可停用普通肝素或低分子量肝素。

2. 新型口服抗凝药（novel oral anticoagulant，NOAC）　包括达比加群和沙班类药物，其作用模式具有特异性，具有起效快、固定剂量、个体间变异性相对较低，无须常规监测、更少与食物和药物相互作用等优点。其缺点是：①缺乏有效的实验室评估；②半衰期短，漏服后可能出现严重并发症；③肾功能、肝功能不全影响用药；④价格昂贵。虽然达比加群可以用依达鲁珠单抗、依达赛珠单抗拮抗，沙班类可以用安得塞奈等药物拮抗，但目前临床也未广泛应用。

3. 非口服抗凝药　术前一般选择普通肝素或应用普通肝素桥接口服抗凝药，肝素抗凝的缺点包括生物利用度低、有赖于 AT 水平，以及可能发生肝素诱导的血小板减少（heparin-induced thrombocytopenia，HIT）等。与普通肝素相比较，低分子量肝素可以更好地抑制因子 Xa，HIT 的发生率也较低，但其抑制凝血酶的作用较弱，并非持续输注，且较难被鱼精蛋白中和。萘莫司他、比伐芦定和阿加曲班不依赖 AT，其药效动力学更容易预测，常作为肝素的替代（尤其是存在 HIT 时），常将 APTT 维持于治疗前的 1.5~2.5 倍，但是这些药物的循证依据依然不多，更多的临床场景均是首选肝素。

二、研究进展

为寻找更有效和更安全的抗血栓药物，相关研究一直在持续，例如噻吩并吡啶类和 NOAC 的迭代。此外，GPVI 拮抗剂 Revacept 因为起效快，可以选择性地抑制动脉粥样硬化斑块损伤、胶原暴露部位的血小板功能，不影响生理性止血，是可能用于临床的新药。重组人抗凝血物质对弥散性血管内凝血（disseminated intravascular coagulation，DIC）和脓毒症相关凝血病（sepsis-induced coagulopathy，SIC）的治疗作用也是研究焦点。

【ISAR-PLASTER 研究】

1. 研究设计　这是一项研究者发起的多中心、双盲、随机对照 II 期临床试验。筛选行 PCI 的稳定型缺血性心脏病患者，在标准抗血栓治疗的基础上分为 3 组：①在 PCI 开始之前给予 Revacept，160mg 静脉单次；②在 PCI 开始之前给予 Revacept，80mg 静脉单次；③在 PCI 开始之前给予安慰剂。所有患者均根据当地实践和现行指南接受由氯吡格雷、阿司匹林和肝素（或比伐芦定）组成的标准围介入期抗栓治疗。主要终点为死亡或心肌损伤的复合终点（%），其中心肌损伤定义为高敏心肌肌钙蛋白在随机分组后 48 小时内增加到正常上限的至少 5 倍，安全终点为 30 天的 BARC（Bleeding Academic Research Consortium）2~5 型出血。

2. 研究结果与结论　共入选 334 名患者，其中 120 人接受 160mg 剂量的 Revacept，121 人接受 80mg 剂量的 Revacept，93 人接受安慰剂。主要终点显示，Revacept 组和安慰剂组之间无显著差异（Revacept 160mg 组、Revacept 80mg 组和安慰剂组分别为 24.4%、25.0% 和 23.3%）。高剂量 Revacept 抑制胶原诱导的血小板聚集，而 ADP 诱导的聚集不受影响。与安慰剂相比，Revacept 在 30 天内没有增加出血事件。总之，在接受 PCI 的稳定型缺血性心脏病患者中，Revacept 并没有减少心肌损伤。Revacept 几乎没有出血事件，两个治疗剂量组之间没有显著差异。后续可能还会有对不同研究对象、不同药物剂量的研究。

【SCARLET 研究及其二次分析】

1. 研究设计　这是一项研究者发起的多中心、双盲、随机、安慰剂对照 III 期临床试验。SIC 患者随机分为重组人 TM 和安慰剂治疗组，给予静脉注射或输注 TM（$n=395$）和匹配安慰剂（$n=405$），每天 1 次，持续 6 天。主要终点是 28 天全因死亡率。

2. 研究结果与结论　TM 组和安慰剂组 28 天全因死亡率无统计学显著性差异。TM 组严重大出血不良事件发生率为 5.8%，而安慰剂组为 4.0%，无统计学显著性差异。亚组分析显示：在 634 例 INR>1.4 且血小板 >30 × 10⁹/L 的患者和 384 例没有合并应用肝素的患者中，TM 组死亡率略低（虽然没有统计学显著差异）。于是，SCARLET 研究又在法国（贡献病例数最多）患者中进行了二次分析（研究设计见图 2-3-3），结果在未合用肝素亚组（$n=98$），TM 明显降低了死亡率。当然，研究结果需要大样本量前瞻研究验证。

【ATγ 的研究】

1. 研究设计　这是一项在日本进行的多中心、开放标签、随机对照Ⅲ期临床试验。将诊断脓毒症导致的 DIC 且 AT 活性≤70% 的患者随机分为：重组人 ATγ 治疗和血浆 AT 浓缩物（pAT）治疗组（图 2-3-4）。主要终点是 6 天 DIC 好转率或早期退出研究。DIC 好转定义为 DIC 评分小于 4 分。次要终点是 DIC 评分、第 28 天的结局、

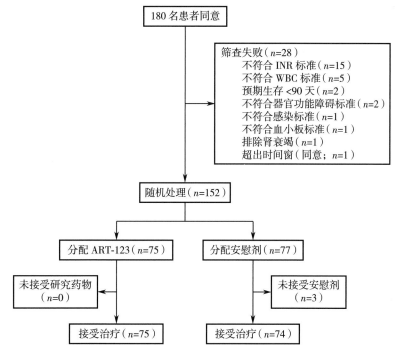

图 2-3-3　SCARLET 研究在法国患者中进行二次分析

ART-123，重组人凝血酶调节蛋白。

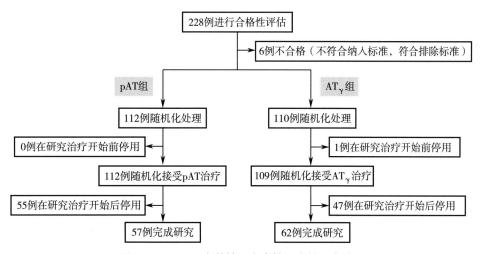

图 2-3-4　ATγ 有效性和安全性研究的研究流程

pAT，血浆抗凝血酶。

序贯器官衰竭评估评分、急性生理和慢性健康评估Ⅱ评分和血浆 AT 活性。

2. 研究结果与结论　即使经过 AT 水平的矫正，比较基线水平，两组患者好转率均超过 50%（无差异）。在次要终点和安全性比较上，两组结果也相似。因此，ATγ 可能成为一个 pAT 的替代药物。

三、实用技巧

【监测】

尽管介入后及各种心脏手术后危重症和机械循环辅助时，抗血栓的具体时机、药物选择和疗程不尽一致，但为了保证抗血栓治疗的安全性，用药时需对凝血系统的相应指标进行监测，根据监测的结果对药物及剂量进行调整可以预防血栓及出血等并发症。

（一）血小板数量和血小板功能

血常规包括血小板计数，容易获得。功能检测如下。

1. 血小板聚集率　被称作评价血小板功能的"金标准"，常使用比浊法，即将枸橼酸盐抗凝管采集的患者静脉血通过离心分别制备富含血小板血浆（platelet rich plasma，PRP）和乏血小板血浆（platelet poor plasma，PPP）。在 PRP 中加入诱聚剂使血小板聚集，血浆浊度下降，透光率增加，采用血小板聚集仪动态记录透光率变化。AA 和 ADP 为常用诱聚剂。临床上血小板聚集率一般在 70% 左右。服用抗血小板药物，以最大聚集率降至正常的 20%~30% 为宜。

2. VerifyNow　为全血床旁快速检测，采用比浊法报告血小板反应单位。机制是血小板表达的 GPⅡb/Ⅲa 受体与包被了纤维蛋白原的检测珠结合使血小板发生聚集，导致全血样本的透光率增加，而聚集的程度与未能有效地被抗血小板药物抑制的血小板受体数量成正比。

3. 血栓弹力图　将仪器的小圆柱体插入盛血杯中，当血液开始凝固时，杯与圆柱体之间因纤维蛋白黏附性而产生阻力，杯的转动带动圆柱体同时运动。随着纤维蛋白的增加，圆柱体的运动也随之变化，将圆柱体运动切割磁力线产生的电流转换为数字信号，此信号通过传感器描绘到描图纸上形成特有的血栓弹力图。血小板功能异常性疾病可见血栓弹力图 MA 值明显降低（见本书第 3 章第 3 节）。

4. PFA 系统　可常规检测血小板功能，操作简便、稳定。将抗凝血加入实验槽，使其通过毛细管和包被有活性胶原的含微孔的膜，血小板黏附到微孔上并触发激动剂引起血小板聚集，检测从开始到血小板完全阻塞膜孔的时间。

5. 其他　包括血小板释放因子检测、活化血小板分析等，这些方法和技术分析较复杂或与临床事件相关性不佳，开展较少。输注 GPⅡb/Ⅲa 受体抑制剂常合并监测激活化部分凝血活酶时间（activated partial thromboplastin time，APTT）和激活全血凝固时间（activated clotting time，ACT）。

（二）抗凝药物监测

较多地依赖于凝血功能检查，如凝血四项、凝血五项、凝血七项（较凝血五项增加纤维蛋白原降解产物和 AT）。除此之外还包括但不限于以下方法。

1. 抗 Xa 药物监测　采用发色底物法，其原理是过量添加 Xa 因子并测量剩余 Xa 因子的活性，这一剩余活性结果与标本中药物有效浓度成反比，以此估算实际药物抗凝效果，并以抗 Xa 单位表达。可用于滴定普通肝素、低分子量肝素、磺达肝癸钠及利伐沙班用量。

2. 血栓弹力图和其他　临床可根据器械和使用经验进行选择。血栓弹力图的 R 值延长提示使用抗凝剂或凝血因子缺乏，α 角减少及 K 值延长主要见于低纤维蛋白原（可参考第 3 章第 3 节）。类似地，既能进行血小板功能检测，又能进行凝血功能检测的方法还包括 Sonoclot 凝血分析仪，其利用极少量全血，采用血液黏滞动力学检测方法，通过凝血激活/纤维蛋白形成/血块收缩/稳定血凝块形成过程的特定曲线描述，再得出相应的量化指标。比伐芦定、阿加曲班输注可采用 ACT、APTT 等进行监测，一项系统综述报道比伐芦定用于体外生命支持时，维持 ACT 在 160~220 秒，APTT 在 42~88 秒；另一项系统综述报道阿加曲班用于体外生命支持时，维持 ACT 在 150~230

秒，APTT 在 43~100 秒。

（三）药物基因多态性检测

既包括抗血小板药物，也包括华法林。

1. 氯吡格雷　氯吡格雷在肝脏代谢，主要涉及的药物代谢酶为 CYP2C19，其次为 CYP3A4。CYP2C19 基因多态性和 CYP2C19 受体抑制剂可影响氯吡格雷的抗血小板作用。依据 CYP2C19 的不同基因型表现，可分为超快代谢型、快速代谢型、正常代谢型、中间代谢型和慢代谢型（表 2-3-3）。在亚洲，中间代谢型（约 50.0%）和慢代谢型（13.0%~23.0%）的患者比例远远高于欧美国家，我国超过 58% 的人群携有 CYP2C19 功能缺失等位基因（*2/*3），患者可能因体内氯吡格雷活化代谢率下降，不能充分抑制血小板聚集而发生缺血事件。目前认为，在 CYP2C19 中间代谢型和慢代谢型患者中避免使用氯吡格雷，如果无禁忌证，可以用普拉格雷或替格瑞洛替代。与氯吡格雷相比，CYP2C19 基因型较少影响普拉格雷或替格瑞洛的临床有效性。然而，与氯吡格雷相比，普拉格雷和替格瑞洛具有更高的出血风险和成本。

表 2-3-3　CYP2C19 基因型和代谢型

CYP2C19 基因型	CYP2C19 代谢型
*17/*17	超快代谢型（UM）
*1/*17	快速代谢型（RM）
*1/*1	正常代谢型（NM）
*1/*2, *1/*3, *2/*17, *3/*17	中间代谢型（IM）
*2/*2, *2/*3, *3/*3	慢代谢型（PM）

2. 华法林　*VKORC1* 和 *CYP2C9* 发生突变可能对华法林用量产生影响（表 2-3-4）。

表 2-3-4　影响华法林代谢的基因型及用药注意

基因	基因型	代谢	用药注意
CYP2C9	*1/*1	正常	正常剂量
	*1/*2, *1/*3	较慢	降低剂量
	*2/*2, *2/*3, *3/*3	慢	降低剂量
VKORC1	1639GG	正常	正常剂量
	1639GA	较慢	降低剂量
	1639AA	慢	降低剂量

【抗血栓药物相关的出血】

除与操作或手术有关的出血之外，常见出血并发症有消化道出血、呼吸道出血、颅内出血，以及泌尿系统出血等。在失血、凝血功能紊乱的情况下，处理难度增大。需要权衡出血并发症与心脏疾病本身哪个是更危及生命的，保障治疗主要矛盾的首要地位。处理原则如下。

1. 重视诊断和监测。

2. 权衡利弊暂时降低抗凝程度，使用肝素过渡，甚至暂时不进行 DAPT 和不抗凝。

3. 出血量大者注意及时输注红细胞，出现有血小板和凝血因子等消耗者应在血栓弹力图和凝血功能检查指导下做相应补充，除了输成分血外，还包括凝血酶原复合物、人纤维蛋白原及抗纤溶药物。

4. 若凝血因子严重缺乏或功能明显低下，可给予注射用重组凝血因子。在给予活化重组因子Ⅶ之前，应优化纤维蛋白原水平、血小板计数、体温、pH 和高纤溶状态。

5. 可输注抗血栓药物的拮抗剂。

6. 可考虑局部用药，如凝血酶口服。

7. 当出血严重、药物和输血治疗难以奏效时，可以考虑内镜的应用（如消化内镜、纤维支气管镜等），以及急诊手术。

8. 恢复抗血小板和抗凝的时间需要根据止血效果、血小板数量及功能、凝血功能等情况慎重决定。

（王　红）

参考文献

[1] KRAGH T, PEKRUL I, OTT H W, et al. A novel approach to laboratory assessment and reporting of platelet von Willebrand factor [J]. Platelets, 2023, 33 (2): 242-248.

[2] LI Z, DELANEY M K, O'BRIEN K A, et al. Signaling during platelet adhesion and activation [J]. Arterioscler Thromb Vasc Biol, 2010, 30 (12): 2341-2349.

[3] MACKMAN N, BERGMEIER W, STOUFFER G A, et al. Therapeutic strategies for thrombosis: New targets

and approaches[J]. Nat Rev Drug Discov, 2020, 19 (5): 333-352.

[4] ADELBORG K, LARSEN J B, HVAS A M. Disseminated intravascular coagulation: Epidemiology, biomarkers, and management[J]. Br J Haematol, 2021, 192(5): 803-818.

[5] 霍勇, 王拥军, 谷涌泉, 等. 常用口服抗血小板药物不耐受及低反应性人群诊疗专家共识[J]. 中华心血管病杂志(网络版), 2021, 4: e1000076.

[6] KULIK A, RUEL M, JNEID H, et al. American Heart Association Council on Cardiovascular Surgery and Anesthesia. Secondary prevention after coronary artery bypass graft surgery: A scientific statement from the American Heart Association[J]. Circulation, 2015, 131(10): 927-964.

[7] FRANCHI F, ANGIOLILLO D J. Novel antiplatelet agents in acute coronary syndrome[J]. Nat Rev Cardiol, 2015, 12(1): 30-47.

[8] 阿里·达巴格, 法拉达·埃斯迈利安, 萨里·阿兰奇. 成人心脏外科术后重症监护学[M]. 2版. 张培德, 译. 山东: 山东科学技术出版社, 2021: 87-91.

[9] KAMRAN H, JNEID H, KAYANI W T, et al. Oral antiplatelet therapy after acute coronary syndrome: A review[J]. JAMA, 2021, 325(15): 1545-1555.

[10] 中华医学会胸心血管外科学分会. 心脏大血管外科止血材料、药物及血液制品应用专家共识[J]. 中华胸心血管外科杂志, 2022, 38(9): 513-535.

[11] 中华医学会心血管病学分会, 中国老年学学会心脑血管病专业委员会. 华法林抗凝治疗的中国专家共识[J]. 中华内科杂志, 2013, 52(1): 76-82.

[12] FAWZY A M, LIP G Y H. Pharmacokinetics and pharmacodynamics of oral anticoagulants used in atrial fibrillation[J]. Expert Opin Drug Metab Toxicol, 2019, 15(5): 381-398.

[13] CONNOLLY S J, CROWTHER M, EIKELBOOM J W, et al. Full study report of andexanet alfa for bleeding associated with factor Xa inhibitors[J]. N Engl J Med, 2019, 380(14): 1326-1335.

[14] IBA T, GANDO S, THACHIL J. Anticoagulant therapy for sepsis-associated disseminated intravascular coagulation: The view from Japan[J]. J Thromb Haemost, 2014, 12(7): 1010-1019.

[15] SANFILIPPO F, CURRÒ J M, LA VIA L, et al. Use of nafamostat mesilate for anticoagulation during extracorporeal membrane oxygenation: A systematic review[J]. Artif Organs, 2022, 46(12): 2371-2381.

[16] 侯晓彤. 体外生命支持理论与实践: 2017[M]. 北京: 科学出版社, 2017: 33-41.

[17] Writing Committee Members, LAWTON J S, TAMIS-HOLLAND J E, et al. 2021 ACC/AHA/SCAI Guideline for Coronary Artery Revascularization: Executive Summary: A Report of the American College of Cardiology/American Heart Association Joint Committee on Clinical Practice Guidelines[J]. J Am Coll Cardiol, 2022, 79(2): 197-215.

[18] WINTER W E, FLAX S D, HARRIS N S. Coagulation testing in the core laboratory[J]. Lab Med, 2017, 48(4): 295-313.

[19] SANFILIPPO F, ASMUSSEN S, MAYBAUER D M, et al. Bivalirudin for alternative anticoagulation in extracorporeal membrane oxygenation: A systematic review[J]. J Intensive Care Med, 2017, 32(5): 312-319.

[20] GELI J, CAPOCCIA M, MAYBAUER D M, et al. Argatroban anticoagulation for adult extracorporeal membrane oxygenation: A systematic review[J]. J Intensive Care Med, 2022, 37(4): 459-471.

[21] LEE C R, LUZUM J A, SANGKUHL K, et al. Clinical Pharmacogenetics Implementation Consortium Guideline for CYP2C19 genotype and clopidogrel therapy: 2022 update[J]. Clin Pharmacol Ther, 2022, 112(5): 959-967.

[22] FINKELMAN B S, GAGE B F, JOHNSON J A, et al. Genetic warfarin dosing: Tables versus algorithms [J]. J Am Coll Cardiol, 2011, 57(5): 612-618.

[23] MAYER K, HEIN-ROTHWEILER R, SCHÜPKE S. Efficacy and safety of revacept, a novel lesion-directed competitive antagonist to platelet glycoprotein Ⅵ, in patients undergoing elective percutaneous coronary intervention for stable ischemic heart disease: The randomized, double-blind, placebo-controlled ISAR-PLASTER phase 2 trial[J]. JAMA Cardiol, 2021, 6(7): 753-761.

[24] VALERIANI E, SQUIZZATO A, GALLO A, et al. Effect of a recombinant human soluble thrombomodulin on mortality in patients with sepsis-associated coagulopathy: The SCARLET randomized clinical trial[J]. JAMA, 2019, 321(20): 1993-2002.

[25] FRANÇOIS B, FIANCETTE M, HELMS J, et al. Efficacy and safety of human soluble thrombomodulin (ART-123) for treatment of patients in France with sepsis-associated coagulopathy: *Post hoc* analysis of

SCARLET［J］. Ann Intensive Care, 2021, 11（1）: 53.

［26］ENDO S, SHIMAZAKI R, Antithrombin Gamma Study Group. An open-label randomized, phase 3 study of the efficacy and safety of antithrombin gamma in patients with sepsis-induced disseminated intravascular coagulation syndrome［J］. J Intensive Care, 2018, 6: 75.

［27］中华医学会心血管病学分会动脉粥样硬化与冠心病学组,中华医学会心血管病学分会人心脏病学组,中国医师协会心血管内科医师分会血栓防治专业委员会,等.冠心病双联抗血小板治疗中国专家共识［J］.中华心血管病杂志,2021,49（5）: 432-454.

第4节　正性肌力药物

强心药（inotropic agent）是一类可增强心肌收缩力的药物,也被称为正性肌力药物。临床上,这类药物常被应用于手术室和重症监护室。循证医学证据表明正性肌力药物能够改善因心输出不足而引起的持续低血压和/或组织低灌注（在已经排除低血容量）的情况。然而,正性肌力药物的使用也伴随着许多潜在的危害,包括心室过度兴奋、引发严重心律失常、导致局部心肌收缩带坏死,以及直接损伤心肌细胞。因此,临床医生必须对这一类药物有充分了解,本节内容将详细阐述各类正性肌力药物的作用机制、临床应用和伴随使用而出现的争议,以便更为合理地指导临床医生在临床工作中对正性肌力药物的选择和使用。

一、知识要点

【与心脏和血管收缩相关的自主神经受体】

心血管系统的自主神经受体与正性肌力药物的作用机制密切相关。了解这些受体的分布和功能对于理解这些药物如何影响心血管系统至关重要。以下是对一些常见自主神经受体及其作用的简明介绍。

（一）肾上腺素能受体

1. α_1受体　①分布位置:广泛分布在血管平滑肌中,包括动脉和静脉。②作用:激活α_1受体导致血管平滑肌收缩,升高血压。在应激情况下,这效应更显著,有助于重定向血流以应对应激。

2. α_2受体　①分布位置:存在于血管平滑肌和中枢神经系统中。②作用:激活α_2受体导致血管平滑肌松弛和血管扩张,有助于降低血压,尤其是在舒张期。

3. β_1受体　①分布位置:主要分布在心脏的心房和心室细胞中。②作用:激活β_1受体增加心脏的收缩力和心率,提高心输出量。

4. β_2受体　①分布位置:主要存在于平滑肌细胞,包括支气管和血管平滑肌。②作用:激活β_2受体导致平滑肌松弛和血管扩张,降低血管阻力,增加血液流动。

（二）多巴胺受体

1. D_1受体　①分布位置:广泛分布在心脏、肾脏和血管平滑肌中。②作用:在心脏中,D_1受体激活导致心脏舒张,心脏负荷减轻,有助于降低心肌氧耗。在血管中,D_1受体激活导致血管扩张,增加血流到器官。

2. D_2受体　①分布位置:广泛分布在中枢神经系统、心脏、血管平滑肌和其他组织中。②作用:D_2受体的激活通常导致心脏抑制和减慢心率,有助于调节心脏活动。

【正性肌力药物的分类及代表药物】

（一）强心苷类药物

1. 地高辛（digoxin）　①正性肌力作用:地高辛与心肌细胞膜上的Na^+-K^+-ATP酶结合,抑制Na^+-K^+-ATP酶的活性,导致细胞内Na^+浓度增高。这促进了心肌细胞膜上的钠离子（Na^+）和钙离子（Ca^{2+}）交换,增加了细胞内Ca^{2+}浓度,从而增强了心肌的收缩力。②负性频率作用:地高辛的正性肌力作用提高了心输出量,改善了血流动力学状态。这减轻了交感神经反射性增强,降低了心率,并延缓了房室传导。另外,在较低的剂量下,地高辛还可以增加窦房结对迷走神经冲动的敏感性,有助于减慢心率。③心脏电生理作用:地高辛对心脏电生理产生多重影响。可减低窦房结自律性,提高浦肯野纤维自律性,减慢房室结传导速度,并延长其有效不应期;增加房室结的隐匿性传导,有助于控制心房颤动或心房扑动时的心室率。地高辛还可以在特定情况下引发心房颤动。

地高辛适用于高血压、瓣膜性心脏病、先天性心脏病等急性和慢性心功能不全。尤其适用于伴有快速心室率的心房颤动的心功能不全,也适用于已应用利尿剂、血管紧张素转换酶抑制剂或血管紧张素受体阻滞剂、β受体阻滞剂和醛固酮受体阻滞剂,仍持续有症状的慢性射血分数降低心力衰竭(左心室射血分数≤45%)患者。对于肺源性心脏病、心肌严重缺血、活动性心肌炎,以及心外因素如严重贫血、甲状腺功能减退及维生素B_1缺乏症的心功能不全疗效差。此外,适用于控制伴有快速心室率的心房颤动、心房扑动患者的心室率及室上性心动过速。

口服常用剂量为0.125~0.5mg,每日1次,7日可达稳态血药浓度。总剂量为0.75~1.25mg/d;维持量为0.125~0.5mg,每日1次。不能口服者可选择静脉注射给药。0.25~0.5mg,缓慢注射,以后可每隔4~6小时按需注射0.25mg,每日总量不超过1mg。

不良反应有心律失常;恶心、呕吐、腹痛,以及引发肠道缺血和肠道出血性坏死;头痛、虚弱、头晕、冷漠、神志不清,以及精神错乱,如焦虑、抑郁、谵妄和幻觉;在长期使用地高辛的极少数情况下,可能观察到男性乳房发育,以及罕见的血小板减少和皮肤斑丘疹等皮肤反应。

地高辛中毒的诊断依赖于多因素的综合评估,包括患者的接触史、提示性的临床特征和心电图表现。尽管通过测定血清中地高辛的高浓度可以确定暴露情况,但这并不总是能反映出毒性的临床症状。急性过量服用地高辛后,患者可能在数小时内没有症状,然后出现多种症状和体征,包括心脏问题(如心律失常)、胃肠道问题(如厌食、恶心、呕吐和腹痛),以及神经系统问题(如精神错乱、虚弱和谵妄)。地高辛中毒可能导致多种类型心律失常,但通常不包括快速的室上性心律失常。高钾血症是急性中毒的重要标志,而慢性中毒通常更难以诊断,因为症状可能更为隐蔽,且地高辛浓度可能略有升高。总的来说,地高辛的不良反应通常与使用剂量相关,特别是在使用剂量明显高于治疗所需剂量时更容易出现不良反应。因此,在使用地高辛时,需要不断监测以保持在治疗性血清浓度范围内,并特别留意患者同时使用的其他药物和患者特定的情况,以减少不良反应的风险。

2. 去乙酰毛花苷(lanatoside C) 又称毛花苷丙,作用机制类似于地高辛。去乙酰毛花苷在体内失去葡萄糖和乙酸可转化为地高辛,与地高辛相比,其不具备直接活性,需要代谢,起效时间稍慢。

去乙酰毛花苷适用于心力衰竭患者及伴快速心室率的心房颤动、心房扑动患者,主要用于控制该类患者的心室率。成人静脉推注:首次剂量为0.4~0.6mg,以后可每隔2~4小时按需给予0.2~0.4mg,总剂量为1~1.6mg。待病情稳定后,可改为口服地高辛片维持给药。不良反应与地高辛类似。

(二)儿茶酚胺类药物

1. 肾上腺素(epinephrine) 作用机制包括激活α和β肾上腺素受体。临床上,低剂量[<0.2μg/(kg·min)]肾上腺素主要通过$β_1$肾上腺素受体发挥正性肌力和变时作用,增加心输出量,而α肾上腺素受体引起的血管收缩通常被$β_2$肾上腺素受体的血管舒张效应抵消。高剂量肾上腺素时,α肾上腺素受体效应主导,增加心输出量的同时也增加外周血管阻力。

肾上腺素用于:①缓解药物等引起的过敏性休克;②治疗各种原因引起的心脏骤停,是心肺复苏的主要抢救用药(可参考第9章第4节);③治疗支气管痉挛所致的严重呼吸困难;④作局部麻醉药的附加物,适用于治疗严重低血糖、早产、放射性肾炎、控制局部皮肤或黏膜出血,作为放射性对比剂的佐剂。

使用肾上腺素能够缓解休克症状,包括心搏微弱、血压下降和呼吸困难。推荐用皮下注射或肌内注射,剂量为0.5~1mg,也可使用0.1~0.5mg缓慢静脉注射。如果需要,可改为4~8mg静脉滴注。肾上腺素治疗支气管哮喘效果快但短暂。推荐皮下注射0.25~0.5mg,作用迅速,但持续时间只有1小时。必要时,每隔4小时可按需重复使用。与局部麻醉药合用,建议在局部麻醉药中加入少量肾上腺素以减少药物吸收、延长药效和减少不良反应。对于鼻黏膜和齿龈出血,使用1:(1 000~20 000)溶液浸湿纱布填塞出血部位。不良反应有心律失常、内脏血管收缩等。

2. 去甲肾上腺素(norepinephrine)　去甲肾上腺素是 α 和 β 肾上腺素能激动剂,主要作用于 α_1 和 β_1 肾上腺素受体,导致有效的血管收缩和适度增加心输出量。这可能引起反射性心动过缓,因为平均动脉压上升,补偿了轻微的变时效应,从而导致心率维持不变或轻微下降。

作为休克的首选血管升压药,亦适用于体外循环等因素引起的低血压。在由于低血容量或嗜铬细胞瘤切除引发的低血压或休克情况下,去甲肾上腺素可作为在补充血容量同时采用的急救性辅助治疗方法,以帮助提高血压,暂时维持重要脏器和冠状动脉的血供,直至补充血容量的治疗方法生效。适用于椎管内阻滞时发生的低血压和维持心搏骤停复苏后的有效血压。

起始剂量为 0.02~0.1μg/(kg·min)静脉滴注,调整速度以达到理想血压;维持剂量为 0.05~0.3μg/(kg·min),一般不超过 2μg/(kg·min)。使用时需注意维持充足的血容量。静脉给药时,药物外漏可能导致局部组织坏死。去甲肾上腺素具有强烈的收缩血管的作用:①可能导致重要脏器血流降低,引起尿量减少、组织缺氧和酸中毒。过长时间或过量使用时,可能导致回心血流的降低、外周血管阻力的升高和心输出量的降低。②静脉注射时,可能引发静脉部位皮肤变白、局部皮肤破溃、发绀、发红,以及严重的眩晕。尽管这些反应相对不常见,但后果严重。③过敏反应可能导致皮疹、面部水肿等症状。④在缺氧、电解质不平衡、或有器质性心脏病的患者使用时,或者在药物使用过量时,可能引发心律失常。⑤药物过量可能引发严重的高血压、头痛、呕吐、抽搐、心率减慢等症状。

3. 多巴胺(dopamine)　多巴胺根据剂量不同产生不同效应。低剂量[1~3μg/(kg·min)]主要扩张肾脏、肠系膜、大脑和冠状动脉床的 D_1 受体,导致血管扩张,可能增加尿量,但一些患者可能会出现低血压。中剂量[3~10μg/(kg·min)]刺激 β_1 肾上腺素受体,增加心输出

量,对心率产生不同的影响。大剂量[>10μg/(kg·min)]刺激 α 肾上腺素受体,引起显著的血管收缩效应,增加外周血管阻力。在该剂量范围,多巴胺与去甲肾上腺素具有相似的药理作用,但多巴胺的总体 α 效应较弱。多巴胺的效应取决于剂量,因此在使用时需要小心地根据患者需求调整剂量,而不仅仅依赖于理论范围。

适用于心肌梗死、创伤、内毒素血症、心脏手术、肾衰竭、充血性心力衰竭等引起的休克综合征,尤其有少尿及周围血管阻力正常或较低的休克。适用于洋地黄和利尿剂无效的心功能不全。

静脉注射用量:起始剂量为 0.5~2μg/(kg·min),根据病情按需调节,慢性顽固性心力衰竭治疗通常 1~3μg/(kg·min)即可获得满意效果。最大剂量为 20μg/(kg·min),>10μg/(kg·min)外周血管收缩明显,增加脏器缺血风险。常见不良反应有胸痛、呼吸困难、心悸、心律失常(特别是在使用大剂量时),以及心搏急促和有力,可能伴随全身虚弱感。少见不良反应包括心搏缓慢、头痛、恶心和呕吐。长期使用多巴胺,不论是高剂量还是低剂量,都可能导致一些外周血管病患者经历手足疼痛或感觉手足发冷。此外,外周血管长时间处于紧缩状态,可能增加局部组织坏死或坏死的风险。

4. 多巴酚丁胺(dobutamine)　多巴酚丁胺是一种能够引起血管舒张的正性肌力药。它主要通过作用于 β_1 肾上腺素受体,增强正性肌力和变时性,同时减少左心室充盈压。在心力衰竭患者中,这会减少心脏的交感神经活动。然而,其微弱的 α 和 β_2 肾上腺素受体效应会导致整体的血管扩张,还通过反射性血管舒张来弥补心输出量的增加。总体效应是心输出量提高,外周血管阻力减小,可能伴有轻微的血压下降。与多巴胺不同,多巴酚丁胺不会通过促使内源性去甲肾上腺素的释放来发挥作用,而是直接作用于心脏。

多巴酚丁胺适用于器质性心脏病时心肌收缩力下降引起的心力衰竭,包括心脏直视手术后所致的低心输出量综合征,作为短期支持治疗。常以 2.5~10μg/(kg·min)的速度静脉滴注。剂量<15μg/(kg·min)时,心率和外周血管阻力基本无变化;偶用 >15μg/(kg·min),应注意过大剂量

可增加心率产生心律失常的风险。可出现心悸、胸痛、恶心、头痛、呼吸急促等不良反应。如果出现血压升高和心搏加快等症状,通常与用药剂量相关,建议减少用药量或者停止使用药物。

(三)磷酸二酯酶抑制剂

1. 氨力农 因其不良反应,已较少临床应用。

2. 米力农(milrinone) 是一种抑制心肌和血管平滑肌中环磷酸腺苷磷酸二酯酶Ⅲ的选择性抑制剂。它具有增强心肌收缩力和扩张血管的效果,几乎没有变时作用。在产生这些作用所需的药物浓度下,米力农主要通过抑制心肌和血管平滑肌中环磷酸腺苷的降解,从而提高其在细胞内的浓度,增强心肌的收缩力,同时直接扩张血管。米力农的这种作用与心肌细胞内 Ca^{2+} 浓度升高和心肌收缩力增强有关,也与导致血管平滑肌松弛的环磷酸腺苷依赖的蛋白磷酸化机制相一致。此外,除了增强心肌收缩力和扩张血管外,米力农还通过改善左心室舒张期的松弛来改善舒张功能。适用于急性失代偿性心力衰竭、急性心肌梗死并发的急性心力衰竭、终末期心力衰竭、顽固性心力衰竭、心脏外科围手术期、左右心衰合并的肺动脉高压。负荷剂量为 50μg/kg(5~10min 缓慢静脉推注)。维持剂量为 0.375~0.750μg/(kg·min)静脉滴注,每日总量应控制在 1.13mg/kg 以内。肾功能不全患者应酌情减量。常见不良反应有室性心律失常、低血压、心绞痛、胸痛、头痛,少见不良反应有低血钾、震颤和血小板减少。

3. 奥普力农(olprinone) 作用机制类似于米力农,但存在一些区别。不同之处在于奥普力农分子结构中包含甲基和氰基,这些部分嵌入到酰胺区域,增强了它与目标的亲和力,使其更有效地增强心肌的收缩力和扩张血管。此外,奥普力农还表现出更强的能力来扩张颈动脉和脑血管,从而更好地改善脑部的血液供应。负荷剂量为 10μg/kg(5~10min 缓慢静脉推注),维持剂量为 0.1~0.3μg/(kg·min)静脉滴注,或者无须静脉推注,直接 0.1~0.3μg/(kg·min)静脉滴注;对收缩压 <100mmHg 的患者建议直接静脉滴注 0.1~0.3μg/(kg·min),每日总量应控制在 0.6mg/kg

以内。

4. 依诺昔酮(enoximone) 作用机制与米力农相似,但作用效果优于米力农。它是一种新型磷酸二酯酶Ⅲ抑制剂,系咪唑酮类衍生物,具有正性肌力和扩张血管的作用,且很少引起症状性低血压。用 0.9% 氯化钠注射液稀释,成人负荷剂量为 0.5~1.0mg/kg(速度 <12.5mg/min),维持剂量为 5~20μg/(kg·min)静脉滴注,每日总量应控制 24mg/kg 以内。

常见不良反应为恶心、呕吐和腹泻。少见不良反应为头痛、失眠、寒战、少尿、发热、尿潴留和肢体痛。同时,也有报道称可能引发血小板减少和肝功能异常。罕见不良反应有室性和室上性心动过速、异位搏动及低血压。

(四)钙离子增敏剂

左西孟旦(levosimendan)通过提高钙离子与心肌肌钙蛋白 C 之间的敏感性,使心肌获得更强的收缩力,而不增加细胞内钙浓度,从而提高心肌收缩力,而不增加心肌的氧耗。同时,左西孟旦激活血管平滑肌细胞内的 K^+-ATP 通道,导致冠状动脉和外周血管扩张,改善冠脉的灌注,降低心脏后负荷。左西孟旦还通过开放包括心脏在内的多个器官的线粒体 K^+-ATP 通道,减少细胞内自由基的生成,从而对缺血再灌注损伤具有保护作用。此外,左西孟旦还具有其他药理作用,包括激活一氧化氮合酶、抑制氧化应激和细胞凋亡,以及调节细胞自噬。它还对肾脏循环产生直接作用,诱导肾血管扩张,增加肾脏的血流量。在较高剂量下,该药物还具有磷酸二酯酶Ⅲ抑制剂的作用。

左西孟旦适用于传统治疗疗效不佳,并且需要增加心肌收缩力的急性失代偿心力衰竭的短期治疗。负荷剂量为 6~12μg/kg(>10min 缓慢静脉推注),维持剂量为 0.1μg/(kg·min)。对于同时应用血管扩张剂和 / 或正性肌力药物的患者,治疗初期的推荐负荷剂量为 6μg/kg。在负荷剂量给药时和持续给药开始 30~60 分钟内,应观察患者的反应,如反应过度(低血压、心动过速),应将输注速率减至 0.05μg/(kg·min)或停止给药。如初始剂量耐受性好且需要增强血流动力学效应,则输注速率可增至 0.2μg/(kg·min)。也可以直接静脉输注,不用负荷剂量可以减少低血压的发生率。对处于急性失代偿期的严重慢性心衰患者,持续给药时间通常为 24 小时。

不良反应包括头痛、低血压、室性心动过速、低钾血症、失眠、头晕、心动过速、期前收缩、心衰、心肌缺血、恶心、便秘、腹泻、呕吐、血红蛋白减少。

二、研究进展

【DOREMI 试验】

1. 研究设计　这是一项单中心、双盲的随机对照试验。纳入了 192 例心原性休克(SCAI B 级及以上)患者。患者按 1 : 1 随机分为 2 组:①米力农组($n=96$),剂量分为 5 个阶段,对应的多巴酚丁胺浓度分别为 2.5μg/(kg·min)、5.0μg/(kg·min)、7.5μg/(kg·min)、10.0μg/(kg·min)和大于 1.0μg/(kg·min);② 多巴酚丁胺组($n=96$),剂量分为 5 个阶段,对应的米力农浓度分别为 0.125μg/(kg·min)、0.250μg/(kg·min)、0.375μg/(kg·min)、0.500μg/(kg·min)和大于 0.500μg/(kg·min)。治疗团队根据临床判断调整剂量。主要终点为任何原因的住院死亡、心脏骤停、接受心脏移植或机械循环辅助、非致死性心肌梗死、神经专科医师确诊的短暂性脑缺血发作或脑卒中,或开始行肾脏替代治疗的复合。

2. 研究结果与结论　在主要复合终点方面,两组患者无统计学显著差异($RR=0.90$, $95\%CI$ 0.69~1.19, $P=0.47$)。单独各项两组间均无统计学显著差异(住院死亡: $HR=0.85$, $95\%CI$ 0.60~1.21;心脏骤停: $HR=0.78$, $95\%CI$ 0.29~2.07;接受机械循环辅助: $HR=0.78$, $95\%CI$ 0.29~2.07;神经专科医师确诊的短暂性脑缺血发作或脑卒中: $HR=0.50$, $95\%CI$ 0.05~0.50;开始行肾脏替代治疗: $HR=1.39$, $95\%CI$ 0.73~2.67)。在药物不良反应方面,包括房性或室性心律失常、持续性低血压、增加血管活性药物的剂量或加用新的升压药等,两组间无统计学显著差异。该试验证实在心原性休克患者中,米力农和多巴酚丁胺的疗效没有差异。

【SEISMiC 试验】

伊斯塔肟(istaroxime)通过抑制 Na^+-K^+-ATP 酶增加细胞内游离 Ca^{2+} 浓度来增加心肌收缩力,同时也可以激动肌质网钙泵,加速舒张期细胞内游离 Ca^{2+} 的清除,发挥正性舒张作用。因此,伊斯塔肟被认为具有增强心肌收缩和改善心肌舒张功能的作用。既往研究发现伊斯塔肟在改善左室的舒张和收缩功能方面表现出显著的疗效,并且能够在减低心率的同时提高血压,为治疗急性心力衰竭患者的低血压和低心输出量提供了新的治疗策略。

1. 研究设计　这是一项多中心、随机、双盲、安慰剂对照的 II 期临床试验。纳入了(SCAI B 期)60 例心原性休克患者(严重心衰引起,收缩压为 75~90mmHg),分为 2 组:①伊斯塔肟组($n=30$),1g/(kg·min)或 1.5g/(kg·min),输注 24 小时;②安慰剂组($n=30$)。主要终点为输注开始 6 小时内收缩压曲线下面积的差异。

2. 研究结果与结论　在主要终点方面,接受治疗后的 6 小时内,伊斯塔肟组患者的收缩压与对照组相比获得显著改善。在药物不良反应方面,包括心律失常或肾功能恶化,两组之间未见显著差异。

三、实用技巧

【正性肌力药物的临床适应证】

正性肌力药物常被作为临床治疗心力衰竭的重要手段,2023 年《晚期心力衰竭患者中正性肌力药物的应用:欧洲心脏病学会心力衰竭协会临床专家共识》明确了正性肌力药物的临床适用范围,包括急性心力衰竭、慢性心力衰竭急性恶化,以及晚期心力衰竭患者。正性肌力药物适用于低心排导致的持续性低血压和 / 或组织低灌注(已排除低血容量)者。值得强调的是,绝大多数情况下,正性肌力药物仅适用于射血分数降低的心力衰竭患者,原则上并不用于射血分数正常的心力衰竭患者。指南指出在没有急性严重失代偿的晚期心力衰竭患者中,以下几种临床情况可考虑使用正性肌力药物：①持续性充血，祥利尿剂或联合利尿剂治疗无效；②植入左心辅助装置或心脏移植术前脏器功能的评估、改善和桥接治疗；③无法或无条件进行左心室辅助装置植入或心脏移植术的晚期心力衰竭患者的姑息治疗。

与上述专家共识相类似，2018 年《低心排血量综合征中国专家共识》也推荐对于低心排患者出现脏器灌注不全时可使用正性肌力药物（Ⅱa，C）。《急性心力衰竭中国急诊管理指南（2022）》也同样推荐静脉正性肌力药物适用于心输出量降低导致组织器官低灌注的左心室射血分数降低的患者（Ⅱa，B）。同时，该指南还提出在氧疗、利尿和可耐受性血管扩张剂治疗的情况下仍有肺水肿的患者，也可静脉应用正性肌力药物（Ⅱb，C）。针对慢性心力衰竭急性恶化患者，2022 年《慢性心力衰竭加重患者的综合管理专家共识》推荐静脉正性肌力药物适用于低血压（收缩压<90mmHg）和 / 或组织器官低灌注的患者（Ⅱb，C）。针对晚期心力衰竭患者，我国专家提出在持续性充血，祥利尿剂或联合利尿剂治疗无效的情况下，除了要强调有容量负荷的加重外，患者还要同时存在低心输出量和 / 或组织器官低灌注的情况下才能够使用正性肌力药物。单纯容量负荷过重或利尿剂抵抗的患者，仍应以减轻容量负荷为主，应积极调整利尿剂的给药途径、剂量及联合用药，如果利尿药效果仍不佳，可考虑进一步行超滤或者血滤等方法，而不能以正性肌力药物来替代利尿药使用。

【各类正性肌力药物的应用技巧】

1. 强心苷类药物 《2016 年欧洲心脏病学会急 / 慢性心力衰竭治疗指南》推荐对于心衰合并心房颤动患者，尤其是纽约心功能Ⅳ级合并急性心衰发作的情况下，可以考虑静脉推注去乙酰毛花苷以减缓心室率（Ⅱa，B）。2019 年《洋地黄类药物临床应用中国专家共识》推荐使用强心苷类药物来控制心力衰竭合并心房颤动患者的室率。《2021 年欧洲心脏病学会急 / 慢性心力衰竭治疗指南》推荐地高辛也适用于已应用利尿剂、血管紧张素转换酶抑制剂 / 血管紧张素受体阻滞剂 / 血管紧张素受体脑啡肽酶抑制剂、β 受体阻滞

和醛固酮受体阻滞剂的基础上，仍有心力衰竭症状的射血分数降低心力衰竭（LVEF≤40%）患者（Ⅱb，B）。需要注意的是，强心苷类药物的治疗窗较窄，应小剂量使用，用药期间应监测患者的症状、心率、肾功能、电解质和地高辛浓度，推荐的血药浓度范围为 0.5~0.9μg/L。

2. 儿茶酚胺类药物 多巴胺和多巴酚丁胺目前仅可用于短期应用以稳定慢性心衰急性发作时的血流动力学，超过 72 小时的连续使用可能导致耐药，甚至增加死亡风险。多巴胺的应用仅适用于心率不是很快且心律失常风险不高的心力衰竭患者。《中国心力衰竭诊断和治疗指南 2018》不建议正在应用 β 受体阻滞剂的患者使用多巴酚丁胺和多巴胺（Ⅱb，C）。

去甲肾上腺素主要作用于 α1 受体，对 β1 受体的影响较弱，因此具有升压效应，但对心率的影响相对较小。在心原性休克情况下，首选使用去甲肾上腺素以维持患者的收缩压。但在慢性心力衰竭患者中，去甲肾上腺素的使用较为罕见。在晚期心力衰竭患者中，由于长期应用 β 受体阻滞剂，对 β 受体激动剂的反应可能会减弱。因此，不建议在这类患者心力衰竭加重时使用 β 受体激动剂作为治疗选择，而可以考虑选择钙离子增敏剂或磷酸二酯酶Ⅲ抑制剂类正性肌力药物。

3. 磷酸二酯酶抑制剂 磷酸二酯酶抑制剂在动物实验和心力衰竭患者中都被证实具有正性肌力、血管扩张和利尿的作用。但目前的临床研究尚未明确证实磷酸二酯酶抑制剂在心力衰竭患者中能够提供额外的益处。PROMISE 和 OPTIME-CHF 试验均不支持米力农被作为慢性心力衰竭急性恶化标准治疗的附加剂而被常规使用。依诺昔酮是一种新型咪唑酮类磷酸二酯酶Ⅲ抑制剂。ESSENTIAL 试验结果表明，在 NYHA 分级Ⅲ~Ⅳ级、射血分数≤30% 的心力衰竭患者中使用依诺昔酮是安全的，但并未观察到临床结局的明显改善。目前也尚无大规模临床试验结果能够证实依诺昔酮对心力衰竭患者的症状或生存率有所改善。磷酸二酯酶抑制剂的药理作用是在 β1 受体下游，因此，对于长期使用 β 受体阻滞剂的心力衰竭患者，这类药物是一个可供选择的合适的治疗方案。《中国心力衰竭诊断和治疗指南

2018》推荐心力衰竭患者米力农的使用时间应控制在 3~5 天（Ⅱb，C）。

　　4. 钙离子增敏剂　根据左西孟旦的药理特性和目前的循证医学证据，2021 年中国《钙增敏剂在心力衰竭中的临床应用专家建议》建议在明确存在正性肌力药物使用适应证的心力衰竭患者中，若存在以下情况应将左西孟旦作为首选药物：①缺血性心肌病或急性冠脉综合征患者；②合并右心力衰竭和 / 或肺动脉高压患者；③长期使用 β 受体阻滞剂的患者；④合并心肾综合征的患者；⑤心原性休克患者；⑥心脏外科术后患者；⑦脓毒性心肌病患者；⑧晚期心力衰竭患者（间断使用）。需要特别指出，对于急性心肌梗死的患者，使用正性肌力药物时需要谨慎。对于 ST 段抬高心肌梗死伴急性心力衰竭的患者，使用左西孟旦改善心肌收缩，有助于改善患者的耐受性，并不会增加心律失常的风险。而对于急性心肌梗死伴心原性休克的患者，虽然使用左西孟旦改善心功能和血流动力学参数，但对生存预后的益处尚不明确。

（王晓朦）

参考文献

［1］MATHEW R, DI SANTO P, JUNG R G, et al. Milrinone as compared with dobutamine in the treatment of cardiogenic shock［J］. N Engl J Med, 2021, 385（6）: 516-525.

［2］FORZANO I, MONE P, MOTTOLA G, et al. Efficacy of the new inotropic agent istaroxime in acute heart failure［J］. J Clin Med, 2022, 11（24）: 7503.

［3］METRA M, CHIONCEL O, COTTER G, et al. Safety and efficacy of istaroxime in patients with acute heart failure-related pre-cardiogenic shock: A multicentre, randomized, double-blind, placebo-controlled, parallel group study（SEISMiC）［J］. Eur J Heart Fail, 2022, 24（10）: 1967-1977.

［4］GUSTAFSSON F, DAMMAN K, NALBANTGIL S, et al. Inotropic therapy in patients with advanced heart failure. A clinical consensus statement from the Heart Failure Association of the European Society of Cardiology［J］. Eur J Heart Fail, 2023, 25（4）: 457-468.

［5］中国医师协会心脏重症专家委员会. 低心排血量综合征中国专家共识［J］. 解放军医学杂志, 2017, 42（11）: 933-944.

［6］中国医疗保健国际交流促进会急诊医学分会, 中华医学会急诊医学分会, 中国医师协会急诊医师分会, 等. 急性心力衰竭中国急诊管理指南（2022）［J］. 中国急救医学, 2022, 23（8）: 519-547.

［7］中国老年医学学会心电及心功能分会, 中国医师协会心血管内科分会, 中国心衰中心联盟专家委员会. 慢性心力衰竭加重患者的综合管理中国专家共识 2022［J］. 中国循环杂志, 2022, 37（3）: 215-225.

［8］PONIKOWSKI P, VOORS A A, ANKER S D, et al. 2016 ESC Guidelines for the diagnosis and treatment of acute and chronic heart failure: The Task Force for the diagnosis and treatment of acute and chronic heart failure of the European Society of Cardiology（ESC）Developed with the special contribution of the Heart Failure Association（HFA）of the ESC［J］. Eur Heart J, 2016, 37（27）: 2129-2200.

［9］中华医学会心血管病学分会, 中华心血管病杂志编辑委员会. 洋地黄类药物临床应用中国专家共识［J］. 中华心血管病杂志, 2019, 47（11）: 857-864.

［10］MCDONAGH T A, METRA M, ADAMO M, et al. 2021 ESC Guidelines for the diagnosis and treatment of acute and chronic heart failure［J］. Eur Heart J, 2021, 42（36）: 3599-3726.

［11］中华医学会心血管病学分会心力衰竭学组, 中国医师协会心力衰竭专业委员会, 中华心血管病杂志编辑委员会. 中国心力衰竭诊断和治疗指南 2018［J］. 中华心力衰竭和心肌病杂志, 2018, 2（4）: 196-225.

［12］PACKER M, CARVER J R, RODEHEFFER R J, et al. Effect of oral milrinone on mortality in severe chronic heart failure. The PROMISE Study Research Group［J］. N Engl J Med, 1991, 325（21）: 1468-1475.

［13］CUFFE M S, CALIFF R M, ADAMS K F, et al. Short-term intravenous milrinone for acute exacerbation of chronic heart failure: A randomized controlled trial［J］. JAMA, 2002, 287（12）: 1541-1547.

［14］METRA M, EICHHORN E, ABRAHAM W T, et al. Effects of low-dose oral enoximone administration on mortality, morbidity, and exercise capacity in patients with advanced heart failure: The randomized, double-blind, placebo-controlled, parallel group ESSENTIAL trials［J］. Eur Heart J, 2009, 30（24）: 3015-3026.

[15] CHOLLEY B, LEVY B, FELLAHI J L, et al. Levosimendan in the light of the results of the recent randomized controlled trials: an expert opinion paper [J]. Crit Care, 2019, 23 (1): 385.

[16] 中国医师协会心血管内科医师分会心力衰竭学组, 苏州工业园区心血管健康研究院. 钙增敏剂在心力衰竭中的临床应用专家建议 [J]. 中华心血管病杂志 (网络版), 2021, 4 (1): 1-5.

[17] 中国医师协会心血管内科医师分会, 中国心血管健康联盟, 心肌梗死后心力衰竭防治专家共识工作组. 2020 心肌梗死后心力衰竭防治专家共识 [J]. 中国循环杂志, 2020, 35 (12): 1166-1180.

[18] 杨宝峰, 陈建国. 药理学 [M]. 3 版. 北京: 人民卫生出版社, 2015.

[19] 阿里·达巴格, 法拉达·埃斯迈利安, 萨里·阿兰奇. 成人心脏外科术后重症监护学 [M]. 2 版. 张培德, 译. 山东: 山东科学技术出版社, 2021.

[20] EISEN H. Heart failure: A comprehensive guide to pathophysiology and clinical care [M]. London: Springer, 2017.

[21] UHLIG K, EFREMOV L, TONGERS J, et al. Inotropic agents and vasodilator strategies for the treatment of cardiogenic shock or low cardiac output syndrome [J]. Cochrane Database Syst Rev, 2020, 11 (11): CD009669.

[22] AIMO A, CASTIGLIONE V, VERGARO G, et al. The place of vericiguat in the landscape of treatment for heart failure with reduced ejection fraction [J]. Heart Fail Rev, 2022, 27 (4): 1165-1171.

[23] METRA M, PAGNESI M, CLAGGETT B L, et al. Effects of omecamtiv mecarbil in heart failure with reduced ejection fraction according to blood pressure: The GALACTIC-HF trial [J]. Eur Heart J, 2022, 43 (48): 5006-5016.

[24] 吕思奇, 于丽天. 正性肌力药在心力衰竭治疗中的应用进展 [J]. 中华心力衰竭和心肌病杂志, 2018, 2 (2): 122-125.

第 5 节　镇静镇痛药物

镇痛镇静治疗是 ICU 治疗的重要组成部分。心脏重症患者最大的特点是心功能存在不同程度的受损, 任何增加心脏及全身氧耗的情况都会加重患者病情的恶化。通过镇痛镇静的治疗, 一方面减轻 / 解除患者的疼痛、焦虑、躁动甚至谵妄, 另一方面更重要的是降低患者心脏及全身的氧耗, 减轻各器官的代谢负担, 为治疗赢得时间, 等待心脏及各重要脏器功能的恢复。镇痛镇静时, 首先需要尽可能祛除导致患者疼痛、焦虑和躁动的诱因, 然后对患者定期进行疼痛和烦躁评估, 给予适当的镇痛镇静治疗。但镇痛镇静药物对心血管系统的不利作用, 例如心动过缓、低血压、心肌抑制、胃肠蠕动减弱等也应予以重视并权衡利弊。本节主要探讨心脏外科围手术期和重症监护使用的镇痛镇静药物。

一、知识要点

（一）镇痛的评估

镇痛治疗是镇静治疗的基础。绝大部分患者烦躁的原因是疼痛或身体不适。心脏外科术后的疼痛或不适常与手术、术后引流管、气管插管、IABP 或 ECMO 置管、咳嗽、呼吸锻炼及康复互动相关。但在实施镇痛前需要对患者常规进行疼痛评估。有研究表明对患者进行疼痛评估, 有助于进行恰当的镇痛治疗, 缩短 ICU 住院时间、机械通气时间、降低呼吸机相关性肺炎的发生率。

1. 常用的镇痛评估方法　包括数字评分尺 (Numeric Rating Scale, NRS) (图 2-5-1), 行为疼痛量表 (Behavioral Pain Scale, BPS) (表 2-5-1) 及重症监护疼痛观察量表 (Critical-Care Pain Observation Tool, CPOT) (表 2-5-2) 等。

2. 镇痛目标　对清醒或机械通气且能自主表达的患者, NRS 有较好的疼痛评价效果, 其目标值为 <4 分。对于机械通气不能表达但又有躯体运动功能, 行为可以观察的重症患者, 可应用 BPS 评分或 COPT 评分, 其目标分值为 BPS 评分 <5 分或 CPOT<3 分。尤其对于心脏外科术后的患者, COPT 评分在疼痛评估方面有较高的可靠性和有效性。

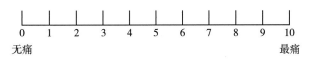

图 2-5-1　数字疼痛评分尺（NRS）

表 2-5-1　行为疼痛量表（BPS）

项目	1 分	2 分	3 分	4 分
面部表情	放松	部分紧张	完全紧张	扭曲
上肢运动	无活动	部分弯曲	手指、上肢完全弯曲	完全回缩
通气依从性（插管）	完全能耐受	呛咳,大部分时间能耐受	对抗呼吸机	不能控制通气
发声（非插管）	无疼痛相关发声	呻吟≤3 次/min 且每次持续时间≤3s	呻吟 >3 次/min 或每次持续时间 >3s	咆哮或使用"哦""哎哟"等言语抱怨,或屏住呼吸

表 2-5-2　重症监护疼痛观察量表（CPOT）

指标	描述		评分
面部表情	未观察到肌肉紧张	自然、放松	0
	表现出皱眉、眉毛放低、眼眶紧绷和提肌收缩	紧张	1
	以上所有的面部变化加上眼睑轻度闭合	扮怪相	2
体动	不动（并不代表不存在疼痛）	无体动	0
	缓慢、谨慎地运动,触碰或抚摸疼痛部位,通过运动寻求关注	保护性体动	1
	拉拽管道,试图坐起来,运动肢体/猛烈摆动,不遵从指挥命令,攻击工作人员,试图从床上爬出来	烦乱不安	2
肌肉紧张（通过被动弯曲和伸展来评估）	对被动运动不抵抗	放松	0
	对被动的运动动作抵抗	紧张和肌肉僵硬	1
	对被动的运动动作剧烈抵抗,无法完成	非常紧张或僵硬	2
对呼吸机的顺应性	无警报发生,舒适地接受机械通气	耐受呼吸机或机械通气	0
	警报自动停止	咳嗽但是耐受	1
	不同步:机械通气阻断,频繁报警	对抗呼吸机	2
或发声（拔管后的患者）	用正常腔调讲话或不发声	正常腔调讲话或不发声	0
	叹息,呻吟	叹息,呻吟	1
	喊叫,啜泣	喊叫,啜泣	2
总分范围			0~8

（二）常见镇痛药物

阿片类药物为强效中枢镇痛药物之一,具有镇痛效果强、起效快、可调性强、价格低廉等优势,是心脏外科术后镇痛治疗中的基本药物。目前常用的阿片类药物包括:吗啡、芬太尼、瑞芬太尼、舒芬太尼、布托啡诺、地佐辛、氢吗啡酮及美沙酮等

（表 2-5-3）。阿片类药物的不良反应主要是呼吸抑制、低血压和胃肠蠕动减慢。非阿片类药物主要包括:对乙酰氨基酚、氯胺酮、非甾体抗炎药等。非阿片类药物可以作为疼痛的辅助治疗。但应警惕非甾体抗炎药对增加心脏重症患者的心血管事件的发生风险、出血风险及对胃肠道系统的影响。

表 2-5-3　常用阿片类镇痛药物的特点

阿片类药物	起效时间/min	半衰期	负荷剂量	维持剂量	注意事项
吗啡	5~10	3~4h	2~4mg	2~30mg/h	剂量蓄积可造成肝肾功能损伤；可引起组织组胺释放
芬太尼	1~2	2~4h	0.35~0.5μg/kg	0.7~10μg/（kg·h）	剂量蓄积可造成肝功能损伤；不释放组胺；和吗啡相比，更少出现低血压
瑞芬太尼	1~3	3~10min	0.5~1μg/kg，静脉注射（>1min）	0.02~0.15μg/（kg·min）	对肝肾功能无损伤；若实际体质量 >130% 理想体质量，使用理想体质量计算用量
舒芬太尼	1~3	13h	0.2~0.5μg/kg	0.2~0.3μg/（kg·h）	剂量个体差异性较大，应个体化给药，分布半衰期短，代谢半衰期长，长时间使用可能增加机械通气时间
布托啡诺	1~2	4.7~5.8h	5~10mg	10~20μg/min	有肝肾损伤的患者应减少初始剂量，随后剂量根据患者反应调整；该药物会增加肺血管阻力，增加心脏负荷

1. 阿片类药物

（1）吗啡：阿片类镇痛药物，作用于中枢神经系统。在镇痛的同时还能改善由疼痛引起的焦虑、紧张、恐惧等情绪，产生镇静作用，提高患者对疼痛的耐受性。治疗量的吗啡可明显降低呼吸中枢对 CO_2 的敏感性，导致呼吸减慢，潮气量减小，这是急性中毒致死的主要原因。吗啡还可扩张全身血管引起体位性低血压、便秘、兴奋胆道奥狄（Oddi）括约肌使胆道内压增加等。

（2）芬太尼：是一种脂溶性较强的阿片类镇痛药，镇痛效价是吗啡的 100~180 倍，具有镇痛作用强、起效速度较快的特点。芬太尼与神经元上的阿片受体结合后，抑制 Ca^{2+} 内流，导致突触小泡无法与突触前膜接触，阻止痛觉冲动的传递，从而缓解疼痛。但是芬太尼的分布容积较大，容易蓄积，不宜作为长期镇痛治疗的药物。

（3）瑞芬太尼：为新型 μ 型阿片类受体激动剂，它主要与 α1 酸性糖蛋白结合，在人体内 1 分钟左右迅速达到血 - 脑平衡，在组织和血液中被迅速水解，故起效快，维持时间短，恢复迅速，无蓄积作用。瑞芬太尼的镇痛作用及其不良反应呈剂量依赖性。近年来有研究发现瑞芬太尼能缩短机械通气时间及 ICU 住院时间。瑞芬太尼对呼吸也有抑制作用，但持续时间短，停止输注后 3~5 分钟恢复自主呼吸，也可引起肌僵硬，但发生率较低。

（4）舒芬太尼：是芬太尼 N-4 取代的衍生物，脂溶性强，是芬太尼家族在中镇痛效果最强的阿片类药物，其镇痛效果是芬太尼的 5~10 倍。舒芬太尼起效快，蓄积小，对呼吸抑制作用小。虽然其消除半衰期较芬太尼短，但由于与阿片受体的亲和力较芬太尼强，因而不仅镇痛强度更大，而且作用持续时间也更长（约为芬太尼的 2 倍）。

（5）布托啡诺：是一种新型混合阿片类受体激动与拮抗剂，其作用机制主要是通过激动受体 κ 受体，产生镇痛作用，同时对 μ 受体也产生激动和拮抗的双重作用，减轻 μ 受体激动所致的胃肠抑制、呼吸抑制、免疫抑制等。布托啡诺的镇痛效价是吗啡的 5~8 倍，同时有一定的镇静效果。重度疼痛时，布托啡诺可以和强阿片类镇痛药物例如芬太尼等联合使用，有利于降低强阿片类药物的不良反应。

2. 非阿片类药物

（1）对乙酰氨基酚：又称为扑热息痛，是一种苯胺衍生的解热镇痛药物，可暂时缓解轻度到中度的疼痛和发热。它可以通过抑制前列腺素的合成,减少前列腺素 E_1(PGE_1)、缓激肽和组胺等的合成和释放,从而达到解热镇痛作用。有研究认为静脉注射对乙酰氨基酚可作为胸骨正中切开患者镇痛的辅助药物,减轻心脏术后的疼痛,但不能减少阿片类药物的用量。剂量 10~15mg/kg,每 6 小时 1 次。使用剂量过大时,可引起肝脏损害。

(2)氯胺酮:是一种苯环利啶衍生物,主要通过 N-甲基-D-天冬氨酸(NMDA)受体抑制发挥作用。在低剂量(0.1~0.3mg/kg)时,氯胺酮主要产生镇痛作用。较高剂量(≥1.0mg/kg)会出现解离麻醉和引起幻觉的(指药物)效应,它对心脏呼吸抑制的潜力较低。有一项系统评价分析显示,氯胺酮作为镇痛镇静的辅助用药有可能减少术后 ICU 机械通气患者的阿片类镇痛药物的使用。近年来也有研究认为,氯胺酮能减少体外循环心脏手术后出现的谵妄状态。

(3)非甾体抗炎药:是一类不含有甾体结构的抗炎药,通过抑制环氧合酶,减少炎性介质前列腺素的生成,产生抗炎、镇痛、解热的作用。镇痛作用部位主要在外周。可引起消化道出血、凝血功能异常、骨髓抑制等情况发生,此外还会导致梗死的心肌愈合受损,增加透壁患者的病死率,以及再梗塞发生率,不推荐冠心病患者使用此类药物镇痛。

（三）镇静的评估

镇静治疗是心脏围手术期重要的治疗措施之一。心脏病患者大多数心肺功能储备低,同时可能还合并高血压、糖尿病等慢性基础疾病,呼吸功能、肝肾功能减退。心脏手术创伤大、时间长、介入操作多,以及体外循环、术中失血等情况,可能导致患者处于应激状态,血流动力学不稳定。适当镇静治疗可以减少患者应激反应,降低机体氧耗,维持血流动力学稳定性。

1. 常用的镇静评估方法　主观镇静评分方法有 Richmond 躁动-镇静评分(Richmond Agitation-Sedation Scale, RASS)(表 2-5-4)、Ramsay 评分、镇静-躁动评分(Sedation-Agitation Scale, SAS)(表 2-5-5)。RASS 评分和 SAS 评分相关性最

表 2-5-4　Richmond 躁动-镇静评分(RASS 评分)

分值	分级	描述
+4	有攻击性	非常有攻击性,暴力倾向,对医务人员造成危险
+3	非常躁动	非常躁动,拔除各种导管
+2	躁动焦虑	身体激烈移动,无法配合呼吸机
+1	不安焦虑	焦虑紧张,但身体活动不剧烈
0	清醒平静	清醒自然状态
−1	昏昏欲睡	没有完全清醒,声音刺激后有眼神接触,可保持清醒超过 10s
−2	轻度镇静	声音刺激后能清醒,有眼神接触,保持清醒 <10s
−3	中度镇静	声音刺激后能睁眼,但无眼神接触
−4	深度镇静	声音刺激后无反应,但疼痛刺激后能睁眼或运动
−5	不可唤醒	对声音及疼痛刺激均无反应

表 2-5-5　镇静-躁动评分(SAS 评分)

分值	分级	描述
7	危险躁动	拉拽气管内插管,试图拔除各种导管,翻越床栏,攻击医护人员,在床上辗转挣扎
6	非常躁动	需要保护性束缚并反复语言提示劝阻,咬气管插管
5	躁动	焦虑或身体躁动,经言语提示劝阻可安静
4	安静合作	容易唤醒,服从指令
3	镇静	嗜睡,语言刺激或轻轻摇动可唤醒并能服从简单指令,但又迅速入睡
2	非常镇静	对躯体刺激有反应,不能交流及服从指令,有自主运动
1	不能唤醒	对恶性刺激无或仅有轻微反应,不能交流及服从指令

好,且简单易于操作,能指导镇静药物剂量的调整。客观评估法有脑电双频指数(Bispectral Index, BIS)、肌肉活动评分法(Motor Activity Assessment Scale, MAAS)等。BIS 可作为肌松患者镇静评估的客观指标。

2. 镇静的目标　心脏围手术期镇静的目标通常是患者达到"镇静,能唤醒且服从指令"的状态(浅镇静),RASS 评分在 -2~0 分或者 SAS 评分 3~4 分;当需要深镇静时,RASS 评分 -4~-3 分,SAS 评分 2 分;当合并时候用神经-肌肉阻滞剂时,RASS 评分 -5 分,SAS 评分 1 分。

(四)常见镇静药物

临床常用的镇静药物有苯二氮䓬类、丙泊酚和右美托咪定(表 2-5-6)。给患者选用镇静药物时,要动态评估患者循环、呼吸及肝肾功能,根据镇痛药物的代谢特点,选取合适的药物及剂量,避免诱发或者加重血流动力学不稳定。

1. 苯二氮䓬类药物　是中枢神经系统 γ 氨基丁酸受体激动剂。具有抗焦虑、遗忘、镇静、催眠和抗惊厥的作用,有特异性受体拮抗剂氟马西尼。苯二氮䓬类药物对循环的影响主要源于外周血管扩张,回心血血量的减少,但时间短暂,低血容量患者影响更显著。临床常用的苯二氮䓬类药物为地西泮、咪达唑仑。

(1)地西泮:单次给药起效快,可用于急性躁动患者,但半衰期长,反复给药容易蓄积,故不适合持续镇静。

(2)咪达唑仑:与 GABA 受体旁 BZ 受体结合,作用于共同的氯离子通道,细胞膜电位超级化。当与 α_1 亚基结合产生镇静、顺行性遗忘及抗惊厥(大脑皮质),当与 α_2 亚基结合产生抗焦虑(边缘系统)、肌肉松弛(脊髓系统)的作用。咪达唑仑具有水溶性、起效快、持续时间短、血浆清除率高的特点,可以联合其他镇痛镇静药物使用减低彼此不良反应。

2. 丙泊酚　与 GABA 受体的 β 亚基结合,增强氯电流产生催眠;激活海马 GABA 受体,抑制释放乙酰胆碱产生镇静等。镇静深度呈剂量依赖,半衰期短,停药后迅速清醒,不易产生谵妄。但在静脉注射时可能出现暂时的循环或呼吸抑制,心功能差、血容量不足的患者更明显。

3. 右美托咪定　是选择性 α_1 受体激动剂,通过移植蓝斑核去甲肾上腺素释放和竞争性结合 α_2 受体,起到减轻交感神经兴奋、抗焦虑和轻度镇痛镇静作用。由于其不作用于脑干上行系统和 GABA 受体,患者更容易被唤醒,呼吸抑制较少。

表 2-5-6　常用的镇静药物特点

镇静药物	首剂后起效时间 /min	清除半衰期	首次剂量	维持剂量	不良反应	备注
地西泮	2~5	20~120h	5~10mg	0.03~0.1mg/kg	呼吸抑制;低血压	半衰期过长,不容易实现"浅镇静"策略,不推荐作为镇静一线选择
咪达唑仑	2~5	3~11h	0.01~0.05mg/kg	0.02~0.1mg/(kg·h)	呼吸抑制;低血压;可能导致谵妄	对循环影响小;酒精、药物戒断反应的一线选择
丙泊酚	1~2	快速清除 34~64min 缓慢清除 184~382min	5μg/(kg·min)	1~4mg/(kg·h)	低血压;呼吸抑制;高甘油三酯;输注点疼痛;丙泊酚输注综合征	儿童镇静时要特别注意丙泊酚输注综合征,高甘油三酯血症患者慎用,可以降低颅压,谵妄发生概率低
右美托咪定	5~10	1.8~3.1h	1μg/kg,超过 10min 缓慢输注	0.2~0.7μg/(kg·h)	心动过缓;低血压	可以预防、治疗谵妄,对循环呼吸影响小

最常见的不良反应是低血压和心动过缓。

（五）谵妄的评估

谵妄是多种原因引起的一过性的意识混乱状态并伴有认知功能障碍。短时间内出现意识障碍和认知能力改变是谵妄的临床特征。队列研究发现，60%~80% 机械通气患者和 20%~50% 非通气患者存在谵妄。谵妄是 ICU 患者预后不佳的独立危险因素，可能导致患者机械通气时间延长、ICU 和住院日期延长。

临床常用 ICU 患者意识模糊评估法（Confusion Assessment Method for the ICU，CAM-ICU）（表 2-5-7）和重症监护谵妄筛查量表（Intensive Care Delirium Screening Checklist，ICDSC）对患者的谵妄情况进行评估。对于 RASS≥–2 分的具有谵妄相关危险因素的患者进行谵妄评估，早预警，早防治。

（六）谵妄的治疗

谵妄的治疗无论对于患者还是对于医生，都是一个比较棘手的问题。首先，给予患者合适的镇痛镇静治疗，减少治疗过程中的不良刺激和痛苦。其次，要定期进行谵妄评分，及早发现并干预。再次，关注非药物的治疗，积极治疗原发病，减少引起谵妄的诱发因素，纠正可能导致脑部组织灌注不足的情况。通过改善睡眠及早期康复锻炼活动等措施减少谵妄的发生和持续。最后，当症状使患者感到痛苦或影响治疗时，可能需要药物介入来治疗谵妄。尽管经过几十年的研究和许多随机对照试验，我们仍没有发现可以有效预防或缩短谵妄的药。2018 年 ICU 内成人患者疼痛、躁动 / 镇静、谵妄、制动以及睡眠中断的管理（PADIS）指南建议不要使用氟哌啶醇、他汀类药物或氯胺酮来预防危重症患者的谵妄，同时应避免使用苯二氮䓬类药物。有研究发现右美托咪定的镇静能降低心脏外科术后谵妄的发生、延迟谵妄的出现和谵妄持续的时间。

表 2-5-7　ICU 患者意识模糊评估法（CAM-ICU）

临床特征	评价指标
1. 精神状态突然改变或波动	任一问题回答"是"，该特征为阳性 与基础水平相比患者的精神状态是否有突然变化？ 患者的精神状态（如 RASS、GCS 评分或以往的谵妄评估）在过去的 24h 内有无起伏波动？
2. 注意力不集中	注意力筛查试验，错误≥3 个该特征为阳性 数字测验："我读 10 个数字，你听到 1 时就握我的手" 用正常语调读数：8、1、7、5、1、4、1、1、3、6 患者在读"1"时未握手为错误 患者在读"1"以外的数字时握手也为错误
3. 意识水平变化	完全清醒以外的任何意识状态（即 RASS ≠ 0），该特征为阳性 正常：对周围环境完全知道，并且有适当的互动 警惕：过度的警戒状态 嗜睡 昏睡 昏迷
4. 思维无序	错误≥2 个该特征为阳性 A 组问题：　　　　　　　　　　　　B 组问题： 1）石头会漂在水面上吗？　　　　　1）树叶会漂在水面上吗？ 2）海里有鱼吗？　　　　　　　　　2）海里有大象吗？ 3）1kg 比 2kg 重吗？　　　　　　　3）2 斤比 1 斤重吗？ 4）你能用锤子砸钉子吗？　　　　　4）你能用锤子砍木头吗？ 5）指令：对患者说"举起这么多手指"（在患者面前举起 2 个手指），"现在用另一只手做同样的事"（不重复手指的数目）。如果患者不能移动手臂，要求患者"比这个多举一个手指"
诊断	1+2+3 或 4，可诊断患者存在谵妄

二、最新进展

【胸横肌平面阻滞在心脏手术中的应用：试点可行性研究】

1. 研究设计　这是一项单中心、前瞻性、随机、双盲、对照、可行性研究。所有 18~90 岁接受择期心脏手术的患者在手术后入住重症监护室时，被随机分为阻滞或标准护理对照组。在超声引导下，阻滞组患者根据体重，双侧接受 20ml 0.3% 或 0.5% 罗哌卡因胸横肌平面（TTP）阻滞。对照组不接受任何注射。主要可行性结果是招募率、依从性和不良事件。

2. 研究结果与结论　这项研究接触了 20 名患者，其中 19 名患者入组。每组有 8 名患者接受了预期的干预。所有符合条件的患者的招募率为 95%，治疗组的依从率为 94%。没有出现与阻滞相关的不良事件。12 小时时，阻滞组静息时的 NRS 疼痛评分平均值（标准差）为 3.3（3.2），而对照组为 5.6（3.2）。24 小时时，阻滞组和对照组的疼痛评分平均值（标准差）分别为 4.1（3.9）和 4.1（3.3）。阻滞组 24 小时氢吗啡酮给药量平均值（标准差）为 1.9（1.1）mg，对照组为 1.8（0.9）mg。TTP 阻滞是一种新颖的胸骨切开术后疼痛管理策略。结果显示了较高的患者招募率、依从性和满意度，并提供了一些支持安全性的初步数据。以后的研究需要更多的数据来比较重要的临床结局，如疼痛评分、患者满意度和术后阿片类药物使用的潜在不良反应，包括恶心和呕吐、呼吸系统并发症和术后机械通气时间延长的发生率。

【DEXACET 随机临床试验】

1. 研究设计　这是一项随机、安慰剂对照、析因临床试验，纳入 120 例在美国某中心接受体外循环冠状动脉旁路移植术（CABG）或 CABG/瓣膜联合手术的 60 岁或以上患者。患者被随机分配至 4 组中的 1 组，接受术后镇痛（每 6 小时 1 次静脉注射对乙酰氨基酚或安慰剂，持续 48 小时）和术后镇静（右美托咪定或丙泊酚，从胸部闭合开始，持续 6 小时）（对乙酰氨基酚和右美托咪定：$n=29$；安慰剂和右美托咪定：$n=30$；对乙酰氨基酚和丙泊酚：$n=31$；安慰剂和丙泊酚：$n=30$）。主要结果是通过意识模糊评估法得出的术后院内谵妄的发生率。次要结局包括谵妄持续时间、认知能力下降、最初 48 小时内的镇痛、ICU 和住院时间。

2. 研究结果与结论　服用对乙酰氨基酚的患者谵妄发生率显著降低（10% $vs.$ 28%，$P=0.01$，$HR=2.8$，$95\% CI$ 1.1~7.8）。接受右美托咪啶和丙泊酚的患者在谵妄方面无显著差异（17% $vs.$ 21%，$P=0.54$，$HR=0.8$，$95\% CI$ 0.4~1.9）。在接受心脏手术的老年患者中，与安慰剂相比，术后定期静脉注射对乙酰氨基酚，联合静脉注射异丙酚或右美托咪定可显著降低院内谵妄的发生率。

【DECADE 随机安慰剂对照试验】

1. 研究设计　DECADE 是一项研究者发起的多中心、双盲试验，受试者在手术切口前开始接受右美托咪定输注或生理盐水安慰剂，输注速率为 0.1μg/（kg·h），然后在旁路术结束时增加至 0.2μg/（kg·h），术后增加至 0.4μg/（kg·h），维持至 24 小时。共同主要结局为在重症监护室入院至术后第 5 天或出院（以较早者为准）期间发生的心房颤动和谵妄。

2. 研究结果与结论　在随机分配的 798 例患者中，分析了 794 例患者，其中 400 例分配至右美托咪定组，398 例分配至安慰剂组。安慰剂组谵妄的发生率为 12%，右美托咪定组为 17%，差异无统计学意义（$RR=1.48$，$97.8\% CI$ 0.99~2.23）。安全性结局为具有临床意义的心动过缓（需要治疗）和低血压、心肌梗死、卒中、手术部位感染、肺栓塞、深静脉血栓形成和死亡。接受右美托咪定治疗的 394 例患者中有 21 例（5%）发生严重不良事件，而接受安慰剂治疗的 396 例患者中有 8 例（2%）发生严重不良事件。该研究发现在麻醉诱导时开始右美托咪定输注并持续 24 小时，并没有减少心脏手术后康复患者的术后心律失常或谵妄，心脏手术患者不应输注右美托咪定以减少心房颤动或谵妄。

三、实用技巧

1. 心脏围手术期的重症患者在镇痛镇静治疗时,首先给予评估评分,滴定镇痛镇静药物的使用剂量,并根据病情需要进行动态评价,以心脏功能保护为目标导向,进行个体化治疗。优先处理疼痛,在镇痛的基础上再给予患者合适的镇静,两者并行。根据患者病情,需要停药时,应先停镇静,同时维持一段时间的镇痛,再逐步过渡到最终停用,以保证患者稳定的舒适性。镇痛镇静时的负荷剂量宜减少,避免导致血流动力学的波动。如果使用过程中出现血压的波动,可适当给予儿茶酚胺类或缩血管药物,维持有效灌注压;若出现心率减慢,可采用起搏心律。

2. 预计短期(术后 48 小时)可以拔除气管插管的患者,镇痛镇静的目标主要是抑制躁动,预防意外拔管,降低感染发生率,促进其器官功能的恢复。多给予浅镇静,可选用丙泊酚、右美托咪定。镇痛可选用瑞芬太尼。同时间断进行评估,用最小剂量药物达到镇痛镇静目标。

3. ECMO 辅助患者的镇痛镇静　ECMO 支持期间镇痛镇静的主要目标是控制疼痛、呼吸机同步、优化 ECMO 流程、降低代谢需要、最大限度地减少不良事件的发生。体外循环管路会改变药物的药代动力学和药效学;增加分布容积,降低某些药物的血清浓度,导致对药物需求的增加。此外,ECMO 辅助的患者可能同时伴有肝肾功能异常,药物清除减少,从而导致药物和代谢物的蓄积。例如咪达唑仑和丙泊酚是高度亲脂性和蛋白结合的,因此可能需要高于正常剂量才能达到目标镇静水平。

严重心功能不全的 ECMO 支持患者在 ECMO 建立阶段,建议深镇静以利于 ECMO 操作的实施。但由于此时 ECMO 患者多为抢救状态,呼吸、循环均无法维持持续稳定,应避免一次性给药速度过快、剂量过大而造成血流动力学大幅度波动。ECMO 中期维持阶段,患者多已病情缓解,可在呼吸循环可控的情况下考虑逐步过渡至浅镇静状态。也有研究发现心原性休克后 ECMO 辅助患者可考虑在 ECMO 运行中保持清醒状态,因为其有利于防止机械通气、镇静等带来的并发症,但清醒 ECMO 疗法更适合用于没有严重代谢性酸中毒、多器官衰竭、主动脉内球囊反搏(IABP)或不确定神经系统状态的患者。ECMO 撤离阶段,患者病情趋于稳定,对于持续满意镇痛镇静的患者可直接撤除管路,对于清醒治疗的患者,须避免撤除管路操作时产生的刺激,并给予适当镇痛镇静。

(马　敏)

参考文献

[1] 中华医学会重症医学分会.中国成人 ICU 镇痛和镇静治疗指南[J].中华危重病急救医学,2018,30(6):497-514.

[2] ERSTAD B L, PUNTILLO K, GILBERT H C, et al. Pain management principles in the critically ill[J]. Chest, 2009, 135(4): 1075-1086.

[3] PAYEN J F, BOSSON J L, CHANQUES G, et al. Pain assessment is associated with decreased duration of mechanical ventilation in the intensive care unit: A *post Hoc* analysis of the DOLOREA study[J]. Anesthesiology, 2009, 111(6): 1308-1316.

[4] CHANQUES G, JABER S, BARBOTTE E, et al. Impact of systematic evaluation of pain and agitation in an intensive care unit[J]. Crit Care Med, 2006, 34(6): 1691-1699.

[5] DEVLIN J W, SKROBIK Y, GELINAS C, et al. Clinical Practice Guidelines for the prevention and management of pain, agitation/sedation, delirium, immobility, and sleep disruption in adult patients in the ICU[J]. Crit Care Med, 2018, 46(9): e825-e873.

[6] RAHU M A, GRAP M J, FERGUSON P, et al. Validity and sensitivity of 6 pain scales in critically ill, intubated adults[J]. Am J Crit Care, 2015, 24(6): 514-523.

[7] RIJKENBERG S, STILMA W, BOSMAN R J, et al. Pain measurement in mechanically ventilated patients after cardiac surgery: Comparison of the Behavioral Pain Scale(BPS)and the Critical-Care Pain Observation Tool(CPOT)[J]. J Cardiothorac Vasc Anesth, 2017, 31(4): 1227-1234.

[8] SCHJERNING A M, MCGETTIGAN P, GISLASON G. Cardiovascular effects and safety of(non-aspirin)

NSAIDs［J］. Nat Rev Cardiol, 2020, 17（9）: 574-584.

［9］SPIES C, MACGUILL M, HEYMANN A, et al. A prospective, randomized, double-blind, multicenter study comparing remifentanil with fentanyl in mechanically ventilated patients［J］. Intensive Care Med, 2011, 37（3）: 469-476.

［10］MUELLEJANS B, MATTHEY T, SCHOLPP J, et al. Sedation in the intensive care unit with remifentanil/propofol versus midazolam/fentanyl: A randomised, open-label, pharmacoeconomic trial［J］. Crit Care, 2006, 10（3）: R91.

［11］CONTI G, ARCANGELI A, ANTONELLI M, et al. Sedation with sufentanil in patients receiving pressure support ventilation has no effects on respiration: A pilot study［J］. Can J Anaesth, 2004, 51（5）: 494-499.

［12］CLISSOLD S P. Paracetamol and phenacetin［J］. Drugs, 1986, 32 Suppl 4: 46-59.

［13］MAMOUN N F, LIN P, ZIMMERMAN N M, et al. Intravenous acetaminophen analgesia after cardiac surgery: A randomized, blinded, controlled superiority trial［J］. J Thorac Cardiovasc Surg, 2016, 152（3）: 881-889. e1.

［14］SILVERSTEIN W K, JUURLINK D N, ZIPURSKY J S. Ketamine for the treatment of acute pain［J］. CMAJ, 2021, 193（43）: E1663.

［15］CHAN K, BURRY L D, TSE C, et al. Impact of ketamine on analgosedative consumption in critically ill patients: A systematic review and meta-analysis ［J］. Ann Pharmacother, 2022, 56（10）: 1139-1158.

［16］HUDETZ J A, PATTERSON K M, IQBAL Z, et al. Ketamine attenuates delirium after cardiac surgery with cardiopulmonary bypass［J］. J Cardiothorac Vasc Anesth, 2009, 23（5）: 651-657.

［17］GISLASON G H, JACOBSEN S, RASMUSSEN J N, et al. Risk of death or reinfarction associated with the use of selective cyclooxygenase-2 inhibitors and nonselective nonsteroidal antiinflammatory drugs after acute myocardial infarction［J］. Circulation, 2006, 113（25）: 2906-2913.

［18］中华医学会重症医学分会重症呼吸学组, 中国临床实践指南联盟. 中国成人重症患者镇痛管理专家共识［J］. 中华重症医学电子杂志, 2023, 9（2）: 97-115.

［19］NASSAR JUNIOR A P, PIRES NETO R C, DE FIGUEIREDO W B, et al. Validity, reliability and applicability of Portuguese versions of sedation-agitation scales among critically ill patients［J］. Sao Paulo Med J, 2008, 126（4）: 215-219.

［20］ADESANYA A O, ROSERO E, WYRICK C, et al. Assessing the predictive value of the bispectral index vs patient state index on clinical assessment of sedation in postoperative cardiac surgery patients［J］. J Crit Care, 2009, 24（3）: 322-328.

［21］RIKER R R, FRASER G L, SIMMONS L E, et al. Validating the Sedation-Agitation Scale with the Bispectral Index and Visual Analog Scale in adult ICU patients after cardiac surgery［J］. Intensive Care Med, 2001, 27（5）: 853-858.

［22］VINCENT J L, SHEHABI Y, WALSH T S, et al. Comfort and patient-centred care without excessive sedation: The eCASH concept［J］. Intensive Care Med, 2016, 42（6）: 962-971.

［23］LIU H, JI F H, PENG K, et al. Sedation after cardiac surgery: Is one drug better than another?［J］. Anesth Analg, 2017, 124（4）: 1061-1070.

［24］KAMIBAYASHI T, MAZE M. Clinical uses of alpha2-adrenergic agonists［J］. Anesthesiology, 2000, 93（5）: 1345-1349.

［25］PALAKSHAPPA J A, HOUGH C L. How we prevent and treat delirium in the ICU［J］. Chest, 2021, 160（4）: 1326-1334.

［26］NEEDHAM D M, KORUPOLU R, ZANNI J M, et al. Early physical medicine and rehabilitation for patients with acute respiratory failure: A quality improvement project［J］. Arch Phys Med Rehabil, 2010, 91（4）: 536-542.

［27］SHEHABI Y, GRANT P, WOLFENDEN H, et al. Prevalence of delirium with dexmedetomidine compared with morphine based therapy after cardiac surgery: A randomized controlled trial（DEXmedetomidine COmpared to Morphine-DEXCOM Study）［J］. Anesthesiology, 2009, 111（5）: 1075-1084.

［28］DJAIANI G, SILVERTON N, FEDORKO L, et al. Dexmedetomidine versus propofol sedation reduces delirium after cardiac surgery: A randomized controlled trial［J］. Anesthesiology, 2016, 124（2）: 362-368.

［29］FUJII S, ROCHE M, JONES P M, et al. Transversus thoracis muscle plane block in cardiac surgery: A pilot feasibility study［J］. Reg Anesth Pain Med, 2019, 44（5）: 556-560.

［30］SUBRAMANIAM B, SHANKAR P, SHAEFI S, et al. Effect of intravenous acetaminophen vs placebo combined with propofol or dexmedetomidine on postoperative delirium among older patients following cardiac surgery: The DEXACET randomized clinical trial［J］. JAMA, 2019, 321（7）: 686-696.

［31］TURAN A, DUNCAN A, LEUNG S, et al. Dexmede-tomidine for reduction of atrial fibrillation and delirium after cardiac surgery（DECADE）: A randomised placebo-controlled trial［J］. Lancet, 2020, 396（10245）: 177-185.

［32］ADAY A W, DELL'ORFANO H, HIRNING B A, et al. Evaluation of a clinical pathway for sedation and analgesia of mechanically ventilated patients in a cardiac intensive care unit（CICU）: The Brigham and Women's Hospital Levine CICU sedation pathways ［J］. Eur Heart J Acute Cardiovasc Care, 2013, 2（4）: 299-305.

［33］CHENG V, ABDUL-AZIZ M H, ROBERTS J A, et al. Optimising drug dosing in patients receiving extracorporeal membrane oxygenation［J］. J Thorac Dis, 2018, 10（Suppl 5）: S629-S641.

［34］DZIERBA A L, ABRAMS D, BRODIE D. Medicating patients during extracorporeal membrane oxygenation: The evidence is building［J］. Crit Care, 2017, 21（1）: 66.

［35］DZIERBA A L, ABRAMS D, MUIR J, et al. Ventilatory and pharmacotherapeutic strategies for management of adult patients on extracorporeal life support［J］. Pharmacotherapy, 2019, 39（3）: 355-368.

［36］MOHITE P N, KAUL S, SABASHNIKOV A, et al. Extracorporeal life support in patients with refractory cardiogenic shock: Keep them awake［J］. Interact Cardiovasc Thorac Surg, 2015, 20（6）: 755-760.

［37］中国心脏重症镇静镇痛专家委员会. 中国心脏重症镇静镇痛专家共识［J］. 中华医学杂志, 2017, 97（10）: 726-734.

第 3 章　容量和营养的管理

第 1 节　液体管理

人体体液包括细胞内液和细胞外液,正常成年人的体液量约占体重 60%,其中细胞外液占体液的 1/3,细胞内液占体液的 2/3。细胞外液分为组织液和血浆两个部分,组织液分布于细胞间隙,占细胞外液的 3/4,血浆占细胞外液的 1/4。由此可见,血液仅占机体液体的很少一部分。但就是这一小部分的血容量,对机体来说异常重要,是维持循环和组织灌注的基础。

一、知识要点

重症患者的液体管理非常重要,液体治疗的目的是维持机体有效循环血容量、保证和维持组织器官及微循环灌注,需要根据患者的状态随时进行调节,在循环状态、脏器功能、治疗需求之间寻求平衡。容量不足可导致器官和组织缺血,而容量过多将引起器官和组织水肿。因此,合理的液体管理贯穿血流动力学整个治疗过程。危重症患者的液体管理包括以下几个方面:

【评估患者的容量状态】

(一)根据病史、临床表现、体格检查初步判断

1. 病史采集　明确患者最近液体出入量情况,有无体液大量丢失的病史:有无失血、腹泻、多尿、大汗;有无严重摄入不足等;基础心脏、肾脏功能情况;容量不足的后期表现主要有少尿、心动过速和低血压。容量过负荷通常有外周水肿、腹水和其他液体潴留的细胞外液增多的证据。

2. 临床表现的评估　前负荷过低,临床表现为容量不足,如低血容量性休克;而前负荷过高,

在右心系统表现为体循环淤血,恶心、食欲缺乏(纳差)、颈静脉怒张、肝大、水肿等;在左心系统表现为肺循环淤血,不能平卧、呼吸困难、咳粉红色泡沫痰。但在重症患者中,这些临床表现相对不典型,因其灵敏度和特异度较差,往往受其他因素的影响。如在毛细血管渗漏综合征时,全身水肿明显,但有效循环血容量是不足的。在急性呼吸窘迫综合征时,肺毛细血管通透性增加,也会出现呼吸困难、不能平卧等,但前负荷也可能相对不足。但临床评估在大多数情况下可实现简单的容量状态的半定量评估。

3. 体格检查　重点评估:皮肤黏膜的冷暖/干湿/色泽、有无颈静脉怒张、肝颈静脉回流征、肺部啰音、浆膜腔积液、肝大及水肿等。

(二)根据实验室检查辅助判断容量状态

1. 胸部 X 线检查　胸部 X 线检查出现肺上叶血管扩张、肺淤血、肺泡间质水肿、胸腔积液、克氏线等征象提示容量超负荷。

2. 血液浓缩指标　红细胞压积、血红蛋白浓度、血清白蛋白水平、总蛋白水平、血钠等进行性升高,除外其他原因后,提示容量超负荷已纠正,甚至可能已出现了容量不足。

3. 肾脏功能指标　血肌酐、尿素氮是反映肾灌注和肾损害的指标。血尿素氮/血肌酐比值 >20:1,尿钠、氯浓度降低,尿肌酐/血肌酐、尿比重或渗透压升高等均提示容量不足。

4. 利钠肽指标　利钠肽检测[脑利尿钠肽(BNP)<100pg/ml、N 末端 B 型利钠肽原(NT-proBNP)<300ng/ml 和心房钠肽前体中间片段(MR-proANP)<120pg/ml]对于排除充血性急性心力衰竭有很高的阴性预测价值。

5. 超声评估　下腔静脉塌陷指数下降、下腔静脉直径增宽、出现肺部 B 线等提示容量超负荷。舒张早期二尖瓣血流速度峰值/二尖瓣环

速度峰值（E/e'）>14 提示左房压升高，可反映血流动力学淤血。在进行下腔静脉测定时，一定要找到下腔静脉的最大直径，以免测量不准导致容量状态评估错误。任何通气状态，下腔静脉直径<1cm 或下腔静脉完全塌陷均提示容量不足、容量反应性好；心脏压塞、大面积肺栓塞等梗阻性休克患者会出现下腔静脉宽大固定，但不代表容量超负荷，应综合评估。

（三）有创监测评估

1. 中心静脉压（CVP） 见第 1 章第 5 节。Ernest Starling 是最早指出心脏输出取决于血液回流的人之一。Arthur Guyton 通过描述心输出量如何由血液返回心脏的功能（静脉回流功能）和描述心脏输出的功能（心脏功能）来更充分地发展了这一概念。在完整循环中，CVP 是这两个功能的平衡值（图 3-1-1），受左心功能、心率、心脏顺应性、瓣膜功能、肺静脉压、胸腔内压力等多种因素影响。一般来说，低 CVP 表明容量状态低或正常，高 CVP 表明容量状态高或正常，或右心室功能衰竭。因此，CVP 应更多作为一个限制指标，如果输液后患者 CVP 增加，而心输出量没有增加，提示患者不能耐受液体治疗。

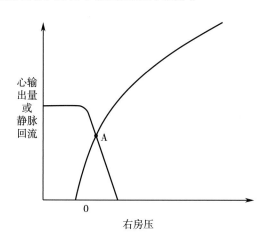

图 3-1-1 静脉回流与心功能的相互作用

2. 漂浮导管（Swan-Ganz）检查 漂浮导管检查可监测肺毛细血管楔压、肺动脉压、心输出量、中心静脉压等。但因有创性在临床上不具有广泛可操作性，目前主要用于血流动力学不稳定、难治性心力衰竭或临床评估治疗存在严重困难的患者。通过 Swan-Ganz 导管可获得的血流动力学参数主要包括三个方面：压力参数［包括右房压、肺动脉嵌顿压（PAWP）、肺动脉压］、流量参数（主要为心输出量）和氧代谢方面的参数（混合静脉血标本）。以这些参数为基础，结合临床常规检查，通过计算可以获得更多的相关参数。PAWP 为评估肺毛细血管静水压和左心室前负荷的一项重要指标。正常值为 8~12mmHg。有效容量不足时，表现为 PAWP 偏低，高容量状态时偏高。PAWP 同样受到很多因素的影响，包括测量的准确性、胸腔内压、心脏瓣膜情况、心脏顺应性及个体差异等情况。CVP 及 PAWP 两者联合对于容量状态的评估更有益。

3. 脉搏指示持续心输出量监测（PiCCO） PiCCO 监测是一种可在床旁进行的、持续、实时监测血流动力学的监测方法，可测定反映心脏前负荷和肺水肿的指标，其测定的容量性指标灵敏度高于压力性指标。不受胸内压或腹腔内压变化的影响，但不能替代漂浮导管检查。相对于 CVP 和 PAWP，PiCCO 监测技术所获取的全心舒张末容积（global end-diastolic volume，GEDV）和胸腔内血容量（intrathoracic blood volume，ITBV）作为心脏前负荷容积指标，受呼吸和心脏功能影响较小。

PiCCO 监测技术可提供反映心脏收缩力的参数，如经肺热稀释技术所测得的间歇的心功能指数（cardiac function index，CFI）和全心射血分数（global eject fraction，GEF），以及脉搏轮廓波形分析技术所获得的连续心指数（pulse contour cardiac index，PCCI）及左心室收缩力（dPmx）。PiCCO 监测技术还提供反映血管张力的指标，如体循环阻力指数（systemic vascular resistance index，SVRI）及动态动脉弹性评估［dynamic arterial elastance，Ea_{dyn}，即脉压变异度（PPV）和每搏量变异度（SVV）之间的比值］结合前负荷、心功能可帮助确定休克的类型和最佳治疗方案。此外，血管外肺水指数（extravascular lung water index，EVLWI）>10ml/kg 是危重患者（多数为脓毒症）普遍的肺水肿诊断标准，而且 EVLWI 与危重患者预后显著相关。

【评估容量反应性】

容量反应性是指通过输注 500ml 晶体溶液，

心输出量可以增加 10% 以上,从本质上说容量反应性就是心脏前负荷的反应性,这决定了容量反应性的评估重点在心脏。根据 Frank-Starling 定律,只有在左、右心室均处于心功能曲线上升支时,增加心脏前负荷才能显著提高心输出量,即有容量反应性;而当心室处于心功能曲线平台支时,即使增加心脏前负荷也难以进一步增加心输出量,即无容量反应性,此时补液可能会导致肺水肿等容量过负荷的危害。只有在满足两个条件的情况下,液体复苏才会增加每搏输出量(SV):①输液增加张力性容量(对血管壁施加压力的部分),导致平均体循环充盈压增加大于中心静脉压(CVP)增加,从而增加静脉回流的梯度;②双心室功能都在 Frank-Starling 曲线的上升支。

临床常用评估容量反应性的指标和方法包括静态前负荷指标和动态前负荷指标。静态监测指标不能准确预测液体反应性,逐渐被临床弃用。《拯救脓毒症运动:脓毒症与脓毒性休克处理国际指南(2016)》建议使用动态指标而非静态指标来评估液体反应性。

(一)静态前负荷指标

1. 压力指标　如临床常用的 CVP 和 PAWP 等。通过压力指标反映前负荷可能受到胸腔内压、胸廓及肺顺应性、心率、心肌顺应性、心脏瓣膜病及心室间相互作用等多种因素的影响。CVP 近似于右房压,是反映右心压力负荷和血管内容量的指标。PAWP 反映左室舒张末压,反映容量反应性方面仍受到质疑。

2. 容积指标　理论上容积指标比压力指标更能直接和准确地反映前负荷情况。常用的有右室舒张末期容积指数(RVEDVI)、左室舒张末期面积指数(LVEDAI)、胸腔内血容量指数(ITBVI)及全心舒张末期容积指数(GEDVI)等。

(二)动态前负荷指标

临床常用的动态前负荷参数包括脉压变异度(pulse pressure variation,PPV)、每搏量变异度(stroke volume variation,SVV)等,近年来,也有报道指出,经脉搏指氧波形变异率、中心静脉压变化指数也能较好评价容量反应性。相较于静态指标预测容量反应性更好。目前动态前负荷评估指标主要有两大类,基于心肺交互作用的评估指标

和基于容量负荷的评估方法。

1. 基于心肺相互作用的指标　包括收缩压变异度(systolic pressure variation,SPV)、PPV、SVV、潮气量挑战试验(Tidal Volume Challenge)等。

(1)SPV:被定义为一次机械通气中最大和最小收缩压值之间的差异。它构成了两个部分的总和。机械通气时,以呼气末的收缩压作参照值,将呼吸周期中收缩压的最大值与参照值之间的差值定为 Δup,而将收缩压最小值与参照值的差值定为 Δdown,即 Δup=SBP$_{max}$-SBP$_{呼气末}$,Δdown=SBP$_{呼气末}$-SBP$_{min}$,SPV=SBP$_{max}$-SBP$_{min}$。Δdown 反映了由于胸腔内压力的增加而导致的左心室射血量的减少。Δdown>5mmHg 是预测容量反应性的可靠指标。不建议只解释 SPV 而不考虑其组成部分,因为其增加可能是由 Δdown 的增加或 Δup 的增加引起的。Δdown 的增加表明低血容量,而 Δup 的增加则表明高血容量或充血性心力衰竭,因此,进一步的液体负荷将被禁止。

(2)SVV 和 PPV:SVV 和 PPV 表示在 1 个呼吸周期内每搏量和脉压的变异,变异度越大,提示患者存在容量反应性的可能越大。在机械通气且 VT 8~10ml/kg、无心律失常的患者中,SVV 和 PPV 评估容量反应性较为可靠。PPV 为呼吸周期中脉搏压最大值与最小值之差 / 脉搏压平均值,是机械通气中随胸腔内压变化而动态变化的参数。在吸气过程中(机械通气下),胸腔内正压减少右心室前负荷,增加其后负荷,导致右心每搏量减少。经过数个心动周期,左心前负荷及每搏量也随之减少。如心功能处于 Frank-Starling 曲线上升支,左心每搏量变化将更加明显。SVV 的原理与 PPV 类似,为呼吸周期中每搏量的变化值。PPV 和 SVV 数值越大,提示容量反应性越好,PPV>13%(不同测量方法略有不同)和 SVV>10% 可高度预测容量反应性。但这些参数存在一定的局限性,尤其在重症患者中,产生 PPV 和 SVV 假阳性和假阴性的情况很多。PPV 和 SVV 受以下条件下限制(LIMITS):低心率 / 呼吸频率比(极高的呼吸频率)会产生假阴性;不规则的心搏会产生假阳性;低潮气量的机械通气会产生假阴性;腹压升高会产生假阳性;胸腔开放会产生假阴性;自主呼吸会产生假阳性。为

了克服 PPV 的一些局限性,有研究提出一种新的测试方法:潮气量挑战试验(TVC),即短时间内将潮气量从 6ml/kg 增加到 8ml/kg,如果导致 PPV 的绝对值增加≥3.5% 或 SVV 的绝对值增加≥2.5%,则很可能预示在输注 6ml/kg 的液体时存在液体反应性。Messina 等发现 TVC 是一种非常可靠的功能性血流动力学测试,可能有助于指导术中液体疗法。

(3)脉搏灌注指数变异(perfusion index variation, PVI):通过光电容积脉搏波(photoplethysmography, PPG)处理获得,其监测原理是随心脏搏动,被检部位血容量发生改变,脉搏氧探测头接收的光电信号强度也随之发生改变,将其放大呈现为电压信号。灌注指数(perfusion index, PI)是被检部位对红外光波动性吸收和持续性吸收的比值。PVI 是 PI 在一个呼吸周期内的变异度,$PVI=(PI_{max}-PI_{min})/PI_{max}\times100\%$,PVI 与 SVV、PPV 有良好的相关性,在不同容量状态下均可以用来评估容量反应性。而限制因素类似于 PPV 及 SVV。PVI 的准确性和稳定性受到心肺交互作用与脉搏波信号相关因素影响。脉搏波信号主要受到血管收缩程度、测量部位灌注情况影响,如环境温度、外周血管病、使用血管活性药物等。PVI 虽然可以瞬时、连续进行监测,但影响因素较多,且在不同条件下评估容量反应性的阈值存在差异,目前临床应用有限,因其测量所需设备方便易获得,可在有限的设备条件下为临床医师提供参考。

机械通气期间心肺交互作用指标及公式总结于表 3-1-1。

(4)下腔静脉呼吸变异度:超声测量下腔静脉呼吸变异度(inferior vena cava respiratory variation, IVCV)应用较广泛。多采用剑突下纵切面,患者取卧位,探头放置于剑突下,标记点指向头侧,标准图像应显示肝静脉入下腔静脉,下腔静脉汇入右心房,于距右心房入口 2~3cm 处测量下腔静脉直径。在一个呼吸周期内测量其最大直径(IVC_{max})、最小直径(IVC_{min}),$IVCV=(IVC_{max}-IVC_{min})/IVC_{max}\times100\%$。当无法采用剑突下切面时,也可使用右侧腹腋中线横切面代替。下腔静脉呼吸变异度测量受到很多因素影响,如心功能、腹内高压、患者呼吸状态及呼吸机参数设置等,但可以应用于心律失常的患者。IVCV 主要反映右心的容量反应性,当患者左、右心功能不匹配,如孤立性左心室收缩功能障碍时,仅使用 IVCV 评估容量反应性可能会导致不恰当的液体治疗,造成肺水肿等不良预后。在用于评估自主呼吸患者时,不同人群获得的结果存在较大差异性。

(5)颈内静脉呼吸变异度:颈内静脉与腔静脉相比更表浅,超声下更容易获得,因此颈内静脉呼吸变异度可能是替代腔静脉变异度的较好指标。测量时探头放置于环状软骨水平在吸气末测量颈内静脉前后径的最大值,在呼气末测量颈内静脉前后径的最小值,计算得颈内静脉的呼吸变异指数(internal jugular vein variation respiration, IJVV),公式为 IJVV=(颈内静脉前后径的最大值 – 颈内静脉前后径的最小值)/ 颈内静脉前后径的最小值 ×100%。IJVV 超声操作方法简单,但颈内静脉容易受压变形,不同体位及左、右颈内静脉测量结果也存在差异,缺少明确的测量标准。

2. 基于容量负荷的评估方法

(1)容量负荷试验:是临床较为经典的判断和评价容量反应性的方法。一般在 30 分钟内输入晶体溶液 500~1 000ml 或胶体溶液

表 3-1-1　机械通气期间心肺交互作用指标及公式

指标	公式
收缩压变异度(systolic pressure variation, SPV)	$SPV=SBP_{max}-SBP_{min}$
脉压变异度(pulse pressure variation, PPV)	$PPV=(PP_{max}-PP_{min})/[(PP_{max}+PP_{min})/2]$
每搏量变异度(stroke volume variation, SVV)	$SVV=(SV_{max}-SV_{min})/SV_{mean}$
脉搏灌注指数变异(perfusion index variation, PVI)	$PVI=(PI_{max}-PI_{min})/PI_{max}\times100\%$

注:PI_{max},最大灌注指数;PI_{min},最小灌注指数;PP_{max},最大脉压;PP_{min},最小脉压;SBP_{max},最大动脉收缩压;SBP_{min},最小动脉收缩压;SV_{max},最大每搏输出量;SV_{mean},平均每搏输出量;SV_{min},最小每搏输出量。

300~500ml,然后观察 CVP、PAWP、CO 或 SV 的变化。传统的容量负荷试验 CVP、PAWP 遵循"2-5""3-7"法则。如果 CO 或 SV 能够明显增加≥10%~15% 也认为有容量反应性,否则无容量反应性。但因液体的输注是不可逆的,对于容量反应性差的患者液体输注有增加肺水肿的风险。为了避免重复进行该试验导致液体负荷过重,理想的容量负荷试验是输注尽可能少的液体来判断患者是否存在容量反应性。目前能引起明显血流动力学变化的最小晶体溶液量为 4ml/kg。目前临床多进行小剂量容量负荷试验,即在 1~2min 内输注液体 50~100ml 来观察患者的容量反应性,SV 增加 5% 可以预测容量反应性,具有良好的可靠性。

（2）内源性容量负荷试验:容量负荷试验时,液体的输注是不可逆的,对于一些可能存在液体过负荷的患者,不能多次进行容量负荷试验。内源性容量负荷试验通过增加静脉回流,改变心脏前负荷的分布,同样可以达到快速补液的效果。与容量负荷试验比较,内源性容量负荷试验具有可逆、可重复、无须额外输注液体的优点,安全性较高,包括被动腿抬高（PLR）试验和呼气末阻断试验。

1）被动腿抬高试验:改变患者体位,将下肢抬高 45°,增加回心血量 200~300ml 来评估容量反应性的方法。被动腿抬高试验可逆、可重复,且不受自主呼吸和心律失常等因素影响。目前多采用被动腿抬高试验联合其他动态监测指标预测容量反应性。有几点需要注意:患者需要从半卧位开始而非平卧位;PLR 效应必须通过直接测量心输出量来评估,而不是简单地测量血压;试验过程中需要实时监测心输出量的改变,部分患者心输出量最大变异产生于几秒之内,并在 1 分钟之后迅速下降;在试验后也应进行相关指标监测,确保其恢复至基线状态;疼痛、咳嗽、不适和觉醒可引起肾上腺素能刺激,导致心输出量变化,必须采取一些简单的预防措施来避免这些混杂因素。被动腿抬高试验不能用于腹内高压、下肢静脉血栓、脑外伤及近期行腹部或骨盆手术的患者。

2）呼气末阻断试验:它只能在机械通气的患者中进行,基于心肺互相作用,通过在呼气末中断机械通气 15~30 秒,观察心输出量的改变,如果心输出量增加大于 5%,则提示容量反应性较好。在正压通气情况下,呼吸机的每次送气都会增加胸腔内压力,并且会传递到右心房内。周期性地导致全身静脉回流的压力梯度下降和心脏前负荷下降。因此,在呼气末停止通气可以降低系统静脉回流障碍。在呼气暂停期间,右心前负荷增加,并且会从右心传递到左心。如果每搏量和心输出量增加,就可以判定两个心室具有前负荷依赖性。

【容量状态的调整】

（一）存在前负荷反应性并不意味着应该输注液体

首先,液体反应性的评估不能脱离临床情况,如果心输出量不明显需要增加,则不应给予液体。如果没有器官灌注不足的临床症状（如少尿或无尿、毛细血管再充盈时间延长、皮肤花斑、血乳酸增加或二氧化碳静脉 - 动脉压力梯度增加、静脉血氧饱和度降低等）,提示没有急性循环衰竭,则无须测试前负荷反应性。在这种情况下,对于前负荷反应性阳性的指标或试验结果不能指导补液。前负荷反应性是一种生理状态,系统化地修复它是没有意义的。

其次,必须一同对输液的必要性和风险进行评估。即使存在前负荷反应性,如果风险超过益处,也不应输注液体。在评估风险时,应考虑许多指标,例如中心静脉压或肺动脉楔压偏高、血管外肺水水平偏高和血液氧合严重受损,或腹内压升高。由于快速输液效应轻微而短暂,容量反应性良好的脓毒症患者也许使用去甲肾上腺素是较好的选择。去甲肾上腺素增加静脉回流、SV 和平均动脉压（MAP）,提高器官灌注且降低组织水肿的风险。

（二）如何防止容量过负荷

只要没有休克的风险,尽可能停用不必要的液体输注。休克患者的容量管理可用"ROSE"表示,即复苏过程的四个阶段:复苏（resuscitation）、优化（optimization）、稳定（stabilization）和去复苏（de-resuscitation）（四个阶段缩写为"ROSE"）。在复苏的不同阶段,容量管理的目标及相关的风险和获益也不相同。复苏阶段的容量管理目标主要是快速纠正全身性低血压。优化阶段的目标则是提高组织的氧输送。在稳定阶段,患者血流动力学已趋于稳定,应适当限制补液。在撤退阶段,干预目的则是清除过多的液体。

1. 第一阶段　即复苏(resuscitation)。第一次创伤后,患者将进入休克的"衰退"阶段。严重的循环衰竭可危及生命,可在几分钟内发生,其特点是强烈的血管舒张,导致平均动脉压低和微循环障碍。病理生理学分型可能为高动力循环性休克(脓毒症、烧伤、重症急性胰腺炎、肝硬化等)或低心输出量休克(如脓毒性休克伴严重血容量不足或脓毒症引起的脓毒性心肌病)。

这个初始阶段通常在治疗开始后的前 3~6 小时内,根据早期、充分、目标导向的液体管理策略进行液体复苏。在早期阶段,液体管理的模式一直是一个备受争议的问题。在 Rivers 等的研究中,早期目标导向治疗(EGDT)与标准治疗相比,死亡率显著降低。因此,它作为早期脓毒症管理的标准治疗在国际上广为传播。然而,后续三项试验(ProCESS、ARISE 和 ProMISe)显示 EGDT 并不能改善脓毒症患者的临床结局,对其提出疑问并指出潜在的危险。因此,在这个阶段,应该重视预测液体反应性的测试以指导液体复苏策略。

2. 第二阶段　即优化(optimization)。第二次打击发生在数小时内,指的是缺血和再灌注。在这个阶段,液体积累反映了疾病的严重程度,可能被认为是它的"生物标志物"。液体需求越大,患者病情越重,器官衰竭(如急性肾损伤)就越可能发生。

在这个阶段,必须设法找到"何时停止液体治疗"的答案,避免液体超负荷。关注测试液体反应性相关指标是至为重要的,因为当这些指标为阴性时应停止不必要的液体输注。其次,必须考虑临床背景。最后,停止液体输注的决定应该基于提示液体过负荷的指标。急性肺损伤(ALI)是最可能与液体超负荷相关的不良预后。

3. 第三阶段　即稳定(stabilization)。治疗成功后,优化阶段在接下来的几天内发展为稳定阶段。它与前两个阶段的区别在于没有冲击或即将发生的冲击威胁。该阶段的治疗重点是器官支持。

4. 第四阶段　即去复苏 / 撤离(de-resuscitation/evacuation)。在第二次打击后,患者进一步恢复,进入"流动"阶段,自发排出先前已经输注的多余液体,但许多重症患者仍然在"无流动"状态下接着经受第三次打击。患者进入"去复苏"阶段,具体指晚期目标导向的液体去除和晚期保守液体管理。晚期目标导向的液体去除涉及使用利尿剂和肾脏替代疗法,以进行积极和主动的液体去除。其特点是中断侵入性治疗和转变为负性液体平衡。晚期保守流体管理则是初始治疗后的适度液体管理策略,以避免(或逆转)液体过载。这一阶段的风险是过多去除液体并引起血容量不足,这可能引发血流动力学情况恶化和灌注不足的"第四次打击"。

液体管理对重症患者至关重要,与其预后密切相关,同时对临床医生也是严峻挑战。应按照"ROSE"策略的四个阶段进行合理的液体管理,初始复苏阶段给予充分适当的液体,同时应根据动态指标参数、乳酸、毛细血管再充盈时间(CRT)等来个体化指导复苏,避免液体过负荷。

二、研究进展

【液体的选择】

液体管理的"4D"概念,即:药物(drug)、剂量(dosing)、持续时间(duration)和降级(de-escalation)。应将液体视为药物,每种药物都有适应证和禁忌证,以及潜在的不良反应。在选择合适的液体时,必须考虑液体的渗透压、张力、氯和钾离子水平等,以及患者因素(基础疾病、肾或肝衰竭、毛细血管渗漏的存在、白蛋白水平、液体平衡等)。液体可分为晶体溶液和胶体溶液。根据经典的 Starling 模型,胶体通过增加血浆胶体渗透压发挥作用,在改善血流动力学和全身灌注时所需液体总量较少。但除少数简单的低血容量性休克输注胶体可获得理论上的扩容效应外,对于很多重症患者,胶体的扩容效应常难以维持,研究发现这与多糖包被相关。炎症、创伤、脓毒症、高糖等多种临床状态均可导致多糖包被受损变稀疏,此时毛细血管渗漏增加,扩容效果下降。从多糖包被的完整性来看,患者可分多糖包被相对完整与多糖包被受损两类,前者输注胶体溶液效果优于晶体溶液,后者晶体溶液和胶体溶液无明显区别。理论上,多糖包被受损越严重,胶体渗漏越多,晶体溶液和胶体溶液扩容效果差别越小。关于各种液体对多糖包被的作用亦有不少研究,汇总目前的基础及临床研究提示,血浆对多糖包被的保护及恢复作用是最有效的,但仍无直接的临床研究证实保护多糖包被能改善重症患者的临床预后。

胶体分人工胶体与白蛋白。人工胶体方面,羟乙基淀粉因肾损伤及凝血功能障碍等不良反应目前已不被重症医学领域推荐;明胶目前相较其他人工胶体似乎不良反应较小,但仍缺乏更多的数据证明其安全性及有效性。而近年来应用白蛋白进行小容量液体复苏的策略备受关注。研究证实白蛋白复苏可能比人工胶体不良反应小(液体用量更少)、临床获益多(额外的血管内容量扩张、生物活性分子转运、自由基清除抗氧化、抑制血小板聚集、保护多糖包被等)。而不同浓度白蛋白对血流动力学及生物效应的影响亦为研究热点,输注高浓度(20%)白蛋白较低浓度(4%~5%)白蛋白能获得更高的平均动脉压、更低的血清氯化钠浓度、更佳的肺功能及微循环改善,但这仍需高质量的大规模临床研究进一步验证。

新鲜冰冻血浆含有凝血因子及白蛋白,主要用于纠正凝血功能障碍,不应作为常规扩容剂使用。

而晶体溶液作为目前脓毒性休克患者初始选择的复苏液体,临床可供选择的有平衡盐溶液(乳酸盐、醋酸盐)和非平衡盐溶液(生理盐水、高张氯化钠溶液)。生理盐水为富含 Cl^- 的酸性液体(Cl^- 浓度为155mmol/L),缺少正常血浆中钾、镁、钙电解质,大量应用可引起高氯性酸中毒,促进血管收缩,增加肾损伤风险,其实并不"生理",目前已不推荐使用。建议选择更加接近生理状态的平衡盐溶液,而醋酸盐溶液由于其成分更接近血浆浓度,同时醋酸盐代谢比乳酸更快,对酸碱平衡和电解质的干扰及肝、肾负担更小,似乎优于乳酸盐溶液。

在临床实践中,单纯晶体溶液或单纯胶体溶液输注并不多见,经常是晶体溶液和胶体溶液按一定配比输入,研究发现晶体溶液和胶体溶液配合输液可最少减少1/3的液体入量。因此,液体的选择应和用药的选择同样谨慎。

三、实用技巧

临床实践中,由于时间紧迫性及目标要求,容量复苏需要明确的指导原则及定量控制。容量复苏"金三角"是刘大为教授根据血流动力学原理(图3-1-2),应用临床最常用指标构成的液体复苏框架,而定量指导液体复苏的过程,旨在复苏效果最大化的同时,尽可能减少液体输入导致的不良反应。无论采用什么方法,容量复苏都应该在对组织灌注、压力、容量及容量反应性等血流动力学指标充分理解的基础上进行。

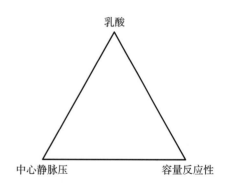

图 3-1-2 容量复苏"金三角"

该三角从顶点切入,确定复苏目的。如乳酸,明确乳酸升高是否与容量不足相关,决定是否启动液体复苏;然后通过每搏心输出量变异度、被动抬腿试验、容量负荷试验等方法确定液体复苏是否获益,即增加CO;最后开始输液时根据设定的复苏目标如CVP等指标保证输液安全。停止液体复苏后,应继续对CVP进行调整,使CVP保持在尽可能的较低水平。且当CVP降低、总体循环状态改变后,容量反应性可再次呈现阳性。临床上可再次回到"金三角",酌情确定是否继续进行液体复苏。

(李雅琼)

参考文献

［1］ VINCENT J L. Fluid management in the critically ill ［J］. Kidney Int, 2019, 96（1）: 52-57.

［2］ PiCCO 监测技术操作管理共识专家组. PiCCO 监测技术操作管理专家共识［J］. 中华急诊医学杂志, 2023, 32（6）: 724-735.

［3］ WIESENACK C, PRASSER C, KEYL C, et al. Assessment of intrathoracic blood volume as an indicator of cardiac preload: single transpulmonary thermodilution technique versus assessment of pressure preload parameters derived from a pulmonary artery catheter［J］. J Cardiothorac Vasc Anesth, 2001, 15（5）: 584-588.

［4］ PHILLIPS C R, CHESNUTT M S, SMITH S M. Extravascular lung water in sepsis-associated acute respiratory distress syndrome: indexing with predicted body weight improves correlation with severity of illness and survival［J］. Crit Care Med, 2008, 36（1）: 69-73.

［5］ GAVELLI F, SHI R, TEBOUL J L, et al. Extravascular lung water levels are associated with mortality: A systematic review and meta-analysis［J］. Crit Care, 2022, 26（1）: 202.

［6］ 沈雨希, 徐磊. 无创评估容量反应性的临床应用进展［J］. 临床麻醉学杂志, 2022, 38（12）: 1312-1316.

［7］ TAVERNIER B, MAKHOTINE O, LEBUFFE G, et al. Systolic pressure variation as a guide to fluid therapy in patients with sepsis-induced hypotension［J］. Anesthesiology, 1998, 89（6）: 1313-1321.

［8］ PREISMAN S, KOGAN S, BERKENSTADT H, et al. Predicting fluid responsiveness in patients undergoing cardiac surgery: Functional haemodynamic parameters including the Respiratory Systolic Variation Test and static preload indicators［J］. Br J Anaesth, 2005, 95（6）: 746-755.

［9］ PEREL A, PIZOV R, COTEV S. Respiratory variations in the arterial pressure during mechanical ventilation reflect volume status and fluid responsiveness［J］. Care Med, 2014, 40（6）: 798-807.

［10］ MYATRA S N, PRABU N R, DIVATIA J V, et al. The changes in pulse pressure variation or stroke volume variation after a "Tidal Volume Challenge" reliably predict fluid responsiveness during low tidal volume ventilation［J］. Crit Care Med, 2017, 45（3）: 415-421.

［11］ MESSINA A, MONTAGNINI C, CAMMAROTA G, et al. Assessment of fluid responsiveness in prone neurosurgical patients undergoing protective ventilation: Role of Dynamic Indices, Tidal Volume Challenge, and End-Expiratory Occlusion Test［J］. Anesth Analg, 2020, 130（3）: 752-761.

［12］ KAMAL A A, HARNESS J B, IRVING G, et al. Skin photoplethysmography: A review［J］. Comput Methods Programs Biomed, 1989, 28（4）: 257-269.

［13］ 朱建华, 嵇富海, 彭科, 等. 脉搏灌注变异指数在不同容量状态下预测容量反应的效果［J］. 临床麻醉学杂志, 2020, 36（1）: 26-29.

［14］ 张青, 刘大为, 王小亭, 等. 超声观测不同部位下腔静脉内径形变指数的研究初探［J］. 中华内科杂志, 2015, 54（6）: 491-495.

［15］ ZHANG H M, ZHANG Q, CHEN X K, et al. Respiratory variations of inferior vena cava fail to predict fluid responsiveness in mechanically ventilated patients with isolated left ventricular dysfunction［J］. Ann Intensive Care, 2019, 9（1）: 113.

［16］ AYA H D, RHODES A, CHIS STER I, et al. Hemodynamic effect of different doses of fluids for a fluid challenge: A quasi-randomized controlled study［J］. Crit Care Med, 2017, 45（2）: e161-e168.

［17］ MESSINA A, DELL'ANNA A, BAGGIANI M, et al. Functional hemodynamic tests: A systematic review and a metanalysis on the reliability of the endexpiratory occlusion test and of the mini-fluid challenge in predicting fluid responsiveness［J］. Crit Care, 2019, 23（1）: 264.

［18］ MONNET X, TEBOUL J L. Passive leg raising: Five rules, not a drop of fluid［J］. Crit Care, 2015, 19（1）: 18.

［19］ MONNET X, TEBOUL J L. Prediction of fluid responsiveness in spontaneously breathing patients ［J］. Ann Transl Med, 2020, 8（12）: 790.

［20］ MONNET X, DRES M, FERRÉ A, et al. Prediction of fluid responsiveness by a continuous non-invasive assessment of arterial pressure in critically ill patients: Comparison with four other dynamic indices［J］. Br J Anaesth, 2012, 109（3）: 330-338.

［21］ MALBRAIN M L, VAN REGENMORTEL N, SAUGEL B, et al. Principles of fluid management and stewardship in septic shock: It is time to consider the four D's and the four phases of fluid therapy［J］. Ann Intensive Care, 2018, 8（1）: 66.

［22］MALBRAIN M L，REGENMORTEL N，OWCZUK R.
It is time to consider the four D's of fluid management
［J］. Anaesthesiol Intensive Ther, 2015, 47: s1-s5.

［23］黄薇，张宏民，王小亭，等 . 容量管理认识面面观
［J］. 协和医学杂志，2019, 10（5）: 450-455.

第 2 节　内环境管理

钠离子管理

钠离子（sodium ion, Na$^+$）是细胞外液（extracellular fluid, ECF）主要阳离子，正常人血清 Na$^+$ 浓度介于 135~145mmol/L 这一较窄的范围之间，而细胞内液（intracellular fluid, ICF）中 Na$^+$ 浓度仅为 10mmol/L。因此，人体细胞浸润在"盐浴"之中，它们的生存和健康状态取决于机体对 ECF 内 Na$^+$ 浓度的调节能力。Na$^+$ 是 ECF 渗透压的主要决定因素，生理情况下，渴觉中枢和下丘脑 - 神经垂体 - 肾轴通过对水摄入和排泄的直接调控，将 Na$^+$ 浓度和 ECF 渗透压严格控制在正常范围（渗透压正常范围为 280~295mmol/L）。如果机体调节机制受损，Na$^+$ 浓度将偏离其正常范围，细胞则会受到低渗或高渗 ECF 微环境的威胁。

一、知识要点

【病理生理】

（一）Na$^+$ 浓度和血浆渗透压（张力）的调节

根据经典的 Edelman 方程，即 $[Na^+] = \dfrac{Na_e + K_e}{TBW}$，其中 $[Na^+]$ 指血清 Na$^+$ 浓度，Na_e 和 K_e 分别指全身可交换的钠和钾含量，TBW 指全身水含量，Na$^+$ 浓度是由可交换的钠与钾离子量相对于全身水含量来决定的。当体内总体水含量相对于全身可交换的钠和钾增加或减少时，可导致血清 Na$^+$ 浓度的改变。因此，钠代谢紊乱本质上是由于机体水过多或减少导致的。负责水代谢调节的主要机制是渴觉中枢诱发的自主饮水和下丘脑产生的抗利尿激素（antidiuretic hormone, ADH），又称精

氨酸加压素（arginine vasopressin, AVP），对肾脏排水的调节作用。血浆渗透压升高和显著的低血容量（血容量至少下降 8%~10%）是渴觉中枢兴奋和 ADH 分泌强烈的刺激因素。低容量刺激渴觉中枢和 ADH 分泌主要由动脉系统的压力感受器（如颈动脉窦、主动脉弓等）和肾素 - 血管紧张素 - 醛固酮系统（renin-angiotensin-aldosterone system, RAAS）中的血管紧张素Ⅱ（angiotensin Ⅱ, ANG-Ⅱ）介导。非渗透性血流动力学刺激导致的 ADH 持续释放及 RAAS 激活是导致水潴留和高容量性低钠血症（如失代偿心力衰竭、肝硬化等）的主要原因。ADH 在某些情况下（如肿瘤、蛛网膜下腔出血、颅脑手术后）可不受制于渗透压或低血容量的调控而"异常分泌"，即抗利尿激素分泌失调综合征（syndrome of inappropriate antidiuretic hormone, SIADH），这是导致等容量性低钠血症的主要原因。有关 Na$^+$ 浓度调控的核心机制见图 3-2-1。

（二）Na$^+$ 浓度异常

当血浆 Na$^+$ 浓度和渗透压（张力）的调节机制受损或紊乱时，血浆 Na$^+$ 浓度将偏离正常范围。如果摄取或输注的水量超过肾脏排出游离水的能力，或当 ADH 异常分泌（低动脉内有效血容量或因恶性肿瘤、感染、药物等因素导致的非渗透性 ADH 持续分泌）导致肾脏排水障碍时，血浆 Na$^+$ 浓度会迅速下降，当 Na$^+$ 浓度 <135mmol/L 时，诊断为低钠血症；如果摄取或者输注大量高渗盐溶液，或因 ADH 分泌障碍 / 应答异常、渗透性利尿等原因引起大量净水或低渗液丢失而没有及时补充时，Na$^+$ 浓度将会迅速上升，当 Na$^+$ 浓度 >145mmol/L 时，诊断为高钠血症。

（三）流行病学

1. 低钠血症　低钠血症是临床上最常见的体液和电解质平衡紊乱类型，15%~20% 急诊入院患者、30%~60% 普通病房内住院患者、20% ICU 内危重症患者发生低钠血症。低钠血症与患者延长的住院时间、增加的死亡率、发病率和不良预后有密切关系。住院的失代偿心衰患者低钠血症发生率为 10%~25%，住院后持续低钠血症与心衰患者 30 天内再入院或死亡风险增加相关。

2. 高钠血症　高钠血症较低钠血症的发

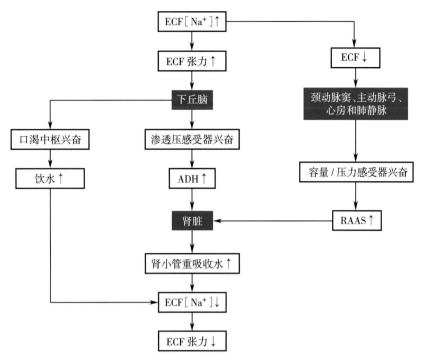

图 3-2-1　Na$^+$ 浓度和 ECF 渗透压（张力）的主要调节机制

［Na$^+$］升高可致 ECF 有效渗透压（即张力）升高，进而导致：①下丘脑的口渴中枢兴奋，诱导口渴和主动饮水，恢复容量、降低［Na$^+$］和张力；②下丘脑渗透压感受器兴奋，神经垂体分泌 ADH 增加，导致肾脏集合管重吸收水增加，导致容量增加、［Na$^+$］下降、张力降低。当有效 ECF 容量明显下降时，心血管系统内容量/压力感受器兴奋，导致 RAAS 激活，促进肾小管重吸收钠/水，亦可导致容量增加、［Na$^+$］下降、张力降低。

ECF，细胞外液；［Na$^+$］，Na$^+$ 浓度；ADH，抗利尿激素；RAAS，肾素 - 血管紧张素 - 醛固酮系统。

生率要低。普通住院患者高钠血症的发生率为 0.5%~5.0%，急诊科为 0.2%~1.0%，ICU 为 10%。高钠血症的发生与增加的总住院时间、ICU 内住院时间和死亡率有关。术前高钠血症也与围手术期 30 天内患者的高钠血症发生和死亡率增加有关。

（四）临床表现

1. 低钠血症　低钠血症的症状取决于 Na$^+$ 下降程度和速度。其症状主要是由于低渗（低张）微环境导致脑细胞水肿和颅内压升高引起的神经系统症状，轻者表现为乏力、倦怠、头痛、恶心、呕吐，重者可发生肌肉痉挛、嗜睡、烦躁不安、定向障碍、精神错乱，甚至发生癫痫发作、昏迷、永久性脑损伤、呼吸骤停、脑疝和死亡。然而，大多数低钠血症患者症状隐匿，这是由于低钠血症发生后机体发生了一些适应性的变化：①快速适应期在低钠血症发生后的数个小时（6~12 小时）内完成，细胞主要排出 K$^+$、Na$^+$、Cl$^-$ 等电解质，导致

ICF 渗透压（张力）下降，部分水移出脑细胞，脑细胞容量部分恢复；②缓慢适应期在低钠血症发生后的 24~48 小时内完成，细胞进一步通过容量敏感性释放通道排出有机渗透溶质（谷氨酸盐、牛磺酸、肌醇等），进一步降低 ICF 内渗透压（张力）和增加水排出，使得脑细胞容量基本恢复。上述适应性变化使得脑细胞内外溶质浓度、渗透压（张力）重获平衡（均在较低水平），从而保障脑细胞体积仅发生微小的变化。由于整个适应过程需要 24~48 小时，临床上通常使用 48 小时阈值来区分急性（<48 小时）和慢性（≥48 小时）低钠血症。由于适应发生后渗透溶质转运蛋白表达下调，已排出脑细胞外的有机渗透溶质再度转运至细胞内需要 1 周甚至更长的时间。因此，一旦适应完成，如果低钠纠正速度过快，则可能再次将脑细胞置于高渗（高张）的 ECF 微环境中，有发生渗透性脱髓鞘综合征（osmotic demyelination syndrome，ODS）的风险。低渗对心肌细胞的影响相对较小，但过度过快发生的低钠血症也可能会对心肌细胞造成不可逆性损伤，导致细胞破裂、坏死、凋亡，心肌细胞数量减少，心肌收缩力下降，加重心衰。

2. 高钠血症　高钠血症的体征和症状主要与脑细胞萎缩（脱水）引起的中枢神经系统紊乱有关，尤其是在重度高钠血症或 Na^+ 浓度迅速升高（数小时内）时最为突出，可表现为虚弱、嗜睡、精神错乱，并可能发展为癫痫发作和昏迷。慢性高钠血症（≥48 小时）引起的 ECF 持续高渗（高张）促进了脑细胞对电解质和有机渗透溶质的摄取，从而将水从 ECF 重新拉入细胞内，导致 ICF 增多并恢复细胞体积和容量。因此，慢性高钠血症发生较为隐匿。一旦适应完成，脑细胞中有机渗透物的清除是较为缓慢的。因此，快速纠正慢性高钠血症可能会导致脑水肿、癫痫发作和昏迷。

（五）病因及分型

钠代谢紊乱可根据病程、血清 Na^+ 浓度异常程度、症状严重程度、病因和病理生理学等多种不同的参数进行分类或分型诊断。分类或分型诊断的目的与钠代谢紊乱的个体化管理直接相关。

1. 基于发展时间分型　分为急性和慢性。"急性"定义为发生时间 <48 小时的低钠 / 高钠血症；"慢性"定义为发生时间至少（≥）48 小时的低钠 / 高钠血症。

2. 基于临床症状分型　分为无症状和轻度、中重度、重度症状。轻度症状主要指萎靡、食欲缺乏、乏力等；中重度症状主要指恶心、呕吐、意识混乱、头痛等；重度症状主要表现为昏睡、抽搐、癫痫、昏迷、不可逆神经受损、脑疝、死亡。

3. 基于 Na^+ 浓度下降程度分型　分为轻度、中度和重度。轻度低钠血症：130mmol/L≤［Na^+］<135mmol/L；中度低钠血症：125mmol/L≤［Na^+］<130mmol/L；重度低钠血症：［Na^+］<125mmol/L。轻度高钠血症：145mmol/L<［Na^+］≤150mmol/L；中度高钠血症：150mmol/L<［Na^+］≤155mmol/L；重度高钠血症：［Na^+］>155mmol/L。

4. 基于血浆张力（tonicity）分型（适用于低钠血症）

（1）等张性低钠血症（isotonic hyponatremia）：低钠合并 ECF 有效渗透压（张力）为 280~295mmol/L 符合等张性低钠血症的范畴，这主要是由于大量等渗性液体（如等渗性甘露醇）潴留在 ECF 而产生等渗、等张的微环境，在此情况下不会产生水的跨细胞转移。假性低钠血症（pseudohyponatremia）也符合等张性低钠血症的范畴。

（2）高张性低钠血症（hypertonic hyponatremia）：低钠合并 ECF 有效渗透压（张力）>295mmol/L 符合高张性低钠血症的范畴，也称易位性低钠血症，最常见于未控制的糖尿病患者。由于 ECF 高渗，水从 ICF 转移至 ECF，从而导致血浆 Na^+ 浓度降低，这时可利用公式进行校正：校

$$正［Na^+］=测量的［Na^+］+2.4 \times \frac{血糖水平 -100}{100}$$

（其中血糖水平单位为 mg/dl）。由此公式可以看出，血糖超出正常范围（100mg/dl）且每升高 100mg/dl，血浆［Na^+］就会减少 2.4mmol/L。

（3）低张性低钠血症（hypotonic hyponatremia）：低钠合并 ECF 有效渗透压（张力）<280mmol/L 符合低张性低钠血症的范畴，这是真正意义上的低钠血症，也是最常见的低钠血症类型，应根据容量状态进一步评估其病理生理学机制及病因。

5. 基于容量状态分型

（1）低容量型（hypovolemia）：

1）低容量性低张性低钠血症：实质是体内显著的钠、水丢失而伴有继发性净水排泄减少所致。此种类型的低钠血症患者存在低渗状态下容量依赖性非渗透性 ADH 分泌，病因包括肾脏钠丢失（利尿剂、耗盐性肾脏病、脑耗盐综合征、原发性肾上腺皮质功能减退症）和非肾脏钠丢失（呕吐、腹泻、失血、第三间隙液体滞留、腹膜炎、肠梗阻等）。利尿剂治疗是失代偿心力衰竭患者出现低容量性低钠血症的最常见原因。ECF 减低通常根据病史、体格检查（容量耗损相关的体征，如体位性低血压、心动过速等）和实验室检查［尿素氮 / 肌酐比值升高、代谢性碱中毒、红细胞压积增大、中心静脉压降低、尿钠 <30mmol/L（除外肾性失钠）等］而诊断。

2）低容量性高钠血症：实质为钠水同时丢失，但失水量相对较大。丢失可经由肾脏或肾外（消化道）途径。测量尿钠水平可有助于鉴别钠

水丢失的原因,当肾外途径丢失时,由于肾脏浓缩功能完好,故尿钠水平会很低;相反,经肾脏途径丢失时,尿钠水平偏高。

（2）等容量型（euvolemia）:

1）等容量性低张性低钠血症:由于 ADH 介导的肾自由水排泄受损或由于过量摄入水而溶质摄入量低造成体内水分绝对增加导致。等容量性低钠血症主要原因是抗利尿激素分泌失调综合征（SIADH）。SIADH 是指在没有渗透刺激或血流动力学刺激的情况下持续且异常的 ADH 分泌。除 SIADH 外,继发性皮质功能减退症（单纯皮质类固醇缺乏）亦可导致等容量性低钠血症,原因是降低的皮质类固醇浓度失去了对 ADH 的抑制作用;重度甲状腺功能减退也可导致等容量性低钠血症,可能与心输出量下降引起的非渗透性 ADH 释放有关。

2）等容量性高钠血症:亦称盐含量正常的高钠血症,机制为肾脏或肾脏外途径纯水丢失所致,不伴有 Na^+ 的丢失,因此机体 Na^+ 总量基本正常。等血容量性高钠血症最常见于神经源性和肾性尿崩症导致的纯水丢失,也可发生于饮水障碍、高热、大汗等患者。

（3）高容量型（hypervolemia）:

1）高容量性低张性低钠血症:发生在 ECF 过负荷且肾脏不能有效地排泄水分时。尽管存在 ECF 过负荷,但有效循环容量不足、动脉充盈不足和组织低灌注导致的非渗透性 ADH 释放是高容量性低钠血症主要的病理生理学机制,其最常见的原因是失代偿心力衰竭、晚期肝硬化、肾病综合征或慢性肾脏疾病。

2）高容量性高钠血症:即高钠血症伴体内总盐的增加和体内总水分的相对不足。此型高钠血症临床上并不常见,可能发生于输注碳酸氢钠、高渗喂养配方、口服或静脉输注高渗盐的患者,也可发生于原发性醛固酮增多症、库欣综合征的患者。

（六）诊断流程/临床路径

1. 低钠血症　由于低钠血症并非一种疾病,而是不同疾病均可出现的一种异常的病理生理学状态,所以其治疗因不同的病因和病理生理学而异。因此,对导致低钠血症潜在疾病或病理生理学的辨别至为重要。

（1）第 1 步:检测血浆渗透压,明确低张性低钠血症诊断,同时除外高张或等张性低钠血症。

（2）第 2 步:评估低张性低钠血症临床症状的严重程度。明确有症状的低钠血症应立即启动紧急治疗。

（3）第 3 步:评估有无尿液稀释障碍。低张性低钠血症最常见的病理生理学机制为 ADH 介导的肾自由水排泄（尿液稀释）障碍,但应检测尿渗透压除外过量饮水或过度摄入低渗液。

（4）第 4 步:评估 ECF 容量并测量尿钠浓度即 $[U_{Na}]$,进一步明确低张性低钠血症潜在病理生理学分型及病因分类。

1）低钠血症伴 ECF 减少（低容量性低钠血症）:若 $[U_{Na}]>30mmol/L$,提示肾性失钠,如利尿剂、失盐性肾病、CSWS、原发性肾上腺皮质功能不全等;若 $[U_{Na}]≤30mmol/L$,提示肾外失钠,如消化道液体流失、失血、第三间隙液体滞留、腹膜炎、肠梗阻等。

2）低钠血症伴 ECF 正常（等容量性低钠血症）:由非渗透性刺激 ADH 分泌介导的容量正常型低钠血症。$[U_{Na}]$ 一般均 $>30mmol/L$,提示存在 SIADH、糖皮质激素缺乏、严重甲状腺功能减退。

3）低钠血症伴 ECF 增多（高容量性低钠血症）:若 $[U_{Na}]>30mmol/L$,则提示可能存在急性肾损伤、慢性肾脏病;若 $[U_{Na}]≤30mmol/L$,则提示存在晚期肝硬化、失代偿心衰、肾病综合征。

低钠血症临床诊断路径见图 3-2-2。

2. 高钠血症　高钠血症也应根据不同的病理生理学机制或原始病因分类,并据此制定个体化治疗方案。

（1）第 1 步:除外假性高钠血症（pseudohypernatremia）。在疑似假性高钠血症患者中,用渗透计测量血清渗透压（可见渗透压正常而非高渗）或用直接离子选择电极法测量 $[Na^+]$ 可以反映真实的血浆 Na^+ 水平。

（2）第 2 步:判断高钠血症是否有症状或为急性。

（3）第 3 步:评估 ECF 容量,按容量状态进行初步病理生理学分型。

1）高钠血症伴 ECF 减少（低容量性高钠血

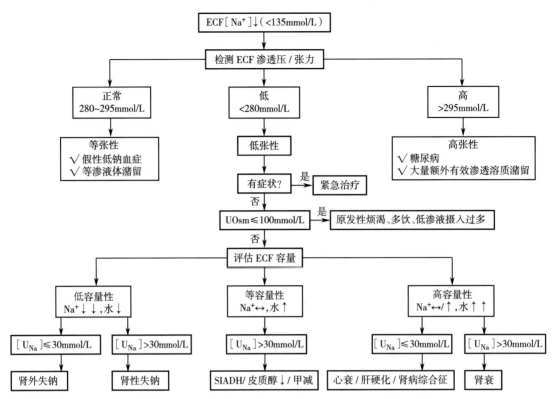

图 3-2-2 低钠血症临床诊断路径

症）：表现为水和 Na^+ 同时丢失，丢失程度水 $>Na^+$，有低血容量表现（如心动过速、体位性低血压），可见于肾性丢失（渗透性利尿、袢利尿剂）及肾外丢失（胃肠道、皮肤丢失）。进一步测量尿钠有助于区分肾源性和非肾源性丢失。

2）高钠血症伴 ECF 正常（等容量性高钠血症）：表现为纯水丢失，机体总 Na^+ 量基本正常，可见于尿崩症（diabetes insipidus，DI）、非显性失水。

3）高钠血症伴 ECF 增多（高容量性高钠血症）：表现为机体总钠量、水量均增多，增多程度 $Na^+>$ 水，可见于原发性醛固酮增多症、库欣综合征、高钠摄入等。

（4）第 4 步：检测尿钠（U_{Na}）。

（5）第 5 步：测量尿渗透压、监测尿量。尿渗透压（UOsm）<300mmol/L 和多尿［>3L/d 或 >40ml/（kg·d）］提示 ADH 分泌障碍或应答异常、尿液浓缩功能障碍，故可能存在完全性肾性或中枢性尿崩症；如果 UOsm 在 400~800mmol/L，提示可能存在部分尿崩症（中枢性或肾性）、渗透性利尿。如果 UOsm>800mmol/L，说明 ADH 分泌和应答正常、尿液浓缩功能正常，这是肾外丢失性低容量性高钠血症的特征。

高钠血症临床诊断路径见图 3-2-3。

（七）纠正和管理

1. 低张性低钠血症　对低钠血症的管理绝不意味着"单纯而盲目补钠"，应根据患者的症状轻重、发病时间的长短、［Na^+］降低程度、病理生理学分型、病因等情况制定个体化治疗策略，同时应频繁动态监测［Na^+］，从最初的每 20 分钟，到后来每 2~4 小时、6~8 小时、12~24 小时，这对指导纠钠治疗非常重要。

（1）低张性低钠血症的管理原则：①不伤害原则：对于低张性低钠血症的治疗和管理必须平衡低钠本身导致的脑水肿或死亡风险与过度纠正低钠导致 ODS 的风险。②快慢原则：对于严重症状性低钠血症（癫痫发作、意识障碍、昏迷）患者，应给予启动紧急治疗，强调"快速（1 小时内）"将血浆［Na^+］升高 5mmol/L；而对于无症状的慢性低钠血症患者，强调"慢下来"，要设纠钠限值。③分型分类治疗原则：应根据低钠血症的病因或病理生理学分型制定具体的管理方案。④动态评估原则：应动态监测血浆［Na^+］、尿量、尿钠等指标，特别是治疗的早期阶段，避免纠正不足或过度纠正。

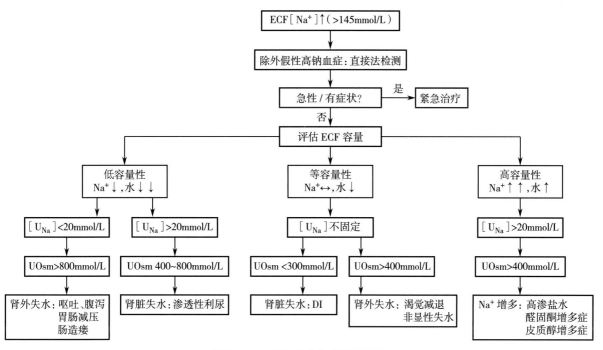

图 3-2-3　高钠血症临床诊断路径

（2）低张性低钠血症的分型分类管理：

1）严重症状性低钠血症：严重的症状性低钠血症应紧急给予 3% 高渗盐水。建议按下述方式给予：3% 高渗盐水 150ml（或 2ml/kg），于 20 分钟内快速静脉输注，此后复查［Na⁺］，根据［Na⁺］再次给予 2~3 剂，目标为 1 小时内［Na⁺］升高 5mmol/L（4~6mmol/L）。若第 1 小时治疗后症状明显缓解，则停止输注 3% 高渗盐水，序贯等渗盐水，并启动诊断评估和病因特异性治疗。为平衡过度或过快的［Na⁺］升高导致渗透性脱髓鞘综合征（ODS）发生风险，24 小时内［Na⁺］升高不宜超过 10mmol/L，48 小时内钠的总校正量不宜超过 18mmol/L。对于有 ODS 发生风险高危的患者（酒精中毒、晚期肝病和营养不良等），24 小时内［Na⁺］升高宜控制在 6~8mmol/L。若第 1 小时治疗后患者症状无明显好转，建议继续输注 3% 高渗盐水，目标［Na⁺］每小时增加 1mmol/L，直到患者症状改善、［Na⁺］总校正量达到 10mmol/L，或达到 130mmol/L 时停止。

2）中重度症状性低钠血症：中重度症状患者建议单次输注 3% 高渗盐水 150ml（或 2ml/kg），于 20 分钟内快速静脉输注，目标为 24 小时内［Na⁺］升高 5mmol/L，限值为 24 小时内［Na⁺］校正量 <10mmol/L，48 小时内［Na⁺］总校正量 <18mmol/L。

3）轻度或无症状性急性低钠血症：无症状

或轻度症状提示低渗低张的 ECF 微环境尚未造成有临床意义的脑水肿，治疗重点应为防止［Na⁺］进一步降低以加重脑水肿。此时应开始诊断和鉴别诊断评估工作，并启动病因特异性治疗，停用可能导致低钠血症的液体或药物。若［Na⁺］急性下降 >10mmol/L，为避免［Na⁺］进一步下降导致脑水肿加剧，建议单次于 20 分钟内快速静脉输注 3% 高渗盐水 150ml（或 2ml/kg），4 小时内复查［Na⁺］。急性低钠血症患者的［Na⁺］校正可不设限值。

4）轻度或无症状性慢性低钠血症：对于无或轻微症状的慢性低钠血症患者，一定要注意设置纠钠限值。对于 ODS 发生存在高风险的患者，24 小时内［Na⁺］校正量目标设在 4~6mmol/L 即可，且以后每个 24 小时内不超过 8mmol/L 为限值；对于 ODS 发生存在中等或低风险的患者，24 小时内［Na⁺］校正量目标可设在 6~8mmol/L，且以 48 小时内［Na⁺］校正总量不超过 18mmol/L 为限值。

5）低容量性低钠血症：如果 ECF 显著丢失，出现血流动力学不稳定或低血容量性休克表现，此时快速液体复苏的需要远远超过了纠钠的需要，应以抗休克治疗为优先。血流动力学稳定的低容量性低钠血症患者，限制无电解质溶液摄入可有效防止［Na⁺］进一步下降。同时，因为低容量性低钠血症患者存在尿液稀释障碍，静脉输注 0.9% 生理盐

水或平衡盐溶液 [0.5~1.0ml/（kg·h）] 有利于恢复 ECF，纠正 ADH 非渗透性释放，促进肾脏无电解质水排泄增加，从而使得低钠血症得以有效纠正。

6）等容量性低钠血症：如前所述，等血容量性低钠血症最常见于 SIADH，但也可由甲状腺功能减退和糖皮质激素缺乏引起。一线治疗方案为液体限制（500~1 000ml/d），可将增加溶质摄入量（尿素或口服氯化钠）作为二线治疗方案。同时应针对原始病因（如 SIADH 病因、甲状腺功能减退、继发性皮质功能减低）进行干预治疗。

7）高容量性低钠血症：高血容量性低钠血症也存在 ADH 非渗透性释放导致肾脏不能有效地排泄水分，最常见的病因是失代偿期心衰、肝硬化失代偿期、慢性肾衰竭、肾病综合征等。限制钠和无电解质水摄入（500~1 000ml/d）是一线治疗。其他药物治疗包括袢利尿剂和血管加压素受体拮抗剂（如托伐普坦）。失代偿性心力衰竭伴高容量性低钠血症的一线药物治疗以袢利尿剂为

代表，为了获得快速的治疗反应，建议从静脉使用袢利尿剂开始，一旦患者病情稳定，可过渡到口服治疗。托伐普坦可通过抑制 ADH 的作用、增加肾脏游离水排泄进而对失代偿性心衰伴高容量性低钠血症患者起到治疗作用。一项前瞻性、随机、开放标签、平行组、单中心研究发现，托伐普坦在治疗心衰合并低钠血症方面与静脉利尿剂相比同样有效，但并不优于静脉利尿剂。

（3）低张性低钠血症过度校正时的钠再降低治疗：由于考虑到渗透性脱髓鞘综合征（ODS）的严重后果，在低钠血症过快 / 过度纠正（第 1 个 24 小时内升高 >10mmol/L 或在此后的任何 24 小时升高 >8mmol/L）的情况下，应停止正在进行的升钠治疗，并采取干预措施以启动钠再降低治疗。建议输注 10ml/（kg·h）的无电解质水（如葡萄糖溶液）或静脉注射去氨加压素（2μg，每 8 小时 1 次），动态复检 [Na$^+$]，使其重新回到预设的限值范围内。

低张性低钠血症的分型分类管理流程见图 3-2-4。

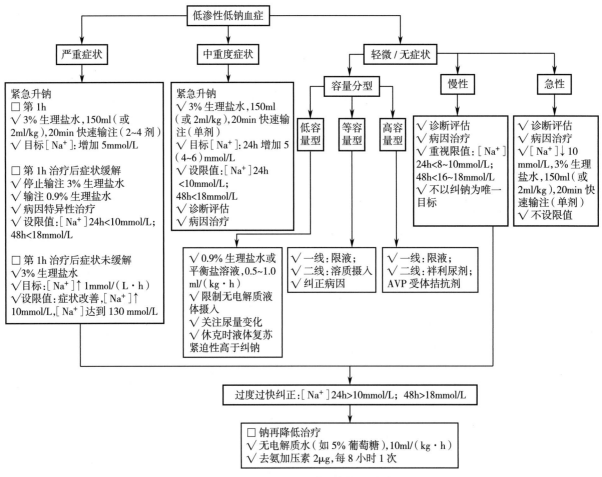

图 3-2-4　低张性低钠血症管理流程

2. 高钠血症

（1）高钠血症的管理原则：①不伤害原则：对于高钠血症的治疗和管理必须平衡高钠本身导致脑细胞严重脱水致中枢神经系统损伤的风险与过度过快纠正高钠导致继发性脑水肿的风险。②快慢原则：如果高钠血症发展迅速（48 小时内）且有症状，应快速纠正，并可在 24 小时内纠正［Na^+］至正常范围；而对于无症状的慢性高钠血症，强调"慢下来"。③分型分类治疗原则：应根据高钠血症的原始病因和容量状态制定不同的治疗方案，解决高钠血症的根本原因和纠正 ECF 高渗双管齐下。④动态评估原则：应动态监测血浆［Na^+］、尿量、尿钠等指标，特别是治疗的早期阶段，避免纠正不足或过度纠正。

（2）高钠血症的管理流程：

1）寻找病因。

2）评估高钠血症症状的严重程度及发生的急缓。

3）明确需要补充的液体量、速度和性质：①确定患者的容量状态。如果高钠血症合并了显著的 ECF 容量减少，足以引起血流动力学严重损害致低血容量性休克，则应使用等渗盐溶液（0.9% 氯化钠或林格溶液）进行容量复苏，直至休克状态得以纠正。患者循环状态稳定后，应及时替换为低渗液体（即 0.2% 或 0.45% 氯化钠），以便进一步纠正高钠血症。②计算已经存在的水亏损（water deficit）量。水亏损量即使［Na^+］重新恢复至 140mmol/L 时所需的液体量，计算公式为：已经发生的水亏损 $=TBW \times \left(\dfrac{\left[Na^+ \right]}{140} - 1 \right) = (0.4 \sim 0.5) \times$ 体重 $\times \left(\dfrac{\left[Na^+ \right]}{140} - 1 \right)$，其中 TBW 为总水量。③评估需要替代治疗正在发生的水损失量。即总输液量 = 已经发生的水亏损量 + 每天发生的非显性失水量 + 每天肾 / 肾外（如胃肠道）水分损失量。可根据无电解质水清除（electrolyte-free water clearance, EFWC）来计算每日肾脏失水量，计算公式为：$EFWC = UV \times \left(1 - \dfrac{\left[U_{Na} \right] + \left[U_K \right]}{\left[S_{Na} \right]} \right)$，其中 UV 指尿量，［$U_{Na}$］和［$U_K$］指尿钠和尿钾浓度，［$S_{Na}$］指血浆钠离子浓度。④明确补液速度。

取决于目标降钠值，如果高钠血症发展迅速或有明显的症状，应迅速纠正高渗高张状态，并在 24 小时内纠正至正常（前 6~8 小时，目标［Na^+］每小时降低 1~2mmol/L，24 小时内目标［Na^+］降至 145mmol/L）。而对于无症状或慢性（>48 小时）或发病时间未知的高钠血症患者，应以每小时降低 <0.5mmol/L（每天 12mmol/L）的速度进行纠正。⑤明确液体性质和途径。液体的首选途径是肠内途径（经口或胃管），其次选择静脉途径。只有低渗液体是合适的，包括纯水、5% 葡萄糖、0.2% 氯化钠（称为 1/4 张盐水）和 0.45% 氯化钠（1/2 张盐水）。

4）其他治疗：高容量性高钠血症患者的需要考虑去除或治疗原始因素（如库欣综合征、原发性醛固酮增多症、高渗喂养等），并补充无电解质溶液。单纯输注 5% 葡萄糖有效，但可能会加重容量过载状态，因此联合使用 5% 葡萄糖和袢利尿剂可兼顾降钠和避免水负荷加重。单纯使用利尿剂减少扩大的 ECF 容量可能会加重高钠血症，因此可使用血液透析、血液滤过或腹膜透析的方式去除多余的容量。中枢性尿崩症导致的等容量性高钠血症主要治疗方式是补充去氨加压素。

高钠血症管理流程见图 3-2-5。

二、研究进展

对于症状性低钠血症患者高渗盐水的输注方式，目前多数指南均推荐使用 3% 生理盐水 150ml 快速输注（可重复 2~4 剂），但由于担心低钠血症过度或过快纠正有导致 ODS 风险，SALSA 试验专门比较了快速输注和缓慢输注高渗盐水对低钠血症过度纠正风险的差异。

1. 研究设计

（1）研究性质：前瞻性研究者发起的多中心、开放标签对照临床试验。

（2）研究人群：178 例 18 岁以上、有中重度 / 重度症状的低钠血症患者，且［Na^+］≤125mmol/L。

（3）干预：24~48 小时内快速输注（rapid intermittent bolus, RIB）或缓慢输注（slow continuous infusion, SCI）3% 高渗盐水，每 6 小时复查［Na^+］。

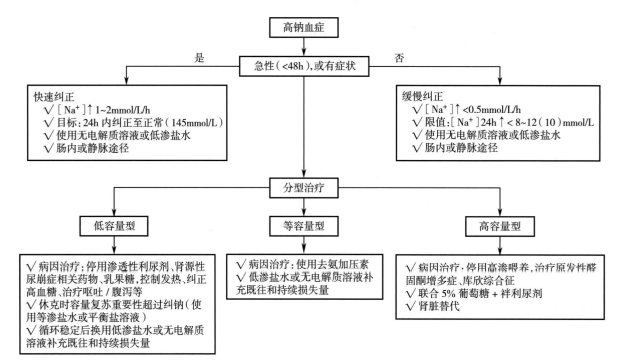

图 3-2-5　高钠血症管理流程

RIB 组中重度症状患者为 3% 高渗盐水 2ml/kg 于 20 分钟内输注完毕,重度症状患者为 3% 高渗盐水 2ml/kg 于 20 分钟内输注完毕,连续给予 2 剂。SCI 组中重度症状患者为 3% 高渗盐水 0.5ml/(kg·h)缓慢滴注,重度症状患者为 3% 高渗盐水 1ml/(kg·h)缓慢滴注。两组患者后续都根据[Na^+]调整方案。

（4）研究结局:主要结局为过度纠正,定义为 24 小时内[Na^+]升高 >12mmol/L 或 48 小时内[Na^+]升高 >18mmol/L。次要结局为 RIB 和 SCI 的安全性和有效性(图 3-2-6)。

2. 主要研究结果　87 例分配至 RIB 组,91 例分配至 SCI 组。RIB 组有 15 例(17.2%)、SCI 组有 22 例(24.1%)发生了过度纠正,差异无统计学意义(绝对风险差异 =-6.9%,95%CI -18.8%~4.9%,P=0.26),但 RIB 组需要钠再降低治疗(24 小时内升高 5~9mmol/L 或 48 小时内升高 10~17mmol/L 即启动钠降低治疗)的患者比例显著低于 SCI 组[36 例(41.4%)$vs.$ 52 例(57.1%),绝对风险差异 =-15.8%,95%CI -30.3%~-1.3%,P=0.04]。在改善症状或升高[Na^+]的有效性方面两组差异无统计学意义,但在 1 小时达到纠正[Na^+]目标值的效果方面,RIB 优于 SCI [28 例(32.2%)$vs.$ 16 例(17.6%),绝对风险差

异 =14.6%,95%CI 2%~27.2%,P=0.02]。

3. 研究结论　RIB 和 SCI 对于纠正症状性低钠血症而言同样安全、有效,两者在过度纠正低钠血症方面无显著差异。RIB 治疗性再降低钠的发生率低于 SCI,因此更推荐使用 RIB 来纠正症状性低钠血症。

由于目前尚缺乏高质量临床研究来探讨无电解质水纠正症状性高钠血症的速度和目标,SALSA Ⅱ试验应运而生。SALSA Ⅱ试验也是一项前瞻性、研究者发起的多中心、开放标签对照临床研究,旨在比较 RIB 和 SCI 法给予无电解质水在快速纠正重度高钠血症疗效和安全性方面的优劣(图 3-2-7)。目前研究正在进行中,研究结果值得期待。

三、实用技巧

【纠钠公式——Adrogué-Madias 公式】

学者 Adrogué 和 Madias 于 1997 年共同提出了经典的纠钠公式,发表于 *Intensive Care Med* 杂志。根据该公式,可计算出输注 1L 不同性质的液体(包括生理盐水、平衡盐溶液、高渗盐水、低渗盐水、无电解质溶液)对[Na^+]的影响

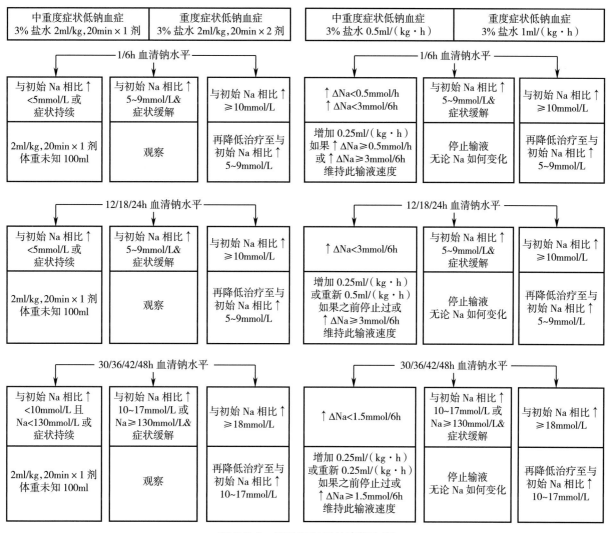

图 3-2-6 RIB/SCI 具体实施方案

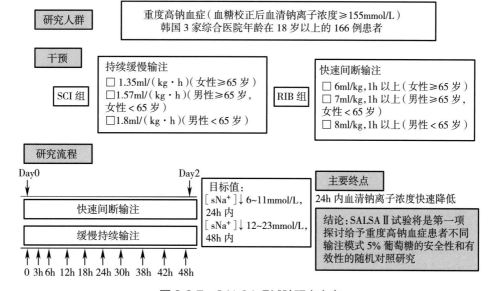

图 3-2-7 SALSA Ⅱ试验研究方案

（表 3-2-1）。因此，临床上可以根据此公式和纠钠目标计算出所需的不同种类的液体量。但不应过分依赖此公式，纠钠过程中应密切关注实测［Na^+］动态变化。

表 3-2-1 常见溶液

溶液	溶液中［Na^+］/（$mmol \cdot L^{-1}$）	溶液在细胞外液的分布 /%
5% 高渗盐水	855	100
3% 高渗盐水	513	100
0.9% 生理盐水	154	100
林格溶液	130	97
0.45% 低渗盐水	77	73
含 0.2%NaCl 的 5% 葡萄糖溶液	34	55
5% 葡萄糖溶液	0	40

用于估计 1L 任何含钠液对血清［Na^+］影响的公式：

$$\Delta 血清［Na^+］ = \frac{输注液体［Na^+］ - 血清［Na^+］}{总水量（TBW）+1}$$

用于估计 1L 任何含钠和含钾液对血清［Na^+］影响的公式：

$$\Delta 血清［Na^+］ = \frac{（输注液体［Na^+］+［K^+］）- 血清［Na^+］}{总水量（TBW）+1}$$

举例：一例 46kg 的严重症状性低钠血症女性患者，其［Na^+］=112mmol/L，需要紧急输注 3% 高渗盐水以缓解症状。根据公式，1L 3% 高渗盐水可升高的［Na^+］$= \frac{513-112}{46 \times 0.5+1} = 16.7mmol/L$。因对于严重症状低钠血症患者第 1 小时纠钠目标为 5mmol/L，故需要使用 3% 高渗盐水约 300ml（3% 高渗盐水 150ml，共 2 剂，每剂需要在 20min 内快速输注）。

四、实战病例

【心衰中的低钠血症：不仅仅是"［Na^+］< 135mmol/L"和"稀释性"】

1. 摘要 从病理生理学机制而言，失代偿心

衰合并低钠血症主要分为下述两种类型：①高容量性低钠血症，最常见。由于失代偿心衰存在有效动脉血容量减低，导致即使在 ECF 总体过负荷和低渗的情况下，仍然存在继发性非渗透性 ADH 异常分泌，最终导致肾脏的尿液稀释功能持续障碍、ECF 容量过负荷和低钠血症的加剧。交感神经和 RAAS 的强烈激活也参与其中。②低容量性低钠血症，不常见但也可发生。多由于利尿剂过度使用导致肾性水丢失或偶然叠加肾外失水所致。接下来介绍一例典型心衰合并低容量性低钠血症的病案。

2. 病例介绍 见图 3-2-8。

3. 病例特点 该病例原发病为慢性心衰急性加重，经抗栓、利尿、扩管等治疗后好转，出院后继续服用了 3 天纠正心衰的药物（其中含有噻嗪类利尿剂和袢利尿剂），以显著的中枢神经系统症状和低张性低钠血症再次入院。

4. 诊治要点和难点

（1）诊断：患者实测［Na^+］=115mmol/L，但血糖为 14mmol/L（252mg/dl），故需要计算校正的［Na^+］，公式与计算过程为校正［Na^+］= 测量的［Na^+］$+2.4 \times \frac{血糖水平-100}{100} = 115+2.4 \times \frac{252-100}{100} = 118.6mmol/L$（<125mmol/L），低钠血症（重度）诊断明确，此后按低钠血症临床诊断路径进行分型分类诊断。

第 1 步：检测血浆渗透压，明确低张性低钠血症诊断。该患者测得血清渗透压为 270mmol/L（<280mmol/L），故明确发生了低张性低钠血症，且该患者血清有效渗透压（张力）=270-10.6（尿素氮浓度）=259.4mmol/L，提示 ECF 已经处于较明显的低渗低张状态。

第 2 步：评估低张性低钠血症临床症状的严重程度。有症状（特别是中重度、重度症状）的低钠血症须立即启动紧急治疗。该患者否认有脑血管病病史，此次就诊有严重的中枢神经系统症状，且经急诊颅脑 CT 检查除外急性脑梗死、脑出血等表现，故患者出现意识障碍的原因为低钠血症导致的代谢性脑病，需要紧急升钠治疗（见下）。

第 3 步：评估有无尿液稀释障碍。该患者尿渗透压为 320mmol/L（>100mmol/L），故低张、低

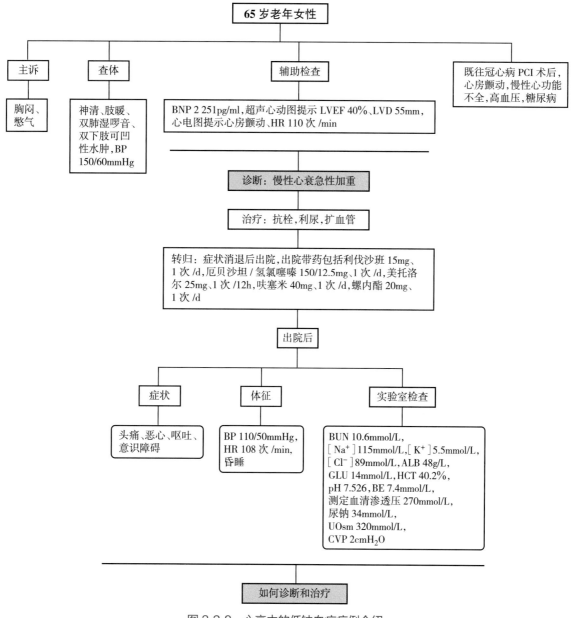

图 3-2-8 心衰中的低钠血症病例介绍

BP,血压;BNP,B 型利钠肽;LVEF,左心室射血分数;LVD,左心室内径;HR,心率;PCI,经皮冠状动脉介入治疗;BUN,血尿素氮;ALB,白蛋白;GLU,葡萄糖;HCT,红细胞压积;BE,碱剩余;UOsm,尿的质量渗透量;CVP,中心静脉压。

钠应为 ADH 非渗透性释放导致的尿液稀释能力下降所致。

第 4 步:评估 ECF 容量,进一步明确低张性低钠血症潜在病理生理学分型及病因分类。该患者中心静脉压偏低,存在皮肤黏膜干燥、代谢性碱中毒,红细胞压积 / 白蛋白浓度 / 尿素氮偏高等 ECF 容量减低的临床提示点,故考虑此患者为低钠血症伴 ECF 减少(即低容量性低钠血症)。

第 5 步:看尿钠浓度。该患者[U_{Na}]为 34mmol/L

(>30mmol/L),提示肾性失钠,因患者同时使用了氢氯噻嗪 + 呋塞米,故考虑利尿剂相关低容量性低钠血症。

(2)治疗:患者有重度低钠血症的临床表现,无论其背后的病理生理学机制如何,均应紧急启动纠钠治疗。该患者体重 52.5kg,根据 Adrogué-Madias 纠钠公式:Δ 血清[Na^+]=$\dfrac{\text{输注液体}[Na^+]-\text{血清}[Na^+]}{\text{总水量(TBW)}+1}$,若输注 1L 3% 高渗盐水，该患者 $\Delta[\text{Na}^+]=\dfrac{513-118.6}{0.5\times52.5+1}=14.47\text{mmol/L}$ 。

设置第 1 小时目标值为 $\triangle[\text{Na}^+]=5\text{mmol/L}$ ，故第 1 小时需要 3% 高渗盐水的量为：$5\text{mmol}\div14.47\text{mmol/L}=0.35\text{L}$ ，即 350ml，输注方式为连续使用 3% 高渗盐水 150ml 快速静脉输注（每剂在 20 分钟内输注完毕）。该患者在纠钠 40 分钟左右时，神志逐渐转清，复查［Na⁺］升至 122.3mmol/L。停止输注高渗盐水，改为平衡盐溶液静脉滴注以进一步纠正脱水，最终病情得以好转。

5. 治疗体会　通常情况下，心力衰竭患者使用高渗盐水或过量等渗盐溶液可能会导致额外水钠负荷，进而加重心衰的症状。心衰住院患者 48 小时内输注过多的电解质溶液与较高风险的气管插管率、肾脏替代治疗和住院死亡率相关。但此例慢性心衰患者发生了明确的、严重症状的、低张性、低容量性低钠血症，因此高渗盐水治疗必须启动，因为此时立即纠钠以减少进行性神经系统损伤的获益远远大于心衰加重的风险。但纠钠要密切监测［Na⁺］及患者症状改善情况，及时调整纠钠和补液策略，避免纠钠过度及液体显著过负荷。

（徐雪峰　叶清）

参考文献

［1］STERNS R H. Disorders of plasma sodium: Causes, consequences, and correction［J］. N Engl J Med, 2015, 372（1）: 55-65.

［2］KNEPPER M A, KWON T H, NIELSEN S. Molecular physiology of water balance［J］. N Engl J Med, 2015, 372（14）: 1349-1358.

［3］HARRING T R, DEAL N S, KUO D C. Disorders of sodium and water balance［J］. Emerg Med Clin North Am, 2014, 32（2）: 379-401.

［4］SEAY N W, LEHRICH R W, GREENBERG A. Diagnosis and management of disorders of body tonicity-hyponatremia and hypernatremia: Core Curriculum 2020［J］. Am J Kidney Dis, 2020, 75（2）: 272-286.

［5］RODRIGUEZ M, HERNANDEZ M, CHEUNG-PASITPORN W, et al. Hyponatremia in heart failure: Pathogenesis and management［J］. Curr Cardiol Rev, 2019, 15（4）: 252-261.

［6］ELLISON D H, BERL T. Clinical practice. The syndrome of inappropriate ant i d iuresis［J］. N Engl J Med, 2007, 356（20）: 2064-2072.

［7］SPASOVSKI G, VANHOLDER R, ALLOLIO B, et al. Clinical practice guideline on diagnosis and treatment of hyponatraemia［J］. Intensive Care Med, 2014, 40（3）: 320-331.

［8］VERBALIS J G, GOLDSMITH S R, GREENBERG A, et al. Diagnosis, evaluation, and treatment of hyponatremia: Expert panel recommendations［J］. Am J Med, 2013, 126（10 Suppl 1）: S1-S42.

［9］NAGLER E V, VANMASSENHOVE J, VAN DER VEER S N, et al. Diagnosis and treatment of hyponatremia: A systematic review of clinical practice guidelines and consensus statements［J］. BMC Med, 2014, 12: 1.

［10］LEE Y, YOO K D, BAEK S H, et al. Korean Society of Nephrology 2022 recommendations on controversial issues in diagnosis and management of hyponatremia［J］. Korean J Intern Med, 2022, 37（6）: 1120-1137.

［11］YUN G, BAEK S H, KIM S. Evaluation and management of hypernatremia in adults: Clinical perspectives［J］. Korean J Intern Med, 2023, 38（3）: 290-302.

［12］MUHSIN S A, MOUNT D B. Diagnosis and treatment of hypernatremia［J］. Best Pract Res Clin Endocrinol Metab, 2016, 30（2）: 189-203.

［13］ARORA S K. Hypernatremic disorders in the intensive care unit［J］. J Intensive Care Med, 2013, 28（1）: 37-45.

［14］AVILA M. The Clinical Practice Guideline on diagnosis and treatment of hyponatraemia: A response from Otsuka Pharmaceutical Europe Ltd［J］. Eur J endocrinol, 2014, 171（1）: L1-L3.

［15］ADROGUÉ H J, MADIAS N E. Hyponatremia［J］. N Engl J Med, 2000, 342（21）: 1581-1589.

［16］NG T M H, GRAZETTE L P, FONG M W, et al. Tolvaptan vs. furosemide-based diuretic regimens in patients hospitalized for heart failure with hyponatremia（AQUA-AHF）［J］. ESC Heart Fail, 2020, 7（4）: 1927-1934.

钾离子管理

在细胞内液中,钾离子的含量是最为丰富的阳离子,约占阳离子总量的 98%。钾离子主要以结合状态存在于细胞内,在神经、肌肉细胞中的浓度为 140~150mmol/L,对维持神经 - 肌肉组织静息电位、电兴奋的产生和传导具有重要作用。只有 2% 的钾离子以游离状态存在于细胞外液,在血清中浓度为 3.5~5.5mmol/L,直接影响酸碱平衡的调节。钾离子的代谢主要通过 Na^+-K^+-ATP 酶实现由细胞外向细胞内的转运,以及通过肾脏重吸收和分泌。影响钾离子在细胞内外分布和肾脏吸收与排泄的因素众多。多达 20% 的住院患者表现为低钾血症,3.5% 表现为高钾血症。钾离子失衡是重症监护环境中最常见的电解质紊乱之一,且常和其他电解质紊乱同时存在。

一、知识要点

【病理生理】

（一）钾离子的摄入与排出

1. 饮食摄入　正常成年人每日从饮食摄入钾约 100mmol（3.9g）,主要经胃肠道吸收。

2. 排出　钾主要从肾脏排出,还可从粪便、汗腺排出。

（1）肾脏通过对钾的重吸收及分泌调控钾从尿中排出。影响肾脏排钾的因素很多:钾摄入过多、肾小管上皮细胞内的 H^+ 浓度增加（如酸中毒）、低钠血症、肾血流量减少导致肾小球滤过率明显降低（如有效循环血容量的减少常伴随高钾血症）、醛固酮调节使远曲小管分泌 K^+ 和重吸收 Na^+ 增多。

（2）钾从粪便排出约为摄入量的 10%,且速度较慢,但如腹泻时,可有大量钾从粪便排出。

（3）钾从汗腺排出很少,但大量出汗时,每日从汗腺排钾可达 150mmol（5.9g）。

（二）钾代谢的调节

1. 钾代谢的调节通路　①细胞内外之间的转移;②摄入钾及肾脏排钾之间的调控。

2. 影响钾在细胞内外的转移因素　①生理因素:Na^+-K^+-ATP 酶、儿茶酚胺、胰岛素、血糖浓度、血清钾浓度、剧烈运动;②病理因素:酸碱失衡、高渗状态、组织破坏、生长过快等。

【低钾血症】

低钾血症是指血清钾低于 3.5mmol/L,常伴有细胞内钾离子的丢失。

（一）流行病学

在总体人群中低钾血症的患病率为 1%~3%,心衰患者低钾血症的发生率在不同人群中存在差异,文献报道为 19%~54%。与血钾正常的人群相比,合并低钾血症的患者死亡风险增加 205%,主要心血管不良事件（major adverse cardiovascular events, MACE）的发生风险增加 89%。心衰患者的理想血钾水平为 4.0~5.0mmol/L（图 3-2-9）。

（二）发病机制

低钾血症的病因有摄入少、丢失多和分布异常。

1. 摄入少　正常人从食物摄入钾每天 40~120mmol,中国居民钾摄入不足,且有逐年下降趋势。2012 年中国居民日均钾摄入量 21mmol（1 617mg）。

2. 丢失多　钾丢失包括肾性及肾外丢失。根据是否伴有高血压,肾性失钾分为两种。

（1）低血钾伴血压正常:见于应用甘露醇、各种原因所致的肾小管酸中毒、低镁血症、巴特（Bartter）综合征、药物（排钾利尿剂、庆大霉素、两性霉素 B、氨苄西林、羧苄西林等）中毒。

（2）低血钾伴血压升高:见于恶性高血压、肾动脉狭窄、肾素瘤、醛固酮增多［原发性醛固酮增多症（Conn syndrome）、假性醛固酮增多症（Liddle syndrome）、Bigiteri 综合征］、库欣（Cushing）综合征;肾外丢失主要由于呕吐、胰瘘、胆瘘及腹泻等因素导致的胃肠道丢失钾。

3. 分布异常　碱中毒（pH 每升高 0.1,则血清钾下降 0.1~0.4mmol/L）、钡中毒（钡可阻滞细胞膜 K^+ 通道,从而阻碍 K^+ 外移）、低钾性周期性麻痹、应用胰岛素、儿茶酚胺制剂、细胞生长过速（见于巨细胞贫血用叶酸、维生素 B_{12} 治疗时）。钾在细胞内、外达到平衡,需要 15 小时,心脏病患

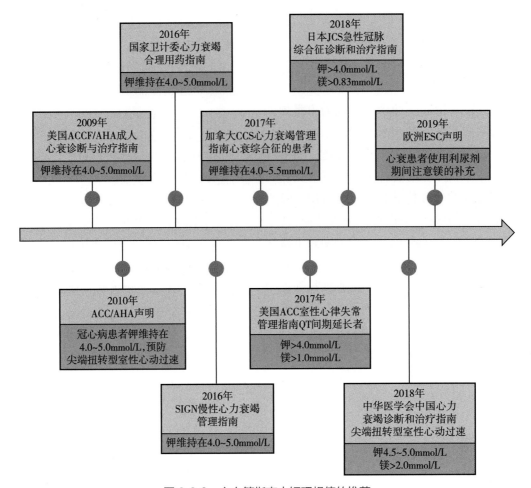

图 3-2-9　心血管指南中钾理想值的推荐

者则需要更长时间。因此,细胞内低钾时,血清钾可正常。低钾血症病因或病理生理学诊断思路见图 3-2-10。

（三）临床表现

低钾血症临床表现的严重程度主要取决于钾降低速度和程度。

1. 对循环系统的影响　①心肌损伤:心肌多发性小灶坏死、炎症细胞浸润,严重时可发生心力衰竭;②心律失常:心肌细胞兴奋性增加,传导减慢,最常见期前收缩、阵发性心动过速、心室扑动或颤动;③易诱发洋地黄中毒;④非特异性心电图改变:非特异性 U 波出现、T 波倒置、ST 段下移;⑤低血压:可能由于自主神经功能紊乱引起血管扩张所致。

2. 对神经肌肉系统的影响　①骨骼肌肌无力、弛缓性瘫痪。②平滑肌乏力和麻痹:以腹胀、便秘为主要特征,严重者出现麻痹性肠梗阻和尿潴留。严重低钾时,可导致肌纤维溶解。③对中枢神经系统的影响:精神不振、嗜睡等,严重者可发生神志障碍,发生机制与糖代谢障碍及乙酰胆碱生成减少导致神经细胞兴奋性降低及传递障碍有关。

3. 对泌尿系统的影响　肾小管上皮细胞损害、肾小管浓缩功能减低、严重时可导致肾衰竭。

4. 对消化系统的影响　食欲缺乏、恶心、呕吐、腹胀、便秘,严重时可致肠麻痹。

5. 对酸碱平衡的影响　低钾血症时发生的代谢性碱中毒,而尿呈酸性为一个重要的特征。

（四）治疗

1. 补钾量　补钾量的计算公式:补钾量 =（补钾理想值 - 血清钾值）× 0.3 × 体重 + 尿排钾量。其中,体重单位为 kg。

2. 口服钾盐　轻度低钾血症尽可能口服补钾,初始剂量为 60~80mmol/d,分次服用,通常一次口服氯化钾 3.0~4.5g,可使血钾上升 1.0~1.5mmol/L。

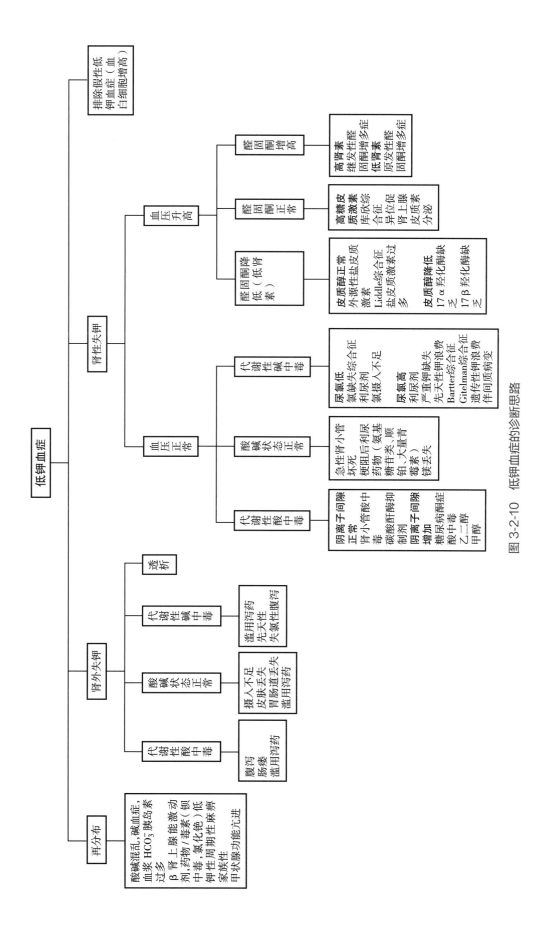

图 3-2-10 低钾血症的诊断思路

3. 静脉补钾 中度或重度低钾,需静脉补钾。常用的药物为氯化钾,心衰患者应同时注意补镁,可联用门冬氨酸钾镁。

(1) ICU 常用微量泵补钾:高浓度的钾溶液必须经深静脉如颈内静脉、锁骨下静脉或股静脉输入。如使用 5% 葡萄糖溶液或 0.9% 生理盐水 30ml 加 10%KCl 20ml,补钾液浓度为 536mmol/L,补给速度 20ml/h(10.72mmol/h)。

(2) 外周静脉补充钾:浓度不应大于 0.15%,如氯化钾 1.5g,溶于生理盐水 500ml 中,静脉滴注。

(3) 注意:如果将氯化钾与 5%~10% 葡萄糖溶液混合使用,由于葡萄糖可能导致胰岛素的分泌,细胞外液中的钾会迅速进入细胞内,这可能进一步导致血钾水平下降,从而引发严重的并发症,这是一个需要关注的问题。低钾血症治疗流程见图 3-2-11。

【高钾血症】

高钾血症是指血清钾高于 5.5mmol/L。摄入钾多时,可使胰岛素分泌增加 2~3 倍,使钾进入细胞内。高钾血症可导致严重的心律失常,甚至心脏骤停,因而需及时进行有效的治疗。

(一)流行病学

高钾血症在所有住院患者中的发生率为 1%~10%。一项来自丹麦的研究发现,相较于单纯心衰患者,心衰合并高钾血症患者的死亡风险增加 3.39 倍,再住院风险增加 2.75 倍。

(二)发病机制

高钾血症发生主要是由于摄入过多、排出减少和分布异常。

1. 摄入过多 经口服摄入钾而发生高钾血症较少见;低钾血症静脉补钾过快可发生暂时高钾血症;成分输血时,红细胞内的钾离子外移可致血清钾升高 30mmol/L。

2. 排出减少 有效循环血量减少;肾衰竭;肾素 - 醛固酮分泌减少,可见于糖尿病、服用吲哚美辛、应用肝素后、肾上腺皮质功能减退[肾上腺皮质危象、艾迪生(Addison)病];远端肾小管分泌钾障碍(镰状细胞贫血、梗阻性肾病、肾移植、系统性红斑狼疮、假性低醛固酮症、肾小管酶中毒 IV 型、过量的保钾利尿药)。

3. 分布异常 酸中毒、胰岛素分泌减少(如生长抑素可抑制胰岛素分泌减少 50%,使血清钾升高 0.5~0.7mmol/L)、β 受体阻滞剂、精氨酸(增加生长激素释放促进钾外移)、高血钾性周期性麻痹、血浆晶体渗透压升高。

(三)临床表现

高钾血症可影响全身各个系统,尤其是心肌细胞,如高钾血症同时伴有低血钠、低血钙,对心脏则可能产生严重的影响。

1. 对循环系统的影响

(1) 影响心肌兴奋性:血清钾升高可增加心肌细胞兴奋性,但当钾明显升高时,钾外流受阻,

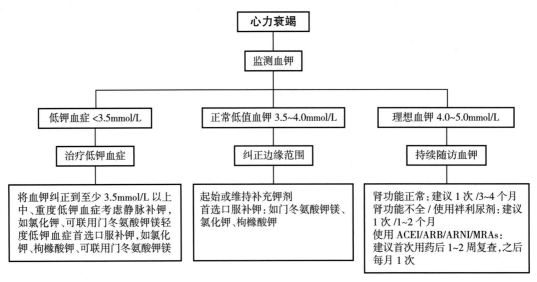

图 3-2-11 低钾血症的治疗流程

并抑制 Na^+ 内流,心肌的兴奋性逐渐降低。

（2）影响心肌传导系统:因抑制 Na^+ 内流,使心肌细胞 0 期去极化速度及幅度均降低,从而引起传导减慢。

（3）影响心肌自律性:增加钾离子通透性,促进 3 期复极钾外流,复极加快,心肌的不应期缩短,同时 Na^+ 内流变慢,自动除极变慢,自律性降低。

（4）影响心肌收缩力:钾离子与 Ca^+ 进入细胞存在竞争性,故血清钾升高使 Ca^+ 入胞减少,从而降低心肌收缩力。

（5）影响心电图:QT 间期缩短,T 波高尖,QRS 波增宽,增宽的 QRS 波和 T 波融合,呈现一个正弦波,甚至诱发室速、室颤、心脏停搏。

2. 对神经系统的影响　①提高神经细胞兴奋性,可发生轻度肌肉颤动、肌痛;②可发生淡漠、迟钝、嗜睡、昏睡。

3. 对消化系统的影响　使乙酰胆碱释放增加,引起恶心、呕吐、腹痛。

4. 对酸碱平衡的影响　细胞外液 pH 降低,而细胞内液 pH 升高。

（四）治疗

高钾血症可危及生命,须及时进行有效的治疗,尤其当高钾血症出现心电图改变、神经 - 肌肉症状、心律失常时。早期识别和治疗高钾血症可以挽救生命。

1. 治疗原则　①保护心肌,应用钙盐、钠盐;②促使钾离子进入细胞内,应用葡萄糖加胰岛素;③促进排钾,排钾利尿剂;④治疗引起高血钾的原发病。

2. 处理流程

（1）心肌保护:

1）药物:静脉注射 10% 氯化钙或 10% 葡萄糖酸钙,3 分钟内可有效改善心电图表现。如果在 5~10 分钟内效果不显著,则应重复该剂量,作用时间仅为 30~60 分钟。

2）机制:钾离子对心脏的电生理效应取决于其在细胞外液浓度的变化,心肌细胞静息膜电位同时受 Ca^{2+} 浓度的调节,因此补充 Ca^{2+} 可抑制钾离子的去极化效应,拮抗过量钾离子引起的心肌膜兴奋性,从而保护心脏免受心律失常的影响。

3）临床应用:伴有危及生命的心电图改变（无 P 波、宽 QRS、正弦波模式）、心律失常、心脏骤停的高钾血症紧急治疗。

4）注意事项:①静脉注射钙剂不会降低血清钾,因此迫切需要其他干预措施。②葡萄糖酸钙对静脉的刺激性相对较低,因此可以采用外周静脉注射的方式。当氯化钙以大剂量注入时,可能会导致组织坏死,因此建议采用中心静脉滴注方式。③对于那些正在使用洋地黄类药物的患者,使用钙剂时需要特别小心,因为高钙血症可能会增加对心肌的损害。

（2）促进钾离子进入细胞内:

1）静脉滴注 10% 葡萄糖溶液 500ml+10IU 普通胰岛素:持续时间超过 1 小时。通常在输注后的 10~20 分钟内开始发挥效果,峰值出现在 30~60 分钟,持续时间为 4~6 小时,有助于降低血钾浓度在 0.65~1.0mmol/L 范围内。高糖 + 胰岛素作用机制为:胰岛素是高钾血症患者将钾转移到细胞内最可靠的药物。胰岛素通过激活 Na^+-K^+-ATP 酶将细胞内 Na^+ 排出,而将细胞外 K^+ 转移到细胞内。

高糖 + 胰岛素适用于:①治疗严重高钾血症（血钾 >6.5mmol/L）;②中度高钾血症（血钾 6.0~6.4mmol/L）。

高糖 + 胰岛素使用过程中要注意下述问题:①胰岛素 - 葡萄糖治疗的主要风险是低血糖,若出现低血糖,可将葡萄糖液浓度调高至 50%,根据血糖水平调整胰岛素用量;②所有高钾血症患者在胰岛素 - 葡萄糖输注后 12 小时内定期监测血糖浓度（时间点为开始输注后的 0、15、30、60、90、120、180、240、360、480 和 720 分钟）。

2）沙丁胺醇雾化（10~20mg）:与胰岛素 - 葡萄糖联合治疗比单独治疗更有效,沙丁胺醇喷雾剂能在 30~60 分钟内降低钾离子浓度 0.5~1.5mmol/L,通常 30 分钟内起效,持续 2 小时左右。沙丁胺醇是一种选择性的 β_2 受体激动剂,通过激活 Na^+-K^+-ATP 酶促进 K^+ 向细胞内转移。其雾化途径更容易实施,并导致较少的不良反应,如震颤、心悸和头痛。

沙丁胺醇雾化可用于严重高钾血症和中度高钾血症的辅助治疗,不推荐沙丁胺醇作为严重高钾血症的单一疗法。

沙丁胺醇使用过程中要注意下述问题：①联合应用沙丁胺醇也能降低胰岛素诱导的低血糖风险；②目前没有研究评估心脏病患者使用沙丁胺醇的安全性，因此建议使用较低剂量的沙丁胺醇并进行心脏监护。

3）5%碳酸氢钠150~250ml静脉滴注：静脉滴注5~10分钟内起效，持续约2小时。碳酸氢钠通过H^+-Na^+交换，促进K^+进入细胞内。对抗因缺氧、灌注不良和乳酸生成增加而导致的代谢性酸中毒恶化。

碳酸氢钠静脉滴注临床应用于：①合并代谢性酸中毒时可使用碳酸氢钠；②目前没有足够的证据支持静脉碳酸氢钠用于急性高钾血症的常规治疗。

使用过程中应注意：①因Na^+可能会加重慢性肾脏病患者容量负荷，在合并心力衰竭的患者中慎用；②与其他降钾方案相比，碳酸氢钠单一疗法不能显著降低血清钾。

（3）从体内清除钾：

1）阳离子交换树脂：目前临床上常用的有聚苯乙烯磺酸钠（SPS）和聚苯乙烯磺酸钙（CPS），该类药物起效缓慢（>4小时）。阳离子交换树脂是一种具有带负电结构单元的交联聚合物，其在远端结肠中捕获K^+以交换Ca^{2+}，减少K^+吸收，促进其从粪便中排出。在中度高钾血症患者中可考虑使用阳离子交换树脂，在严重或急性高钾血症中不推荐使用。

使用中注意事项：该类易引起便秘，并有肠梗阻及肠穿孔、肠坏死风险。由于味道和容易引起便秘，其耐受性也很差。

2）钾离子结合剂：目前常用的是两种新型口服降钾药物，即环硅酸锆钠和帕蒂洛尔（patiromer）。环硅酸锆钠起效时间1小时，每日10g，分3次使用，最多可使用72小时（纠正期）；帕蒂洛尔起效时间7小时，剂量为8.4~25.2g/d。

钾离子结合剂的作用机制为：①环硅酸锆钠被认为是一种不会吸收的钾结合剂，它在整个肠道中通过替换Na^+和H^+来高度选择性地捕捉K^+，这有助于减少肠道内K^+的吸收，进而迅速

并有效地降低血液中的钾含量。②帕蒂洛尔也是一种不被人体吸收的口服钾结合剂，可结合钾与钙进行交换，主要在末端结肠部位起作用。它可以通过增加K^+的排泄而降低血清钾水平。建议在急性危及生命的高钾血症的紧急处理中将环硅酸锆钠作为一种选择；英国国家卫生与临床优化研究所已批准新型钾结合剂帕蒂洛尔作为急性危及生命的高钾血症的急诊处理的另一种选择。

使用钾离子结合剂的注意事项为：①环硅酸锆钠和帕蒂洛尔通常有良好的耐受性，中重度便秘是最常发生的不良事件；②钾结合剂不应代替标准治疗，但可以替代钙剂。

3）静脉注射利尿剂：联合袢利尿剂和噻嗪类利尿剂效果更好，作用持续时间为2小时。

利尿剂降钾的机制为：①噻嗪类利尿剂作用于肾远曲小管，抑制钠的再吸收。②袢利尿剂作用于髓袢的升支，在排Na^+的同时也排K^+，为强效利尿剂。使用过程中应注意对于血容量不足的患者反而可能降低肾小球滤过率，影响肾功能并加重高钾血症。

4）透析疗法或连续性肾脏替代治疗（CRRT）：在4小时的血液透析过程中，平均能够清除40~120mmol的钾离子。CRRT能够使血液和透析液在透析器内借半透膜接触和浓度梯度进行物质交换，使血液中的代谢废物和过多的电解质向透析液移动，以达到降钾的目的。CRRT为严重高钾血症，尤其是尿毒症且已有血管通路患者的首选方案。虽然透析可以有效清除体内的K^+，但透析前后的血钾波动、长时间（2天或更长时间）的血液透析导致的血钾失调，仍然对患者的最终结局造成严重的影响。

（4）实时监测：在确定和治疗中度或重度高钾血症后至少1、2、4、6和24小时检测血清钾，以评估治疗效果，并在治疗初始反应减弱后监测反弹性高钾血症。同时监测心电图和血糖。

（5）预防复发：治疗原发病，比如积极治疗肾脏疾病、选取合适的药物、控制好血糖等措施，可以从根本上预防和控制高钾。高钾血症治疗流程见图3-2-12。

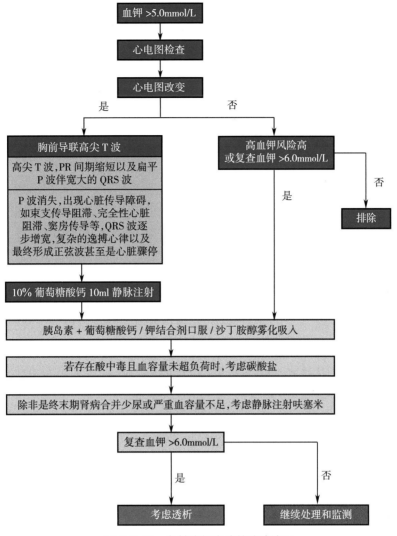

图 3-2-12　急性高钾血症的治疗流程

二、研究进展

【丹麦国家注册登记研究:慢性心衰患者血钾水平与 90 天死亡率的关系呈 U 型曲线】

1. 研究设计　丹麦国家登记中心确定了 19 549 例诊断为慢性心力衰竭的患者,并且这些患者在服用袢利尿剂和血管紧张素转换酶抑制剂或血管紧张素 II 受体拮抗剂后 90 天内进行血钾测量。研究人员根据 8 个预先设定的钾水平来评估患者的全因死亡率,这 8 个水平分别为 2.8~3.4mmol/L、3.5~3.8mmol/L、3.9~4.1mmol/L、4.2~4.4mmol/L、4.5~4.7mmol/L、4.8~5mmol/L、5.1~5.5mmol/L、5.6~7.4mmol/L。

2. 研究结果与结论　心衰患者的理想水平在 4.0~5.0mmol/L,当血钾为 4.2mmol/L 时心衰患者的心律失常、死亡等不良心血管事件风险最低,血钾 <4.0mmol/L 或 >5.0mmol/L 时,死亡风险均显著增加。

【瑞典心衰注册研究:血钾 4.2mmol/L 时心衰患者的心律失常、死亡等心血管事件发生率最低】

1. 研究设计　研究纳入瑞典心力衰竭注册登记中 2006 年 1 月 1 日—2012 年 12 月 31 日期间的 13 015 例心衰(射血分数 <40%)患者。

2. 研究结果与结论　在 13 015 例心衰患者中,93.3% 患者的血钾处于 3.5~5.0mmol/L 水平,血钾 <3.5mmol/L 者占 3.7%,>5.0mmol/L 者占 3.0%。血钾 <3.5mmol/L 和 >5.0mmol/L 在估

算肾小球滤过率（eGFR）较低、心衰时间较长和心衰更严重的患者中更常见。血钾在 4.2mmol/L 的患者 30 天、11 年和更长时间随访的死亡风险最低。血钾水平越高和越低，死亡风险也就越大。经过多变量调整后，血钾水平低与长期（1 年及更长时间随访）死亡风险独立相关，血钾高只增加 30 天死亡风险。

【帕蒂洛尔可降低慢性肾脏病、高血钾和高磷血症患者的血清磷和血清钾水平】

1. 研究设计　AMETHYST-DN、OPAL-HK 和 TOURMALINE 试验事后汇总分析。暴露组：接受帕蒂洛尔（8.4~33.6g/d）治疗。分析方法：通过描述性统计来总结治疗 2 周和 4 周后，血清磷（sP）、血清钾（sK$^+$）、血清钙（sCa^{2+}）和血清镁（sMg^{2+}）与基线相比的平均变化。

2. 研究结果与结论　在纳入的 578 名患者中，86 名患者（14.9%）有基线高磷血症，其中 75.6%（65/86）为慢性肾脏病（CKD）4/5 期；在剩余 492 例 sP≤4.5mg/dl 的患者中，31.1%（153/492）为 CKD 4/5 期。在基线 sP 和 sK$^+$ 升高的患者中，帕蒂洛尔治疗 4 周后，sP 和 sK$^+$ 的平均浓度（±SD）降幅分别为（0.62±1.09）mg/dl 和（0.71±0.51）mmol/L。此外，这些患者的 sMg^{2+} 的平均浓度（±SD）降幅为（0.25±0.23）mg/dl，而 sCa^{2+} 则保持不变。sMg^{2+} 和 sCa^{2+} 均保持在正常范围内。帕蒂洛尔的耐受性总体良好，未发现与帕蒂洛尔有关的严重不良事件。结论：帕蒂洛尔治疗 2 周后，sP 和 sK$^+$ 降至正常范围；非透析依赖型慢性肾脏病、高钾血症和高磷血症患者的 sP 和 sK$^+$ 在 4 周的治疗中持续下降。今后还需要进行对照试验，以确定帕蒂洛尔是否有助于降低患有急性肾脏病和高磷酸盐血症的高钾血症患者的 sK$^+$ 和 sP。

三、实用技巧

【低钾血症处理】

轻度低钾血症尽可能口服补钾，初始剂量为 60~80mmol/d，分次服用，通常一次口服氯化钾 3.0~4.5g 可使血钾上升 1.0~1.5mmol/L。中度或重度低钾需要静脉补钾。常用的药物为氯化钾，心衰患者应同时注意补镁，可联用门冬氨酸钾镁或硫酸镁。高浓度的钾溶液必须经深静脉如颈内静脉、锁骨下静脉或股静脉输入。

【高钾血症处理】

心肌保护：

1. 静脉注射 10% 氯化钙或 10% 葡萄糖酸钙。

2. 促进钾离子进入细胞内　①静脉滴注 10% 葡萄糖溶液 500ml+10IU 普通胰岛素；②雾化沙丁胺醇（10~20mg）；③5% 碳酸氢钠 150~250ml 静脉滴注。

3. 从体内清除钾　①阳离子交换树脂；②钾离子结合剂；③静脉注射利尿剂；④透析疗法或连续性肾脏替代治疗。

4. 注意　在确定和治疗中度或重度高钾血症后至少 1、2、4、6 和 24 小时检测血清钾以评估治疗效果，并在治疗初始反应减弱后监测反弹性高钾血症，同时监测心电图和血糖。

四、实战病例

【外科危重疾病围手术期可出现急性肾损伤或急性肾衰竭，导致内环境严重紊乱和高钾血症，危及生命】

1. 摘要　腹主动脉瘤破裂属于外科极危重疾病，死亡率高，部分患者入院前即死亡，无手术机会。即使能够存活至术后的患者，多数会出现围手术期多脏器功能障碍或衰竭综合征（MODS/MOF），包括急性肾损伤/衰竭、内环境严重紊乱。

2. 病例介绍　患者男性，67 岁，因"腹部搏动性包块 2 年，腹痛、腹胀 8 小时"入院。2 年来诉腹部可触及搏动性包块，未进一步诊治。入院前 8 小时患者无明显诱因出现上腹部及腰部疼痛，伴腹胀。查体：血压 110/67mmHg，四肢厥冷。于笔者所在医院急诊就诊，完善常规检查及腹部 CTA，阅片考虑"腹主动脉瘤破裂"。患者既往有高血压、COPD 病史。血压下降趋势，急诊手术准备，开放通路，快速补液，予多巴胺维持血压。入院 1 小时绿色通道全身麻醉下行"腹主动

脉瘤切除 + 腹主 - 双髂总动脉人工血管转流术"，术中出现严重休克，予大量输血，予去甲肾上腺素、垂体后叶素维持血压。术毕，返回 SICU。术后患者仍呈现出顽固性休克，且逐渐出现少尿、无尿表现，第 2 日生化显示血 Cr 138μmol/L、[K⁺] 6.3mmol/L，并出现高钾血症心电图表现。考虑患者发生了急性肾损伤（AKI）Ⅲ期，病因考虑：①原发病打击；②顽固性休克打击；③监测患者膀胱压 33mmHg，出现腹腔高压症Ⅳ级、腹腔间隙综合征，严重影响肾脏灌注。立即予右颈内静脉置入血滤导管，积极予 CRRT（CVVHDF 模式）纠正 AKI 及全身炎症反应综合征（SIRS）。术后第 5 日患者休克加重。实验室检查示 CRP 269mg/L，WBC 22.95 × 10⁹/L，NE 97.2%，Hb 76g/L，PLT 18 × 10⁹/L，血 IL-6、PCT 显著增高。考虑患者持续高腹内压，胃肠瘫，肠道菌群移位致感染、脓毒症，予美罗培南 + 利奈唑胺 + 卡泊芬净抗感染治疗。结合胃肠减压、灌肠、中医针灸治疗，患者胃肠瘫逐渐好转，膀胱压下降。同时予持续 CRRT，减轻患者全身缺血再灌注引起炎症反应。术后 12 日，患者 ARDS 好转，自主呼吸平稳，拔除气管插管。术后 15 日，患者可进流食、尿量恢复、AKI 纠正，转出监护室。

3. 病例特点　此例患者即为接受开腹手术修复的腹主动脉瘤破裂患者围手术期发生了 MOF，包括 AKI Ⅲ期、高钾血症。

4. 诊治要点和难点　腹主动脉瘤破裂术后患者出现 AKI 和高钾血症的概率较高，可给予积极的 CRRT，以及时纠正 AKI 和包括高钾血症在内的内环境紊乱，并最终改善患者预后。

（靳慧君　高　洁）

参考文献

[1] 葛均波,徐永健.内科学[M].8版.北京:人民卫生出版社,2013.

[2] PAICE B J, PATERSON K R, ONYANGA-OMARA F, et al. Record linkage study of hypokalaemia in hospitalized patients[J]. Postgrad Med J, 1986, 62(725): 187-191.

[3] EINHORN L M, ZHAN M, HSU V D, et al. The frequency of hyperkalemia and its significance in chronic kidney disease[J]. Arch Intern Med, 2009, 169(12): 1156-1162.

[4] World Health Organization Guidelines Review Committee. Guideline: Potassium Intake for Adults and Children[M]. Geneva: World Health Organization, 2012.

[5] GUO H, LEE J D, UEDA T, et al. Different clinical features, biochemical profiles, echocardiographic and elctrocardiographic findings in older and younger patients with idiopathic dilated cardiomyopathy[J]. Acta Cardiol, 2005, 60(1): 27-31.

[6] AHMED A, ZANNAD F, LOVE T E, et al. A propensity-matched study of the association of low serum potassium levels and mortality in chronic heart failure[J]. Eur Heart J, 2007, 28(11): 1334-1343.

[7] BOWLING C B, PITT B, AHMED M I, et al. Hypokalemia and outcomes in patients with chronic heart failure and chronic kidney disease: Findings from propensity-matched studies[J]. Circ Heart Fail, 2010, 3(2): 253-260.

[8] LUO J C, BRUNELLI S M, JENSEN D E, et al. Association between serum potassium and outcomes in patients with reduced kidney function[J]. Clin J Am Soc Nephrol, 2016, 11(1): 90-100.

[9] COLLINS A J, PITT B, REAVEN N, et al. Association of serum potassium with all-cause mortality in patients with and without heart failure, chronic kidney disease, and/or diabetes[J]. Am J Nephrol, 2017, 46(3): 213-221.

[10] 陈伟伟,高润霖,刘力生,等.《中国心血管病报告2017》概要[J].中国循环杂志,2018,33(1):1-8.

[11] 汤跃卿,赵文宇,刘捷夫.心脏瓣膜置换术后血清钾离子紊乱的防治[J].河南外科学杂志,2002,8(6):1.

[12] 中华医学会肾脏病学分会专家组.中国慢性肾脏病患者血钾管理实践专家共识[J].中华肾脏病杂志,2020,36(10):781-792.

[13] YANCY C W, JESSUP M, BOZKURT B, et al. 2017 ACC/AHA/HFSA Focused Update of the 2013 ACCF/AHA Guideline for the Management of Heart Failure: A Report of the American College of Cardiology/American Heart Association Task Force on Clinical Practice Guidelines and the Heart Failure Society of America[J]. J Card Fail, 2017, 23(8): 628-651.

［14］王礼振.临床输液学［M］.北京:人民卫生出版社,1998.

［15］黄明海,秦克,刘夏,等.经中心静脉导管高浓度补钾安全性和疗效分析［J］.中华急诊医学杂志,2013,22(4):3.

［16］THOMSEN R W, NICOLAISEN S K, HASVOLD P, et al. Elevated potassium levels in patients with congestive heart failure: Occurrence, risk factors, and clinical outcomes: A Danish population-based cohort study［J］. J Am Heart Assoc, 2018, 7(11): e008912.

［17］SPINOWITZ B S, FISHBANE S, PERGOLA P E, et al. Sodium zirconium cyclosilicate among individuals with hyperkalemia: A 12-month phase 3 study［J］. Clin J Am Soc Nephrol, 2019, 14(6): 798-809.

［18］ALDAHL M, JENSEN A C, DAVIDSEN L, et al. Associations of serum potassium levels with mortality in chronic heart failure patients［J］. Eur Heart J, 2017, 38(38): 2890-2896.

［19］COOPER L B, BENSON L, MENTZ R J, et al. Association between potassium level and outcomes in heart failure with reduced ejection fraction: A cohort study from the Swedish Heart Failure Registry［J］. Eur J Heart Fail, 2020, 22(8): 1390-1398.

钙、磷和镁离子管理

在危重症患者中,常存在钙、磷及镁离子的紊乱,其中,以低钙血症、低磷血症及低镁血症较为常见。

一、知识要点

【钙代谢紊乱】

(一)钙代谢的基础知识

1. 钙的摄入、排泄及分布

(1)钙的摄入:钙主要经口摄入,摄入量约1 000mg/d;在空肠吸收,吸收量约400mg/d;故每天进入细胞外液的钙约为400mg。

(2)钙的排泄:钙主要经过肠道和肾脏排出体外,每天经粪便排出体外的钙约200mg,经尿液排出体外的钙约200mg,故每天排出细胞外液的

钙约400mg。

(3)钙的分布:钙主要分布在骨骼中,约占总钙的99%,余分布于细胞外液、细胞质及细胞器内。细胞外液中钙的存在形式为结合钙和游离钙,其中,游离钙具有进出细胞并产生生物学效应的功能。

2. 钙代谢的生理性调节及钙代谢紊乱的病理性因素　机体中参与调节钙稳态的激素有三个,分别为甲状旁腺激素(parathyroid hormone, PTH)、$1, 25(OH)_2D_3$(以下简称维生素 D_3)和降钙素(calcitonin, CT)。参与调节钙稳态的器官有三个,分别为骨骼、肠道和肾脏。

正常生理情况下,机体通过 PTH、维生素 D_3 和 CT 的负反馈调节,维持钙在内环境中的稳态,其中 PTH 起主要调节作用。

病理生理状态下,PTH、维生素 D_3 和 CT 的负反馈调节功能出现异常,导致钙代谢紊乱。此外,某些疾病状态下,可伴随有钙代谢紊乱,如脓毒症、胰腺炎、肝功能不全、肾功能不全、枸橼酸抗凝,以及胃肠道手术等可引起低钙血症,恶性肿瘤时可出现高钙血症。

(二)钙代谢紊乱的临床诊治

1. 钙代谢的实验室检测　钙代谢检测的"金标准"为离子钙浓度。在危重症患者中,不推荐使用经白蛋白校正后的总钙浓度评估钙代谢情况。

2. 低钙血症的诊断　除外酸碱失衡的干扰后,血清钙离子浓度＜正常值下限可诊断为低钙血症。当血清钙离子浓度<0.8mmol/L 时,诊断为重度低钙血症。

病因诊断:明确诊断低钙血症后,应对引起低钙血症的病因进行鉴别,明确是否需要专科医师介入,进行综合诊治。血钙主要受 PTH 调节,当检测到的 PTH 水平对机体钙代谢进行正反馈调节时,说明机体钙离子的调节功能出现异常,需专科医师介入,综合诊治。此处应注意,脓毒症等重症疾病打击下出现的低钙血症,有时会伴有 PTH 调节的异常,通常会请专科医师进行评估,明确是否需要治疗及后续随诊方案。当检测到的 PTH 对机体钙代谢进行负反馈调节时,说明机体对钙离子的调节能力基本正常,通常为重症疾病伴随

低钙状态或医疗干预相关的低钙血症,需要筛查钙的摄入、消耗、排泄或分布相关的因素,如枸橼酸抗凝中。此处应注意,应除外假性甲状旁腺功能减退。

3. 低钙血症的治疗原则　低钙血症的治疗方案取决于血清钙离子浓度下降的速度、程度,以及临床表现的严重程度。

急性重度低钙血症的患者,无论有无症状,均需要静脉补钙。急性非重度低钙血症患者,若伴随严重低钙症状(如手足抽搐、喉痉挛、支气管痉挛、癫痫发作、QT 间期延长等),需静脉补充钙剂。急性非重度低钙血症患者,伴随轻微低钙症状(如感觉异常等神经肌肉易激惹表现),初始治疗可口服钙剂,如症状不缓解或加重,予静脉补钙治疗。急性非重度低钙血症患者的初始治疗,口服钙剂即可。慢性低钙血症的患者,多为专科疾病所致,口服钙剂即可,尽量对因治疗,如补充甲状旁腺激素、维生素 D_3 等,维持钙浓度略低于正常值即可。低钙血症的初步诊治流程见图 3-2-13。

静脉补充钙剂的方式为葡萄糖酸钙 1~2g(90~180mg 元素钙)或氯化钙 10ml(270mg 元素钙)+ 等渗糖或盐 50ml,10~20 分钟静脉输注,半小时后动态评估,决定是否继续补充。每次补钙可维持血钙浓度 2~3 小时。因氯化钙外渗可引起组织坏死,首选葡萄糖酸钙。

4. 高钙血症的诊断　除外血液浓缩、钙结合副蛋白血症及血小板增多相关高钙血症后,血清钙离子浓度高于正常值上限,即可诊断高钙血症。当钙离子浓度在 1.4~2mmol/L,诊断为轻度高钙血症;在 2~2.5mmol/L,诊断为中度高钙血症;当血清钙离子浓度≥2.5mmol/L,诊断为重度高钙血症。

病因诊断:明确诊断高钙血症后,应对引起高钙血症的病因进行鉴别。除维生素 D 中毒外,高钙血症基本都会存在原发病,因此,对症处理高钙血症的同时,需要请相关专科医师协助,明确病因。高钙血症通常可根据 PTH 的水平分为 PTH 介导的高钙血症和非 PTH 介导的高钙血症,常见的高钙血症的病因为甲状旁腺功能亢进及恶性肿瘤,占 90% 以上。

5. 高钙血症的治疗原则　高钙血症的治疗方案取决于血清钙浓度升高的速度、程度,以及临床表现的严重程度。

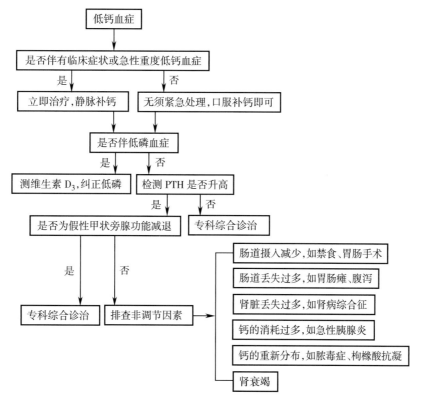

图 3-2-13　低钙血症的初步诊疗流程

轻度高钙血症的患者通常不需要立即治疗，注意避免升高血钙的因素，如高钙饮食、高维生素D饮食、容量不足，以及使用噻嗪类利尿剂等。中度高钙血症且无明显症状的患者，无须立即治疗，应避免升高血钙的因素并注意监测，如出现加重，立即治疗；中度高钙血症伴临床症状的患者，如出现焦虑、抑郁、认知障碍甚至昏迷的神经系统异常表现，多尿或肾功能不全的泌尿系统异常表现，心律失常、QT间期缩短及瓣膜钙化等心血管系统异常表现，以及轻到重度肌无力等肌肉的异常表现，需要立即治疗。重度高钙血症的患者，无论有无症状，都需要立即治疗。

高钙血症的治疗包括等张盐水补液、降钙素皮下注射，以及双膦酸盐类药物的应用。早期的12~48小时主要通过等张盐水联合降钙素的治疗方案达到快速降低血钙的作用，双膦酸盐类药物起效较慢，至少需要48小时的时间。

【磷代谢紊乱】

（一）磷代谢的基础知识

1. 磷的摄入、排泄及分布

（1）磷的摄入：磷主要经口摄入，在肠道吸收，量约1 200mg/d。故每天进入细胞外液的磷约为1 200mg。

（2）磷的排泄：磷主要经过肠道和肾脏排出体外，每天经粪便排出体外的磷约400mg，经尿液排出体外的磷约800mg，故每天排出细胞外液的磷约1 200mg。

（3）磷的分布：磷主要分布在骨骼中，约占总磷的85%；其次分布于肌肉组织中，约占总磷的9%；再次分布于红细胞中，约占总磷的6%；其余分布于各组织细胞及细胞外液中。细胞内液中的磷比细胞外液中的磷浓度高出几倍，磷可以在骨骼、细胞外液，以及细胞之间进行交换，但速度非常缓慢。细胞外液中磷以有机磷和无机磷两种形式存在，分别占70%和30%。其中无机磷具有生物活性。

2. 磷生理性调节及磷代谢紊乱的病理性因素　机体中参与调节磷稳态的器官有三个：骨骼、肠道，以及肾脏，其中肾脏最为重要，其次是经肠道的摄入。

正常生理情况下，机体通过维生素D_3，以及成纤维细胞生长因子（fibroblast growth factor, FGF）-23的负反馈调节维持磷的内环境稳态。由于血浆中钙磷乘积固定，血磷可通过影响血钙的浓度，间接通过PTH途径调节磷的内环境稳态。

病理情况下，生理性反馈调节出现异常可导致磷代谢紊乱。此外，多种危重症疾病可伴随磷代谢紊乱，主要为摄入量的明显改变、机体内再分布（促进细胞内能量合成的生物学效应将导致血磷向细胞内转移），以及肾脏调节功能的失平衡。如胃肠道手术、再喂养综合征、应用促进糖酵解的药物（如葡萄糖、胰岛素及儿茶酚胺类药物等）、急性呼吸性碱中毒、脓毒症、创伤、术后状态、肾脏替代治疗，以及应用利尿剂等可出现低磷血症；摄入过多、溶血、横纹肌溶解，以及急性或慢性肾脏病可出现高磷血症。

（二）磷代谢紊乱的诊治原则

1. 低磷血症的诊断　除外甘露醇等影响造成的假性低磷血症后，血清磷浓度<0.81mmol/L即可诊断低磷血症。当磷浓度在0.64~0.81mmol/L，诊断为轻度低磷血症；在0.32~0.64mmol/L，诊断为中度低磷血症；当血清磷浓度<0.32mmol/L，诊断为重度低磷血症。

病因诊断：明确低磷血症诊断后，应对引起低磷血症的病因进行鉴别，明确是否需要专科医师介入，进行综合诊治。由于维生素D_3及肾脏是调节血磷的重要激素和器官，故可通过维生素D_3和尿磷的情况初步判断是否存在导致低磷血症的原发病。常见的低磷血症专科疾病为佝偻病及肿瘤性骨软化，伴有维生素D_3及FGF-23的异常，并且尿磷增加。但应注意某些药物可增加尿磷排泄，如糖皮质激素、环磷酰胺、顺铂、氨基糖苷类抗生素、四环素类抗生素、丙戊酸等，但不影响调节磷代谢的激素分泌。重症患者相关的低磷血症，除利尿剂的应用及肾脏替代治疗外，基本无尿磷增加的表现。

2. 低磷血症的治疗原则　低磷血症的治疗方案取决于血磷降低的速度、程度，以及临床表现的严重程度。注意低磷血症可诱发横纹肌溶解，需要引起重视。

轻度低磷血症的患者通常口服补磷即可。中度低磷血症且无明显症状的患者也口服补磷即可,但需要注意监测,出现加重时启动静脉补磷。中度低磷血症伴临床症状的患者,如出现代谢性脑病、心肌收缩力下降、膈肌无力致呼吸衰竭、肠梗阻,以及吞咽困难等细胞能量代谢障碍的异常表现,需要立即静脉补磷。重度低磷血症的患者也需要立即静脉补磷治疗。低磷血症的初步诊治流程见图 3-2-14。

3. 高磷血症的诊断　除外高球蛋白血症、高甘油三酯血症,以及高胆红素血症所致假性高磷血症后,血清磷浓度 >1.45mmol/L 即可诊断为高磷血症。

病因诊断:明确高磷血症诊断后,应对引起高磷血症的病因进行鉴别。急性血磷升高主要见于磷酸盐负荷过重(如肿瘤溶解综合征、横纹肌溶解、急性溶血)、磷的再分布(如呼吸性酸中毒、乳酸酸中毒、酮症酸中毒)或急性肾损伤等;慢性血磷升高常见于慢性肾脏病,病史及肾功能检查可帮助鉴别。

4. 高磷血症的治疗　高磷血症的治疗方案取决于血磷浓度升高的速度及幅度。

通常重症状态下的急性肾损伤、急性溶血、横纹肌溶解等导致的高磷血症应进行肾脏替代治疗。慢性高磷血症可口服磷结合剂治疗。

【镁代谢紊乱】

(一)镁代谢的基础知识

1. 镁的摄入、排泄及分布

(1)镁的摄入:镁主要经口摄入,在空肠、回吸收,量约 300mg/d。故每天进入细胞外液的镁约为 300mg。

(2)镁的排泄:镁主要经过肠道和肾脏排出体外,每天经粪便排出体外的镁约 200mg,经尿液排出体外的镁约 100mg,故每天排出细胞外液的镁约 300mg。

(3)镁的分布:镁主要分布在骨骼中,约占总镁的 67%;其次分布于肌肉组织中,约占总镁的 20%;其余分布于各组织细胞及细胞外液中。细胞外液中镁以游离态和结合态两种形式存在,只有游离态的镁离子有生物活性,占细胞外液镁含量的 60%。

2. 镁生理性调节及镁代谢紊乱的病理性因素　机体中镁的调节主要依赖于肾脏。其中促进肾脏排镁的因素主要有:高血镁、高血钙、低血磷、糖皮质激素、醛固酮、甲状腺素、胰岛素、容量增加、氨基糖苷类抗生素,以及利尿剂。减少肾脏排镁的因素有:低血镁、低血钙、PTH、胰高血糖素、容量减少、碳酸血症。疾病状态下,镁的代谢也会受到影响,主要受摄入和吸收量、胃肠道排泄情况及再分布的影响。

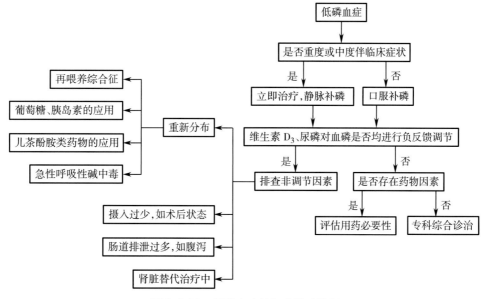

图 3-2-14　低磷血症的初步诊疗流程

（二）镁代谢紊乱的诊治原则

1. 低镁血症的诊断　血清镁离子浓度<0.70mmol/L 即可诊断为低镁血症。

明确低镁血症诊断后，应对引起低镁血症的原因进行分析。镁的代谢不涉及激素调节，常见的低镁血症原因为摄入不足、机体内再分布及肾脏排泄增加。重症状态伴随低镁血症多为前两者，尿镁不增加，但需要除外甲状腺功能亢进。除应用利尿剂或肾脏替代治疗外，尿镁增加的低镁血症多与专科疾病相关。

2. 低镁血症的治疗原则　低镁血症的治疗方案取决于镁降低的程度及临床表现的严重程度。

血清镁离子浓度 <0.42mmol/L，需静脉补镁治疗。症状性低镁血症，如出现心律失常、癫痫发作及血流动力学不稳定的表现，需静脉补镁治疗。合并低钙血症及低钾血症，需要纠正低镁血症，纠正过程中注意补充钙和钾。

3. 高镁血症的诊断　血清镁浓度 >1.125mmol/L 即可诊断为高镁血症。

明确高镁血症诊断后，应对引起高镁血症的原因进行分析。镁的代谢不涉及激素调节，常见的高镁血症原因为摄入过多及肾脏排泄减少，如妊娠高血压应用硫酸镁制剂、慢性肾脏病或急性肾损伤等。

4. 高镁血症的治疗原则　高镁血症的治疗取决于有无临床表现。

症状性高镁血症，如出现镇静状态、肌无力、心动过缓、低血压、呼吸肌麻痹的表现，需静脉予葡萄糖酸钙拮抗高镁对神经、肌肉及心血管的影响。同时快速纠正高镁血症，根据肾功能情况选择肾脏替代治疗增加血镁排泄或补液、扩容联合袢利尿剂增加血镁排泄。无症状患者可予补液、扩容并袢利尿剂增加血镁排泄。

二、研究进展

【危重症患者伴低钙血症的补钙时机】

危重患者中，低钙血症很常见，但低钙血症的临床表现，如手足抽搐、癫痫发作、低血压及 QT 间期延长等，并不常见。早期有研究显示，低钙血症与危重患者疾病严重程度指标相关。随后，有研究发现，血清钙离子 <1.02mmol/L 与持续性肾脏替代治疗期间低血压的发生相关。因此，在重症患者中，似乎应该积极纠正低钙血症。但另一些研究发现，重症患者的低钙血症是一过性的，随着疾病的恢复，低钙血症逐渐消失，且为自发恢复，并发现最终结局为死亡的患者，血钙水平并未恢复至正常水平。由此推测，重症患者伴持续低钙血症可能代表了一种疾病的持续未恢复状态。同时，有研究发现，在心律失常、心力衰竭、心肌重构等病理状态下，伴随有细胞内钙超载现象及钙调节的异常，血清钙离子呈现轻度下降的表现，其机制可能与细胞内钙超载，外钙内流相关。由此可见，在心脏危重症患者中，低钙血症可能是细胞内钙超载的一种外在表现，它可被视为疾病严重程度的标志，而并非导致疾病加重的诱因，故纠正低钙血症更应谨慎。目前需要进行更多的研究来进一步明确危重症患者中出现低钙血症的临床意义，从而指导重症患者伴低钙血症时，启动补钙治疗的最佳时机及最佳补钙节点。

【冠状动脉旁路移植术前口服镁剂或可预防术后心房颤动发生】

贝鲁特圣约瑟夫大学法兰西医院进行的一项单中心、随机（1∶1）、双盲、安慰剂对照试验提示冠状动脉旁路移植术前口服镁剂可预防术后心房颤动发生。

1. 研究方法　入选标准：2018 年 11 月—2019 年 5 月，年龄 >18 岁，拟在体外循环下接受冠状动脉旁路移植术的患者。

排除标准：急诊手术、二次手术、术前左心室射血分数 <30%、术前甲状腺功能减退、术前肾小球滤过率 <30ml/（min·1.73m^2）、自主心率 <50 次 /min、Ⅱ 或Ⅲ型房室传导阻滞、阵发性或慢性心房颤动病史、术前已安装永久起搏器、术前服用Ⅰ或Ⅲ类抗心律失常药物、体外循环撤机时需要血管升压药（肾上腺素、多巴酚丁胺或多巴胺），以及术前 6 小时和术后早期需要临时起搏的心动过缓。

干预措施:试验组受试者术前 72 小时每日给予 3.2g 镁口服(每次 1.6g,每日 2 次),手术当天给予 1.6g 镁口服,对照组给予安慰剂口服。

研究终点:主要终点为术后新发心房颤动。次要终点包括拔管时间、输血率、监护室和总住院日,以及代谢、呼吸和神经系统并发症的发生率[输血阈值为血红蛋白 <9g/dl,呼吸系统并发症定义为术后呼吸机支持时间延长(>24h)、术后急性呼吸窘迫综合征,神经系统并发症定义为术后发生缺血性卒中、颅内出血或癫痫发作]。

2. 研究结果　共纳入 200 名满足条件的受试者。镁剂组(100 例)与安慰剂组(100 例)术后心房颤动的发生率比较见表 3-2-2。镁剂组与安慰剂组术后住院时长与并发症见表 3-2-3。

3. 研究结论　在接受冠状动脉旁路移植术的患者中,与口服安慰剂相比,术前 3 天口服镁剂可降低术后心房颤动发生率。

三、实用技巧

【多种离子紊乱同时存在】

临床上可能同时存在多种离子紊乱,如同时存在低钾血症、低镁血症及低钙血症,通常选取最重的电解质紊乱为切入点进行诊断及鉴别诊断。

【静脉补钙的注意事项】

同时应用洋地黄类药物的患者,静脉补钙增加洋地黄中毒风险,需实时监测。危重症患者常合并各种酸中毒,常需要进行纠酸治疗,输液时应注意,含碳酸氢盐的液体绝不可与钙剂共用同一通路,以免形成沉淀。

【静脉补磷的注意事项】

静脉补磷的不良反应为高磷血症、低钙血症、急性肾损伤,以及心律失常。一般患者能口服补磷时不推荐静脉补磷,如需要静脉补磷,应密切监测。

需要静脉营养支持的重症患者需静脉给予更积极的补磷治疗,应按体重、肾功能及血磷的监测结果情况综合制订补磷方案,需要考虑肾功能情况,注意监测。

【重视心脏重症患者的低镁血症】

镁离子对心脏电生理的稳定性非常重要,低钾血症的患者一定要在补钾的同时检测血清镁离子水平,并积极纠正低镁血症。

表 3-2-2　镁剂组与安慰剂组术后心房颤动的发生率比较

变量	镁剂组	安慰剂组	*P*
POAF 累计发生率	10%(10 例)	22%(22 例)	0.018

注:POAF,术后心房颤动(postoperative atrial fibrillation)。

表 3-2-3　镁剂组与安慰剂组术后住院时长与并发症

变量	镁剂组	安慰剂组	检验方法	*P*
代谢并发症发生率		1%(1 例)	Fisher E.	0.999
呼吸并发症发生率	1%(1 例)	9%(9 例)	Fisher E.	0.018
卒中发生率		3%(3 例)	Fisher E.	0.246
手术探查发生率	1%(1 例)		Fisher E.	0.999
ICU 再入院率		2%(2 例)	Fisher E.	0.497
住院时间 Me(Q1~Q3)	6d(5~6d)	6d(5~7d)	MWU	0.555
CCU 停留时间 Me(Q1~Q3)	2d(2~2d)	2d(2~3d)	MWU	0.263

注:ICU,重症监护室(in critical care unit);CCU,心脏重症监护室(critical care unit);Fisher E,费歇尔精确检验(Fisher's exact test);Me(Q1~Q3),中位数(25%~75%);MWU,曼 - 惠特尼 U 检验(Mann-Whitney U-test)。

四、实战病例

【高钙血症致窦性心动过速】

1. 摘要 危重症患者钙离子代谢紊乱较为隐匿,且其临床表现或体征均缺乏特异性,通常容易受到忽视或漏诊、误诊,临床上应仔细辨别。

2. 病例介绍 患者女性,35 岁,因"停经 31$^+$ 周,心悸、乏力 3 日,言语不清 1 日"入院。患者孕 31 周出现心悸、乏力、食欲缺乏、神志淡漠,就诊笔者所在医院急诊,行心电图示"心动过速,心率 170~185 次/min",心内科初诊医师考虑为"室上性心动过速",予腺苷药物复律,效果不佳,准备行射频消融术,术前上级医师评估患者,考虑为继发原因导致"窦性心动过速",遂转至产科进一步检查明确诊断。患者既往 10 年前发现左乳肿物,未予诊治。本次孕 28 周曾行乳腺超声检查,提示左乳可见多个实性低回声肿物。

3. 诊治经过 入院后针对"窦性心动过速"寻找继发性因素,完善各项检查。患者血常规及降钙素原增高,孕期曾有低热,胸部 X 线检查示双肺多发片影,考虑肺部感染,予抗感染治疗。患者 T_3、T_4 增高,考虑格雷夫斯病(Graves disease),予美托洛尔及丙硫氧嘧啶口服以控制甲状腺毒症。入院后查血钙 4.68mmol/L,诊断为高钙血症危象,予降钙素皮下注射,进一步胸腹 CT 检查发现双肺多发结节,肋骨、胸椎、腰椎、骶椎、髂骨多发骨质破坏,结合左乳超声见多个实性低回声肿物,考虑乳腺癌晚期,多发转移。

患者入院 2 天后临产,严密监测下阴道分娩一女活婴,产后转入 ICU。入 ICU 后继续予抗感染、美托洛尔及丙硫氧嘧啶口服,降钙素皮下注射,输血扩容补液治疗,患者心率逐渐降至 93 次/min,血钙降至 2.75mmol/L,神志转清,后转至肿瘤医院继续治疗。

4. 病例特点 该病例的突出特点表现为心动过速,初诊时误诊为"室上性心动过速",拟行射频消融术,后确诊为"窦性心动过速"。窦性心动过速的治疗应积极寻找病因,例如发热、容量不足、甲亢、心力衰竭等。该病例窦性心动过速的原因主要是高钙血症引起多尿导致容量不足,另一

原因为甲亢。循着高钙血症的线索最终发现是恶性肿瘤多发骨转移。

5. 治疗体会 从这个病例的诊治过程我们可以得到以下心得:①应注意室上性心动过速和窦性心动过速的鉴别。该病例除心动过速外,一般状态较差,伴食欲缺乏、乏力、神志改变,且腺苷效果不佳,应想到继发性因素引起的窦性心动过速。②高钙血症症状没有特异性,包括乏力、虚弱、恶心、呕吐、腹痛、骨痛,严重者有多尿、意识不清和昏迷,甚至心搏骤停、猝死。血钙≥3.75mmol/L 时为高钙危象,应及时处理。③高钙血症的病因主要为原发性甲状旁腺功能亢进,其次为恶性肿瘤。

（杜 林 耿丽敏）

参考文献

[1] 张树基,罗明绮.简明水、电解质、酸碱平衡失调的判定与处理[M].北京:北京医科大学出版社,1998.

[2] 阿鲁鲁·S·雷迪.水、电解质和酸碱平衡紊乱:临床评估与管理[M].张向阳,陈旭岩,译.2 版.北京:中国科学技术出版社,2020.

[3] GOLTZMAN D.低钙血症的诊断方法[EB/OL].陈兵,译.(2023-05-30)[2023-10-08].https://www.uptodate.cn/contents/zh-Hans/diagnostic-approach-to-hypocalcemia.

[4] GOLTZMAN D.低钙血症的治疗[EB/OL].刘福强,译.(2023-03-08)[2023-10-08].https://www.uptodate.cn/contents/zh-Hans/treatment-of-hypocalcemia.

[5] SHANE E, BERENSON J R.高钙血症的治疗[EB/OL].焦洋,译.(2023-04-05)[2023-10-08].https://www.uptodate.cn/contents/zh-Hans/treatment-of-hypercalcemia.

[6] SHANE E.高钙血症的病因[EB/OL].沈捷,译.(2023-05-01)[2023-10-08].https://www.uptodate.cn/contents/zh-Hans/etiology-of-hypercalcemia.

[7] YU A S L, STUBBS J R.低磷血症的病因[EB/OL].魏丽,译.(2023-03-07)[2023-10-08].https://www.uptodate.cn/contents/zh-Hans/hypophosphatemia-causes-of-hypophosphatemia.

[8] YU A S L, STUBBS J R.低磷血症的评估和治疗[EB/OL].艾智华,译.(2023-04-27)[2023-10-08].https://www.uptodate.cn/contents/zh-Hans/hypophosphatemia-evaluation-and-treatment.

［9］STUBBS J R, YU A S L. 高磷血症的病因和治疗概述［EB/OL］. 徐伟斌, 译.（2023-04-18）［2023-10-08］. https://www. uptodate. cn/contents/zh-Hans/overview-of-the-causes-and-treatment-of-hyperphosphatemia.

［10］YU A S L. 低镁血症的病因［EB/OL］. 李萍, 译.（2022-01-12）［2023-10-08］. https://www. uptodate. cn/contents/zh-Hans/hypomagnesemia-causes-of-hypomagnesemia.

［11］YU A S L. 低镁血症的评估和治疗［EB/OL］. 郑红, 译.（2022-10-18）［2023-10-08］. https://www. uptodate. cn/contents/zh-Hans/hypomagnesemia-evaluation-and-treatment.

［12］YU A S L, GUPTA A. 高镁血症的原因、症状和治疗［EB/OL］蒋升, 译.（2022-05-09）［2023-10-08］. https://www. uptodate. cn/contents/zh-Hans/hypermagnesemia-causes-symptoms-and-treatment.

［13］ABEREGG S K. Ionized calcium in the ICU: Should it be measured and corrected?［J］. Chest, 2016, 149（3）: 846-855.

［14］MELCHERS M, VAN ZANTEN A R H. Management of hypocalcaemia in the critically ill［J］. Curr Opin Crit Care, 2023, 29（4）: 330-338.

［15］KELLY Y P, SHARMA S, MOTHI S S, et al. Hypocalcemia is associated with hypotension during CRRT: A secondary analysis of the Acute Renal Failure Trial Network Study［J］. J Crit Care, 2021, 65: 261-267.

［16］STEELE T, KOLAMUNNAGE-DONA R, DOWNEY C, et al. Assessment and clinical course of hypocalcemia in critical illness［J］. Crit Care, 2013, 17（3）: R106.

［17］WARD R T, COLTON D M, MEADE P C, et al. Serum levels of calcium and albumin in survivors versus nonsurvivors after critical injury［J］. J Crit Care, 2004, 19（1）: 54-64.

［18］DRIDI H, KUSHNIR A, ZALK R, et al. Intracellular calcium leak in heart failure and atrial fibrillation: A unifying mechanism and therapeutic target［J］. Nat Rev Cardiol, 2020, 17（11）: 732-747.

酸碱平衡与紊乱管理

一、知识要点

酸碱平衡稳态维持生命的基础, 要求的是维持体液中正常 H^+ 浓度, 临床中一般用 pH 监测 H^+ 浓度, 它们之间存在反向关系, pH 越高, H^+ 浓度越低。pH 需保持在 7.35~7.45, 机体主要依靠缓冲系统、肺、肾维持酸碱平衡, 偏离正常范围都会对器官功能造成影响。酸碱紊乱可分为单纯的原发型酸碱紊乱和混合型酸碱紊乱。

酸碱失衡会导致离子失衡。在血浆中, 阳离子数量必须等于阴离子数量才能保持电中性, 临床并不常规测量所有阳离子和阴离子数量, 通常血浆 Na^+ 超过血浆 Cl^- 和 HCO_3^- 总和, Na^+ 与 Cl^- 和 HCO_3^- 总和之间的差值被称为阴离子间隙（AG）, 健康者的参考范围为（ 12 ± 4 ）mmol/L。AG 对于分析混合型的酸碱紊乱有一定的辅助作用。

常见的四种原发性酸碱紊乱为代谢性酸中毒、代谢性碱中毒、呼吸性酸中毒、呼吸性碱中毒。但是重症患者会因继发性代偿, 出现混合型酸碱紊乱, 包括: 呼吸性酸中毒合并代谢性酸中毒、呼吸性酸中毒合并代谢性碱中毒、呼吸性碱中毒合并代谢性酸中毒、呼吸性碱中毒合并代谢性碱中毒、代谢性酸中毒合并代谢性碱中毒、三种酸碱平衡紊乱。

酸碱紊乱在心血管系统中主要通过以下机制对心脏造成影响: ①细胞外 H^+ 浓度增加, 增加了细胞外 H^+ 与细胞内的 K^+ 交换, K^+ 逸出细胞外。另外酸中毒使肾小管上皮细胞分泌 H^+ 增加, 而排 K^+ 减少, 也导致高钾血症的发生。重度的高钾血症导致心脏传导阻滞和心室颤动, 心肌兴奋性消失, 可造成致死性心律失常和心搏骤停。②增多的 H^+ 可竞争性抑制 Ca^{2+} 与心肌钙蛋白亚单位结合, 并且影响细胞外的 Ca^{2+} 内流和抑制心肌细胞肌质网释放 Ca^{2+}, 从而抑制心肌兴奋 - 收缩耦联, 降低心肌收缩性, 使心输出量减少。此外, 严重的酸中毒又可阻断肾上腺素对于心脏的作用, 使心肌收缩力减弱, 心肌弛缓, 心输出量减少。③H^+ 增多时, 可以降低心肌和外周血管对于儿茶酚胺的反应性, 使外周血管扩张, 血压下降, 尤其是对毛细血管括约肌的作用明显, 使血管容量不断扩大, 回心血量减少, 血压下降, 发生休克。

【临床表现及病理生理】

代谢性酸中毒可由饮食、慢性肾脏疾病和糖

尿病（糖尿病酮症酸中毒）引起，也可由急性心肌梗死（乳酸酸中毒）、肾脏酸碱转运体突变、化合物中毒和腹泻引起，一般表现为虚弱、恶心、皮肤潮红。呼吸性酸中毒分为急性和慢性，通常由通气量过少导致，身体会通过增加通气来做出反应。代谢性碱中毒伴随着容量耗竭或醛固酮增多（促进肾脏 H^+ 分泌）、呕吐，或使用某些类似这些反应的药物（袢利尿剂、抗酸剂），临床表现可能包括神志不清和手足抽搐。呼吸性碱中毒的临床表现包括呼吸急促和头晕，通常不会危及生命。在严重心血管疾病中，碱中毒少见，常见酸中毒。

急性心力衰竭、急性心肌梗死发生时心脏排血量急剧减少，从而导致肺循环高压及外周组织器官灌注不足和心原性休克。发作时肺毛细血管压升高，肺间质或肺泡充血水肿，导致肺通气及弥散功能出现障碍，表现为低氧血症。由于机体出现严重缺血缺氧、代谢性酸中毒，机体的呼吸功能出现代偿性增强，激活 RAAS，加重血流动力学紊乱，加剧缺血缺氧，形成恶性循环。代谢性酸中毒和呼吸性酸中毒并存时，可导致严重的酸血症，当 pH 从 7.40 降至 7.20 时，心输出量下降 50%~70%，更不利于休克的纠正，患者可表现为昏迷。

肺心病患者大多呈慢性呼吸性酸中毒，患者常因体内缓冲系统、离子交换、肾脏等调节作用引起血浆 HCO_3^- 代偿增加，同时也可因合并代谢性酸碱失衡而引起血浆 HCO_3^- 的变化。急性加重期由于支气管分泌物增多，支气管痉挛，导致通气功能和换气功能障碍，引起低氧血症、高碳酸血症。由于缺氧，糖酵解增加，体内乳酸增多，亦有可能由缺氧及药物等因素导致肾功能损害，出现高 AG 性代谢性酸中毒。如果患者同时有摄入不足、呕吐、使用排钾利尿剂及糖皮质激素等，可发生低钾、低氯性代谢性碱中毒。即形成呼吸性酸中毒 + 代谢性酸中毒 + 代谢性碱中毒的三重酸碱失衡。

心搏骤停、心肺复苏时酸碱紊乱有一定特殊性，会表现为 pH 先升高后降低，再逐渐恢复正常，$PaCO_2$ 先降低后增高，再逐渐恢复正常，出现所谓"CO_2 超射"。其产生机制为心搏骤停及随后的心肺复苏期间，组织内的 CO_2 迅速增加，由于继发肺前高碳酸血症，低灌流使肺泡 CO_2 排出减少，导致组织和静脉 $PvCO_2$ 升高。而低灌流肺的相对高通气引起 $PaCO_2$ 降低造成肺后（即动脉）低碳酸碱血症。自主循环恢复（ROSC）成功，蓄积在肺前血管床和组织的 CO_2 才被转运到肺并经肺排出，从而在 ROSC 的最初一段时间出现 CO_2 排出明显增加，即"CO_2 超射"。

（一）酸中毒时心血管系统临床表现

1. 酸中毒程度较轻时，心率增快和心肌收缩力增加。

2. pH<7.1 时，心肌收缩力下降。

3. 肾脏和肝脏血流量下降。

4. 室颤阈值降低。

5. 外周血管扩张引起低血压。

6. 儿茶酚胺的反应性降低，会影响血管活性药物的药效。

（二）诊断

酸碱失衡的处理很复杂，所以临床一旦发生了酸碱失衡，需要按照步骤进行系统化的诊疗。

1. 进行全面的病史采集和体格检查，以获取诊断酸碱紊乱的线索。

2. 获取血气分析。pH 和 $PaCO_2$ 将指示是否存在酸血症或碱血症，以及它是代谢性的还是呼吸性的。如果患者血流动力学稳定，因为动脉和静脉标本之间的差异很小，则可以使用其中任何一种。然而，对于休克患者，建议使用动脉标本。如果 $PaCO_2$ 和 HCO_3^- 是朝同一个方向移动的，通常是原发型紊乱。如果它们向相反方向移动，则存在混合干扰或实验室错误。

3. 确定是否存在代偿（表 3-2-4）。代偿通常不会使 pH 恢复正常。

4. 无论 pH 如何都应计算阴离子间隙，公式为 $AG=[Na^+]-\{[Cl^-]+[HCO_3^-]\}$。请注意纠正低白蛋白血症很重要，白蛋白比正常值每减少 10g/L，AG 降低 2.5mmol/L。由于每个人的 AG 不同，并且电解质的正常值因实验室而异，正常的 AG 在 8~16mmol/L。无论 pH 如何，AG>30mmol/L 几乎总是表明有机酸的存在（肾功能明显降低时硫酸盐和磷酸盐的保留会增加 AG，但很少会 >30mmol/L）。

表 3-2-4　酸碱失衡的代偿计算

酸碱失衡类型	预计代偿公式
急性呼吸性酸中毒	代偿作用有限，HCO_3^- 极限值不超过 30mmol/L
慢性呼吸性酸中毒	$HCO_3^- (mmol/L)=24+0.35 \times [PaCO_2 (mmHg)-40] \pm 5.58$
急性呼吸性碱中毒	$HCO_3^- (mmol/L)=24-0.2 \times [40-PaCO_2 (mmHg)] \pm 2.5$
慢性呼吸性碱中毒	$HCO_3^- (mmol/L)=24-0.5 \times [40-PaCO_2 (mmHg)] \pm 2.5$
代谢性酸中毒	$PaCO_2 (mmHg)=1.5 \times HCO_3^-+8 \pm 2$
代谢性碱中毒	$PaCO_2 (mmHg)=40+0.9 \times (HCO_3^--24) \pm 5$

5. 在高 AG 型代谢性酸中毒时，AG 每升高 1mmol/L，伴随着 $[HCO_3^-]$ 下降 1mmol/L，被定义为 $\triangle AG/\triangle HCO_3^-$。$\triangle AG/\triangle HCO_3^-<1$ 提示并存着阴离子间隙正常的代谢性酸中毒。$\triangle AG/\triangle HCO_3^->2$ 提示可能并存代谢性碱中毒。

（三）代谢性酸中毒的治疗

酸碱失衡的诊断明确后，对于轻度的酸碱失衡，应对病因进行干预，严重的酸碱失衡则需要进行综合性治疗。因心血管疾病发生多发生代谢性酸中毒，所以本文重点描述发生酸中毒时的治疗。严重酸中毒强调综合性治疗，包括：病因治疗、应用碱性药物、呼吸和心血管支持、细胞能量代谢支持、维持有效循环血量、生化等内环境的全面平衡。这是一个动态的治疗过程。

1. 去除病因，循环呼吸支持　积极纠正休克，治疗的重点在于恢复组织灌注，必要时可使用血管活性药物。酸中毒可造成血管活性药物反应迟钝，需要增加血管活性药物剂量。

2. $NaHCO_3$　一般认为只要 pH<7.20 或心搏骤停 10min 内就要开始 $NaHCO_3$ 治疗，可在短时间内纠正 pH，pH 纠正可提高肾上腺素的作用。虽有众多争议，其仍是目前酸中毒的常规治疗之一，而完全放弃 $NaHCO_3$ 治疗是不可取的。可按照公式计算所需 $NaHCO_3$ 的量：

所需 $NaHCO_3$ 量（mmol/L）=[24（mmol/L）-HCO_3^- 测得值（mmol/L）]× 体重（kg）×0.4

3. 肾脏替代疗法　严重的酸中毒是肾脏替代治疗的绝对适应证，肾脏替代治疗中同时可纠正离子、容量的失衡。

（四）代谢性酸中毒治疗效果的评估

血乳酸水平的测量常在监测组织缺氧程度时，衡量复苏是否有效，尽管乳酸用于评价组织缺氧有一定局限性，但血乳酸依然是酸中毒治疗监测的基石。乳酸可用动脉或静脉血来检测，且可床旁实时测量，因此乳酸检测受到临床医生的青睐。尽管一次升高乳酸水平通常提示不良的预后，但持续的高乳酸血症与更差的预后相关。有学者建议在乳酸酸中毒时用中心静脉氧饱和度作为替代或互补的指标，尽量使其目标值 >70% 以确保氧供。一些反映组织缺氧的新方法（如缺氧诱导因子浓度）的有效性仍有待证实。

二、研究进展

$NaHCO_3$ 治疗可以纠正成人心搏骤停患者 CPR 期间酸中毒情况，一直以来 $NaHCO_3$ 是心搏骤停常规用药之一。使用 $NaHCO_3$ 更容易发生代谢性碱中毒、高钠血症、低钙血症，但并无危及生命的并发症出现。$NaHCO_3$ 并不能改善重症代谢性酸中毒患者的预后，对提高 ROSC 率、出院生存率无明显益处，甚至不利于持续 ROSC。目前可替代 $NaHCO_3$ 的药物研究中有以下药物。

1. 三羟甲基氨基甲烷（THAM）　其中 NH_3 部分与尿液中的 H^+ 结合，不会增加 CO_2，并增强心肌收缩力，限用于 GFR>30ml/（min·$1.73m^2$）的患者。可用于治疗混合代谢性酸中毒或呼吸性酸中毒。缺点是可能会引起呼吸抑制、低血糖、高血钾。

2. $NaHCO_3/Na_2CO_3$ 的混合物　减少 CO_2 的产生，缺点是并未观察到更多的临床获益。

3. Na^+/H^+ 交换泵的抑制剂　缺氧会激活心肌的 Na^+/H^+ 交换泵，从而导致细胞内 Na^+ 和 Ca^{2+} 的累积，从而导致心脏功能障碍，单独使用 Na^+/H^+ 交换泵抑制剂沙泊来德（sabiporide）、卡立泊来德（cariporide）或与 $NaHCO_3$ 联用,可改善心脏功能和死亡率。

三、实用技巧

【判断酸碱失衡的流程】

第一步:判断 pH。pH>7.45,碱中毒;pH<7.35,酸中毒。

第二步:判断原发酸碱失衡是呼吸性还是代谢性。根据 pH 和 $PaCO_2$ 的变化方向判断一种酸碱紊乱性质,同向为代谢性,异向是呼吸性。

第三步:判断混合型酸碱失衡。比较实测值与预计代偿值(见表 3-2-4),如果实测值在预计代偿范围内,说明仅存在单纯型酸碱失衡。如果二者不符,提示存在二重酸碱失衡。

第四步:计算 AG 值,判断酸碱失衡的病因。$AG=[Na^+]-\{[Cl^-]+[HCO_3^-]\}$。

第五步:计算 $\triangle AG/\triangle HCO_3^-$ 判断多重酸碱失衡。

酸碱失衡判断的流程见图 3-2-15。

四、实战病例

【酸碱失衡病例】

1. 摘要　酸碱失衡在危重症医学领域极为常见,但酸碱失衡并非某种疾病,而是可存在于多种不同疾病过程中的异常的病理生理学状态。因此,针对酸碱失衡的管理不仅要纠正这种失衡状态的"表象",更应对其背后原发疾病的"本质"进行正确识别和干预。

2. 病例介绍　患者女性,77 岁,因"阴道脱出物 7 个月余,加重 1 个月"入院,诊断为阴道前壁脱垂Ⅳ度、子宫脱垂Ⅲ度、阴道后壁脱垂Ⅱ度,收入妇科。既往史:高血压病史 10 余年,服用硝苯地平缓释片 10mg 每日 1 次、美托洛尔 1 片每日 1 次;糖尿病史 10 余年,服用阿卡波糖 100mg 每日 3 次、门冬胰岛素 8IU 每日 3 次皮下注射、睡前地特胰岛素 16IU 皮下注射;冠心病史 9 年,2016 年行冠状动脉旁路移植术,术后规律口服阿司匹林 100mg 每日 1 次,2019 年 6 月因不稳定心绞痛行冠脉支架术(右冠状动脉 / 左回旋支),术后服用阿司匹林 100mg 每日 1 次、替格瑞洛 45mg 每日 2 次、单硝酸异山梨酯 40mg 每日 1 次,瑞舒伐他汀钙片 1 片每晚 1 次。入院查体:体温 36.6℃,脉搏 92 次 /min,呼吸 23 次 /min,血压 162/58mmHg。神清,心肺听诊无异常,腹软,无压痛、反跳痛及肌紧张,双下肢不肿。入院实验室检查:动脉血气分析结果见表 3-2-5;$[Na^+]$ 141.9mmol/L,$[K^+]$ 3.70mmol/L,AGAP 23.8mmol/L;血糖 26.57mmol/L;BNP 1 158.00pg/ml;尿糖 (++++),尿酮体 (+++)。

此时患者存在代谢性酸中毒、酮症合并呼碱代偿,根据代偿公式 $\triangle PCO_2\downarrow=1.25\times\triangle[HCO_3^-]$ 计算,此时尚在代偿范围内。考虑存在糖尿病酮症酸中毒,予胰岛素降糖、补液、纠酮等治疗。但血糖控制仍不理想。

入院第 2 日,患者出现发热,体温为 38.3℃,不能平卧,心电监护:心率 101 次 /min,呼吸 20 次 /min,血压 132/77mmHg。超声心动图示 LVEF 35%,CABG 术后,左室前壁、侧壁、下后壁基底至中间段室壁运动异常,心电图未见 ST-T 抬高,查心肌标志物 TnI 11.64ng/ml,CK-MB 25.1ng/ml,BNP 1 158.00pg/ml,考虑急性非 ST 段抬高心肌梗死、心力衰竭,予阿司匹林 + 替格瑞洛双联抗血小板 + 低分子量肝素抗凝治疗,予硝酸甘油扩冠、ACEI、利尿及降脂等对症治疗。

入院第 3 日,患者症状仍进行性加重,端坐呼吸,窦性心动过速,心率逐渐升高 100~140 次 /min,血压逐渐下降 100/60mmHg → 71/51mmHg,逐渐出现意识障碍,查血糖 33.3mmol/L,再次复查血气分析:pH 6.890,PCO_2 25.30mmHg,PO_2 139.00mmHg,Lac 10.30mmol/L,ABE−27.4mmol/L,SBE−25.6mmol/L,HCO_3^- 4.60mmol/L。离子 $[Na^+]$ 140.2mmol/L,$[K^+]$ 4.90mmol/L,AGAP 32.9mmol/L。

此时患者严重糖尿病酮症酸中毒 + 乳酸酸中毒,单靠呼吸无法代偿,紧急气管插管机械通气、血流动力学监测和纠酸、升压。患者在抢救过程出现室性心动过速,予多次电除颤、心外按压,约 25 分钟后,恢复窦性心律,转入监护室。

入院第 4 日,经降糖、纠酸、扩冠、抗凝、抗板、控制心率、血管活性药物、抗心衰等综合治

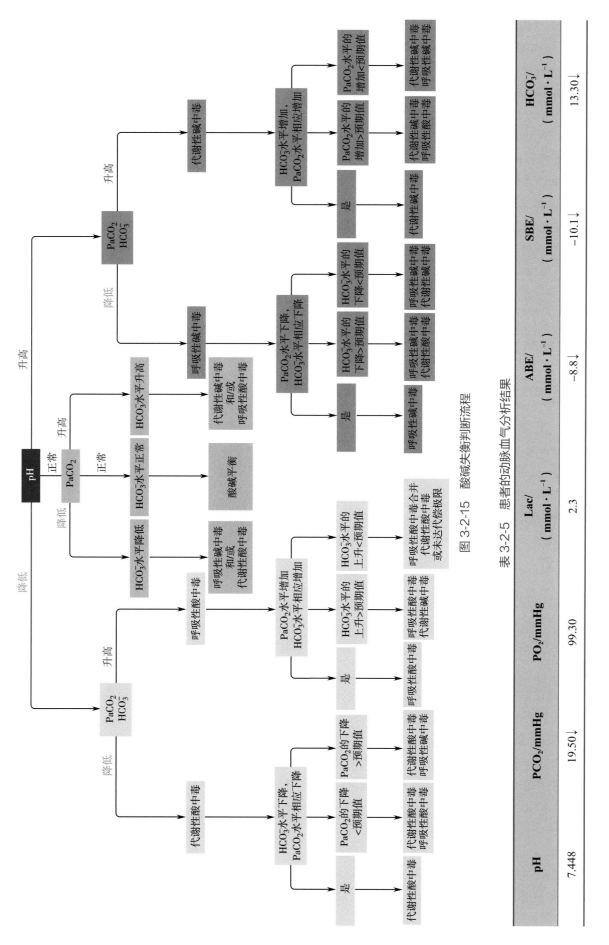

图 3-2-15　酸碱失衡判断流程

表 3-2-5　患者的动脉血气分析结果

pH	PCO₂/mmHg	PO₂/mmHg	Lac/ (mmol·L⁻¹)	ABE/ (mmol·L⁻¹)	SBE/ (mmol·L⁻¹)	HCO₃⁻/ (mmol·L⁻¹)
7.448	19.50↓	99.30	2.3	−8.8↓	−10.1↓	13.30↓

疗,复查血气代谢性酸中毒已纠正,存在轻度代谢性碱中毒,pH 7.493,PCO₂ 39.7mmHg,PO₂ 96.60mmHg,Lac 2.20mmol/L,ABE 6.6mmol/L,SBE 7.2mmol/L,HCO₃⁻ 30.4mmol/L。

入院第5日,患者突然出现高热,体温为39℃。降钙素原3.04ng/ml,血常规示CRP 81.59mg/L,WBC 10.79×10⁹/L,NE 75.9%,Hb 100.0g/L,HCT 28.0%,PLT 146.0×10⁹/L,排查呼吸道病原学、血液及尿培养无阳性发现。后患者间断发热,阴道分泌物较多,留取分泌物培养为真菌,考虑感染来源为真菌性阴道炎,予亚胺培南西司他丁(泰能)+替考拉宁(他格适)+氟康唑(大扶康)抗感染治疗。患者高热时,自主呼吸频率加快,血气分析呈现呼吸性碱中毒表现,pH 7.501,PCO₂ 27.7mmHg,PO₂ 159.00mmHg,Lac 1.2mmol/L,ABE −1.1mmol/L,SBE −1.5mmol/L,HCO₃⁻ 21.6mmol/L。

此时予积极控制感染、物理及药物降温、镇静镇痛。待感染控制、体温正常后,血气分析大致正常,pH 7.367,PCO₂ 40.9mmHg,PO₂ 100.00mmHg,Lac 1.0mmol/L,ABE −1.1mmol/L,SBE −1.8mmol/L,HCO₃⁻(P)23.4mmol/L。

3. 病例特点　随着病情的不断进展或变化,患者的病理生理学微环境不断改变,由此导致该患者出现了多种不同类型的单纯或混合型酸碱紊乱。

4. 治疗体会　患者初始出现代谢性酸中毒为糖尿病、细胞糖代谢障碍、糖异生增加导致酮症酸中毒;之后因急性心肌梗死、心衰、心原性休克致外周组织缺血缺氧,糖酵解(无氧酵解)增加,血乳酸增高,从而导致乳酸酸中毒。治疗上,前者以静脉滴注胰岛素、先盐后糖补液灭酮为主要治疗措施;后者应在积极治疗原发病的基础上,积极心肺复苏、抗休克治疗,随着心肺功能改善、循环血压稳定、末梢血管灌注改善,外周组织缺血缺氧得以纠正,血乳酸含量下降,血pH重新恢复平衡。

本例病程后期出现呼吸性碱中毒,考虑病因为真菌感染、严重SIRS。治疗上,应积极寻找感染源并及时予针对性抗感染治疗,同时辅以调节呼吸机参数、降体温、镇静镇痛等多种途径,改善肺通气过度,从而纠正呼吸性碱中毒。

血气分析是一项重要的临床化验项目,就像是诊疗中的一扇窗,透过这个窗口,我们可以准确地判断出患者处于何种病理生理过程,以便及时对症下药。血气分析的判读方法,可以简要地概括为以下4个步骤:

(1)根据pH高低判断初始紊乱是碱中毒还是酸中毒,pH高于7.45为碱中毒,pH低于7.35为酸中毒。pH正常,但若PCO₂或HCO₃⁻较正常值相差很多,提示存在被代偿的酸碱失衡。

(2)根据pH与PCO₂的变化方向判断酸碱紊乱的性质,如果一致,代表代谢性;如果相反,代表呼吸性。

有一些轻度异常的情况,pH为7.35~7.45,而PCO₂或HCO₃⁻有异常。此时,以pH 7.4为界,PCO₂ 40mmHg为界,若二者变化方向一致,代表代谢性;若二者变化方向相反,则代表呼吸性。

(3)在初始酸碱紊乱的基础上,进一步判断是否混合其他酸碱紊乱。

1)初始酸碱紊乱为代谢性时,应通过呼吸性方式代偿,根据PCO₂变化幅度判断是否合并其他酸碱紊乱。若PCO₂变化幅度在代偿极限内,则仅为初始代谢性酸碱紊乱合并呼吸性代偿;若PCO₂变化幅度超过代偿极限,则提示合并呼吸性酸碱紊乱。

2)初始酸碱紊乱为呼吸性时,应通过代谢性方式代偿,根据PCO₂和HCO₃⁻的变化方向判断是否合并其他酸碱紊乱。若二者变化方向相反,提示在初始呼吸性酸或碱中毒的同时,存在代谢性酸或碱中毒,比如呼吸性酸中毒合并代谢性酸中毒,呼吸性碱中毒合并代谢性碱中毒。若二者变化方向相同,则应判断HCO₃⁻的变化幅度是否超过代偿极限,若未超过代偿极限,则仅为初始呼吸性酸碱紊乱合并代谢性代偿;若超过代偿极限,提示呼吸性酸或碱中毒合并代谢性碱或酸中毒。

(4)若存在代谢性酸中毒,应计算阴离子间隙AG(正常值8~16mmol/L)来判断是否合并代谢性碱中毒。

(徐　敏　马　春)

参考文献

[1] 阿鲁鲁·S·雷迪. 水、电解质和酸碱平衡紊乱：临床评估与管理[M].张向阳,陈旭岩,译.2 版.北京：中国科学技术出版社,2020.

[2] 朴镇恩.动脉血气分析快速解读[M].2 版.北京：科学技术文献出版社,2020.

[3] 郭俊玲,李佳.急性心肌梗死与酸碱失衡关系的研究进展[J].心血管病学进展,2011,32（5）：721-723.

[4] QUADE B N, PARKER M D, OCCHIPINTI R. The therapeutic importance of acid-base balance[J]. Biochem Pharmacol, 2021, 183: 114278.

[5] BAR O, ARONSON D. Hyperlactataemia and acid-base disturbances in normotensive patients with acute heart failure[J]. Eur Heart J Acute Cardiovasc Care, 2022, 11（3）: 242-251.

[6] 王鑫,杨卫江.慢性肺源性心脏病急性加重期的三重酸碱失衡的临床分析[J].新疆医学,2010,40（11）：88-90.

[7] 夏前明.心肺复苏期间酸碱失衡的诊断与治疗[J].中华肺部疾病杂志（电子版）,2010,3（4）：301-307.

[8] ACHANTI A, SZERLIP H M. Acid-base disorders in the critically ill patient[J]. Clin J Am Soc Nephrol, 2023, 18（1）: 102-112.

[9] YAGI K, FUJII T. Management of acute metabolic acidosis in the ICU: Sodium bicarbonate and renal replacement therapy[J]. Crit Care, 2021, 25（1）: 314.

[10] JABER S, PAUGAM C, FUTIER E, et al. Sodium bicarbonate therapy for patients with severe metabolic acidaemia in the intensive care unit（BICAR-ICU）: A multicentre, open-label, randomised controlled, phase 3 trial[J]. Lancet, 2018, 392（10141）: 31-40.

[11] 谭品义,孙珺俊,庞文龙,等.成人心搏骤停患者心肺复苏期间碳酸氢钠应用效果的荟萃分析[J].实用心脑肺血管病杂志,2023,31（9）：81-86.

第 3 节　血液学管理

在体内,凝血、抗凝和纤溶之间存在着一种永无休止的生理平衡。这种平衡的改变是心脏手术中的一个重大挑战,也是造成心脏术后监护治疗的潜在难题。贫血、出血和输血独立地增加了心脏手术并发症和死亡的风险。心脏围手术期血液学管理着重于出血和血栓形成的风险识别及监测、贫血的治疗、预防出血、出血管理,以及优化围手术期血液制品的使用。

成人心脏手术患者术后凝血问题的处理应遵循医学规律,术前对患者进行血液学病史问询,术中实施血液保护策略（包括细致的手术技术、抗凝的最佳管理和适当使用止血剂）,以及术后在凝血试验监测下适当使用血液制品来优化凝血障碍和出血的治疗,以期降低心脏手术出血引发并发症的风险。

一、知识要点

【成人心脏术后出血概况及危险因素】

手术操作、患者个体特征、药物和体外循环（cardiopulmonary bypass, CPB）等多种原因导致的获得性凝血功能障碍,使心脏手术出血成为常见且高风险的并发症之一,发生率为 2%~9%。心脏手术出血与住院时间延长、ICU 支持增加及总体临床结局较差有关,可使患者院内死亡率增加 10 倍。

心脏围手术期凝血功能障碍是造成机体器官功能衰竭的直接原因。大多数出血和血液制品的使用均发生在术前可确定为高危患者身上,故对术前出血风险进行详细评估至关重要。应仔细问询患者血液学病史及认真查体,识别心脏患者出血的常见原因（表 3-3-1）,计算输血风险评分（ACTA-PORT）,预测浓缩细胞数,确定出血风险水平,并制定整个围手术期出血预防和血液保护策略。

【出凝血病理生理机制】

人体凝血的生理过程非常复杂,凝血级联涉及多个因子,作为凝血激活和抑制的组合,在正常生理学状态下,需要时迅速止血,同时保持其他地方的正常血流。其止血机制分为三期（图 3-3-1）。第一期（血管期）：当微血管损伤后,血管平滑肌通过交感神经的轴突反射使血管收缩变窄,使血流缓慢,减少血液流向受损区域。第二期（血小

表 3-3-1　出血和再次手术出血的危险因素

患者相关 危险因素	手术相关 危险因素	出血再次手术 的危险因素
年龄（>70 岁）	外科医生技术	年龄（>70 岁）
女性	体外循环时间 延长	低体重指数
低体重指数	重复手术操作	高 EuroSCORE 评分
术前贫血	紧急手术	非冠状动脉旁 路移植术或联 合手术
术前抗血栓 药物		肌酐水平高
慢性肾衰竭		
肝衰竭		
糖尿病		

板期）：血管收缩血流减慢，有利于血小板快速流向创伤处。血小板黏附在血管壁上，其所释放的血管活性物质、凝血因子又促进血小板堆积。第三期（血液凝固期）：聚集变性的血小板通过凝血因子的交互作用形成纤维蛋白，在血小板堆上形成紧密的纤维蛋白网。而凝血则仅指血浆形成纤维蛋白凝块这一过程，凝血过程一旦开始，各个凝血因子便一个激活另一个，形成一个瀑布样的反应链，直至血液凝固，类似"多米诺骨牌"效应。凝血过程可经内源性途径、外源性途径和共同途径实现。

【出凝血指标监测】

心脏术前准备的一个重要组成部分就是评估患者的凝血状态。评估凝血状态的首要方法是问询患者有无个体或家族性出血性疾病史及仔细的术前体格检查，这对于心脏手术的出凝血管理至关重要。

心脏术后患者入住 ICU 后应对其出血状况进行评估，包括监测胸腔引流量及性状、血流动力学和实验室检测。还应注意经常检查引流管是否通畅，以确保没有血栓阻塞管腔。引流量发生突然变化应立即引起注意，并关注体位改变时引流量的变化，以及是否引起血流动力学波动，从而判断是存留于胸腔的积液涌出，还是有新鲜的活动性出血发生。期间应连续获得凝血实验室检测值（表 3-3-2），如活化全血凝固时间（ACT）、凝血酶原时间（PT）、活化部分凝血活酶时间（APTT）、凝血酶时间（TT）、国际标准化比值（INR）、纤维蛋白原（Fib）等，以及黏弹性试验（表 3-3-3），如血栓弹力图（TEG）、旋转式血栓弹力图（ROTEM）、血小板收缩力（PCF），用于指导围手术期出凝血紊乱的管理。值得注意的是，APTT 检测的是血浆，而 ACT 检测的是全血，在大剂量肝素时使用有助于肝素用量的调控。纤维蛋白原水平是唯一在近年来多个指南中被证明是出血预测指标的测试。而黏弹性试验则应在紧急出血或存在高出血风险的患者中进行。凝血功能障碍引起的出血比手术原因导致出血的后果更严重更危险，在黏弹性试验指导下治疗凝血障碍，可减少血液制品的使用，并可能改善临床结果。

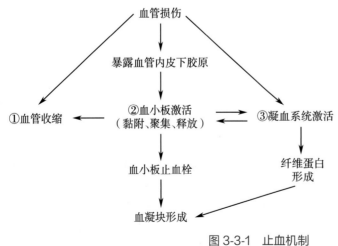
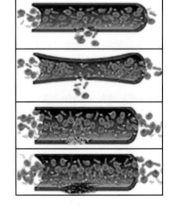

图 3-3-1　止血机制

表 3-3-2 常用凝血试验检测指标

项目	反应途径 / 因子	参考范围	临床意义
凝血酶原时间（PT）	外源性Ⅶ、Ⅹ、Ⅴ、Ⅱ、Ⅰ	（12±1）s 男：11~13.7s 女：11~14.3s	延长见于Ⅱ、Ⅴ、Ⅶ、Ⅹ缺乏及纤原缺乏、维生素K缺乏、重症肝病、纤溶亢进、DIC、口服抗凝剂等；缩短见于高凝状态、血栓性疾病
国际标准化比率（INR）	外源性Ⅶ、Ⅹ、Ⅴ、Ⅱ、Ⅰ	0.9~1.3	常用于口服抗凝剂患者监测（维生素K拮抗剂、新型口服抗凝药）
活化部分凝血活酶时间（APTT）	内源性Ⅻ、Ⅺ、Ⅸ、Ⅷ、Ⅹ、Ⅴ、Ⅱ、Ⅰ	24~35s	监测肝素；延长见于HA、HB及因子Ⅺ缺乏症；缩短见于高凝状态：如促凝物质进入血液及凝血因子的活性增高等情况
凝血酶时间（TT）	共同性Ⅰ→Ⅰa（反映Ⅰ的质、量、活性）	16~18s	延长见于DIC纤溶亢进期、低（无）纤原血症、异常Hb血症，纤维蛋白降解产物；降低无临床意义
纤维蛋白原（Fib）	共同性（反映Ⅰ的量）	2~4g/L	增高见于急性心肌梗死；减低见于DIC消耗性低凝溶解期、原发性纤溶症、重症肝炎、肝硬化

表 3-3-3 TEG 和 ROTEM 的参数和操作

TEG 参数名称	ROTEM 参数名称	定义	变量组成位于图的部分	测量的意义	影响该参数的因素
R 时间（反应时间）	CT（凝血时间）	从测量开始到纤维蛋白形成的时间（秒或分钟）	从图的开始至曲线分叉	反映了凝血启动，纤维蛋白形成的速度	血浆中的凝血因子，血液中的抗凝血药
K 时间	CFT（凝血块形成时间）	从凝血开始到血凝块生成的时间（秒或分钟）	图形宽度以秒或分钟为单位，从 2~20mm 增加的一部分	反映纤维蛋白原功能或者血小板功能。受许多变量影响，所以它是一个非特定参数	抗凝药，凝血因子，纤维蛋白聚合血栓的稳定性（血小板、纤维蛋白和FXⅢ）
α 角	α 角	血凝块聚合的速率	从凝血开始至描记图最大曲线弧度做切线与水平线的夹角	影响α角的因素与K值相同。高度低凝状态时，血块硬度幅度达不到20mm，此时K值无法确定，α角更有价值	抗凝药，凝血因子，纤维蛋白聚合血栓的稳定性（血小板、纤维蛋白和FXⅢ）
MA（最大振幅）	MCF（最大凝血块硬度）	以毫米为单位的图形测量，显示血块的最大坚硬度	正常图形中最厚的部分	纤维蛋白、血小板和FXⅢ之间的聚合，表明"最大的血块硬度"，是最重要的参数之一	所有凝血参数的积累结果产生了血栓最坚固的部分

【围手术期血液保护策略】

心脏围手术期患者凝血障碍治疗的首要原则,一是在患者未出血时,术前和术中应采取积极预防措施,避免为纠正实验室检查指标异常而输血,从而避免输血相关并发症的发生;二是心脏术后出血的积极管理,避免各种出血并发症及恶性后果的发生。因此,整个围手术期应积极进行血液保护策略(表3-3-4)。

1. 术前贫血的诊断和治疗　贫血是一种常见的合并症,接受择期心脏手术的患者中有25%~40%合并贫血。围手术期贫血和输血被认为是可预防的手术危险因素,因为贫血和输血都会导致预后不良。术前贫血应进行定义、评估和管理,以尽量减少接受心脏手术的患者血液制品的使用。通过治疗贫血,可减少输血相关的并发症和死亡率,缩短入住重症监护和住院的时间。

不论男性或女性,血红蛋白(hemoglobin, Hb)水平低于13g/dl即视为贫血。所有接受心脏择期手术的患者都应进行贫血评估,应在术前进行贫血的实验室检查(铁、铁蛋白、转铁蛋白饱和度等)。对于未经治疗的严重贫血患者,应合理推迟择期手术,并进行贫血的诊断和治疗。

缺铁是围手术期贫血的最常见原因,首推口服铁替代疗法,静脉补铁则应用于计划手术少于6周、口服铁剂无反应或口服铁不耐受的患者。贫血时不建议心脏术前常规输注红细胞,可在术前对选定的高危出血患者联合应用铁替代和促红细胞生成素治疗。对于稀有血型、血库储备不足和同种异体免疫等特殊贫血患者,可在联合应用

铁替代和促红细胞生成素治疗后进行术前自体献血储存,以备术中、术后用血。

2. 输血的风险识别　无论是否出血,输血都有感染性(病毒性疾病、肺炎、伤口感染)和非感染性(肾衰竭、输血相关性肺损伤、输血相关循环负荷、输血相关免疫调节)并发症的风险。许多研究都强烈证实了输血对这些并发症发生率和死亡率的影响。因此,应在正确的时间对适当的目标患者进行输血。建议使用组织氧合不充分的标志物来决定输血,而不是实验室检查[血红蛋白(Hb)或红细胞压积(hematocrit, Hct)]。

迄今为止,已经开发了许多风险评分系统,最近被广泛接受的是输血风险评分(ACTA-PORT),它可用于预测心脏手术期间要输注的浓缩细胞数量,可保障在整个围手术期出血预防策略的应用。

3. 术前抗血栓药物管理　合理采用血小板功能试验分析P2Y$_{12}$抑制剂的残余作用,以优化心脏手术时间或识别出血风险。接受择期心脏手术或高出血风险心脏手术的患者(复杂手术或二次手术、严重肾功能不全、血液病、遗传性血小板功能障碍),乙酰水杨酸(asipirin, ASA)可在手术前至少5天中断。心脏手术若为急诊手术或紧急抢救,当出血风险低或中度,或血栓形成风险为中或高度时,术前不应停用ASA。心脏术前使用双重抗血小板治疗时,术前不建议中断ASA。

在血栓形成和出血风险均较高且不能推迟的心脏手术患者,心脏团队应根据心脏手术中的血栓形成和出血风险进行双重抗血小板治疗的术前管理,评估患者是否需要依替巴肽、替罗非班和肝素的桥接治疗。

表3-3-4　按应用期分类的血液保护策略

术前	术中	术后
出血和输血的风险识别	自体血液回输	出血管理
术前贫血的诊断和治疗	手术技术	输血标准
术前抗血栓药物管理	急性等容血液稀释	血栓弹力图检测指导凝血障碍治疗
术前凝血试验	抗纤维蛋白溶解药	外科手术探测出血
自体献血	肝素-鱼精蛋白管理	术后抗血栓药物管理
	容量管理	肝素诱导的血小板减少
	微创体外循环技术	
	超滤	
	止血剂	

4. 自体献血　术前自体献血（preoperative autologous donation，PAD）可以保护患者免受发热和非发热性输血反应、同种异体免疫和移植物抗宿主病的影响。然而，感染或溶血的风险仍持续存在，并且由于献血和自体血可用性导致的贫血也会引起输血量和输血风险增加。故 PAD 不作为常规血液保存策略，可用于罕见血型，或无法鉴定同种抗体且无法交叉配血相容的血液。

5. 急性等容血液稀释　急性等容血液稀释（acute normovolemic hemodilution，ANH）是一种血液保护方法，是减少心脏手术中异体输血需求的策略之一。它是常用、可靠、易于应用和低成本的技术。ANH 已被证明可以通过降低红细胞压积、减少血液质量、血细胞损伤和通过减少炎症反应来保持器官功能来调节微循环。已有研究证实应用 ANH，心脏手术输血量减少 18%~90%。

估计出血量超过 800ml、罕见血型、同种异体抗体阳性、因特殊原因拒绝同种异体输血的患者，可合理使用 ANH。存在严重贫血（Hb<11g/dl 或 Hct<33%）或血小板功能障碍、冠状动脉疾病（严重狭窄、不稳定型心绞痛、左心室功能障碍）、严重的肺部疾病、肾功能和肝功能受损时，不建议使用 ANH。

6. 自体血液回输　在心脏手术中，从纵隔流出并进入 CPB 回路中的血液被收集、处理，并通过自体输血技术在术中和术后输注给患者。自体血液回输技术可以减少异体输血，特别是减少输注红细胞。此外，自体输血还可以减少与 CPB 相关的全身炎症反应可能导致的术后器官功能障碍和并发症，提高抗炎细胞因子 / 促炎细胞因子的比值。

7. 手术技术　心脏手术技术是预防出血和输血相关并发症的最重要步骤之一。CPB 引起的血液稀释和凝血功能障碍可通过非泵心脏手术预防，以减少围手术期血液制品的使用。大多数研究已证实，微创手术技术［如肋间小切口、胸骨小切口、经导管主动脉瓣植入术（TAVI）、其他经导管技术］可减少手术创伤，减少出血，从而减少围手术期血液制品的使用。

强烈建议多学科团队（心脏外科医师、ICU 医师、麻醉医师和体外灌注师）通力合作，在治疗策略、切口和手术技术方面作出决定，以防止出血

和输血引起的并发症。

8. CPB 期间的肝素 - 鱼精蛋白管理　由于 CPB 在心脏手术中的应用，机体围手术期可发生复杂的病理生理改变，对凝血功能的影响尤为显著。CPB 期间的最佳抗凝治疗和 CPB 后的充分中和，对于维持心脏手术中血栓形成和出血之间的平衡至关重要。抗凝剂少可引起血栓，消耗更多的凝血因子，反之亦然，可引起出血和凝血因子的消耗。因此，肝素的剂量、应用、抗凝效果测量、鱼精蛋白的适当中和，以及肝素的替代品，都是 CPB 期间的主要挑战。

CPB 期间被严重稀释的凝血因子可以引起肝素化血液 ACT 延长，进而导致经验性应用鱼精蛋白过量，未与肝素中和的鱼精蛋白本身作为抗凝剂可加重患者术后凝血功能异常。CPB 期间维持鱼精蛋白 / 肝素比例为 1∶1，高于 2.6∶1 的比例则会产生血小板功能障碍、凝血功能障碍和出血。在 CPB 期间 ACT 应保持 480 秒以上。应根据肝素水平合理调整鱼精蛋白剂量，防止出血，尽量减少血液制品的使用。

9. 肝素诱导的血小板减少症　肝素诱导的血小板减少症（heparin induced thrombocytopenia，HIT）是肝素治疗罕见但潜在致命的血栓并发症之一。静脉注射高剂量肝素是 HIT 的主要危险因素，HIT 是所有心脏手术患者常见的危险因素。HIT 在肝素后 1~2 周内发生，抗血小板第 4 因子（PF4）/ 肝素复合物的 IgG 抗体诱导血管内血小板的激活和血栓形成，导致静脉和 / 或动脉血栓风险的增加。HIT 发展的风险与肝素的类型、剂量和给药途径无关，血小板减少作为 HIT 唯一表现者称为"孤立性 HIT"，被认为是一种血栓前状态，后续的血栓发生率可以高达 20%~50%。

HIT 的诊断是个特别的难题，因为 HIT 的两个主要症状（血小板减少和血栓）对 HIT 都不是特异的。由于 CPB 的影响，心脏手术患者血小板计数较低的情况并不少见，一般情况下，心脏手术后非 HIT 相关的血小板计数下降持续 1~2 天，这是 HIT 与非 HIT 之间血小板计数下降的一个显著特征。血清素释放试验（SRE）灵敏度差，特异度强，是 HIT 诊断的"金标准"。临床上往往通过 4T 评分（表 3-3-5）结合酶联免疫吸附试验抗体

表 3-3-5　评价 HIT 的 4T 预测评分系统

4T 参数	评分		
	2 分	1 分	0 分
血小板减少	下降 >50% 或下降 ≥20 000/μl，前 3 天内无手术	下降 30%~50% 或下降 10 000~19 000/μl	下降 <30% 或下降 <10 000/μl
血小板下降时间	使用肝素 5~10 天或 ≤1 天（过去 30 天内曾使用肝素）	使用肝素 10 天以上或不清楚，或 ≤1 天（过去 31~100 天内曾使用肝素）	使用肝素 <4 天（最近无肝素使用史）
血栓形成	皮肤坏死或新发动静脉血栓（心肌梗死、VTE、休克）	进展、再发的血栓，隐匿性血栓，注射部位红斑	无
血小板减少的其他原因	无证据	可能有证据	证据确凿

注：四个参数各得总分（最高 8 分）。HIT 得分为 6~8 分，高概率（20%~100%）；HIT 得分为 4~5 分，中等概率（10%~30%）；HIT 得分为 0~3 分，低概率（2%）。

检测对 HIT 患者做出最后诊断，并开始治疗。治疗原则为立即停止所有形式的肝素，避免应用华法林。诊断为 HIT 患者，应推迟需 CPB 的择期心脏手术 2~3 个月，如不能推迟，开始静脉注射直接凝血酶抑制剂替代 CPB 期间的抗凝治疗，如阿加曲班、磺达肝癸钠、水蛭素或比伐芦定，并积极处理肢体缺血或其他主要器官缺血 / 血栓形成等并发症。

二、研究进展

对于心脏外科围手术期何时输血，永远是值得探讨的话题。在 Hb≥10g/dl 或 Hct≥30% 时输注浓缩红细胞不会改善氧输送，因此不推荐输注。虽然在 Hb 为 7~10g/dl 水平时直接输血仍有争议，但最近一项随机试验评估了在 Hb<9g/dl 与 Hb<7.5g/dl 时限制性与非限制性浓缩红细胞输注的效果，结果显示限制组的全因死亡率略有增加。因此在 Hb≥8g/dl 时，存在紧急心脏手术、需要大剂量正性肌力药物或机械循环支持、全身灌注不足或大量出血的情况下，建议可以积极考虑输血。在 Hb 7~8g/dl 或 Hct 21%~24% 的情况下，如果向组织的氧输送低，可以考虑输血。如果心脏术后 Hb<7g/dl，输血是合理的，Hb<6mg/dl 时，应输血。

三、实用技巧

心脏术后患者出血的初步处理为应用药物治疗，前提是没有紧急手术干预的指征。通过适当的药物治疗，大多数出血患者可得到成功的处理，而不需要再次手术。

【心脏术后出血常用止血剂】

1. 抗纤维蛋白溶解药　包括氨甲环酸、氨甲苯酸、氨基己酸。对纤溶酶原和纤溶酶上赖氨酸结合部位有高亲和力，可竞争性抑制纤维蛋白与纤溶酶的结合，阻断纤维蛋白凝块的溶解，从而发挥止血作用。可用于减少失血、输血，并减少心脏手术中的再次止血手术需求。作用强度：氨甲环酸 > 氨甲苯酸 > 氨基己酸。

2. 血管止血药　如酚磺乙胺。可增强毛细血管抵抗力，降低毛细血管通透性，减少血液渗出。还可促进血小板生成，增强血小板的聚集和黏附功能，促进血小板释放活性物质并加快血凝块收缩。

3. 血小板止血药　如蛇毒血凝酶。促进血小板活化，诱导血小板聚集，增强血小板功能，还可促使凝血酶原转变为凝血酶。

4. 促进凝血因子活性止血药　包括维生素 K、鱼精蛋白。维生素 K 可使凝血酶原与 Ca^{2+} 螯合，并在与膜内磷脂结合后，为蛋白酶水解而成凝血酶，此外还能促进纤维蛋白原形成纤维蛋白。鱼精蛋白是从鱼类精液提取的低分子量碱性蛋白质，可与肝素结合并使肝素失去抗凝作用，用于肝素过量所致的出血。

5. 凝血因子制剂　包括人凝血酶原复合物、

纤维蛋白原、活化重组凝血因子Ⅶ。

（1）人凝血酶原复合物浓缩物（prothrombin complex concentrate, PCC）：由新鲜血浆分离纯化而得，富含维生素 K 依赖性凝血因子，包括凝血酶原、FⅡ、FⅦ、FⅨ、FⅩ。PCC 用于治疗与 VKA 或凝血因子缺乏相关的出血，并在紧急手术的情况，其可能优于新鲜冰冷冻血浆（fresh frozen plasma, FFP），可快速有效逆转 VKA 的作用并预防与输注 FFP 相关的并发症。PCC 的推荐剂量为 20~40IU/kg，根据 INR 和即时黏弹性试验（如 TEG）进行调整，并取决于患者潜在的凝血情况。在出血无法控制时，选择性的凝血因子会快速直接替代缺乏的因子。有研究报道证实，PCC 可使心脏术后出血减少和红细胞输注减少，但也可能会增加术后血栓栓塞事件和急性肾损伤的风险。

（2）纤维蛋白原（fibrinogen, Fib）：是凝血级联反应中的关键蛋白，可转化为不溶性纤维蛋白并黏附在血小板上辅助血小板聚集。纤维蛋白原是冷沉淀的替代物。在心脏手术后，尤其是冠状动脉旁路移植术后，患者凝血功能受损的一个常见因素是纤维蛋白原水平较低，与 CPB 引起的纤维蛋白原消耗增加、容量复苏相关的血液稀释和酸中毒相关的纤维蛋白原分解增加相关，可导致出血。当纤维蛋白原水平低于 15~20g/dl，且患者有活动性出血时，通常需要补充纤维蛋白原。初始剂量为 30~60mg/kg，根据纤维蛋白原水平测量或即时黏弹性试验如 TEG 调整剂量。有研究表明纤维蛋白原浓缩物可以减少甚至完全避免输血，同时给予纤维蛋白原和氨甲环酸可使胸管引

流减少和输血需求减少。

（3）活化重组凝血因子Ⅶ（rFⅦa）：近年来，人们更强调外源性凝血激活途径的重要性，rFⅦa 已被引入，作为主要通过激活凝血级联中的外源性途径来控制难治性出血的措施。该药有许多明确的适应证，但用于术后出血的控制并没有得到美国食品药品监督管理局（FDA）的批准，从技术上讲是一种"适应证外"使用，尤其在心脏外科手术中可显著减少输血，并可控制难治性出血。心脏患者"适应证外"剂量为 40~80μg/kg。但在使用 rFⅦa 的患者中，有大约 10% 动静脉血栓形成和血栓栓塞事件（包括卒中和心肌梗死）的风险。

外源性凝血因子总结见表 3-3-6。

【优化血液制品的输注】

随着心脏外科手术复杂性的不断增加，血液制品使用比例也在不断增加，约 50% 患者都会接受使用血液制品。在心脏手术患者中，血液制品，包括红细胞、新鲜冷冻血浆、血小板、冷沉淀的使用很常见。但心脏手术输血相关并发症风险也很高，故输血是治疗目的，而不是预防目的。急性失血、贫血缺氧和凝血功能障碍引起出血时应及时输血。

1. 红细胞　尽管浓缩红细胞输注的触发因素因患者而异，但急性失血、贫血缺氧和凝血功能障碍引起出血时应输血。输血前应考虑利弊之间的平衡，实验室值不是输血的触发因素。

2. 新鲜冰冻血浆（fresh frozen plasma, FFP）　FFP 可用于因大量输血或大手术引起

表 3-3-6　外源性凝血因子

产品	剂量和给药考虑	注意事项
纤维蛋白原浓缩物	初始剂量为 30~60mg/kg；下一剂量应根据纤维蛋白原水平测定或 TEG/ROTEM 参数	无病原体传播、容量过多或 ABO 血型不匹配的风险；给药前无须解冻
人凝血酶原复合物浓缩物	含有因子Ⅸ和不同剂量的其他凝血因子（Ⅱ、Ⅶ和Ⅹ）；某些形式的 PCC 也可能含有蛋白 C 和蛋白 S、肝素和抗凝血酶。根据 INR 和即时检验（TEG/ROTEM），PCC 剂量为 20~40IU/kg	当出血无法控制时，选择性的凝血因子会快速直接替代缺乏因子，有报道血栓栓塞事件和急性肾损伤的潜在风险
活化重组因子Ⅶ	40~80μg/kg（心脏病患者"适应证外"剂量），如果是顽固性出血，动静脉血栓和血栓栓塞事件的风险约为 10%	半衰期约 3 小时

注：TEG，血栓弹力图；ROTEM，旋转式血栓弹力图；PCC，人凝血酶原复合物浓缩物。

的凝血功能障碍。使用 FFP 可以合理地减少因凝血因子缺乏和大量输液需求引起的凝血功能障碍,但在心脏手术中不应预防性使用 FFP 以减少失血或减少对血液制品的需求或扩大血管内容量,应在弹黏性试验测定的指导下应用。如果凝血功能障碍可以通过 VKA 剂量调整或维生素 K 治疗,则不应将 FFP 作为一线治疗。无出血的凝血功能障碍病例不宜使用 FFP。当 PCC 不可用时,在 VKA 治疗引起的出血的情况下可以使用 FFP。

3. 血小板 血小板减少通常增加出血合并症的风险。血小板输注通常是在出血情况下患者血小板计数低于 $50 \times 10^9/L$ 时,或已知存在明显抑制作用且出血持续的情况下使用,如存在大量输血引起的血小板减少症,或弥散性血管内凝血病引起的血小板减少。

4. 冷沉淀 冷沉淀的使用通常为持续出血的患者,这些患者的纤维蛋白原水平较低。冷沉淀目前已被纤维蛋白原浓缩物替代。

【出血的外科处理】

心脏术后出血可以是外科原因、内科原因(由于凝血病或血小板功能障碍),也可以是两者的结合。在用内科的药物治疗手段不能充分处理的出血、引流大于 200ml/h 超过 3 小时、正迅速变化的出血或与血流动力学障碍有关时,都需要外科紧急手术干预,甚至随时准备在 ICU 床旁开胸探查。

大多数研究表明,心脏术后由于出血需要外科再次手术探查的发生率为 2%~9%,主要原因是手术部位活动性出血,包括插管部位出血、乳内动脉床及其吻合口出血、大隐静脉移植物侧支出血、胸骨钢丝部位出血及手术创面渗血等。因此,早期诊断手术部位出血,以及紧急和适当的外科手术止血,对于预防与出血和血液制品相关的并发症至关重要。

四、实战病例

【心脏手术术后活动性出血】

1. 摘要 心脏手术术后活动性出血并非罕见事件,应时刻警惕并及时察觉。术后应密切关注引流液的量及性质,关注手术切口周围渗血渗液情况的变化,关注患者生命体征、凝血指标、血红蛋白、血小板等指标的动态变化。如果高度怀疑有术后活动性出血,应积极与外科医师沟通,并给予适当的内科或外科支持和干预。

2. 病例介绍 患者女性,72 岁,因急性心肌梗死于心内科行冠状动脉造影下 PCI,术中给予肝素抗凝,于前降支动脉植入支架时发生夹层,紧急心外科全身麻醉下开胸行非体外循环下冠脉搭桥术(OPCABG),乳内动脉 - 左前降支(LAD)搭桥,大隐静脉 - 冠脉后降支动脉(PDA)-OM 支,测血管流量好,术中止血困难,渗血严重,手术时间长。

18 时返 ICU,术后引流量多,术后第 1 小时胸腔引流 300ml,ACT 180 秒,给予鱼精蛋白 50mg,并紧急检测凝血五项指标及 TEG。术后第 2 小时引流仍 400ml,血红蛋白由术后 10g/dl 下降至 7g/dl,给予氨甲苯酸 + 酚磺乙胺输注止血,并根据凝血指标和 TEG 检测结果,补充纤维蛋白原 1g+ 人凝血酶原复合物 400U,输注新鲜冻血浆 200ml。术后第 3 小时引流量仍 300ml,给予活化重组因子Ⅶ(2 支),血红蛋白下降至 5.6g/dl,积极补悬浮红细胞 2U,患者血流动力学紊乱,血管活性药量大,内环境差,乳酸高。考虑存在活动性出血,术后 4 小时外科进手术室开胸探查,术中发现乳内动脉桥吻合口出血,予以缝合止血,术中输注悬浮红细胞 4U+ 新鲜冻血浆 200ml。二次手术后引流量减少,血红蛋白 9g/dl,循环渐平稳,血管活性药量下降,乳酸下降趋势,镇痛镇静,维持血流动力学稳定。术后第 1 日血小板低至 $42 \times 10^9/L$,补血小板 1U,下午患者清醒四肢肌力正常,18 时脱离呼吸机拔除气管插管。术后第 2 日 10 时转回外科病房。

3. 病例特点 心内科急诊冠状动脉造影下 PCI 失败,但术中已给予负荷量抗血小板药物和肝素,此为患者紧急心外冠脉搭桥手术凝血障碍的高危因素,造成外科术中止血困难。手术时间长,术后引流持续增多,血红蛋白下降,应给予多种止血剂及补充凝血因子,并输注红细胞、新鲜冻血浆及血小板。术后引流量大于 200ml/h 超过

3 小时,导致患者血流动力学紊乱,内环境差,最终外科二次开胸手术止血。

4. 治疗体会　此患者心脏围手术期血液学管理着重于出血的风险识别及监测、出血的管理、止血治疗,以及优化围手术期血液制品的使用。

（王　滨）

参考文献

[1] PAGANO D, MILOJEVIC M, MEESTERS M I, et al. 2017 EACTS/EACTA Guidelines on patient blood management for adult cardiac surgery [J]. Eur J Cardiothorac Surg, 2018, 53 (1): 79-111.

[2] KOZEK-LANGENECKER S A. Perioperative coagulation monitoring [J]. Best Pract Res Clin Anaesthesiol, 2010, 24 (1): 27-40.

[3] VAN VEEN J J, SPAHN D R, MAKRIS M. Routine preoperative coagulation tests: An outdated practice? [J]. Br J Anaesth, 2011, 106 (1): 1-3.

[4] DEPPE A C, WEBER C, ZIMMERMANN J, et al. Point-of-care thromboelastography/ thromboelastometry-based coagulation management in cardiac surgery: A meta-analysis of 8332 patients [J]. J Surg Res, 2016, 203 (2): 424-433.

[5] FLEMING K, REDFERN R E, MARCH R L, et al. TEG-directed transfusion in complex cardiac surgery: Impact on blood product usage [J]. J Extra Corpor Technol, 2017, 49 (4): 283-290.

[6] KARKOUTI K, CALLUM J, WIJEYSUNDERA D N, et al. Point-of-care hemostatic testing in cardiac surgery: A stepped-wedge clustered randomized controlled trial [J]. Circulation, 2016, 134 (16): 1152-1162.

[7] SERRAINO G F, MURPHY G J. Routine use of viscoelastic blood tests for diagnosis and treatment of coagulopathic bleeding in cardiac surgery: Updated systematic review and metaanalysis [J]. Br J Anaesth, 2017, 118 (6): 823-833.

[8] DAI L, MICK S L, MCCRAE K R, et al. Preoperative anemia in cardiac operation: Does hemoglobin tell the whole story [J]. Ann Thorac Surg, 2018, 105 (1): 100-107.

[9] HOGAN M, KLEIN A A, RICHARDS T. The impact of anaemia and intravenous iron replacement therapy on outcomes in cardiac surgery [J]. Eur J Cardiothorac Surg, 2015, 47 (2): 218-226.

[10] FOWLER A J, AHMAD T, PHULL M K, et al. Meta-analysis of the association between preoperative anaemia and mortality after surgery [J]. Br J Surg, 2015, 102 (11): 1314-1324.

[11] KLEIN A A, COLLIER T J, BRAR M S, et al. The incidence and importance of anaemia in patients undergoing cardiac surgery in the UK: The first Association of Cardiothoracic Anaesthetists national audit [J]. Anaesthesia, 2016, 71 (6): 627-635.

[12] MUÑOZ M, ACHESON A G, AUERBACH M, et al. International consensus statement on the perioperative management of anaemia and iron deficiency [J]. Anaesthesia, 2017, 72 (2): 233-247.

[13] MUÑOZ M, GÓMEZ-RAMÍREZ S, KOZEK-LANGENEKER S, et al." Fit to fly": Overcoming barriers to preoperative haemoglobin optimization in surgical patients [J]. Br J Anaesth, 2015, 115 (1): 15-24.

[14] SAHU S, HEMLATA, VERMA A. Adverse events related to blood transfusion [J]. Indian J Anaesth, 2014, 58 (5): 543-551.

[15] KLEIN A A, COLLIER T, YEATES J, et al. The ACTA PORT-score for predicting perioperative risk of blood transfusion for adult cardiac surgery [J]. Br J Anaesth, 2017, 119 (3): 394-401.

[16] DELLA CORTE A, BANCONE C, SPADAFORA A, et al. Postoperative bleeding in coronary artery bypass patients on double antiplatelet therapy: Predictive value of preoperative aggregometry [J]. Eur J Cardiothorac Surg, 2017, 52 (5): 901-908.

[17] LEUNISSEN T C, JANSSEN P W, TEN BERG J M, et al. The use of platelet reactivity testing in patients on antiplatelet therapy for prediction of bleeding events after cardiac surgery [J]. Vascul Pharmacol, 2016, 77: 19-27.

[18] PETRICEVIC M, KOPJAR T, BIOCINA B, et al. The predictive value of platelet function point-ofcare tests for postoperative blood loss and transfusion in routine cardiac surgery: A systematic review [J]. Thorac Cardiovasc Surg, 2015, 63 (1): 2-20.

[19] ROCK G, BERGER R, BORMANIS J, et al. A review of nearly two decades in an autologous blood programme:

The rise and fall of activity [J]. Transfus Med, 2006, 16 (5): 307-311.

[20] YAZER M H, WATERS J H. How do I implement a hospital-based blood management program [J]. Transfusion, 2012, 52 (8): 1640-1645.

[21] BEN AMOR I, REKIK T, LOUATI N, et al. Difficulties of the care of public antigen alloimmunization [J]. Transfus Clin Biol, 2016, 23 (2): 103-105.

[22] PRIYE S, SATHYANARAYAN J, SHIVAPRAKASH S, et al. Perioperative management of patient with Bombay blood group undergoing mitral valve replacement [J]. Indian J Anaesth, 2015, 59 (12): 811-813.

[23] HOWLE R C. Is acute normovolemic hemodilution useful in modern cardiac anesthesia [J]. Anesth Analg, 2017, 124 (3): 1013.

[24] BARILE L, FOMINSKIY E, DI TOMASSO N, et al. Acute normovolemic hemodilution reduces allogeneic red blood cell transfusion in cardiac surgery: A systematic review and meta-analysis of randomized trials [J]. Anesth Analg, 2017, 124 (3): 743-752.

[25] BLAUDSZUN G, BUTCHART A, KLEIN A A. Blood conservation in cardiac surgery [J]. Transfus Med, 2018, 28 (2): 168-180.

[26] GÄBEL J, WESTERBERG M, BENGTSSON A, et al. Cell salvage of cardiotomy suction blood improves the balance between pro- and anti-inflammatory cytokines after cardiac surgery [J]. Eur J Cardiothorac Surg, 2013, 44 (3): 506-511.

[27] GAUDINO M, ANGELINI G D, ANTONIADES C, et al. Off-pump coronary artery bypass grafting: 30 years of debate [J]. J Am Heart Assoc, 2018, 7 (16): e009934.

[28] PUSKAS J D, MARTIN J, CHENG D C, et al. ISMICS consensus conference and statements of randomized controlled trials of off-pump versus conventional coronary artery bypass surgery [J]. Innovations (Phila), 2015, 10 (4): 219-229.

[29] SÜNDERMANN S H, SROMICKI J, RODRIGUEZCETINA BIEFER H, et al. Mitral valve surgery: Right lateralminithoracotomy or sternotomy. A systematic review and meta-analysis [J]. J Thorac Cardiovasc Surg, 2014, 148 (5): 1989-1995.

[30] SHORE-LESSERSON L, BAKER R A, FERRARIS V, et al. STS/SCA/AmSECT clinical practice guidelines: Anticoagulation during cardiopulmonary bypass [J]. J Extra Corpor Technol, 2018, 50 (1): 5-18.

[31] THIELMANN M, BUNSCHKOWSKI M, TOSSIOS P, et al. Perioperative thrombocytopenia in cardiac surgical patients - incidence of heparin-induced thrombocytopenia, morbidities and mortality [J]. Eur J Cardiothorac Surg, 2010, 37 (6): 1391-1395.

[32] MYLES P S, SMITH J A, FORBES A, et al. Tranexamic acid in patients undergoing coronary-artery surgery [J]. N Engl J Med, 2017, 376 (2): 136-148.

[33] CHAI-ADISAKSOPHA C, HILLIS C, SIEGAL D M, et al. Prothrombin complex concentrates versus fresh frozen plasma for warfarin reversal. A systematic review and meta-analysis [J]. Thromb Haemost, 2016, 116 (5): 879-890.

[34] DHAKAL P, RAYAMAJHI S, VERMA V, et al. Reversal of anticoagulation and management of bleeding in patients on anticoagulants [J]. Clin Appl Thromb Hemost, 2017, 23 (5): 410-415.

[35] BOLLIGER D, GÖRLINGER K, TANAKA K A. Pathophysiology and treatment of coagulopathy in massive hemorrhage and hemodilution [J]. Anesthesiology, 2010, 113 (5): 1205-1219.

[36] KARKOUTI K, CALLUM J, CROWTHER M A, et al. The relationship between fibrinogen levels after cardiopulmonary bypass and large volume red cell transfusion in cardiac surgery: An observational study [J]. Anesth Analg, 2013, 117 (1): 14-22.

[37] DHIR A, TEMPE D K. Anemia and patient blood management in cardiac surgery-literature review and current evidence [J]. J Cardiothorac Vasc Anesth, 2018, 32 (6): 2726-2742.

[38] GREEN L, BOLTON-MAGGS P, BEATTIE C, et al. British Society of Haematology Guidelines on the spectrum of fresh frozen plasma and cryoprecipitate products: Their handling and use in various patient groups in the absence of major bleeding [J]. Br J Haematol, 2018, 181 (1): 54-67.

[39] PAVENSKI K, STANWORTH S, FUNG M, et al. Quality of evidence-based guidelines for transfusion of red blood cells and plasma: A systematic review [J]. Transfus Med Rev, 2018: S0887-7963 (18) 30017-8.

[40] MEESTERS M I, KONING N J, ROMIJN J W A, et al. Clinical decision versus thromboelastometry based

fresh frozen plasma transfusion in cardiac surgery[J]. Br J Anaesth, 2017, 118（3）: 458-459.

[41] ESTCOURT L J, BIRCHALL J, ALLARD S, et al. Guidelines for the use of platelet transfusions[J]. Br J Haematol, 2017, 176（3）: 365-394.

[42] FRÖJD V, JEPPSSON A. Reexploration for bleeding and its association with mortality after cardiac surgery[J]. Ann Thorac Surg, 2016, 102（1）: 109-117.

[43] SCOLLETTA S, SIMIONI P, CAMPAGNOLO V, et al. Patient blood management in cardiac surgery: The "Granducato algorithm"[J]. Int J Cardiol, 2019, 289: 37-42.

第 4 节　营养治疗与血糖管理

一、知识要点

【心脏重症患者的营养不良】

营养不良是指能量、蛋白质等摄入不足、吸收不良或营养素过度消耗所致的营养状态不佳。术前空腹、急性缺血后状态、胰岛素抵抗、长期缺氧是导致术后营养不良和免疫功能抑制的主要原因。营养不良造成切口愈合延迟、呼吸道分泌物排出障碍、感染风险增加、机体代谢功能紊乱等，增加术后并发症发生率，严重影响患者的术后恢复。

营养不良的发生率在心脏术后患者中非常高。高龄是心脏术后发生营养不良的主要危险因素之一，超过 60% 接受心脏手术的患者年龄在 65 岁以上，该类患者常合并左心衰竭、慢性肾功能不全、慢性阻塞性肺疾病、周围血管病、肠系膜血栓、脑血管疾病和吞咽障碍，对围手术期的营养状况影响很大。ICU 住院时间是营养不良的另一个危险因素，近期研究结果显示，心脏术后的重症患者在 ICU 停留 3 天或以上，发生营养不良的风险较高。

围手术期营养治疗的主要目的是通过避免饥饿使蛋白质负平衡最小化，以维持肌肉、组织脏器、免疫和认知功能，促进器官组织的修复，增强术后恢复，使患者在远期生活质量中获益。

【营养风险评估】

术前评估高危患者的营养不良风险对术后制定营养管理目标具有重要意义。常用的营养风险评估工具包括：营养不良通用筛查（MUST）、微型营养评估（MNA）、简短营养评估（SNAQ）、营养不良主观总体评估（SGA）等。由于体液量的改变会影响体重指数（body mass index, BMI）的计算和急性期反应，从而影响蛋白质标志物，因而某些评分系统在危重患者中容易出现误差。

营养风险评估与筛查是开始营养支持治疗的第一步，是否存在风险与患者能否从积极的营养补充中获益相关。由于心脏外科患者术后常规返回 ICU 进行监护治疗，故营养筛查常在 ICU 进行。营养风险筛查 -2002（nutrition risk screening-2002, NRS-2002）评分和重症营养风险（NUTRIC）评分是危重症常用的评分系统。

1. NRS-2002　NRS-2002 最早发表于 2003 年，它基于体重指数（BMI）分析最近体重减轻的百分比和最近食物摄入的变化。纳入不同人群样本的临床研究验证了它对临床结局包括病死率的预测能力。2022 年美国肠外与肠内营养学会（ASPEN）指南推荐将 NRS-2002 应用于 ICU 患者。与之相反，2023 年欧洲临床营养与代谢学会（ESPEN）指南反对使用这个评分，其认为在 ICU 停留超过 48h 的患者均应被视为存在营养不良风险，这是由于早期液体复苏及肌肉组织的快速消耗，体重或 BMI 不能准确反映营养不良的程度，应评估肌肉含量（表 3-4-1）。

2. NUTRIC 评分　NUTRIC 评分始于 2011 年，是专门用于评估 ICU 患者营养需求的评分系统，由 ASPEN 认可，在患者入 ICU 时进行计算。同样，ESPEN 反对使用这个评分系统，其认为评分变量是由入 ICU 时评估的生理数据组成，这些变量在入 ICU 后最初的 24 小时内变化很大（表 3-4-2）。

3. JHHNS 评分　2017 年约翰斯·霍普金斯医院开发了一种针对心脏手术患者的更具体的营养筛查工具，即约翰斯·霍普金斯医院营养支持（JHHNS）评分，JHHNS 评分每增加 1 分，需要营养支持的风险就增加 20%（表 3-4-3）。

表 3-4-1　营养风险筛查 -2002（NRS-2002）

姓名		性别		年龄	
身高（H）　　cm		体重（W）　　kg		体重指数（W/H²）	kg/m²
1. 疾病状态				分值	评分
骨盆骨折，或慢性病患者合并以下疾病：肝硬化、慢性阻塞性肺疾病、长期血液透析、糖尿病、肿瘤				1	
腹部重大手术、卒中、重症肺炎、血液系统肿瘤				2	
颅脑损伤、骨髓抑制、加护病患（APACHE Ⅱ评分 >10 分）				3	
2. 营养状况指标（单选）				分值	评分
正常营养状态				0	
3 个月内体重减轻 >5%，或最近 1 周进食量（与需要量相比）减少 20%~50%				1	
2 个月内体重减轻 >5% 或 BMI 在 18.5~20.5kg/m²，或最近 1 周进食量（与需要量相比）减少 50%~75%				2	
1 个月内体重减轻 >5%（或 3 个月内体重减轻 >15%），或 BMI<18.5kg/m²（或血清白蛋白 <35g/L），或最近 1 周进食量（与需要量相比）减少 70%~100%				3	
3. 年龄				分值	评分
年龄 >70 岁				1	
4. 营养风险总分					
营养风险总分 ≥3 分，有营养风险，需要营养支持治疗					
营养风险总分 <3 分，如果接受重大手术，则每周重新评估营养状况					

表 3-4-2　NUTRIC 评分

指标	范围	分值	解释
年龄 / 岁	<50	0	纳入 IL-6： 6~10 分为高分 0~5 分为低分
	50~75	1	
	>75	2	
APACHE Ⅱ评分	<15	0	不纳入 IL-6： 5~9 分为高分 0~4 分为低分
	15~20	1	
	20~28	2	
	>28	3	高分者常伴有较差的临床结局（死亡、机械通气等），这类患者最可能获益于积极的营养治疗
SOFA 评分	<6	0	
	6~10	1	
	>10	2	
伴随疾病	0~1	0	
	2+	1	低分者发生营养不良的风险较低
入院至入 ICU 时间 /d	0~1	0	
	>1	2	
白介素 -6（IL-6）	0~400	0	
	>400	1	

表 3-4-3　JHHNS 评分

指标	分值
既往心脏干预史	5
术前血清白蛋白 <4.0g/dl	4
术前血清胆红素 ≥1.2mg/dl	5
术前血白细胞计数 ≥11 000/mm³	5
术前红细胞压积 ≤27%	6
急诊或紧急手术	6
体外循环时间 ≥100min	5
总分	

【营养治疗的启动时机及喂养途径】

指南推荐，应考虑对所有 ICU 患者，主要是超过 48h 的危重患者实施营养治疗。严重营养不良的患者应接受长期的围手术期营养治疗。接受心脏手术的患者术前就应该开始接受营养支持治疗，2022 年 ASPEN 指南推荐，建议入住 ICU 的前 7~10 天给予 12~25kcal/（kg·d）的能量摄入。

营养支持治疗包括口服营养、肠内营养

（enteral nutrition, EN）和肠外营养（parenteral nutrition, PN）等途径。

1. 重症患者营养治疗的时机及途径　保证重症患者营养供给的充分合理，是实现早期、有效营养治疗的前提。ASPEN 及 ESPEN 指南均推荐，能够进食的危重患者，口服营养应优于 EN 或 PN；如果无法口服摄入，重症患者应进行早期 EN（<48h），而非早期 PN。早期 EN 可以降低炎性介质的活性与释放，缓解高代谢状态，减少肠道黏膜的渗透性，改善肝脏和内脏血流，减少感染发病率，降低病死率，改善预后。

然而，由于缺血、缺氧或再灌注损伤的打击，肠黏膜毛细血管通透性增加，肠壁水肿，导致黏膜萎缩和消化液分泌减少，肠壁血运减少，细菌定植，固有菌群破坏，最终导致肠道屏障衰竭。调查显示，50%~60% ICU 患者不能耐受早期充分肠道喂养。循证研究表明，约 10% 重症患者胃肠道无法使用 EN，是全胃肠外营养（TPN）的绝对适应证，另外 10% 左右的患者存在肠道喂养不足，需要添加 PN 以达到足够的营养需求。虽然 EN 在营养供给和器官功能支持方面凸显了重要作用，但供给途径并非是唯一决定因素。2023 年 ESPEN 指南建议，对于高营养不良风险（如 NRS-2002 评分≥5 分）或严重营养不良患者，如果存在 EN 禁忌证，可以提供早期和进行性 PN，而不是无营养治疗。值得注意的是，2022 年 ASPEN 指南基于更全面、更高质量的大型多中心研究，发现在重症患者治疗的第 1 周实施 TPN 或 TEN 对临床结局的影响并无差异，通过改善导管护理、血糖控制和避免过度喂养，可降低早期 PN 常见的菌血症和高血糖风险。

早期联合 EN 与 PN 的研究发现，由于能量供给过度，可能导致高血糖、肝损害增加、机械通气时间延长等。因此对于理想的 PN 干预时机一直存在争议，主要原因在于与 EN 相比，PN 虽未增加病死率，但增加了感染相关并发症发生率。2022 年 ASPEN 指南建议，基于 ICU 早期提供补充性肠外营养（SPN）并未表现出显著益处，不推荐前 7 天启动 SPN，这与 2016 年指南推荐等待 7~10 天再添加 SPN 的意见基本一致。而 2023 年 ESPEN 指南对于 SPN 的最佳启动时机仍不明确，仅建议在第 4~7 天进行。

2. 心脏围手术期的营养治疗　心脏手术患者胃肠道大多无原发病，但术后常因炎症反应综合征、血管麻痹和 / 或术后心肌顿抑引起的低心排血量综合征而接受血管加压药治疗，这些药物会使胃肠道血管处于收缩状态，腺体分泌减少，加之心功能不全，胃肠道淤血，消化功能减退，导致能量消耗的显著变化和肠道喂养的不耐受，此时应给予 PN 直至肠功能恢复。对于严重腹胀、腹泻，经一般处理无改善的患者，建议暂停 EN，而血管活性药物用量逐步降低的患者可以谨慎地开始 / 恢复 EN。一项大型多中心观察研究提示：在入住 ICU 48h 内开始 EN 的血管活性药物和机械通气依赖患者，与入住 ICU 48h 后启动相比，有显著的生存期改善，且这一发现在病情最严重的患者中更为显著。对于那些使用体外生命支持系统（extracorporeal life support, ECLS），又称体外膜氧合（extracorporeal membrane oxygenation, ECMO）的患者，这个结论尚有争议。

近年来，一些学者在不断探索对于接受 ECMO 治疗的患者早期实施营养治疗的可行性和安全性。Makikado 等学者开展的一项前瞻性研究观察了 7 例因严重血流动力学紊乱而接受 VA-ECMO 治疗的患者，ECMO 建立之后按 ICU 的营养方案提供营养，且 EN 是唯一营养来源，结果发现在第 1 周所有患者的营养耐受值（输送营养与目标营养之比）均高于 70%，同时无 EN 相关的严重不良事件。Lukas 等在 VA-ECMO 和 VV-ECMO 两种模式治疗患者中也发现了同样的结论。2023 年 ESPEN 指南推荐，接受 ECMO 治疗的患者应实施早期 EN。

心脏移植术前因充血性心衰的分解代谢，肺长时间淤血所致呼吸耗能增加，同时胃肠黏膜充血，肝功能障碍所致消化、吸收不良等，出现营养不良或恶病质，故加强营养治疗是改善心功能的重要手段。为降低心脏前负荷，术前应限制钠盐摄入，补充优质蛋白，达到利尿消肿的作用，口服或 EN 摄入困难时应联合补充 PN。术中低流量、低灌注造成消化道灌注不良，术后低心排、低蛋白及电解质紊乱等可诱发胃肠功能减退。术后早期大量免疫抑制剂的应用使肝肾负荷增加，PN 受到一定限制。因此，EN 是心脏移植术后早期营养治疗的一种经济、有效、安全的方法。由于皮质类固醇影响脂质代谢，器官移植患者高脂血症的发生率较高，低脂饮食可以减少慢性排斥（进展性移植物动脉硬化）进展速度。术后患者由于缺乏运动、利尿治疗，以及长期使用肾上腺皮质激素和环孢素 A 等导致骨钙丢失，应注意补充钙及维生素 D。

【喂养方式】

胃腔可耐受大量食物和较高的渗透压，胃肠道能保留食糜对神经内分泌的刺激作用，进而保留上消化道较完整的功能。经胃喂养符合生理，应作为启动 EN 的标准途径。对于经促动力药物（指南推荐将静脉注射红霉素作为一线治疗，或使用甲氧氯普胺，以及两种药物的组合）处理后仍无法改善或有误吸风险的患者，应选择幽门后喂养，主要是空肠喂养。其中可能存在误吸风险的因素包括：无法保护气道、机械通气、年龄 >70 岁、意识状况下降、口腔护理不佳、护士与患者比例不足、仰卧位、神经系统损伤、胃食管反流、使用间歇性 EN。此外，经皮内镜下胃造瘘、经皮内镜下空肠造瘘或术中胃 / 空肠造瘘等亦可作为 EN 喂养的选择途径。

喂养方式可选择一次性推注、间歇重力输注或持续输注。一次性推注操作简单，但易引起腹胀及误吸，仅用于经鼻胃管或经皮胃造瘘途径；将营养液置于专用营养输注袋中，借助重力将营养液缓慢滴入胃肠道内，即为间歇重力输注，此法应用广泛，耐受性较好；采用营养泵持续输注，适用于十二指肠或空肠近端喂养，是一种理想的 EN 输注方式，开始时速度不宜过快，浓度不宜过高，以便肠道有一个适应过程。

PN 可选择经中心静脉和经外周静脉输注两种途径。经中心静脉首选锁骨下静脉置管，此外亦可选择颈内、腋静脉或股静脉置管，PICC 是长期输注营养液患者的首选途径；经外周静脉输注一般适用于病情较轻、营养物质输入量较少、浓度不高、输注时间不超过 2 周的患者。静脉营养液应避免与其他药物混合输注，以防止产生沉淀及发生其他药物反应。

【能量与蛋白质供给量】

1. 能量代谢特点　基于重症患者急性应激期分解代谢活跃，合成代谢抵抗，以及机体自噬和蛋白稳态的改变，早期 24~48h 给予过多的热量和蛋白质不仅无法被机体有效利用，反而会带来不利影响；4~5d 后，机体的应激状态逐步缓解，内源性产生的能量下降，机体对于蛋白质的利用能力增强，可以增加能量物质和蛋白的供给。

另外，治疗也会对能量代谢产生影响，如体温升高（1℃增加耗能 7%~10%）、儿茶酚胺类药物的应用可增加能量消耗，而降温、镇痛镇静、肌松药物及机械通气等治疗措施均可使能量消耗降低。

2. 能量与蛋白质测定　测量实际能量消耗与蛋白质代谢动力学是实现个体化营养治疗的基础，如何准确、简便地进行测量与计算，是 ICU 医师面临的难题，测量实际能量消耗目前临床上尚未得到普遍应用，也没有能够常规用于临床的动态蛋白质代谢评估方法。

研究表明，由 Harris-Benedict 公式计算得到的基础能量消耗（basal energy expenditure，BEE）存在明显误差，对于危重患者常高于实际测定值，由此导致对需求的评估不准确，造成喂养不足或过度喂养。间接热量测定法（indirect calorimetry，IC）是多项指南推荐用于评估能量供给的"金标准"。通过测定机械通气患者的二氧化碳释放量（VCO_2）和肺动脉导管获得耗氧量（VO_2）计算静息能量消耗（resting energy expenditure，REE）。研究显示，REE 比 BEE 更接近实际测定，但获得准确的 CO_2 释放量并不容易和准确。

（1）Harris-Benedict 公式：

男性 BEE（kcal/d）=66.5+13.8 × 体重（kg）+5 × 身高（cm）-6.8 × 年龄（岁）

女性 BEE（kcal/d）=65.5+9.6 × 体重（kg）+1.9 × 身高（cm）-4.7 × 年龄（岁）

（2）间接热量测定法（IC）：

$$REE=(VO_2 \times 3.9)+(VCO_2 \times 1.1) \times 1.44$$

3. 能量供给　2023 年 ESPEN 指南推荐，如果使用 IC，可以在急性疾病早期阶段逐步实施等热量（能量供给达到或接近预测目标）而非低热量（能量供应低于 70% 预测目标）营养；而如果使用预测方程计算 BEE，则在 ICU 住院第 1 周进行低热量喂养。2016 年 ASPEN 指南建议高营养风险［NRS-2002≥5 分，NUTRIC≥5 分（不包括 IL-6）］或严重营养不良的患者应在 24~48 小时内尽快达到目标剂量，但同时应警惕再喂养综合征；在入住第 1 周，应在 48~72 小时内达到预计的能量和蛋白需求量的 80% 以上才能获得 EN 的临床获益；如果无法利用 IC，建议使用各类预测公式或简化的基于体重的算法［25~30kcal/（kg·d）］计算能量需求；推荐急性呼吸窘迫综合征（ARDS）、急性肺损伤（ALI）以及预计机械通气时间≥72 小时的患者适宜使用滋养型 EN（产生有益影响的最小营养摄入，10~20kcal/h，不超过 500kcal/d）或足量 EN。然而，与 2016 年 ASPEN 指南根据营养风险等级推荐不同的早期 EN 策略不同的是，2022 年指南更新指出，增加或降低重症患者的能量供给对临床结局没有显著影响，这是基于当前发表的随机对照试验（randomized controlled trial，RCT）研究数据不支持亦不反对根据营养风险进行 EN 能量摄入这一观点作出的。

为重症肥胖患者（BMI≥30kg/m² 为肥胖；BMI≥40kg/m² 为病态肥胖）实施准确的能量监测存在困难，基于体重评估营养需求应首先区分实际体重、理想体重和矫正体重，由于公式存在 40% 以上的误差率，ESC 指南推荐尽可能应用 IC 确定肥胖患者的能量需求。早期研究发现，低热量、高蛋白饮食会导致瘦体重增加而身体脂肪减少。基于此，ASPEN 指南提出，重症肥胖患者推荐低热量、高蛋白的营养支持策略，其目的是在保证摄入足够蛋白质的同时提供低热量，而"允许性"低热量是指提供的热量和蛋白质均低于目标摄入量。低热量、高蛋白饮食由于热量摄入减少，为实现蛋白质的净合成代谢或氮平衡，必须摄入更高的补偿性蛋白质，以避免病死率升高；当热量目标≤70% IC，无法利用 IC 时，建议基于体重的简化公式计算热量供应：按实际体重计算，应 <14kcal/（kg·d）；按理想体重计算，应 <25kcal/（kg·d）。

4. 能量的配比与脂肪的补充　能量由糖类（又称碳水化合物）与脂肪两部分提供，通常碳水化合物是产生能量的优先底物，故二者配比通常为（6:4）~（5:5），由于肿瘤细胞对糖的吸收优于脂肪，故带瘤生存者糖脂比可调整为 4:6。2023 年 ESPEN 指南推荐葡萄糖给药不应超过 5mg/（kg·min）。脂肪乳剂除可以补充机体能量外，还可预防必需脂肪酸缺乏。ASPEN 指南建议，向适合实施 PN 的重症患者提供混合脂肪乳剂或纯大豆油脂肪乳，包括入住 ICU 第 1 周内，由于证据有限，是否应还提供鱼油并无特别推荐；静脉使用脂肪乳剂上限推荐值为 1.0g/（kg·d），不应超过 1.5g/（kg·d），并应适应个体耐受性。应特别注意，镇静药物丙泊酚含有较高剂量的脂肪乳剂，血液滤过过程中应用的钙螯合剂与碳水化合物负荷增加有关，均应作为非营养性能量摄入加以考虑。

5. 蛋白质供给　重症患者的机体代谢为满足应激需要，大量氨基酸从肌肉蛋白储备中释放，参与损伤部位及其他脏器的蛋白合成，以维持免疫功能、调节炎症反应。肌肉蛋白的丢失会增加并发症发生率和死亡率，如何合理补充蛋白或氨基酸以对抗肌肉蛋白分解、促进正氮平衡，是营养治疗中非常重要的部分。

2023 年 ESPEN 指南推荐联合 IC（估算能量）和尿素氮丢失（估算蛋白质）确定营养供给目标，推荐蛋白质供给目标为矫正体重 1.3g/（kg·d）。对于重症患者，适宜的热氮比较单纯强调蛋白质的补充量更为重要。应激状态下应降低热氮比，目标为热量与氮的比值为（100~150）:1。根据患者对氮源的需求情况选择氨基酸、短肽类或整蛋白制剂，或特殊疾病配方制剂。

肝肾功能不全的患者应给予要素饮食。肝功能不全时给予 14 种纯氨基酸，其支链氨基酸含量较高（占总氨基酸的 35.6%），苯丙氨酸和甲硫氨酸含量较低（3.3%），加强蛋白质摄入同时预防肝性脑病的发生；肾功能不全时给予 8 种必需氨基酸和组氨酸，重新利用体内分解的尿素氮合成非必需氨基酸，减轻氮质血症的同时促进机体蛋白合成。

6. 特殊营养素　在补充营养底物的同时，应重视营养素的药理作用。为改善危重症患者的营养支持效果，在营养液中可根据需要添加特殊营养素，如精氨酸、谷氨酰胺、ω-3 脂肪酸、维生素 A、维生素 C、维生素 D 和维生素 E、辅酶 Q_{10}、镁、硫辛酸、硒等，在改善氧化 - 抗氧化平衡状态、减少心肌损伤和缩短住院时间方面显示出一些可期待的结果。然而，由于样本量小和患者人群不均匀，这需要进一步的科学证据。

谷氨酰胺（双氮氨基酸）是胃肠道黏膜上皮细胞更新的主要底物，代谢快，机体不能合成，其缺乏影响胃肠道屏障的完整性，降低黏膜更新速率。指南推荐，对于重症创伤患者，可在入住 ICU 的前 5 天经肠内给予谷氨酰胺 [0.2~0.3g/（kg·d）]，对于复杂性创面愈合患者，可延长使用至 10~15 天。需要注意，对于不稳定或病情复杂的 ICU 患者，尤其是发生肝肾衰竭者，不应静脉使用。

无论哪种患者人群，当应用肠外营养时，数据均支持肠外营养加入使用 ω-3 脂肪酸 [鱼油 0.1~0.2g/（kg·d）]。最新一项对 49 个比较 ω-3 脂肪酸和标准脂肪乳剂的随机试验进行的系统回顾和荟萃分析显示，ω-3 脂肪酸组相关感染风险降低了 40%，ICU 停留时间与住院时间也明显减少，病死率无明显影响。

【再喂养综合征】

再喂养综合征（refeeding syndrome，RFS）是严重营养不良或长期营养摄入不足的患者，过快过多补充营养物质导致的严重水及电解质紊乱、维生素缺乏的一组代谢紊乱综合征，以低磷血症为主要特征，血磷 <0.65mmol/L 或下降超过 0.16mmol/L。RFS 常发生于开始营养治疗后 3 天，引起神经肌肉功能损害主要有感觉异常、痉挛或呼吸肌无力、呼吸困难；精神障碍表现为烦躁不安、癫痫发作、意识错乱和昏迷等。心脏对低钾、低镁、低磷高度敏感，缺乏时可导致心律失常，尤其是当 QT 间期超过 470ms 时。磷缺乏还可引起血小板减少、凝血功能损害和白细胞功能障碍。入院时须对患者进行营养状态评估，早期识别并预防 RFS。营养补充后的低磷血症是一个预警信号，在启动营养的初始阶段需要重复检测（磷酸盐、钾、镁，甚至维生素 B_1），营养补充要放慢速

度，电解质与维生素 B_1 的补充应先于热量与蛋白质。

【心脏重症患者的血糖管理】

应激性高血糖（stress hyperglycemia，SHG）是重症患者在手术、创伤、感染等急性打击下出现的糖代谢紊乱，血糖超过 11.1mmol/L（200mg/dl）即可诊断，其发生率在 40%~60%，而心脏围手术期 SHG 的发生率甚至高达 60%~80%。2001 年 Leuvenstudy 研究发现，应用强化胰岛素治疗（intensive insulin therapy，IIT）进行严格血糖控制（tight glycemic control，TGC）可降低重症患者死亡率和并发症发生率，此后关于重症血糖控制的研究热潮持续至今。血糖异常（包括高血糖、低血糖和血糖变异度）是重症患者死亡的独立危险因素，通过使用胰岛素控制血糖稳态可明显改善危重患者的预后，使多器官功能障碍综合征（multiple organ dysfunction syndrome，MODS）的发生率及病死率显著下降。如何安全、有效地控制血糖水平及血糖波动成为了重症领域新的关注点。

1. 个体化血糖控制目标

（1）非糖尿病重症患者的血糖控制：非糖尿病 SHG 的发病机制较为复杂。因缺血 / 缺氧灌注损伤等严重应激导致内分泌及糖代谢紊乱，除了应激激素（皮质类固醇、胰高血糖素、生长激素和儿茶酚胺等）和细胞因子的交互作用外，主要以外周组织的胰岛素抵抗为特征，加之营养支持和药物（糖皮质激素、血管活性药物）应用等多种医源性干预，导致 SHG 难以调控。

随着对前期研究的重审和新研究的深入，非糖尿病和糖尿病患者在共同的 IIT 目标下表现出不同的预后。早期研究结果显示，平均血糖在 4.4~7.6mmol/L（80~136mg/dl）的非糖尿病重症患者的病死率最低，随着平均血糖的升高，病死率进一步增加。而对 van de Berige 研究结果的再分析显示，目标血糖控制在 4.4~6.1mmol/L（80~110mg/dl）的正常范围的受益者是非糖尿病患者。同样，血糖变异（变异系数 ≥20%）的增加与非糖尿病患者的预后相关。另外，后期针对 TGC 的研究发现，因 IIT 引发严重低血糖而

导致患者病死率增加。基于安全性考虑,最新发表的重症患者血糖管理专家共识建议,将非糖尿病患者的目标血糖控制在 6.1~7.8mmol/L(110~140mg/dl)。总之,ICU 中非糖尿病患者可能是 TGC 的受益群体,他们可能会维持相对较低的目标血糖水平和较小的血糖变异。

(2)糖尿病重症患者的血糖控制:糖尿病本身与 ICU 重症患者的死亡风险增加无显著相关,糖尿病重症患者的血糖控制目标与预后之间的关系是由入院前血糖[糖化血红蛋白(HbA1c)水平]所决定。一些针对住院前血糖控制情况和 ICU 期间血糖与病死率之间关系的研究显示,如果糖尿病患者进入 ICU 前血糖控制较好,其对高血糖的耐受性更好,而常规血糖控制目标可能不适用于那些血糖控制不良的糖尿病患者。入 ICU 前的 HbA1c 水平越高,存在中度[2.3~3.8mmol/L(40~69mg/dl)]和重度[<3.8mmol/L(<40mg/dl)]低血糖的死亡风险越高。澳大利亚一项针对糖尿病重症患者和 HbA1c>7% 的小样本研究设计了 6~10mmol/L(108~180mg/dl)和 10~14mmol/L(180~252mg/dl)2 个目标血糖范围,结果证实,后者宽松目标血糖组可减少血糖波动和相关低血糖(<30% 平均血糖预测值)的发生率。上述研究亦表明,糖尿病患者在 ICU 期间的血糖水平越低,其病死率越高。基于此,共识建议将糖尿病重症患者的血糖目标定为相对宽松的 6.1~11.1mmol/L(110~200mg/dl)水平。值得注意的是,虽然测定 HbA1c 可间接代表入院前的血糖控制情况,但指标受到多种因素的影响并存在较大差异性(糖基化差异),如贫血、溶血和血红蛋白病;各种药物,如氨苯砜和促红细胞生成素;机械心脏瓣膜;甲状腺功能减退;蛋白质糖化速率的个体差异等。

(3)心血管围手术期的血糖管理:心脏手术前禁食、停止原有的降糖方案、手术中麻醉、体外循环过程中的降温、全身肝素化、控制性降压、血液稀释、非搏动性灌流等因素均会对机体造成强烈的应激。表现为下丘脑 - 垂体 - 肾上腺轴的神经 - 内分泌 - 免疫网络复杂反馈调节机制激活,直接或间接促进应激激素产生,其中糖皮质激素的分泌量较平时增长 10 倍以上,拮抗胰岛素分泌,降低组织对胰岛素的敏感性,加重周围组织的胰岛素抵抗,引起血糖反应性升高,是心血管围手术期患者发生 SHG 的重要原因。外源性儿茶酚胺类药物的应用,深低温、停循环时为脑保护而大剂量应用的糖皮质激素,生长激素、甲状腺素及氯丙嗪等药物能直接升高血糖,而氢氯噻嗪和钙通道阻滞剂降低胰岛素的降糖作用。术后应用的肠内外营养液中的糖类,以及药物稀释配液中的葡萄糖摄入亦是引起血糖变化的原因之一。此外,患者对手术的恐惧、对预后或家庭经济负担的担心等,均可导致紧张甚至焦虑,此时机体交感神经兴奋性增强,自主神经系统失调导致升糖激素分泌增多,促使血糖反应性升高。

高血糖的毒性与心脏围手术期的并发症风险增加相关,包括胸骨后感染、急性心肌梗死、充血性心力衰竭、心律失常、菌血症、呼吸衰竭、肺炎和急性肾损伤等。近期研究显示,接受冠状动脉旁路移植术的患者,术前与围手术期高血糖(无论是否存在糖尿病)均与不良预后相关,且随着血糖升高的时间越长、幅度越大,其并发症和病死率越高。这种关系在急性心肌梗死患者中亦很明显。心脏外科非糖尿病合并术前高血糖的患者,其 1 年病死率比正常血糖患者高 1 倍。虽然心脏手术前、术中最佳的血糖控制目标仍不明确,但与冠状动脉旁路移植术后 7.8mmol/L(141mg/dl)和 10mmol/L(180mg/dl)的目标血糖相比,IIT 并不能降低围手术期并发症发生率,亚组分析显示,非糖尿病患者的并发症较少。目前尚缺少心脏围手术期非糖尿病患者血糖控制的大样本研究。

2. 血糖控制的衡量指标 HbA1c 是血红蛋白的氨基与葡萄糖或其他糖类分子发生的非酶促反应形成的产物,反映了近 2~3 个月的平均血糖水平,可用于鉴别糖尿病和 SHG 引起的血糖升高。《中国 2 型糖尿病防治指南(2020 年版)》将 HbA1c≥6.5% 纳入糖尿病的补充诊断标准。研究发现 HbA1c 每升高 1%,心血管事件的发生风险增加 20%~30%。因此,推荐心脏重症患者收入 ICU 后常规筛查 HbA1c,了解其既往的血糖控制情况。

血糖变异度是指在一定时间内血糖水平的

波动,评估一天内血糖变异度的指标包括血糖标准差(standard deviation of glucose, GLUsd)、血糖变异系数(coefficient of variation for glucose, GLUcv)和血糖波动的平均幅度,其中GLUcv是最具代表性和最常用的指标,由GLUsd和平均血糖值(average blood glucose value, GLUave)计算获得,公式为GLUcv=(GLUsd/GLUave)×100%。Subramaniam等观察围手术期血糖变异度对心脏术后ICU患者不良事件发生率的影响发现,术后前24小时血糖变异度越大,发生心肌梗死、胸骨深部伤口感染、脑卒中、肺炎、急性肾损伤等并发症的发生率越高。大量研究证实,血糖变异度高不仅会增加重症患者的感染发生率,还会影响患者短期和长期的预后,是死亡的独立预测因子。

近年来,达目标血糖范围时间(time to targeting blood glucose range, TIR)作为另一重要参数被用于评价血糖控制质量,它同时涵盖了高血糖、低血糖和血糖变异性3个指标,而这3个指标都与危重症患者的病死率独立相关。Glucontrol研究最早发现了无论是在强化血糖控制组(80~110mg/dl)还是非强化血糖控制组(140~180mg/dl),TIR>50%均能显著提高患者生存率。而在随后的SPRINT研究中,Chase等证实了TIR>50%与较少的器官功能障碍相关,且TIR>70%与患者的存活率独立相关。中华医学会糖尿病学分会发布的《中国血糖监测临床应用指南(2021年版)》已将TIR>70%纳入成人糖尿病患者的血糖控制目标,并强调根据患者的具体情况设置个体化的目标值。

3. 血糖检测方法　准确的监测是有效的评估及治疗的基础。对血糖进行监测时,血样可以来自不同的部位(比如通过动脉或者静脉导管,或者手指针刺设备),需要保证的是这些血样没有受到静脉输入液体的污染。通常动脉血糖浓度较末梢高5mg/dl,较静脉高10mg/dl。血气分析是测量血糖的最准确方法,但是其速度不能满足ICU的需求,也会受到费用的影响。床旁的血糖仪测定的结果可能并不准确(误差超过20%),特别是对于血糖水平较低或者伴有组织水肿、低灌注或者贫血的患者。

二、研究进展

2023年,在重症患者早期营养治疗方面连续发表了多项大样本研究,其结果对以往的治疗理念提出了一定挑战。发表在 Lancet 上由加拿大Daren Heyland教授开展的EFFORT Protein研究旨在探索高剂量蛋白质摄入对临床结局的影响。患者随机分配到≥2.2g/(kg·d)的高剂量蛋白质组或≤1.2g/(kg·d)的低剂量蛋白质组,二者在60天存活率和转出ICU的时间上没有差异。而亚组分析发现,急性肾损伤或SOFA≥9分的患者,其接受高剂量蛋白质摄入的60天死亡率更高。Nutrites-3研究是由法国的Jean Reignier教授发表在 Lancet Respiratory Medicine 上的,对比了低热量、低蛋白的早期EN组[热量6kcal/(kg·d),蛋白0.2~0.4g/(kg·d)]与标准热量、标准蛋白的早期EN组[热量25kcal/(kg·d),蛋白1.3g/(kg·d)]者的90天死亡率,发现二者并无显著性差异,而低热量组发生呕吐、腹泻、肠道缺血或肝功能障碍的概率较低。这些RCT研究发现,在危重症疾病早期,24~48小时内迅速增加热量和蛋白质摄入,以达到全速喂养目标量似乎是有害的,这与当前指南强调的逐步达标不甚一致,但在一定程度上支持了早期启动EN的策略。

三、实用技巧

【重症患者的血糖管理策略】

当重症患者血糖超过目标血糖范围高限时即启动胰岛素治疗。采用短效胰岛素100U与50ml生理盐水(短效胰岛素浓度为2U/ml)静脉泵入,或单次皮下,或静脉推注胰岛素给药,1U胰岛素约降低血糖3mmol/L。严重高血糖者,首先给予胰岛素10~20U皮下或静脉注射,血糖达到理想水平后,以0.05~0.1U/(kg·h)维持,并根据血糖水平及时调整。若输入含葡萄糖液体,可按1U胰岛素可抵消3~4g葡萄糖控制。指南推荐,通常前两天至少每4小时监测一次。

由于麻醉术后或应用镇痛镇静等治疗的危重

患者的低血糖症状和体征不易察觉,且目前对于心脏术后血糖超过何种水平开始应用胰岛素治疗,以及胰岛素用量及采用何种治疗方法尚无统一的标准。因此,胰岛素治疗过程中应严密观察血糖变化,随时调整胰岛素用量,个体化制定胰岛素降血糖的治疗方案。

（张　冉）

参考文献

[1] 管向东,于凯江,陈德昌,等.重症医学[M].北京:中华医学电子音像出版社,2019:267-298.

[2] 阿里·达巴格,法拉达·埃斯迈利安,萨里·阿兰奇.成人心脏外科术后重症监护学[M].2版.张培德,译.山东:山东科学技术出版社,2021:87-91.

[3] ARUNACHALA MURTHY T, CHAPPLE L S, LANGE K, et al. Gastrointestinal dysfunction during enteral nutrition delivery in intensive care unit (ICU) patients: Risk factors, natural history, and clinical implications. A *post-hoc* analysis of The Augmented versus Routine approach to Giving Energy Trial (TARGET)[J]. Am J Clin Nutr, 2022, 116 (2): 589-598.

[4] 周继红.创伤评分学[M].北京:科学出版社,2018.

[5] ANTHONY P S. Nutrition screening tools for hospitalized patients[J]. Nutr Clin Pract, 2008, 23 (4): 373-382.

[6] COMPHER C, BINGHAM A L, MCCALL M, et al. Guidelines for the provision of nutrition support therapy in the adult critically ill patient: The American Society for Parenteral and Enteral Nutrition[J]. JPEN J Parenter Enteral Nutr, 2022, 46 (1): 12-41.

[7] SINGER P, ANNIKA R B, METTE M B, et al. ESPEN guideline on clinical nutrition in the intensive care unit [J]. Clin Nutr, 2023, 42 (9): 1671-1689.

[8] OHKMA R E, CRAWFORD T C, BROWN P M, et al. A novel risk score to predict the need for nutrition support aftercardiac surgery[J]. Ann Thorac Surg, 2017, 104 (4): 1306-1312.

[9] RAHMAN A, AGARWALA R, MARTIN C, et al. Nutrition therapy in critically ill patients following cardiac surgery: defining and improving practice[J]. JPEN J Parenter Enteral Nutr, 2017, 41 (7): 1188-1194.

[10] PONIKOWSLKI P, VOORS A A, ANKER S D, et al. 2016 ESC Guidelines for the diagnosis and treatment of acute and chronicheart failure: The Task Force for the diagnosis and treatment of acute and chronic heart failure of the European Society of Cardiology (ESC) Developed with the special contribution of the Heart Failure Association (HFA)of the ESC[J]. Eur HeartJ, 2016, 37 (27): 2129-2200.

[11] ALPERT M A, OMRAN J, BOSTICK B P. Effects of obesity on cardiovascular hemodynamics, cardiac morphology, and ventricular function[J]. Curr Obes Rep, 2016, 5 (4): 424-434.

[12] WISCHMEYER P E, BEAR D E, BERGER M M, et al. Personalized nutrition therapy in critical care: 10 expert recommendations[J]. Crit Care, 2023, 27 (1): 261.

[13] MCCLAVE S A, TAYLOR B E, MARTINDALE R G, et al. Guidelines for the provision and assessment of nutrition support therapy in the adult critically ill patient: Society of Critical Care Medicine (SCCM) and American Society for Parenteral and Enteral Nutrition (A.S.P.E.N.)[J]. JPEN J Parenter Enteral Nutr, 2016, 40 (2): 159-211.

[14] BOOT R, KOEKKOEK K W A C, VAN ZANTEN A R H. Refeeding syndrome: Relevance for the critically ill patient[J]. Curr Opin Crit Care, 2018, 24 (4): 235-240.

[15] GALINDO R J, FAYFMAN M, UMPIERREZ G E. Perioperative management of hyperglycemia and diabetes in cardiac surgery patients[J]. Endocrinol Metab Clin North Am, 2018, 47 (1): 203-222.

[16] BERGHE G V D, WOUTERS P, WEEKERS F, et al. Intensive insulin therapy in critically ill patients[J]. N Engl J Med, 2001, 345 (19): 1359-1367.

[17] VAN DEN BERGHE G, WILMER A, HERMANS G, et al. Intensive insulin therapy in the medical ICU[J]. N Engl J Med, 2006, 354 (5): 449-461.

[18] 谈莉,周华.重症患者营养治疗中的血糖监测[J].中华重症医学电子杂志,2022,8 (4): 25-28.

[19] BOHÉ J, ABIDI H, BRUNOT V, et al. Individualised versus conventional glucose control in critically-ill patients: The CONTROLING study-a randomized clinical trial[J]. Intensive Care Med, 2021, 47 (11): 1271-1283.

[20] BAGSHAW S M, EGI M, GEORGE C, et al. Early

blood glucose control and mortality in critically ill patients in australia［J］. Crit Care Med, 2009, 37（2）: 463-470.

［21］SUBRAMANIAM B, LERNER A, NOVACK V, et al. Increased glycemic variability in patients with elevated preoperative HbA1c predicts adverse outcomes following coronary artery bypass grafting surgery［J］. Anesth Analg, 2014, 118（2）: 277-287.

［22］中华医学会糖尿病学分会. 中国 2 型糖尿病防治指南（2020 年版）［J］. 中华糖尿病杂志, 2021, 13（4）: 95.

［23］CHASE J G, PRETTY C G, PFEIFER L, et al. Organ failure and tight glycemic control in the SPRINT study［J］. Crit Care, 2010, 14（4）: R154.

［24］中华医学会糖尿病学分会. 中国血糖监测临床应用指南（2021 年版）［J］. 中华糖尿病杂志, 2021, 13（10）: 13.

［25］HEYLAND D K, PATEL J, COMPHER C, et al. The effect of higher protein dosing in critically ill patients with high nutritional risk（EFFFORT Protein）: An international, multicentre, pragmatic, registry based randomized trial［J］. Lanet, 2023, 401（10376）: 568-576.

［26］LANDAIS M, NAY M A, AUCHABIE J, et al. Continued enteral nutrition until extubation compared with fasting before extubation in patients in the intensive care unit: An open-label, cluster randomized, parallel-group, non-inferiorith trial［J］. Lancet Respir Med, 2023, 11（4）: 319-328.

第4章 辅助支持装置的应用和管理

第1节 机械通气与呼吸支持

心脏重症患者早期呼吸与循环功能多不稳定,多数需要恰当地应用机械通气与呼吸支持,即人为制造肺泡与气道的气体压力差,完成肺泡气体交换以减少呼吸做功,减轻心脏负担,保证全身供氧,帮助患者度过危险期。

一、知识要点

【正压机械通气时的心肺交互作用】

正压通气时胸腔内压力升高,导致体循环静脉回流的压力梯度降低,右心房静脉回流减少,最终导致右心室前负荷降低。胸腔内压力增加和肺泡扩张也导致肺血管阻力增加,在肺容积低时肺泡外血管阻力增加,而在容积高时肺泡血管受压,导致右室后负荷增加。在接受正压通气治疗的患者中,这两种效应均可转化为右室每搏输出量的减少。

虽然右室前负荷的减少可能使室间隔向右偏移,并可能改善左室顺应性,但这通常被右室后负荷增加导致的右室扩张所抵消。加之右室每搏输出量减少和肺容量增加,导致左室前负荷降低。如果肺阻力明显升高,则室间隔压力梯度可能逆转,右心室可能向左心室倾斜,进一步减少其充盈。此外,胸腔内压升高导致左室后负荷降低,这是由于胸内压的增加传递到胸腔内主动脉而不是胸腔外主动脉,从而增加了血液的正向流动。

这些变化可改善心输出量或对心输出量产生不利影响,具体取决于患者的特定负荷情况、基础心脏病和心脏状态。例如在低血容量患者或依赖前负荷的心脏疾病(如心脏压塞、右室梗死或主动脉瓣狭窄)患者中,正压通气可能会降低心输出量。然而,通过降低后负荷、降低心肌氧耗并将

前负荷转换为 Starling 曲线上更理想的关系,左室收缩功能障碍患者可能会显示出心输出量的改善。重度肺动脉高压合并右心室功能不全的患者在使用正压通气时,由于多种因素,包括右心室后负荷增加和右心室缺血加重,可能会出现有害的血流动力学影响和循环衰竭。

【心脏重症患者有创机械通气的指征】

心脏重症监护室中最常见的机械通气需求主要是各种心律失常,以及心肌、心包、瓣膜疾病引起的心源性肺水肿。心脏充盈压增加可使漏出液充斥肺泡,并导致通气 - 灌注不匹配,从而导致缺氧、呼吸功增加,以及可能的通气障碍和高碳酸血症,而支气管水肿可进一步加重以上情况。心脏重症监护室机械通气的其他适应证包括:导致上气道反射丧失的状态增加、有误吸或低通气 / 呼吸暂停的风险,如心脏骤停、心原性休克或深度镇静;急性或慢性呼吸系统合并症的管理;伴随神经肌肉疾病;导致呼吸衰竭的医院和医源性并发症,如肺栓塞、医院获得性肺炎、重症多发性神经病、气胸等;某些操作需要深镇静或某些持续不稳定性心律失常(室性心动过速 / 电风暴)患者。

【心脏外科术后肺功能的改变与机械通气】

心脏手术多采用全身麻醉,可抑制呼吸中枢,降低呼吸肌功能;正中开胸后胸壁固定,也使呼吸功能指标下降;游离乳内动脉时胸膜破损可降低胸壁顺应性;体外循环作为一种非生理状态,对机体是一种严重应激,导致机体在此过程中释放大量炎症介质,加之肺的缺血再灌注损伤对肺功能造成损害;体外循环、麻醉剂等作用激活相关补体,使肺表面活性物质减少,导致肺顺应性降低。除以上因素外,膈神经受损导致膈肌功能失常、输血可能产生微血栓及促炎介质,增加肺部并

发症风险。此外,肺水肿、肺不张、肺纤维化、肺部感染等均可引起通气/血流比值(V/Q)失调和肺顺应性下降。

绝大多数心脏外科术后患者即刻需要机械通气,目的一是获得满意的动脉氧合:一方面可以代替全部或部分呼吸肌做功,减少呼吸运动的能量消耗和氧消耗,增加氧储备和心肌供氧,满足氧供与氧耗的平衡;另一方面能够改善肺泡通气,供给充足的通气量,重新膨胀萎陷的肺泡,减轻术后呼吸功,减少肺间质水肿和肺内分流,增加气体的弥散功能,增加功能残气量,供给适当浓度的氧,改善通气/血流比值。同时可治疗或预防呼吸衰竭的发生,顺利度过术后呼吸关。

在心脏外科重症监护室,除了因呼吸衰竭的原因外,由于非肺器官衰竭、围手术期并发症或需要气道保护等因素,也可能需要延长通气时间和非计划再插管。

1. 非肺器官衰竭　包括严重的心原性休克、肾衰竭和随后的右心室容量超负荷,以及心内膜炎或其他原因引起的脓毒症。

2. 围手术期并发症　如纵隔出血、需要心导管检查的移植物衰竭、需要大剂量血管加压药的严重血管麻痹和膈神经损伤。

3. 需要气道保护　发生急性神经系统事件(如卒中或癫痫发作)、气道创伤(如经鼻胃管置入导致重度鼻出血)和需要进行诊断性检查(如经食管超声心动图、内镜检查)的患者。

【常用有创机械通气的模式及管理】

(一)控制通气

控制通气分为以潮气量为目标的容量控制通气和以压力为目标的压力控制通气。

1. 容量控制通气(volume control ventilation, VCV)　以容量值为送气目标,达到目标后转换为呼气,是临床上应用最多的通气方式。特点是容量和吸气时间固定,但管路内压力不稳定。决定容量控制通气的基本控制参数主要是潮气量(容量值)和送气流速(或吸气时间或吸呼比)。

2. 压力控制通气(pressure control ventilation, PCV)　特点是呼吸的气道压、吸气时间恒定不变,但潮气量不稳定。压力控制通气的送气目标

有两个:一是达到特定的吸气压力,二是整个吸气相达到特定的吸气时间,一般采用时间切换,即达到吸气时间后切换为呼气。压力波形的上升支较陡,压力较快达到顶置的水平,平台时间较长,在整个吸气期间维持这一水平,有助于使气体分布均匀,改善氧合,并使患者感到舒适。其需要设定的主要参数有:控制压力、吸气时间(Ti)。

3. 压力调节容量控制通气(pressure-regulated volume-controlled ventilation, PRVC)　用压力控制的方法进行送气,避免了容量控制的峰压;以设定容量为目标,保持了容量的相对稳定。其基本参数为目标容量和吸气时间。启动PRVC后的第一次控制呼吸,呼吸机按照所设的潮气量和吸气时间进行容量控制通气,同时通过吸气暂停测定平台压(plateau pressure, Pplat)。第二次呼吸开始,就按照测定所得的平台压和预设的吸气时间进行压力控制通气。同时监测潮气量,根据实际潮气量大小,调节下一次送气的吸气压力。

(二)辅助-控制通气(assist-controlled ventilation, ACV)

患者有自主呼吸时,进行自主呼吸而且吸气努力达到触发敏感度阈值时,呼吸机将由患者触发启动一次与控制呼吸相同潮气量峰流速的呼吸。当在一定时间内无自主呼吸时,机械通气自动由辅助通气转为控制通气,按临床设置好的参数进行间歇正压通气。

ACV可提供与自主呼吸基本同步的通气,但当患者不能触发呼吸机时,可确保最小的控制通气量,以保证自主呼吸不稳定的患者的通气安全。所有呼吸参数均由呼吸机控制,根据控制通气时的模式包括容量辅助-控制通气(volume assist control ventilation, VACV)和压力辅助-控制通气(pressure assist control ventilation, PACV)。患者可控制部分呼吸频率,可缓解呼吸肌疲劳,有效改善通气,但易造成呼吸性碱中毒。在气道阻力增高、顺应性下降的情况下,易造成肺损伤。

(三)支持通气

1. 压力支持通气(pressure support ventilation, PSV)　机体触发一次呼吸时,呼吸机按照预先设定的压力给予支持,当流速减低到峰值流速的一定值时,自动转换为呼气,即患者触发、压力限

制、流量切换的通气模式。患者吸气后获得的潮气量由选定的压力支持水平、自主呼吸能力、肺顺应性、气道阻力,以及呼吸管道阻力决定。应用PSV时,患者感觉良好,易于接受,但无法保证潮气量,可能发生通气不足或过度。可应用于撤机过程,6~8cmH$_2$O(1cmH$_2$O=0.098kPa)的支持压力可克服气管内导管和呼吸机回路的阻力。

2. 适应性支持通气(adaptive support ventilation,ASV) 根据体重和临床情况,设置每分通气量(minute ventilation volume,MMV),呼吸机先提供5次试验通气,自动测出患者的动态顺应性和呼气时间常数,然后根据计算"最小呼吸功"的Otis公式,算出理想频率和理想潮气量,再用定压型同步间歇指令通气(pressure-synchronized intermittent mandatory ventilation,P-SIMV)(无自主呼吸时)或PSV(自主呼吸时)来实施。ASV可适应各种患者和不同临床情况,尽量简化参数的设置和通气过程中的调试,避免过高气道压和过大潮气量,增加人机协调性以减少机械通气并发症,有利于尽早撤机。

(四)自主呼吸结合控制/支持通气

1. 同步间歇指令通气(synchronized intermittent mandatory ventilation,SIMV) 在呼吸机的触发窗口内,机体触发一次呼吸时,呼吸机按照预先设定的模式给予一次通气;在非SIMV触发窗口允许患者自主呼吸,同时可给予一定水平的压力支持,二者共同构成每分通气量。SIMV是目前临床应用最多的模式之一,可保证患者最低通气要求的同时允许患者自主呼吸,可减少人机对抗,维持呼吸肌的力量,锻炼患者呼吸功能,适用于有一定自主呼吸能力,准备过渡至脱机的患者(图4-1-1)。

2. 双水平气道正压通气(bilevel positive airway pressure,BiPAP) 患者的自主呼吸在双压力水平的基础上进行,气道压力周期性地在高压力和低压力两个水平之间转换,每个压力水平均可以独立调节,以两个压力水平之间转换时引起的呼吸容量改变来达到机械通气辅助的作用。是自主呼吸和指令通气的混合型通气模式,指令通气部分均为压力控制,自主呼吸部分可以进行压力支持。高低压的交替转换可与患者的呼吸同步,每相压力通气过程中患者均可自主呼吸进行同步触发,无自主呼吸时由双相压力定时设置决定。针对气体陷闭效果好,潮气量的大小取决于吸气压和呼气压的压差及肺的顺应性。

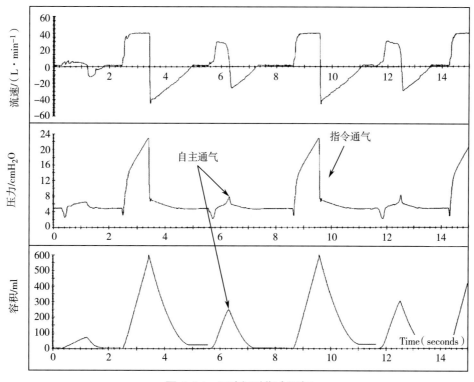

图 4-1-1 同步间歇指令通气

（五）神经调节通气辅助模式通气

神经调节通气辅助模式（neurally adjusted ventilatory assist，NAVA）可通过监测患者的膈肌电活动（electrical activity of diaphragm，Edi），为患者提供合适的支持。Edi 是呼吸中枢传递到膈肌上的神经冲动，是反映呼吸中枢驱动的最佳指标，NAVA 选择 Edi 作为控制呼吸机送气的神经冲动信号，以 Edi 的发放频率作为呼吸机的送气频率，以 Edi 开始与结束作为通气辅助的触发与切换点，按照 Edi 的比例给予通气辅助，可显著提高人机协调性。

心脏术后患者早期由于麻醉药物等的作用，可使用辅助/控制通气，保证潮气量及氧合；待患者自主呼吸逐渐恢复，可过渡到 SIMV 或支持通气，增加人机协调性，减少机械通气并发症，早日脱离呼吸机。

【呼吸系统的监测】

1. 气道压力　包括气道峰压（peak airway pressure，Ppeak）、平台压（Pplat）和平均气道压（mean airway pressure，Pmean）。Ppeak 为最高的气道压力；Pplat 为在容量控制模式下通过吸气后屏气时测得的气道压力；Pmean 为整个呼吸周期内的气道平均压力。

2. 气道阻力（airway resistance，Raw）气体通过气道进入肺泡所消耗的压力。Raw=（Ppeak–Pplat）/吸气流速，正常值为 4~6cmH$_2$O/（L·s）。气道阻力增高见于气管导管过细或阻塞、支气管痉挛或痰栓形成等。

3. 肺和胸廓顺应性（C）　反映胸肺的弹性回缩力。C=Vt/（Pplat–PEEP），正常值为 60~100ml/cmH$_2$O。肺顺应性降低见于急性肺水肿、气胸、胸腔积液、肺不张、肺炎、肺栓塞等。

4. 内源性呼气末正压（intrinsic positive end-expiratory pressure，PEEPi）　由于气道阻力增加、肺和胸廓弹性回缩力下降及呼气时间不足等原因，导致呼气不畅且不完全，呼气末肺泡内残留的气体过多，在肺的弹性回缩力下呼气末肺泡内呈正压，称为 PEEPi。通常采用呼气末阻断法测定 PEEPi。

【呼吸机曲线与呼吸环】

1. 压力-时间曲线　反映气道压力随时间变化的曲线，基线压力为 0 或 PEEP。可用于测量气道阻力、顺应性等呼吸力学参数；测量 PEEPi；判断有无自主触发；评估吸气触发做功的大小等。

2. 流速-时间曲线　反映呼吸机送气气流的流速随时间变化的图形，常用波形有方波与减速波。可用于监测有无 PEEPi；监测呼吸回路有无漏气、分泌物或积水等。

3. 容积-时间曲线　反映肺容积随时间变化的曲线，上升支表示吸入潮气量，下降支表示呼出潮气量，可用于监测回路有无漏气或气体陷闭（下降支曲线未回复至 0）。

4. 压力-容积环（pressure-volume loop，P-V 环）　反映在同一个呼吸周期内，压力与容积的变化关系，可用于评估肺顺应性，监测有无漏气或气体陷闭，测量高低拐点等。

5. 流速-容积环（flow-volume loop，F-V 环）　反映在同一个呼吸周期内，流速与容积的变化关系，可用于监测有无小气道阻塞、监测有无 PEEPi、监测回路有无漏气、评估支气管扩张剂的效果。

【无创机械通气】

无创机械通气（noninvasive ventilation，NIV）是指不需要气管插管的机械通气支持方式。NIV 可以以持续气道正压（continuous positive airway pressure，CPAP）的形式提供整个呼吸周期的基线压力，从而改善肺泡复张、肺顺应性和氧合；或者以双水平气道正压（bi-level positive airway pressure，BiPAP）的形式提供，即在基线呼气气道正压（expiratory positive airway pressure，EPAP）的基础上增加无创吸气气道正压（IPAP），从而改善通气。

1. 无创机械通气与慢性阻塞性肺疾病（COPD）　NIV 可以减少 COPD 患者的呼吸功，改善每分通气量，改善氧合，减少动态气道塌陷。NIV 最适用于易逆转的呼吸衰竭患者。

2. 无创机械通气与心源性肺水肿　在急性肺水肿的情况下，正压通气的有益生理作用包括减少心脏前负荷、减少后负荷和肺容量在肺重新分布。有研究提示,心力衰竭患者使用 CPAP 可能与氧合改善、呼吸功减少、心脏功能和心输出量总体改善相关。小型随机试验也表明,使用 NIV 治疗急性失代偿性心力衰竭和肺水肿与较低的有创通气率和较好的治疗失败替代指标相关。荟萃分析及系统综述结果显示 NIV 应用与心源性肺水肿患者院内死亡率改善和有创通气需求减少有关。虽然一些试验提示可以 BiPAP 更快地纠正气体交换异常和改善呼吸困难评分,但大多数荟萃分析和小型随机试验表明,在比较 CPAP 和 BiPAP 时,住院结局(包括死亡率)无差异。这些结果在一项大的多中心随机对照试验中得到了验证。

3. 心脏术后应用无创机械通气　两项重要的随机对照试验研究了 NIV 作为拔管失败患者的抢救性通气,结果发现 NIV 组的再插管率、延迟再插管率与对照组无差异。NIV 时 FiO$_2$ 和压力设置越高,气管插管风险越高。也有纳入心脏术后患者的小型前瞻性研究表明无创正压通气可改善肺功能,预防再插管。一项荟萃分析显示心外术后早期预防性应用无创通气未明显减少肺不张、肺炎等肺部并发症的发生,未降低再插管率和 ICU 停留时间。

【经鼻高流量湿化氧疗】

与使用低流量鼻导管或面罩的常规氧疗相比,经鼻高流量湿化氧疗系统(high-flow nasal cannula oxygen therapy,HFNC)提供的加热和湿化氧气最高可达 60L/min,除了改善患者舒适度之外,有证据显示,对吸入气体进行充分加热和湿化可防止呼吸干冷空气时产生的一些不良影响,包括黏膜炎症、黏液纤毛清除功能受损和支气管收缩。同时,驱动气体中的 FiO$_2$ 可调,HFNC 与氧合改善相关。

(一)经鼻高流量湿化氧疗适应证

1. 需要高浓度氧疗的患者。

2. 轻/中度呼衰的患者(不论有没有低氧血症)。

3. 作为早期替代 CPAP/BiPAP 无创通气的方法。

4. 作为插管/无创通气的撤机模式。

5. 可以从湿化疗法受益的患者,特别是对清理分泌物和对面罩不耐受的患者。

(二)经鼻高流量湿化氧疗的生理作用

HFNC 供氧能够将流量维持在与急性呼吸衰竭患者吸气速率相当的水平,从而最大限度地减少因吸入室内空气而导致的供氧稀释,并能够维持恒定且更可靠的 FiO$_2$。另外一个优势是 HFNC 系统能够产生少量气道正压,这是由于持续高流量输送的气体对呼气流量产生的阻力造成的。在健康志愿者、术后患者和重症监护患者中进行的研究表明,根据流速、张口呼吸和供应商的不同,HFNC 能够提供不同程度的气道正压,范围为 3~12cmH$_2$O。HFNC 疗法的另一个益处是将二氧化碳从解剖死腔中冲洗出来,从而最大限度地减少呼出气体的再吸入,并改善肺泡通气。这些生理效应及胸腹同步性的改善都可归因于与使用 HFNC 相关的呼吸功减少。HFNC 氧疗是治疗轻中度急性低氧性呼吸衰竭的有效方法。经鼻高流量湿化氧疗与无创机械通气的对比见表 4-1-1。

表 4-1-1　经鼻高流量湿化氧疗与无创机械通气对比

经鼻高流量湿化氧疗	无创机械通气
只能提供持续正压,即 CPAP	可以设置不同水平的通气模式,如 BiPAP、PCV、CPAP 等
主要适用于轻中度低氧血症患者,对高碳酸血症患者应用一定要慎重	可以广泛应用于 I 型和 II 型急慢性呼吸功能不全患者
主要关注于恒温恒湿和提供相对精确浓度的氧疗(FiO$_2$: 100%)	主要关注于改善患者通气与换气功能,解决低氧和高碳酸血症
主要通过鼻塞进行氧疗	主要通过口鼻面罩、鼻罩等进行治疗
允许大量漏气,对治疗效果影响有限	允许一定量漏气,漏气较多会严重影响人机同步
基本不需要人机配合,不需要吸呼切换	需要人机配合,重症患者对呼吸机的要求很高,呼吸之间人机同步直接决定治疗成败
患者舒适感较好	舒适感较差,有幽闭感
有利于患者咳痰和气道保护	重症患者要注意气道湿化问题

注:CPAP,持续气道正压通气;BiPAP,双水平气道正压通气;PCV,压力控制通气;FiO$_2$,吸入氧浓度。

鉴于 HFNC 改善了氧输送和低水平气道正压的产生，理论上 HFNC 在治疗心源性肺水肿方面将有获益。在 Carratala-Perales 等报道的一个小规模系列研究中，5 例常规治疗后出现持续性低氧血症的患者使用 HFNC 成功治疗了急性失代偿性心力衰竭。今后还需要通过进一步试验来确定可从该疗法获益的患者人群、最佳流速、治疗失败的预测因素，从而避免延误将治疗升级为机械通气和最佳挽救措施，以及可能的禁忌证或不良反应。

二、研究进展

【无创机械通气及经鼻高流量湿化氧疗对患者临床结局的影响】

在一项纳入 310 例患者的随机、多中心试验中，Frat 及其同事比较了 HFNC 治疗与通过低流量面罩或无创通气进行的常规氧疗对急性低氧性呼吸衰竭患者有创机械通气率的影响。随机分配到 HFNC 组的患者对有创机械通气的需求最低（HFNC 组为 38%，而常规治疗和 NIV 组分别为 47% 和 50%），除 90d 死亡率最低外，第 28 日时不使用呼吸机的天数也最高。

另一项随机试验比较了在高危或已发生急性呼吸衰竭的心脏术后患者中，拔管后应用 HFNC 和 NIV 治疗的差异，结果表明在再次插管的需求方面，HFNC 不劣于 NIV。但一项包含 14 项试验的荟萃分析表明，与常规治疗相比，使用 HFNC 治疗急性低氧性呼吸衰竭时，死亡率和插管率并无差异。一项纳入 11 项 RCT 的荟萃分析显示，与常规治疗相比，心脏术后预防性使用 HFNC 与较低的再插管率和呼吸支持升级相关。HFNC 与 NIV 在再插管率、呼吸治疗失败率和 ICU 住院时间方面也无差异。另一项纳入 36 项 RCT 的荟萃分析显示，与常规氧疗相比，NIV 和 HFNC 均减少了重症成人患者的再插管率。与 HFNC 相比，NIV 在再插管率方面无差异。与常规氧疗相比，NIV 或 HFNC 均不能降低短期死亡率。

三、实用技巧

【心脏重症呼吸机常见报警原因】

（一）气道高压报警

1. 管道和气道因素　管道受压、打折、积水；气管插管内痰痂形成、插管顶端贴壁；气道分泌物增加、痰栓形成；支气管痉挛。

2. 肺和胸腔因素　肺泡及间质渗出增加；肺部感染；气胸及胸腔积液。

3. 人机对抗因素　咳嗽、自主呼吸与呼吸机不协调。

4. 处理　检查患者生命体征是否平稳，若不平稳，立即断开呼吸机，使用简易呼吸器辅助通气。若氧合可维持，检查呼吸机及管路；若氧合维持困难，寻找患者因素。生命体征平稳时，观察 Ppeak 和 Pplat，若 Ppeak 及 Pplat 均升高，考虑患者肺顺应性下降，行胸部 X 线检查等检查明确；若 Ppeak 高，Pplat 不高，考虑患者气道阻力增加，行吸痰或气管镜治疗，必要时应用解痉药物。

（二）气道低压报警

1. 管道和气道因素　管道漏气、连接部位脱落、气管插管气囊破损。

2. 人机对抗因素　自主呼吸过强。

（三）通气不足报警

1. 管道和气道因素　包括管道漏气、连接部位脱落、气管插管气囊破损；气道低压报警较敏感。

2. 人机对抗因素　人机对抗。

（四）呼吸频率过快报警

1. 呼吸模式、参数设置不当。

2. 气道分泌物增多、气管痉挛。

3. 肺部疾病加重，如肺不张、肺水肿、肺部感染等。

4. 胸腔疾病，如气胸、胸腔积液。

5. 低心排血量综合征，如心功能不全、容量不足。

6. 切口疼痛、引流管刺激。

7. 其他报警未及时处理。

【心脏重症呼吸系统常见问题及处理】

（一）低氧血症的原因与处理

1. 原因

（1）呼吸机设置不当、气管插管异常、气道梗阻。

（2）低心排血量综合征。

（3）肺部疾病：肺不张；肺水肿（包括心源性和非心源性，可由于液体超负荷或体外循环引起的暂时性毛细血管渗漏引起）；肺部感染；合并COPD、支气管痉挛。

（4）胸腔疾病：气胸；胸腔积液。

（5）切口疼痛或引流管刺激可降低胸壁顺应性，患者呼吸浅、咳嗽无力，较弱的吸气引起肺不张，加上体内液体潴留，导致氧合降低。

（6）其他肺外因素：脑血管病等导致呼吸中枢的抑制；脓毒症时氧耗增加等。

2. 处理

（1）检查患者，检查呼吸机设置和功能，查动脉血气。

（2）PaO_2过低时，可增加FiO_2，调节潮气量和呼吸频率。

（3）纠正机械故障，调整呼吸机设置，调整插管位置，保证肺泡通气，增加呼吸末正压（positive end-expiratory pressure，PEEP），提高吸呼比，连续评估心输出量，保证最佳组织供氧。

（4）经过调整呼吸机设置但患者仍与呼吸机对抗时，考虑镇痛、镇静或肌松。

（5）评估和改善循环状况，强心、利尿治疗肺水肿。

（6）治疗肺部及胸腔疾病：吸痰、肺复张治疗肺不张；抗生素治疗肺部感染；支气管扩张药治疗支气管痉挛；引流处理气胸和胸腔积液。

（二）低碳酸血症的处理

术后早期，轻度的低碳酸血症是可以接受的。严重的低碳酸血症需要调节呼吸机参数，包括降低呼吸频率、减少潮气量，同时应给予镇静治疗。

（三）高碳酸血症的处理

高碳酸血症提示呼吸机所提供的每分通气量不能满足机体通气的需要。中度高碳酸血症可通过增加潮气量或呼吸频率提高每分通气量，增加CO_2排出。严重高碳酸血症应排除呼吸机故障、

插管位置不合适或气胸。如果患者由于呼吸机拮抗引起潮气量不足，可通过镇静、调整呼吸机参数或改为PSV模式改善。

【心脏术后呼吸机脱机及拔管】

（一）脱机指征

1. 神志　清醒，自主呼吸有力，肌力恢复正常。

2. 呼吸　血气分析满意：$PaO_2/FiO_2>200$，呼吸频率<35 次/min，$PaCO_2<50mmHg$，pH 7.3~7.5。

3. 循环　血流动力学稳定，对氧依赖较小，无明显左、右心功能不全，血管活性药物剂量小，外周循环好，排尿反应好；无心律失常或已控制。

4. 代谢　无严重酸碱平衡紊乱，乳酸不高。

5. 引流量不多，无出血与心脏压塞征象，无二次开胸指征。

（二）自主呼吸试验（spontaneous breathing test，SBT）

SBT是脱机前评估患者是否可以顺利脱机的试验，是指运用T管或低水平支持的自主呼吸模式，通过短时间的动态观察（30~120分钟），以评价患者的完全耐受自主呼吸能力，以达到预测撤机成功可能性的目的。有文献报道，观察120分钟与30分钟比较，拔管成功率无差异。目前普遍推荐30分钟作为常规试验持续时间。

常用的SBT有三种方法：T管试验，低水平CPAP，低水平PSV。

1. T管试验　是指T管与气管插管或气管切开导管直接相连，利用加温湿化装置加温加湿吸入气体，患者完全处于自主呼吸状态。该试验无须外界正压辅助，但人工气道引起的呼吸阻力会导致呼吸功增加，易致呼吸肌疲劳、呼吸困难以致成功率下降，而试验成功者的撤机和拔管成功率较高。

2. 低水平CPAP　将患者呼吸机模式调为CPAP，调节CPAP $5cmH_2O$，CPAP可维持患者小气道开放，对抗内源性PEEP引起的呼吸功增加，可降低左心功能不全患者的左心负荷，使试验更安全。COPD患者和左心功能不全患者选择CPAP较好，但患者拔管后存在心衰的风险。

3. 低水平PSV　将患者呼吸机模式调为PSV，压力支持5~8cmH_2O，PEEP 0~4cmH_2O，FiO_2 35%~45%，每15分钟记录患者的心率、呼吸频

率、血压、潮气量等参数、患者主观反应(有无呼吸困难)。PSV能更准确地判断患者克服自身胸肺阻力自主呼吸的能力,PSV的支持压力选择应根据人工气道的长度和直径而定,不当的压力支持会造成试验误差。

在一项纳入机械通气大于24小时的患者的大型临床试验中,使用PSV的患者进行一次SBT后拔管的比例高于使用T管的患者,并且两组患者再次插管的比例没有显著差异。而最新的一项在拔管失败高风险的患者中进行的临床试验表明,使用PSV进行SBT的患者与使用T管的患者相比,拔管比例、再次插管率及28天内的无呼吸机使用天数均无显著差异。

(三)脱机失败指征

1. 神志淡漠、激动、大汗。

2. 收缩压升高 >20mmHg/min。

3. 心率增加或降低超过20%。

4. 突然需要血管活性药物支持或药量增大。

5. 发生心律失常或者心律失常更频繁。

6. 呼吸困难,呼吸频率增加超过10次/min,或呼吸频率 >35次/min,持续5分钟。

7. FiO_2=50%时 SaO_2<90%或 PaO_2<60mmHg。

8. $PaCO_2$>50mmHg伴呼吸性酸中毒(pH<7.3)。

(四)脱机后呼吸系统管理

1. 仔细观察患者呼吸方式、SaO_2和血流动力学状态。

2. 切口疼痛或引流管刺激可降低胸壁顺应性,患者呼吸浅、咳嗽无力。较弱的吸气引起肺不张,加上体内液体潴留,导致氧合降低。可给予充分镇痛,引流不多的情况下尽早拔除胸腔引流管,加强雾化治疗。

3. 对于拔管后氧合下降的患者,可给予经鼻高流量吸氧或应用无创通气,避免再次插管,疗效不佳时尽早行再次气管插管。

(田夏秋)

参考文献

[1] VITAL F M, LADEIRA M T, ATALLAH A N. Non-invasive positive pressure ventilation(CPAP or bilevel NPPV)for cardiogenic pulmonary oedema[J]. Cochrane Database Syst Rev, 2013(5): CD005351.

[2] GRAY A, GOODACRE S, NEWBY D E, et al. Noninvasive ventilation in acute cardiogenic pulmonary edema[J]. N Engl J Med, 2008, 359(2): 142-151.

[3] KEENAN S P, POWERS C, MCCORMACK D G, et al. Noninvasive positive-pressure ventilation for postextubation respiratory distress: A randomized controlled trial[J]. JAMA, 2002, 287(24): 3238-3244.

[4] ESTEBAN A, FRUTOS-VIVAR F, FERGUSON N D, et al. Noninvasive positive-pressure ventilation for respiratory failure after extubation[J]. N Engl J Med, 2004, 350(24): 2452-2460.

[5] DE SANTO L S, BANCONE C, SANTARPINO G, et al. Noninvasive positive-pressure ventilation for extubation failure after cardiac surgery: Pilot safety evaluation[J]. J Thorac Cardiovasc Surg, 2009, 137(2): 342-346.

[6] PIECZKOSKI S M, MARGARITES A G F, SBRUZZI G. Noninvasive ventilation during immediate postoperative period in cardiac surgery patients: Systematic review and meta-analysis[J]. Braz J Cardiovasc Surg, 2017, 32(4): 301-311.

[7] CARRATALA PERALES J M, LLORENS P, BROUZET B, et al. High-Flow therapy via nasal cannula in acute heart failure[J]. Rev Esp Cardiol, 2011, 64(8): 723-725.

[8] FRAT J P, THILLE A W, MERCAT A, et al. High-flow oxygen through nasal cannula in acute hypoxemic respiratory failure[J]. N Engl J Med, 2015, 372(23): 2185-2196.

[9] STEPHAN F, BARRUCAND B, PETIT P, et al. High-flow nasal oxygen vs noninvasive positive airway pressure in hypoxemic patients after cardiothoracic surgery: A randomized clinical trial[J]. JAMA, 2015, 313(23): 2331-2339.

[10] MONRO-SOMERVILLE T, SIM M, RUDDY J, et al. The effect of high-flow nasal cannula oxygen therapy on mortality and intubation rate in acute respiratory failure: A systematic review and meta-analysis[J]. Crit Care Med, 2017, 45(4): e449-e456.

[11] CHAUDHURI D, GRANTON D, WANG D X, et al. High-flow nasal cannula in the immediate postoperative period: A systematic review and meta-analysis[J]. Chest, 2020, 158(5): 1934-1946.

［12］FERNANDO S M, TRAN A, SADEGHIRAD B, et al. Noninvasive respiratory support following extubation in critically ill adults：A systematic review and network meta-analysis［J］. Intensive Care Med, 2022, 48（2）: 137-147.

［13］SUBIRA C, HERNANDEZ G, VAZQUEZ A, et al. Effect of pressure support *vs*. T-piece ventilation strategies during spontaneous breathing trials on successful extubation among patients receiving mechanical ventilation: A randomized clinical trial［J］. JAMA, 2019, 321（22）: 2175-2182.

［14］THILLE A W, GACOUIN A, COUDROY R, et al. Spontaneous-breathing trials with pressure-support ventilation or a T-piece［J］. N Engl J Med, 2022, 387（20）: 1843-1854.

第 2 节　临时起搏器

心律失常是心脏手术后常见的并发症之一，最常见的是房性心动过速，其次是室性心律失常和慢性心律失常。临时起搏器可用于治疗心律失常和传导障碍，已常规用于心血管病重症患者，其目的是优化围手术期心律，最大限度地提高心输出量和组织器官灌注。本节将对临时起搏器的原理、适应证、起搏模式及安装方法进行详述。

一、知识要点

【概述】

1952 年, Paul M. Zoll 医生在人体胸壁表面首次应用脉冲电流，通过电极连接埋在胸壁皮下的穿刺针来刺激心脏，成功抢救了 1 例心脏停搏患者。此后，他与人合作研发出放置在心外膜的电极片进行有效的心脏起搏治疗，因此被誉为"心脏起搏器之父"。自 1958 年首次通过经静脉放置心内膜电极导线后，心外膜起搏电极更多情况下被作为心内膜起搏的补充，主要是在无法应用（如心脏解剖畸形、三尖瓣机械瓣置换术后等起搏电极无法经静脉途径置入）或经静脉途径心内膜起搏电极置入失败（如起搏电极反复脱位），以及心脏直视手术过程中。当需要临时起搏的患

者临床状况改善或病因纠正后，起搏器可在短期内撤除。有些患者在撤除前需行永久性起搏器植入。

随着新型激素电极的大量应用，心外膜起搏电极的性能已得到很大改善，一定程度上达到了与静脉电极相同的治疗效果。相较于传统电极，新型激素电极在起搏参数方面亦有明显改善，不论是短期还是长期应用，新型激素电极均能维持更低的电子阈值。

目前也有使用可降解的生物薄膜将起搏器电极固定在心外膜的技术，不过国内暂无应用报道。该薄膜具有蜂窝状图案结构，用作心肌表面的临时黏合剂，将电极结合在薄膜内而避免了针刺的损伤。

【起搏原理】

脉冲发生器定时发放一定频率的脉冲电流，通过导线和电极传输到接触的心肌（心房或心室），使局部心肌细胞受到外来电刺激而产生兴奋，替代原有的心脏起搏点，通过细胞间的缝隙连接或闰盘连接向周围心肌传导，导致整个心房或心室兴奋，进而产生收缩活动，维持有效血液循环。

【适应证】

安装临时起搏器的指征目前没有统一意见，大多数来源于临床经验而非临床试验。许多患者存在心动过缓，保护性支持治疗和病因处理是其最合适的治疗策略。如果患者已经存在心动过缓、短暂停搏或对心动过缓反应所造成的室性心动过速并引起急性血流动力学改变，则应该安置临时的经静脉起搏器。需要永久起搏的患者通常用临时起搏器维持心率以转送至有条件的医院。

（一）治疗性起搏

1. 各种原因引起的缓慢心律

（1）手术后发生的三度房室传导阻滞，其异位起搏点很不稳定，无论是否出现症状均应安装。

（2）左束支传导阻滞合并 PR 延长者。

（3）窦性心动过缓, HR<50 次 /min, 使组织灌注不足者。

（4）任何原因引起的有症状的心动过缓并

影响正常血流动力学,以及可能继发心搏骤停者(药物中毒、酸中毒、电解质紊乱等)。

2. 室性期前收缩或室性心动过速

(1)由于心动过缓引起频发室性期前收缩或室性心动过速,应用抗心律失常药物可使心率进一步下降者。

(2)各种原因引起 QT 间期延长,并发尖端扭转性室性心动过速者。

(3)临时超速起搏可有效终止再发心动过速,如心房颤动(房颤)和阵发性室上性心动过速(室上速),短时间起搏通常会占用传导通路并随后终止心动过速。但超速抑制在外科应用极少,心动过速是机体代偿机制,病因未纠正前,起搏器发挥的作用有限。

3. 急性心肌梗死

(1)急性前壁梗死出现二度Ⅱ型或三度房室传导阻滞。

(2)急性下壁梗死伴高度或完全性房室传导阻滞,药物治疗无效或伴有血流动力学改变者。

(3)原发性室速、室颤、心脏骤停。

(二)保护性起搏

1. 心脏外科手术

(1)在房室交界区附近手术易损及传导束,如埃布斯坦综合征(Ebstein anomaly)、校正型大血管转位等,常在开胸后作预防性起搏。

(2)先天性心脏病手术修补后出现房室传导阻滞或严重心动过缓者,暂时应用临时起搏,待局部水肿消退后撤除。

(3)在复杂的心脏直视手术后,即使复苏后未发生传导障碍亦应常规埋植临时性心外膜 - 心肌电极。

2. 造影、介入性治疗或全身麻醉前

(1)慢性心脏传导系统功能障碍者将要接受全身麻醉及大手术、分娩、心血管造影前。

(2)冠心病者行冠状动脉造影、经皮腔内冠状动脉成形术(PTCA)或瓣膜病患者行球囊扩张瓣膜成形术前。

(3)单一束支传导阻滞进行 Swan-Ganz 导管插管时。

3. 快速性心律失常行电复律前

(1)心肌病或疑有窦房结功能不全的患者行房颤、房扑或室上性心动过速电复律前。

(2)已使用大量抑制心肌的抗心律失常药物同时需要电击除颤时,以预防电击后心脏静止。

4. 安装或更换永久性起搏器前

(三)诊断性起搏

主要用于某些临床诊断及电生理检查的辅助手段。例如判断窦房结功能、预激综合征类型、抗心律失常药物治疗效果等,心外科手术和术后监护中极少应用。

(四)特殊疾病及手术

1. 心脏移植　心脏移植术后心律失常的发生率为 8%~23%,大多数为窦房结功能障碍所致。由于心脏移植后半数发生心律失常的患者会在1 年内改善,所以可能并不需要长期起搏。预置心外膜起搏器可以起到良好的效果。

2. 肥厚梗阻性心肌病　心外膜起搏器可以有效减少二尖瓣前叶收缩期前移,具有短房室延迟的双腔起搏器可以减少左心室流出道梗阻的程度,并减轻严重阻塞性肥厚型心肌病患者的症状。

3. 经导管瓣膜植入 / 置换术　经导管主动脉瓣置换术(TAVR)后,新发传导阻滞,特别是左束支传导阻滞发生率较高,其发生机制可能为瓣膜支架对房室结和希氏束的压迫导致其炎性水肿所致,因而通常在术中预先置入临时起搏器。

【临时起搏器的类型及起搏模式】

(一)类型

临时起搏器的起搏类型包括心室起搏、心房起搏和双腔起搏。不同起搏类型的心电图如图 4-2-1。

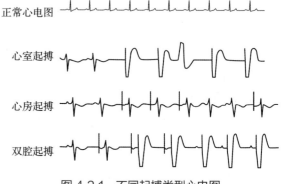

图 4-2-1　不同起搏类型心电图

1. 单腔起搏（心室或心房）　是电极在一个心腔（右心房或右心室）中进行起搏或应用单室腔心外膜电极维持心脏起搏。可作按需起搏，亦可作固定频率起搏。可调频率为 30~180 次 /min。用于缓慢型心律失常和超速抑制终止快速型心律失常。

2. 双腔起搏（房室顺序起搏）　将两根电极导线分别植入心房和心室进行房室顺序起搏。主要用于心脏手术所致暂时性房室传导阻滞，以维持正常泵血功能。

（二）起搏器类型代码

为便于表达起搏器的工作方式，便于医生、技术人员、患者的理解交流，国际上统一制订了起搏器工作方式的代码。1987 年由北美心脏起搏电生理学会（NASPE）与英国心脏起搏和电生理学组（BPEG）专家委员会制定了 NASPE/BPEG 代码，即 NBG 代码（表 4-2-1）。

表 4-2-1　北美和英国起搏器五位代码命名

Ⅰ	Ⅱ	Ⅲ	Ⅳ	Ⅴ
V：心室	V：心室	T：触发	P：频率和 / 或输出	P：起搏
A：心房	A：心房	I：抑制	M：频率、输出、灵敏度、方式	S：休克、电极（转复/除颤）
D：双（A+V）	D：双（A+V）	D：双（T+I）	C：通讯遥测	D：双（P+S）
O：无	O：无	O：无	R：频率调整	O：无
			O：无	

注：Ⅰ表示起搏的心腔；Ⅱ表示感知的心腔；Ⅲ代表起搏器感知心脏自身电活动后的反应方式；Ⅳ代表起搏器程序控制的特点；Ⅴ代表抗快速心律失常的起搏治疗能力。

（三）起搏模式

1. 单腔起搏

（1）AAI 模式：心房起搏、心房感知，感知心房自身电活动后抑制起搏器脉冲的发放，此模式下心室信号不被感知。是一种经济、简单又符合生理要求的起搏方式，适用于病态窦房结综合征房室传导正常的患者，其效果明显优于 VVI 起搏。但心房较大患者的电极不易固定，术后电极移位发生率高，起搏及感知故障发生率较高。

（2）VVI 模式：又称为心室按需型起搏，是临床最常用的一种心室起搏方式。植入方法简单，术后电极脱位率低，远期起搏及感知故障较少。但 VVI 起搏首先刺激右心室，使心脏除极顺序发生变化，产生房室非同步收缩，对血流动力学影响较大。

（3）其他单腔起搏模式：①AOO、VOO 模式，是非同步起搏模式，又称为固定频率起搏，心房、心室只有起搏而无感知功能，起搏器以固定频率定期发放脉冲刺激心房或心室，脉冲发放与自身心率快慢无关；②ATT、VTT 模式，是触发型起搏模式，心房、心室均具有起搏和感知功能，但感知自身房室电活动后的反应方式为触发心房、心室脉冲的发生（而非抑制），不作为单独的起搏器模式应用。

2. 双腔起搏

（1）DDD 模式：又称房室全能型起搏。具有房室双腔顺序起搏、心房心室双重感知、触发和抑制双重反应等功能，能保持房室同步，维持良好的血流动力学效应。

（2）VDD 模式：又称心房同步心室抑制型起搏器。心房、心室均具有感知功能，但只有心室具有起搏功能，P 波的正确感知是其正常功能的关键。

（3）DDI 模式：心房、心室均具有感知和起搏功能，P 波感知后抑制心房起搏，但不触发房室间期。如患者有正常的房室传导，基本类似 AAI 模式；如存在房室传导阻滞，则在心房起搏时可房室同步，而在心房感知时房室不能同步。此模式仅作为 DDD 模式转换后的工作方式。

【安装方法】

1. 经心外膜 - 心肌　适用于心脏直视手术过程中，术中闭合心包前，将起搏器正极缝合至胸壁，负极缝合至右心室外膜，选择右心室表面近心尖处的无血管区，保证两极导线间距大于 2cm，避免短路，然后从心包剑突下缝合切口位置将导线引出并于皮肤处固定，连接临时起搏器。电极在不需要时能够轻松拔除；其电活动信号随着时间的推移迅速减退，常在 5~10 天内失去起搏能力，尤其是用于心房起搏时。

2. 经静脉心内膜　适用于心外膜起搏导线不可用时。例如二次手术行三尖瓣置换（术后发生传导阻滞的概率较二尖瓣及主动脉瓣置换风险高），尤其是微创术式。以右前外侧小切口入路，避开胸骨后粘连，但切口暴露有限，心外膜起搏导线置入困难，出血风险高。TAVR 术中需要临时起搏诱发室速，左前胸心尖部位小切口也不适合置入心外膜起搏导线。

静脉穿刺点包括颈内、颈外、锁骨下、正中和股静脉。根据临时起搏器放置时间长短和放置形式进行选择，英国心脏学会推荐的右侧颈内静脉途径对没有经验的操作者是最好的选择，右颈内静脉与上腔静脉及右房几乎成一直线，是置入右室最直接的途径，并发症少。股静脉穿刺操作简单，标志清晰，但由股 - 下腔 - 右房 - 右室路径较长，血管分支多，需要在透视下进行，且患者行动不便，易发生切口污染，因而不是一种理想的入路方式。在接受或可能接受溶栓治疗的患者中，常规选择颈外、正中或股静脉途径。如果后期需要安装永久起搏器，最好避免永久起搏最常用的穿刺点（左锁骨下静脉）。

安置临时起搏器的定位需要结合满意的解剖位置和电信号数据，不同的经静脉途径需要不同的技术。临时经静脉心室起搏导线进入右房后穿过三尖瓣，置于右心室心尖。用漂浮电极导联临时起搏置入更容易、定位更理想。临时经静脉心房起搏时，导联有一个预塑的 J 型曲线，使导联附着在右心房，因此必须从上腔静脉进入，定位需要 X 线辅助。

3. 经皮　1952 年由 Zoll 首次报道，之后得到进一步改良。电极通常置于前胸和后背，患者不适感强烈，且需要高能量捕获，不建议应用超过 24 小时。在患者不能搬动或暂时没有经验丰富的经静脉起搏的医护人员在场的情况下，经皮起搏给经静脉起搏提供了桥梁。

4. 经胸壁　适用于心脏骤停时紧急复苏，无创性胸壁起搏电极为板状，阴极放置在 V_3 处，阳极置于左肩胛角与脊柱之间。此种方法操作简单方便，无须消毒和在 X 线下进行，且无创伤。缺点是患者会因较强的电刺激感到不适，并可出现胸部肌肉抽动、呃逆、局部皮肤灼热性痛感。

5. 经食管 / 胃 - 食管　经食管心房起搏，将电极置于食管的中、低部获得心房捕获。经胃 - 食管则用一个可弯曲的电极置于胃底部，通过膈肌刺激心室起搏。因为电极稳定性难以达到，且对房室传导阻滞没有保护作用，较长时间的高输出起搏时，存在食管损伤风险，所以此种方法很少使用。多用于诊断窦房结功能及进行超速抑制终止快速心动过速。

【临时起搏器的构造及参数】

临时起搏器工作界面上主要包含开关键、解锁键、起搏频率调节旋钮、输出电压旋钮、感知灵敏度旋钮，以及起搏信号指示灯及自主心率指示灯等。图 4-2-2 为 5348 型及 5318 型临时心脏起搏器。

1. 起搏频率（pacing rate）　为起搏器连续发放脉冲的频率，其设定通常成年人将其设定在 80~100 次 /min，儿童为 100~120 次 /min，而婴幼儿则可设定为 120~140 次 /min。

2. 起搏阈值（output）　为引起心脏有效收缩的最低电压脉冲强度。心室起搏要求电压 3~6V，电流 3~5mA。

3. 感知灵敏度（sensitivity）　是起搏器感知 P 波或 R 波的能力。设定值越小，感知灵敏度越高。一般设定为：心房 0.5~1.0mV，心室 1.5~2.5mV。

【临时性心脏起搏的术后管理】

临时性心脏起搏器安装后的护理极为重要，特别是对起搏器依赖的患者，护理的任务主要是时刻严密监测起搏功能并保证电极不发生移位。一旦电极移位，起搏器依赖的患者即可发生心室停搏、阿 - 斯综合征，甚至心室颤动。患者回到监护室后，首先要做好持续心电监护和检查静脉通道是否通畅，继而必须完成以下事项：生命体征监护，注意意识、血压、脉搏、呼吸等；体位必须保持舒适，观察有无腹壁、膈肌与起搏次数一致的抽动；记录起搏开始时间、电极位置、起搏方式及起搏次数、输出幅度及感知度，有改变时应及时记录并处理；临时起搏电极一般都在皮肤上用缝线固定。电极进入皮肤切口处应经常保持干燥、清

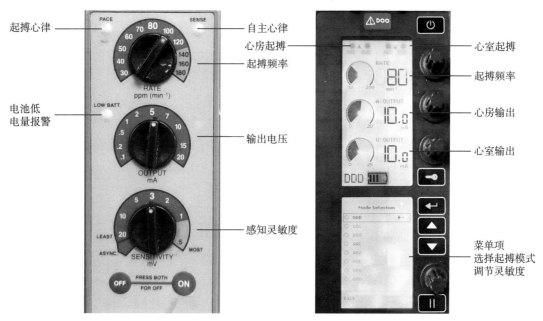

图 4-2-2 5348 型(左)、5318 型(右)临时起搏器

洁,查看有无感染及炎症现象;起搏电极应与起搏器紧密连接;体外起搏器必须放置在安全而且容易观察的地方,如悬挂在床头或固定在患者身体的某一部位;要严格注意周围电场对临时起搏电极可能造成的危险。临时起搏电极是一个低阻抗、直接与心脏接触的通路,因此微小的电流通过电极即可引起电击或发生心室颤动;医护人员必须避免用任何金属物接触临时起搏电极的插头。

【故障与处理】

一旦起搏器发生起搏故障,必须及时查找原因并迅速加以排除。以下列举常见故障的表现、可能原因及处理措施。

1. 无起搏脉冲 表现为心率小于起搏器设定频率时,无起搏心律出现。原因可能为电极移位或脱落、电极导管断裂或打折、电池耗竭。通过更换电极、导管或电池可改善。

2. 有起搏脉冲但无心室夺获 为所发出的起搏器刺激未能产生除极和心脏收缩所致。可能原因包括电极移位、输出电压低于刺激阈值或心脏穿孔。如果通过重新放置电极或增加输出电流不能解决,应行超声检查。

3. 感知不良 起搏器不能感知到心脏自身的 P 波或 R 波,可能导致起搏器计时不恰当、起搏不同步或发出竞争性脉冲,而致起搏过度。可能为心脏信号小或感知灵敏度低导致。可通过提高灵敏度纠正。

4. 感知过度 起搏器系统感知到 P 波或 R 波之外的信号,可导致起搏不足。常见原因为肌电信号、电磁干扰、感知灵敏度高。通过降低感知灵敏度,提高其数值解决。

【并发症】

1. 置入手术相关并发症 包括穿刺失败、气胸、血胸、误入动脉、局部出血、心脏穿孔、膈肌刺激、感染等。除了静脉穿刺失败外,气胸和血胸是锁骨下穿刺常见的并发症,尤其是当操作者没有经验时。可以选择其他穿刺途径,锁骨下静脉的解剖是很容易改变的,没有一种可靠的方法可以避免气胸或穿入动脉。

起搏导联相对较硬和较细(一般为 5～6F),通常不会穿孔。如发生穿孔,患者自觉左下胸痛、呃逆,常通过起搏阈值提高和偶尔的心包摩擦发现。如确认穿孔时间不长,可备好心包穿刺及抢救药品,在 X 线透视下撤回电极,密切观察有无心脏压塞发生;若穿孔时间较长,心肌在导管穿透处有机化现象,导管撤离后穿透处不易闭合,易造成心脏压塞,则需要做开胸心肌修补。

膈肌刺激主要由于导管电极插入位置过深,

电极靠近膈神经所致。患者可感到腹部跳动感或引起顽固性呃逆,将导管缓慢退出少许,症状即可消失。

感染是心外膜起搏导线最为常见的并发症,轻者仅皮肤导管出口处的感染,重者则沿着皮下隧道上行引起心外膜炎、金黄色葡萄球菌败血症、静脉炎,或波及心包,致起搏失效或感染致死。注意穿刺部位清洁,一般不需常规应用抗生素。一旦出现提示感染的任何体征,必须取出电极导线。长时间经静脉临时起搏或选用股静脉途径起搏,应考虑使用合适的抗生素预防感染。大多数的感染是由表皮葡萄球菌引起,但当选择股静脉途径时,应该考虑大肠埃希菌。

2. 导联故障　包括电极移位、阈值改变及电极断裂。电极移位多发生于术后2周内,表现为阈值升高、间歇起搏或起搏失灵,心电图描记仍有脉冲标记,但无除极波,X线片可证实,处理方法为重新安置电极。根据患者不同的病理改变,同时受到药物影响,起搏阈值会有所变化,如抗心律失常药物 I B 类(利多卡因)、I C 类(普罗帕酮)能不同程度地提高心肌起搏阈值。应该记录起始阈值,此后,由专业人员至少每天进行一次检查。起搏时至少使用电压或电流阈值的2倍,如果需要的起搏输出达 5.0V 或 10.0mA,应考虑重新安置导联。

起搏突然失败,多数应检查与外部起搏器的连接是否脱落,起搏器电池电量是否不足,以及可能的过度敏感(VOO,固定率起搏)。可以看到起搏信号而没有捕获发生,应增加输出电压或电流、考虑重置或替换电极。临时心包起搏线的连接器尤其易损和易折断,X线片可证实之,处理方法为置入新电极,取出折断电极。

3. 血栓形成及血栓性静脉炎　当选择股静脉途径时,容易发生血栓形成。表现为穿刺远端水肿,局部压痛,多可在建立侧支循环后症状消失。处理为患肢抬高、局部理疗及应用抗凝治疗。术后服用小量阿司匹林可预防血栓形成。

【临时起搏器的停用与撤除】

心脏外科术后,随着缺氧、电解质紊乱、心肌

水肿的消除,以及药物综合治疗,患者的自主心律逐渐恢复。对于启动临时心脏起搏器的患者,当自主心律增加到足以维持循环功能时,可试停起搏器,严密观察。1~2天心律稳定,同时保证起搏导线留置2周以上,可拔除起搏导线。由于此时心外膜电极周围已纤维化,拔除时不会对心肌造成太大损伤。需要持续缓慢、恒力匀速地牵拉导线,直至拔出体外,避免暴力造成心外膜破裂。部分服用华法林抗凝的患者拔除导线后需仔细观察有无心脏压塞征象。如果发现牵拉张力较高,可于体外轻提导线远端并于紧贴皮肤处剪除导线,残端可自行回缩至皮下。

二、研究进展

【Aveir DR i2i 研究:双腔无导线起搏系统在植入3个月后仍然安全和有效】

1. 研究设计　Aveir DR i2i 研究是前瞻性、国际多中心、单组研究,评估双腔无导线起搏系统(Aveir)的安全性和性能。排除标准包括三尖瓣机械瓣、下腔静脉滤器、已植入起搏电极或除颤电极,以及植入电子医疗设备。起搏器经股静脉植入心腔。起搏器直径 6.5mm,心室起搏器长 38mm,植入右心室间隔中下部;心房起搏器长 32.2mm,植入右心耳。主要安全性终点是90天无并发症(即设备或操作相关的严重不良事件)。第一主要性能终点是3个月心房夺获阈值和感知电压良好的联合终点。第二主要性能终点是3个月患者坐位时房室同步至少70%。

2. 研究结果与结论　在入组的300例患者中,190例窦房结功能异常,100例房室传导阻滞。295例植入操作成功,总计29名患者发生35例设备或操作相关的严重不良事件。271例患者(90.3%)符合主要安全性终点,超过了预设目标(78%)。90.2%患者符合第一主要性能终点,超过了预设82.5%的目标。平均心房夺获阈值为(0.82±0.7)V,平均P波电压为(3.58±1.88)mV。21例P波电压低于 1.0mV 的患者均不需要因感知不良而调整设备。97.3%患者达到了至少70%的房室同步,超过了83%的预设目标。

三、实用技巧

【临时起搏器经静脉植入的方法与技巧】

静脉穿刺后,将漂浮电极导管送入约 10cm (如颈内静脉送入 20cm,锁骨下静脉送入约 30cm,股静脉送入约 40cm),气囊充气后观察心电监护,如出现提示 VVI 起搏,即电极头端送入右室心尖部。如 Ⅱ 导联图形出现 R 型,考虑进入右心室流出道,此时回撤电极并注意观察心电监护,如出现 VVI 起搏,则电极到位,到位后将气囊放气并关闭阀门。

（王粮山）

参考文献

［1］PERETTO G, DURANTE A, LIMITE L R, et al. Postoperative arrhythmias after cardiac surgery: Incidence, risk factors, and therapeutic management ［J］. Cardiol Res Pract, 2014, 2014: 615987.

［2］DHONNCHÚ T N, WALCOT N. Postoperative care of adult cardiac surgery patients ［J］. Surgery (Oxford), 2015, 33 (2): 57-61.

［3］CHUA J, SCHWARZENBERGER J, MAHAJAN A. Optimization of pacing after cardiopulmonary bypass ［J］. J Cardiothorac Vasc Anesth, 2012, 26 (2): 291-301.

［4］LAZARESCU C, KARA-MOSTEFA S, PARLANTI J M, et al. Reassessment of the natural evolution and complications of temporary epicardial wires after cardiac surgery ［J］. J Cardiothorac Vasc Anesth, 2014, 28 (3): 506-511.

［5］DELLA ROCCA D G, GIANNI C, DI BIASE L, et al. Leadless pacemakers: State of the art and future perspectives ［J］. Card Electrophysiol Clin, 2018, 10 (1): 17-29.

［6］MULPURU S K, MADHAVAN M, MCLEOD C J, et al. Cardiac pacemakers: Function, troubleshooting, and management: Part 1 of a 2-part series ［J］. J Am Coll Cardiol, 2017, 69 (2): 189-210.

［7］MADHAVAN M, MULPURU S K, MCLEOD C J, et al. Advances and future directions in cardiac pacemakers: Part 2 of a 2-part series ［J］. J Am Coll Cardiol, 2017, 69 (2): 211-235.

［8］KNOPS R E, REDDY V Y, IP J E, et al. A dual-chamber leadless pacemaker ［J］. N Engl J Med, 2023, 388 (25): 2360-2370.

第 3 节　血液净化治疗

重症血液净化（critical care blood purification, CCBP）在重症患者治疗中常应用。血液净化治疗不仅包括对有害物质的清除,还包括对血液的容量和血浆中各种溶质的管理。血液净化在内容上涵盖泌尿、循环、呼吸、消化、感染、中毒、免疫、神经和肌肉等多个系统和学科,已突破了传统的"器官替代"层面,更加关注内环境及其调控技术。血液净化治疗模式包括血液滤过、血液透析、血液灌流、血浆置换、免疫吸附、体外膜氧合（extracorporeal membrane oxygenation, ECMO）、体外二氧化碳去除（extracorporeal CO_2 removal, $ECCO_2R$）及一些组合技术。

心脏重症患者容量管理至关重要,对于利尿剂治疗无效的容量超负荷患者,血液净化治疗是常采用的治疗手段,且这类患者常合并急性肾损伤（acute kidney injury, AKI）。心脏重症患者血管内侵入性操作及呼吸机带机时间延长会增加血流感染和呼吸机相关肺炎等重症感染发生率,血液净化治疗能够清除炎性介质,辅助预防和治疗感染中毒。重症感染或心脏术后低心排等合并症会引起肝损伤,严重者会导致肝衰竭,人工肝是比较有效的治疗手段。ECMO 和主动脉内球囊反搏（intra-aortic balloon pump, IABP）等股动脉相关操作可能加重下肢缺血,严重者会导致骨-筋膜室综合征,血液滤过可以一定程度清除肌红蛋白等物质。总之,血液净化是心脏外科重症患者比较常用的治疗措施。

一、知识要点

【血液净化的血管通路】

血液净化血管通路选用临时中心静脉置管,导管的置管部位要综合考虑血管条件、操作者的技术和习惯及导管感染等情况,还要兼顾是否有心内临时或永久起搏器植入等情况。改善全球肾脏预后组织（kidney disease improving global outcomes, KDIGO）在急性肾损伤指南（2012）指出:锁骨下静脉置管导致静脉狭窄风险大,应尽量避免选用锁骨下静脉置管,股静脉置管感染风险可能增加。KDIGO 指南建议深静脉置管的选择顺序:首选右侧颈内静脉,次选股静脉,第三选择左侧颈内静脉,最后选择优势侧锁骨下静脉。也有研究表明,体重指数（body mass index, BMI）<24.2kg/m^2 的患者应用股静脉置管并不会增加导管相关感染的发生率。指南不推荐定期更换透析导管,除非有堵塞或显示感染迹象。针对慢性肾衰竭维持性血液透析有内瘘或半永久中心静脉管的患者,不建议应用内瘘,可用半永久置管进行连续性血液净化治疗。

【血液净化治疗模式】

血液净化治疗模式主要包括:清除水分的超滤（ultrafiltration, UF）;清除溶质的血液透析（hemodialysis, HD）、血液滤过（hemofiltration, HF）、血液透析滤过（hemodiafiltration, HDF）、血浆置换（plasma exchange, PE）、血液吸附（hemoadsorption, HA）/血浆吸附（plasma adsorption, PA）;还有组合型血液净化技术如双重滤过血浆置换（double filtration plasheresis, DFPP）、血浆透析滤过（plasma diafiltration, PDF）、血浆吸附 + 透析滤过（PA+CBPT）等。

可根据清除溶质的分子量选择血液净化的治疗模式和治疗剂量。弥散系数（coefficient of dispersion）是可溶性物质通过渗透介质时弥散现象强弱的指标。筛选系数（sieving coefficient）是滤液中溶质的浓度与血液中浓度的比值。筛选系数为 1,表示通过膜的运输不受阻碍,为 0 则表示膜对该物质是不渗透的。有研究表明,对于肌酐、尿素氮等小分子溶质,弥散系数 ≈ 筛选系数 ≈ 1,因此在相同的治疗剂量下 HD 与后置换 HF 的溶质清除率相等,而前置换要计算稀释分数,溶质清除为后置换的 80%~85%。治疗模式的选择还要考虑抗凝及工作效率。对于中分子溶质,如炎症介质、肌红蛋白等,由于其弥散系数 < 筛选系数 <1,

在相同的治疗剂量下 HD 溶质清除率小于后置换 HF。对于超过滤器孔径的大分子溶质如蛋白结合类毒素（胆红素和肝毒素）、抗原抗体 / 免疫复合物（器官移植后急性排异）等可考虑 PE/PA 或其他集成血液净化方式。

根据血液净化治疗时间,可分为连续性和间断性。连续性血液净化治疗（continuous blood purification therapy, CBPT）指单次治疗时间超过 24 小时。重症患者的肾脏是最常受累的器官,其接受血液净化常是因为 AKI 或 AKI 合并其他脏器受损等,所以在临床中仍习惯称为连续性肾脏替代治疗（continuous renal replacement therapy, CRRT）。CRRT 是连续缓慢地清除水分及溶质,能更好地维持循环稳定改善内环境,更有利于组织器官功能恢复。重症患者常采用 CRRT,在病情恢复期可以逐渐过渡到间断性肾脏替代治疗（intermittent renal replacement therapy, IRRT）和间断血液透析（intermittent hemodialysis, IHD）。

【血液净化治疗的适应证】

血液净化的适应证可以概括为两个方面:溶剂（水）的过负荷和溶质失衡。

1. 连续性血液净化与容量过负荷　容量过负荷会引起组织水肿,影响氧供及代谢,从而引起组织及器官功能障碍,容量过负荷与心功能下降互为因果,互相恶化。肺水肿增加呼吸机带机时间,增加感染概率及住院时间;脑水肿影响神志,严重会引起脑疝;组织水肿影响伤口愈合;胃肠道水肿影响肠内营养的摄入,导致黏膜屏障破坏,增加菌群异位及消化道出血风险增加等;肾间质水肿降低肾血流,降低肾小球滤过率,加重 AKI（图 4-3-1）。

2. 连续性血液净化与溶质失衡　溶质失衡会导致内环境紊乱,常见的溶质失衡有以下几部分。

（1）电解质紊乱与酸碱失衡:对于药物治疗无效的或危及生命的电解质异常,如严重高钾血症、严重代谢性酸中毒等,血液净化治疗能迅速纠正。其他电解质紊乱如高钠血症和低钠血症也是血液净化治疗的适应证,治疗过程中须注意纠正的速度不宜过快,高钠纠正过快可引起脑水肿

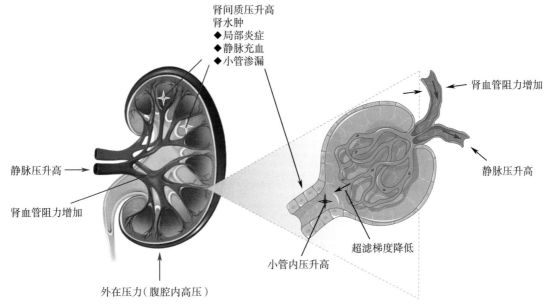

肾间质压升高
肾水肿
◆ 局部炎症
◆ 静脉充血
◆ 小管渗漏

肾血管阻力增加

静脉压升高

静脉压升高

肾血管阻力增加

超滤梯度降低

小管内压升高

外在压力（腹腔内高压）

图 4-3-1　容量过负荷引起肾间质水肿，肾小球滤过率下降，加重 AKI

加重，低钠快速纠正会引起神经系统脱髓鞘。严重酸中毒快速纠正可能会引起组织缺氧加重。因此，针对上述情况还需要注意合理的治疗剂量和置换液成分的调整，避免因血液净化出现并发症。

（2）内源性毒素蓄积：病理情况下，内源性毒素产生增多，排出减少，会产生相应的临床症状。如急性肾损伤会引起肌酐、尿素氮、尿酸等小分子代谢产物蓄积；肝衰竭时可发生更多种类的内源性毒素蓄积，包括水溶性小分子氨、乳酸盐，中分子炎症细胞因子，以及脂溶性蛋白结合毒素胆酸、胆红素、芳香氨基酸、短 / 中链脂肪酸、吲哚 /酚、硫醇、内毒素等。在严重感染性疾病中，致病微生物入侵人体后，机体的免疫系统产生大量中分子的促炎因子和抗炎因子，出现"细胞因子风暴"，引发休克和多器官功能障碍。在一些非感染的情况下，机体的免疫系统也可以被激活产生"细胞因子风暴"，如心脏手术体外循环、急性主动脉夹层、机械循环辅助装置如 IABP 和 ECMO 的应用，以及相关的下肢缺血肌肉坏死等。其他原因如急性胰腺炎、羊水栓塞、横纹肌溶解、溶瘤综合征等也均产生大量不同的内源性毒素，导致内环境紊乱和疾病加重。还有心脏移植后出现急性排异反应等。

上述情况严重时，均可能需要血液净化治疗。CBPT 有着血流动力学稳定、不易发生透析失衡综合征等得天独厚的优势，常是重症患者的首选。

CBPT 还可以与其他血液净化方法序贯或集成，来清除更多的内源性毒素，从而更好地改善重症患者的内环境。

（3）外源性药物或毒素侵入：在中国，每年约有 70 万人接受冠状动脉造影检查和冠状动脉介入治疗，有 15%~35% 患者会因应用对比剂导致急性肾损伤。心脏大血管外科患者在围手术期常有一次或以上的对比剂应用，心功能下降限制对比剂应用过程中的水化治疗，所以心脏重症患者对比剂相关的急性肾损伤（contrast induced acute kidney injury, CI-AKI）发生风险增加。

KDIGO 指南并不推荐预防性使用肾脏替代治疗（renal replacement therapy, RRT）去除对比剂，证据级别是 2C。印度重症医学学会（ISCCM）AKI 和 RRT 指南对于对比剂肾病（contrast-induced nephropathy, CIN）风险增加的患者，也是不推荐预防性 RRT 去除对比剂，推荐级别为 1A 类。

其他药物过量或毒物中毒，根据药代动力学特点只要 CBPT 可以清除的都可以采取该措施。

综上，CBPT 是纠正重症患者容量失衡和溶质失衡，恢复内环境稳态的重要手段。连续、缓慢、可控性强是其有别于其他血液净化的主要特点。重症患者往往循环不稳定，容易出现容量过负荷，或因为感染、休克或脏器功能不全容易合并溶质失衡，合理的应用 CBPT 有助于重症患者的康复。

但同时也应注意，CBPT 并非万能的治疗方法，很多轻中度的内环境紊乱并不需要血液净化来治疗。对于一些脂溶性、大分子或蛋白结合率高的溶质，常规的 CRRT 往往无能为力，必要时可应用血浆成分分离、白蛋白透析等措施。CBPT 还可能引起出血、血栓、感染等并发症，因此在临床上需要根据患者的病情，权衡 CBPT 的风险与获益，确定 CBPT 时机。

【血液净化治疗指征和时机】

在 CBPT 治疗开始时机方面，目前已达成共识，有前述适应证均可进行 CBPT。

1. CRRT 的绝对指征　KDIGO 指南（2012）指出，AKI 伴有危及生命的水、电解质及酸碱平衡紊乱应立即进行 CRRT。欧洲和中国 ICU 多采用意大利肾脏病学者 Roncon 建议的指标：①急性氮质血症，BUN≥36mmol/L；②代谢性酸中毒，pH≤7.1；③高钾血症，血清钾≥6.5mmol/L，伴有心电图异常改变；④12 小时尿量 <200ml 或无尿；⑤怀疑存在与尿毒症相关的心内膜炎、脑病、心肌炎等情况；⑥利尿剂治疗无效的水负荷过重（特别是肺水肿）；⑦严重的钠离子紊乱（血 Na^+>160mmol/L 或血 Na^+<115mmol/L）；⑧无法控制的高热（直肠温度 >39.5℃）。符合 1 项即可进行 CRRT，符合 2 项建议必须开始CRRT。

2. 不满足绝对指征的 CRRT 的开始时机对于脓毒血症、急性重症胰腺炎、MODS、ARDS 等危重症患者应及早开始 CRRT。急性透析质量倡议（acute dialysis quality initiative, ADQI）协作组在 2016 年的文章指出，要评估全身对肾脏的需求与肾脏能力的平衡来确定 AKI 的治疗时机（图 4-3-2）。当患者治疗所需要的代谢及容量需求超过肾脏能力，可考虑进行 CRRT。对于心脏术后合并容量超负荷的急性肾损伤的患者，可考虑进行 CRRT 早期干预。

【血液净化抗凝】

CBPT 常用的抗凝方法分为全身抗凝、局部抗凝及无抗凝三种。制定合理的抗凝方案需要对患者进行出血风险和血栓风险进行评估。

1. 出血风险评估　常用 Swartz 评估（表4-3-1）。心脏外科危重症患者均存在不同程度的出血危险，有动脉瘤和无法控制的高血压等患者都有较高的出血风险。

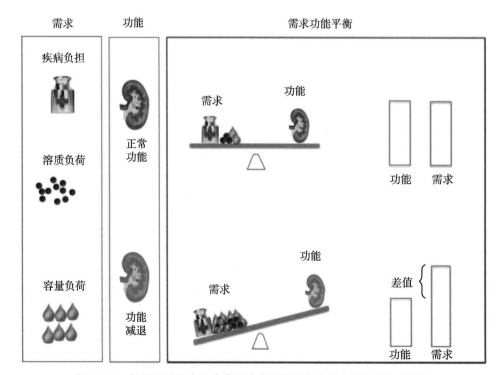

图 4-3-2　根据肾脏能力与全身需求之间的平衡决定血液净化治疗时机

表 4-3-1　Swartz 出血风险评估方法

出血危险度分层	出血倾向
极高危	存在活动性出血
高危	活动性出血已停止但未超过 3d,或手术、创伤后 <3d
中危	活动性出血停止或手术、创伤后已超过 3d 未到 7d
低危	活动性出血停止或手术、创伤后 >7d

2. 凝血风险评估　凝血风险包括患者本身及体外循环系统。重症患者凝血风险评估见表 4-3-2。

在 CBPT 中须考虑以下情况:心脏外科术后患者,心衰(特别是右心衰)影响静脉回流,增加静脉血栓形成风险;镇静、制动、股静脉置管等均增加下肢静脉血栓形成风险;心脏手术体外循环造成血小板及凝血因子丢失及消耗增加出血风险,凝血瀑布的激活增加血栓风险;冠脉介入或

冠脉旁路移植术后需早期抗血小板治疗或同时抗凝亦增加出血风险;心脏瓣膜置换及心室辅助装置等各种异物植入需抗凝血治疗,同样增加出血风险;ECMO 及 IABP 置入常会引起血小板消耗增加导致血小板下降,血栓及出血风险均增加,且增加 CBPT 的抗凝的难度;重症感染及各种原因的全身炎症反应综合征亦可激活凝血、增加血栓形成风险,应强化抗凝治疗。

血液净化无抗凝目前在临床中尽量不采用,因为不进行抗凝,则凝血的发生是必然的,不但影响治疗效果,而且凝血的发生会造成血细胞及凝血物质丢失,存在潜在加重出血风险,故无抗凝临床中较少选择。全身抗凝常用抗凝药物有肝素、低分子量肝素、阿加曲班、萘莫司他。局部抗凝有枸橼酸钠 - 钙剂。各抗凝药物比较见表 4-3-3。

其他抗凝剂,如 Xa 因子抑制剂达肝素或磺达肝癸钠和血小板抑制剂前列环素及其类似物也可应用。

关于 RRT 抗凝血治疗流程见图 4-3-3。

表 4-3-2　重症血液净化的凝血风险评估

血液净化管路的凝血风险增加	患者的血栓形成风险增加
曾行血液净化治疗,管路寿命短于 24h 后稀释血液滤过 高剂量血液滤过 血液浓缩,红细胞压积高 血泵频繁停转 选用以吸附为特长的血液净化器 血液吸附或集成血液吸附的血液净化方式	有血栓形成病史,如脑梗死、冠心病、下肢深静脉血栓或肺栓塞等 肿瘤、肥胖、孕产妇患者 易栓症、抗磷脂综合征患者 血小板、纤维蛋白原增高患者 出现肝素导致的血小板减少 肝素抵抗,抗凝血酶缺乏患者 卧床制动或肢体无活动能力的患者 中心静脉导管留置超过 1 周的患者 有血栓疾病家族史者

表 4-3-3　血液净化常用抗凝剂的作用机制、优点及缺点

抗凝剂	作用机制	优点	缺点
普通肝素	与抗凝血酶Ⅲ结合抑制凝血酶的活化和 Xa 生成	廉价、使用广泛、监测简单方便,半衰期短,过量可以使用鱼精蛋迅速中和	个体差异大,剂量变异大,全身性出血风险大,有过敏的反应发生,HIT 风险,肝素抵抗
低分子量肝素	抑制 Xa 作用增强,AT Ⅲ影响减弱	全身性出血风险相对降低,HIT 风险降低	价格较肝素价格高,半衰期长,需要监测抗 Xa 活性,仍可发生 HIT,鱼精蛋白不能完全中和
肝素 - 鱼精蛋白局部抗凝	引血端给肝素,回血端应用鱼精蛋白中和肝素	抗凝作用仅限于体外循环管路,降低全身性出血风险	管理复杂,需要频繁监测,剂量调节困难,鱼精蛋白过敏,肝素反跳,仍有出血风险

续表

抗凝剂	作用机制	优点	缺点
枸橼酸钠	通过螯合 Ca^{2+} 阻断凝血	避免全身抗凝,出血风险降低,避免 HIT,滤器寿命延长	成本增加,实施方案复杂,频繁监测,容易出现代谢并发症及离子失衡,严重低氧肝衰竭者慎用
阿加曲班	不依赖抗凝血酶Ⅲ,直接灭活凝血酶活性,抗纤维蛋白形成和抗血小板聚集	可用于发生 HIT 患者,半衰期短,监测 APTT 或 ACT 较方便	价格高,可能过敏。过量时可导致出血,无拮抗剂,在肝脏代谢,肝功受损限制其应用
萘莫司他	丝氨酸蛋白酶抑制剂,可作用于凝血酶、活性凝血因子(Ⅶa、Ⅹa、Ⅻa)、激肽释放酶-激肽系统、补体系统、纤维蛋白酶	不依赖抗凝血酶Ⅲ,半衰期仅 8min,对体内凝血几无影响,通过血液羧酯酶、肝脏双通道代谢,可用于出血高危和肝衰竭患者	大剂量使用诱发低血压和高血钾风险

注:aPTT,激活的部分凝血活酶时间;ACT,激活的凝血时间;HIT,肝素导致的血小板减少。

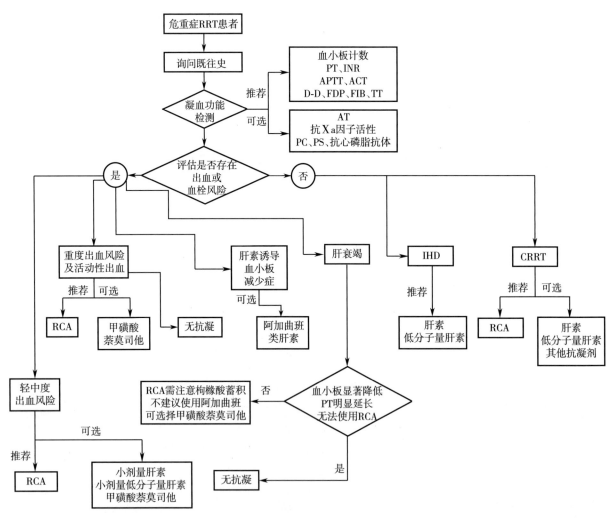

图 4-3-3 出凝血状态的评估和抗凝剂的选择

RRT,肾脏替代治疗;PT,凝血酶原时间;INR,国际标准化比值;APTT,活化部分凝血活酶时间;ACT,活化凝血时间;D-D,D-二聚体;FDP,纤维蛋白降解产物;FIB,纤维蛋白原;TT,凝血酶时间;AT,抗凝血酶;PC,蛋白 C;PS,蛋白 S;IHD,间歇性血液透析;CRRT,连续性肾脏替代治疗;RCA,局部枸橼酸盐抗凝。

【血液净化结束时机】

如果肾脏功能已经恢复到足以降低需求 - 能力失衡（当前和预期），达到预期水平或者总体治疗目标已经改变时，可以考虑停止 RRT。RRT 的过程可以是简单的暂停，也可能是改变方式、频率、疗程，如从 CRRT 改为 IRRT、持续低效血液透析（sustained low-efficiency hemodialysis，SLED）、IHD。

关于 RRT 的停机时机，Uchino 等进行了一项多中心研究表明，反复接受 CRRT 的患者较成功停机的患者住院死亡率更高。过度的 RRT 不仅增加医疗费用，还增加患者出血、感染等并发症的发生风险及延缓肾功能恢复。在临床上尿量仍是评价肾功能恢复及预测停机的一个重要指标。有研究显示每天自主尿量达 400ml 以上的患者中，80.9% 能成功 RRT 脱机。对于接受利尿剂治疗的患者，每天尿量达 2 330ml 对 RRT 成功脱离的阳性预测值是 87.9%。成功脱离 CRRT 的患者与重新开始 RRT 的患者相比较预后更佳。还有研究提出可以根据肌酐清除率评估能否停止 CRRT，结论是 2 小时肌酐清除率在 23ml/min 时有最佳的灵敏度和特异度能更好地帮助指导停止 CRRT。

但是 2012 年 KDIGO 指南及 2016 年 ADQI 指南均指出：AKI 患者 CRRT 的停机时机缺乏特别的关注，其对停机的界定也非常模糊，仍需要继续进行高质量的临床研究。

【CRRT 治疗剂量】

1. 肾脏支持的治疗剂量　CRRT 的剂量取决于治疗目的，对于非高分解代谢状态下，肾脏支持的治疗剂量通常建议流出液剂量为 20~25ml/（kg·h），即可达到标准溶质清除率。考虑到滤器效能及更换液体管路滤器等问题，处方剂量为 25~30ml/（kg·h）较合理。

2. 高剂量血液滤过　对于高分解代谢、全身炎症反应综合征或脓毒症，可以增加治疗剂量。高容量血液滤过（high-volume haemofiltration，HVHF）通过增加置换液量，增强对流以清除炎症介质及细胞因子等中分子物质，在炎症反应

早期应用，有可能阻止炎症反应的瀑布效应。对于脓毒症建议连续性静脉 - 静脉血液滤过（CVVH）治疗剂量 35~45ml/（kg·h），剂量过大［>70ml/（kg·h）］并不能够降低病死率。

3. 治疗剂量个体化　血液净化的"标准"剂量难以统一，在具体患者、具体疾病上需要根据临床情况对治疗剂量进行个体化调整。对于单纯肾脏功能替代者，CRRT 开始时可以采用指南推荐的 20~25ml/（kg·h）的治疗剂量；对于中毒、高钾血症或重症急性胰腺炎等患者，初始治疗剂量应该适当偏高；在合并脑水肿、高钠血症等情况下，为避免渗透压的快速变化加重脑水肿，治疗剂量应该适当降低。对于发热、高代谢状态，氮质血症增加，则应该将 CRRT 的治疗剂量上调至 30~35ml/（kg·h），当患者感染控制，高分解代谢状态缓解，则可将 CBPT 剂量再次降至 20~25ml/（kg·h）。

CRRT 循环中的血流速通常设定在 100~200ml/min。对于 IRRT 和 IHD 处方可由肾病专家或重症监护医师共同评估。

【体外膜氧合与连续性血液净化的联合应用】

在接受体外膜氧合（extracorporeal membrane oxygenation，ECMO）支持的危重患者中，AKI 和液体超负荷（fluid overload，FO）与不良预后关。ECMO 患者肾脏替代治疗的适应证与其他危重患者相似，包括酸中毒、电解质异常、中毒、FO 和尿毒症。ECMO 患者更易发生 FO，FO 能明显增加患者死亡率、加重氧耗、延长患者住院时间及呼吸机使用时间。ECMO 启动 CRRT 的最常见适应证是：FO（43%），预防 FO（16%）和 AKI（35%）。通常接受 ECMO 治疗的患者在血流动力学方面多不稳定，因此使用 CRRT 模式缓慢连续地清除溶质和水是首选。关于 ECMO 患者进行 CRRT 的时机，有学者回顾性研究结果显示，ECMO 患者联合 CRRT 较未进行 CRRT 的有更高的生存率（41% vs. 25%），且 CRRT 应在没有 AKI 或 1 级 AKI 的情况下开始。针对新生儿和儿童的研究表明，与单独接受 ECMO 相比，联合 ECMO 和 RRT 会导致更少的累积液体超负荷。

成人患者相关数据很少,但在接受 VA-ECMO 的成人中,较高的体液负荷始终与较低的生存率相关。国际 ELSO 指南认识到这一点,因此建议应将细胞外液量恢复到正常(干重)并维持在正常水平。

ECMO 患者进行 CRRT,CRRT 可以连接在 ECMO 环路上,也可以单独建立通路。建立在 ECMO 环路上有以下几种连接方式(图 4-3-4),没有发现任何一个比其他的更有优势。

二、研究进展

针对 AKI 的 CRRT 时机,争议点在于 AKI 2~3 级。但对于 ECMO 的血液净化时机,特别是成人 ECMO 患者研究较少。KIDMO 是迄今为止进行的唯一一项关于 ECMO 期间肾脏支持治疗多中心调查研究,RRT 适应证排在首位的是 FO(43%),但也有 15 个中心(23%)报告在 ECMO 期间没有应用 RRT。

另一项荟萃分析,检索了 MEDLINE、EMBASE、Cochrane Library 和 KoreaMed,找到 43 项观察性研究,共 21 624 例接受 ECMO 的患者,比较

了 ECMO 期间是否接受 RRT 与不良预后的相关性。ECMO 患者接受 RRT 组死亡率低于未接受 RRT 组。所有接受 ECMO 在 RRT 使用率为 30% 及以上的患者死亡率有下降的趋势。关于 RRT 启动时间,有 1 项研究报道了所有患者在 ECMO 后 3 小时内开始 RRT,有四项研究报道 RRT 起始时间中位数在 24~72 小时,Cavagnarod 等报道 RRT 起始时间平均为 3.5(±2.5)天,结论是早开始 RRT 可能会降低死亡率。

最近一些热门临床研究——ELAIN、AKIKI、IDEAL-ICU 及 STARRT-AKI&AKIKI 2 研究,对于 CRRT 的启动时机一直争议不断。

ELAIN 为一项单中心研究,入选患者中 46.8% 为心脏术后 AKI 患者。该研究将"早"启动定义为诊断 AKI 2 级(KDIGO)及 NGAL>150ng/ml 的 8 小时内开始 CRRT;"晚"启动定义为诊断 AKI 3 级(KDIGO)或存在 CRRT 绝对指征 12 小时内开始。研究结论为早启动 RRT 能显著降低 90 天死亡率。

2016 年 AKIKI 研究纳入 31 个中心。他们的"早"启动定义为诊断 AKI 3 级(KDIGO),后

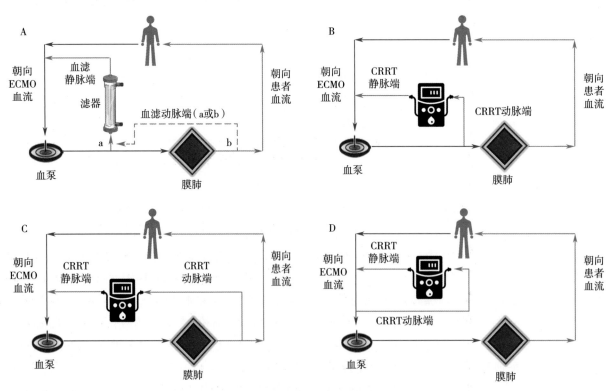

图 4-3-4　ECMO 与 CRRT 的连接方式

A. 血液过滤器与 ECMO 环路相连,超滤液速率由静脉输液泵调节,可以接入置换液或透析液用静脉输液泵调节速率;
B~D. RRT 设备通过连接到 ECMO 环路。

6 小时内进行 RRT；"晚"启动定义为诊断 AKI 3 级（KDIGO）后合并急症透析指征。AKIKI 研究的患者启动 RRT 时比 ELAIN 病情更重，而且与 ELAIN 基本为外科患者不同，AKIKI 主要是内科患者。其结果显示"早"和"晚"启动 RRT 对比预后无差异。该研究可能的缺陷是开始 RRT 时机晚，无法证明真正的"早"启动的结果，以及各中心治疗非标化，大量的并非 CRRT 而是 RRT。

2018 年 IDEAL-ICU 研究纳入的患者多为脓毒症患者。它的介入时机为依据 AKI RIFLE 分级的 F 级，分别为 F 级 12 小时内和 48 小时后。具体 RRT 治疗技术参数仍然由各中心自定。该研究未发现"早"启动组在生存率上有明显优势。

STARRT-AKI 试验是一项较大型跨国合作项目，入选患者为 AKI 2 级（KDIGO）的重症患者。早期组是 12 小时内开始 RRT。延迟组是患者 12 小时后符合预先设定的紧急治疗指征开始 RRT，否则不进行 RRT。两组 90 天的全因死亡率没有明显差异，且早期组的幸存者在 90 天内的透析依赖率较高。

AKIKI-2 试验与 AKIKI 试验入选标准相似，患者均为 AKI 3 级。早期 RRT 组是入组后 12 小时内开始，延迟策略组是出现紧急指征后（即高钾血症、代谢性酸中毒和肺水肿）或血清尿素超过 50mmol/L 开始 RRT。两组主要终点为无 RRT 天数，次要终点包括无呼吸机和无血管活性药时间、ICU 及总住院时间等，均无差别。

韩国的一项研究入选了 296 例 ECMO 患者中，212 例（71.6%）患者接受了早期 CRRT，采用倾向评分匹配法，每组 47 例。早期 CRRT 组从 ECMO 开始到 CRRT 开始的时间为（1.1±0.9）天，晚期 CRRT 组为（14.6±18.6）天。早期和晚期 CRRT 组患者死亡率（$P=0.834$）和住院时间（$P=0.627$）无差异。调整所有协变量后，早期和晚期 CRRT 组的死亡率无显著差异（$RR=0.697$，95%CI 0.410~1.184，$P=0.182$）。该研究认为 ECMO 患者早期 CRRT 可能并不优于晚期 CRRT。

最近的一份多中心报告中，早期 CRRT 的使用（定义为从 ECMO 第 0 天或第 1 天开始 CRRT）与 ECMO 死亡率或医院死亡率无关。

各研究结论存在争议，与不同中心患者病种、延迟治疗理念差异及 RRT 选择方式不同等相关，CBP 时机仍存在争议，还需要更完善的临床研究。

三、实用技巧

关于 CRRT 的治疗剂量，要根据临床需求决定，心脏外科重症患者 CRRT 多以水负荷过重为主，如果不需要过高的溶质清除，可减少治疗剂量或采用缓慢持续超滤（slow continuous ultrafiltration, SCUF）模式。

心脏重症 CRRT 抗凝要兼顾疾病本身，如果需要全身抗凝或合并其他机械辅助同时抗凝，可选择肝素、低分子量肝素或阿加曲班兼顾全身及局部抗凝，具体选择要根据出凝血评估及血小板功能等检测，抗凝部位建议在 CRRT 肝素泵位置。

CRRT 中，随着水分和代谢产物的清除，血浆中部分有益物质也同时丢失，比如糖、氨基酸、电解质、微量元素及水溶性维生素等，所以营养治疗时要给予适当补充。总热量、蛋白质需要量要进行动态评估及时调整。成品置换液中不含钾或低钾，常规化验检查也容易监测，临床工作中会及时调整。但对磷的关注度不够，低磷常与呼吸机脱机困难、ICU 获得性肌无力及感染等不良预后相关，成品置换液中不含磷，应关注磷的补充。

四、实战病例

【心外术后 AKI 患者的 CRRT】

1. 摘要　患者行心脏瓣膜和冠脉手术，术后出现低心排、出血、心脏压塞，延迟关胸，合并 AKI 行 CRRT，CRRT 抗凝开始选择枸橼酸局部抗凝，后根据病情改用肝素抗凝。患者心功能逐渐改善，肾功能逐渐恢复，CRRT 过渡为 IRRT，后 IHD，至停止透析。

2. 病例介绍　患者男性，58 岁，因心衰入院，超声心动图显示主动脉右冠瓣脱垂，主动脉瓣重度关闭不全，主动脉窦及升主动脉扩张，二、三尖瓣重度反流。于 2022 年 1 月 30 日行 Bentall+ MVP+ TVP+ 左心房血栓清除 +CABG。术中反复室颤行

IABP 辅助，体外循环时间长达 10 小时。术后多巴胺 8μg/（kg·min），肾上腺素 0.1μg/（kg·min），去甲肾上腺素 0.1μg/（kg·min），垂体后叶素 3U/h。超声心动图显示 EF 25%。术后 12 小时引流达 3 300ml，应用纤维蛋白原、凝血酶原复合物、Ⅶ因子等多种止血药物。患者术后第 2 日逐渐出现心率快，血压低，CVP 升高，Lac 升高，超声心动图提示心脏压塞。紧急床旁开胸清除心包积血约 500ml，应用纱布填塞延迟关胸。循环逐渐改善，超声心动图显示 EF 40%，LV 50mm。患者尿量渐减少，血肌酐逐渐升高，静脉泵入呋塞米能够维持液体平衡。同时出现发热，升级抗生素美罗培南＋万古霉素，查找感染源。第 4 日床旁取纱布关胸。第 5 日 EF 为 45%，撤除 IABP。血小板低[（20~30）×10⁹/L]，合并鼻出血，纱布鼻腔填塞止血。血肌酐继续升高，至 442μmol/L，利尿剂效果不佳，开始行 CRRT。应用枸橼酸钠局部抗凝。治疗过程中滤器及管路反复凝血，滤器寿命 6~10 小时，患者存在明显高凝，化验显示 D-二聚体明显升高。考虑患者无新发出血，血小板回升，改用肝素钠抗凝，维持 ACT 或 APTT 在基础值的 2~2.5 倍，CRRT 顺利。第 8 日取出鼻腔纱布，无出血。第 9 日拔出气管插管，血小板升至 50×10⁹/L，针对冠脉搭桥加用阿司匹林抗血小板治疗，继续 CRRT 肝素抗凝。转出监护室后改为 IRRT 日间 8 小时，RRT 期间肝素抗凝，同时口服华法林维持 INR 在 2.0~2.3。之后患者尿量逐渐增加，出院时肾功能未完全恢复，回当地 IHD 后逐渐停止肾脏替代治疗。

3. 病例特点与诊治要点和难点　该患者术后存在出血、凝血和抗凝的矛盾。CRRT 早期因引流多、心脏压塞、鼻出血和低血小板等出血问题，CRRT 抗凝选用枸橼酸钠，避免影响患者自身凝血。CRRT 后患者表现高凝血状态，滤器易凝血，凝血化验提示患者存在高凝，且患者人工心脏瓣膜需要抗凝，冠脉旁路移植需要抗血小板治疗，潜在感染及活动受限增加下肢静脉血栓形成风险，故 CRRT 抗凝调整为肝素钠兼顾体内和体外抗凝。IRRT 和 IHD 继续应用肝素抗凝。

4. 治疗体会　该患者心脏术后出现 AKI，因出血凝血异常、血小板降低等原因不能应用全身

抗凝。但患者高凝状态，局部枸橼酸抗凝，透析管及滤器反复凝血，造成凝血物质及血小板进一步丢失，结合瓣膜及搭桥手术需要抗凝血治疗，应用肝素兼顾体外及体内同时抗凝。血小板升至 50×10⁹/L，加用抗血小板药物后，心肾功能改善。IRRT 不能持续应用肝素全身抗凝时，针对人工瓣膜加用华法林抗凝。该患者预后良好。

（阮彩霞）

参考文献

[1] 中国医院协会血液净化中心分会血管通路工作组. 中国血液透析用血管通路专家共识[J]. 中国血液净化, 2019, 18(6): 365-382.

[2] PROWLE J R, KIRWAN C J, BELLOMO R. Fluid management for the prevention and attenuation of acute kidney injury[J]. Nat Rev Nephrol, 2014, 10(1): 37-47.

[3] ABE M, MORIMOTO T, NAKAGAWA Y, et al. Impact of transient or persistent contrast-induced nephropathy on long-term mortality after elective percutaneous coronary intervention[J]. Am J Cardiol, 2017, 120(12): 2146-2153.

[4] SILVAIN J, NGUYEN L S, SPAGNOLI V, et al. Contrast-induced acute kidney injury and mortality in ST elevation myocardial infarction treated with primary percutaneous coronary intervention[J]. Heart, 2018, 104(9): 767-772.

[5] 共识专家组. 抗凝技术在危重症肾脏替代治疗应用的中国专家共识（2023 年版）[J]. 中华肾脏病杂志, 2023, 39(2): 155-164.

[6] 陈香美. 血液净化标准操作规程[M]. 北京: 人民军医出版社, 2010: 84.

[7] OSTERMANN M, JOANNIDIS M, PANI A, et al. Patient selection and timing of continuous renal replacement therapy[J]. Blood Purif, 2016, 42(3): 224-237.

[8] ZARBOCK A, KELLUM J A, SCHMIDT C, et al. Effect of early vs delayed initiation of renal replacement therapy on mortality in critically ill patients with acute kidney injury: The ELAIN randomized clinical trial[J]. JAMA, 2016, 315(20): 2190-2199.

[9] GAUDRY S, HAJAGE D, SCHORTGEN F, et al.

Initiation strategies for renal-replacement therapy in the intensive care unit［J］. N Engl J Med, 2016, 375（2）: 122-133.

［10］GAUDRY S, GROLLEAU F, BARBAR S, et al. Continuous renal replacement therapy versus intermittent hemodialysis as first modality for renal replacement therapy in severe acute kidney injury: A secondary analysis of AKIKI and DEAL-ICU studies ［J］. Crit Care, 2022, 26（1）: 93.

［11］GAUDRY S, HAJAGE D, MARTIN-LEFEVRE L, et al. Comparison of two delayed strategies for renal replacement therapy initiation for severe acute kidney injury（AKIKI 2）: A multicentre, open-label, randomised, controlled trial［J］. Lancet, 2021, 397 （10281）: 1293-1300.

［12］UCHINO S, BELLOMO R, MORIMATSU H, et al. Discontinuation of continuous renal replacement therapy: A *post hoc* analysis of a prospective multicenter observational study［J］. Crit Care Med, 2009, 37（9）: 2576-2582.

［13］FRÖHLICH S, DONNELLY A, SOLYMOS O, et al. Use of 2-hour creatinine clearance to guide cessation of continuous renal replacement therapy［J］. J Crit Care, 2012, 27（6）: 744. e1-744. e5.

［14］FLEMING G M, ASKENAZI D J, BRIDGES B C, et al. A multicenter international survey of renal supportive therapy during ECMO: The Kidney Intervention During Extracorporeal Membrane Oxygenation（KIDMO）group［J］. ASAIO J, 2012, 58（4）: 407-414.

［15］DADO D N, AINSWORTH C R, THOMAS S B, et al. Outcomes among patients treated with renal replacement therapy during extracorporeal membrane oxygenation: A single-center retrospective study［J］. Blood Purif, 2020, 49（3）: 341-347.

［16］HAN S S, KIM H J, LEE S J, et al. Effects of renal replacement therapy in patients receiving extracorporeal membrane oxygenation: A meta - analysis［J］. Ann Thorac Surg, 2015, 100（4）: 1485-1495.

［17］JIN H P, SEOHYUN P, ANNA L. Timing for initiation of sequential continuous renal replacement therapy in patients on extracorporeal membrane oxygenation［J］. Kidney Res Clin Pract, 2018, 37 （3）: 239-247.

［18］GORGA S M, SAHAY R D, ASKENAZI D J, et al. Fluid overload and fluid removal in pediatric patients on extracorporeal membrane oxygenation requiring continuous renal replacement therapy: A multicenter retrospective cohort study［J］. Pediatr Nephrol, 2020, 35（5）: 871-882.

第4节　主动脉内球囊反搏

主动脉内球囊反搏（intra-aortic balloon pump, IABP）是目前使用最广泛的经皮机械循环支持手段。在心脏功能减弱，不能持续产生有效泵血时，IABP 用于辅助心脏功能。IABP 通过在舒张早期充气来改善冠状动脉灌注，在收缩期放气来帮助减轻左室后负荷，从而在整个心脏周期中提供帮助。IABP 通常经股动脉置入，也可通过腋动脉、肱动脉等经皮或切开逆行置入。

一、知识要点

【IABP 装置的基本组成及原理】

1968 年 Kantrowitz 教授首次将 IABP 用于心原性休克的治疗并获得成功。IABP 的临床应用已有半个多世纪的时间。

IABP 装置包括一个带有泵的驱动控制台和一个通常经皮置入股动脉的双腔球囊导管，一个管腔用于压力监测，另一管腔用于输送氦气进出球囊。使用氦气是因为其黏度低（允许快速转移）和高血液溶解度（减少球囊破裂时气体栓塞的影响）。

IABP 辅助期间的血流动力学效应取决于心动周期中精确触发的球囊充气和放气所产生的反搏动，这些反搏动由驱动控制台通过压力或心电图触发进行控制。在主动脉瓣关闭后立即进行球囊充气，导致舒张压增加，使得冠状动脉灌注增加，从而改善心肌氧输送；在主动脉瓣开放之前球囊放气，产生真空效应，使得左室后负荷降低，从而减少心肌每搏功和需氧量。

【IABP 的适应证和禁忌证】

IABP 被认为是最简易的短期循环辅助

（mechanical circulatory support，MCS）模式。虽然它和临时左心室辅助装置或体外膜氧合（ECMO）相比，提供的血流动力学支持相对有限，但其易用性、安全性和广泛可用性使其成为一线的 MCS 装置。在过去的二十年中，由于 IABP 对于患者死亡率获益存在争议，其适应证已经减少。最新的美国心脏病学院（American College of Cardiology，ACC）和美国心脏协会（American Heart Association，AHA）指南仅对 ST 和非 ST 段抬高心肌梗死后发生难治性心原性休克（cardiogenic shock，CS）的患者提供 2A 级证据推荐。然而，目前的实践将这种 MCS 用于更多的临床场景，例如急性失代偿性心力衰竭伴低血压的患者、作为高危经皮冠状动脉介入治疗（PCI）的辅助治疗、因心肌梗死导致的机械并发症伴 CS、冠状动脉旁路移植（CABG）术后低心排，并作为顽固性心绞痛、心肌缺血、难治性心力衰竭或顽固性室性心律失常患者的过渡疗法。此外，IABP 可能有益于改善 VA-ECMO 引起的左心室扩张，或作为移植或左心室辅助装置（LVAD）植入的过渡疗法。

（一）心外科适应证

1. 术前预防应用于危重 CABG 患者，包括术前频发心绞痛、急性心肌梗死行急诊 CABG、术前 EF<30%、晚期风湿病及血流动力学不稳定、手术风险较大的患者。

2. 术后体外循环脱机困难，术后低心排。

3. 心脏移植手术的辅助治疗，术前心脏功能差及无供体心脏，术后低心排需要进一步辅助。

4. 人工心脏的过渡治疗。

（二）心内科适应证

1. 急性心肌梗死并发心原性休克，血压难以维持。

2. 不稳定型或变异型心绞痛持续 24 小时。

3. 急诊行心导管检查及介入治疗，心功能差，血流动力学不稳定。

4. 顽固性严重心律失常，药物治疗无效。

5. 难治性左心衰竭或弥漫性冠状动脉病变，不能行 CABG 者。

（三）IABP 临床应用指征

1. 心指数 <2L/（min·m^2）。

2. 平均动脉压 <60mmHg（8.0kPa，1mmHg=0.133kPa）。

3. 体循环阻力 >2 100dyn（0.021N，1dyn=10^{-5}N）。

4. 左房压 >20mmHg（2.7kPa），中心静脉压 >15cmH$_2$O（1.47kPa，1cmH$_2$O=0.098kPa）。

5. 尿量 <0.5ml/（kg·h）。

6. 末梢循环差，四肢发凉；精神萎靡，组织氧供不足，乳酸持续上升等。

（四）禁忌证

1. 主动脉夹层动脉瘤、腹主动脉瘤或胸主动脉瘤、窦瘤破裂及主动脉大动脉病理改变或大动脉有损伤者。

2. 严重主动脉瓣关闭不全。

3. 严重凝血功能障碍或存在肝素应用禁忌。

4. 周围血管疾病导致放置球囊导管困难。

5. 降主动脉和周围血管有人工材料。

【IABP 置入流程】

1. 开机，连接电源，检查氦气，连接压力传感器并归零，患者体表贴电极片或连接心电监护仪的心电输出端。

2. 物品准备（适宜的导管等），患者穿刺部位准备（备皮、消毒等）。

3. 常规经皮股动脉穿刺，穿刺成功后予肝素抗凝（0.3~0.5mg/kg）。

4. 经导丝插入扩张管/鞘管，测量球囊于体表定位并做标志，经导丝送入球囊。

5. 连接压力传感器、气泵，确定在球囊动脉内后开始反搏，固定导管于皮肤。

6. 避免使用过长连接管，影响压力波形精准；保持连续肝素静脉滴注，2~3ml/h 肝素化液体冲洗 IABP 球囊导管；密切持续观察穿刺点伤口及置管侧肢体血运情况。

【IABP 管理及注意事项】

1. 球囊位置　左锁骨下动脉远端（后前位胸部 X 线检查第二肋间）的胸降主动脉内。球囊与主动脉瓣之间保持一定容量，不能离主动脉瓣太远也不能阻碍左颈总动脉血流。此外，球囊导管应在肾动脉以上，以免影响肾动脉血流。

2. 球囊扩张的频率和幅度　可以通过球囊

泵控制台进行控制。充气比是指球囊充气次数与 QRS 波群数的比值,可以设置为 1:1、1:2 或 1:4。增强幅度可以从 10% 到 100% 不等。在正常使用期间,在 100% 增强时以 1:1 的充气比提供最大 IABP 支持。应定期检查球囊膨胀/球囊紧缩触发的时间,并在需要时进行调整,以优化所提供的支持。当前的控制台具有“自动运行”模式,该模式使用算法自动选择最佳心电图导联和触发源,以优化充气和放气时间。

3. IABP 触发模式　心电图(ECG)是优先使用的触发模式,选择 R 波高尖的最佳导联,QRS 波群低于 0.5mV 时不利于触发,也可通过调节心电图增益来提高 QRS 波群的辨识度;压力(PRESSURE)模式在不规则心律时建议使用,此时主动脉收缩压应在 50mmHg 以上,否则将影响触发;内机动(INTERNAL)模式只适用于室速、室颤和心脏骤停时,当患者有心输出量时切勿使用,该模式下默认速率 80 次/min,测得有效 QRS 波时自动启动 R 波放气。

4. IABP 时相调整　反搏频率选择 1:2 时便于比较波形进行时相调节。调整充气时相,使充气在动脉压力波形的降中峡处;调节放气时相,使球囊辅助收缩压低于未辅助收缩压。

5. 患者体位　患者床位抬高应≤20°,过度、激烈的体位变动可致球囊导管弯折,出现频繁报警,影响 IABP 运行,严重者甚至需要更换新的球囊导管。

6. 抗凝管理　置入 IABP 后,大多予肝素抗凝,维持活化凝血时间(ACT)在 150~180s,活化部分凝血活酶时间(APTT)在 50~70s。IABP 导管中心腔进行持续的压力监测,同时使用 3ml/h 的肝素盐水冲洗中心管保证其通畅。体外循环期间和术中、术后渗血多而心包纵隔引流管未拔除的患者,可暂时不用抗凝剂,待出血控制后开始抗凝。在准备撤除 IABP 时应停止肝素输注,以便在准备移除球囊导管时凝血功能恢复正常。

【IABP 撤除指征及流程】

(一)撤除指征

目前尚无统一的 IABP 撤除标准,可从以下几点来判断患者心功能恢复情况。

1. 因心力衰竭引起的低灌注现象消失。

2. 正性肌力药物使用最低剂量或撤除血管活性药物后病情稳定 >48h,尿量 >0.5ml/(kg·h)。

3. 心率 <100 次/min;平均动脉压(MAP)>70mmHg;收缩压 >90mmHg,循环稳定。

4. 球囊辅助期间记录的血压低于未辅助时的血压,所以在 IABP 撤除时血压的升高不能成为判断病情及能否成功撤除 IABP 的方法。

(二)撤除流程

1. 球囊在主动脉内保持搏动,根据循环状态可将触发比率逐渐下调(1:1 → 1:2 → 1:4)。

2. 球囊停止反搏后,在主动脉内留置应≤30 分钟,否则在气囊膜表面可能形成血凝块。

3. 球囊导管拔除方法　消毒插管部位,停止反搏,痛觉比较敏感的患者可局部麻醉,防止迷走反射发生,回撤球囊至鞘管近端时,一起拔出球囊导管和鞘管,近端出血 3~5s,让血栓流出体外,同时加压远端防止血栓流入,压迫 30min 后,用沙袋加压 6h。

4. 注意观察穿刺点远端下肢血运情况,腹股沟有无血肿。如有缺血症状,应尽快通过超声判断有无血栓,必要时及早进行取栓等干预。

二、研究进展

【IABP 与药物治疗的对比研究:IABP-SHOCK Ⅱ试验】

该研究为多中心、开放标签、前瞻性、随机对照试验。筛选急性心肌梗死合并 CS 的患者,将其分为 IABP 组和对照组,所有患者均接受早期血运重建(通过经皮冠状动脉介入治疗或 CABG)及最佳药物治疗。主要研究终点是 30 天全因死亡率,安全性评估包括大出血、外周缺血并发症、败血症和卒中。该研究团队后续还进行了 6 个月、12 个月及 6 年的随访研究。

2009 年 6 月 16 日—2012 年 3 月 3 日期间,IABP 组的 300 名患者和对照组的 298 名患者被纳入主要终点的分析。30 天时,IABP 组 119 例

（39.7%）和对照组 123 例（41.3%）患者死亡（IABP *RR*=0.96，95%*CI* 0.79~1.17，*P*=0.69）。此外，两组患者血流动力学稳定所需时间、监护室住院时间、血清乳酸水平、应用儿茶酚胺类药物治疗的时间和剂量、肾功能、大出血发生率（3.3% 和 4.4%）、外周缺血并发症发生率（4.3% 和 3.4%）、败血症发生率（15.7% 和 20.5%）和卒中发生率（0.7% 和 1.7%）等方面均无显著差异。

在完成 12 个月随访的 595 例患者中，IABP 组 299 例患者中 155 例（52%）死亡，对照组 296 例患者中 152 例（51%）死亡（*RR*=1.01，95%*CI* 0.86~1.18，*P*=0.91）。两组患者出现再次心肌梗死（*RR*=2.60，95%*CI* 0.95~7.10，*P*=0.05）、再次血运重建（*RR*=0.91，95%*CI* 0.58~1.41，*P*=0.77）和卒中（*RR*=1.50，95%*CI* 0.25~8.84，*P*=1.00）的发生率无显著差异。此外，两组中存活患者的生活质量指标也无显著差异（包括活动能力、自我护理、日常活动、疼痛或不适，以及焦虑或抑郁）。

随后，591 例（98.5%）患者的长期随访 6 年结果显示，两组病死率分别为 66.3%（IABP 组）和 67.0%（对照组），IABP 对患者 6 年的全因死亡率无影响。尽管同时进行了血运重建治疗，这类患者的死亡率仍然很高，2/3 的心原性休克患者死亡。

除样本量最大的 IABP Shock Ⅱ 研究外，还有一些研究也评估比较了 IABP 与药物治疗对急性心肌梗死合并 CS 患者的影响。总体而言，尽管血流动力学有所改善，但大多数据未能显示出 IABP 对患者生存率的有益影响。

【IABP 与多种经皮心脏辅助装置的对比研究】

IMPRESS（Impella Versus IABP Reduces Mortality in STEMI Patients Treated With Primary PCI in Severe Cardiogenic SHOCK）试验是一项随机、前瞻性、开放标签的多中心研究，48 例严重 AMI 合并 CS 患者被分配到 pMCS 组（*n*=24）或 IABP 组（*n*=24），接受 IABP 和 Impella 3.7L 经皮 MCS 装置支持的患者的 30 天死亡率分别为 50% 和 46%。还有一些小型试验（共 148 例患者）也

比较了 IABP 与一些经皮心脏支持装置的应用效果。目前来看，IABP 与其他经皮 MCS 装置的随机临床研究数据尚未显示出其在患者生存率方面的明显优势。

基于 IABP-SHOCK Ⅱ 等研究，2013 年，ACC/AHA ST 段抬高心肌梗死（STEMI）指南已将 IABP 用于药物治疗无效的急性心肌梗死合并心原性休克患者从 Ⅰ 类适应证降级为 Ⅱa 类适应证。2014 年欧洲血管重建指南将 IABP 的推荐级别由 Ⅱb 类降为 Ⅲ 类，不建议在 CS 患者中常规应用 IABP。《中国经皮冠状动脉介入治疗指南（2016）》指出，推荐 ACS 合并机械并发症患者在发生血流动力学不稳定或心原性休克时置入 IABP（Ⅰa），在严重无复流患者中，IABP 有助于稳定血流动力学（Ⅱa）。2020 年欧洲心脏学会指南推荐：对于无 ACS 所致机械并发症的 CS 患者，不推荐常规应用 IABP（Ⅲ）；对于出现 NSTE-ACS 相关的机械并发症的患者，可考虑使用 IABP（Ⅱa）。急性心肌梗死相关机械并发症包括乳头肌功能不全、腱索断裂导致急性二尖瓣反流，室间隔穿孔，以及游离壁破裂。

《急性 ST 段抬高心肌梗死诊断和治疗指南（2019）》将常规使用 IABP 推荐级别降为 Ⅱb 类，仅推荐在药物治疗效果不好的 CS、AMI 合并急性二尖瓣反流、室间隔穿孔等机械并发症的情况下考虑应用。《急性心肌梗死合并心原性休克诊断和治疗中国专家共识（2021）》提出，考虑到 IABP 是我国目前应用最为快速、便捷的 pMCS，在 AMI/CS 急诊情况下可首先考虑使用。血容量充足的前提下，当联合应用较大剂量血管活性药物治疗后，血流动力学仍不能迅速稳定时，应考虑快速启动 IABP 支持治疗；如合并冠状动脉高危病变、严重左心室功能受损时，也应早期启动 IABP。

三、实用技巧

【IABP 相关不良事件及处理】

IABP 相关不良事件分类、临床表现及处理措施见表 4-4-1。

表 4-4-1　IABP 相关不良事件

时间	不良事件	临床表现	相应处理
球囊置入时	肢端缺血	插管侧远端脉搏减弱或消失、下肢凉而苍白或皮肤花斑。常见于老年（>70 岁）和女性	密切观察，加强组织氧供等监测，根据临床判断是否尽早拔出导管
	不能插入球囊导管	血管弯曲或严重阻塞性病变，常见于老年患者	超声引导或介入下尝试使用超滑导丝协助安置
	球囊不能膨胀或很难膨胀	舒张期增大波细小甚或缺如。可能由于球囊本身的特性或未完全拔出管鞘所致	鞘管较长者应适当拔出，可部分留在皮肤外
	动脉损伤或穿孔	临床表现不明显，尸检时发现髂总动脉穿孔和形成巨大腹膜血肿	如果怀疑动脉损伤或穿孔，应显露受损血管进行手术修补
	主动脉夹层	背痛，左、右肢体脉搏和血压不对称、肾功能减退、胸痛加重和神经症状	如果球囊导管置管中遇到阻力，即使很短暂，也应高度怀疑此并发症。应立即停止反搏，拔出球囊，必要时手术修复主动脉
球囊反搏时	血栓形成或栓塞	导管血凝块直接播散	适当的肝素化，其他治疗取决于并发症的部位及临床表现。必要时拔出球囊导管
	感染	局部和全身	无菌操作、每天观察插管部位和更换敷料。如果发生菌血症或败血症，应拔出球囊导管，同时更换其他血管内导管
	出血 / 血肿	导管置入处周围出血和血肿	由于肝素治疗和血小板减少症引起。持续性出血可通过直接压迫止血，必要时拔出球囊和直接修补动脉
	血小板减少症	血小板数量减少与反搏时间有关	停止反搏后，血小板计数常很快恢复正常
	球囊破裂 / 穿孔	长期驱动（2 周以上）与血管内钙化部位摩擦等	IABP 拔除，必要时进行外科手术处置
球囊拔出时	出血	导管置入部位出血	用力手压出血点直到止血为止。穿刺部位放上沙袋长时间压迫，卧床 12h。肝素化完全逆转后发生的持续出血或血肿需要手术探查并修补动脉
	血栓栓塞	拔管时血凝块脱落	拔管后应仔细观察患者 24h，观察是否出现该并发症的症状和体征，必要时尽快取栓治疗

四、实战病例

在所有 MCS 中，IABP 被认为具有更好的安全性，但仍存在一些并发症。一项针对应用 IABP 的患者的注册登记研究，报道了其主要并发症发生率为 2.6%，包括出血、血管并发症和肢体缺血、感染、卒中、IABP 相关死亡和 IABP 功能障碍，相关的危险因素为：女性、糖尿病、外周动脉疾病、体表面积小（<1.65m² ）及年龄≥75 岁等。以下两例患者均出现了较为罕见的 IABP 并发症。

【IABP 患者出现内脏缺血的个案报道】

1. 病例介绍　患者男性，60 岁（身高 168cm，体重 64kg，体重指数 22.6kg/m² ），有高血压、高血脂和既往心肌梗死病史，在工作时突发心脏骤停。

急救人员赶到,发现患者出现室性心动过速,经过两次除颤后患者心搏复律,随后被转运至三级医院,情况稳定。冠状动脉造影显示患者为严重的冠脉三支病变,紧急行 CABG。关胸时,心输出量下降。外科医生在经食管超声心动图引导下放置了 IABP。

术后第 2 日,患者出现腹痛和腹胀,并伴有血容量不足,需要血管活性药物支持。尿量减少（20~30ml/h）,下肢凉并有花斑,但足背脉搏仍可触及。血液检查显示乳酸性酸中毒,乳酸水平为 8.95mmol/L。肝酶升高（谷草转氨酶 8 533U/L、谷丙转氨酶 3 326U/L、乳酸脱氢酶 8 214U/L）,国际标准化比值从 1.1 升至 2.2。紧急行腹部 CT 显示升结肠壁增厚和积气,IABP 侵占了大部分腹主动脉管腔（图 4-4-1）。诊断为 IABP 错位导致肠缺血和肝损伤。

立即撤除 IABP 后,患者接受了紧急开腹手术,包括回盲部切除术、末端回肠造口术和黏液瘘管。患者在重症监护室住院 9 天,于开腹手术后第 27 天出院回家,情况良好。

2. 诊治要点和难点　这个患者最初被认为是 IABP 发生移位导致的肠道缺血并发症,但通过术后患者的胸部 X 线片显示,IABP 导管的尖端位置与左锁骨下动脉的距离在理想范围,而且常规推算下,IABP 的球囊长度是大于患者左锁骨下动脉与腹腔干之间的距离（根据身高、体表面积和主动脉直径来推算）。最终发现这是一例由于解剖变异而不是 IABP 移位引起的内脏缺血病例。

3. 治疗体会　针对此类罕见的严重并发症,及早识别非常重要。一旦出现腹痛、腹胀、肝酶升高或乳酸升高等迹象时,需要立即考虑可能存在内脏缺血。适当的培训和监测对于避免这些并发症,以及进行及时诊治至关重要。

【IABP 置入导致主动脉损伤的个案报道】

1. 病例介绍　患者男性,57 岁,因"呼吸困难和胸部不适"入院,既往病史包括高血压、高脂血症、慢性肾脏病、周围血管疾病、充血性心力衰竭及既往需 PCI 或 CABG 治疗的冠心病。超声心动图显示左心室功能严重下降,左心室射血分数为 10%~15%。该患者已植入体内心脏复律除颤器来预防猝死。鉴于就诊时出现急性失代偿性心力衰竭,患者被送入心脏重症监护室,应用多巴酚丁胺和去甲肾上腺素来维持血流动力学稳定。

4 天后,患者病情稳定并逐渐减少正性肌力药物用量,应用低剂量多巴酚丁胺 [5μg/(kg·min)] 维持循环稳定,并转移到病房进行心脏移植候选资格评估。3 天后,患者出现下肢水肿、呼吸困难、血清肌酐升高。决定在导管室进行血流动力学评估,Swan-Ganz 导管显示心原性休克进一步恶化,心指数为 1.3L/(min·m²),因此决定放置 IABP。在导管室将 40ml IABP 球囊

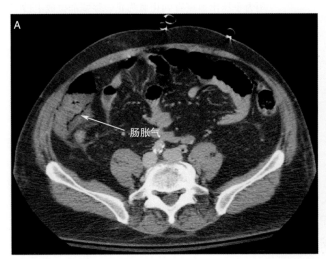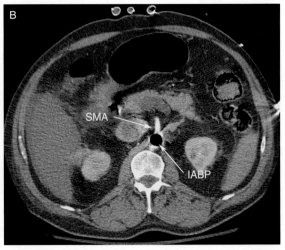

图 4-4-1　患者腹部 CT 表现
CT 显示患者升结肠胀气（A）,IABP 堵塞肠系膜上动脉（SMA）开口（B）。

顺利置入右股动脉，并 1 : 1 辅助。IABP 置入后，平均动脉压从 59mmHg 改善至 82mmHg。无急性并发症，血管造影下 IABP 球囊导管定位合适。胸部 X 线检查显示球囊导管尖端距主动脉结 1.6cm，随后在离开导管室之前重新定位到距离主动脉结 2~3cm 处。

术后大约 15 小时，患者诉剧烈的撕裂性胸痛，并放射到肩胛骨之间的背部，从疼痛特征上排除胸膜炎的可能。患者血流动力学尚且稳定，IABP 持续反搏状态。心电图（ECG）未显示缺血性变化，血清肌钙蛋白水平正常，床旁超声心动图评估与入院相比没有变化。CT 主动脉血管造影发现锁骨下动脉起点以下的撕裂破口及壁内血肿，报告为急性 B 型主动脉夹层。

请血管科会诊，建议紧急行胸主动脉腔内修复术（TEVAR）以防止病变进一步进展。在超声引导下通过左股总动脉进入，并进行血管造影加血管内超声（IVUS）以测量主动脉腔。放置 31mm×15cm 的胸主动脉血管内覆膜支架，覆盖缺损并向远端延伸至降主动脉。选择较长的覆膜支架以确保 IABP 运行。手术顺利，没有出现任何并发症，除了覆膜支架展开时将 IABP 向下重新定位外，IABP 一直处于工作状态。再次成像未显示病变扩展。

IABP 在 TEVAR 术后的第 1 天撤除。随后，给患者安置了双心 Impella 进行辅助。遗憾的是，患者拒绝了用于桥接心脏移植的进一步积极治疗，2 天后因心原性休克和多脏器衰竭死亡。

2. 诊治要点和难点　该患者在 IABP 辅助期间出现了严重血管并发症，患者主动脉出现小撕裂，并伴有降主动脉壁间血肿。主动脉穿孔和夹层是 IABP 置入的罕见并发症，仅有少数的文献报道。

该患者存在一些夹层高风险因素，例如动脉粥样硬化疾病及长期高血压病史。IABP 提供的血流动力学改变可能加剧了既往潜在病变的进展。此外，胸部 X 线检查显示 IABP 导管尖端距主动脉结约 1.6cm。虽然不是最佳定位，但血管造影最初并未显示 IABP 放置时主动脉壁出现并发症，随后进行了重新定位。较早的研究提出了

由于主动脉壁上球囊膨胀的侧向力和剪切力而形成夹层动脉瘤而非内膜损伤引发的可能性。然而，鉴于这种并发症的发生率较低，对所有可能的相关机制的确定是有限的。更重要的是，在本例中，即使在 IABP 血流动力学依赖性的情况下，对病情的早期识别也能带来安全的血管内治疗方法。

3. 治疗体会　IABP 作为 MCS 仍然是一种应用广泛且不断增长的使用方式，具有可接受的安全性。然而，它的使用并不能免除风险。临床医生应警惕因置入 IABP 而继发主动脉损伤的可能性，以及随后出现的假性动脉瘤、撕裂、壁内血肿，甚至主动脉破裂。

（郝 星）

参考文献

［1］KANTROWITZ A, TJONNELAND S, FREED P S, et al. Intraaortic balloon pumping［J］. JAMA, 1968, 203（11）: 988.

［2］HUU A L, SHUM-TIM D. Intra-aortic balloon pump: current evidence & future perspectives［J］. Future Cardiol, 2018, 14（4）: 319-328.

［3］COMBES A, PRICE S, SLUTSKY A S, et al. Temporary circulatory support for cardiogenic shock［J］. Lancet, 2020, 396（10245）: 199-212.

［4］IHDAYHID A R, CHOPRA S, RANKIN J. Intra-aortic balloon pump: Indications, efficacy, guidelines and future directions［J］. Curr Opin Cardiol, 2014, 29（4）: 285-292.

［5］THIELE H, ZEYMER U, NEUMANN F J, et al. Intraaortic balloon support for myocardial infarction with cardiogenic shock［J］. N Engl J Med, 2012, 367（14）: 1287-1296.

［6］THIELE H, ZEYMER U, NEUMANN F J, et al. Intra-aortic balloon counterpulsation in acute myocardial infarction complicated by cardiogenic shock（IABP-SHOCK Ⅱ）: Final 12 month results of a randomised, open-label trial［J］. Lancet, 2013, 382（9905）: 1638-1645.

［7］THIELE H, ZEYMER U, THELEMANN N, et al. Intraaortic balloon pump in cardiogenic shock complicating acute myocardial infarction: Long-term 6-year outcome of the randomized IABP-SHOCK Ⅱ trial[J]. Circulation, 2019, 139(3): 395-403.

[8] PRONDZINSKY R, UNVERZAGT S, RUSS M, et al. Hemodynamic effects of intra-aortic balloon counterpulsation in patients with acute myocardial infarction complicated by cardiogenic shock: the prospective, randomized IABP SHOCK trial[J]. Shock, 2012, 37(4): 378-384.

[9] OHMAN E M, NANAS J, STOMEL R J, et al. Thrombolysis and counterpulsation to improve survival in myocardial infarction complicated by hypotension and suspected cardiogenic shock or heart failure: Results of the TACTICS Trial[J]. J Thromb Thrombolysis, 2005, 19(1): 33-39.

[10] OUWENEEL D M, ERIKSEN E, SJAUW K D, et al. Percutaneous mechanical circulatory support versus intra-aortic balloon pump in cardiogenic shock after acute myocardial infarction[J]. J Am Coll Cardiol, 2017, 69(3): 278-287.

[11] BURKHOFF D, COHEN H, BRUNCKHORST C, et al. A randomized multicenter clinical study to evaluate the safety and efficacy of the TandemHeart percutaneous ventricular assist device versus conventional therapy with intraaortic balloon pumping for treatment of cardiogenic shock[J]. Am Heart J, 2006, 152(3): 469. e1-469. e8.

[12] THIELE H, SICK P, BOUDRIOT E, et al. Randomized comparison of intra-aortic balloon support with a percutaneous left ventricular assist device in patients with revascularized acute myocardial infarction complicated by cardiogenic shock[J]. Eur Heart J, 2005, 26(13): 1276-1283.

[13] O'GARA P T, KUSHNER F G, ASCHEIM D D, et al. 2013 ACCF/AHA guideline for the management of ST-elevation myocardial infarction: executive summary: A report of the American College of Cardiology Foundation/American Heart Association Task Force on Practice Guidelines[J]. Circulation, 2013, 127(4): 529-555.

[14] WINDECKER S, KOLH P, ALFONSO F, et al. 2014 ESC/EACTS Guidelines on myocardial revascularization: The Task Force on Myocardial Revascularization of the European Society of Cardiology(ESC) and the European Association for Cardio-Thoracic Surgery(EACTS) Developed with the special contribution of the European Association of Percutaneous Cardiovascular Interventions(EAPCI) [J]. Eur Heart J, 2014, 35(37): 2541-2619.

[15] COLLET J P, THIELE H, BARBATO E, et al. 2020 ESC Guidelines for the management of acute coronary syndromes in patients presenting without persistent ST-segment elevation[J]. Eur Heart J, 2021, 42 (14): 1289-1367.

[16] FERGUSON J R, COHEN M, FREEDMAN R J, et al. The current practice of intra-aortic balloon counterpulsation: Results from the Benchmark Registry[J]. J Am Coll Cardiol, 2001, 38(5): 1456-1462.

[17] STONE G W, OHMAN E M, MILLER M F, et al. Contemporary utilization and outcomes of intra-aortic balloon counterpulsation in acute myocardial infarction: The Benchmark Registry[J]. J Am Coll Cardiol, 2003, 41(11): 1940-1945.

[18] RIVARD J, VERGIS A, KASSUM D. Case report of visceral ischemia: The "tail" of an intra-aortic balloon pump[J]. J Thorac Cardiovasc Surg, 2008, 135(5): 1167-1168.

[19] MIJARES-ROJAS I A, TRUJILLO L G, LECOMPTE-OSORIO P A, et al. Aortic dissection from an intra-aortic balloon pump: A dangerous complication to keep in mind[J]. Cureus, 2023, 15(5): e39122.

第5节　体外生命支持

体外生命支持（extracorporeal life support, ECLS）是针对重度心肺功能衰竭使用体外机械设备提供数天到数月（部分或者全部）心肺功能支持的一种生命支持技术。体外生命支持在临床中主要指体外膜氧合（extracorporeal membrane oxygenation, ECMO）技术，ECMO 依靠插管将患者血液引流至体外，经人工膜肺进行气体交换后再回输患者体内，能够短期（几天或几周）替代心脏或/和肺功能，为机体提供呼吸辅助和循环辅助。

根据辅助目的不同，ECMO 主要分为 VV（veno-venous）和 VA（veno-arterial）模式，VV 模式提供呼吸支持，血液从大的中心静脉或右心房引出,血液氧合后回流到循环的静脉侧;而 VA 模式提供循环支持,氧合血回流至主动脉或其他动脉血管。常规的 ECMO 模式具有一定局限性。例如 VA-ECMO 可能不能提供足够的心脏和大脑氧合,尤其是在外周插管中。同样,如果 VV-ECMO 患者心功能下降,可能需要额外的循环支持。VAV（veno-arterio-venous）等 ECMO 联合模式旨在解决这些挑战。在 VAV 模式中,静脉血经过血泵和人工膜肺后,血液回流到右心房（或腔静脉）和动脉系统,为机体同时提供呼吸和循环支持。根据插管插入位置不同可分为中心插管和外周插管,中心插管主要指通过升主动脉和右心房插管建立的 ECMO,多适用于无法脱离心脏外科手术体外循环患者,也可用于因外周血管疾病引起的血管纤细或畸形患者;外周插管是指通过外周血管建立的 ECMO,其中外周血管主要包括股动静脉、颈动静脉和腋动脉。

近年来,ECMO 在国内迅猛发展,北京安贞医院侯晓彤教授在 2023 年中国医师协会体外生命支持分会的年会上汇报了最新国内 ECMO 统计数据,显示了在 2022 年国内 676 个医疗中心共

运行 ECMO 13 491 例（图 4-5-1）,与 2021 年相比增长约 27%。而不同模式的例数和生存率显示（表 4-5-1）,与全球注册数据相比较,国内呼吸辅助比例较低,且儿童和新生儿的 ECMO 辅助例数较低,提高 ECMO 规范化的救治质量以挽救更多生命垂危患者仍然是今后各个 ECMO 中心的努力方向。

ECMO 不仅在临床救治患者中体现了巨大的价值,为患者争取到了宝贵的救治时间,同时也反映了其背后临床医学中心的整体综合实力,体现了国家和社会对于维护人民群众生命健康的宝贵承诺。围绕 ECMO 的救治往往需要多临床学科、多层次、跨越理论与实践的结合,ECMO 专家往往可以作为领导者或协调员对患者的多学科救治流程做出充分的评估和设计管理。虽然很多 ECMO 领域的理论和循证医学证据仍然相对不足,但 ECMO 作为挽救性治疗措施的有效结果是不可否认的。ECMO 的学习过程异常艰辛,同时它的临床实践道路也有众多荆棘障碍,衷心希望本文通过对相关知识点的梳理为有志于 ECMO 事业的临床工作者提供一些有益的思路。

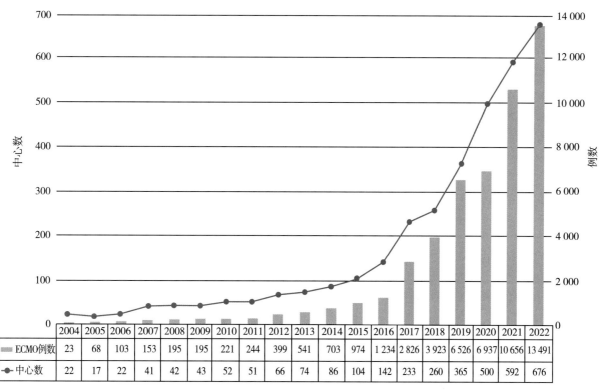

	2004	2005	2006	2007	2008	2009	2010	2011	2012	2013	2014	2015	2016	2017	2018	2019	2020	2021	2022
ECMO例数	23	68	103	153	195	195	221	244	399	541	703	974	1 234	2 826	3 923	6 526	6 937	10 656	13 491
中心数	22	17	22	41	42	43	52	51	66	74	86	104	142	233	260	365	500	592	676

图 4-5-1　2004—2022 年全国上报 ECMO 例数及中心数

表 4-5-1 国内上报的不同年龄和模式下 ECMO 例数和生存率

患者/适应证	2022 年专委会调查数据		2021 年专委会调查数据		2020 年专委会调查数据		ELSO 全球注册数据	
	例数（%）	生存率	例数（%）	生存率	例数（%）	生存率	例数（%）	生存率
成人								
呼吸	3 234（25.4%）	49.66%	2 394（24.3%）	53.6%	1 709（26.5%）	54.5%	50 112（44.8%）	58.6%
心脏	6 723（52.8%）	50.84%	5 464（55.4%）	52.5%	3 487（54.1%）	51.6%	47 130（42.2%）	46.2%
ECPR	2 767（21.7%）	25.33%	2 002（20.3%）	27.6%	1 247（19.4%）	27.6%	14 509（13.0%）	30.8%
儿童								
呼吸	138（20.3%）	63.77%	126（18.7%）	59.5%	82（19.4%）	46.3%	12 784（35.5%）	61.6%
心脏	419（61.7%）	60.38%	422（62.5%）	60.0%	245（57.9%）	55.9%	16 471（45.8%）	55.2%
ECPR	122（18.0%）	31.97%	127（18.8%）	39.4%	96（22.7%）	52.1%	6 729（18.7%）	41.9%
新生儿								
呼吸	35（39.8%）	57.14%	46（38.0%）	58.7%	31（43.7%）	74.1%	34 952（72.3%）	72.9%
心脏	47（53.4%）	70.21%	65（53.7%）	43.1%	29（40.8%）	41.4%	10 802（22.3%）	44.9%
ECPR	6（6.8%）	50.00%	10（8.3%）	50.0%	11（15.5%）	18.1%	2 619（5.4%）	43.2%

注：ELSO 数据为截至 2023 年 4 月总例数。ELSO，国际体外生命支持组织；ECPR，体外心肺复苏。

一、知识要点

【ECMO 生理】

在 VV-ECMO 中，ECMO 与自身心肺呈串联状态，与静脉血液回流呈平行状态，来自 ECMO 灌注回路的氧合血和静脉回流的自身静脉血在右心混合后，形成混合静脉血，经肺血管后进入左心室，为机体提供氧合血。机体的氧供（DO_2）取决于心输出量（CO）与动脉血液中的氧含量（CaO_2），心输出量与前负荷（容量）、后负荷（血压）及心肌收缩力（心脏功能）相关，而动脉血氧含量与血红蛋白水平及动脉血氧饱和度相关。相关公式如下。

$$CaO_2=Hb \times SaO_2 \times 1.34+0.003 \times PaO_2$$
$$DO_2=CO \times CaO_2 \times 10$$
$$氧耗（VO_2）=CO \times （SaO_2-SvO_2） \times DO_2$$

正常情况下 DO_2 与 VO_2 的比例为 5∶1，当 DO_2 与 VO_2 的比例低于 2∶1 时机体将处于严重缺氧、糖酵解的状态，乳酸水平明显升高，机体不能耐受。在 ECMO 辅助中，需要将 DO_2 与 VO_2 的比例调整为大于 3∶1。

假定肺完全无功能状态，没有再循环，混合静脉血就流经肺循环和左心室进入主动脉系统。需要理解的是，进入右心系统的是两股血流的混合血液，有如下公式。

$$混合静脉血流量 \approx CO=a+b$$
$$100\% \times a+ 静脉血氧饱和度 \times b=（a+b） \times$$
$$动脉血氧饱和度$$

其中 CO 是心输出量，a 是 ECMO 灌注流量，b 是未经 ECMO 氧合的自身静脉血流量。

VV-ECMO 中，通过输入管道注入右房的动脉血总有一部分被重新通过静脉输出管吸入 ECMO 循环管路，此部分动脉血未进入机体有效肺循环而重回 ECMO 系统，故称之为再循环。再循环降低了 ECMO 的有效性，影响再循环的因素主要包括：插管配置和定位、插管尺寸、泵速、ECMO 流量、体内容量、胸内压和腹内压。

在经股动静脉插管的外周 VA-EMCO 中，如果患者的心功能已有所恢复，而又存在严重肺功能障碍，心脏就会把氧合较差的血液泵出供给冠状动脉和大脑，而 ECMO 输出端管路中的充分氧合的血液只能到达患者躯体的下半部分，形成差异性低氧（即南北综合征）。形成南北综合征的患者往往体重大、氧耗大且 SvO_2 较低，首先尝试内科方式来解决，如改善肺氧合、降低氧耗和容量负平衡等方式，其次可以通过 VAV 模式、腋动脉插管、股静脉插管上调和 VVA 模式来改善上半身缺氧问题。

【VA-ECMO 对左心室的影响和左心减压】

VA-ECMO 将右心房的静脉血液引流到动脉系统，降低了右心室前负荷，尤其适用于右心衰患者，但对左心室的影响较为复杂。VA-ECMO 应用后，前负荷会减少，实际动脉系统灌注血流量可能增加，如果外周阻力和左室收缩力是固定的，那么左心室后负荷会增加。左室克服后负荷增加的唯一途径是通过 Starling 机制增加左心室充盈，左室舒末压、左房压和肺毛细血管楔压（PCWP）会升高。在临床实践中，随着 ECMO 放置使平均动脉压升高后，缩血管药物剂量可以逐步减少，从而降低外周阻力，减少心肌耗氧，同时，采取积极负平衡策略，减轻心脏的容量负荷。

在心原性休克患者应用 ECMO 后，仍有部分患者左心室无法对抗左心室后负荷而需要采取左心减压措施。30%~70% 接受 VA-ECMO 治疗的患者出现后负荷增加，与死亡率增加相关。左心减压的主要目标是预防或治疗临床表现的并发症，促进左室恢复，降低左室舒张末压（LVEDP），减少肺淤血。目前缺乏高质量的数据来指导哪些 VA-ECMO 患者可能从左心减压中获益，早期积极左心减压也许可以降低死亡风险，但左心减压装置的使用可能与显著的出血和血管并发症、溶血和凝血障碍有关，这种风险和效益的平衡需要把握。左心减压指征包括：血流动力学指标（肺动脉毛细血管楔压 >18mmHg，脉压 <15mmHg）；超声心动图指标（左心室增大、左室腔内血液淤滞、左心室血栓、主动脉瓣未开放、左心室流出道流速时间积分 VTI<10cm）；临床症状（肺水肿、难治性室性心律失常）。减压措施包括降低 ECMO 流量、负平衡策略、增加血管活性药物使

用和其他机械减压手段。机械左心减压包括外科插管引流（通过右肺上静脉、左心尖）、房间隔造瘘、肺动脉引流、IABP 和 Impella，其中 IABP 是最常用的减压手段，但两篇荟萃分析报道联合 IABP 与单独 ECMO 患者的死亡率未有显著差别。

【ECMO 的选择、适应证和禁忌证】

VA-ECMO 的适应证在不断发展。在过去十年中，主要适应证从心脏外科术后休克（由外科医生治疗）转变为多因素心原性休克和 / 或心脏骤停（在包括心脏病专家或主要由心脏病专家组成的多学科团队中治疗）。体外辅助心肺复苏（extracorporeal cardiopulmonary resuscitation，ECPR）指在心脏骤停后自主循环恢复（ROSC）之前启动的 ECMO，是 VA-ECMO 的重要适应证，有别于心脏骤停后心原性休克的 ECMO。ECPR 必须比任何其他形式的 ECMO 更快地启动，通常在不完全了解患者是否适合体外支持的情况下。ECPR 纳入标准包括：年龄 <70 岁、室颤或室速的初始心律、有目击的心脏骤停、5 分钟内进行心肺复苏术、未能在 CPR 开始后 15 分钟内达到 ROSC。

心原性休克和心脏骤停是 VA-ECMO 的重要适应证，适用于难以纠正的心原性休克状态，但不同中心对启动 ECMO 的具体时机不一。Ostadal 等多中心随机对照的心原性休克患者研究纳入标准：①迅速恶化的心原性休克（SCAI D/E 期，见表 5-1-6）时，进行性血流动力学不稳定，需要反复大剂量给药以维持平均动脉压 ≥50mmHg 或左心室收缩功能受损（LVEF<35% 或严重二尖瓣反流 / 主动脉瓣狭窄时 LVEF 在 35%~55%）；②严重心原性休克（SCAI D 期，见表 5-1-6）时，血流动力学心指数 <2.2L/（min·m²）+ 去甲肾上腺素 >0.1μg/（kg·min）+ 多巴胺 >5μg/（kg·min），或收缩压 <100mmHg+ 去甲肾上腺素 >0.2μg/（kg·min）+ 多巴胺 >5μg/（kg·min）+（LVEF<35% 或 LVEF 35%~55% 时二尖瓣反流 / 主动脉瓣狭窄），代谢指标中乳酸 ≥3mmol/L 至少 30 分钟或 SvO$_2$<50% 至少 30 分钟。明确 ECMO 在心原性休克的启动时机仍需要更多充分的证据支持，尤其是多中心、前瞻性的研究，不同医疗中心 ECMO 的启动时机纳入标准不同造成了临床指导的困难，2019 年的美国心血管造影和介入学会（Society for Cardiovascular Angiography and Interventions，SCAI）心原性休克分期和 2022 年更新的指南和指标为临床和心原性休克的研究提供了较好的统一平台。

（一）VA-ECMO 适应证

1. 心脏骤停（体外心肺复苏）。

2. 以下各种原因造成的心原性休克。

（1）急性心肌梗死。

（2）急性心肌炎。

（3）进展性心肌病，缺血性或非缺血性。

（4）肺栓塞后急性右心衰。

（5）肺部疾病导致的进展性右心衰。

（6）先天性心脏病。

（7）心脏移植围手术期。

（8）心脏毒性药物过量。

（9）脓毒性心肌病。

（10）难治性室性心动过速。

（11）左心辅助期间右心衰。

（12）心脏外科手术无法脱离体外循环。

3. 肺移植手术。

4. 高危 PCI、射频消融或心脏瓣膜介入等导管室手术。

（二）禁忌证

1. 严重不可逆的非心脏器官衰竭（如严重缺氧脑损伤或转移性癌症）。

2. 不考虑心脏移植或心室辅助装置的不可逆心力衰竭。

3. 主动脉夹层。

4. 中重度主动脉瓣关闭不全。

5. 存在不能纠正的出血或严重凝血功能紊乱。

在 2009 年 H$_1$N$_1$ 流行性感冒流行期间，VV-ECMO 开始被用于治疗肺部疾病。CESAR 试验应运而生，这项发表于 2009 年 10 月的随机研究表明，与传统机械通气相比，6 个月时死亡或严重残疾的发生率有显著改善，但 CESAR 研究中 ECMO 组未接受 ECMO 的患者比例高且对照组中没有肺保护通气。2017 年进行的另一项关于 ECMO 挽救严重 ARDS 肺损伤（EOLIA）试验,纳入标准为:①满足欧美对 ARDS 的共识定义;②有创通气 <7 天;③$PaO_2/FiO_2<50mmHg$ 大于 3 小时,或 $PaO_2/FiO_2<80mmHg$ 大于 6 小时,或 $pH<7.25$、$PaCO_2>60mmHg$ 大于 6 小时且呼吸频率增加至 35 次/min、平台压 <32cmH_2O,结果显示尽管 60 天死亡率的主要结局没有差异,但在 ECMO 队列中,死亡或治疗失败的次要结局（在对照组中定义为死亡或转入 ECMO）显著改善。需要注意的是,对照组转入紧急 ECMO 的比例为 28%,EOLIA 研究方案包括在研究入组前后使用肺保护策略、俯卧位,以及神经肌肉阻断剂。在 COVID-19 疫情中,ECMO 抢救危重患者发挥了重要作用,但在医疗资源极度紧张的条件下,仍需要充分考虑 ECMO 疫情下应用认知的演进和医疗中心 ECMO 资源和治疗效果。2020 年基于体外生命支持组织（ELSO）的数据库对 1 035 位因 COVID-19 继发呼吸功能不全接受 VV-ECMO 患者进行了队列研究,显示 ECMO 后 90 天预计累积住院死亡率为 37.4%。在一项基于注册的队列研究中的 7 345 例与 COVID-19 相关急性呼吸衰竭患者中,在 $PaO_2/FiO_2<80mmHg$ 的患者中,ECMO 与常规机械通气的依从调整死亡率分别为 26.0%（95%CI 24.5%~27.5%）和 33.2%（95%CI 31.8%~34.6%）,年龄、低氧严重状态、机械通气的持续时间和强度是治疗效果的调节因素,在决定对 COVID-19 患者启动 ECMO 时应予以考虑。保护性肺通气（潮气量为 4~8ml/kg 预测体重,通常初始目标为 6ml/kg,平台气道压力为 30cmH_2O 或更低）和俯卧位通气已证明有利于 ARDS 患者的生存,但这些参数的最优目标、最优个性化的设置、在这些目标范围内的维持时间、辅助治疗（如俯卧位、神经肌肉阻滞）带来额外的益处、开始和撤除患者的 ECMO 支持的时机和这些策略对长期结果的影响,都需要进一步研究。

（三）VV-ECMO 的适应证

1. 严重 ARDS。

2. 桥接肺移植。

3. 慢性阻塞性肺疾病急性加重。

【ECMO 准备和操作】

ECMO 的物品准备是 ECMO 团队建设的基础,包括 ECMO 机器和附属设备的安全放置和维护,并且膜肺、泵头、管道、接头等耗材的有序管理也极其重要,尤其是院内或院外 ECPR 时需要紧急将已备好的设备与耗材推送至施救地点。

（一）切开放置 ECMO 物品准备

1. 消毒用物　无菌换药盘、无菌纱布、碘伏。

2. 头灯、无菌手术衣、无菌口罩、无菌纱布适量。

3. 电刀、电极片预先贴好位置。

4. ECMO 器械包　其中包括笔式针持、至少 4 把管钳、中弯钳、血管阻断钳、拉钩、组织撑开器等特殊器械。

5. 针线　①刀片（切皮用）;②1 号、7 号慕丝线;③Prolene 5-0（小针）×6;④大圆针和角针（条件允许首选带针缝线）。

（二）步骤

1. 患者平躺,大腿外展 30°,消毒切开处皮肤,上平脐部下至膝盖处,两侧腹股沟均消毒。

2. 铺单,一侧直接覆盖,另一侧暴露切开处皮肤。

3. 行纵切口,依次切开皮肤、皮下,剪开血管鞘游离出股动静脉血管。

4. 暴露出合适长度血管,于动静脉分别预置荷包线。

5. 穿刺针穿刺血管,经过皮下进入穿刺荷包线中点进入血管内。

6. 插管时,导管后方的保护套和导引导丝需有一人固定,插管顺导引导丝进入血管。首先放置股静脉插管再放置动脉插管,动脉选择股总动脉插管,以避免下肢缺血,导管插入 10cm 即可,插好后收紧预置荷包线打结。

7. 插管完毕后连接 ECMO 管路,开始运转,局部固定插管。

8. 使用 6F 动脉鞘顺血流方向放置于股浅动脉作为远端动脉灌注管,利用两头阳连接管连接远端灌注与 ECMO 动脉管路,其后行下肢血管超声,并监测下肢 NIRS。

9. 检查有无出血,确切止血,清洗伤口,缝合伤口。

【ECMO 管理常规】

1. 流量管理　ECMO 开始后应缓慢逐渐提升流量，并注意观察整个系统运行状态和其对患者血压和指氧饱和度的影响效果。ECMO 开始阶段，在允许的情况下尽可能维持高流量辅助，使机体尽快改善缺氧状况，同时降低血管活性药物，力图使 SvO_2 达到 65% 以上。此后根据心、肺功能恢复情况适当地调整流量。值得注意的是，ECMO 辅助的第一目标是为机体提供足够的氧合，在达到该目标的范围内可以适度减少流量，以减轻 VA-ECMO 对左心后负荷造成的不良影响。

2. 血流动力学　ECMO 初期血压常偏低，血压低是由多方面原因所致，如外周血管麻痹、心功能低下、血液稀释、平流灌注、炎症介质释放、缺血再灌注损伤等。由于严重的内环境紊乱尚未纠正，心肌顿抑、血流动力学波动较大，血压很难维持在理想状态。一般情况下，ECMO 中平均动脉压维持在 50~80mmHg 即可。在血流动力学参数基本趋于稳定状态下，可逐渐降低正性肌力药物和血管活性药物的用量，进入以 ECMO 辅助为主的状态，使患者的心肺得到充分休息，减少大剂量缩血管药物对于脏器造成的缺血损伤。根据静脉引流插管位置、超声评估、中心静脉压以及静脉管路是否存在摆动来综合判断患者是否需要接受液体治疗，虽然在 ECMO 管理中强调积极容量负平衡，但在 ECMO 放置后的早期阶段或存在感染休克的状态，机体可能需要容量正平衡，保证有效循环血量的稳定。

3. 温度管理　ECMO 期间温度过高，机体氧耗增加，不利于内环境紊乱的纠正。温度太低又容易发生凝血机制和血流动力学的紊乱。应据患者具体病情维持合适的温度，一般保持体温在 35~37℃。ECMO 支持早期可将温度降低，降低机体的代谢，以利于偿还氧债，缩短纠正内环境紊乱的时间。ECPR 的患者应积极采取亚低温治疗。

4. 血气和电解质管理　维持正常的酸碱平衡，保持水、电解质平衡，维持内环境的稳定是 ECMO 管理的关键工作。维持正常的酸碱平衡和血气有利于保持机体内环境的相对稳定，提供良好的组织氧供。ECMO 期间要注意监测水、电解质，尽量保持其在正常范围。进行 ECMO 支持的患者一般开始辅助时血气结果不良，往往表现严重的代谢性酸中毒和水、电解质失衡。此时应尽量避免快速使用大量碳酸氢钠纠正酸中毒，大量碳酸氢钠的使用并不能从根本上缓解酸中毒，却会使机体产生高钠血症。内环境紊乱严重时，纠正不可能立竿见影，需要一个较长期的过程才能逐步改善。一般情况下，血流动力学的改善常先于内环境的改善。

5. 抗凝管理　ECMO 期间如抗凝不足，ECMO 系统有血栓形成的风险，而抗凝过度又常引起致命的出血并发症，因此维持机体合适的抗凝状态尤为重要。患者如有出血倾向，开始辅助后的 12~24 小时内可不予抗凝；患者引流量减少，且无活动性出血时开始持续静脉泵入肝素。每 4 小时监测一次激活全血凝固时间（ACT），一般维持在 180~220 秒；每日至少监测一次凝血七项，APTT 维持在 50~70 秒，必要时检查 TEG、SONOCLOT。脱机时，随着 ECMO 辅助流速减低，可适当增加肝素用量。ECMO 期间血小板消耗较为严重，辅助时间过长时，注意补充新鲜血浆、凝血因子及血小板，血小板应维持在大于 $5×10^9$/L，低于该水平应视患者出血情况补充血小板和新鲜血浆。D-二聚体逐渐升高时注意患者凝血功能异常，并监测膜肺的氧合功能状态。比伐芦定和阿加曲班可作为肝素的替代药物进行应用。

6. 肝、肾功能及血糖监测　ECMO 支持期间，由于存在严重的代谢性酸中毒，以及大量血管活性药物的应用，肝、肾等脏器也存在一定程度的缺血和功能不全状况。应注意监测肝肾功能的变化，出现异常时，应采取有效措施积极处理，避免多器官功能衰竭的发生。还应注意对血糖的监测，ECMO 支持的患者一般多存在强烈的应激反应，机体常存在严重的胰岛素抵抗，糖异生增强，糖利用减少，血糖常显著升高。过高的血糖可使血渗透压增加，引起细胞脱水，增加神经系统及其他脏器并发症的发生，胰岛素泵入是降低血糖最为有效的方法之一。

7. 呼吸机管理　应采取保护性肺通气策

略,潮气量为 4~6ml/kg 理想体重,平台压限制在 25cmH$_2$O 以下,吸入氧浓度设置为 30%~40%,应用 6~10cmH$_2$O 的呼气末正压(PEEP)以维持肺泡开放,呼吸频率设置 12 次 /min 以下。在 VA-ECMO 患者中,如何进行保护性的肺通气策略仍有争议,如有上肢末梢氧饱和度下降状态,可考虑适当膨肺和吸痰,以防止发生肺不张或肺炎。

8. ECMO 系统监测管理　静脉管路的负压监测反映引流是否通畅,要注意及时监测。还需要监测氧合器前、后压力,当跨膜压显著增高时,应怀疑血栓形成的可能。离心泵长时间使用底座会发热,易出现血栓,当转数与流量不相符、出现血红蛋白尿等情况时,提示可能有血栓产生,此时可听到泵的异常声音。氧合器发生血浆渗漏可导致氧合功能下降,血浆渗漏量大时,可造成低蛋白血症而增加肺水肿的可能。股动脉插管常不同程度地影响下肢远端血流,应使用超声检查下肢血管的血流情况。当 ECMO 期间出现特殊情况(如需要更换氧合器和管道等),应停止循环紧急处理。此时,首先应钳夹动、静脉管路,开放管路桥,接着将呼吸机设置增加到全支持。排除或更换故障部位,快速评估是否需要重新开始 ECMO 支持。更换膜式氧合器和管道的操作流程应事先设计好方案,循环管道上预留有排气的循环通路,以便在最短的时间内安全完成氧合器的更换。

9. 营养支持　ECMO 期间,由于该患者处于高分解代谢状态,热量消耗极度增加,故营养支持必不可少。营养支持包括蛋补充白质、脂肪、糖类、维生素、电解质、微量元素和水,其对补充物质消耗、增强机体对疾病的抵抗力起着重要的作用。ECMO 中患者营养管理方式同大多数危重患者,应重视能量的补充,早期阶段尽量通过肠内营养进行营养支持。可通过 CO$_2$ 的产生量计算出能量的消耗,通过计算总氮的丢失计算出补充蛋白质的量,及时补充每天所需的热量,在 ECMO 期间,应维持正氮平衡。

10. 常规监测　条件具备时,应常规每日进行超声心动图、X 线检查、游离血红蛋白和胶体渗透压等监测,为了解病情改善情况和并发症的防治提供依据。①超声心动图:每日定时进行床旁超声心动图监测,可了解心脏畸形矫正情况

和心脏功能恢复情况,为下一步的治疗提供依据。②X 线检查:胸部 X 线检查可了解插管的位置是否合适,并对心、肺部病变的恢复情况做出判断。③游离血红蛋白:一般情况下溶血较轻,低于 100mg/L,但应注意每日监测,游离血红蛋白升高说明血液破坏加重。④胶体渗透压:应注意监测胶体渗透压,维持胶体渗透压在 18mmHg(2.0kPa)以上。ECMO 期间的过多的水分应尽量由肾排除,可用利尿剂等促进肾脏排水,在某些特殊情况,如心脏过度膨胀而需要快速负容量时也可用超滤器滤水。

二、研究进展

虽然高质量循证水平的研究 ECMO 与常规治疗的对比研究大多是阴性结果,但仍然需要更多的高质量随机对照研究进一步研究 ECMO 的临床治疗效果。

【ECMO-CS trial: ECMO 治疗心原性休克】

1. 研究设计　这项多中心、随机、研究者发起的学术临床试验纳入了快速恶化或严重心原性休克的患者。患者被随机分配到立即 VA-ECMO 组或不立即 VA-ECMO 组。其他诊断和治疗程序按照现行的护理标准进行。在早期保守组,如果血流动力学状况恶化,可以立即使用 VA-ECMO。主要终点是 30 天内任何原因死亡、复苏的循环停止和另一种机械循环支持装置的复合。

2. 研究结果与结论　随机选取 122 例患者,在因无知情同意而排除 5 例患者后,117 例受试者纳入分析,其中 58 例随机分配到立即 VA-ECMO 组,59 例随机分配到不立即 VA-ECMO 组。复合主要终点分别出现在立即 VA-ECMO 组和不立即 VA-ECMO 组的 37 例(63.8%)和 42 例(71.2%)患者中(*HR*=0.72,95%*CI* 0.46~1.12,*P*=0.21)。在不立即 VA-ECMO 的患者中有 23 例(39%)使用了 VA-ECMO。立即 VA-ECMO 组和不立即 VA-ECMO 组的复苏性心脏骤停 30 天发生率分别为 10.3% 和 13.6%[危险度差值(*RD*)=3.2,95%*CI* 15.0~8.5],全因死亡率分别为

50.0% 和 47.5%（ *RD*=2.5, 95%*CI* 15.6~20.7），严重不良事件发生率分别为 60.3% 和 61.0%。在立即 VA-ECMO 组和未立即 VA-ECMO 组之间，脓毒症、肺炎、卒中、腿部缺血和出血的风险差异（ *RD*=0.7, 95%*CI* 18.4~17.0 ）无统计学意义。与早期保守策略相比，对于迅速恶化或严重心原性休克的患者立即实施 VA-ECMO 并没有改善临床结果，早期保守策略允许在血流动力学状态恶化的情况下使用 VA-ECMO。

三、实用技巧

【重点关注】

ECMO 是患者通往恢复的桥梁，是为患者争取心肺功能恢复时间的工具，但工具应用的熟练程度是一切的基础，如何维护 ECMO 的正常运转需要一定时间的规范化培训，其中掌握一些 ECMO 的实用技巧尤为关键。应熟悉环路不同部分的特点，在 ECMO 运行和管理过程中减少环路的脱管、进气和出血意外，保证转速和流量的匹配和稳定。对于管道各种操作的充分理解，并熟悉外科操作的无菌要求。从治疗的领导者角度，去推动原发病和桥接治疗的紧密衔接。ECMO 学习内容中包含常规的基本和高级操作技能，以下举例一些常见的操作和实用技巧以供同行借鉴。

1. 循序渐进学习和熟练各种基本操作技能 包括不同 ECMO 品牌套包预充方法、环路检查、流量监测装置的应用和报警处理、使用手摇泵的操作流程、ECMO 设备的使用和附属线路安装、泵前和膜前后压力监测、抽取膜前和膜后血液进行血气分析、管道 - 硬制接头 - 管道的连接（在助手打水配合下）、消毒铺巾及穿隔离衣、ECMO 放置后的缝合固定。

2. 在模拟培训和临床中积累高级操作技能 包括超声引导下的穿刺置管、在环路上连接 CRRT、切开暴露股动静脉后的穿刺置管、远端灌注的穿刺或切开置管、ECPR 的建立、熟练 ECMO 模式调整、ECMO 的转运、熟练心肺等重症超声手段对心血管和其他脏器的检查来指导 ECMO 的应用。

3. 血管通路建立 建立安全的血管通路至关重要，由于 ECMO 往往是床旁放置，而且 ECPR 这样的紧急病情下建立血管通路尤为困难，故而熟练建立股动静脉鞘管通路至关重要。图 4-5-2 是在超声引导下穿刺的股动脉静脉和股动脉的远端灌注鞘管，血管通路安全建立后，可以进行下一步的 ECMO 置管操作，也可以继续观察患者病情，如有进一步恶化，随时可以置管。

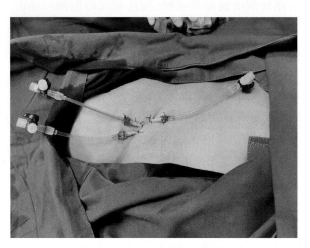

图 4-5-2　EMCO 的血管通路建立

4. 建立侧支循环 因循环功能处于临界状态或由于右心功能障碍而造成撤机困难的患者可以建立侧支循环，将 ECMO 循环与患者自身循环隔绝，保证 ECMO 环路的血液流动。需要准备的物品包括 2 个 3/8in 带侧孔接头、2 个三通接头、侧支管道（可以分别连接接头侧孔）、管钳、粗剪刀等。

5. ECMO 环路更换

（1）更换整个 ECMO 套包需要准备新 ECMO 套包，2 个 3/8in 接头、粗剪刀。

（2）单独更换泵头需要准备新泵头、两段连接泵头前后的 3/8in 管道、管钳。

（3）单独更换膜肺需要准备新膜肺、两段连接膜肺前后的 3/8in 管道、膜肺前后的延长三通、输液器（输血器）、回流罐、滚压泵、2 把常规管钳、4 把无菌管钳、1 把无菌剪刀。

操作方法：膜后连接延长三通接头和 3/8in 管道，管道连接回流罐上端的回流口接头，膜前接延长三通和 3/8in 管道。如果有滚压泵时，将膜前管道连接回流罐下端的引流口接头并将这部分管路压在滚压泵中,调整滚压泵压紧管路,在回流罐中加入 1 000ml 晶体溶液,转动滚压泵,将流量增加至 4L/min,排气过程中拧开膜前后延长三通并上下颠倒膜肺,充分排出膜肺中气体。如果没有滚压泵,可以利用重力和加压的方式进行膜肺排气,膜前后均连接延长三通接头和 3/8in 管道,将连接晶体溶液的输液器分别连接在膜前膜后的延长三通接头,反复进行加压正向和逆向排气,过程中可上下颠倒膜肺,充分排出膜肺中气体。

（4）更换灌注插管:灌注插管的血栓形成或插管上的侧孔接头损坏都可以考虑原位更换插管。需要准备物品包括新插管（如果原血管直径大,可考虑新插管的尺寸比原插管大一号,可以有效止血）、穿刺针、0.038in（0.035in）导丝 150cm、2 把管钳、粗剪刀。

操作方法:消毒铺巾,充分准备物品后,降低转速,在插管接头远端的塑料管道部分使用 2 把管钳夹闭,使用剪刀剪断 2 把管钳之间的管道,穿刺插管的塑料管部分,喷血后,经穿刺针进入导丝至合适长度后,缓慢拔出插管,拔出插管过程中注意不要把导丝同时带出。

6. VAV 模式的建立　准备物品:Y 型接头、

3/8in 管道、Hoffman 管夹、插管,同时需要额外的流量监测探头,新增灌注管监测流量 1.5~2.0L/min,因为动脉灌注和静脉灌注远端压力不同,故而两个灌注流量均设置上下限,使用限流器微调流量,保持循环和呼吸辅助的平衡（图 4-5-3）。

四、实战病例

【ECMO 救治心脏术后危重患者】

1. 摘要　OPCABG 术后呼吸衰竭,紧急行 VV-ECMO,术后气胸导致呼吸衰竭,放置胸腔闭式引流管后氧合有所改善,但逐步演变为循环衰竭,经过 VA、VAV 和 VV 等 ECMO 模式的抢救后,患者迅速好转,顺利撤除 ECMO。

2. 病例介绍　患者男性,56 岁,2 年前因胸闷、胸痛在当地医院诊断为"冠心病",规律用药治疗后缓解。1 个月前因胸痛复发在当地医院行冠状动脉造影,提示"左前降支中段 90% 狭窄伴重度钙化,回旋支粗大,为优势血管,右冠状动脉近段 100% 闭塞,可见自身侧支循环",因导丝无法通过右冠状动脉狭窄位置而被迫放弃 PCI 治疗。其后来笔者所在医院就诊,入院查体无明显

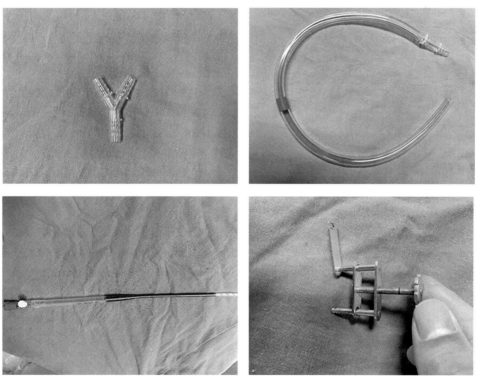

图 4-5-3　ECMO 的 VAV 模式的物品准备

异常阳性体征,实验室检查示血红蛋白 105g/L,无其他阳性发现。住院后行 OPCABG 搭 2 根静脉桥:AO-SVG-LAD 和 AO-SVG-RCA。手术顺利,返回监护室 6 小时后患者引流量稍多,血红蛋白下降至 82g/L,决定进入手术室二次开胸探查,开胸后发现胸骨后小血管渗血并积极结扎处理,术中输入悬浮红细胞 4U,安返 ICU,二次开胸术后患者循环稳定。

患者第 2 日出现氧合下降,动脉血气氧分压低至 49mmHg,检查后发现存在左侧液气胸,放置左侧胸腔闭式引流管后氧合好转。其后患者烦躁呛咳明显,指氧饱和度下降至 66%,肺超声和胸部 X 线检查显示右侧出现气胸,紧急放置右侧引流管,但氧合无改善,氧合指数为 50,心率 140 次 /min,血管活性药物剂量大,血压 90/56mmHg,观察 3 小时后无改善,决定放置 VV-ECMO。ECMO 后氧合改善明显,但血压逐渐下降至 50/35mmHg,增加血管活性药物剂量,循环未明显改善,且超声心动图显示心脏功能差,EF 为 39%,遂将 ECMO 改为 VAV 模式,ECMO 流量 4.2L/min,颈内静脉灌注分流量 2L/min,股动脉灌注分流量为 2.2L/min,血压逐渐升高,心率呈下降趋势,逐渐将血管活性药物降低至较小剂量,12 小时后股动脉插管流量突然降低至 0.5L/min,颈内静脉灌注分流量增加至 3.5L/min,血压 140/80mmHg,考虑是因为血压逐渐升高,股动脉插管灌注阻力高,故而股动脉灌注流量逐渐下降。因为有形成血栓的风险,故而将股动脉插管拔除,继续维持 VV 模式,两天后患者顺利撤除 ECMO。

3. 病例特点与诊治要点和难点　该患者有如下特点:患者冠脉搭桥后引流多,二次开胸,输血多,其发生的呼吸衰竭继发了循环衰竭,导致了 ECMO 模式的调整。如何进行 ECMO 模式的调整和管理是 ECMO 学习中的难点。

ECMO 的基本模式是 VV 和 VA,混合模式包括 VAV、VVA 和 VAA 等。这些混合模式都是由于基础的模式无法满足患者疾病治疗需要而做出的改变,进而为患者提供充足的氧和循环动力,但这些改变都需要充分和谨慎地评估。比如 VAV 模式,这项模式改变有其有利的一面,同时伴随着风险的发生。有利在于它提供了循环呼吸双重支持,风险在于需要添加置管、增加了出凝血、感染的风险和管理难度。因此,对于 ECMO 放置之前的评估和模式调整前的评估尤为关键,即使置管和管理经验丰富,也要将患者因 ECMO 的模式调整而获益多少作为调整的依据。

4. 治疗体会　虽然 ECMO 作为心肺衰竭患者恢复健康的桥梁和工具得到了广大医疗工作者的广泛认可,但 ECMO 并不是简单的工具,而是需要规范化培训的工具,是一把双刃剑,如何利用好 ECMO 武器的同时降低相关并发症仍是目前临床工作的重点。ECMO 模式变化作为 ECMO 的难点不仅仅是插管和管道操作,更要求对患者呼吸循环病理生理状态进行更深入的评估。对疾病病理生理状态的良好认知、简单到复杂的内外科操作、ECMO 相关理论和管理构成了 ECMO 作为工具的基础,每一个 ECMO 中心都需要将基础夯实,才能在今后面对复杂多变的病情时做到精准的个体化医疗。

(郭　冬)

参考文献

[1] BARTLETT R H. Physiology of gas exchange during ECMO for respiratory failure[J]. J Intensive Care Med, 2017, 32(4): 243-248.

[2] BURKHOFF D, SAYER G, DOSHI D, et al. Hemodynamics of mechanical circulatory support[J]. J Am Coll Cardiol, 2015, 66(23): 2663-2674.

[3] TRUBY L K, TAKEDA K, MAURO C, et al. Incidence and implications of left ventricular distention during venoarterial extracorporeal membrane oxygenation support[J]. ASAIO J, 2017, 63(3): 257-265.

[4] SCHRAGE B, SUNDERMEYER J, BLANKENBERG S, et al. Timing of active left ventricular unloading in patients on venoarterial extracorporeal membrane oxygenation therapy[J]. JACC Heart Fail, 2023, 11(3): 321-330.

[5] VALLABHAJOSYULA S, O'HORO J C, ANTHARAM P, et al. Concomitant intra-aortic balloon pump use in cardiogenic shock requiring veno-arterial extracorporeal membrane oxygenation[J]. Circ Cardiovasc Interv,

2018, 11（9）：e006930.

［6］HUANG D C, XU A Y, GUAN Q C, et al. Venoarterial extracorporeal membrane oxygenation with intra-aortic balloon pump for postcardiotomy cardiogenic shock：A systematic review and meta-analysis［J］. Perfusion, 2023, 38（1）：142-149.

［7］EZAD S M, RYAN M, DONKER D W, et al. Unloading the left ventricle in venoarterial ECMO：In whom, when, and how?［J］. Circulation, 2023, 147（16）：1237-1250.

［8］GUGLIN M, ZUCKER M J, BAZAN V M, et al. Venoarterial ECMO for adults：JACC Scientific Expert Panel［J］. J Am Coll Cardiol, 2019, 73（6）：698-716.

［9］OSTADAL P, ROKYTA R, KARASEK J, et al. Extracorporeal membrane oxygenation in the therapy of cardiogenic shock：Results of the ECMO-CS randomized clinical trial［J］. Circulation, 2023, 147（6）：454-464.

［10］NAIDU S S, BARAN D A, JENTZER J C, et al. SCAI SHOCK Stage Classification Expert Consensus Update：A Review and Incorporation of Validation Studies：This statement was endorsed by the American College of Cardiology（ACC）, American College of Emergency Physicians（ACEP）, American Heart Association（AHA）, European Society of Cardiology（ESC）Association for Acute Cardiovascular Care（ACVC）, International Society for Heart and Lung Transplantation（ISHLT）, Society of Critical Care Medicine（SCCM）, and Society of Thoracic Surgeons（STS）in December 2021［J］. J Am Coll Cardiol, 2022, 79（9）：933-946.

［11］KOCHAR A, SMILOWITZ N R, HOCHMAN J S. Dynamic cardiogenic shock classification：2 steps forward, 1 step back［J］. J Am Coll Cardiol, 2022, 80（3）：199-201.

［12］KAPUR N K, KANWAR M, SINHA S S, et al. Criteria for defining stages of cardiogenic shock severity［J］. J Am Coll Cardiol, 2022, 80（3）：185-198.

［13］PEEK G J, MUGFORD M, TIRUVOIPATI R, et al. Efficacy and economic assessment of conventional ventilatory support versus extracorporeal membrane oxygenation for severe adult respiratory failure（CESAR）：A multicentre randomised controlled trial［J］. Lancet, 2009, 374（9698）：1351-1363.

［14］COMBES A, HAJAGE D, CAPELLIER G, et al. Extracorporeal membrane oxygenation for severe acute respiratory distress syndrome［J］. N Engl J Med, 2018, 378（21）：1965-1975.

［15］SUPADY A, BADULAK J, EVANS L, et al. Should we ration extracorporeal membrane oxygenation during the COVID-19 pandemic?［J］. Lancet Respir Med, 2021, 9（4）：326-328.

［16］MACLAREN G, FISHER D, BRODIE D. Treating the most critically ill patients with COVID-19：The evolving role of extracorporeal membrane oxygenation［J］. JAMA, 2022, 327（1）：31-32.

［17］BARBARO R P, MACLAREN G, BOONSTRA P S, et al. Extracorporeal membrane oxygenation support in COVID-19：An international cohort study of the Extracorporeal Life Support Organization Registry［J］. Lancet, 2020, 396（10257）：1071-1078.

［18］URNER M, BARNETT A G, BASSI G L, et al. Venovenous extracorporeal membrane oxygenation in patients with acute covid-19 associated respiratory failure：Comparative effectiveness study［J］. BMJ, 2022, 377：e068723.

［19］Acute Respiratory Distress Syndrome Network, BROWER R G, MATTHAY M A, et al. Ventilation with lower tidal volumes as compared with traditional tidal volumes for acute lung injury and the acute respiratory distress syndrome［J］. N Engl J Med, 2000, 342（18）：1301-1308.

第6节 临时左心室辅助装置——Impella

临时左心室辅助装置（temporary left ventricular assist device, t-LVAD）又称临时左心室辅助泵，可以经皮放置，将心房或心室的血液引流到辅助装置，左心室减压。血液通过血泵升压后，再回输到动脉系统，对全身脏器进行灌注，部分或全部替代心脏做功。与主动脉内球囊反搏（intra-aortic balloon pump, IABP）相比，t-LVAD 直接替代心脏做功，不需要左心室有一定的泵血功能；与体外膜氧合相比，t-LVAD 减少左心室做功，但是不具备氧合功能。目前我国临床应用的 t-LVAD 比较少，本节以 Impella 为例进行详述，除了 Impella

RP 是经静脉置管且辅助右心外,其他 Impella 都是经动脉置管的 t-LVAD。

一、知识要点

【Impella 对左心室的影响】

1. 前负荷与后负荷　Impella 将左心室的血液引流到辅助装置,降低左心室前负荷。虽然左心室充盈减少,室壁张力降低,但是主动脉内的压力会因为引流的血通过血泵回输到动脉系统而增加,故 Impella 对左心室后负荷的影响比较复杂,仍需要依靠调整泵速和主动脉收缩压而获益。

2. 冠脉血流　Impella 通过增加舒张期主动脉血流和压力,以及减少左心室室壁张力和微血管阻力,增加冠脉血流心肌灌注。

3. 心肌氧供与氧耗　随着冠脉血流的增加,心肌氧供提高。根据 Frank-Starling 定律,降低左室前负荷将使每搏输出量(stroke volume, SV)减少,压力 - 容积曲线向左侧移位,等容收缩期不明显,压力 - 容积环(PV-Loop)的面积减少,心脏机械做功降低,心脏氧耗下降(图 4-6-1)。在 Impella 的支持下,心肌氧耗与氧供得到平衡,利于心脏的休息和功能的恢复。

【Impella 的选择、适应证和禁忌证】

美国心血管造影和介入学会(Society for Cardiovascular Angiography and Interventions,SCAI)根据患者体格检查、生物标志物和血流动力学等方面的表现将心原性休克分为 A~E 期,分别为风险期(A 期)、开始期(B 期)、典型期(C 期)、

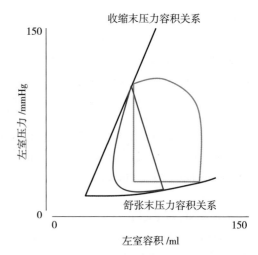

图 4-6-1　Impella 对左心室压力 PV-Loop 的影响
灰色曲线为基线,蓝色曲线为 Impella 左心室减压后。

恶化期(D 期)和终末期(E 期)。其中 C 期的主要表现为明显的低血压、低脏器灌注,需要增加药物或机械循环辅助,D 期和 E 期又被定义为难治性心原性休克,C 期和 D 期是 t-LVAD 的时机(图 4-6-2)。

选择哪种机械循环辅助这一问题需要根据临床,如果心脏骤停,肯定选择 VA-ECMO;不是心脏骤停,要根据患者是否合并呼吸衰竭,需要呼吸支持维持患者氧合的情况选择 VA-ECMO;还要看患者是否存在严重的右心室功能不全,如果单纯是右心衰竭,选择 VA-ECMO 或右心室辅助装置;双心室衰竭,选择 VA-ECMO 或左心室辅助 + 右心室辅助装置;仅在不存在右心室衰竭且无呼吸衰竭时选择 LVAD。

（一）适应证

1. 高风险 PCI　Impella 为复杂 PCI 提供保障,维持心功能,降低急性肾损伤和透析的发生

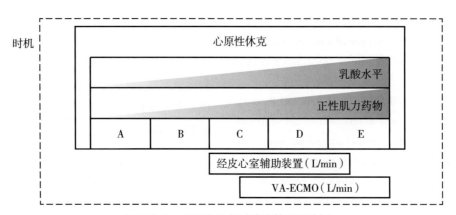

图 4-6-2　心原性休克时辅助装置的选择

率,为无法手术患者提供治疗的选择。

2. 大面积急性心肌梗死　减轻左室负荷,降低心室室壁张力,减少心肌耗氧量,同时增加冠脉灌注,从而保护心肌细胞,减少梗死面积。

3. 急性心衰　直接提高心输出量,改善左心功能。

4. 心原性休克　增加心输出量,改善循环,提高组织灌注。

（二）禁忌证

1. 左心室壁血栓。

2. 主动脉机械瓣。

3. 主动脉瓣狭窄/钙化（主动脉瓣面积 $\leqslant 0.6cm^2$）。

4. 中重度主动脉瓣关闭不全（超声评估等级 $\geqslant +2$）。

5. 严重外周动脉疾病无法放置 Impella。

6. 心原性休克,明显右心衰竭,合并心肺衰竭,伴有房间隔缺损或室间隔缺损（包括心肌梗死后室间隔破裂）,左室破裂,心脏压塞。

7. 存在不能纠正的出血或严重凝血功能紊乱。

【Impella 装置操作】

1. 开机和连接净化系统　Impella 设有净化系统,作用是通过净化液体产生压力屏障,防止血液进入电机部分,同时泵入抗凝剂。放置推注净化液的净化卡件后需要关闭卡槽门,以防意外造

成卡件移位。5%~40% 葡萄糖溶液均可作为净化液（严禁生理盐水）,因为液体黏稠度与葡萄糖浓度成正比,推荐使用 5% 葡萄糖溶液。如果患者需要限制液体入量,可以使用高浓度葡萄糖溶液。抗凝剂一般选择普通肝素,推荐浓度 50U/ml,需要监测激活全血凝固时间（activated clotting time, ACT）和活化部分凝血活酶时间（activated partial thromboplastin time, APTT）并对药物进行调整。ACT 和 APTT 过长或患者存在活动性出血,停止使用肝素（具体 APTT 调整可参照 IABP）；如果确诊肝素诱导的血小板减少,使用直接凝血酶抑制剂阿加曲班等。

2. 连接 Impella 导管泵和预充　先将无菌导管泵和连接电缆扣在一起,再将连接电缆与控制设备相连。为防止非生物界面与血液接触形成血栓,将滴注肝素盐水（与其他抗凝需要相同,与净化系统不同）的管与导管泵的侧臂相连,系统可以自动启动预充（图 4-6-3）。

3. 送入导管泵和进行定位　选择股动脉或腋动脉（也可以通过外科手术经主动脉或经人工血管）,放置诊断导丝和 4~6F 诊断导管到左心室,取下诊断导丝,交换为放置导丝,撤出诊断导管,将导丝穿到导管泵上,从导管泵压力传感器侧出血口穿出。在透视引导下将导管泵经主动脉瓣送入左心室,导管泵最佳工作位置为瓣下 3~6cm,经食管超声或经胸超声可以协助定位（图 4-6-4）。避免手部按压导管入口端、出口端和传感器区域。

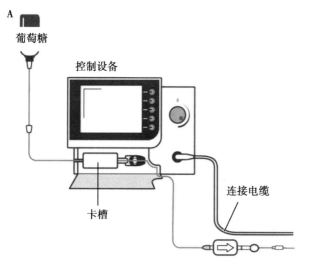
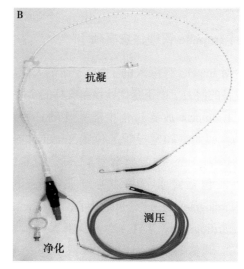

图 4-6-3　Impella 的控制设备和导管泵
A. 净化系统的连接；B. 导管泵。

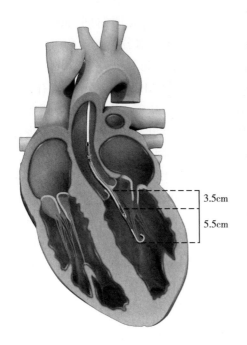

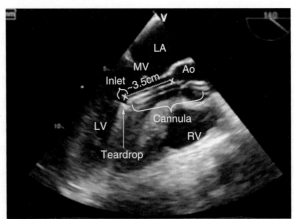

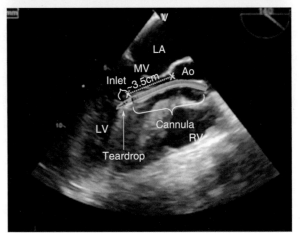

图 4-6-4　Impella 的位置

在超声图像中，双层壁导管（cannula）的前头有泪滴样（teardrop）结构。Ao，主动脉；LA，左心房；LV，左心室；RA，右心房；RV，右心室；MV，二尖瓣；Inlet，流入端。

4. 启动　取出导丝后才可以启动导管运行。选择 P2 档启动导管泵，启动后超声再次评估导管泵位置及主动脉瓣反流情况，调整到合适的 P 水平并进行固定。

【Impella 管理注意事项】

对 Impella 有深入的了解，才能最大限度地发挥设备的潜力。以下是优化设备支持的实用方法。

1. Impella 放置过程中需要移动 C 型臂透视辅助。如无法确定导管的位置，Impella 的作用将受到影响。Impella 导管放置后，确定位置的影像学手段包括经食管超声心动图（transesophageal echocardiogram，TEE）、经胸超声心动图（transthoracic echocardiography，TTE），以及胸部 X 线检查。

2. 调整辅助级别（P0~P9，数字越大，辅助越强）。P 水平过低易形成血栓，而且 Impella 在辅助级别 P0 和 P1 水平，流速低于 0.5L/min 时，可

能存在逆向血流。而过高的辅助级别，可能造成抽吸现象。

3. 标准设置净化液流速 2~30ml/h，冲洗压力 300~1 100mmHg，一般维持在 600mmHg。

4. 如出现酱油色尿，巩膜黄染，且血红蛋白下降、乳酸脱氢酶升高、急性肾衰竭，需要考虑溶血。溶血是机械辅助装置的常见问题，多是由于红细胞通过机械辅助装置时受到剪切力而被破坏。血浆游离血红蛋白是监测溶血最佳的指标。溶血发生后可排查以下原因，并给予相应处理。

（1）导管位置有否异常。一般位置过深，血液流出部分位于主动脉瓣膜处，可能造成机械性红细胞损伤。如需要调整导管位置，则要调整辅助级别水平至 P2，透视或超声指导下确认导管位置，调整至原辅助级别，影像学确定位置。

（2）是否容量不足或 P 水平过高，发生抽吸现象，抽吸也可能是右心衰竭的表现。出现抽

吸,可采取以下措施:①保障容量;②降低 1~2 档位的辅助水平;③确认导管合理位置,旋转导管或略微移动导管位置,使导管入口远离心室壁;④有创血流动力学监测和 / 或超声评估右心功能,解决问题后调整至原辅助水平。

5. Impella 泵有否血栓形成。如果同时伴有电机电流、冲洗压力升高和辅助流量减少,考虑血栓形成,可以导管内溶栓或撤除导管泵。

6. 每日进行出凝血相关检查,防止并发症。

7. Impella 2.5 和 Impella CP 直接测量主动脉压力,根据压力波形来判断导管位于主动脉或心室。Impella 5.0 和 Impella LD 的压力传感器测定导管泵前后端的压力差,$P_{压力差}=P_{主动脉}-P_{左心室}$,入口端(波形底部)为心室压力,出口端(波形顶部)为主动脉压力,在控制器上显示为搏动性位置信号。如果导管全部位于主动脉或者心室,出入端压力相同,压力差曲线变为平直,也是判断位置的重要依据。

8. Impella 患者需要心肺复苏(cardiopulmonary resuscitation,CPR)时,应根据诊疗指南和医院流程立即开始。Impella 在 CPR 过程中应降低流速。一旦心脏功能重建,调整至 CPR 前支持水平。心外按压可能改变 Impella 的位置,CPR 后可以用超声心动图确认导管是否位于左心室恰当的位置。

9. 主机锂电池必须充电 5 小时,以保证主机在无电源条件下能够运转 1 小时。

10. 更换净化盒应在 90 秒内完成,否则可能损坏 Impella 导管。

11. 严禁弯折及钳夹 Imeplla 导管。

12. 严禁 Impella 患者进行磁共振检查,强磁场可以造成 Impella 系统停止工作,伤害患者并损伤 Impella 系统。

13. Impella 支持时间一般不超过 1 周,如果患者心功能恢复,则撤除导管泵;如果仍然存在心原性休克状态,可更换为其他机械循环辅助。

二、研究进展

虽然有一些低循证水平的研究提示 Impella 能够很好地进行左心辅助,甚至较其他机械循环辅助方式更有效,但关于 Impella 的随机对照研究仍然缺乏。

【Door-To-Unload in STEMI 预试验及其二次分析】

1. 研究设计　试验为研究者发起、多中心、开放标签、随机对照试验。筛选急性前壁 ST 段抬高心肌梗死患者,分为两组:①Impella 左室卸负荷并立即介入再灌注治疗(U-IR);②行 Impella 左室卸负荷 30 分钟后介入再灌注治疗(U-DR),3~5 天后进行心脏磁共振检查(图 4-6-5)。主要终点是 30 天的主要心脑血管事件(major cardiovascular and cerebrovascular event,MACCE),次要终点是 3~5 天和 30 天的心脏磁共振结果,以及 3~5 天和 90 天的超声心动图结果。

2. 研究结果与结论　主要终点 30 天 MACCE 没有区别,虽然 U-DR 组的梗死面积和 U-IR 组相似〔分别为(15±12)% 和(13±11)%〕。二次分析以梗死面积是否大于 25% 进行分组,治疗后梗死面积 >25% 的患者心室重塑明显。Impella 左室卸负荷保护心肌细胞,减少梗塞面积并可能抑制心室重塑的推测仍需要扩大样本量加以验证。

【IMPELLA-STIC 研究】

1. 研究设计　试验为研究者发起、开放标签、随机对照研究,两所法国的教学医院参与了该研究。筛选急性心肌梗死、心原性休克的患者,已在心肌梗死 24 小时内进行了介入再灌注治疗,并且需要血管活性药物和 IABP。排除:Impella 禁忌证、难治性心原性休克(INTERMACS 分级为 1 或 2 级)、大剂量去甲肾上腺素、应用肾上腺素、右心室衰竭、CPR>30 分钟、脓毒症。分为两组:①Impella 5.0+IABP,②IABP(对照组)。研究仅纳入 13 例患者,治疗组 7 例,对照组 6 例。主要终点是心脏功率指数从基线到植入后 12 小时的变化,用 Swan-Ganz 导管测量。次要终点包括 30 天的左心室射血分数。

2. 研究结果与结论　与对照组相比,Impella 5.0 并没有更多血流动力学的获益及 1 个月时左心室射血分数的提高。在 IABP 的基础上追加应用 Impella 可能是徒劳的甚或有害的。

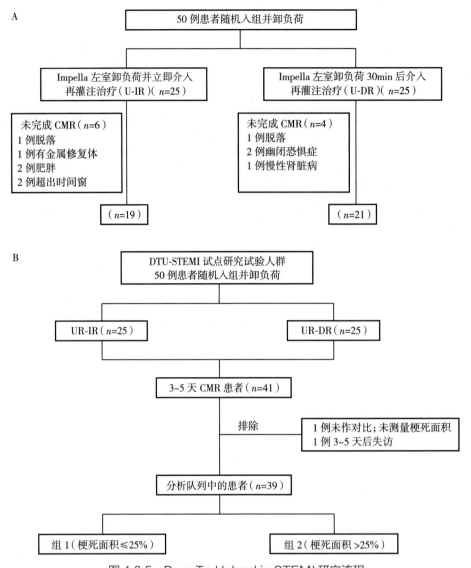

图 4-6-5 Door-To-Unload in STEMI 研究流程

A. Door-To-Unload in STEMI 预试验；B. Door-To-Unload in STEMI 二次分析。

【ECMO+Impella 的倾向性评分匹配法研究】

1. 研究设计　多中心回顾性研究,比较急性心肌梗死、心脏骤停 ECMO 辅助心肺复苏的患者同时左心室卸负荷对预后的影响。患者分为两组,即 Impella+VA-ECMO(ECMELLA)组、VA-ECMO(对照)组。经过年龄、心电图节律、心脏骤停场所和 SAVE 评分匹配,共 34 对患者纳入研究。

2. 研究结果与结论　ECMELLA 治疗降低 30 天死亡风险(HR=0.5, 95%CI 0.31~0.91, P=0.021),延长住院时间和 ICU 时间。ECMELLA 组患者转出 ICU 时左心室射血分数显著提高,特别是低血流时间长和初始乳酸高的患者受益于左心室卸负荷。急性心肌梗死所致难治性心脏骤停患者 ECMO 联合 Impella 卸负荷与改善患者结局相关。

三、实用技巧

放置 Impella 的患者在 ICU 需要多次评价导管泵位置,至少每日 1 次,常利用 TTE,需要及时探查和及时处理的情况如下。

1. TTE 胸骨旁长轴切面可以看到主动脉瓣和导管泵心室入口区域(见图 4-6-4)。当出现位置报警、低于预期的血流、溶血时，应确定导管位置是否异常。

2. Impella 导管理想位置位于左心室，入口端距主动脉瓣 3.5cm，出口端位于主动脉瓣之上，导管角度朝向左室心尖、无卷曲、未阻挡二尖瓣、远离室壁，室间隔无明显左偏，无继发的右心功能不全。探查到以下情况需要处理。

（1）导管过深：导管入口端主动脉瓣下大于 4cm，出口端经主动脉瓣，可以造成溶血。

（2）导管入口在主动脉内：患者得不到 Impella 的有效支持。

（3）导管缠绕乳头肌：导管入口处靠近或缠绕乳头肌和 / 或二尖瓣瓣环下结构，影响二尖瓣功能及 Impella 导管血流。而出口处过于靠近主动脉瓣，血流可倒流入心室，造成湍流和溶血。

（4）抽吸现象：抽吸现象可限制泵入主动脉内的血液，限制 Impella 对患者循环支持的力度，降低动脉压，同时破坏红细胞，造成溶血。

四、实战病例

【心原性休克 Impella 短期辅助桥接长期辅助】

1. 摘要　"急性冠脉综合征，左心衰竭，心原性休克"患者，冠状动脉旁路移植术后仍存在心原性休克，Impella 辅助下转回 ICU。在各项监测指标正常情况下，Impella 导管泵突然停止工作，排除血栓形成和抽吸现象，撤出 Impella，更换为 IABP。后经证实是 Impella 导管泵机械故障。患者因心功能无好转最终植入永久 LVAD，存活出院。

2. 病例介绍　患者男性，60 岁，因"间断发作胸痛 30 年，再发加重 10 天"来诊。30 年前因胸痛，外院诊断为冠心病、急性心肌梗死，予溶栓治疗，具体不详，未规范服药。10 天前再发作胸痛，以胸骨后为主，持续不缓解，就诊于外院，诊断为非 ST 段抬高急性冠脉综合征，给予药物治疗。3 天前患者胸闷、憋气，夜间不能平卧，来笔者所在医院就诊。既往高血压、糖尿病病史。

急诊冠状动脉造影时患者发生急性肺水肿、心力衰竭、心原性休克，紧急 IABP 辅助，冠状动脉造影结果：左主干末端 95% 狭窄，左前降支近段 99% 狭窄伴重度钙化。侧支循环：右冠 - 前降支、回旋支近段 100% 闭塞，可见自身侧支循环；右冠状动脉近段 100% 闭塞，可见自身侧支循环。患者遂被转入手术室行冠状动脉旁路移植术。术后患者冠脉桥血管通畅，左心收缩功能未恢复，左心室胀满，应用大量血管活性药物，符合急性左心衰竭、心原性休克的适应证，无禁忌证，手术室经股动脉置入 Impella 2.5 替换 IABP，留置心内膜起搏器，并返回 ICU。

患者在 ICU 进行监护和治疗。Impella 主机显示（图 4-6-6）位置信号良好，流量控制 P5。电机电流 511/484mA，泵血流量 2.5L/min，冲洗流量 30ml/h，冲洗压力 396mmHg，心脏流量 3.8L/min。经食管超声心动图示：左室舒末内径 58mm，室壁运动普遍减低，以左室心尖运动减低为著，左心室射血分数 25%，Impella 导管泵位于左室内近左室侧后壁处，位置正常，舒张期主动脉瓣下见少量反流信号，收缩期二尖瓣房侧见少量反流信号。经食管超声心动图后（辅助 6.5 小时），导管泵突然停止工作，辅助流量 0L/min。当时心电监护：心率 92 次 /min，呼吸 12 次 /min，血压 81/55mmHg，CVP 7mmHg，指氧饱和度 100%。四肢温暖，尿量正常。Swan-Ganz 导管的血流动力学指标在正常范围内。分析泵停止工作之前状态：患者 ACT 维持于 180 秒，D- 二聚体为 928ng/ml（较术前下降）；未见电机电流、冲洗压力改变和辅助流量减

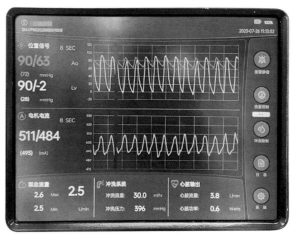

图 4-6-6　导管泵停止前的状态

少；导管位置正常，未见抽吸现象。考虑机械故障（撤出后证实），而非血栓形成或抽吸。

拔除 Impella，按照心原性休克救治指南给予患者镇静，呼吸机辅助通气（压控模式，FiO_2 45%，PEEP 10cmH$_2$O，呼吸 12 次 /min，PC 8cmH$_2$O），立即置入 IABP 1∶1 反搏，继续泵入肾上腺素、去甲肾上腺素、多巴胺维持灌注压和增强心肌收缩力，泵入人重组脑利尿钠肽减轻心脏负荷，尿量可维持于 150ml/h。床旁胸部 X 线检查无肺水肿表现，超声心动图：左室舒末内径 58mm，室壁运动普遍减低，以左室心尖运动减低为著，左心室射血分数 27%，TDI 示二尖瓣环运动速度 s 峰 3cm/s，e 峰 3cm/s，a 峰 3cm/s，无右心功能不全表现。

患者经 IABP 和药物维持 7 天，无心律失常，拔除临时起搏器；左心功能毫无恢复，不能脱离呼吸机。患者神经系统、消化系统、凝血系统、肾脏功能正常，无新发感染征象，因无供体未能继续等待心脏移植，经心脏团队讨论和与患者家属沟通植入永久 LVAD。植入 LVAD 后 3 天脱离呼吸机、23 天出院，共住院 32 天。

3. 病例特点　心原性休克的死亡率一直居高不下，病因判断、机械循环辅助、积极的再血管化和心脏团队多学科治疗已成为可能提高患者生存率的希望。本患者再血管化之后符合大面积急性心肌梗死、急性心衰、心原性休克的适应证，无呼吸衰竭、右心衰竭等 Impella 禁忌证，故临时机械循环辅助选择为 Impella。

4. 诊治要点和难点　Impella 管理除了每日对患者进行体格检查、溶血与凝血相关的实验室检查、血流动力学监测和胸部 X 线检查、超声心动图检查以外，还包括机械部分的检查。出现紧急状况时，床旁超声对诊断很有帮助，可以基本排除容量不足、血栓形成、抽吸等病因。当然，迅速读取各种监测结果（包括凝血功能），甚至与工程师进行沟通都是及时鉴别、解决问题的途径。

5. 治疗体会　如果 Impella 出现故障，需要依靠床旁超声等影像学检查。可以在充分的鉴别诊断基础上，撤出 Impella 辅助泵。Impella 只是临时心脏辅助，其结果可能是心功能恢复、转为长

期辅助或心脏移植，以及作为终点辅助治疗，进行辅助之前应有预估。

（王　红）

参考文献

［1］ ROSENBAUM A N, CLAVELL A L, STULAK J M, et al. Correction of high afterload improves low cardiac output in patients supported on left ventricular assist device therapy［J］. ASAIO J, 2021, 67（1）: 32-38.

［2］ ROSENBAUM A N, FRANTZ R P, KUSHWAHA S S, et al. Novel left heart catheterization ramp protocol to guide hemodynamic optimization in patients supported with left ventricular assist device therapy［J］. J Am Heart Assoc, 2019, 8（4）: e010232.

［3］ WATANABE S, FISH K, KOVACIC J C, et al. Left ventricular unloading using an Impella CP improves coronary flow and infarct zone perfusion in ischemic heart failure［J］. J Am Heart Assoc, 2018, 7（6）: e006462.

［4］ WEIL B R, KONECNY F, SUZUKI G, et al. Comparative hemodynamic effects of contemporary percutaneous mechanical circulatory support devices in a porcine model of acute myocardial infarction［J］. JACC Cardiovasc Interv, 2016, 9（22）: 2292-2303.

［5］ ZEIN R, PATEL C, MERCADO-ALAMO A, et al. A review of the Impella devices［J］. Interv Cardiol, 2022, 17: e05.

［6］ VANDENBRIELE C, ARACHCHILLAGE D J, FREDERIKS P, et al. Anticoagulation for percutaneous ventricular assist device-supported cardiogenic shock: JACC review topic of the week［J］. J Am Coll Cardiol, 2022, 79（19）: 1949-1962.

［7］ BALTHAZAR T, VANDENBRIELE C, VERBRUGGE F H, et al. Managing patients with short-term mechanical circulatory support: JACC review topic of the week［J］. J Am Coll Cardiol, 2021, 77（9）: 1243-1256.

［8］ CROWLEY J, CRONIN B, ESSANDOH M, et al. Transesophageal echocardiography for Impella placement and management［J］. J Cardiothorac Vasc Anesth, 2019, 33（10）: 2663-2668.

［9］ ROCCHI M, FRESIELLO L, JACOBS S, et al. Potential of medical management to mitigate suction events in ventricular assist device patients［J］. ASAIO J, 2022, 68（6）: 814-821.

［10］SUCCAR L, DONAHUE K R, VARNADO S, et al. Use of tissue plasminogen activator alteplase for suspected Impella thrombosis［J］. Pharmacotherapy, 2020, 40（2）: 169-173.

［11］SUGIMURA Y, BAUER S, IMMOHR M B, et al. Heparin-induced thrombocytopenia under mechanical circulatory support by large Impella for acute cardiogenic shock［J］. J Cardiovasc Dev Dis, 2021, 8（12）: 161.

［12］KAPUR N K, ALKHOULI M A, DEMARTINI T J, et al. Unloading the left ventricle before reperfusion in patients with anterior ST-segment-elevation myocardial infarction［J］. Circulation, 2019, 139（3）: 337-346.

［13］O'NEILL W W, WANG D D, POLAK S, et al. Left ventricular remodeling after anterior-STEMI PCI: Imaging observations in the Door-To-Unload（DTU）Pilot Trial［J］. J Invasive Cardiol, 2022, 34（8）: E611-E619.

［14］BOCHATON T, HUOT L, ELBAZ M, et al. Mechanical circulatory support with the Impella® LP5.0 pump and an intra-aortic balloon pump for cardiogenic shock in acute myocardial infarction: The IMPELLA-STIC randomized study［J］. Arch Cardiovasc Dis, 2020, 113（4）: 237-243.

［15］THEVATHASAN T, KENNY M A, KRAUSE F J, et al. Left-ventricular unloading in extracorporeal cardiopulmonary resuscitation due to acute myocardial infarction: A multicenter study［J］. Resuscitation, 2023, 186: 109775.

心脏内科重症

第5章 急性左心衰竭/心原性休克的监护与管理

第1节 急性心肌梗死合并急性左心衰竭/心原性休克

急性心肌梗死合并急性左心衰竭

急性心肌梗死是导致急性左心衰竭的首要原因。主要由于大范围心肌梗死导致心肌收缩力迅速下降,会显著增加其他住院并发症的风险,包括肾功能恶化、呼吸衰竭、肺炎,甚至死亡。根据最新欧洲心脏病学会指南定义,急性心力衰竭(acute heart failure, AHF)是指心力衰竭症状和/或体征迅速发作或恶化。多版急性心力衰竭指南中定义均强调了起病急,危及生命,须立即住院。

一、知识要点

【流行病学特点】

在不同的研究中,因急性心肌梗死住院的患者的急性左心衰发生率为14%~36%。在GRACE(Global Registry of Acute Coronary Events)注册研究中,13 707名急性冠脉综合征(acute coronary syndrome, ACS)住院患者有13%入院就发生急性左心衰,有5.6%患者在住院期间发生急性左心衰。

急性心肌梗死后发生急性左心衰竭存在两种情况,第一,急性心肌梗死后首次发生急性左心衰,这部分患者在急性心肌梗死中发生率在11%~13%。在没有心衰病史的患者,大面积心肌梗死导致严重的心肌功能丧失,心肌收缩力下降,这种改变可能持续存在,导致长期的心功能减退,同时梗死区域还可能存在顿抑心肌,在缺血后发生心功能失调,缺血改善后这部分心肌功能有望

恢复。第二,既往已有心衰的患者再发心肌梗死,其发生急性左心衰的发生率更高。一项对7项非ST段抬高心肌梗死(non-ST segment elevated myocardial infarction, NSTEMI)或不稳定型心绞痛(unstable angina pectoris, UA)患者的大型临床试验的汇总分析发现,在许多已存在心衰或左心室收缩功能障碍的病例中,患者可能在轻微的缺血性事件导致急性左心衰竭发作。有心衰病史的患者明显更容易出现急性左心衰竭(28.7%),这类患者在发生心肌梗死或者变异型心绞痛后出现急性左心衰的风险是普通患者的4倍。且发生急性冠脉综合征后急性左心衰竭(ACS-HF)患者中有40%患者有既往心衰病史,是ACS-HF发生的独立危险因素。

【年龄、性别、种族】

众多研究表明,女性、老年、多合并多种疾病的患者出现心肌梗死后心衰风险较高。心肌梗死后心衰的发生风险随着年龄增长而增加,年龄每增加5~10岁,比值比增加1.3。在女性患者中发生ACS-HF比例较男性增加10%,之所以会有这样的差异,考虑与女性患者就诊时间延迟、血运重建时间延迟、血运重建率低相关。Bahit等研究发现,非白种人患ACS-HF风险较高。

【共患疾病】

ACS-HF的风险也始终与房颤、高血压、慢性肾脏病病史相关,其中最重要的风险因素为2型糖尿病,并且有研究报道2型糖尿病患者ACS-HF的 *OR* 在1.23(95%*CI* 1.08~1.39)~2.3(95%*CI* 1.6~3.1)。

【既往心肌梗死病史和冠状动脉病变】

有冠心病既往史的患者发生ACS-HF风险也

是升高的。ST 段抬高心肌梗死（ST segment elevated myocardial infarction，STEMI）与 NSTEMI 患者发生 ACS-HF 的风险相当，多支冠脉和左主干病变患者与高 ACS-HF 风险相关。

【急性心肌梗死合并急性左心衰病死率】

很多研究评估了急性心肌梗死合并急性左心衰的预后。一项注册的研究从 1999 年至 2003 年在加拿大招募了 4 825 名 NSTEMI 患者，入院时出现心衰使住院死亡率增加了 1.87 倍。在 GRACE 风险评分模型中发现，急性左心衰竭与无心衰患者相比，Killip 分级是最重要的死亡预测因子；出现肺部啰音和 / 或第三心音（S_3）导致死亡风险升高 2 倍，出现肺水肿导致死亡风险升高 3 倍，心原性休克导致升高死亡风险升高 4 倍。存在或不存在 ST 段抬高的患者发生心衰的风险相似。汇总分析 1994—2008 年的 7 项随机临床试验（包括 46 519 名 NSTEMI 患者）发现，与没有心衰的患者相比，入院或在住院期间发生心衰的患者 30 天死亡率分别增加了 1.74 倍和 2.34 倍。

急性左心衰竭是急性心肌梗死独立的死亡预测因子。左心室损伤的面积越大，越容易发生左心衰竭。在溶栓时代，急性心肌梗死左心室射血分数（EF）越低，患者死亡风险越高，在 EF 低于 40% 的患者中 6 个月的死亡率显著上升。在多变量分析中，心功能 Killip Ⅲ级和Ⅳ级是 30 天及 6 个月死亡的最强风险因素（$HR=2.35$，$P<0.002$；$HR=2.12$，$P<0.001$）。

【急性心肌梗死合并急性心力衰竭的病理生理学机制】

急性心肌梗死后，心肌组织遭受缺血和氧供不足，导致心肌细胞坏死和纤维化。这会引起心肌功能减弱，心脏泵血能力下降，进而导致心力衰竭。急性心肌梗死引起的心肌损伤会导致以下病理生理机制的改变：①心肌坏死和纤维化：心肌梗死后，心肌细胞死亡，形成瘢痕组织。这些瘢痕组织无法正常收缩，导致心肌功能减弱。②心肌收缩力减弱：心肌梗死后，心肌细胞的收缩力减弱，心室泵血能力下降。③心室重构：心肌梗死

后，心室可能会发生重构，即心室壁的结构改变。心室壁的变薄、扩张和扭曲，进一步降低了心肌收缩力和心脏泵血功能。④心肌顺应性降低：心肌梗死后，心肌的顺应性降低，即心肌对充盈的能力减弱。这导致心脏舒张期容积减少，限制了心室充盈和输出的能力。

急性心肌梗死面积是急性心肌梗死合并左室重构和左室功能下降的重要影响因素。导致心肌梗死面积扩大的因素有：心肌梗死后未及时血运重建，未生成侧支循环或者侧支循环小，梗死位置位于前壁，负性心肌重构等。

急性心肌梗死患者多支血管病变的比例达到 41%~67%，多支血管病变患者发生院内不良事件风险比例显著增高，特别是发生急性左心衰及心原性休克，梗死相关血管导致相应心肌坏死，非梗死相关血管病变加重心肌缺血，可能进一步加重心功能恶化。

急性左心衰发生后，产生的病理生理学变化如图 5-1-1 所示。主要表现为心输出量下降导致一系列肺淤血，以及体循环淤血。进一步激活交感神经系统及肾素 - 血管紧张素 - 醛固酮系统，这一反应导致血管收缩，全身容量增加及外周血流再分配，从而进一步增加左室舒张末压力，从而导致临床症状。肾脏在心力衰竭的病理生理中起到两方面的主要作用：通过控制血管容量调节心脏的负荷水平和参与神经内分泌的激活（如 RAAS）。肾功能异常已被列为心力衰竭患者病情进展及失代偿的危险因子。急性心力衰竭治疗过程中心输出量降低及过度的袢利尿剂治疗可能导致神经内分泌的进一步激活，导致肾功能的变化（心肾综合征 I 型）。

【急性心肌梗死后急性左心衰的临床表现】

除了急性心肌梗死发作导致的症状外，由于心功能下降，左心室充盈压升高，患者会出现呼吸困难等症状，例如端坐呼吸、颈静脉充盈或怒张等。体格检查可以发现出现第三心音、心动过速、肺部啰音。

【急性心肌梗死的心功能分型及分级】

根据 2016 年欧洲心脏病学会心力衰竭指南，

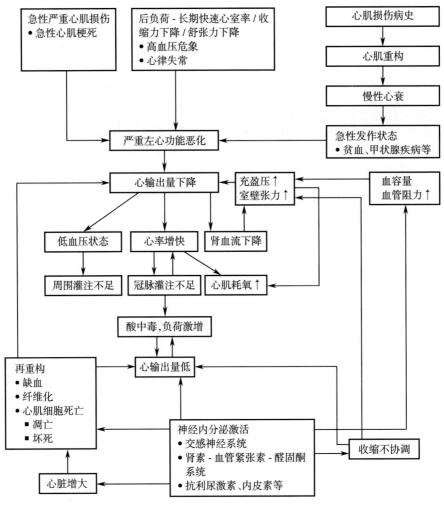

图 5-1-1　心力衰竭病理生理机制

急性左心衰的分级是由充血和低灌注角度延伸得出（湿／干，冷／暖）。虽然这种分类方法是从病理生理学角度出发，但在急性心肌梗死后急性左心衰中并不适用。急性心肌梗死后急性左心衰中主要有三种生理改变导致不同的临床状态，这三种生理改变又会相互作用。第一，肺淤血导致的急性呼吸衰竭；第二，容量过载或者分布不良导致的周围脏器充血；第三，组织灌注不足导致的休克及多脏器功能衰竭。急性心肌梗死的临床分级通常基于患者的临床表现和检查数据。

急性心肌梗死后心功能分级根据临床表现可进行 Killip 分级，Killip Ⅰ级指无肺部啰音及第三心音（S_3）；Killip Ⅱ级指双肺底可闻及湿啰音，可闻及 S_3 奔马律，颈静脉压升高；Killip Ⅲ级指明显肺水肿表现；Killip Ⅳ级指出现心原性休克。一部分急性心肌梗死合并急性左心衰的患者可进展为心原性休克，死亡率更高（表 5-1-1）。

表 5-1-1　Killip 分级

分级	临床表征
Ⅰ级	无肺部啰音
Ⅱ级	肺部有啰音，肺部啰音 <1/2 肺野
Ⅲ级	肺部有啰音，啰音的范围 >1/2 肺野
Ⅳ级	心原性休克

根据有创血流动力学监测，将急性心肌梗死后心功能进行 Forrest 分级，反映急性心肌梗死后不同的血流动力学状态。Forrest Ⅰ级指血流动力学正常，肺毛细血管楔压（pulmonary capillary wedge pressure，PCWP）<18mmHg，心指数（cardiac index，CI）≥2.2L/（min·m²）；Forrest Ⅱ级指存在肺淤血表现，PCWP≥18mmHg，CI≥2.2L/（min·m²）；Forrest Ⅲ级指外周低灌注，PCWP<18mmHg，CI<2.2L/（min·m²）；Forrest Ⅳ级指存在肺淤血和外周低灌注。当患者 CI<2.2L/（min·m²）时往往出

现低灌注表现,但 PCWP>20mmHg 的患者不一定出现肺淤血表现。常见临床表现与血流动力学指标变化见表 5-1-2。

表 5-1-2　Forrest 分级

分级	心指数 / （L·min^{-1}·m^{-2}）	肺毛细血管楔压 /mmHg	预测住院期间死亡率 /%
I 级	≥2.2	<18	2
II 级	≥2.2	≥18	10
III 级	<2.2	<18	12
IV 级	<2.2	≥18	54

注:I 级,无肺淤血及周围灌注不良;II 级,有肺淤血;III 级,周围组织灌注不良;IV 级,有肺淤血及周围灌注不良。

【评估】

1. 心电图　当患者发生胸痛及胸痛等危症时,需要立即行 18 导联心电图检查,应密切复查心电图,观察 ST-T 动态演变。

2. 超声心动图　是评估心肌梗死合并心衰患者心脏结构及心功能的重要手段。观察心脏结构、左心室射血分数变化。

3. 床旁胸部 X 线检查　观察患者肺水肿的严重程度。

4. 胸部 CT　多用于观察患者是否合并肺部感染,对于呼吸机辅助的患者,当出现体温升高、痰液增加表现,床旁胸部 X 线检查提示渗出增加时需要完善肺部 CT 检查。

5. 心肌标志物　如超敏肌钙蛋白 I（TnI）、肌酸激酶同工酶（CK-MB）等。该项指标不仅用于 AMI 诊断,更是评估有无再发心肌梗死的指标。超敏肌钙蛋白升高可持续最长可达 2 周。当逐渐回落的 CK-MB 再次出现升高,需要警惕心脏事件再次发生。

6. BNP 或 NT-proBNP　诊断心肌梗死后心衰的重要证据,并且可作为抗心衰治疗效果评估的重要工具。

7. 冠状动脉造影　评估冠脉病变严重程度,指导进一步血运重建治疗。

【急性心肌梗死急性左心衰治疗】

急性心肌梗死患者并发急性左心衰竭需要针对两种状况进行紧急协同治疗。急性左心衰的治疗应遵循目前欧洲心脏病学会对心力衰竭的治疗推荐,使用利尿剂、血管扩张剂、正性肌力药,以及血管活性药物。在特殊情况下应考虑机械循环辅助、有创呼吸辅助和 / 或肾脏替代治疗。

【急性心肌梗死合并急性左心衰应积极血运重建治疗】

随着历年来指南的变迁,目前认为早期快速完全开通梗死相关冠状动脉是改善 STEMI 患者预后的关键,尽早完成血运重建是毋庸置疑的。早期急性心肌梗死指南推荐急性心肌梗死 12 小时内完成血运重建。2008 年急性心肌梗死指南指出,若患者就诊时 STEMI 发病已超急诊时间窗,一旦出现进行性心肌缺血、血流动力学不稳定、急性左心力衰、心原性休克、机械并发症、致命性心律失常、ST 段或 T 波反复动态改变,仍具备进行直接经皮冠状动脉介入治疗（percutaneous coronary intervention, PCI）指征。ACS 患者若出现广泛缺血或机械并发症,有可能进一步引发心原性休克,急性左心衰包括心原性休克的患者需要立即进行有创冠状动脉造影检查。需要将患者尽快转运至可行急诊冠脉介入治疗的中心,对"犯罪血管"进行介入治疗。当 NSTEMI 患者出现如下情况时,需要进行急诊冠状动脉造影及血运重建:①血流动力学不稳定或心原性休克;②难治性心绞痛;③由于持续存在心肌缺血导致急性左心衰竭;④危及生命的心律失常或心脏骤停;⑤机械并发症;⑥反复出现心电图动态演变提示进行性心肌缺血（特别是间断 ST 段抬高）。

虽然指南进行明确推荐,但在目前研究报道,ACS 合并急性左心衰的患者血运重建比例显著低于非合并心力衰竭的急性冠脉综合征。在 GRACE 注册研究中发现,只有 20% ACS 合并心衰患者进行再血管化治疗,而无心衰的 ACS 患者 35% 获得再血管化治疗（$P<0.000\ 1$）。

急性心肌梗死患者多支冠脉狭窄比例达 50% 左右,合并多支血管疾病的患者预后更差。临床中对于多支冠脉疾病的治疗方式有分期介入治疗、梗死相关冠脉介入治疗、同期处理多支冠脉病变,临床实践中需要根据不同的情况制定相应治疗策略。每种策略也各有优劣。但根据多个临床实践结果表明,急诊处理多支冠脉病变适用非梗死相关冠脉病变极不稳定导致反复心肌缺血、心力衰竭甚至心原性休克的危重患者。若非梗死相关冠脉病变通过药物治疗可达到稳定状态,推荐分期或者择期处理。

【急性心肌梗死合并急性心力衰竭药物治疗】

(一)急性期

1. 快速利尿,减轻心脏前负荷　静脉使用利尿剂是治疗急性左心衰的基石,常用药物为祥利尿剂,作用于肾小管远曲小管的近端。若患者无口服祥利尿剂的用药史,推荐首次使用 20~40mg 呋塞米静脉注射,后续观察尿量,在用药的 6 小时内,尿量超过 100~150ml/h。若未能达到目标尿量需要考虑利尿剂量加倍;若能够达到目标剂量,可考虑每 12 小时使用相同剂量静脉推注,直到肺淤血缓解。当呋塞米单药治疗效果不佳时应考虑联合使用利尿剂。使用静脉利尿剂时每 24 小时监测肾功能、电解质。若利尿剂加量后仍未达到利尿效果时,应考虑联合噻嗪类药物。利尿剂治疗无效的患者可考虑使用超滤,但不推荐常规使用。难治性容量负荷过重患者肾脏替代治疗的指征包括:对补液措施无效的少尿;严重高钾血症($K^+ \geq 6.5$mmol/L);严重酸中毒(pH<7.2),血清尿素氮水平≥25mmol/L(≥150mg/dl);血肌酐≥300mmol/L(≥3.4mg/dl)。

2. 扩张血管,减轻心脏后负荷　在急性左心衰患者收缩压高于 110mmHg 的情况下可以使用静脉血管扩张剂改善症状及肺淤血表现。常用药物包括硝酸酯类药物、重组人脑钠肽等。

3. 氧疗　在急性心肌梗死合并急性左心衰诊断明确的情况下,须尽快完善血气分析检查,明确患者是否出现呼吸衰竭。当患者动脉血氧饱和度低于 90% 时须启动氧疗。传统氧疗包括鼻导管吸氧、面罩吸氧等途径。根据患者氧疗后的氧合表现决定进一步氧疗措施。无创通气对治疗急性左心衰后中度、重度呼吸衰竭患者有效,常用模式有持续正压通气(continuous positive airway pressure ventilation,CPAP)及双向正压通气(bilevel positive airway pressure ventilation,BiPAP),它们与传统氧疗相比可以有效缓解呼吸窘迫综合征并降低气管插管率。

4. 机械辅助　尽管 IABP-SHOCK Ⅱ研究证实主动脉内球囊反搏(intra-aortic balloon pump,IABP)并不能降低急性心肌梗死心原性休克患者的近远期预后,但不能否认的是 IABP 仍然是临床最便捷、并发症相对较小的器械辅助。对于急性心肌梗死合并心力衰竭的患者,短期过渡治疗仍有意义。但并不推荐急性心肌梗死合并心原性休克常规使用 IABP 辅助治疗。若 IABP 治疗无效的情况下,应尽快考虑其他心脏辅助装置。

(二)稳定期

在没有强烈禁忌证的情况下,急性心肌梗死后急性左心衰或左室收缩功能下降后的指南引导的药物治疗(guideline-direct medical therapy,GDMT)包括 β 受体阻滞剂、血管紧张素转换酶抑制剂(angiotensin-converting enzyme inhibitor,ACEI)或血管紧张素受体阻滞剂(angiotensin receptor blocker,ARB)、醛固酮受体阻滞剂(mineralocorticoid receptor antagonist,MRA)。但由于这些药物有时候会有低血压或者肾功能损伤的风险,在急性左心衰时可能无法使用。

在心肌梗死后的高危队列中使用 ACEI 有近 30 年的强有力的数据支持,包括 ACEI 可显著降低心肌梗死后全因死亡率和心衰发生率。PARADISE-MI(Prospective ARNI vs ACE Inhibitor Trial to DetermIne Superiority in Reducing Heart Failure Events After MI)试验对比了在心肌梗死短期(7 天内)EF 低于 40% 或者有急性心衰症状的患者中使用沙库巴曲缬沙坦与雷米普利的效果,在心衰再发、院外心衰等首要终点并未发现两者显著差别($HR=0.9$,95%CI 0.78~1.04,$P=0.17$),而次要观察终点包括住院心衰、心肌梗死、卒中风险,在沙库巴曲缬沙坦组有显著降低($HR=0.8$,95%CI 0.70~1.00,$P=0.045$)。醛固酮受体阻滞剂在急性心肌梗死左心衰竭中的应用获得了 EPHESUS(Eplerenone in Patients with Heart Failure Due to Systolic Dysfunction Complicating Acute Myocardial Infarction)研究的支持,该研究发现 EF<40% 的心肌梗死患者使用依普利

酮可以降低患者全因及心血管死亡、住院心衰风险。

在既往临床试验中,有强证据支持在无急性左心衰发作的左室收缩功能不全的患者使用 β 受体阻滞剂,可以降低患者全因死亡率。但也有临床试验发现在急性心肌梗死后早期使用 β 受体阻滞会增加心原性休克风险,因此需要在急性左心衰稳定后才开始使用。美国心脏病学会也强烈推荐当急性心肌梗死急性心衰稳定之后,应在出院前启动 β 受体阻滞剂治疗。

二、实战病例

【病例 1:急性心肌梗死多支病变反复发作急性左心衰】

1. 摘要　患者中年男性,急性下壁心肌梗死后溶栓并及时开通犯罪血管。但仍反复发作急性左心衰,药物治疗不能改善。急诊行冠脉介入治疗处理前降支严重狭窄病变。介入术后调整药物治疗纠正心衰,1 个月后随访左心室射血分数改善。

2. 病例介绍　患者男性,38 岁,因"胸痛 9 天,呼吸困难 6 天"入院。患者 9 天前无诱因出现胸骨后压榨样疼痛,向后背部放射。持续 2 小时后就诊于当地医院,心电图提示"Ⅱ、Ⅲ、aVF 导联 ST 段弓背向上抬高",诊断为"急性下壁心肌梗死",于当地医院尿激酶溶栓治疗。溶栓失败转运至当地上级医院行冠状动脉造影检查提示"前降支(anterior descending branch,LAD)重度狭窄,右冠状动脉(right coronary artery,RCA)近中段闭塞",于 RCA 植入支架开通,术后给予抗血小板、抗凝、调脂等治疗。但患者反复出现呼吸困难,无创呼吸机辅助。6 天前患者排便用力后呼吸困难加重,不能平卧,利尿治疗未见改善,转入笔者所在医院。入院查体:体温正常,脉搏短绌,呼吸 20 次 /min,血压 101/73mmHg,颈静脉无充盈及怒张,双肺呼吸音粗,双下肺可闻及湿啰音。心界向左侧扩大,心率 100~140 次 /min,律绝对不齐,腹软,无压痛,双下肢无水肿。

心电图见图 5-1-2。

超声心动图:左心室射血分数 25%,左心房增大 45mm×50mm×58mm,左室舒张末内径 52mm,除室间隔基底段运动尚可外,余室壁运动均减低。二尖瓣轻度反流,三尖瓣轻度反流。

血气分析:pH 7.56,$PaCO_2$ 27.20mmHg,PaO_2 57.9mmHg,Lac 1.70mmol/L。

肝肾功能:GPT 37U/L,GOT 27U/L,Alb 31.5g/L,Cr 99.7μmol/L,eGFR 83.69ml/(min·1.73m²),K^+ 3.76mmol/L。

心肌标志物:BNP 613.0pg/ml,hsTnI 1 781.6pg/ml,CK-MB 1.0ng/ml。

入院诊断:急性下壁心肌梗死,Ⅰ 型呼吸衰

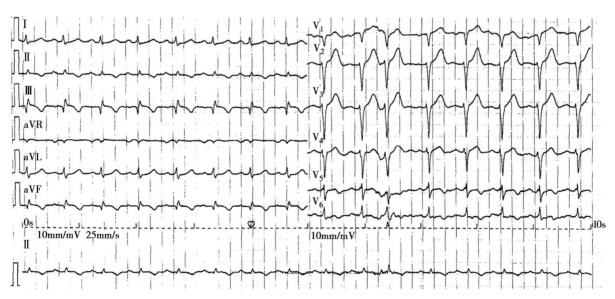

图 5-1-2　入院心电图

竭,心功能 Killip Ⅱ级;急性肾损伤,2 型糖尿病。

治疗经过:入院后给予无创呼吸机辅助,抗血小板、抗凝、调脂、利尿、抗心衰等治疗。患者于夜间睡眠时再次发作胸闷喘憋,不能平卧,咳粉红色泡沫痰。发作时血压 90/60mmHg,心率 120 次/min,双肺啰音,中上肺野可闻及。在 IABP 辅助下行急诊冠脉介入。造影(视频 5-1-1):于 LAD 植入支架 2 枚。患者胸闷呼吸困难症状较前明显改善,肺部啰音局限于双下肺。继续利尿治疗,4 天后无呼吸困难及胸痛、肺内啰音消失,血流动力学稳定,撤除 IABP,调整口服药物治疗后好转出院。出院 1 个月后复查超声心动图,左心室射血分数升至 56%,左心房 51mm×47mm×62mm,右心房 40mm×54mm,左室下后壁基底段及中间段运动及增厚率减低,其余室壁运动正常,二尖瓣轻度反流,三尖瓣轻度+反流。

视频 5-1-1 急性心肌梗死多支病变反复发作急性左心衰冠状动脉造影及介入治疗
A. 冠状动脉造影检查提示前降支中段发出第二对角支后重度狭窄;B. 导丝通过前降支病变处到达远端使用预扩张球囊扩张病变处;C. 以"蜘蛛位"观察球囊扩张后病变狭窄严重程度,第二对角支开口严重狭窄;D. 对第二对角支进入导丝保护,于前降支中段病变处植入支架;E. 支架植入后撤除第二对角支保护导丝,造影示支架膨胀良好,前降支狭窄解除。

3. 病例特点 该患者中年男性,急性发病,有 2 型糖尿病、吸烟等高危因素。该患者急性心肌梗死后虽及时进行有效血运重建,但仍反复发作急性左心衰,药物治疗及无创呼吸机辅助治疗效果不佳。心电图"前壁导联 R 波递增不良"提示前降支病变参与急性左心衰发作,故有血运重建指征,遂在 IABP 辅助下进行 LAD 血运重建,患者心衰症状控制。1 个月后复查超声心动图,射血分数恢复,心室率控制稳定后停用地高辛、胺碘酮,美托洛尔逐渐加量。

【病例 2:急性心肌梗死左主干病变合并急性左心衰】

1. 摘要 患者中年男性,急性非 ST 段抬高心肌梗死,冠状动脉造影提示 LM 闭塞,IABP 辅助下急诊开通 LM,术后抗急性左心衰治疗症状平稳。

2. 病例介绍 患者 38 岁,4 小时前踢足球时突发胸骨后压榨样疼痛,随后出现意识丧失、四肢抽搐,同伴立即行心肺复苏,同时呼叫 120 急救,15 分钟后恢复自主意识。胸痛持续存在并逐渐加重,由急救车转运过程中再发室颤,除颤后恢复自主心律。入院查体:高枕卧位,神志清,精神弱,四肢湿暖。血压 95/60mmHg,心率 110 次/min,呼吸 33 次/min,双肺呼吸音粗,双肺野可闻及干、湿啰音。

心肌标志物:hsTnI 12 649pg/ml,CK 1 626U/L,CK-MB 179.7ng/ml。

肝肾功能:ALT 99U/L,AST 218U/L,Cr 155.1μmol/L,eGFR 49.05ml/(min·1.73m²),Glu 15.65mmol/L。

血气分析:pH 7.312,PaO_2 119mmHg,$PaCO_2$ 40mmHg,SO_2 97.2%,Lac 3.4mmol/L,ABG −5.8mmol/L。

心电图:aVR 导联 ST 段弓背向上抬高,胸前导联 ST 段广泛压低(图 5-1-3)。

超声心动图:左心室射血分数 25%,左室舒张末内径 48mm,左室壁运动普遍减低,左房内径 40mm,二尖瓣中度反流。

入院诊断:急性非 ST 段抬高心肌梗死,Killip Ⅲ级,2 型糖尿病,高血压 2 级(极高危)。

诊治经过:入院后立即行冠状动脉造影,介入术前置入 IABP 1∶1 反搏。造影显示左主干(left main,LM)闭塞,给予开通,LM-LAD、LM-LCX 支架治疗(视频 5-1-2)。术后心电图提示 aVR 导联 ST 段抬高恢复,胸前导联 ST 段压低恢复(图 5-1-4)。

患者心肌梗死面积大,发生心原性休克风险较高。给予漂浮导管进行有创血流动力学监测,并针对相应指标和症状利尿治疗(表 5-1-3)。

患者 NSTEMI 合并急性左心衰,Killip 分级 Ⅲ级,Forrest 分级 Ⅱ级。术后监测中心静脉压,根据静脉压水平与患者肺部啰音、血压水平多次给予静脉祥利尿剂治疗,肺部啰音消失。术后 3 天撤除 IABP 辅助。逐步过渡至 GMDT 治疗,出院后随访复查超声心动,左心室射血分数较前明显

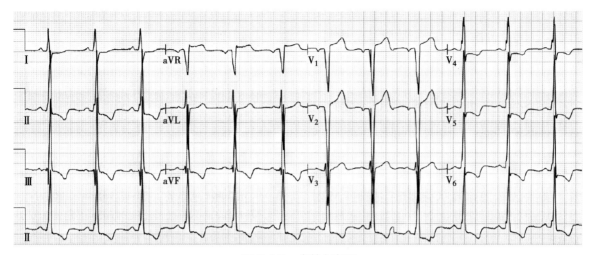

图 5-1-3　术前心电图

视频 5-1-2　急性心肌梗死左主干病变合并急性左心衰冠状动脉造影及介入治疗

A. 冠状动脉造影检查可见左主干闭塞；B. 右冠状动脉走行正常，未见明显狭窄，并向前降支提供逆侧支循环；C. 分别将两根导丝通过病变处置入前降支及回旋支远端，血栓抽吸后可见左主干末端重度狭窄；D. 左主干至前降支置入支架，左主干到回旋支置入支架并进行分叉病变对吻扩张，术后造影显示管腔恢复良好。

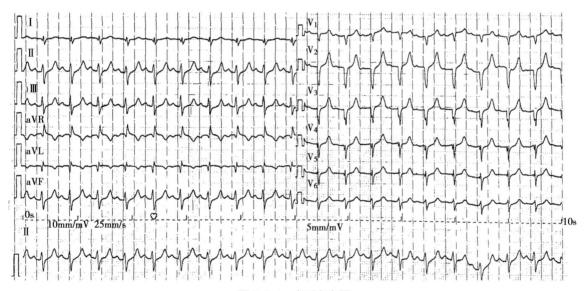

图 5-1-4　术后心电图

表 5-1-3　漂浮导管有创血流动力学监测数据

指标	入室 8h	入室 10h	入室 12h	入室 24h	入室 48h	入室 72h
CO/（L·min^{-1}）	4.5	4.5	4.8	4.9	7.4	6.7
CI/（L·min^{-1}·m^{-2}）	2.1	2.1	2.4	2.4	3.7	3.4
CVP/mmHg	7	8	7	11	10	12
PCWP/mmHg	25	25	23	25	24	27
利尿剂	呋塞米 20mg	呋塞米 40mg	托拉塞米 20mg	无	托拉塞米 20mg	托拉塞米 20mg
入量 /ml	200	600	470	1 451	2 039	2 812
出量 /ml	720	250	500	1 200	1 760	2 850

注：CO，心输出量；CI，心指数；CVP，中心静脉压；PCWP，肺动脉楔压。1mmHg=0.133kPa。

改善,左心室射血分数升至48%,左室舒张末内径58mm,左室后间隔各段、左室下壁基底段及各壁心尖段心肌运动幅度及增厚率减低,余室壁运动尚可。

3. 病例特点　患者中年男性,以突发意识丧失为首要表现,经院前心肺复苏。心电图提示 aVR 导联 ST 段抬高,其余广泛导联 ST 段压低,诊断 NSTEMI,术前出现急性左心衰,IABP 辅助下改善心衰,急诊冠状动脉造影提示 LM 闭塞介入治疗开通。后续患者心衰逐渐改善,撤除 IABP。

4. 诊治要点和难点与治疗体会

(1)下壁心肌梗死合并急性左心衰患者多合并多支血管病变。若处理梗死相关血管后仍有急性左心衰及心肌缺血证据,应尽快处理其他严重狭窄病变。

(2)左主干闭塞并不表现为经典的 ST 段抬高心肌梗死,心电图通常表现为 avR 抬高,其他广泛导联 ST 段压低。临床应提起高度警觉。

(3)急性左心衰不能纠正时,可使用 IABP 辅助,使得急性左心衰症状暂时缓解,争取血运重建机会。

(张　静)

参考文献

[1] BAHIT M C, LOPES R D, CLARE R M, et al. Heart failure complicating non-ST-segment elevation acute coronary syndrome: Timing, predictors, and clinical outcomes[J]. JACC Heart Fail, 2013, 1(3): 223-229.

[2] SEGEV A, STRAUSS B H, TAN M, et al. Prognostic significance of admission heart failure in patients with non-ST-elevation acute coronary syndromes(from the Canadian Acute Coronary Syndrome Registries)[J]. Am J Cardiol, 2006, 98(4): 470-473.

[3] CONTI C R. The stunned and hibernating myocardium: A brief review[J]. Clin Cardiol, 1991, 14(9): 708-712.

[4] STEHLI J, MARTIN C, BRENNAN A, et al. Sex differences persist in time to presentation, revascularization, and mortality in myocardial infarction treated with percutaneous coronary intervention[J]. J Am Heart Assoc, 2019, 8(10): e012161.

[5] RODRÍGUEZ-MAÑERO M, CORDERO A, KREIDIEH O, et al. Proposal of a novel clinical score to predict heart failure incidence in long-term survivors of acute coronary syndromes[J]. Int J Cardiol, 2017, 249: 301-307.

[6] STEG P G, KERNER A, VAN DE WERF F, et al. Impact of in-hospital revascularization on survival in patients with non-ST-elevation acute coronary syndrome and congestive heart failure[J]. Circulation, 2008, 118(11): 1163-1171.

[7] ALSHEIKH-ALI A A, AL-MALLAH M H, AL-MAHMEED W, et al. Heart failure in patients hospitalized with acute coronary syndromes: Observations from the Gulf Registry of Acute Coronary Events[J]. Eur J Heart Fail, 2009, 11(12): 1135-1142.

[8] ALBACKR H B, ALHABIB K F, ULLAH A, et al. Prevalence and prognosis of congestive heart failure in Saudi patients admitted with acute coronary syndrome[J]. Coron Artery Dis, 2013, 24(7): 596-601.

[9] STEG P G, DABBOUS O H, FELDMAN L J, et al. Determinants and prognostic impact of heart failure complicating acute coronary syndromes: Observations from the Global Registry of Acute Coronary Events (GRACE)[J]. Circulation, 2004, 109(4): 494-499.

[10] STONE G W, SELKER H P, THIELE H, et al. Relationship between infarct size and outcomes following primary PCI: Patient-level analysis from 10 randomized trials [J]. J Am Coll Cardiol, 2016, 67(14): 1674-1683.

[11] CHAREONTHAITAWEE P, CHRISTIAN T F, HIROSE K, et al. Relation of initial infarct size to extent of left ventricular remodeling in the year after acute myocardial infarction[J]. J Am Coll Cardiol, 1995, 25(3): 567-573.

[12] BYRNE R A, ROSSELLO X, COUGHLAN J J, et al. 2023 ESC Guidelines for the management of acute coronary syndromes[J]. Eur Heart J, 2023, 44(38): 3720-3826.

[13] KUEH S H, DEVLIN G, LEE M, et al. Management and long-term outcome of acute coronary syndrome patients presenting with heart failure in a contemporary New Zealand Cohort(ANZACS-QI 4)[J]. Heart Lung Circ, 2016, 25(8): 837-846.

[14] KØBER L, TORP-PEDERSEN C, CARLSEN J E, et al. A clinical trial of the angiotensin-converting

enzyme inhibitor trandolapril in patients with left ventricular dysfunction after myocardial infarction [J]. N Engl J Med, 1995, 333 (25): 1670-1676.

[15] PFEFFER M A, CLAGGETT B, LEWIS E F, et al. Angiotensin receptor-neprilysin inhibition in acute myocardial infarction [J]. N Engl J Med, 2021, 385 (20): 1845-1855.

[16] PITT B, REMME W, ZANNAD F, et al. Eplerenone, a selective aldosterone blocker, in patients with left ventricular dysfunction after myocardial infarction [J]. N Engl J Med, 2003, 348 (14): 1309-1321.

[17] CHEN Z M, PAN H C, CHEN Y P, et al. Early intravenous then oral metoprolol in 45, 852 patients with acute myocardial infarction: Randomized placebo-controlled trial [J]. Lancet, 2005, 366 (9497): 1622-1632.

急性心肌梗死合并心原性休克

心原性休克（cardiogenic shock, CS）由于心脏泵功能衰竭导致心输出量显著减少，并引起严重的急性周围脏器衰竭的一种综合征。导致 CS 最常见的病因为急性心肌梗死，CS 是急性心肌梗死患者发生院内死亡的主要原因。

一、知识要点

【急性心肌梗死合并心原性休克流行病学特点】

ST 段抬高心肌梗死（ST segment elevated myocardial infarction, STEMI）中 CS 的发生率为 5%~10%，非 ST 段抬高心肌梗死（non-ST segment elevated myocardial infarction, NSTEMI）的发生率为 2%~4%，而这两种情况下 CS 的死亡率相似。全球注册研究显示急性心肌梗死合并心原性休克（acute myocardial infarction with cardiogenic shock, AMICS）总体发生率为 4%~12%，30 天死亡率高达 40%~45%。来自大样本量国家登记处的数据表明，随着早期侵入性操作和急诊血运重建治疗的广泛使用，多年来 AMICS 患者的死亡率大幅下降。然而，在随机临床试验和登记中，CS 患者的住院生存率的进入平台期。2006 年发表的

SHOCK 试验的侵入性治疗组的 6 年死亡率为 67.2%，2019 年报道的 IABP-SHOCK Ⅱ 试验的 6 年死亡率为 66.7%。

【急性心肌梗死导致心原性休克的病理生理学机制】

急性心肌梗死导致心原性休克的病理基础是心外膜下冠状动脉闭塞后局部心肌细胞坏死，进一步造成心功能的下降，心输出量（cardiac output, CO）进一步下降，以及周围脏器灌注减低，刺激颈动脉压力感受器，以及肾小球球旁器。灌注下降引起交感/神经内分泌活化，循环儿茶酚胺水平增加。血管内皮细胞通过收缩增加来维持周围脏器灌注，并且肾素-血管紧张素-醛固酮级联反应活化，进一步增加水钠潴留。在这些反应的共同作用下，导致心脏前负荷与后负荷增加，导致肺水肿加重。如果心功能未能恢复，心脏超负荷运转进入恶性循环，最终这一循环导致冠状动脉灌注压降低、心肌缺血、心功能恶化和循环衰竭，就会出现心输出量减少和进行性循环崩溃。

【孤立右室心肌梗死导致心原性休克的机制】

右室心肌梗死常见于右冠状动脉近端闭塞。影响右心功能的因素包括：前负荷、后负荷、收缩力、心包约束、与左心室的相互作用及心律等。而右室收缩功能由以下三个因素决定：第一，主要因素为右室游离壁内向的波纹管状运动；第二，纵向心肌纤维将三尖瓣环拉至心尖方向；第三，左心室收缩对右室游离壁的牵引。右心室对快速或者大幅度肺动脉压力变化的容受力较差，当发生右室心肌梗死时，缺血等导致右室收缩力下降，右室输出量下降并且左、右室依赖性改变，进一步降低左室前负荷、心搏量下降，出现低血压状态甚至休克，外周充血状态加重，进一步增加容量负荷；右室容量超负荷时，右室扩张，心包压力增加，室间隔扑动；挤压左室，可导致室间隔向左侧偏移，左室呈 D 字形。心包压力增大，以及三尖瓣、肺动脉瓣反流加重。上述综合原因导致发生 CS（图 5-1-5）。

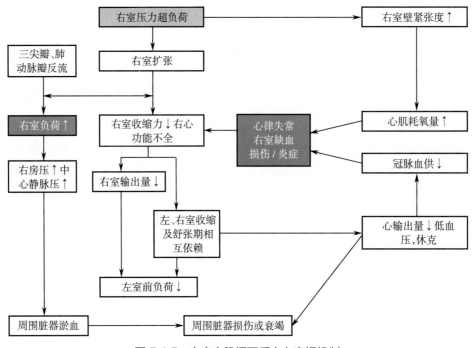

图 5-1-5　右室心肌梗死后心力衰竭机制

【AMICS 临床症状】

1. AMICS 发病时间　AMICS 是一个疾病逐步进展的过程,多发生于急性心肌梗死(acute myocardial infarction, AMI)发作 5~6 小时后。在 SHOCK 队列中,极早期休克(CS 发作在 AMI 的 6 小时内)比例为 46.6%,早期休克(CS 发作在 AMI 的 24 小时内)大约 74.1%,晚期休克(AMI 发作 24 小时后)发生比例约为 25.9%。一些患者在入院时即可出现 CS 表现。由 SHOCK 试验衍生的次级分析报道从 AMI 症状发作到 CS 发作的时间中位数为 6.2(1.7~20.1)小时。

2. AMICS 心衰表现　除了 AMI 发作导致的症状外,由于心功能下降,左心室充盈压升高,患者会出现呼吸困难等症状,例如端坐呼吸、颈静脉充盈或怒张等。体格检查可以发现出现第三心音、心动过速、肺部啰音。

3. AMICS 低灌注表现　AMICS 最重要的特征是出现血压下降及周围脏器灌注不足表现。休克患者收缩压低于 90mmHg 或者平均动脉压较基础水平下降 30mmHg。动脉压差(收缩压 – 舒张压)低于收缩压 25% 就提示心输出量下降。周围脏器灌注不足的表现多为神志状态改变、肢端凉或者花斑、肢端末梢动脉搏动强度减弱,或者少尿(尿量 <30ml/h)等。

4. 非低血压 AMICS 临床表现　传统观念认为 AMICS 均会出现低血压表现。但临床实践中存在一部分患者出现非低血压的 AMICS 表现。SHOCK 注册研究亚组分析发现,有部分患者虽然有急性心肌梗死后周围脏器低灌注表现,但无血管活性药物治疗下仍能维持收缩压 >90mmHg,这部分表现被称为非低血压性心原性休克。该研究发现在 1 068 名患者中有 49 名(4.6%)患者出现少尿(尿量 <30ml/h)或四肢湿冷的表现,而血压不需要血管活性药物即可维持于 90/60mmHg 以上;有 943 例(88.3%)患有典型 CS,76 例(7.1%)有低血压表现,但没有干预和维持血压的治疗也没有低灌注表现。非低血压 AMICS 组患者平均 CI 为 1.9L/(min·m²),经典休克患者平均 CI 为 2.0L/(min·m²),低血压状态组 CI 为 2.5L/(min·m²)。非低血压休克组患者住院死亡率为 43%,经典休克组患者死亡率为 66%,低血压状态患者死亡率为 26%。这些发现强调了临床评估低灌注的重要性。一个血压阈值可能不能充分定义患者低灌注状态。

5. 孤立右室心肌梗死导致 AMICS 临床表现　孤立右室心肌梗死后 CS 患者可表现为氧饱和度正常的低血压、颈静脉压升高。孤立的右室心肌梗死导致心原性休克发生率较左室心肌梗死低。SHOCK 注册研究 893 例患者中仅有 45 例（5.5%）。与左室心肌梗死导致 CS 相比，孤立右室心肌梗死后 CS 的患者年龄偏低［平均年龄（64.5 ± 12.0）岁 *vs.*（68.5 ± 12.1）岁，*P*=0.031］，既往心肌梗死发病率偏低（25.5% *vs.* 40.1%，*P*=0.047），多支病变比例偏低（34.8% *vs.* 77.8%，*P*<0.001），心肌梗死后 CS 发生时间较短（2.9 小时 *vs.* 6.2 小时，*P*=0.003）。

【评估】

（一）常规检查

1. 心电图　发生 AMICS 后，应密切复查心电图，观察 ST-T 动态演变。

2. 超声心动图　观察心脏结构，左心室射血分数变化、是否出现新发机械并发症等。

3. 床旁胸部 X 线检查　观察患者肺水肿的严重程度。对于机械循环辅助支持的患者，每日均应复查，目的是观察机械导管位置是否需要调整。

4. 胸部 CT　多用于观察患者是否合并肺部感染。对于呼吸机辅助的患者，当出现体温升高、痰液增加表现，床旁胸部 X 线检查提示渗出增加时需要完善肺部 CT 检查。

5. 心肌标志物　包括超敏 TnI、CK-MB 等。该项指标不仅用于 AMI 诊断，更是评估有无再发心肌梗死的指标。当逐渐回落的 CK-MB 再次出现升高，需要警惕心脏事件再次发生。

6. BNP 或 NT-proBNP　该项指标对心衰诊断有重要意义，在 AMICS 患者中进行评估，主要是容量负荷评价的指标。

7. 肝肾功能　肝脏和肾脏是周围脏器低灌注发生后最常见出现损伤的脏器。AMICS 后，需要密切监测肝肾功能变化，警惕急性肾损伤、肝损伤的发生。

8. 血气分析　AMICS 发生后需密切复查血气分析，观察乳酸水平变化，评估患者灌注状态变化。使用机械循环辅助支持的患者尤其需要定时监测血气分析，评估呼吸辅助效果及灌注情况改善。

9. 血常规　监测血常规、血红蛋白、血小板变化。

10. 凝血功能　定期监测 D- 二聚体水平、APTT 等水平变化。

11. 降钙素原等细胞因子　该项指标与感染密切相关，单次检查并不能证实存在现症感染，但动态升高对提示感染有重要意义。

（二）特殊评估

1. 有创血流动力学监测　在心原性休克的患者中使用血流动力学监测，目的在于以下几方面：鉴别诊断心源性和非心源性水肿；指导临床用药（正性肌力药物 / 血管活性药物）；评价左心室前负荷，指导临床补液、评估对治疗的反应，提供机体组织氧供与氧需的平衡情况；右心室舒张 / 收缩末容量、右心室射血分数监测。血流动力学监测关键指标包括中心静脉压（central venous pressure，CVP）、肺毛细血管楔压（pulmonary capillary wedge pressure，PCWP）、心输出量（cardiac output，CO）、心搏功［CPO，计算方法为 CPO=CO × 平均动脉压（mean arterial pressure）/451］、肺动脉脉冲指数（pulmonary artery pulse index，PAPi）等，以及混合静脉氧饱和度。

2. 重症超声　对患者进行呼吸、循环评估和监测。床旁检查评估患者胸腔积液、肺水肿、肺实变等情况。循环评估不仅可以观察心脏结构及功能、瓣膜启闭情况，并且能通过测量下腔静脉宽度及塌陷率等指标评估患者容量情况。利用重症超声可以大概评估右房压力、肺动脉压力、PCWP，估算 CO 等。

机械辅助下需要进行的评估：机械辅助下，患者有出现出血、血栓、感染等方面的并发症。除上述基本检查外还需要进行一系列排查。

（1）血常规：如果患者存在较高出血风险，血常规应从 24 小时检查 1 次缩短至 12 小时检查 1 次。

（2）血清电解质：存在急性肾损伤的 AMICS 患者，电解质紊乱风险较高，即使进行持续肾脏替代治疗，也应通过增加检验电解质频率调整利尿药物、血液置换液配方，根据患者电解质水平变化随时调整，达到稳态后可 12 小时复查一次。

（3）乳酸水平：1~4 小时复查 1 次，用于评估患者外周脏器低灌注的缓解程度。

（4）凝血功能：多数器械辅助需要使用普通肝素抗凝，需要 2~4 小时复查，直到达到稳态。

【AMICS 诊断及标准】

AMICS 的诊断需要不仅需要满足急性心肌梗死的表现，也需要满足休克诊断标准。目前广泛被接受的 AMICS 诊断标准（表 5-1-4），需要满足 A、B、C、D 四项标准。

【AMICS 的治疗】

AMICS 造成多脏器功能受损或衰竭，以 CICU 为主体的 CS 治疗可以综合多学科多团队的共同合作。有效再血管化治疗是唯一可以改善预后的措施，当然多数情况需要 MCS 作为桥梁过渡。

【冠状动脉再血管化治疗】

AMICS 可以发生于 STEMI 或 NSTEMI。对梗死相关血管进行急诊再血管化治疗仍然是主要治疗方法并且是唯一能够显著降低 CS 死亡率的方法。一旦发生 AMICS，任何时间都应立即进行再血管化治疗。由 SHOCK 试验长期随访，以及 CULPRIT-SHOCK 试验初步阳性结果支持，急诊再血管化治疗已成为国际专业学会治疗 CS 的 I 类推荐。虽然在 SHOCK 研究中 30 天死亡率未发现显著下降，但与药物治疗相比，急诊再血管化治疗降低随访 6 个月死亡率（50.3% vs. 63.1%，95%CI 0.9%~23.2%，$P=0.027$），并且这一获益可延续至 1 年（53.3% vs. 66.4%，95%CI 2.2%~24.1%，$P<0.03$）。

多支血管病变在 AMICS 患者中比较常见，是否需要同时处理多支血管仍是临床实践中的难点。SHOCK 研究发现，AMICS 患者 53.4% 存在三支冠脉病变。CULPRIT-SHOCK 试验将 706 名诊断 AMICS 的患者随机分为两组：仅梗死相关血管急诊再血管化治疗组（$n=344$）和阶段性非梗死相关病变再血管化治疗组（$n=341$）。仅梗死相关血管急诊再血管化治疗组 158 名（45.9%）患者发生终点事件，而阶段性非梗死相关病变再血管化治疗组 189 名（55.4%）患者发生终点事件（$RR=0.83$，95%CI 0.71~0.96，$P=0.01$）。仅梗死相关血管急诊再血管化治疗组患者放 30 天全因死亡率较阶段性非梗死相关血管再血管化治疗组低（$RR=0.84$，95%CI 0.72~0.98，$P=0.03$）。虽然在本次研究中倾向支持对于 AMICS 患者仅对梗死相关血管血运重建，但实际研究中因为患者病情原因存在组别转换的问题。

美国心脏病学会基金会（ACCF）/AHA、欧洲心脏病学会（ESC）及 SCAI 临床实践指南推荐：AMICS 应进行急诊冠状动脉造影明确冠脉解剖情况（I 类推荐）。多支冠状动脉病变患者，指南推荐对梗死相关冠脉进行再血管化治疗（I 类推

表 5-1-4　AMICS 诊断标准

A. 低血压持续 >30min	B. 组织低灌注	C. 左室充盈压升高表现	D. 休克原因为心源性
收缩压 <90mmHg 持续超过 30min；或需要血管活性药物维持收缩压 >90mmHg	至少满足以下 1 点： ● 意识状态变化 ● 四肢皮肤湿冷 ● 少尿，尿量 <30ml/h ● 动脉血乳酸水平 >2.0mmol/L	由以下几点证实肺淤血： ● 临床检查发现新发呼吸困难或者胸部放射线检查证实 ● 肺动脉楔压升高： 　❖ 肺动脉导管测量 　❖ 超声多普勒（二尖瓣 E 波减速时间≤130ms） ● 右心导管证实左室舒张末压力（LVEDP）>20mmHg	● 射血分数下降 <40% 左室泵衰竭： 　❖ 左室造影证实 　❖ 超声心动检查证实 ● 继发于机械并发症的 AMICS： 　❖ 急性严重二尖瓣反流和 / 或二尖瓣腱索断裂 　❖ 基础存在严重瓣膜病（例如主动脉瓣狭窄，二尖瓣狭窄或主动脉瓣反流） 　❖ 室间隔或者游离壁破裂 ● 继发于孤立的右心衰或由于缓慢性或快速性心律失常导致严重的右心衰

荐）。而 ESC 将 AMICS 多支病变再血管化治疗定为Ⅲ类推荐，认为该治疗措施不仅不会获益反而会有相应损害，但需要根据患者具体情况决定，当非梗死相关血管病变不稳定（血栓、夹层、斑块破裂）可能出现与之相关的缺血或血流动力学不稳定时，可考虑同期或出院前处理非梗死相关血管。

【经皮循环辅助支持】

来自美国国家登记处的观察性数据显示，经皮循环辅助装置在 AMICS 中使用越来越多。最常使用到的经皮循环辅助装置是主动脉内球囊反搏（intra-aortic balloon pump，IABP）和微轴流左室辅助装置。这两种装置经血管导管放置，经腋动脉或股动脉植入。IABP 通过随心脏周期舒张及收缩，增加冠状动脉血流量降低左室后负荷。微轴流左室辅助装置是一个轴向血流泵，放置于主动脉瓣到左室，持续性将血液从左室泵至近端升主动脉。IABP 是通过降低左室后负荷增加每搏量，以及心输出量。与 IABP 不同，微轴流左室辅助装置直接把血流从左室泵至主动脉，血流动力学研究表明微轴流左室辅助装置可以增加 2.5~5.6L/min 的心输出量，IABP 增加 CO 0.8~1.0L/min。

【IABP 循证医学证据】

从 1993 年起，有 3 项关于 AMICS 的 RCT 研究公布，包括 SHOCK、CULPRIT-SHOCK 试验，以及 IABP-SHOCK Ⅱ试验。IABP-SHOCK Ⅱ试验是一项开放标签的 RCT 研究，录入了 600 例 AMICS 患者，随机分为 IABP 组（n=301）或非 IABP 组（n=299）。两组对比 30 天全因死亡率未见统计差异：IABP 组 119 例患者（39.7%），对照组 123 例（41.3%）（HR=0.96，95%CI 0.79~1.17，P=0.69）。

【Impella 循证证据】

其他关于 AMICS 的经皮循环辅助装置的 RCT 研究样本量较小。IMPRESS Severe Shock（Impella Versus IABP Reduces Mortality in STEMI Patients Treated With Primary PCI in Severe Cardiogenic Shock）研究将 48 名 AMICS 患者随机分为 IABP 组（n=24）或微轴流左心辅助装置（Impella）组（n=24）。两组患者 30 天病死率未见显著差别［50%（12/24）*vs.* 46%（11/24）］。但是两组患者都有较高比例死于缺氧性脑损伤，可能与患者发生心脏骤停先于随机分组有关。该研究由于样本量等问题对病死率等缺乏足够的统计能力。

【Impella 辅助观察性研究】

国家心原性休克计划和基于导管的左室辅助装置注册登记用于评估 AMICS 经皮血管重建后使用 Impella 辅助临床预后的非对照研究。国家心原性休克计划（n=171）中 123 例（71.9%）存活。基于导管的左室辅助装置注册登记（n=287）多数患者存在缺氧脑损伤（51/287）、心脏骤停（181/287）等复杂危重情况。该研究中 127 例（44.2%）患者存活出院。这两项研究整体存活率低于既往的 RCT 研究和注册队列。在基于导管的左室辅助装置注册登记研究中发现，先于经皮血管重建进行微轴流左室辅助装置的患者住院病死率降低（OR=0.485，95%CI 0.24~0.98，P=0.44），并且存活出院率有一定提高。

目前临床实践中 Impella 辅助比例逐渐升高，IABP 的使用比例多年来未见明显变化。Impella 与 IABP 的对比多基于观察性研究的倾向性评分，对比发现，使用 Impella 辅助后患者死亡、卒中、急性肾损伤、血管并发症及出血并发症风险均高于 IABP 患者，而且未进一步改善 30 天全因死亡率，因此临床中仍需要根据患者情况，选择合适的辅助方式。

【体外膜氧合】

体外生命支持静脉 - 动脉体外膜氧合（venous-arterial extracorporeal membrane oxygenation，VA-ECMO）是一种可以经皮植入的机械循环辅助系统，可以提供完全心肺血液循环支持。乏氧血液经大孔径中心静脉管道引流至体外氧合装置，经离心或者螺旋血泵将氧合后的血液回送到中心动脉。

VA-ECMO 优势在于通过增加主动脉血流或

者周围脏器灌注压力迅速稳定循环。但会显著增加左室后负荷导致肺水肿加重。为了降低左室舒张末期压力和改善肺水肿，可在 VA-ECMO 辅助同时使用 IABP 或者微轴流左室辅助装置，但上述联合降低左室负荷的辅助方式并没有 RCT 研究进行验证。

VA-ECMO 常见并发症包括急性肾损伤（55.6%）、显著出血（40.8%）、下肢缺血（16.9%）、下肢截肢（4.7%），以及卒中（5.9%）。在临床实践中 AMICS 死亡率与机械辅助装置使用率无显著相关性。

近些年来，循环辅助装置进展迅速，IABP 在循环辅助装置领域的地位逐渐下降。Helgestad 等研究发现 AMICS 接受早期经皮冠状动脉介入治疗（percutaneous coronary intervention, PCI）治疗的患者 MCS 的使用有一定下降趋势，在该研究中发现，在 2012 年之后，IABP 逐渐被 Impella CP 取而代之。

ACCF/AHA STEMI 临床实践指南和 AHA 共识推荐 AMICS 患者需要逐步治疗策略。可由血管活性药物治疗开始，例如多巴胺等；如果血管活性药物未能纠正血流动力学状态，考虑植入经皮循环辅助器械。早期再血管化治疗和血管活性药物治疗可能避免使用经皮循环辅助装置辅助及相应操作风险。但血管活性药物，例如多巴胺，并不能降低患者死亡风险，也不能提供完全的血流动力学支持。还可以选择尽早使用经皮循环辅助装置支持，比血管活性药物支持力度更强。由于缺乏高质量 RCT 研究支持，目前临床指南对循环辅助器械支持的推荐级别多为 Ⅱ 级、Ⅲ 级，证据级别为 B 或 C（表 5-1-5）。MCS 存在出血、血栓、卒中、下肢缺血等诸多并发症风险。因此，选择 MCS 辅助时仍应根据患者病情、所在医疗机构条件进行选择。

二、研究进展

【AMICS 分期及风险分级】

美国心血管病造影及介入协会（Society for Cardiovascular Angiography and Intervention, SCAI）将 CS 进行分期，将 CS 从"风险期"到"极期"分为 5 期（表 5-1-6）。不同分期的 CS，患者死亡率显著不同，风险期患者住院死亡风险不足 5%，而极期患者住院死亡风险接近 70%。SCAI 分期可以作为早期识别 CS 的临床工具，为临床医生提供评估死亡风险的依据，也可以作为科研工具，对 CS 进行分类评估。

SCAI 分级来自妙佑医疗国际（Mayo Clinic, 又称梅奥诊所）2007—2015 年的一项回顾性临床观察，首要观察终点为住院全因死亡率，次要观察

表 5-1-5　历年来 ESC 及 ACC/AHA 对 AMICS 血管活性药物及循环辅助装置支持的建议及级别

推荐意见	推荐级别	证据级别	年度	来源
正性肌力药物 / 血管活性药物可以用于稳定血流动力学状态	Ⅱb	C	2017	ESC
	无具体推荐		2013	ACCF/AHA
临时经皮循环支持辅助				
若正性肌力 / 血管活性药物治疗无效，IABP 对辅助 AMICS 有效	Ⅱa	B	2014	ACCF/AHA
当患者穿难治性 CS 时，可考虑选择左室辅助装置进行循环辅助	Ⅱb	C	2014	ACCF/AHA
在特定的 AMICS 患者中，可考虑使用短期循环辅助支持。这取决于患者年龄、合并疾病、神经功能和预期生存期及预计生活质量	Ⅱa	C	2017	ESC
不推荐对 CS 或者不伴随机械并发症 AMI 的患者常规使用 IABP	Ⅲ	B	2017	ESC

注：NSTEMI，非 ST 段抬高心肌梗死；STEMI，ST 段抬高心肌梗死；PCI，经皮冠状动脉介入治疗；CABG，冠状动脉旁移植术；ESC，欧洲心脏病学会；ACCF/AHA，美国心脏病学会基金会 / 美国心脏病学会。

表 5-1-6　SCAI 的 CS 分期

分期	临床表现	体格检查	理化检查	血流动力学
A 期：风险期	当前未出现心原性休克症状或体征,但存在进展为心原性休克的风险;患者可能表现良好,体格检查和实验室结果正常	颈动脉搏动正常;肺部呼吸音清晰;肢体温暖且灌注良好(远端脉搏强劲);精神状态正常	实验室指标正常;肾功能正常;乳酸正常	血压正常;CI≥2.5L/(min·m²);CVP<10cmH₂O;PA sat≥65%
B 期：开始期(休克前期/代偿期)	患者出现血压相对降低或心动过速,但无低灌注临床证据;体格检查可能出现轻度的容量超负荷,实验室检查结果可能正常	颈动脉搏动增强;肺部啰音;肢体温暖且灌注良好(远端脉搏强劲);精神状态正常	乳酸正常;轻微肾功能损害;脑利尿钠肽升高	收缩压<90mmHg 或 MAP<60mmHg,或 MAP 较基线下降>30mmHg;脉搏≥100/min;CI≥2.2L/(min·m²);PA sat≥65%
C 期：典型期	患者表现为低灌注,为恢复灌注需要给予除容量复苏外的其他干预,如正性肌力药、升压药、机械循环支持;患者血压相对降低,其中大多数表现为典型的休克,MAP≤60mmHg,且灌注不足	可能包括以下任意一项:状态不佳;皮肤苍白、花斑、晦暗;容量超负荷;大范围啰音;Killip Ⅲ 或Ⅳ级;需要进行双水平气道正压通气或机械通气;皮肤湿冷;精神状态急剧改变;尿量<30ml/h	可能包括以下任意一项:乳酸≥2mmol/L;肌酐翻倍,或肾小球滤过率下降>50%;肝功能指标升高;脑利尿钠肽升高	可能包括以下任意一项:收缩压<90mmHg 或 MAP<60mmHg,或 MAP 较基线下降>30mmHg 且需要接受药物/器械治疗以达到靶目标血压;CI<2.2L/(min·m²);PCWP>15mmHg;PAP/PCWP≥0.8;PAPI<1.85;心脏输出功率≤0.6W
D 期：恶化期	患者接受了初始优化治疗但病情仍未稳定、趋于恶化,需要进一步治疗;患者进行适当治疗后30min 仍对低血压或终末期器官灌注不足的治疗无反应	同 C 期患者	满足 C 期的任何一项,且出现恶化	满足 C 期的任何一项,且需要多种升压药物或者机械循环辅助装置以维持灌注
E 期：终末期	患者出现循环衰竭,经常在进行心肺复苏时出现顽固性心脏骤停,或正在接受多种同时进行的急性干预措施,包括体外膜辅助的心肺复苏	脉搏几乎消失;心脏衰竭;机械通气;使用除颤器	心肺复苏;pH<7.2,乳酸>5mmol/L	不复苏就没有收缩压;无脉性电活动或难治性室性心动过速/心室颤动;最大强度治疗下仍表现为低血压

注:CI,心指数;CVP,中心静脉压;PA sat,肺动脉血氧饱和度;MAP,平均动脉压;PCWP,肺毛细血管楔压;PAP,肺动脉压;PAPI,肺动脉灌注指数。1mmHg=0.133kPa。

终点为 CICU 死亡率,包括 10 004 例独立患者,43.1% 为 ACS,46.1% 为 HF,27.3% 病 因 不 明,12.1% 患者表现为心源性猝死。865 例(8.6%)患者使用 IABP,21 例(0.2%)使用 Impella,72 例(0.7%)ECMO 支持。

在该研究中发现,近一半 CICU 人群被归类为 SCAI 休克 A 期("危险"),该组中观察到 3%的住院死亡率。这表明,在 CICU 入院时无低血压、心动过速或低灌注的患者预后良好。有血流动力学不稳定证据的患者(SCAI 休克 B 期"开始")的医院死亡率增加了 1 倍以上,而有低灌注证据的患者(SCAI 休克 C 期"经典休克")的医院死亡率又增加了 1 倍。对初始稳定措施(SCAI 休克 C 期)有反应的 CS 患者预后相对较好,而已发表的 CS 研究中纳入的大多数患者可能符合 SCAI 休克 D 期的标准。SCAI 休克 D 期和 E 期

（"终末期"）患者的短期死亡风险显著上升，这表明在显示病情恶化的患者中，MCS支持方案可能发挥作用。在同一分层的心原性休克患者中，入院时有心脏骤停发生的患者死亡率显著高于无心源性猝死的患者。在轻度或无休克（SCAI休克A~C期）患者中，心脏骤停对死亡率的相对影响更大。

SCAI分级是针对所有心原性休克，根据患者基本生命体征、常见血气分析、化验结果进行分级，操作性强。但没有针对性根据冠脉血流、超声心动表现、血流动力学指标特点进行危险分层。

【其他AMICS评分工具】

由于AMICS有较高死亡风险、延长住院时间、增加医疗负担等种种问题，多个研究对AMI发生后出现CS的风险建立模型及评分，评估患者发生院内AMICS的风险及死亡率。最著名的应属由IABP-SHOCK II研究衍生的IABP-SHOCK II风险评分。

【IABP-SHOCK II风险评分】

该评分系统由6个变量组成，包括年龄>73岁，既往卒中史，随机血糖>10.6mmol/L，血清肌酐>132.6μmol/L，动脉血气乳酸>5mmol/L，血运重建后冠脉血流分级（TIMI分级）<III级。其中，既往卒中史、动脉血气乳酸>5、急诊PCI后冠脉血流<3级三项变量分值权重2分，总分9分，0~2分为低危组，3~4分为中危组，5~9分为高危组，死亡风险分别为28.0%、42.9%、77.3%（$P<0.001$）。

目前AMICS风险评分系统仍有很多，如EUROSHOCK评分等，未一一列出。经多个研究证实，影响AMICS死亡风险的独立危险因素有年龄、乳酸升高、院前发生CS、院前心脏骤停、既往脑卒中病史等。

三、实战病例

【急性心肌梗死后心原性休克】

1. 摘要　患者中年男性，急性广泛前壁心肌梗死后，未及时血运重建。反复室速发作加重，心原性休克恶化。在器械循环辅助支持下完成冠脉血运重建，多种药物治疗控制室速，抗心衰治疗好转后出院。

2. 病例介绍　患者男性，45岁，因"间断胸痛7天，加重5天"入院。患者入院7天前出现胸痛，持续10分钟缓解。5天前睡眠时胸痛持续不缓解，1小时后于当地医院心电图提示"I、aVL、V₁~V₅导联ST段抬高"，患者皮肤湿冷，尿量不详。诊断为"急性广泛前壁心肌梗死，心原性休克"，未行血运重建治疗，予气管插管呼吸机辅助通气。5天来室速反复发作，遂转院至笔者所在医院急诊。入院时持续气管插管呼吸机辅助通气，心率122次/min，给予去甲肾上腺素0.1μg/（kg·min）泵入升压治疗，血压维持在90~96/50~62mmHg。既往有高血压、糖尿病病史。入院查体：体温36.8℃，脉搏92次/min，血压93/52mmHg（使用去甲肾上腺素后），呼吸14次/min（镇静状态，呼吸机频率）。双肺呼吸音粗，未闻及肺部湿啰音及心脏杂音。

入院心电图：V₁~V₆导联ST段持续抬高0.2~0.3mV，V₁~V₅导联Q波形成，II、III、aVF导联T波倒置（图5-1-6）。

实验室检查：血气分析示pH 7.433，PaO₂ 89.8mmHg，SaO₂ 97%，PaCO₂ 35.8mmHg，Lac 1.3mmol/L；心肌标志物示CK-MB 14.8ng/ml，CK 1 519U/L，LDH 455U/L，hs-TnI 7 930pg/ml，MYO 1 066.2ng/ml；BNP 1 383pg/ml；肝肾功能示GPT 16U/L，GOT 33U/L，Alb 35.2g/L，BUN 14.43mmol/L，Scr 130.0μmol/L，eGFR 57.33ml/（min·1.73m²）。

超声心动图：EF 28%，LV 46/35mm，室间隔、左室前壁基底段至心尖段及各壁心尖段心肌运动及增厚率减低，余左、右室壁运动普遍减低。

入院诊断：冠心病，急性广泛前壁心肌梗死，心原性休克，心律失常，发性室性心动过速，急性肾损伤，高血压3级（极高危），2型糖尿病。

诊治经过：

（1）循环辅助方面：使用血管活性药物维持下，血压达90~100/50~60mmHg。体格检查示肺部未闻及啰音；实验室检查提示乳酸正常（Lac 1.3mmol/L），肾功能轻度损害（Scr 130μmol/L）；血流动力学数据使用漂浮导管采集（表5-1-7）。

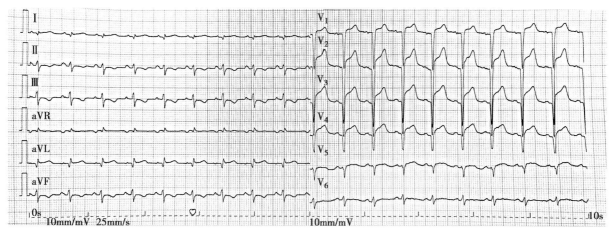

图 5-1-6 入院心电图

根据患者临床表现及 CI 水平,考虑达到 AMICS 的诊断标准,根据 SCAI 分级为 B 级,IABP-SHOCK Ⅱ评分 3 分,中危组患者。故立即进行 IABP 辅助,达到提高冠脉灌注、提高外周动脉压力的目的。并持续监测 CVP、有创动脉血压(arterial blood pressure, ABP),采取静脉利尿与补液相结合的治疗方式。

表 5-1-7 漂浮导管植入数据

项目	第 1 天	第 2 天	第 3 天
CO/(L·min⁻¹)	3.6	3.6	3.8
CI/(L·min⁻¹·m⁻²)	1.9	1.9	2.0
MAP/mmHg	74	72	70
MPAP/mmHg	18	16	12
CVP/mmHg	5	5	5
PCWP/mmHg	17	16	10
SVR/(dyn·s·cm⁻⁵)	1 571	1 519	1 356
SVRI/(dyn·s·cm⁻⁵·m⁻²)	2 990	2 891	2 581
SV/(ml·次⁻¹)	32	39	44
SVI/(ml·m⁻²·次⁻¹)	17	20	23

注:CO,心输出量;CI,心指数;CVP,中心静脉压;MAP,平均动脉压;PCWP,肺毛细血管楔压;SVR,外周血管阻力;SVRI,外周血管阻力指数;SV,每搏输出量;SVI,每搏输出量指数。1mmHg=0.133kPa, 1dyn=10⁻⁵N。

(2)循环辅助支持升级:患者入室后出现反复室速,室速发生后患者 ABP 显著下降至 70~80/40~50mmHg,乳酸水平进行性上升,血流动力学不稳定,SCAI 分级进展至 C 级。在稳定电解质前提下,使用艾司洛尔、利多卡因、胺碘酮、尼非卡兰多种抗心律失常药物,室速均不能控制,

IABP 工作效率下降,故循环辅助升级,ECMO 联合 IABP 辅助治疗。稳定循环同时,针对室速原因进行治疗。

(3)血运重建治疗:患者急性心肌梗死心原性休克合并恶性心律失常,应紧急血运重建治疗。在 IABP、ECMO 辅助下行冠状动脉造影,影像结果可见视频 5-1-3 和视频 5-1-4。冠状动脉造影:左主干(left main coronary artery, LM)(-),左前降支(left anterior descending branch, LAD)自开口 100% 闭塞,左回旋支(left circumflex artery, LCX)弥漫病变,钝缘支(obtuse marginal branch, OM)近中段狭窄 90%,右冠状动脉(right coronary artery, RCA)中段狭窄 80%~90%,LP 狭窄 80%。患者多支冠脉严重狭窄,器械循环辅助下行完全冠脉血运重建。于 RCA-LP 置入 PREMIER 2.5mm × 16mm 支架,RCA 中段置入 Resolute 3.5mm × 18mm 支架,于 LCX 置入 PREMIER 2.5mm × 26mm 支架,于 LAD 开口 - 中段置入 PREMIER 3.5mm × 38mm 支架。

视频 5-1-3 急性心肌梗死后心原性休克冠状动脉造影术中影像
A. 冠状动脉造影检查提示前降支自开口闭塞,回旋支弥漫性狭窄,钝缘支近中段狭窄 90%;B. 右冠状动脉中段狭窄 80%~90%,左室后支狭窄 80%。

视频 5-1-4 急性心肌梗死后心原性休克状动脉介入术后影像
A. 自前降支开口到中段植入支架 1 枚,回旋支植入支架 1 枚;B. 左室后支至右冠状动脉植入支架 1 枚,右冠状动脉中段植入支架 1 枚。

术后患者室速逐渐减少。术后第 2 日开始加用美托洛尔 3.125mg 口服治疗并逐渐加量,至术后第 3 日无室速出现。在双联抗血小板、调脂、抗心衰治疗下,患者生命体征逐渐平稳,依次拔除 ECMO、气管插管及 IABP 辅助。出院前复查超声心动图,射血分数恢复至 35%,出院 3 个月后复查超声心动图,恢复至 40%。

3. 病例特点　该患者中年男性,合并高血压、糖尿病等高危因素。该患者发病初期当地医院未能进行急诊血运重建治疗。根据患者生命体征、血流动力学指标、乳酸及 Cr 水平,符合 AMICS 诊断标准,SCAI 分期 B 期,IABP 辅助下生命体征稳定。由于室速反复发作,AMICS 逐渐进展至 C 期,循环辅助升级至 ECMO 联合 IABP。冠状动脉造影结果证实为多支血管病变,虽然 LAD 为犯罪血管,考虑到 LCX 与 RCA 对于患者泵衰竭仍有贡献,故在器械辅助下进行了完全血运重建治疗,术后血流动力学平稳,患者预后良好。

4. 诊治要点和难点与治疗体会

(1) AMICS 是由于严重泵衰竭导致血流动力学不稳定,血运重建是稳定血流动力学改善泵功能的关键。故指南明确指出任何时间 AMICS 一经诊断都应进行旨在血运重建的冠状动脉造影,以期尽早血运重建。

(2) 急性心肌梗死后心原性休克合并恶性心律失常,恶性心律失常使循环崩溃,在此情况下 ECMO 辅助可以使患者获得有效生命支持。心肌缺血是首要因素,在器械辅助下改善心肌缺血是治疗的关键。

(3) ECMO 辅助可以在心律失常甚至心脏骤停的情况下给予有效的循环辅助,争取治疗机会。

(张　静)

参考文献

[1] SAMSKY M D, MORROW D A, PROUDFOOT A G, et al. Cardiogenic shock after acute myocardial infarction: A review [J]. JAMA, 2021, 326 (18): 1840-1850.

[2] RATHOD K S, KOGANTI S, IQBAL M B, et al. Contemporary trends in cardiogenic shock: Incidence, intra-aortic balloon pump utilisation and outcomes from the London Heart Attack Group [J]. Eur Heart J Acute Cardiovasc Care, 2018, 7 (1): 16-27.

[3] DE LUCA L, OLIVARI Z, FARINA A, et al. Temporal trends in the epidemiology, management, and outcome of patients with cardiogenic shock complicating acute coronary syndromes [J]. Eur J Heart Fail, 2015, 17 (11): 1124-1132.

[4] HOCHMAN J S, SLEEPER L A, WEBB J G, et al. Early revascularization and long-term survival in cardiogenic shock complicating acute myocardial infarction [J]. JAMA, 2006, 295 (21): 2511-2515.

[5] THIELE H, ZEYMER U, THELEMANN N, et al. Intraaortic balloon pump in cardiogenic shock complicating acute myocardial infarction. Long-term 6-year outcome of the randomized IABP-SHOCK II Trial [J]. Circulation, 2019, 139 (3): 395-403.

[6] HARJOLA V P, MEBAZAA A, ČELUTKIENĖ J, et al. Contemporary management of acute right ventricular failure: A statement from the Heart Failure Association and the Working Group on Pulmonary Circulation and Right Ventricular Function of the European Society of Cardiology [J]. Eur J Heart Fail, 2016, 18 (3): 226-241.

[7] FRANÇOIS H, RAMONA D, DANIEL J M, et al. Right ventricular function in cardiovascular disease, part II: Pathophysiology, clinical importance, and management of right ventricular failure [J]. Circulation, 2008, 117 (13): 1717-1731.

[8] WEBB J G, SLEEPER L A, BULLER C E, et al. Implications of the timing of onset of cardiogenic shock after acute myocardial infarction: A report from the SHOCK Trial Registry. SHould we emergently revascularize Occluded Coronaries for cardiogenic shocK? [J]. J Am Coll Cardiol, 2000, 36 (3 Suppl A): 1084-1090.

[9] MENON V, SLATER J N, WHITE H D, et al. Acute myocardial infarction complicated by systemic hypoperfusion without hypotension: report of the SHOCK trial registry [J]. Am J Med, 2000, 108 (5): 374-380.

[10] JACOBS A K, LEOPOLD J A, BATES E, et al. Cardiogenic shock caused by right ventricular infarction: A report from the SHOCK registry [J]. J Am Coll Cardiol, 2003, 41 (8): 1273-1279.

[11] ZEYMER U, BUENO H, GRANGER C B, et al.

Acute Cardiovascular Care Association position statement for the diagnosis and treatment of patients with acute myocardial infarction complicated by cardiogenic shock：A document of the Acute Cardiovascular Care Association of the European Society of Cardiology［J］. Eur Heart J Acute Cardiovasc Care, 2020, 9（2）: 183-197.

［12］中华医学会心血管病学分会, 中华心血管病杂志编辑委员会. 急性心肌梗死合并心原性休克诊断和治疗中国专家共识（2021）［J］. 中华心血管病杂志, 2022, 50（3）: 231-242.

［13］JACOB C J, SEAN V D, GREGORY W B. Cardiogenic shock classification to predict mortality in the cardiac intensive care unit［J］. J Am Coll Cardiol, 2019, 74（17）: 2117-2128.

［14］PÖSS J, KÖSTER J, FUERNAU G, et al. Risk stratification for patients in cardiogenic shock after acute myocardial infarction［J］. J Am Coll Cardiol, 2017, 69（15）: 1913-1920.

［15］THIELE H, AKIN I, SANDRI M, et al. PCI strategies in patients with acute myocardial infarction and cardiogenic shock［J］. N Engl J Med, 2017, 377（25）: 2419-2432.

［16］HOCHMAN J S, SLEEPER L A, WHITE H D, et al. One-year survival following early revascularization for cardiogenic shock［J］. JAMA, 2001, 285（2）: 190-192.

［17］HOCHMAN J S, SLEEPER L A, WEBB J G, et al. Early revascularization in acute myocardial infarction complicated by cardiogenic shock［J］. N Engl J Med, 1999, 341（9）: 625-634.

［18］LEVINE G N, BATES E R, BLANKENSHIP J C, et al. 2015 ACC/AHA/SCAI focused update on primary percutaneous coronary intervention for patients with ST-elevation myocardial infarction：An update of the 2011 ACCF/AHA/SCAI guideline for percutaneous coronary intervention and the 2013 ACCF/AHA guideline for the management of ST-Elevation myocardial infarction：A report of the American College of Cardiology/American Heart Association Task Force on Clinical Practice Guidelines and the Society for Cardiovascular Angiography and Interventions［J］. Circulation, 2016, 133（11）: 1135-1147.

［19］AMIN A P, SPERTUS J A, CURTIS J P, et al. The evolving landscape of Impella use in the United States among patients undergoing percutaneous coronary intervention with mechanical circulatory support［J］. Circulation, 2020, 141（4）: 273-284.

［20］BURKHOFF D, SAYER G, DOSHI D, et al. Hemodynamics of mechanical circulatory support［J］. J Am Coll Cardiol, 2015, 66（23）: 2663-2674.

［21］OUWENEEL D M, ERIKSEN E, SJAUW K D, et al. Percutaneous mechanical circulatory support versus intra-aortic balloon pump in cardiogenic shock after acute myocardial infarction［J］. J Am Coll Cardiol, 2017, 69（3）: 278-287.

［22］HENRY T D, TOMEY M I, TAMIS-HOLLAND J E, et al. Invasive management of acute myocardial infarction complicated by cardiogenic shock：A scientific statement from the American Heart Association［J］. Circulation, 2021, 143（15）: e815-e829.

［23］AMSTERDAM E A, WENGER N K, BRINDIS R G, et al. 2014 AHA/ACC Guideline for the management of patients with non-st-elevation acute coronary syndromes：A report of the American College of Cardiology/American Heart Association Task Force on Practice Guidelines［J］. J Am Coll Cardiol, 2014, 64（24）: e139-e228.

［24］DHRUVA S S, ROSS J S, MORTAZAVI B J, et al. Association of use of an intravascular microaxial left ventricular assist device vs intra-aortic balloon pump with in-hospital mortality and major bleeding among patients with acute myocardial infarction complicated by cardiogenic shock［J］. JAMA, 2020, 323（8）: 734-745.

［25］VALLABHAJOSYULA S, O'HORO J C, ANTHARAM P, et al. Venoarterial extracorporeal membrane oxygenation with concomitant Impella versus venoarterial extracorporeal membrane oxygenation for cardiogenic shock［J］. ASAIO J, 2020, 66（5）: 497-503.

［26］CHENG R, HACHAMOVITCH R, KITTLESON M, et al. Complications of extracorporeal membrane oxygenation for treatment of cardiogenic shock and cardiac arrest：A meta-analysis of 1866 adult patients［J］. Ann Thorac Surg, 2014, 97（2）: 610-616.

［27］HELGESTAD O K L, JOSIASSEN J, HASSAGER C, et al. Contemporary trends in use of mechanical circulatory support in patients with acute MI and cardiogenic shock［J］. Open Heart, 2020, 7（1）: e001214.

心脏破裂合并急性左心衰竭 / 心原性休克

心脏破裂（cardiac rupture, CR）是急性心肌梗死（acute myocardial infarction, AMI）的致死性并发症，包括室间隔破裂、心室游离壁破裂、乳头肌破裂和假性室壁瘤。从再灌注治疗开始，AMI死亡率逐渐下降，CR的发生率也随之下降。随着经皮冠状动脉介入治疗（percutaneous coronary intervention, PCI）广泛开展，机械并发症的发生率显著下降。最近一项包括近900万急性冠脉综合征（acute coronary syndrome, ACS）患者的大型流行病学调查报告称，急性ST段抬高心肌梗死（acute ST-elevation myocardial infarction, STEMI）患者机械并发症发生率为0.27%（10 726例），急性非ST段抬高心肌梗死（acute non ST-elevation myocardial infarction, NSTEMI）患者机械并发症发生率为0.06%（3 041例），STEMI和NSTEMI住院死亡率分别为42.4%和18%。

大多数研究报告发现，机械循环辅助装置的使用增加、经皮介入治疗休克并发症、手术技术的提高，术后结果随着时间的推移有所改进。尽管有这些改善，机械并发症结果的研究却显示出相互矛盾的结果，机械并发症的病死率仍保持不变。近期研究显示近3/4的患者表现为心原性休克（cardiogenic shock, CS），需要血管活性药物、主动脉内球囊反搏（intra-aortic balloon pump, IABP）或左心室辅助。AMI机械并发症引起的血流动力学不稳定/CS患者，应考虑IABP。在AMI合并CS患者中，机械并发症占比达13%，建议置入IABP（Ⅱa类推荐，C级证据），若仍无法稳定循环，可考虑行短期经皮机械循环辅助（Ⅱb类推荐，C级证据）。CS继发的心输出量减少导致全身灌注不足和缺血、炎症反应、血管收缩、容量负荷过重等，最终导致多系统衰竭和死亡。有临床试验证据表明，初次PCI和溶栓合并药物治疗之间没有死亡率差异。

心室游离壁破裂、室间隔破裂和乳突肌断裂的所有组合都可能发生。突发性低血压、胸痛复发、提示急性二尖瓣反流或室间隔缺损、肺充血或颈静脉扩张等症状均应引起机械性并发症的怀疑。新发全收缩期杂音合并严重心力衰竭高度考虑室间隔破裂或乳突肌断裂。当怀疑有机械性并发症时，应立即进行超声心动图评估。

机械性并发症是外科紧急情况，需要紧急外科会诊，治疗具有挑战性和巨大风险性。患者的情况各不相同，手术方案往往很复杂，可能的策略包括紧急手术，延迟手术或经导管修复手术，术前先进行一段时间的机械循环支持（mechanical circulatory support, MCS）。对于不适合外科手术和经导管介入治疗的患者，可以考虑心脏移植。

这些患者出现多系统后遗症的风险很高，需要在心脏重症监护病房（cardiac intensive care unit, CICU）中监护支持。每个患者的救治都需要多个学科共同努力，休克团队的作用在此时显得尤为重要。团队的主导人需要具备识别这些并发症的高敏感性、启动治疗的果断性、确定方案的准确性。休克团队的成员应该包括心脏重症医师、心脏介入医师、心脏外科医师、心脏移植医师、心脏重症专科护士等。心原性休克B期至E期的患者经由多学科休克团队评估和管理有可能改善临床结果。

▶ 室间隔破裂

一、知识要点

【流行病学】

AMI在进行溶栓和介入治疗前，室间隔破裂（ventricular septal rupture, VSR）的发生率约为2%。随着急诊再灌注策略的出现，如溶栓和经皮冠状动脉介入治疗（percutaneous coronary intervention, PCI），显著降低了AMI后VSR的发生率（表5-1-8）。在美国进行的一项包括3 982 655例STEMI患者的研究中，心肌梗死后VSR发生率为0.21%。GRACE研究发现VSR的发生率已降低到0.26%，经皮介入治疗的AMI患者VSR的发生率（0.7%）低于接受溶栓治疗的AMI患者的发生率（1.1%）。VSR发病率也取决于心肌梗死的类型，STEMI患者的发生率较高（0.9%），NSTEMI和不稳定

表 5-1-8　室间隔破裂发生率、危险因素和早期死亡率

来源	时代	发生率 /%	主要危险因素	早期死亡率 /%
历史数据	再灌注前	1~3	高血压, 高龄, 女性, 心肌梗死史	45（手术）
GRACE 研究	再灌注	0.26	高龄, 女性, 心肌梗死史, 卒中史	90（未手术）
NIS 数据库	再灌注	0.21		
APEX-AMI 研究	再灌注	0.17	高龄, 女性	40
GUSTO-I 研究	再灌注	0.20	高龄, 女性, 前壁心肌梗死	74
MIDAS 研究	再灌注	0.27	高龄, 女性, CKD	50
Kitahara 等	COVID-19	4.8	女性, CKD, 前壁心肌梗死	

注：CKD, 慢性肾脏病。

型心绞痛的发生率分别为 0.17% 和 0.25%。在 STEMI 合并心原性休克患者中，VSR 的占比可达 3.9%，死亡率高达 87.3%。无论是前壁还是下后壁梗死，基于梗死位置的 VSR 发生率并无差异。不同研究报道 MI 后 VSR 死亡率相差不大，未经手术修复的梗死后 VSR 在 2 个月内死亡率为 90%，外科手术后的死亡率仍超过 40%（表 5-1-8）。尽管急性心肌梗死后室间隔破裂（post-myocardial infarction ventricular septal rupture, PIVSR）的发病率有所下降，但在过去的几十年里，PIVSR 患者的死亡率基本保持不变，发生 CS 的 PIVSR 患者死亡率更高。

VSR 可在 STEMI 后 1~14 天内发生，其发生率通常呈双峰，即高峰在心肌梗死发病 24 小时内或发病后 3~5 天。危险因素包括高龄、女性、慢性肾脏病、延迟冠状动脉再灌注等。多项大型研究关于 VSR 的发生率、危险因素和死亡率的汇总（表 5-1-8）表明，缩短 AMI 到再灌注时间可能有助于减少 VSR。PIVSR 在有糖尿病史或既往心肌梗死的患者中发生率较低，因既往冠状动脉疾病（coronary artery disease, CAD）可能导致保护性侧支循环的产生。

【病理生理】

供应室间隔的血液来自左前降支和后降支的分支。在极少数情况下，血液供应也可能来自回旋支。VSR 多发于透壁性心肌梗死。近 2/3 VSR 发生在前壁 AMI，其余约 1/3 发生在下壁或后壁 AMI。当后者受累时，常伴有由乳头肌功能不全 / 断裂引起的二尖瓣功能不全。缺损的长度从 1cm 到几厘米不等。它可以是一个开口或不规则线形。多发性穿孔在下壁梗死更常见。在尸检中，罪犯血管几乎完全闭塞。PIVSR 涉及心肌缺血性损伤、机械应力和炎症过程的复杂相互作用，其中主要机制是物理剪切力，特别是在梗死区和正常健康心肌的连接处。

VSR 最常见的病理表现是凝固性坏死伴中性粒细胞浸润。由于血供减少而导致的蛋白质变性，最终引起室间隔的变薄和脆弱。这个过程通常发生在急性心肌梗死后的 3~5 天。但最近的证据表明，从 AMI 发病到 VSR 出现的平均时间缩短，估计为 24~48 小时。这一发现的原因可以部分解释为现今 AMI 后 VSR 的潜在病理生理学的转变。再灌注策略可能阻止了梗死延展，但再灌注损伤可引起心肌出血。VSR 发生在 AMI 后的最初几个小时，很可能是由壁内血肿的剥离或缺血性心肌组织的出血引起。PIVSR 和室间隔破裂的病理特征相似。

由 VSR 引起的左向右分流导致收缩期左心室容量负荷增加，这种增加的体积需要左心室将大量血液泵入体循环，从而导致心脏负荷的增加，左心室功能受损，因分流而引起的容量负荷增加和后负荷增加可导致左心室扩张和肥大。随着时间的推移，导致左心室功能不全和心输出量的减少，体循环接收到的含氧血量减少，导致全身灌注减少，出现疲劳、低血压和器官功能障碍等症状。由左向右分流导致的右心室血流量增加，肺循环中血容量和肺动脉压力升高，导致呼吸困难、肺水肿和右心衰。右心室在收缩期接收来自左心室的额外血流，这导致右心室容量超载，导致右心室扩

张并肥大,最终导致右心室功能不全和衰竭。

【临床表现及体格检查】

症状包括呼吸困难和端坐呼吸,临床检查常显示低血压、外周湿冷、低心输出量引起的少尿,以及新出现的全收缩期杂音,通常发生在左胸骨下缘,伴肺充血体征。PIVSR 的杂音通常在左胸骨下缘听到,50% 患者伴有震颤。对于 VSR 较大、严重心力衰竭或心原性休克的患者,杂音可能是低强度或听不清,但没有杂音并不排除 VSR。

【评估】

1. 心电图　首先明确 STEMI 的诊断。心电图可识别持续缺血、心肌梗死进展、受影响区域的 Q 波,以及相关的室性心律失常。在心肌梗死后 VSR 的病例中,约 40% 患者可能出现传导异常。

2. 超声心动图　为诊断 VSR 的首选方法。超声心动图有助于确定破口的大小和部位,以及左到右分流的流速。基底 VSR 最适于应用胸骨旁长轴、内侧成角、心尖长轴和肋下长轴切面,心尖 VSR 在心尖四腔心视野中显示效果最好。超声心动图也提供了在这种情况下使用经皮闭合装置的可行性。心室功能的评估是预测和管理的关键,因为它们仍然是决定死亡风险的重要因素。

3. 右心导管　肺动脉导管与血氧测量可以通过显示右心室和肺动脉的血氧饱和度升高来帮助诊断 VSR,这有助于区别心肌梗死后急性二尖瓣反流。肺动脉压力包括在透视下测量上腔静脉、下腔静脉、右心房、右心室压力和混合动脉血氧饱和度。VSR 患者的右心室和肺动脉血液样本的氧饱和度有所上升,而急性二尖瓣反流的患者没有这种变化,可在肺毛细血管楔压和肺动脉压力中均表现为较高的 c-v 波。

4. 心脏 MRI 和 CT　能准确和完整地描述 VSR 解剖、位置和大小,并提供补充信息。在血流动力学不稳定的患者难以实现,在临床实际中用处不大。

5. 冠状动脉造影　如果血流动力学条件允许,通常通过术前冠状动脉造影来明确冠脉病变,但造影的安全性仍存争议,较早的研究中提到约 4.5% 患者在造影过程中出现血流动力恶化。随着 MCS 的广泛应用,为造影提供了有力支撑和安全保障,使其逐渐成为外科术前常规检查。

6. 治疗 / 管理　减少左心室后负荷以减少分流是 VSR 医疗管理的基石,手术治疗是 VSR 救治的首选,保守治疗仅限于血流动力学稳定的 VSR 患者。等待手术过程中,在充分治疗 AMI 的基础上,给予利尿剂和静脉应用硝酸酯等血管扩张剂。在血流动力学稳定的情况,手术干预可以推迟几天甚至几周,也可以应用 IABP 减少后负荷。研究发现,未纠正的 VSR 在 30 天内死亡率达 80%。当患者出现多器官衰竭时,可以考虑体外膜氧合(extracorporeal membrane oxygenation,ECMO)的支持,以改善终末器官衰竭,作为手术的桥梁。然而,每种类型 MCS 都与 VSR 的病理生理学有特殊的相互作用,理想的 MCS 应根据每个患者的特征来确定。还需要进一步研究来更好地阐明 MCS 作为 VSR 患者最终治疗的桥梁作用。

虽然目前的指南建议早期手术,但在没有器官衰竭的患者中,延迟治疗可能可以通过在缺损周围形成结缔组织或瘢痕,从而更好地锚定缝合材料并降低贴片开裂的可能性,降低残余缺损风险。而早期 CS 且无多器官功能衰竭的患者可能是急诊外科手术的最佳人选。

VSR 手术的最佳时机和方式仍存在争议,延迟手术的结果可能更好。MCS 使得血流动力学稳定,允许危重的患者延迟手术,并可能有助于提高生存率。这可能会引发 VSR 治疗的模式转变,转向更积极和个体化的治疗方案。

二、实用技巧

1. 手术治疗的最佳时机尚未达成一致,应由心脏外科医师、心脏内科医师和心脏重症医师讨论,将休克、器官衰竭程度和抗血小板药物引起的凝血功能障碍和 MCS 并发症风险纳入决策因素。血流动力学稳定且无呼吸衰竭的 AMI 患者可考虑延迟手术,延迟手术允许一段时间的心肌恢复,以稳定患者的病情,并优化手术结果。它还为风险分层和量身定制的治疗计划提供了时间。但延迟手术也可能导致血流动力学不稳定、持续的并发症和潜在心室重构进展的风险。最佳的手术时机应仔细考虑患者的个体特征、临床表现、血流动力学状况和整体心脏储备。

2. 在心肌梗死机械并发症治疗研究中，"延迟手术"一词尚无明确定义。Arnaoutakis 在 2012 年关于 VSR 手术修复适当时机的讨论首次提出，它被用于推迟上述并发症的手术治疗，特别是 PIVSR。该研究分析了 2 800 多例患者的治疗结果，发现在心肌梗死后 7 天内进行的手术，死亡率为 54.1%，在 7 天后进行手术的患者术后 30 天内死亡率为 18.4%。然而，延迟手术可能导致分流进一步扩大，血流动力学状况可能突然恶化而出现术前死亡。如果患者在 CS 状态下接受挽救性手术，结果可能会更糟，达到高达 100% 的死亡率。VSR 修复的理想时间是在坏死心肌的纤维化愈合后，愈合过程最早在 AMI 后第 7 天开始，完全形成瘢痕需要 3~5 周的时间。因此，延迟手术是为了获得足够用于修复的瘢痕组织，更适合持久修复。积极的术前管理可能促使更多患者延迟手术。

3. 发生心原性休克和呼吸衰竭的 VSD 患者手术与 40% 的死亡率相关。经导管修复 VSD 是一种新兴的治疗选择，它不仅被认为是一种替代治疗，而且也可以作为最终手术修复的桥梁。在紧急情况下，它有助于减少分流，从而稳定或改善患者的临床状况。然而，没有证据表明其结果优于手术。目前大多数研究显示经导管闭合术死亡率与传统手术治疗一样高，残余分流率高达 30%，并可能发生其他并发症，如设备移位。虽然目前没有研究比较经导管和手术修复，但大多数研究者认为，对于切缘良好的小 VSR，经皮 VSR 闭合不需要进一步手术，可能是一种适用于不能耐受外科手术患者的姑息性治疗。对于已经存在难治性休克和双室衰竭患者，无法进行手术或经导管修复，可考虑评估持久机械循环支持或心脏移植或全人工心脏和姑息治疗。

4. VSD 合并 CS，应尽早使用 IABP 或临时循环支持装置，除非有明显的主动脉瓣反流。IABP 或临时循环支持装置可以降低全身血管阻力，减少分流，增加冠状动脉灌注并维持血压。使用机械循环装置作为手术的桥梁是现在主流的治疗方向，理想机械循环装置应安全、植入快捷、易于管理，还要考虑成本效益。最近的欧洲指南也强调，

需要考虑机械循环装置带来的并发症。现有研究表明，将 ECMO 和 IABP，以及药物联合使用的策略可能对治疗有益。选择最合适的 MCS、确定 VSD 患者的支持时间和最合适的手术时机还需要进一步研究。

三、实战病例

【急性下壁心肌梗死合并室间隔破裂】

1. 摘要　急性下壁心肌梗死合并室间隔破裂，冠脉介入开通罪犯血管后行外科手术修补成功。

2. 病例介绍　患者男性，60 岁，因"间断胸闷、颈部酸痛 5 天"来诊。5 天前患者无明显诱因出现胸闷，位于心前区，呈憋闷感，伴颈部酸困不适，伴出汗，自行按"颈椎病"治疗无改善。患者于当地医院就诊，完善检查后诊断为急性下壁 ST 段抬高心肌梗死，未行急诊血运重建治疗，急救车转运至笔者所在医院急诊。急诊查超声心动图提示节段性室壁运动异常，心肌梗死后室间隔破裂，收入病房。

既往史：2 型糖尿病病史 20 年，规律皮下注射精蛋白锌重组人胰岛素混合注射液 30R 早、晚各 20U，血糖控制不佳。高血压病史 10 年，最高血压 150/90mmHg，未规律治疗。高脂血症病史 2 年。吸烟 20 年，日均 20 支，未戒烟。少量饮酒。

查体：神清，精神可，自主体位，血压 90/60mmHg。双肺呼吸音清，未闻及干、湿啰音。心率 98 次/min，律齐，心音可，心界不大，胸骨左缘 3~4 肋间可闻及 4/6 级粗糙的全收缩期杂音。双下肢无水肿。

心电图：窦性心律，下壁异常 Q 波伴 ST 段弓背改变，I、aVL、V_4~V_6 导联 T 波倒置、双向，电轴左偏（图 5-1-7）。

超声心动图：左室下壁基底段至心尖段、后间隔基底段心肌运动及增厚率减低。考虑心肌梗死后室间隔破裂，室水平左向右分流。左室下壁基底段左室面可见回声中段 22mm，心肌回声缺失范围约 22mm × 17mm，右室侧顶端可见破口，CDFI 见左向右分流血流信号，血流束宽 5.9mm，CW 示分流速度 397cm/s，压差 63mmHg。左室 49/34mm，EF 52%（2D）（图 5-1-8）。

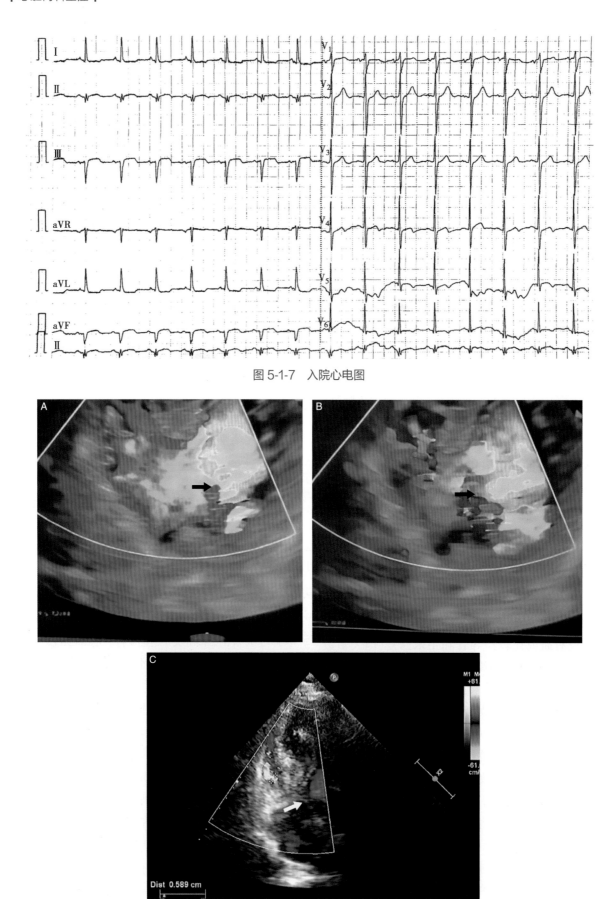

图 5-1-7　入院心电图

图 5-1-8　入院超声心动图

A. 室水平左向右分流；B. COFI 见左向右分流血流信号；C. 左室下壁基底段左室面可见回声中段。

胸部 X 线检查：见图 5-1-9。

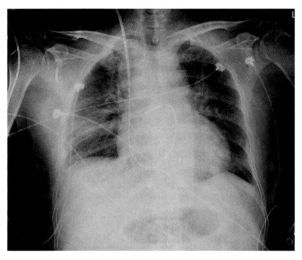

图 5-1-9　入院胸部 X 线检查

实验室检查：血气分析示 pH 7.444，$PaCO_2$ 32.6mmHg，PaO_2 69.8mmHg，SaO_2 93.8%，cLac 1.3mmol/L。心肌标志物示 hs-TnI 6 388.5pg/ml。BNP 737pg/ml。血常规示 WBC 9.94×10^9/L，NE 76.4%，CRP 67.54ng/L。肝肾功能示 GPT 32U/L，GOT 23U/L，TBIL 15.5μmol/L；Scr 80.1μmol/L，eGFR 93.43ml/（min·1.73m^2）。离子示［Na^+］134.4mmol/L，［K^+］4.17mmol/L。凝血功能示 FBG 7.3g/L，D-二聚体 430ng/ml。

冠状动脉造影：见视频 5-1-5。入院后 14 小时行冠状动脉造影示 LAD-D1 狭窄 80%，RCA 中段闭塞，TIMI 血流 0 级，于 RCA 病变处行血栓抽吸及支架置入术，植入 3.5mm×26mm 支架 1 枚，术后 TIMI 血流Ⅲ级。

视频 5-1-5　急性下壁心肌梗死合并室间隔破裂冠状动脉造影
A. 左冠状动脉造影：LAD-D1 狭窄 80%；B. 右冠状动脉造影：RCA 中段闭塞，TIMI 血流 0 级；C. 右冠状动脉造影：于 RCA 病变处行血栓抽吸及支架置入术，植入 3.5mm×26mm 支架 1 枚，术后 TIMI 血流Ⅲ级。

治疗过程：术中置入 IABP 辅助，药物治疗。入院后第 4 日行室间隔破裂修补术（视频 5-1-6）：经右室下后壁切口探查，后间隔穿孔，2 处穿孔，分别为 2.0cm 和 1.0cm 大小，周围组织水肿，将 2 处穿孔剪开合成一个穿孔，间断缝合穿孔，左室

侧采用牛心包补片，左室缝合针部分穿至左室后壁，右室侧采用毛毡片补片，打结固定，缝合右室切口，排气开放，自动复跳。顺利撤除体外，术中麻醉状态下经食管超声心动图探查：①术前：左室下壁基底段左室面可见回声中断，宽约 18mm，其右室面可见连续中断 6mm，CDFI 显示上述连续中断处见左向右分流血流信号，CW 显示分流速度 336cm/s，压差 45mmHg。CDFI 显示收缩期二尖瓣房侧见中量反流信号，反流面积 3.1cm^2。②术后：上述连续中断处未见残余分流信号，余较术前无明显变化。

视频 5-1-6　室间隔修补术中所见

患者术后第 2 日拔除气管插管，术后第 6 日出院，出院后规律服药。

术后超声心动图：室间隔穿孔修补术后。室间隔及左室下壁运动及增厚率减低，左室下壁基底段心肌变薄，收缩期局部向外膨隆，CDFI 显示室水平见束宽约 2mm 左向右分流信号，CW 显示 Vmax 236cm/s，最大 PG 22mmHg。左室 39/33mm，EF 45%（2D）。

【急性前壁心肌梗死合并室间隔破裂】

1. 摘要　急性前壁心肌梗死合并室间隔破裂，IABP 及 ECMO 辅助下行冠状动脉旁路移植术 + 室间隔破裂修补成功。

2. 病例介绍　患者女性，62 岁，因"间断胸痛 1 个月，加重 7 天"来诊。患者 1 个月以来活动时出现胸痛，休息可缓解。7 天前搬重物时突发胸闷、憋气，持续不能缓解，就诊于外院，予对症支持治疗后症状无明显改善，具体诊治不详。1 天前患者无明显诱因胸闷、憋气加重，伴乏力、活动耐力下降，自行含服"丹参滴丸"后症状稍缓解。今晨患者再次就诊于外院，查心电图示 V$_1$~V$_6$ 导联 ST 段抬高，考虑"急性前壁心肌梗死"，为求进一步诊治转入笔者所在医院急诊，床旁超声示节段性室壁运动异常、室间隔破裂、左心

尖室壁瘤形成，收入抢救室。

既往史：否认高血压、糖尿病、高脂血症、冠心病、脑血管病病史。无烟、酒嗜好。

查体：心率 109 次 /min，血压 83/69mmHg，呼吸 25 次 /min，SpO₂ 100%。神清，急性面容，喘憋貌，自主体位，双肺呼吸音粗，双下肺可闻及湿啰音。心律齐，心音可，心界不大，胸骨左缘 3~4 肋间可闻及 4/6 级粗糙的全收缩期杂音，向心尖部传导。腹部柔软，无压痛及反跳痛，腹部未触及包块，双下肢无水肿。

心电图：见图 5-1-10。

超声心动图：左房 38mm，右房 40/50mm，左室 53/43mm，EF 42%（2D）。室间隔下 2/3、左室前壁下 2/3 及左室各壁心尖段运动及增厚率减低，左室心尖圆钝、扩张，收缩期向外膨隆，范围约 38mm×23mm，其内未见明显团块状回声附着。室间隔（后）近心尖段可见 13mm 回声中断，CDFI 显示可见左向右分流血流信号；CW 显示分流速度 Vmax 376cm/s，PG 56mmHg；TAPSE 17mm。收缩期三尖瓣房侧见中 - 大量反流信号，TRVmax 326cm/s，PG 42mmHg，TI 法估测 SPAP 52mmHg；最大反流面积 8.0cm²；收缩期二尖瓣房侧见少量反流信号。

胸部 X 线检查：见图 5-1-11。

实验室检查：血气分析示 pH 7.54，PaCO₂ 24.5mmHg，PaO₂ 124mmHg，SaO₂ 98.7%，cLac 1.5mmol/L。心肌标志物示 TnI 1.3μg/L，CK-MB 4.2μg/L。BNP 4 083pg/ml。血常规示 WBC 10.55×10⁹/L，NE 77.9%，CRP 69.99mg/L，Hb 110g/L，

PLT 306×10⁹/L。肝肾功能示 GPT 61U/L，GOT 60U/L，TBIL 25.2μmol/L；Scr 60.3μmol/L，eGFR 93.66ml/（min·1.73m²）。离子示［Na⁺］128mmol/L，［K⁺］4.32mmol/L。凝血功能示 FBG 5.8g/L，D- 二聚体 1 246ng/ml。

冠状动脉造影：患者入院后喘憋明显，在 ECMO 辅助下入导管室行冠状动脉造影（视频 5-1-7）示右优势型，左前降支近段闭塞，TIMI 血流 0 级。LCX（-），RCA（-）。

治疗过程：造影术后患者喘憋明显，给予吗啡、利尿等对症处理，持续给予无创呼吸机辅助呼吸，并置入 IABP 导管。在 IABP 及 ECMO 辅助下，血压维持在 90~95/55~65mmHg，HR 95~130 次 /min。入院次日入手术室，行冠状动脉旁路移植术 + 室间隔破裂修补，左心室室壁瘤成形术。取大隐静脉分别作升主动脉 - 前降支 - 中间支。术中麻醉状态下经食管超声探查室间隔及二尖瓣、三尖瓣情况：①术前（血压 71/38mmHg，心率 100 次 /min）：室间隔近心尖段可见局部回声中断，累及长度约 20mm，CDFI 可见高速花彩左向右分流血流信号，CW 显示分流速度 Vmax 319cm/s，PG 41mmHg。TAPSE 11mm。收缩期三尖瓣房侧见反流信号，反流面积 2.0cm²。收缩期二尖瓣房侧少量反流信号。②CABG+ 室间隔穿孔修补 + 室壁瘤折叠 + 三尖瓣修复术后（血压 64/61mmHg，心率 94 次 /min）：室间隔心尖段见补片回声，CDFI 显示补片周边未见明显异常血流信号。收缩期三尖瓣房侧见少量反流信号。收缩期二尖瓣房侧少量反流信号。术后第 4 日拔除气

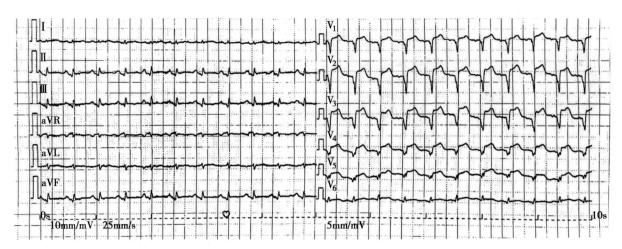

图 5-1-10　心电图

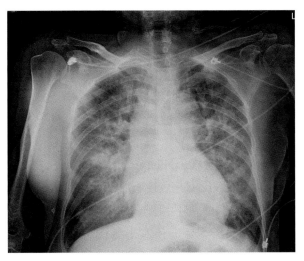

图 5-1-11 胸部 X 线检查

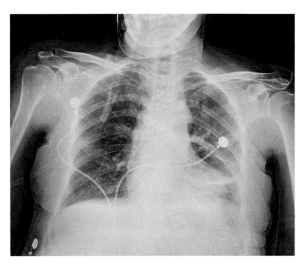

图 5-1-12 出院前胸部 X 线检查

视频 5-1-7 急性前壁心肌梗死合并室间隔破裂冠状动脉造影：
A. 左冠状动脉造影：左前降支近段闭塞，TIMI 血流 0 级，LCX（-）；B. 右冠状动脉造影：RCA（-）。

管插管，应用面罩吸氧。术后第 6 日超声心动图（UCG）发现残余分流，室间隔中下段及左室各壁心尖段心肌变薄、运动及增厚率减低。CDFI 显示室间隔心尖段见收缩期左向右分流信号，考虑残余分流，宽约 2mm，CW 显示分流速度 321cm/s，压差 41mmHg。TAPSE 17mm。左房 27mm，左室 41/24mm，EF 37%（2D）。第 9 日撤除 ECMO，第 18 日拔除 IABP，第 29 日出院。出院前 UCG 示室间隔基底段增厚，室间隔、左室前壁及左室心尖各段心肌运动及增厚率减低，左室心尖圆钝、扩张，收缩期向外膨隆，范围约 25mm×27mm，其内未见明显团块状回声附着。CDFI 显示室间隔心尖段收缩期见左向右细小分流信号，斜行，血流束宽为 2~3mm。三尖瓣可见成形环强回声，主动脉瓣三瓣缘增厚，回声增强，收缩期二尖瓣房侧见少量反流信号，反流面积 4.0cm²。左房 38mm，左室 47mm，EF 38%（2D）。胸部 X 线检查见图 5-1-12。

3. 病例特点 这两例 PIVSR 患者均未能及时就诊行血运重建，在转诊笔者所在医院后发现 VSR 合并 CS。第一个病例是在 IABP 辅助下行 PCI 开通罪犯血管，PCI 术后 4 天行外科手术修补 VSR，并非常规外科修补 + 冠状动脉旁路移植术式。第二个病例是在 ECMO 辅助下行冠状动脉造影后，置入 IABP 次日后行常规外科修补 + 冠状动脉旁路移植术。

4. 诊治要点和难点 心肌损伤标志物升高与心脏手术较高的死亡率相关，外科医生通常建议延迟手术，等待心肌酶下降、心肌修复瘢痕形成、减少术中缝合的难度等，提高术后存活率。但在等待手术过程中，患者会出现血流动力学恶化、MCS 引发严重并发症等导致患者术前死亡。现有的治疗策略力图在稳定患者生命体征和避免 MCS 严重并发症之间取得平衡，再去争取手术机会。

心肌梗死机械并发症发生率低，VSR 相对罕见，不可能在该领域进行随机前瞻性研究，延迟手术和 MCS 支持的研究只有少量患者，被分析的患者不能直接进行比较。对于未能早期血运重建的 AMI 患者，是内科介入开通罪犯血管后外科修复还是采用常规外科修补 + 冠状动脉旁路移植术，目前临床上存在争议。内科介入开通罪犯血管改善心肌供血、促进心肌修复对稳定血流动力学、减少严重并发症、降低外科手术难度、缩短外科手术时间、改善预后是否有益需要更多的病例实践。

5. 治疗体会 两个病例都应用了 IABP 支持，IABP 是一种易于获得的经皮植入装置，可减少左心室后负荷，减少左向右分流，轻微增加心输出量，显著增加舒张期冠状动脉血流，降低心肌耗氧量,它可以与其他类型的机械循环支持联合使用。尽管 IABP 是最安全、最经济的 MCS,但在更危重的患者中,IABP 会受到血流动力学支持不足的限制。

VA-ECMO 允许在 CS 或心脏骤停时提供完全和快速的心肺支持。VA-ECMO 增加动脉血氧饱和度,并确保适当的组织氧合,从静脉引流减轻右心室前负荷,但增加了左室后负荷,导致左室壁应力增加,延迟心肌恢复。VA-ECMO 同时应用 IABP 可以减少后负荷,促进房室瓣开放和适度的左室卸载,减少左到右的分流。

Impella 可以有效降低左心室前负荷和 PCWP,降低室壁张力和心肌耗氧量来稳定血流动力学,减缓 VSR 修复后的心室重构,减少左向右分流、减轻右室压力、减少肺充血,同时增加心输出量,提高冠状动脉灌注压,防止手术修复后早期室间隔缺损的复发,降低与复发性 VSR 相关的死亡率。单独使用 Impella 的 PIVSR 患者的治疗报告较少。ECMO+Impella 是治疗 PIVSD 合并 CS 的血流动力学最稳定的 MCS。ECpella(Impella combined with VA-ECMO)提供了最大限度的整体循环支持和左室卸负荷,因为 Impella 弥补了 VA-ECMO 的缺点。

Tandem Heart 系统通过股静脉插管放置在左心房,因需要房间隔穿刺导致该系统受到一定的限制。与 ECMO 类似,动脉侧经由股动脉置管于降主动脉远端。Tandem Heart 系统将氧合的血液从左心房抽出再泵入降主动脉,增加心输出量,降低 PCWP,减少左心室前负荷。

左心室辅助装置(LVAD)已成为左心衰竭公认的治疗方法,在一些中心也用作对梗死后 VSD 患者的支持。LVAD 可以提供稳定的血流动力学和最佳的左室卸负荷,但很少用于术前一线 MCS,通常在短暂的 IABP 或 VA-ECMO 后期考虑。因 PIVSR 患者中梗死后区域坏死组织的脆性,须考虑 LVAD 流入插管缝合破裂的风险性增高,VSR 修复前的 LVAD 支持可能导致坏死碎片抽吸和分流倒置的高风险。

▶乳头肌破裂

一、知识要点

【流行病学】

乳头肌破裂(papillary muscle rupture,PMR)伴急性二尖瓣反流是急性心肌梗死后的机械并发症之一,它发生在不到 1% 的 AMI 患者中,占梗死相关死亡的 5%,总体发生率在 0.05%~0.26%,住院死亡率在 10%~40%。PMR 通常发生在 AMI 后 1 周内,特别是作为下壁 AMI 的演变。自 1965 年首次成功的 PMR 二尖瓣置换术以来,PMR 手术矫正后的死亡率显著下降,但接受手术治疗的患者死亡率也很高,在 9%~45%。

【病理生理】

二尖瓣复合体包括二尖瓣环、二尖瓣前后叶、瓣膜下装置即腱索和乳头肌,以及部分左心室室壁。乳头肌通过腱索连接到二尖瓣小叶的心室面。瓣膜下装置是防止收缩期二尖瓣脱垂进入左心房。缺血性二尖瓣脱垂的机制与单个乳头肌的解剖结构有关:如果乳头肌被分成几个头部,单个头部的破裂被定义为"部分破裂";如果乳头肌头部的主要部分断裂,但仍通过肌桥固定在残余乳头肌上,被定义为"不完全破裂";整个乳头肌的破裂定义为"完全破裂"。

急性缺血性二尖瓣反流是由于缺血引起的乳头肌功能障碍导致。后内侧乳头肌最常受累,因为它通过后降支接受单一的血供,而前外侧乳头肌由左前降支和对角支或回旋支接受双重供血。下壁心肌梗死能导致后内侧乳突肌断裂,后内侧乳突肌较前侧壁心肌梗死导致的前外侧乳突肌断裂更常发生。右心室乳突肌断裂并不常见,但能造成严重的三尖瓣反流和右心衰。左室乳突肌的完全断裂可导致二尖瓣大量反流引起急性左心衰竭。乳突肌部分断裂更常见,常为心尖部或头部,可导致严重的二尖瓣反流,但并不马上致死。不同于发生在大面积心肌梗死的室间隔破裂,在所见病例中半数的乳突肌断裂发生在相对小面积的心肌梗死中。这些患者的冠脉病变程度有时是轻度的。少数患者在临床或死后尸检发现有多于一处的心脏结构破裂。

　　Jouan 等描述了缺血性二尖瓣脱垂的四种机制：①单个头乳头肌的腱索断裂；②乳头肌细分为多个头部，其中单个头乳头肌坏死，部分破裂；③乳头肌头部的主要部分断裂，即 "不完全"破裂，坏死乳头肌被拉长，类似于乳头肌的伸长；④单个乳头肌的完全破裂（图 5-1-13）。

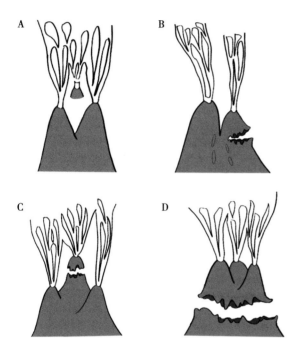

图 5-1-13　缺血性二尖瓣脱垂的四种机制

A. 单个头乳头肌的腱索断裂；B. 乳头肌细分为多个头部，其中单个头乳头肌坏死，部分破裂；C. 乳头肌头部的主要部分断裂，"不完全"破裂。坏死乳头肌被拉长，类似于乳头肌的伸长；D. 单个乳头肌的完全破裂。

【临床表现及体格检查】

　　心肌梗死后 1 周内再次呼吸困难或胸痛变化的患者应怀疑有 PMR。新出现的中、晚或全收缩期的杂音、原有杂音发生变化都要警惕。心肌梗死后 PMR 因急性血流动力学恶化导致快速进行性呼吸衰竭和严重的 CS，通常对常规治疗无效，最终导致多器官功能衰竭和死亡。

【评估】

　　1. 超声心动图　是 "金标准"，经胸超声心动图（transthoracic echocardiography，TTE）的灵敏度为 65%~85%，而经食管超声心动图（transesophageal echocardiography，TEE）的灵敏度为 92%~100%。

　　2. 冠状动脉造影　明确冠状动脉病变程度也很重要。

【治疗 / 管理】

　　乳头肌破裂导致的急性二尖瓣反流和心原性休克的预后很差，生存率依赖于及时识别和手术干预。PMR 手术修复是心脏手术中高危手术之一，心输出量减少、肝肾衰竭和代谢性酸中毒的预后较差。未经手术的死亡率达到 80%，手术后 30 天内的死亡率为 20%~40%。

　　利尿剂是最基本的减轻心脏负荷的药物，正性肌力药物和血管加压药加重二尖瓣反流，而血管扩张剂减少反流但降低血压，常规治疗如机械通气、正性肌力治疗等无效。

　　术前血流动力学不稳定和心原性休克是 AMI 后 PMR 的常见情况，这使得 IABP 非常有效，并被当前的指南普遍接受。IABP 可能有助于改善患者的血流动力学稳定性，并允许推迟手术。在目前的综述中，超过一半的 PMR 患者在术前使用了 IABP。但在 PMR 矫正期间伴随的 CABG 和术前 / 围手术期使用 IABP 并不能改善早期生存。更积极的术前或术后使用 MCS 可能对不稳定的患者有帮助。有报告指出有或没有术前 / 围手术期 IABP 支持的患者之间的手术死亡率风险没有显著差异，可能是使用 IABP 的患者病情更加危重。应用 VA-ECMO 可以为危重患者提供循环呼吸支持，作为手术治疗的首选桥梁，因为它提供了比 IABP 更好的血流动力学支持，并改善终末器官衰竭。

　　一旦出现 PMR 导致急性二尖瓣反流，早期诊断和及时管理对于确保成功的治疗和患者的生存是至关重要的。立即手术是最佳和最合理的治疗方法。目前治疗 PMR 的 "金标准"是手术，包括二尖瓣置换术、二尖瓣修复术、经导管二尖瓣修复等。这些患者的理想手术时间尚不清楚，临床实践中这部分患者中很大一部分由于多脏器衰竭（multiple organ failure，MOF）而导致立即手术的风险太大。

二、实用技巧

【MCS 设备应用】

AMI 后 PMR 患者有着更高的 CS 发病率，CS 会导致更高的死亡率。MCS 设备使用明显增多，与经皮心室辅助装置（percutaneous ventricular assist device，PVAD）或 ECMO 相比，IABP 是目前最常用的设备。虽然 ECMO 已被证明作为手术的桥梁是有用的，为诊断、检查和手术干预计划提供时间和血流动力学稳定性，同时逆转器官损伤，但这种改善是以相关并发症的高发生率为代价的，因此患者的选择和单个中心的经验对于获得令人满意的结果很重要。

Tandem Heart 需要经房间隔穿刺和扩张，左房压力的显著降低会使反流加重，进一步损害瓣膜下装置，并降低左室压力，使主动脉瓣可能无法打开，主动脉根部血栓形成的风险增加。

有限的病例报告显示，使用 Impella 可以改善急性二尖瓣反流患者的心输出量，减少肺水肿。尽管 Impella 最大程度地降低了左心室负荷和减小反流分数，但尚未在 PMR 病例中进行专门研究，还存在破裂坏死肌肉、腱索和瓣叶碎片被抽吸的风险。

所有 MCS 装置都改善了主动脉前向血流，不同设备的血流动力学效应不同，IABP 对 PCWP 或 RF 的降低最小。在所有设备中，Impella 5.0L/min 的 RF 和 PCWP 降低程度最高，左心室 PV 环向左移表明显著左心室负荷下降（即舒张末期容积和压力降低）。左心辅助装置降低 PCWP，但由于左房压力的持续降低，导致反流分数显著增加。ECMO 导致 PCWP 升高，后负荷压力增加，加重肺水肿和反流，可能需要同时使用 Impella 或 IABP 来减少后负荷。与单独使用 ECMO 相比，使用 Impella 与 ECMO（ECpella）的组合可改善前向血流并降低 PCWP。研究表明，术前使用临时 MCS 设备可以显著提高 CAGB 相关的生存率。

【手术方式选择】

与单纯二尖瓣手术患者相比，同时接受冠状动脉旁路移植术（CABG）和二尖瓣手术的患者的生存率差异显著。伴随的 CABG 是生存的独立预测因子。目前，是否同时 CABG 仍存在争议。大多数文献都是小型单中心回顾性研究。内科介入方法如 Mitra Clip，越来越多地用于治疗 AMI 后 PMR 患者，目前部分回顾性研究表明在术前血流动力学不稳定和 CS 的患者，外科手术住院死亡率更低。因此，手术干预的时机、临时机械循环支持的作用、最佳的手术方式，以及同期 CABG 的影响都缺乏共识。

三、实战病例

【急性非 ST 段抬高心肌梗死合并乳头肌破裂】

1. 摘要 急性非 ST 段抬高心肌梗死合并二尖瓣后叶脱垂并重度关闭不全，IABP 及 ECMO 辅助下行冠状动脉旁路移植术 + 二尖瓣机械瓣置换术成功。

2. 病例介绍 患者男性，54 岁，因"胸痛 3 天，加重 6 小时"来诊。3 天前患者无明显诱因突发胸痛，位于胸骨后，呈刺痛感，半小时可自行缓解，伴恶心，无呕吐。伴咽喉异物感，有咳嗽、咳痰，为白色黏痰，痰少、不易咳出。无头晕、头痛，无发热等不适。当地医院心电图提示 $V_4 \sim V_6$、I、aVL 导联 ST 段压低 0.1mV，cTnI、LDH、CK、CK-MB 未见明显异常，遂离院回家。此后间断发作胸痛，多于活动中出现。6 小时前上述症状加重，位于剑突下，持续不缓解，程度剧烈，伴有大汗、咽喉紧缩感，咳粉红色泡沫痰，量约 20ml，无肩背部放射痛，无黑矇及晕厥，无发热，就诊当地医院，心电图示前壁导联 ST 段压低，考虑"急性心肌梗死"，给予阿司匹林 300mg、氯吡格雷 300mg 口服，并由急救车转至笔者所在医院急诊。急诊查 CK-MB 174.5ng/ml，hsTnI 11 758.7pg/ml，超声心动图提示二尖瓣后叶脱垂，入抢救室。

既往史:高血压病史 20 年,长期口服苯磺酸左氨氯地平,每日 1 片。否认糖尿病。高脂血症病史 20 年,未用药。吸烟 30 年,日均 10~15 支,未戒烟。少量饮酒。

查体:心率 131 次 /min,血压 92/67mmHg,呼吸 30 次 /min,SpO₂ 86%,神清,精神弱,半卧位,双肺呼吸音粗,双下肺可闻及湿啰音。心律齐,心音可,心界不大,心尖区可闻及 3/6 级收缩期杂音。腹软,无压痛。双下肢无水肿。

心电图:窦性心律(ECMO 及 IABP 辅助下)(图 5-1-14)。

超声心动图:左房增大,42mm。二尖瓣后叶(P1 区)收缩期脱向左房侧,二尖瓣后叶瓣尖可见中等回声甩动。CDFI 显示收缩期二尖瓣房侧见大量偏心性反流信号,沿二尖瓣前叶走行,反流面积 11.3cm²。二尖瓣后叶(P1 区)脱垂并关闭不全(重度)。左室舒末内径 47mm,EF 55%。

胸部 X 线检查:见图 5-1-15。

实验室检查:血气分析示 pH 7.476,PaCO₂ 27.2mmHg,PaO₂ 60.3mmHg,SaO₂ 91.9%,cLac 2mmol/L。心肌标志物示 hs-TnI>27 017pg/ml。BNP 263pg/ml。血常规示 WBC 16.44×10⁹/L,NE7 8.9%,CRP 19.69ng/L。肝肾功能示 GPT 57U/L,GOT 267U/L,TBIL 16.8μmol/L;Scr 174μmol/L,eGFR 38.15ml/(min·1.73m²)。离子示［Na⁺］138.7mmol/L,［K⁺］4.64mmol/L。凝血功能示 FBG 4.3g/L,D- 二聚体 272ng/ml。

入院 1 小时患者出现端坐呼吸,喘憋大汗,肢端湿冷,血压下降,满肺湿啰音,考虑心原性休克,立即行 IABP 及 ECMO 辅助,气管插管有创呼吸机辅助通气,入导管室行冠状动脉造影。

冠状动脉造影(视频 5-1-8):钝缘支狭窄 95%,右冠状动脉狭窄 70%。

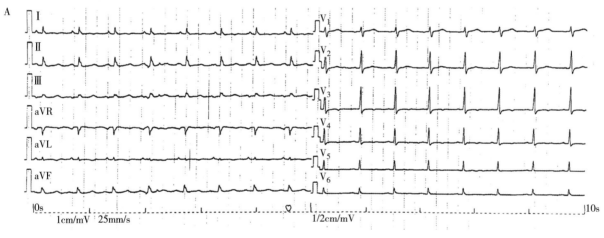

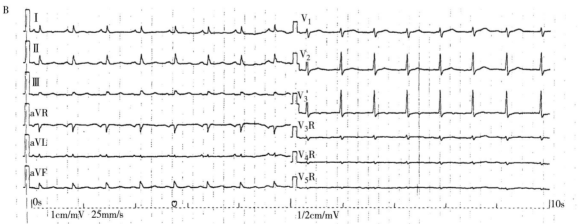

图 5-1-14　心电图
A. 常规 12 导联心电图;B. 同时做 V₃R~V₅R 导联心电图。

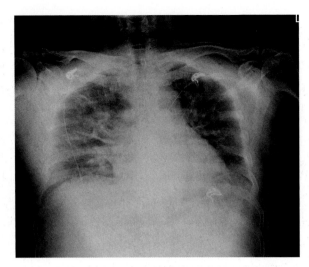

图 5-1-15　胸部 X 线检查

视频 5-1-8　急性非 ST 段抬高心肌梗死合并乳头肌破裂冠状动脉造影
A. 左冠状动脉造影：回旋支未见明显狭窄，钝缘支狭窄 95%；B. 左冠状动脉造影：前降支未见明显狭窄 %；C. 右冠状动脉造影：右冠状动脉狭窄 70%。

治疗过程：造影术后持续给予呼吸机辅助呼吸，IABP 及 ECMO 辅助，去甲肾上腺素 0.5μg/（kg·min）持续泵入，血压维持在 95~115/55~65mmHg，HR 95~115 次/min，有间断寒战，予美罗培南及万古霉素经验性抗感染治疗。即刻入手术室，行冠状动脉旁路移植术 + 二尖瓣置换术。取大隐静脉分别作升主动脉 - 钝缘支、升主动脉 - 后降支，同期行二尖瓣机械瓣置换术。术中麻醉状态下经食管超声心动图评估瓣膜情况：①术前（血压 87/61mmHg，心率 97 次/min）：二尖瓣后叶结构松散，收缩期后叶（P1）区瓣体脱向左房侧，其上可探及中等回声团块随瓣叶活动甩动，CDFI 显示收缩期二尖瓣房侧见大量偏心性反流信号。②术后（血压 70/54mmHg，心率 76 次/min）：二尖瓣位为人工机械瓣回声，瓣环位置固定，瓣叶活动良好，未见赘生物回声。PHT 法测二尖瓣人工机械瓣口面积 3.3cm²，CDFI 显示未见异常血流。术后第 7 日撤除 ECMO，第 10 日拔除 IABP，第 11 日拔除气管插管，应用面

罩吸氧，第 18 日出院。出院前胸部 X 线检查见图 5-1-16。术后 5 个月 UCG：二尖瓣位为人工机械瓣回声，瓣环位置固定，瓣叶活动良好，未见赘生物回声，PHT 法测二尖瓣人工机械瓣口面积 2.0cm²，余瓣膜形态及运动未见异常，CDFI 显示未见异常血流信号。TDI 显示二尖瓣环运动速度 s 峰 6cm/s，e 峰 5cm/s，a 峰 8cm/s。左房 40mm×46mm×56mm，左室 52/34mm，EF 62%（图 5-1-17）。

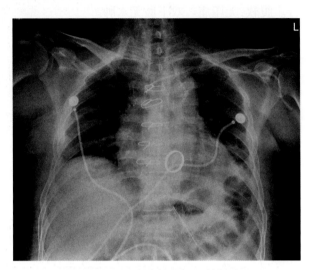

图 5-1-16　出院前胸部 X 线检查

3. 病例特点　患者 AMI 合并 PMR 导致急性二尖瓣反流，迅速出现 CS，气管插管有创呼吸机辅助通气，在 IABP 及 ECMO 辅助下完善冠状动脉造影检查，立即行冠状动脉旁路移植术 + 二尖瓣机械瓣置换术。

4. 诊治要点和难点　AMI 后 PMR 的患者病情危重，大多发生急性左心衰或 CS，应用 MCS 要积极果断。IABP 临床中最常用，心脏骤停、无法纠正的恶性心律失常、难治性 CS 等需要 ECMO 辅助。未经手术的 PMR 患者几无生存机会，即使有 MCS 的支持，也应尽早手术。

5. 治疗体会　及时、准确的诊断对于挽救患者生命至关重要。CS 团队在该例患者的救治中起到了整体推进的作用，使得诊疗步骤环环相扣、衔接流畅，抢救成功。

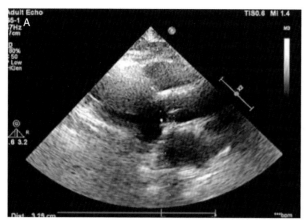
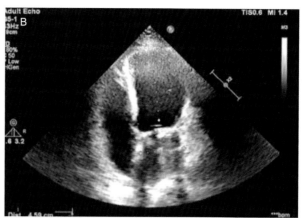
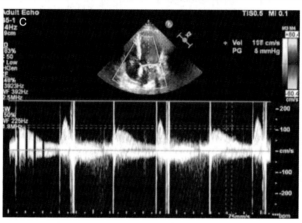

图 5-1-17 术后 5 个月超声心动图检查报告

A. 二尖瓣人工机械瓣口面积 2.0cm^2；B. 左室舒末内径 52mm；C. 二尖瓣人工机械瓣口血流频谱。

▶游离壁破裂

一、知识要点

【流行病学】

游离壁破裂（ventricular free-wall rupture，FWR）是急性心肌梗死最常见的机械性并发症之一。AMI 后的 FWR 会导致缺血性心室壁的破坏，心包腔出血最终导致心脏压塞。FWR 在 AMI 的机械性并发症中预后最差。再灌注技术广泛应用以来，其估计发生率已降至 0.01%，真正的发生率可能更高，因为很大一部分患者在院前猝死。据报道，FWR 的死亡率在 75%~90%，占急性心肌梗死后住院死亡的 20%。在 STEMI 住院期间死亡的患者中，梗死心室的游离壁破裂发生率高达 10%。手术是 FWR 的主要治疗方法，大部分患者即使接受手术修复，住院死亡率仍超过 35%。

FWR 发生相关的危险因素包括年龄 >55 岁、女性、高血压、既往无心肌梗死病史、左前降支完全闭塞、透壁梗死和住院时间延迟。在 AMI 患者中，早期识别这些因素，如心脏压塞的迹象，应及时明确诊断并手术干预。

【病理生理学】

急性心肌梗死后梗死区室壁变薄、血供末端、侧支血供差，心肌收缩运动和僵硬坏死心肌部位的剪切作用，以及伴随着心肌微结构破裂的心肌衰老都可能促进破裂。心脏压塞时心包内压力增加抑制心室舒张和静脉反流右心房，静脉压显著升高。不仅心输出量减低，而且高静脉压也能降低全身灌注压，即动脉压减去静脉压。游离壁破裂通常表现为突然的严重休克，迅速心包压塞导致无脉性电活动。立即行心包穿刺术能明确诊断，并暂时缓解心脏压塞。如果患者的血流动力学相对稳定，可行超声心动图明确诊断。

根据破裂出血情况，心室游离壁破裂可分为

井喷型（blow-out type）和渗出型（oozing type）。渗出型更常见，几乎占病例的80%。井喷型定义为心外膜的宏观缺损，左心室腔与心包间隙之间有自由连通，特征是活动性出血和心外膜肉眼可见的撕裂。渗出类型的定义是在梗死区域肉眼不可见的撕裂，血液从梗死心肌渗出，特征是较小的撕裂或心外膜外渗，可能被凝块或纤维状心包粘连暂时封闭。

相比于传统的定义，亚急性左心室FWR（LVFWR）的定义不明确，因为它与急性情况没有明确的区别。LVFWR的表现可能提示破裂的类型：急性表现和血流动力学迅速恶化可能表明是真正的完全心肌破裂，患者会很快失代偿并死亡；亚急性表现症状较轻，可能是部分心肌破裂或心室内层剥离或渗出型破裂，患者可能有机会手术或者保守治疗，随后可能出现心室假性室壁瘤。无论LVFWR类型和表现如何，如果患者在破裂48小时后存活，则认为是亚急性。

【临床表现及体格检查】

临床表现和病程是不同的，主要取决出血的速度、位置、破口大小和破裂进程。井喷型表现为心原性休克和电机械分离、心脏骤停；渗出型有血流动力学不稳定和心包积液表现，患者可出现胸痛、烦躁不安，超过80%的患者出现心脏压塞的相关症状。亚急性期发生在最初破裂后的2~5天，通常有持续临床表现，如胸痛和心电图改变，伴有低血压。体格检查可能看到颈静脉怒张、心音减弱或奇脉。

【评估】

1. 超声心动图　最重要的诊断方法是经胸超声心动图，心肌壁厚度减少、心包膜或心外膜凝块和心脏压塞是最相关的表现。

2. 心脏磁共振　在合适的患者中，心脏磁共振可以作为补充诊断。磁共振能够精确地观察心脏结构，明确病变特点，并指导手术干预。磁共振只能在血流动力学稳定的患者中进行，临床操作性很差。

3. 心包穿刺术　术前心包穿刺术证实有出血性积液，可能进一步支持诊断。

4. 心室造影　可以作为确定诊断的方法，同时还可进行冠状动脉造影，但属于侵入性操作，可能导致病情恶化。

【治疗和管理】

从急性心脏压塞中存活下来并有手术风险的亚急性LVFWR患者，或无法进行紧急手术修复的患者，根据临床状态，恢复血流动力学稳定需要正性肌力支持、静脉补液、IABP和心包穿刺引流。IABP减少左心室室壁应力和腔内压力，可以限制梗死扩展，避免再破裂。应延长患者卧床休息时间，给予适当镇静防止血压波动，以减少再破裂风险。

虽然FWR通常是致命的，但一些亚急性或包裹性破裂的患者存在干预的机会。因此，诊断甚至高度怀疑心脏破裂是立即进行紧急手术的指征。存在难治性心脏骤停的情况下，ECMO可能为患者提供一个机会进行手术治疗。

二、实用技巧

1. 在危急情况下，心包穿刺术可能可以缓解心脏压塞和稳定血流动力学，但大部分时候是无用的，因为大部分心包腔被不可引流的凝块占据。也可以通过剑突下引流或通过经典胸骨切开术来进行心包减压。

2. 是否进行冠状动脉造影存在争议。虽然有心室破裂的风险，但有文献建议一旦AMI患者出现心包积液，在病情恶化之前，应立即进行冠状动脉造影。

3. ESC心肌血管重建指南在AMI后存在机械并发症时，推荐心脏辅助设备。近期的荟萃分析发现，术前或术后的IABP对手术死亡率没有改善。由于缺乏大数据和目前发表的结果不佳，ECMO的植入也存在争议。对体外生命支持组织注册中心的结果分析，也未能获得关于在LVFWR中使用VA-ECMO的一致结果。未来仍需要进一步的研究，来更好地评估机械设备在梗死后LVFWR修复中的有效性和安全性。

三、实战病例

【急性前壁心肌梗死合并游离壁破裂】

1. 摘要　急性前壁心肌梗死合并急性左心衰,IABP 辅助下开通罪犯血管,撤除 IABP 后突发心脏破裂死亡。

2. 病例介绍　患者女性,77 岁,因"间断胸痛 6 天,加重 18 小时"来诊。患者 6 天前无明显诱因出现心前区疼痛,间断发作,每次持续半小时,伴胸闷不适,未诊治。6 小时前无明显诱因再发心前区疼痛,呈闷痛,向颈部放射,持续约 30 分钟,伴胸闷、喘憋、大汗,伴气促、呼吸困难,自服"丹参滴丸"后症状可稍缓解。上述症状反复发作,由 120 送入笔者所在医院急诊,心电图提示前壁导联 ST 段抬高,考虑"急性前壁心肌梗死",立即给予阿司匹林 300mg、氯吡格雷 300mg 口服,超声心动图提示节段性室壁运动异常,EF 28%,入抢救室。

既往史:高血压病史 10 年,长期口服非洛地平 5mg、每日 1 次,血压控制在 110~120/70mmHg。糖尿病史 10 年,曾服用药物格列喹酮、阿卡波糖,未监测血糖。有高脂血症病史,未用药。无烟、酒嗜好。

查体:心率 112 次 /min,血压 105/65mmHg,呼吸 24 次 /min,SpO$_2$ 98%。神清,急性病容,表情痛苦,自主体位,双肺呼吸音粗,双下肺可闻及湿啰音。心律不齐,心音低,心界不大,未闻及杂音。腹软,无压痛。双下肢无水肿。

心电图:房颤心律(图 5-1-18)。

超声心动图:除左室侧壁、后壁中上段运动尚可外,余左室壁运动明显减低、近消失,左室心尖圆钝、扩张,收缩期向外膨隆,范围约 35mm × 30mm,其内未见明显团块状回声附着。TAPSE 17mm。收缩期二尖瓣房侧见大量反流信号,反流面积 7.9cm^2。收缩期三尖瓣房侧见大量反流信号,反流面积 11.0cm^2,TRVmax 276cm/s,PG 29mmHg,TI 法估测 SPAP 34mmHg。左房 51mm,左室舒末内径 48mm,EF 28%(2D)。

胸部 X 线检查:见图 5-1-19。

实验室检查:血气分析(面罩吸氧)示 pH 7.4,PaCO$_2$ 23.1mmHg,PaO$_2$ 172mmHg,SaO$_2$ 99.1%,cLac 6.6mmol/L。心肌标志物示 hs-TnI 9 374.9pg/ml,CK-MB 10ng/ml。BNP 2 902pg/ml。血常规示 WBC 18.71 × 10^9/L,NE 78.4%,CRP 216.53ng/L。肝肾功能示 GPT 34U/L,GOT 53U/L,TBIL 19.3μmol/L;Scr 92.9μmol/L,eGFR 51.15ml/(min · 1.73m^2)。离子示[Na$^+$]118.9mmol/L,[K$^+$]4.57mmol/L。凝血功能示 FBG 5.7g/L,D- 二聚体 563ng/ml。

收入病房过床时患者突发喘憋大汗,端坐呼吸,血压下降,满肺湿啰音,立即给予无创呼吸机辅助,入导管室在 IABP 辅助下行介入治疗。

冠状动脉造影(视频 5-1-9):LAD 近段狭窄 99%,TIMI 血流 II 级,累及对角支,LCX 远段狭窄 90%,TIMI 血流 II 级。于 LAD 近端植入 3.0mm × 8mm 支架 1 枚,术后 TIMI 血流 III 级。

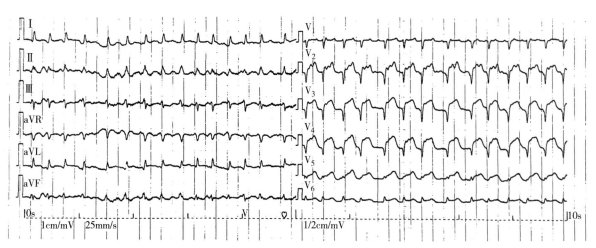

图 5-1-18　心电图

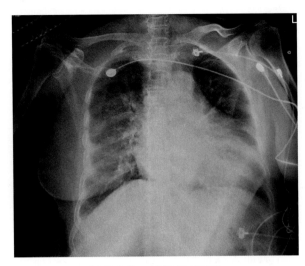

图 5-1-19 胸部 X 线检查

视频 5-1-9 急性前壁心肌梗死合并游离壁破裂冠状动脉造影
A. 左冠状动脉造影：LAD 近段狭窄 99%，TIMI 血流Ⅱ级，累及对角支；B. 左冠状动脉造影：LCX 远段狭窄 90%，TIMI 血流Ⅱ级；C. 右冠状动脉造影：未见严重狭窄；D. 左冠状动脉造影：LAD 近端植入 3.0mm×8mm 支架 1 枚，术后 TIMI 血流Ⅲ级。

治疗过程：术后持续给予无创呼吸机辅助呼吸，IABP 1:1 反搏辅助，药物治疗。术后即刻心电图见图 5-1-20。术后第 5 日患者无症状，可平卧休息，间断无创呼吸机辅助通气，持续 IABP 辅助下反搏压为 120~168mmHg，桡动脉监测 SBP，为 90~110/53~67mmHg。

神清，精神可，平卧位，双肺呼吸音粗，双肺未闻干、湿啰音，心律绝对不齐，心音低，各瓣膜区未闻病理性杂音。给予撤除 IABP 导管，过程

顺利。停用 IABP 1.5 小时患者突发意识丧失，叹气样呼吸，心率下降至 32 次 /min、血压下降至 74/42mmHg，心电监护示电机械分离，立即气管插管及心肺复苏，急查床旁超声提示心脏停搏、心包腔内可见大量液性暗区，考虑心脏破裂，宣布临床死亡。

3. 病例特点　老年女性，既往合并高血压、糖尿病。急性前壁心肌梗死合并急性左心衰，术前心功能极差，EF 28%。冠状动脉造影显示 LAD 和 LCX 双支病变，虽然在 IABP 辅助下开通罪犯血管，但患者心功能无明显改善，撤除 IABP 后突发心脏破裂死亡。

4. 诊治要点和难点　根据临床表现，推测患者为心室游离壁破裂（并喷型）。患者迅速呼吸、心搏停止和电机械分离提示完全心肌破裂，患者迅速死亡，已无手术机会，即使紧急心包穿刺也难以逆转结局。

5. 治疗体会　预防 LVFWR 关键在于早期发现高危患者：未血运重建、异常烦躁、UCG 提示室壁菲薄等。针对具有高危因素的患者，给予积极血运重建、MCS 辅助、适当镇静，以及通便药使用等。一旦发生 LVFWR，及时诊断是生存的关键，如果及时进行干预，LVFWR 可以通过紧急手术进行纠正。但临床实践中大多数患者以猝死为首发症状，院内患者破裂的发生是不可预测的，往往无手术机会。目前未能证明 IABP 对手术死亡率有改善，ECMO 也存在争议，紧急心包穿刺引流可能有益。

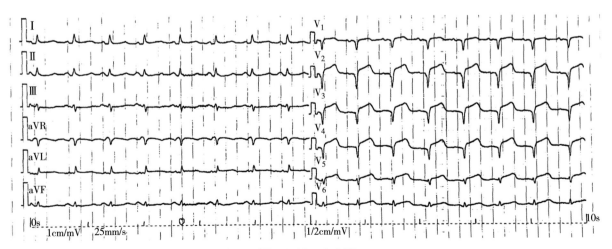

图 5-1-20 心电图

▶ *假性室壁瘤*

一、知识要点

【流行病学】

左心室假性室壁瘤（left ventricular pseudoaneurysm, LVP）是一种罕见的情况。女性、高龄、高血压病史、心肌梗死后缺乏侧支循环是 LVP 的危险因素，心肌梗死后 LVP 的发生率为 0.2%~0.3%。未经治疗的左心室假性室壁瘤有 30%~45% 的破裂概率。

LVP 通常发生在心肌梗死后 3~14 天内，甚至在心肌梗死后 12 个月出现。目前没有相关的大型研究，许多文献报道 LVP 出现的时间差异很大，从几天到 AMI 后几年不等。最常见的情况是在缺血性事件发生后 60 天内。根据 AMI 发病的时间，可分为急性（2 周内）、亚急性（2 周至 3 个月）和慢性（超过 3 个月）。这类患者通常也有不同的临床表现。

左室假性室壁瘤最常见的位置是后部（43%）、侧部（28%）和心尖（24%），直径中位数为 6.0cm。随着假性室壁瘤的半径增大，室壁瘤的瘤壁逐渐变薄，破裂的风险增高（30%~45%）。前壁心肌梗死发生 LVP 较低的原因可能是左室前壁破裂很少被邻近的心包包裹，更容易演变为 FWR。LVP 破裂的风险与 AMI 发病的时间呈负相关，慢性假性室壁瘤破裂的风险较低。

LVP 的病因常分为 4 类，即医源性、缺血性（继发于心肌梗死）、感染性或创伤性，还有先天性心脏病、肿瘤侵袭等，在极少数情况下由心内膜炎导致。

【病理生理学】

LVP 最常见的原因是透壁性心肌梗死。急性心肌梗死发生后，梗死组织中巨噬细胞活性增加，导致坏死心肌重构和组织变薄，肌层破裂。当机化的血栓、血肿和心包膜封闭左室破裂处，心脏可发生不完全破裂。由于病情进展期间的炎症反应和血栓形成，室壁破裂被封闭，血栓机化和心

包膜的部位可形成假性室壁瘤。假性室壁瘤保持与左室腔的血流相通。不同于在瘤壁中包含了一些心肌成分的真性室壁瘤，假性室壁瘤瘤壁由机化的血肿和心包膜所组成，无任何心肌成分。假性室壁瘤可能变得很大，甚至与真正的心室腔大小相似，并通过一个狭窄的颈部与左心室腔相通。假性室壁瘤常包含了大量陈旧和新鲜的血栓，血栓的部分可导致动脉栓塞。

急性梗死左心室游离壁破裂的破口可被附着的心包封闭，形成组织血肿、血栓或瘢痕组织，表现为瘤样外观。假性室壁瘤的壁仅由纤维组织或心包组成，缺乏真正的心室层（心内膜和心肌）。

典型 LVP 有一个狭窄的颈部，连接较大的假性室壁瘤和心室，而真正的室壁瘤有一个更宽的颈部。假性动脉瘤的颈部直径与最大内径的比值通常小于 0.5，而真正的动脉瘤的比值通常为 0.9~1.0。

【临床表现及体格检查】

临床表现多种多样，但没有典型症状。常见症状有胸痛、心悸、呼吸困难、心律失常、心脏压塞、晕厥和心脏骤停，大约 10% 可能无症状。非特异性的症状包括咳嗽、发热、头晕、肩或背痛、吞咽困难、充血性心力衰竭和卒中。

体征通常是非特异性的，心音低钝、心包摩擦音、类似于二尖瓣关闭不全的全收缩期或双期杂音是最常见的，还会有心动过缓、低血压等。由于 LVP 破裂而引起的心律失常、心力衰竭和心包压塞也可能发生。创伤患者也应评估心肌挫伤，因为有可能被忽视。

【评估】

1. 胸部 X 线片　心影增大是最常见的胸部 X 线片发现，在心脏外侧或后部凸起。

2. 心电图　无特异性改变，可见下壁导联或侧壁导联中 T 波改变。

3. 经胸超声心动图　临床最容易获得的确诊手段。超声心动图能显示室壁瘤与心室之间的联系，彩色血流多普勒可以显示室壁瘤颈部和左室腔之间的双向血流，收缩期从左室到假性室

壁瘤,舒张期从假性室壁瘤到左室的双向血流（图 5-1-21,图 5-1-22）。三维超声心动图可以提供关于破裂的详细解剖信息。

脏结构,可以清楚地显示通过左心室和室壁瘤之间的双向血流（图 5-1-23）。

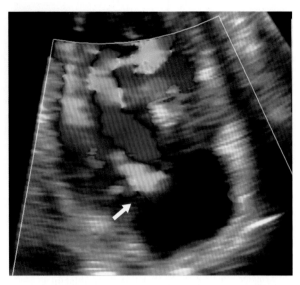

图 5-1-23　TEE 显示 LVP 有一个狭窄的颈部

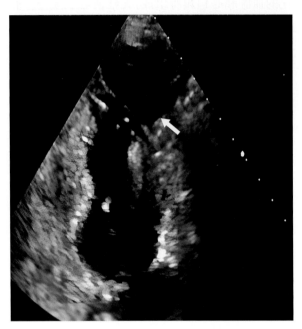

图 5-1-21　二维超声显示起源于左室顶端侧壁的 LVPA,有一个狭窄的颈部

5. 左室造影和冠状动脉造影　是诊断 LVP 的最佳方法。左室造影可见 LVP 有一个狭窄的颈部与更宽的囊状结构相连（图 5-1-24）。LVP 附近冠状动脉的缺失也是一个特征。大多数病例是通过造影诊断的,除非造影不充分或投射角度不垂直于假性室壁瘤。并非所有患者都需要造影,因为存在左室造影应用猪尾导管卡顿或高压注射器注射对比剂而导致假性室壁瘤破裂的风险。由于栓塞的风险很高,不建议对有大块血栓患者做造影,对于假性室壁瘤体积大的患者,心室腔内压力的轻微增加或导管尖端在心室壁上引起的小损伤可能会产生致命后果,临床中不推荐。如果患者的临床状况稳定,应常规进行冠状动脉造影,以准确评估冠状动脉情况,由此制定血运重建计划。无论是介入还是外科搭桥手术。造影术中尽量减少肝素剂量,以满足临床需要为原则,尽量减少投照体位。

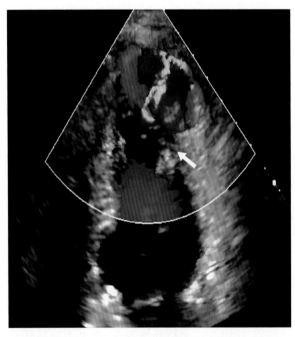

图 5-1-22　TTE 彩色血流多普勒显示左室内血流经过狭窄的瘤颈进入 LVPA 的囊中

4. 术中经食管超声心动图（TEE）　可显示病变的位置、尺寸、血栓的存在和是否累及其他心

6. 心脏磁共振（CMR）　可用于诊断,可证明心内膜和心肌的缺失。这是评估心肌功能、收缩力、组织灌注和心室和假性室壁瘤内血流及血栓的有效方法。CMR 在组织特征方面可以准确区分心包、血栓和心肌组织。

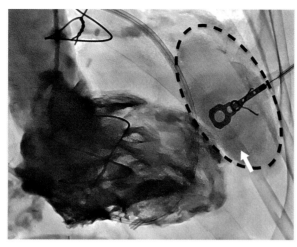

图 5-1-24 左室造影显示对比剂
进入 LVP（黑色虚线圈）

7. 计算机体层血管成像（CTA） 计算机体层扫描可显示假性室壁瘤的解剖边界，为 LVP 基底部心内膜增强影像的缺失（图 5-1-25）。CTA 在心脏手术中具有重要作用，可以在手术前精确测量 LVP 及其颈部的大小，并提供冠状动脉无创血管造影和旁路移植物，这在 LVP 患者的手术管理中很重要。三维/四维渲染 CTA 也是一个选择。随着导管闭合 LVP 的快速发展，术前心脏 CTA 和/或 MRI 检查已成必需。2021 年美国心脏协会（AHA）关于急性心肌梗死的机械性并发症的科学声明建议，使用 CT 或超声心动图来初步诊断假性室壁瘤。

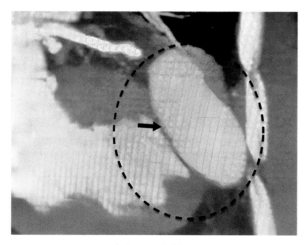

图 5-1-25 胸部 CT 血管造影显示 LVP
起源于左室心尖外侧（黑色虚线圈）

【治疗/管理】

LVP 是一种罕见但严重的梗死后机械性并发症，并伴有潜在的灾难性后果。合并心原性休克的患者，机械循环支持设备如 IABP 和 ECMO，可以支持患者在等待手术时实现血流动力学稳定。虽然急性心肌梗死后 LVP 不总是早期发生，但临床高度怀疑相关症状出现后应快速正确诊断，以便立即进行适当的治疗（通常是手术），并防止与 LVP 进展相关的潜在致命并发症，即破裂。未做手术而存活的患者因假性室壁瘤囊内易形成血栓，脑栓塞风险增加。

假性室壁瘤有自发性颈部闭合可能，这类患者可长期存活。对于无症状、小（<3cm）和稳定的 LVP，保守治疗可能是一种选择，但存在争议，这要求有严密的临床监测和超声心动图检查。对于较大的 LVP，保守治疗与 2 年的高死亡率相关。因此，除非有临床禁忌证，否则这些患者应及时进行手术治疗。手术修复一直是首选或唯一可用的选择。近年来，经导管闭合 LVP 已成为一种可行的手术方法，对于存在外科手术高风险的患者，可以作为替代方案。

二、实用技巧

左室真性室壁瘤相对常见，在 10%~35% 心肌梗死患者中发生。与假性室壁瘤不同，真性室壁瘤包含了心室壁的所有三层，左室舒张期轮廓异常并伴有收缩性运动障碍或矛盾性凸起，导致射血分数降低。真性室壁瘤多见于心尖及前壁，在病程早期有较高的破裂率，但随着持续的纤维化和心室瘢痕而稳定，假性室壁瘤即使在纤维形成后期也有 30%~45% 破裂风险。真性室壁瘤通常是不收缩的，心肌变薄，瘤的颈部宽大，可以通过药物或手术治疗。有心绞痛、心律失常或心力衰竭症状的患者可受益于手术修复。手术中左心室减压时可以看到真正的室壁瘤完全塌陷。CT 和 CMR 是鉴别真假室壁瘤的首选方法，因为它们提供了更好的空间分辨率和组织结构来鉴别心肌与瘢痕组织和邻近心包。心脏 CT 可以无创、快速和详细地显示室壁瘤腔和心室破裂部位。

左心室憩室也可能与 LVP 相混淆。左心室憩室罕见，成人患病率为 0.42%，先天性病例比获得性病例更常见，获得性病因主要是感染或创伤。憩室的大小为 5~90mm，通常在胚胎期第 4 周形成。在经食管超声心动图上可见,鸟喙腔起源于左心室,射血分数正常。CMR 可以显示心肌壁的所有层,并通过颈部宽窄、与心室连通的情况等特征加以鉴别。手术是有症状患者的一种选择,而无症状患者可以接受保守治疗。

三、实战病例

【急性下后壁心肌梗死合并假性室壁瘤】

1. 摘要　急性下后壁心肌梗死假性室壁瘤形成,行心脏破裂修补术 + 二尖瓣瓣环成形术 + 冠状动脉旁路移植术成功。

2. 病例介绍　患者男性,53 岁,因 "胸痛 10 天" 来诊。患者 10 天前突发胸痛在内蒙古某医院就诊,查超敏肌钙蛋白 T 0.359ng/ml,D- 二聚体 3.09μg/ml,NT-proBNP 706pg/ml。ECG 提示 Ⅱ、Ⅲ、aVF 导联 ST 段抬高,考虑 "急性下后壁心肌梗死",行超声心动图提示节段性室壁运动异常,

左室下壁、后壁基底段穿孔形成假性室壁瘤,凸入左房压迫二尖瓣后叶。二尖瓣中度反流,左房增大,室壁增厚,EF 50%,未行急诊介入治疗,给予口服阿司匹林肠溶片 100mg 每日 1 次,替格瑞洛 90mg 每日 2 次,硝酸异山梨酯 5mg 每日 1 次,阿托伐他汀 20mg 每晚 1 次,美托洛尔 6.25mg 每日 2 次,呋塞米 20mg、螺内酯 40mg 每日 1 次等治疗。为求进一步诊治转至笔者所在医院急诊。

既往史:否认高血压病史。否认糖尿病。吸烟 30 年,日均 20 支,未戒烟。饮酒 20 年。

查体:心率 76 次 /min,血压 98/71mmHg,呼吸 18 次 /min,SpO_2 100%。神清,精神可,平卧位,双肺呼吸音清,未闻及干、湿啰音。心律齐,心音可,心界不大,心尖区可闻及 3/6 级收缩期吹风样杂音。腹软,无压痛。双下肢无水肿。

心电图:窦性心律(图 5-1-26)。

超声心动图:左室下后壁基底段左室面心内膜及心肌组织回声中断约 30mm,右室面心

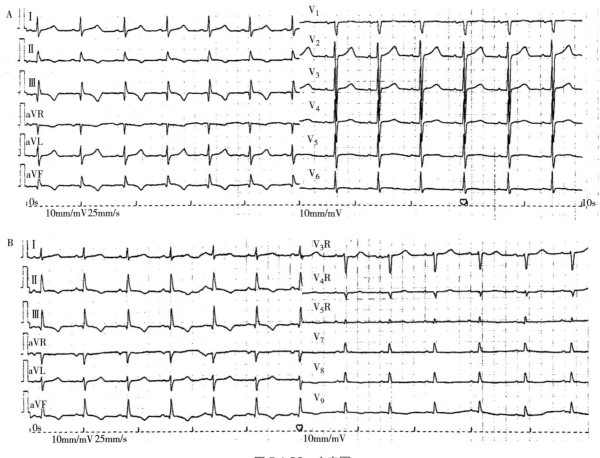

图 5-1-26　心电图

A. 常规 12 导联心电图;B. 同时做后壁及右室心电图。

内膜连续尚完整,形成部分心肌夹层,范围约 26mm × 14mm;该处与左房后壁延续处可见左房内组织剥脱,形成剥脱的内膜片样回声,长约 50mm。左室下后壁基底段心肌夹层处可见左室内血流通过心肌夹层及宽约 9mm 的交通口进入邻近的左房内。左房内膜片样回声紧邻房间隔处房水平可见宽约 5mm 左向右分流信号显示。左室 58/46mm,EF 40%(2D),左房 49mm。

胸部 X 线检查:见图 5-1-27。

实验室检查:血气分析示 pH 7.48,$PaCO_2$ 32.3mmHg,PaO_2 83.4mmHg,SaO_2 96.3%,cLac

2.1mmol/L。心肌标志物示 hs-TnI 10.1pg/ml,CK-MB 1.1ng/ml。NT-proBNP 1 000pg/ml。血常规示 WBC 6.65×10^9/L,NE 81.9%,CRP 133.02ng/L,Hb 135g/L,PLT 193×10^9/L。肝肾功能示 GPT 114U/L,GOT 127U/L,TBIL 13.3μmol/L;Scr 95.5μmol/L,eGFR 79.34ml/(min·1.73m²)。离子示[Na⁺] 137.4mmol/L,[K⁺]3.64mmol/L。凝血功能示 FBG 7.31g/L,D- 二聚体 810ng/ml。

冠状动脉造影:入院后第 2 日完善冠状动脉造影显示左主干未见明显狭窄,TIMI 血流Ⅲ级;左前降支近、中段可见 50%~60% 狭窄,TIMI 血流Ⅲ级;回旋支远段最重狭窄程度 70%,TIMI 血流Ⅱ级;右冠状动脉中段、远段节段性 95% 狭窄,TIMI 血流Ⅲ级(视频 5-1-10)。

视频 5-1-10　急性下后壁心肌梗死合并假性室壁瘤冠状动脉造影
A. 左冠状动脉造影:回旋支远段最狭窄程度 70%,TIMI 血流Ⅱ级;B. 左冠状动脉造影:左前降支近、中段可见 50%~60% 狭窄,TIMI 血流Ⅲ级;C. 右冠状动脉造影:右冠状动脉中段、远段节段性 95% 狭窄,TIMI 血流Ⅲ级。

心脏 MRI:可见假性室壁瘤及心肌夹层(图 5-1-28)。

治疗过程:入院后第 3 日转入心外科拟行手术,转入外科第 30 日在全身麻醉下行心脏破裂修

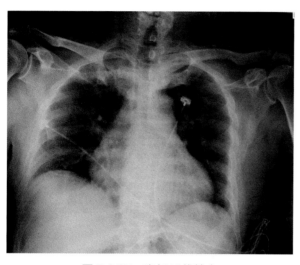

图 5-1-27　胸部 X 线检查

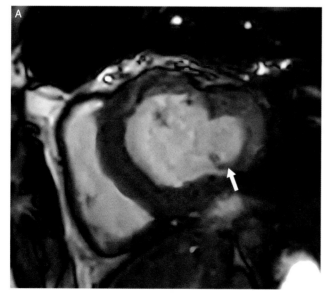

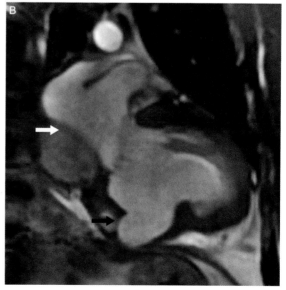

图 5-1-28　心脏磁共振成像
A. 磁共振短轴电影:可见假性室壁瘤(箭头);B. 磁共振左室长轴电影:左房后壁夹层(白色箭头),左室下后壁夹层(黑色箭头)。

补术＋二尖瓣瓣环成形术＋冠状动脉旁路移植术。术中：直视下见左心室下壁室壁瘤，大小约30mm×40mm，瘤颈大小约30mm×20mm，二尖瓣瓣环扩张导致二尖瓣关闭不全，左心室与左房之间隧道。牛心包片缝合左心室瘤颈，缝合窦道左室面、左心室切口，行 LIMA-LAD 及 AO-SVG-RCA 吻合，房间隔－右房切口行二尖瓣成形，术中顺利。

术中经食管二维及三维超声心动图：①术前近后室间隔处左室下后壁基底段心肌变薄，局限性向外膨出，范围约47mm×27mm，运动及增厚率消失。左室下后壁基底段心内膜及心肌组织回声中断约23mm，右室面心内膜连续尚完整，形成部分心肌夹层，该处与左房后壁延续处可见左房内组织剥脱，形成剥脱的内膜片样回声。CDFI 显示左室下后壁基底段心肌夹层处可见左室内血流通过心肌夹层及交通口进入邻近的左房内。左房内膜片样回声紧邻房间隔处房水平可见左向右分流信号显示。②术后：二尖瓣位见成形环强回声，二尖瓣口正向流速 E 峰 68cm/s，A 峰 78cm/s，CDFI 显示收缩期二尖瓣房侧见少量反流信号。心室壁可见补片样强回声，CDFI 显示室水平未见明显分流。

术后超声心动图：室间隔处左室下后壁基底段心肌变薄，局限性向外膨出，左室下后壁心室壁似可见补片样强回声，CDFI 显示室水平未见明显分流。二尖瓣位见成形环强回声，CDFI 显示收缩期二尖瓣房侧见少量反流信号。收缩期三尖瓣房侧见微量反流信号。左房 42mm，左室51/37mm，EF 47%。

3. 病例特点　患者中年男性，急性下后壁心肌梗死假性室壁瘤形成。患者心脏破裂的结构复杂，左室下后壁破裂后不仅形成假性室壁瘤，并发生心肌夹层，左室内血流通过心肌夹层进入邻近的左房内，右室形成部分心肌夹层。幸运的是该患者血流动力学稳定，在等待手术过程中完善了冠状动脉造影及心脏磁共振，为制定最优手术方案提供了详尽的临床资料。

4. 诊治要点和难点　急性心肌梗死后假性室壁瘤的患者一般无特异性症状，首次发现大多依赖 UCG，这对 UCG 诊断提出较高要求。临床确诊后要积极控制血压，预防可能出现的恶性心律失常，稳定血流动力学，等待手术修复。

5. 治疗体会　下后壁心肌梗死易形成假性室壁瘤，较前壁心肌梗死发生率明显增高，前壁心肌梗死患者一旦出现心脏破裂往往直接演变为游离壁破裂，很少被心包包裹。假性室壁瘤有一定的误诊率，在 UCG 不易分辨时，应考虑使用 CT和 CMR 来鉴别，明确组织结构为外科手术提供详尽资料。假性室壁瘤即使在纤维形成后期也有破裂风险，是否手术，以及手术时机与假性室壁瘤大小、破口直径等因素相关。

（杨　鲲）

参考文献

［1］NIEMINEN M S, BÖHM M, COWIE M R, et al. Executive summary of the guidelines on the diagnosis and treatment of acute heart failure: The Task Force on Acute Heart Failure of the European Society of Cardiology［J］. Eur Heart J, 2005, 26（4）: 384-416.

［2］DARGIE H J. Effect of carvedilol on outcome after myocardial infarction in patients with leftventricular dysfunction: The CAPRICORN randomised trial［J］. Lancet, 2001, 357（9266）: 1385-1390.

［3］波诺. Braunwald 心脏病学［M］. 陈灏珠，译. 9 版. 北京：人民卫生出版社，2014.

［4］KEELEY E C, BOURA J A, GRINES C L. Primary angioplasty versus intravenous thrombolytic therapy for acute myocardial infarction: A quantitative review of 23 randomised trials［J］. Lancet, 2003, 361（9351）: 13-20.

［5］GRINES C L, BROWNE K F, MARCO J, et al. A comparison of immediate angioplasty with thrombolytic therapy for acute myocardial infarction. The Primary Angioplasty in Myocardial Infarction Study Group［J］. N Engl J Med, 1993, 328（10）: 673-679.

［6］ELBADAWI A, ELGENDY I Y, MAHMOUD K, et al. Temporal trends and outcomes of mechanical complications in patients with acutemyocardial infarction［J］. JACC Cardiovasc Interv, 2019, 12（18）: 1825-1836.

［7］IBANEZ B, JAMES S, AGEWALL S, et al. 2017 ESC Guidelines for the management of acute myocardial infarction in patients presenting with ST-segment elevation: The Task Force for the management of acute myocardial infarction in patients presenting with ST-segment elevation of the European Society of Cardiology (ESC) [J]. Eur Heart J, 2018, 39 (2): 119-177.

[8] DAMLUJI A A, VAN DIEPEN S, KATZ J N, et al. Mechanical complications of acute myocardial infarction: A scientific statement from the American Heart Association [J]. Circulation, 2021, 144 (2): e16-e35.

[9] PUERTO E, VIANA-TEJEDOR A, MARTÍNEZ-SELLÉS M, et al. Temporal trends in mechanical complications of acute myocardial infarction in the elderly [J]. J Am Coll Cardiol, 2018, 72 (9): 959-966.

[10] MOREYRA A E, HUANG M S, WILSON A C, et al. Trends in incidence and mortality rates of ventricular septal rupture during acute myocardial infarction [J]. Am J Cardiol, 2010, 106 (8): 1095-1100.

[11] GOLDSWEIG A M, WANG Y, FORREST J K, et al. Ventricular septal rupture complicating acute myocardial infarction: Incidence, treatment, and outcomes among medicare beneficiaries 1999—2014 [J]. Catheter Cardiovasc Interv, 2018, 92 (6): 1104-1115.

[12] HONDA S, ASAUMI Y, YAMANE T, et al. Trends in the clinical and pathological characteristics of cardiac rupture in patients with acute myocardial infarction over 35 years [J]. J Am Heart Assoc, 2014, 3 (5): e000984.

[13] FIGUERAS J, ALCALDE O, BARRABÉS J A, et al. Changes in hospital mortality rates in 425 patients with acute ST-elevation myocardial infarction and cardiac rupture over a 30-year period [J]. Circulation, 2008, 118 (25): 2783-2789.

[14] LANZ J, WYSS D, RÄBER L, et al. Mechanical complications in patients with ST-segment elevation myocardial infarction: A single centre experience [J]. PLoS One, 2019, 14 (2): e0209502.

[15] TEHRANI B N, TRUESDELL A G, PSOTKA M A, et al. A standardized and comprehensive approach to the management of cardiogenic shock [J]. JACC Heart Fail, 2020, 8 (11): 879-891.

[16] ARMSTRONG P W, GERSHLICK A H, GOLDSTEIN P, et al. Fibrinolysis or primary PCI in ST-segment elevation myocardial infarction [J]. N Engl J Med, 2013, 368 (15): 1379-1387.

[17] DRAZEN J M. Expression of Concern: Beltrami AP et al. Evidence That Human Cardiac Myocytes Divide after Myocardial Infarction. N Engl J Med 2001; 344: 1750-7 and Quaini F et al. Chimerism of the Transplanted Heart. N Engl J Med 2002; 346: 5-15 [J]. N Engl J Med, 2018, 379 (19): 1870.

[18] FRENCH J K, HELLKAMP A S, ARMSTRONG P W, et al. Mechanical complications after percutaneous coronary intervention in ST-elevation myocardial infarction (from APEX-AMI) [J]. Am J Cardiol, 2010, 105 (1): 59-63.

[19] CRENSHAW B S, GRANGER C B, BIRNBAUM Y, et al. Risk factors, angiographic patterns, and outcomes in patients with ventricular septal defect complicating acute myocardial infarction. GUSTO-I (Global Utilization of Streptokinase and TPA for Occluded Coronary Arteries) Trial Investigators [J]. Circulation, 2000, 101 (1): 27-32.

[20] BIRNBAUM Y, FISHBEIN M C, BLANCHE C, et al. Ventricular septal rupture after acute myocardial infarction [J]. N Engl J Med, 2002, 347 (18): 1426-1432.

[21] LÓPEZ-SENDÓN J, GURFINKEL E P, LOPEZ DE SA E, et al. Factors related to heart rupture in acute coronary syndromes in the Global Registry of Acute Coronary Events [J]. Eur Heart J, 2010, 31 (12): 1449-1456.

[22] KITAHARA S, FUJINO M, HONDA S, et al. COVID-19 pandemic is associated with mechanical complications in patients with ST-elevation myocardial infarction [J]. Open Heart, 2021, 8 (1): e001497.

[23] ROGERS W J, FREDERICK P D, STOEHR E, et al. Trends in presenting characteristics and hospital mortality among patients with ST elevation and non-ST elevation myocardial infarction in the National Registry of Myocardial Infarction from 1990 to 2006 [J]. Am Heart J, 2008, 156 (6): 1026-1034.

[24] GUERET P, KHALIFE K, JOBIC Y, et al. Echocardiographic assessment of the incidence of mechanical complications during the early phase of myocardial infarction in the reperfusion era: A French multicentre prospective registry [J]. Arch Cardiovasc Dis, 2008, 101 (1): 41-47.

[25] MATTEUCCI M, FERRARESE S, KOWALEWSKI

M, et al. Surgical repair of postinfarction ventricular septal rupture: Current state of the art[J]. Minerva Surg, 2023, 78(3): 293-299.

[26] YIP H K, FANG C Y, TSAI K T, et al. The potential impact of primary percutaneous coronary intervention on ventricular septal rupture complicating acute myocardial infarction[J]. Chest, 2004, 125(5): 1622-1628.

[27] NEGI P, BHARDWAJ R, ASOTRA S, et al. Inferior wall STEMI presenting with a ruptured intraseptal pseudoaneurysm[J]. BMJ Case Rep, 2016, 2016: bcr2016214744.

[28] EVRIN T, UNLUER E E, KUDAY E, et al. Bedside echocardiography in acute myocardial infarction patients with hemodynamic deterioration[J]. J Natl Med Assoc, 2018, 110(4): 396-398.

[29] UCHIMURO T, OSAKO M, GOTOU T, et al. Left ventricular free wall rupture after surgery for ventricular septal rupture[J]. Asian Cardiovasc Thorac Ann, 2018, 26(9): 697-700.

[30] DHALIWAL S, DUCAS R, SHUANGBO L, et al. Multimodality cardiac imaging of a ventricular septal rupture post myocardial infarction: A case report[J]. BMC Res Notes, 2012, 5: 583.

[31] COX F F, PLOKKER H W, MORSHUIS W J, et al. Importance of coronary revascularization for late survival after postinfarction ventricular septal rupture. A reason to perform coronary angiography prior to surgery[J]. Eur Heart J, 1996, 17(12): 1841-1845.

[32] QIAN G, JIN R J, FU Z H, et al. Development and validation of clinical risk score to predict the cardiac rupture in patients with STEMI[J]. Am J Emerg Med, 2017, 35(4): 589-593.

[33] VONDRAN M, WEHBE M S, ETZ C, et al. Mechanical circulatory support for early surgical repair of postinfarction ventricular septal defect with cardiogenic shock[J]. Artif Organs, 2021, 45(3): 244-253.

[34] ARIZA-SOLÉ A, SÁNCHEZ-SALADO J C, SBRAGA F, et al. The role of perioperative cardiorespiratory support in post infarction ventricular septal rupture-related cardiogenic shock[J]. Eur Heart J Acute Cardiovasc Care, 2020, 9(2): 128-137.

[35] ARNAOUTAKIS G J, ZHAO Y, GEORGE T J, et al. Surgical repair of ventricular septal defect after myocardial infarction: Outcomes from the Society of Thoracic Surgeons National Database[J]. Ann Thorac Surg, 2012, 94(2): 436-443.

[36] GREGORIC I D. Total artificial heart in patients with post-infarction ventricular septal defect[J]. Ann Cardiothorac Surg, 2020, 9(2): 116-117.

[37] BHARDWAJ B, SIDHU G, BALLA S, et al. Outcomes and hospital utilization in patients with papillary muscle rupture associated with acute myocardial infarction[J]. Am J Cardiol, 2020, 125(7): 1020-1025.

[38] KILIC A, SULTAN I, CHU D, et al. Mitral valve surgery for papillary muscle rupture: Outcomes in 1342 patients from the Society of Thoracic Surgeons Database[J]. Ann Thorac Surg, 2020, 110(6): 1975-1981.

[39] NISHIMURA R A, SCHAFF H V, SHUB C, et al. Papillary muscle rupture complicating acute myocardial infarction: Analysis of 17 patients[J]. Am J Cardiol, 1983, 51(3): 373-377.

[40] TERNUS B W, MANKAD S, EDWARDS W D, et al. Clinical presentation and echocardiographic diagnosis of postinfarction papillary muscle rupture: A review of 22 cases[J]. Echocardiography, 2017, 34(7): 973-977.

[41] FIGUERAS J, CALVO F, CORTADELLAS J, et al. Comparison of patients with and without papillary muscle rupture during acute myocardial infarction[J]. Am J Cardiol, 1997, 80(5): 625-627.

[42] KRAWCZYK-OŻÓG A, HOŁDA M K, BOLECHAŁA F, et al. Anatomy of the mitral subvalvular apparatus[J]. J Thorac Cardiovasc Surg, 2018, 155(5): 2002-2010.

[43] BURTON L V, BEIER K. Papillary Muscle Rupture[M]. Treasure Island, Florida: StatPearls Publishing, 2022.

[44] JOUAN J, TAPIA M, C COOK R, et al. Ischemic mitral valve prolapse: Mechanisms and implications for valve repair[J]. Eur J Cardiothorac Surg, 2004, 26(6): 1112-1117.

[45] LORUSSO R, GELSOMINO S, DE CICCO G, et al. Mitral valve surgery in emergency for severe acute regurgitation: Analysis of postoperative results from a multicentre study[J]. Eur J Cardiothorac Surg, 2008, 33(4): 573-582.

[46] SOCHOWSKI R A, CHAN K L, ASCAH K J, et al.

Comparison of accuracy of transesophageal versus transthoracic echocardiography for the detection of mitral valve prolapse with ruptured chordae tendineae (flail mitral leaflet) [J]. Am J Cardiol, 1991, 67 (15): 1251-1255.

[47] PICHETTE M, LISZKOWSKI M, DUCHARME A. Preoperative optimization of the heart failure patient undergoing cardiac surgery [J]. Can J Cardiol, 2017, 33 (1): 72-79.

[48] CHEVALIER P, BURRI H, FAHRAT F, et al. Perioperative outcome and long-term survival of surgery for acute post-infarction mitral regurgitation [J]. Eur J Cardiothorac Surg, 2004, 26 (2): 330-335.

[49] STOUT K K, VERRIER E D. Acute valvular regurgitation [J]. Circulation, 2009, 119 (25): 3232-3241.

[50] SOUSA-UVA M, NEUMANN F J, AHLSSON A, et al. 2018 ESC/ EACTS Guidelines on myocardial revascularization [J]. Eur J Cardiothorac Surg, 2019, 55 (1): 4-90.

[51] MASSIMI G, MATTEUCCI M, KOWALEWSKI M, et al. Surgical treatment of post-infarction papillary muscle rupture: Systematic review and meta-analysis [J]. Ann Cardiothorac Surg, 2022, 11 (3): 252-260.

[52] MATTEUCCI M, FINA D, JIRITANO F, et al. The use of extracorporeal membrane oxygenation in the setting of postinfarction mechanical complications: Outcome analysis of the Extracorporeal Life Support Organization Registry [J]. Interact Cardiovasc Thorac Surg, 2020, 31 (3): 369-374.

[53] CHENG R, HACHAMOVITCH R, KITTLESON M, et al. Complications of extracorporeal membrane oxygenation for treatment of cardiogenic shock and cardiac arrest: A meta-analysis of 1, 866 adult patients [J]. Ann Thorac Surg, 2014, 97: 610-616.

[54] PAHUJA M, RANKA S, CHAUHAN K, et al. Rupture of papillary muscle and chordae tendinae complicating STEMI: A call for action [J]. ASAIO J, 2021, 67 (8): 907-916.

[55] MASSIMI G, RONCO D, DE BONIS M, et al. Surgical treatment for post-infarction papillary muscle rupture: A multicentre study [J]. Eur J Cardiothorac Surg, 2022, 61 (2): 469-476.

[56] HAMID U I, AKSOY R, SARDARI NIA P. Mitral valve repair in papillary muscle rupture [J]. Ann Cardiothorac Surg, 2022, 11 (3): 281-289.

[57] HUTCHINS K D, SKURNICK J, LAVENHAR M, et al. Cardiac rupture in acute myocardial infarction: A reassessment [J]. Am J Forensic Med Pathol, 2002, 23 (1): 78-82.

[58] DURKO A P, BUDDE R P J, GELEIJNSE M L, et al. Recognition, assessment and management of the mechanical complications of acute myocardial infarction [J]. Heart, 2018, 104 (14): 1216-1223.

[59] ANTUNES M J. Left ventricular free wall rupture: A real nightmare [J]. J Card Surg, 2021, 36 (9): 3334-3336.

[60] MATTEUCCI M, FINA D, JIRITANO F, et al. Treatment strategies for post-infarction left ventricular free-wall rupture [J]. EurHeart J Acute Cardiovasc Care, 2019, 8 (4): 379-387.

[61] HADDADIN S, MILANO A D, FAGGIAN G, et al. Surgical treatment of postinfarction left ventricular free wall rupture [J]. J Card Surg, 2009, 24 (6): 624-631.

[62] MATTEUCCI M, FINA D, JIRITANO F, et al. Sutureed and sutureless repair of postinfarction left ventricular free-wall rupture: A systematic review [J]. Eur J Cardiothorac Surg, 2019, 56 (5): 840-848.

[63] MAKHOUL M, MEDALION B, LORUSSO R, et al. Sutureless repair of subacute left ventricular free wall rupture [J]. Ann Cardiothorac Surg, 2022, 11 (3): 299-303.

[64] PADRÓ J M, MESA J M, SILVESTRE J, et al. Subacute cardiac rupture: Repair with a sutureless technique [J]. Ann Thorac Surg, 1993, 55 (1): 20-23.

[65] FRANCES C, ROMERO A, GRADY D. Left ventricular pseudoaneurysm [J]. J Am Coll Cardiol, 1998, 32 (3): 557-561.

[66] POHJOLA-SINTONEN S, MULLER J E, STONE P H, et al. Ventricular septal and free wall rupture complicating acute myocardial infarction: Experience in the multicenter investigation of limitation of infarct size [J]. Am Heart J, 1989, 117 (4): 809-818.

[67] LAZZERI C, BERNARDO P, SORI A, et al. Venous-arterial extracorporeal membrane oxygenation for refractory cardiac arrest: A clinical challenge [J]. Eur Heart J Acute Cardiovasc Care, 2013, 2 (2): 118-126.

[68] I EMURA J, OKU H, OTAKI M, et al. Surgical strategy for left ventricular free wall rupture after

acute myocardial infarction [J]. Ann Thorac Surg, 2001, 71 (1): 201-204.

[69] MANTOVANI V, VANOLI D, CHELAZZI P, et al. Post-infarction cardiac rupture: Surgical treatment [J]. Eur J Cardiothorac Surg, 2002, 22 (5): 777-780.

[70] MATTEUCCI M, FORMICA F, KOWALEWSKI M, et al. Meta-analysis of surgical treatment for post infarction left ventricular free-wall rupture [J]. J Card Surg, 2021, 36 (9): 3326-3333.

[71] BHARDWAJ R, SONDHI S, MEHTA A. Unruptured giant left ventricular pseudoaneurysm after silent myocardial infarction [J]. BMJ Case Rep, 2018, 2018: bcr2018225812.

[72] ERDIM R, YILDIRIMTURK O, POLAT B, et al. Left ventricular pseudoaneurysm complicating inferior myocardial infarction: A case report [J]. Int J Angiol, 2011, 20 (2): 107-110.

[73] HOEY D R, KRAVITZ J, VANDERBEEK P B, et al. Left ventricular pseudoaneurysm causing myocardial infarctionand cerebrovascular accident [J]. J Emerg Med, 2005, 28 (4): 431-435.

[74] GAN H L, ZHANG J Q. Diagnosis and surgical treatment of post-infarction left ventricular pseudoaneurysm [J]. Chin Med J (Engl), 2009, 122 (2): 232-235.

[75] PRÊTRE R, LINKA A, JENNI R, et al. Surgical treatment of acquired left ventricular pseudoaneurysms [J]. Ann Thorac Surg, 2000, 70 (2): 553-557.

[76] ALAPATI L, CHITWOOD W R, CAHILL J, et al. Left ventricular pseudoaneurysm: A case report and review of the literature [J]. World J Clin Cases, 2014, 2 (4): 90-93.

[77] TORCHIO F, GARATTI A, RONCO D, et al. Left ventricular pseudoaneurysm: The niche of post-infarction mechanical complications [J]. Ann Cardiothorac Surg, 2022, 11 (3): 290-298.

[78] BISOYI S, DASH A K, NAYAK D, et al. Left ventricular pseudoaneurysm versus aneurysm a diagnosis dilemma [J]. Ann Card Anaesth, 2016, 19 (1): 169-172.

[79] MENG X, YANG Y K, YANG K Q, et al. Clinical characteristics and outcomes ofleft ventricular pseudoaneurysm: A retrospective study in a single-center of China [J]. Medicine (Baltimore), 2017, 96 (18): e6793.

[80] SHEIKH W R, SEHGAL P, VERMA A, et al. Left ventricular pseudoaneurysm post myocardial infarction [J]. Int J Crit Illn Inj Sci, 2019, 9 (1): 43-45.

[81] MARCH K L, SAWADA S G, TARVER R D, et al. Current concepts of left ventricular pseudoaneurysm: Pathophysiology, therapy, and diagnostic imaging methods [J]. Clin Cardiol, 1989, 12 (9): 531-540.

[82] GATEWOOD R P, NANDA N C. Differentiation of left ventricular pseudoaneurysm from true aneurysm with two dimensional echocardiography [J]. Am J Cardiol, 1980, 46 (5): 869-878.

[83] INAYAT F, GHANI A R, RIAZ I, et al. Left ventricular pseudoaneurysm: An overview of diagnosis and management [J]. J Investig Med High Impact Case Rep, 2018, 6: 2324709618792025.

[84] ESPITALIER F, DE LAMER S, BOURGUIGNON T, et al. Giant pseudoaneurysm of the left ventricle [J]. Br J Anaesth, 2016, 117 (3): 396-397.

[85] LITTLE S H, RAMASUBBU K, ZOGHBI W A. Real-time 3-dimensional echocardiography demonstrates size and extent of acute left ventricular free wall rupture [J]. J Am Soc Echocardiogr, 2007, 20 (5): 538. e1-538. e3.

[86] NAGUIB M, ELSAYED M, KHOUZAM R N, et al. Percutaneous closure of post-infarct left ventricular pseudoaneurysm: A review of literature [J]. Curr Probl Cardiol, 2023, 48 (8): 101743.

[87] VLODAVER Z, COE J I, EDWARDS J E. True and false left ventricular aneurysms. Propensity for the altter to rupture [J]. Circulation, 1975, 51 (3): 567-572.

[88] ZOFFOLI G, MANGINO D, VENTURINI A, et al. Diagnosing left ventricularaneurysm from pseudo-aneurysm: A case report and a review in literature [J]. J Cardiothorac Surg, 2009, 4: 11.

[89] VELIYEV V, SAHRATOV H, MUSAYEVA T. Isolated congenital left ventricular diverticulum presenting as stable anginapectoris and surgical treatment [J]. Kardiochir Torakochirurgia Pol, 2019, 16 (1): 44-46.

[90] HOLTACKERS R J, TER BEKKE R M A, BIJVOET G P, et al. A boolean dilemma: True or false aneurysm? [J]. JACC Case Rep, 2020, 3 (1): 112-116.

[91] NARIN C, EGE E, OZKARA A, et al. Surgical treatment of postinfarction pseudoaneurysms of the left ventricle [J]. J Card Surg, 2008, 23 (4): 294-298.

第 2 节　暴发性心肌炎

暴发性心肌炎（fulminant myocarditis，FM）是心肌炎最为严重的类型，主要特点是起病急骤，病情进展极其迅速，患者很快出现血流动力学障碍及严重心律失常，并可伴有呼吸衰竭和肝肾衰竭，早期死亡率极高。在过去，FM 患者死亡率几乎 100%，目前尽管循环支持、心脏移植和疾病特异性治疗等技术日益提高，但 FM 死亡率仍然很高。但值得注意的是本病虽然早期死亡率高，但一旦度过急性期，则远期预后良好。

一、知识要点

【病理生理】

心肌炎可由多种感染性和非感染性疾病引起。在感染性病因中，病毒是最常见的病原体，主要包括柯萨奇病毒、腺病毒和流行性感冒病毒，但细菌、真菌、原虫和蠕虫也可引起心肌炎。在医疗欠发达地区，心肌炎的常见病因包括风湿性心脏病、美洲锥虫病（Chagas 病）及 HIV 感染相关疾病。导致心肌损伤的病理生理机制包括病毒直接损伤及免疫介导的组织损伤。新生儿以病毒直接损伤多见，而成年人多以免疫损伤致病。

1. 直接损伤　病毒通过细胞表面受体进入心肌细胞并在细胞内复制，通过病毒直接毒性、穿孔素介导细胞溶解和细胞因子表达，引起心肌变性、坏死和功能失常。

2. 免疫损伤　由于病毒侵蚀组织损伤而释放的细胞因子，一方面导致炎症水肿，另一方面激活 B 细胞，诱导巨噬细胞、NK 细胞和 T 细胞浸润心肌，在清除病毒感染的同时，引起细胞毒性反应、抗原抗体反应，以及炎性因子对心肌造成损伤。

暴发性心肌炎患者通过直接损伤及免疫损伤，造成心肌细胞的水肿、变性、心肌细胞及间质受到严重损害，使心脏的除极和复极发生障碍。病变也可以累及心脏的起搏系统和传导系统，使它们的心电活动发生紊乱，引起期前收缩、异位节律和心动过速，严重者甚至可以发生室性心动过速和心室颤动等恶性心律失常。

心肌炎的病理改变：首先间质内可见炎细胞浸润，个别心肌纤维变性以至坏死，以及长期有不同程度的结缔组织增生。据报道，心肌炎病理学改变与心肌炎临床表现严重程度并不呈对应关系，少数临床呈暴发性进程的心肌炎患者心肌病理学改变并不严重，因此暴发性心肌炎更多是一项临床诊断，而非组织学或病理学诊断。目前对病毒性心肌炎的病理学诊断仍参照 Dallas 标准，即炎症细胞浸润（每个高倍视野中 >5 个淋巴细胞）伴心肌细胞坏死。

【临床表现】

暴发性心肌炎常导致急性心衰、心原性休克、恶性心律失常，病情变化往往出乎意料，严重且变化多端，进展迅速。

1. 病毒感染前驱症状　患者多可问及数日或 1~3 周的前驱感染病史，可作为心肌炎诊断的重要线索。表现个体差异较大，常表现为发热、乏力、鼻塞、流涕、咽痛、咳嗽、腹泻等症状。

2. 心肌受损表现　根据心肌炎不同的分型，患者心肌受损的表现不尽相同，可表现为心衰和 / 或恶性心律失常，常表现为喘憋、呼吸困难、胸痛，以及心悸、头晕、黑矇，亦可出现极度乏力、食欲明显下降等非特异性表现。

3. 血流动力学障碍　暴发性心肌炎的特点表现为迅速发生急性左心衰竭或心原性休克，并出现血流动力学障碍，临床表现可见严重的呼吸困难、端坐呼吸、咳粉红色泡沫痰、焦虑不安、大汗、少尿或无尿等；可出现皮肤湿冷、苍白、发绀、可呈现皮肤花斑样改变，以及意识障碍等。少数可发生晕厥或猝死。

4. 其他组织器官受累表现　暴发性心肌炎常表现为循环衰竭，继而导致其他组织器官功能损害或衰竭，包括肝功能异常、肾功能损伤、凝血功能异常，以及呼吸系统受累等。

【体格检查】

故首先应重视生命体征，这是病情严重程度的重要指标。部分患者合并现症感染仍可有体温

283

升高,心原性休克阶段出现低血压,严重时血压测不出,需血管活性药物维持;呼吸急促或呼吸抑制,血氧饱和度 <90%,甚至降至 40%~50%;心动过速或心动过缓,心率增快往往与体温升高不相称(>10 次 /℃),同时可出现各种类型心律失常。心脏相关体征通常表现为心界变化不确定,在不同阶段有不同表现,通常不大。心尖搏动减弱或消失,听诊心音明显低钝,常可闻及第 3 心音及第 3 心音奔马律。可因左心功能受损的程度不同可表现为不同范围的肺部啰音。当达到心原性休克阶段可出现全身湿冷、皮肤花斑烦躁、意识障碍甚至昏迷等表现。

【心电图表现】

暴发性心肌炎心电图并无特异性表现,可呈现出各种各样的异常表现,且变化迅速,需要动态复查。肢体导联或胸前导联低电压、ST-T 改变,亦可为类似急性心肌梗死的表现。常见的有各种心律失常、束支传导阻滞,及持续室性心动过速甚至心脏停搏。

【生物标志物】

心肌炎发生时心肌损伤标志物包括肌钙蛋白、肌酸激酶及其同工酶、乳酸脱氢酶、谷草转氨酶,以及肌红蛋白等会显著升高,其中以肌钙蛋白最为灵敏和特异。心肌损伤标志物升高首先应与急性心肌梗死相鉴别,暴发性心肌炎患者心肌酶显著升高,且持续时间长,有别于急性心肌梗死心肌酶谱的变化规律,持续性增高说明心肌持续进行性损伤和加重,提示预后不良。

BNP 或 NT-proBNP 水平通常显著升高,提示心功能受损严重,是诊断心功能不全及其严重性、判断病情发展及转归的重要指标,其对于喘憋显著,且合并重症肺炎者有重要鉴别诊断价值。

但临床上表现为 BNP 或 NT-proBNP 的升高与心肌损伤标志物升高不一定同步,因此发病极早期检查正常或仅有轻度增高者,短期内需要复查。

【超声心动图】

超声心动图可方便、快捷地得到结果,是暴发性心肌炎的首选检查,超声心动图可快速评估心脏结构及功能状态。心肌炎患者除了可见弥漫性室壁运动减低、心脏收缩功能异常、心室血栓外,亦可见到左室舒张内径正常伴心室壁增厚、心包积液等相对特异表现。超声心动图检查的意义还在于帮助及时排除心脏瓣膜疾病、肥厚型心肌病或限制型心肌病,以及心包疾病等,典型的节段性室壁运动异常有助于与急性心肌梗死进行鉴别。

【冠状动脉造影】

发病初期,由于其表现为心功能受损、心肌损伤标志物升高,心电图类心肌梗死表现,往往难以与急性心肌梗死相鉴别。两种疾病均危及生命,需要迅速、准确治疗,且治疗方案完全不同。故对于疑诊暴发性心肌炎患者,在生命体征允许的状态下均应积极完善冠状动脉造影,基于目前经验,冠状动脉造影不会增加暴发性心肌炎患者死亡率。

【心脏磁共振成像】

心脏磁共振成像(cardiac magnetic resonance imaging, CMR)在心肌炎诊断中的地位愈发重要。CMR 除了能够提供心脏结构及功能的数据外,还能通过钆对比剂增强提供一部分心肌组织水平的病理改变,如心肌水肿、充血、坏死及纤维化等。

2009 年美国心脏病学会杂志(JACC)发布了心肌炎性疾病的 CMR 共识标准(路易斯湖标准),该标准认为与心肌炎相关的炎症、水肿、坏死通常反映于如下 3 个 CMR 参数:T_2WI 评估心肌水肿;早期增强(early gadolinium enhancement, EGE)评估心肌充血;延迟强化(late gadolinium enhancement, LGE)评估心肌坏死及纤维化,三项条件只要符合两项可诊断心肌炎。该标准于 2018 年进行了更新,将原始路易斯湖标准(满足三项中的两项)更新为目前(两项全部满足),即基于 T_2(T_2WI 或 T_2 mapping)的心肌水肿和基于 T_1(LGE、T_1 mapping 及 ECV)的心肌损伤,这两项标准需要全部阳性。

暴发性心肌炎患者由于病情紧急且危重,需要多种辅助设备支持,故早期难以实现该项检查。

【经皮心内膜心肌活检】

2022 年 AHA 暴发性心肌炎专家共识推荐对于不明原因急性心肌病,若出现需要血管活性药或循环辅助、二度Ⅱ型房室传导阻滞、持续或症状性室性心动过速,以及 1~2 周内对于药物治疗无反应,有条件则应行心肌活检。

心内膜心肌活检(endomyocardial biopsy,EMB)有助于心肌炎病因的探讨,如巨细胞性心肌炎、嗜酸性粒细胞增多相关的疾病、结节病、某些限制型和浸润型心肌病,以及其他类型的心肌炎等。

【病原学检测】

病毒性心肌炎常由呼吸道或肠道病毒感染所致,常见的为柯萨奇 B 组 RNA 病毒,其 IgM 抗体检测可能有助于早期诊断。采用宏基因组及目标基因测序技术对明确病原体有帮助。

【诊断与治疗流程】

根据北京安贞医院的经验实施救治,争分夺秒,以提高救治存活率,挽救患者生命。提出以下救治流程(图 5-2-1)。

【治疗】

(一)监护及支持治疗

所有暴发性心肌炎患者均应尽快收入或转至有呼吸循环监护和支持治疗条件医院严密监护,有条件的均应予有创血流动力学检测,包括有创动脉血压及中心静脉压监测、Swan-Ganz 漂浮导管或 PiCCO 监测等。

患者应绝对卧床休息,减少探视和干扰,避免情绪刺激与波动;予改善心肌能量代谢药物(如磷酸肌酸、辅酶 Q_{10} 等),以及曲美他嗪等有助于改善心脏功能。

(二)器械辅助治疗

所有暴发性心肌炎患者均应尽早给予器械辅助治疗。通过循环辅助使心脏得到休息,在系统治疗情况下恢复心脏功能,是首选的治疗方案和救治的中心环节。生命支持治疗包括循环辅助、呼吸辅助和肾脏替代 3 个方面。

1. 循环支持

(1)体外膜氧合(extracorporeal membrane oxygenation,ECMO):对于发生心原性休克的暴发性心肌炎患者,推荐尽早启用 ECMO 进行治疗;或在使用 IABP 仍然不能纠正或不足以改善循环时,应立即启用 ECMO 治疗。ECMO 通常可与 IABP 结合使用,可让心脏得到更充分的休息,为其功能恢复赢得时间。ECMO 对暴发性心肌炎的救治作用已得到大量临床数据支持,报道 ECMO 治疗中位数时间为 5~9 天,治愈出院率为 55%~66%。

(2)主动脉内球囊反搏(intra-aortic balloon pump,IABP):IABP 应用普遍,也是最易使用

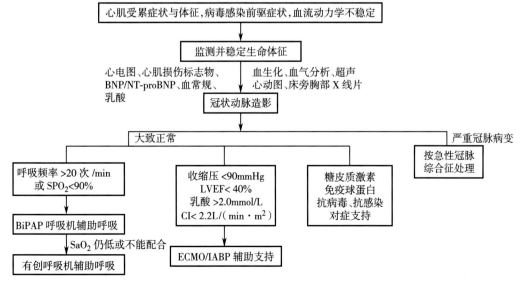

图 5-2-1　暴发性心肌炎诊断与治疗流程

的临时机械循环支持装置。IABP 减轻心脏后负荷，从而改善了左室射血，可增加心输出量10%~20%。IABP 可有效减少暴发性心肌炎血流动力学不稳定患者血管活性药物的使用，帮助患者度过急性期。目前主要用于无法获取其他循环支持的情况下，或与 ECMO 联用，减轻 ECMO 带来的后负荷增加。

2. 呼吸辅助　暴发性心肌炎患者如存在呼吸窘迫，应尽早给予呼吸机辅助支持。呼吸机辅助通气可改善通气及换气功效，降低呼吸功，改善氧合，减少心脏做功。当患者呼吸窘迫（呼吸频率 >25 次 /min，SpO_2<90%）时，应尽早使用呼吸机辅助。

（1）无创呼吸机辅助通气：分为持续气道正压通气（CPAP）和双相间歇气道正压通气（BiPAP）2 种模式。患者需意识清醒，且能配合呼吸机通气，如果效果欠佳和不能适应者应改为气管插管方式。

（2）气管插管和人工机械通气：对于无创呼吸无法改善氧合、明显酸中毒、意识障碍的患者必须使用。对于有呼吸急促、血氧饱和度在无创辅助通气下仍不能维持者应积极使用。对于呼吸急促或费力的患者也应积极使用。

（3）血液净化及连续肾脏替代治疗（continuous renal replacement therapies, CRRT）：CRRT 已广泛应用于心力衰竭患者，对于合并急性肾损伤，内科治疗无效的少尿、无尿，以及高钾血症、代谢性酸中毒等患者应积极使用。在暴发性心肌炎患者中亦有小样本的临床研究结果表明，免疫吸附（IA）法可选择性地清除血液中的致病因子，减少心肌炎症反应，进而改善患者的心脏功能、临床表现，以及血流动力学。

（三）休克的药物治疗

1. 容量管理　暴发性心肌炎合并严重泵功能衰竭时需要持续有创血流动力学监测指导补液速度和剂量。

2. 给药途径　大多数患者需要缩血管药物维持血压，故暴发性心肌炎患者均应尽快放置中心静脉导管，通过中心静脉导管给药。

3. 血管活性药物　当血流动力学不稳定时，应尽早应用血管活性药物（常用多巴胺和去甲肾上腺素）维持血流动力学稳定，如果出现严重低血压，应首选去甲肾上腺素升压治疗，较大单药无法维持血压时，应尽快联合应用，同时注意监测药物不良反应。既往研究表明对于心原性休克患者多巴胺较去甲肾上腺素发生心律失常组更高，且 28 天死亡率更高，故目前仍建议首选去甲肾上腺素。

（四）心律失常的治疗

暴发性心肌炎患者可出现各种各样的心律失常，且当存在低血压或休克时，如发生严重心律失常将加重血流动力学障碍，可威胁患者生命。其处理原则应遵循现有的心律失常指南，同时亦应在充分考虑患者的心脏泵功能和血压状况下选择合适的药物或处理策略。

当心律失常导致严重血流动力学障碍时，应立即纠正心律失常，对快速心律失常如心房颤动或心室颤动时应立即电复律，并予抗心律失常药物治疗，通常在兼顾血压时使用胺碘酮静脉注射，若仍难以纠正应考虑立即植入器械辅助，如 ECMO 等。同时应积极改善心脏功能、低血压情况，纠正和处理电解质紊乱、血气和酸碱平衡紊乱等内环境紊乱。不宜使用 β 受体阻滞剂、非二氢吡啶类钙拮抗剂等负性肌力抗心律失常药物；快心室率心房颤动患者可给予洋地黄类药物控制心室率。心动过缓者可予异丙基肾上腺素或阿托品对症，并考虑植入临时起搏器。需注意的是大多数暴发性心肌炎患者度过急性期后心律失常可恢复，应谨慎考虑植入永久起搏器及植入型心律转复除颤器（implantable cardioverter-defibrillator, ICD）。

（五）抗病毒治疗

我国专家共识建议所有病毒性暴发性心肌炎患者均应给予联合抗病毒治疗。由于病毒侵犯、复制及其引发的心肌直接损伤均发生于疾病早期，故应尽早行抗病毒治疗。但由于大部分患者不能检测出病毒种类，可考虑联合使用抑制流行性感冒病毒的神经氨酸酶，如奥司他韦、帕拉米韦等药物，以及鸟苷酸类似物，如阿昔洛韦、更昔洛韦等。对于肠道病毒感染的患者，可以试用干扰素。

（六）免疫调节治疗

所有暴发性心肌炎患者是否早期进行免疫调节治疗尚存在争议。过去认为暴发性心肌炎时心肌损伤的病理生理机制包括病毒介导的直接损伤和免疫介导的间接损伤两方面。针对免疫反应介导的病理生理环节采用相应的免疫调节治疗,理论上有阻断发病环节、减轻炎症、缓解临床症状、挽救濒死心肌、改善患者预后的作用。目前国际上多建议先完善心肌活检,明确心肌炎分型后再决定是否予激素及免疫抑制剂治疗,相关内容将在下文"实用技巧"部分详细进行介绍。但由于我国目前国情,能及时有效且安全地对暴发性心肌炎急性期患者开展心肌活检并迅速给出病理结果的单位有限,故目前仍建议尽早给予免疫调节治疗。

1. 糖皮质激素 糖皮质激素具有抑制免疫反应、抗炎等作用,对消除变态反应,抑制炎性水肿,减轻毒素和炎症因子对心肌的不良影响有一定作用。由于糖皮质激素可能导致病毒复制增加,其应在病毒性心肌炎的免疫损伤阶段使用,而应避免在病毒复制和病毒损伤阶段使用,但对于暴发性心肌炎患者,往往已进入免疫损伤阶段,故推荐早期、足量使用。对于糖皮质激素的用法用量目前尚无统一规定,我国共识推荐开始每天甲泼尼龙静脉滴注 200mg,连续 3~5 天后依情况减量,或地塞米松 10~20mg 静脉推注后,立即给予甲泼尼龙静脉滴注使其尽快发挥作用。

2. 免疫球蛋白(IVIG) 既往研究中,免疫球蛋白对于暴发性心肌炎预后的作用尚存在争议。但从机制上,免疫球蛋白具有抗病毒和抗炎的双重作用,一方面通过提供被动免疫帮助机体清除病毒;另一方面通过调节抗原提呈细胞及 T 辅助细胞功能,抑制细胞免疫过度活化,降低细胞毒性 T 细胞对心肌细胞的攻击,并减少细胞因子产生,从而减轻心肌细胞损伤,改善左心室功能、减少恶性心律失常发生和死亡。笔者所在中心对于暴发性心肌炎患者均早期使用免疫球蛋白,并且认为其安全、有效。需要注意的是应早期且足量使用。我国专家共识建,免疫球蛋白总量应在 2g/kg,20~40g/d 使用 2 天,此后每天 10~20g,持续应用 5~7 天。

二、研究进展

静脉注射免疫球蛋白治疗急性心肌炎的疗效仍有争议。2019 年一项荟萃分析研究了 IVIG 治疗儿童和成人急性心肌炎的疗效。该研究共纳入 13 项研究,共 1 534 例患者。汇总结果显示,免疫球蛋白治疗显著降低住院死亡率(OR=0.44,95%CI 0.17~0.71,P<0.001)和改善左心室射血分数(left ventricular ejection fraction,LVEF)(OR=1.73,95%CI 1.34~2.13,P<0.001)。合并急性暴发性心肌炎的患者 IVIG 组的生存率显著高于单纯 IVIG 组(OR=2.80,95%CI 1.16~6.77,P=0.022)。IVIG 治疗不仅可以改善暴发性心肌炎患者左心功能,而且可以提高暴发性心肌炎患者的生存率。

三、实用技巧

2020 年美国指南将暴发性心肌炎分为 4 种特殊类型,即暴发性淋巴细胞性心肌炎、巨细胞心肌炎、急性坏死性嗜酸性心肌炎,以及免疫检查点抑制剂心肌炎。

暴发性淋巴细胞性心肌炎是最为常见的暴发性心肌炎亚型。病理表现为广泛的密集淋巴细胞浸润伴心肌坏死。偶有孤立的多核细胞或嗜酸性粒细胞。临床表现为急性心力衰竭,可迅速导致心原性休克、传导异常或室性心律失常或猝死,可有胸部疼痛。治疗方面主要是支持性的,予循环支持,糖皮质激素的使用尚存在争议,但多数研究认为是有益的。

巨细胞心肌病理表现为广泛的混合性炎症浸润,表现为多核巨细胞(通常在 1~2 周后出现)、嗜酸性粒细胞、单核细胞和巨噬细胞,无干酪样肉芽肿。常出现水肿和广泛的心肌坏死。临床表现为由收缩功能障碍引起的急性心衰及严重的心律失常和猝死。容易与其他自身免疫性疾病合并。通常的治疗包括高剂量糖皮质激素及免疫抑制剂,如环孢素、硫唑嘌呤的联合治疗。

急性坏死性嗜酸性心肌炎病理特点表现为心肌广泛的炎症浸润,有单核细胞和嗜酸性粒细胞,相关心肌坏死或纤维化。电镜可见嗜酸性粒细胞脱颗粒和主要碱性蛋白沉积。临床表现为常表现为 ST 段抬高和类似 ST 段抬高心肌梗死的胸痛,急性心力衰竭或心原性休克,可表现为限制型心肌病特点,常合并心腔内高凝状态。可能存在周围血嗜酸性粒细胞增多。治疗上首先需要确定潜在诱因,特别是有无药物过敏。药物治疗需高剂量糖皮质激素,抗凝及循环支持。

免疫检查点抑制剂心肌炎是新发现的淋巴细胞性心肌炎,由于引入新的化疗药物,释放的抑制抗肿瘤 T 细胞也可能浸润和攻击心肌。组织病理学与淋巴细胞浸润和心肌坏死一致。临床表现为在免疫检查点抑制剂治疗开始后不久就出现急性心衰、心原性休克和房颤,通常在免疫检查点抑制剂联合治疗时更为严重。通常发生在治疗早期,并有暴发性病程。治疗上须立即停止免疫检查点抑制剂治疗,并应用高剂量糖皮质激素(每天静脉注射 1g 甲泼尼龙,持续 3 天,然后开始每天注射 2mg/kg 甲泼尼龙,随后缓慢减量)和启动血管紧张素受体阻滞剂或沙库巴曲 / 缬沙坦。最初可能需要循环辅助。

四、实战病例

【高级生命支持下成功救治暴发性心肌炎】

1. 摘要　31 岁女性患者,因"发热 3 天,腹痛、恶心、呕吐 1 天"入院,既往体健。心电图出现广泛胸前导联 ST 段抬高,心肌标志物的显著

升高,急诊冠状动脉造影排除急性冠脉综合征。伴有周围脏器灌注不足、严重血流动力学障碍。入心内重症医学中心后反复出现室速、室颤,予以电除颤并置入 ECMO+IABP 辅助治疗,同时给予气管插管接呼吸机辅助通气,血管活性药物升压,甲泼尼龙及免疫球蛋白调节免疫,果糖二磷酸钠及辅酶 Q_{10} 营养心肌,严密监测出入量,预防应激性溃疡,营养支持,预防性抗感染治疗。治疗过程中曾出现血红蛋白及血小板进行性下降,予以红细胞及血小板输注治疗。心功能恢复并拔除辅助设备,病情平稳后顺利出院。

2. 病例介绍　患者女性,31 岁,因"发热 3 天,腹痛、恶心、呕吐 1 天"于 2023 年 8 月 16 日入院。患者入院 3 天前因受凉发热,最高体温 37.8℃,1 天前开始出现腹痛症状,腹痛位于下腹部,呈阵发性绞痛,伴恶心、呕吐,呕吐 10 余次,为胃内容物,伴腹泻,腹泻 2 次,大便不成形,伴头晕、乏力、里急后重等症状,遂就诊于当地医院。行心电图示 V_1~V_5 导联 ST 段抬高,考虑"急性心肌梗死",后由 120 转入笔者所在医院急诊,急诊实验室检查示心肌损伤标志物、心肌酶均明显升高。考虑暴发性心肌炎可能性大,为除外急性心肌梗死,行急诊冠状动脉造影(图 5-2-2),冠脉血管未见异常。考虑暴发性心肌炎合并心原性休克入院。

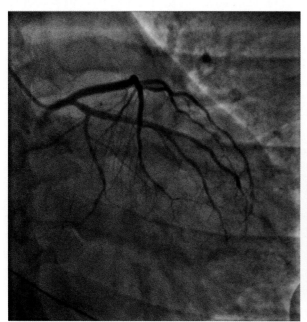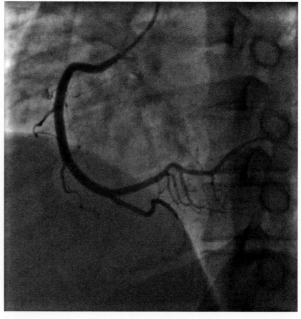

图 5-2-2　冠状动脉造影

查体：神清，查体合作，平卧位，四肢湿冷，未见花斑，体温 36℃，脉搏 96 次 /min，呼吸 19 次 /min，血压 78/52mmHg，颈静脉无怒张，肝颈静脉回流征（−），双肺呼吸音粗，未闻及明显干、湿啰音。心律齐，心音低钝，各瓣膜听诊区闻及杂音。

心电图：见图 5-2-3。

超声心动图：EF 33%，LVEDD 41mm，左室壁运动普遍减低，不协调，二尖瓣反流（轻度），左心功能减低。

心肌标志物：CK 1 459U/L，LDH 584U/L，CK-MB 151.1ng/ml，hsTnI 23 537.5pg/ml，MYO 273.0ng/ml。

血常规：CRP 14.92mg/L，WBC 4.53×10^9/L，NE 80.7%，Hb 98.0g/L。

治疗过程：

（1）器械辅助治疗：入心内重症医学中心后，立即桡动脉有创血压监测，大剂量血管活性药物难以维持，乳酸持续升高，立即床旁植入 ECMO 循环辅助，VA-ECMO 模式，转速 3 000r/min，流速 3.0L/min。

术后患者反复急性左心衰发作，超声心动图提示左心室显著扩张，床旁置入 IABP 1∶1 反搏。

入院当晚出现反复室速，意识丧失，予气管插管，有创呼吸机辅助呼吸，容量控制模式，潮气量 350ml，PEEP 8cmH_2O，吸氧浓度 40%，呼吸频率 12 次 /min。

（2）药物治疗：抗休克治疗，ECMO 循环支持建立后立即予颈内静脉中心静脉置管，连续监测中心静脉压。多巴胺、去甲肾上腺素升压，维持平均动脉压 65mmHg，根据有创动脉压、中心静脉压指导补液及利尿，维持每日出入量负平衡 0~500ml。

丙泊酚镇静、瑞芬太尼镇痛、肝素抗凝等持续泵入。

给予右心漂浮导管植入，以有创血流动力学指数指导利尿及补液药物使用，目前患者心功能极差，每日循环目标以负平衡为主，负平衡 0~500ml。

（3）免疫调节治疗：予甲泼尼龙 200mg×5d，80mg×3d，40mg×3d，人免疫球蛋白 20g×5d。

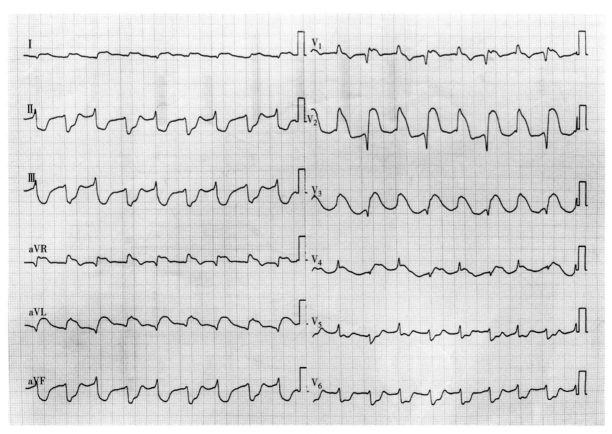

图 5-2-3　入院第一天心电图

（4）抗心律失常治疗：病程中患者反复出现室速、室颤，予以电复律并予胺碘酮静脉泵入。

（5）抗感染治疗：患者白细胞显著升高，C反应蛋白、降钙素原显著升高，胸部X线检查可见散在斑片影，考虑肺部感染，予美罗培南1g，每8小时1次，抗感染治疗。

（6）支持治疗：维生素C 5g静脉滴注，二磷酸果糖、辅酶Q_{10}等营养心肌治疗。兰索拉唑30mg静脉滴注，2次/d，预防应激性溃疡。治疗过程中出现血小板及红细胞显著下降，予以红细胞及血小板对症输血治疗。

（7）病情变化：住院期间动态评估超声心动图，EF最低10%，于住院第6天心功能逐渐恢复。心电图可见ST段逐渐回落，QRS波群逐渐变窄，见图5-2-4。第8天拔除ECMO，第9天拔除IABP，第10天拔除气管插管。

患者入院第13天行心脏磁共振检查，提示T_1 mapping值延长，提示心肌水肿；LGE序列示左室心尖段前壁变薄并LGE，符合心肌炎特点，见图5-2-5。

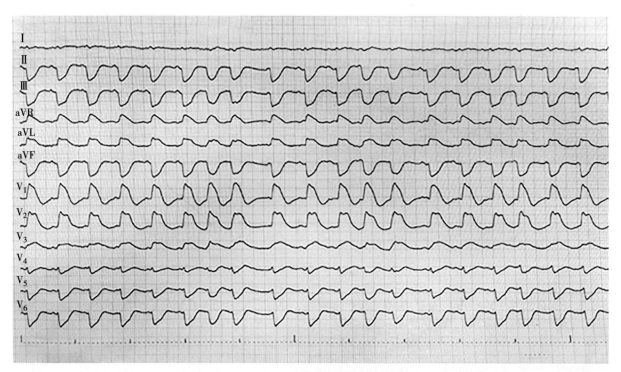

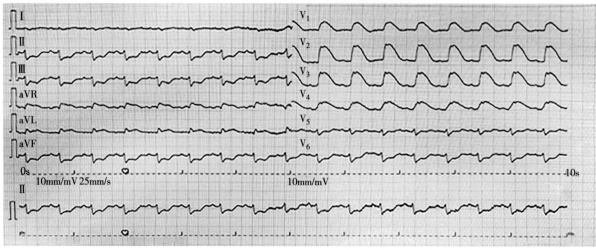

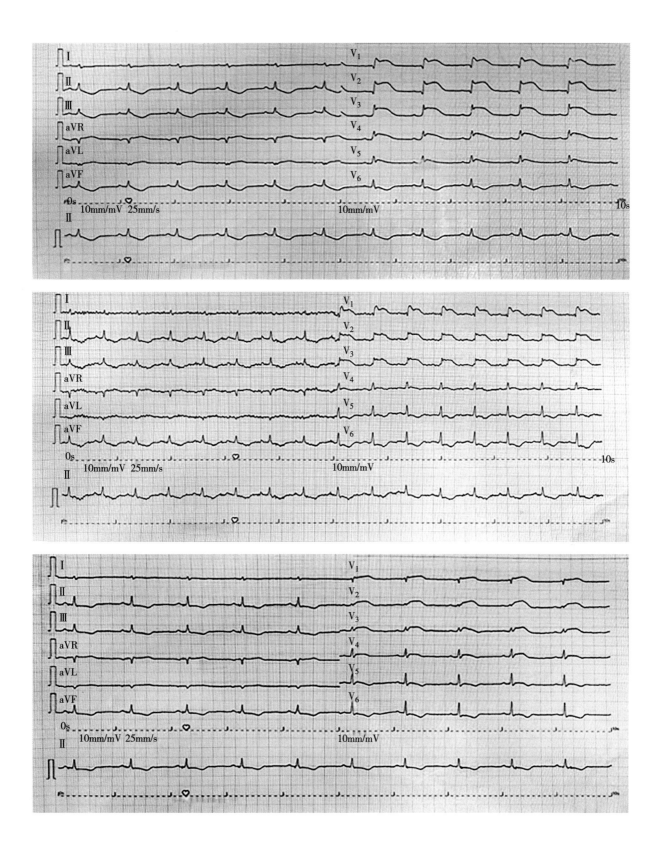

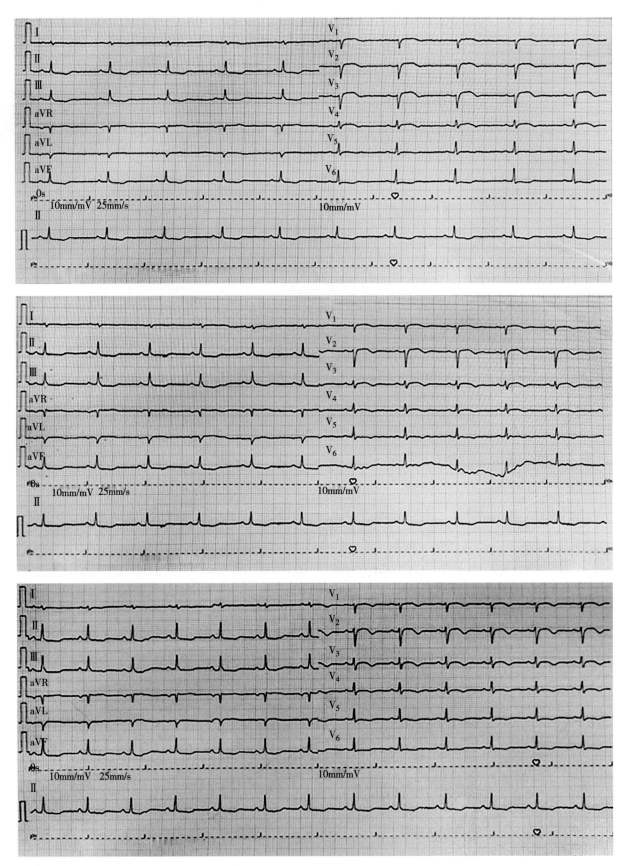

图 5-2-4　心电图演变符合暴发性心肌炎病情演变

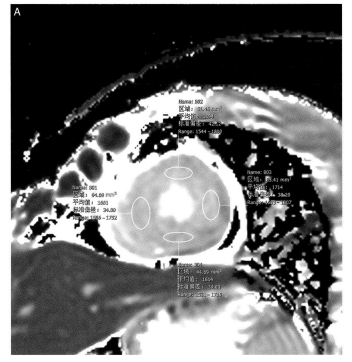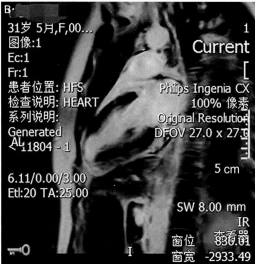

图 5-2-5　发病第 13 天完善心脏磁共振

A. T$_1$ mapping 值延长,心尖段值为 1 661~1 714ms,提示心肌水肿；B. LGE 序列,左室心尖段前壁变薄并 LGE。

患者入院第 15 天复查超声心动图,显示左心内径正常范围,LVEF 60%。复查心肌酶、BNP、肝酶基本正常,好转出院。

3. 病例特点　患者为 31 岁青年女性,发病急,以腹痛、恶心、呕吐症状入院,心电图可见广泛胸前导联"墓碑样"抬高,心肌损伤标志物升高,在 ECMO+IABP 及有创呼吸机等多种器械辅助下,辅以大剂量激素及免疫抑制剂治疗后心功能完全恢复。

4. 诊治要点和难点　该患者起病急骤,病情进展极其迅速,发病第 3 天出现血流动力学异常(心原性休克、恶性心律失常),伴有呼吸衰竭,肝功能衰竭。心电图表现为广泛胸前导联"墓碑样"抬高,心肌损伤标志物升高,应立即完善冠状动脉造影排除急性冠脉综合征,同时积极予器械辅助给予心脏的充分休息。应予严密监护,必要时行有创血流动力学监护,以及早期、足量的抗病毒及免疫调节治疗。

5. 治疗体会

(1)暴发性心肌炎病程进展迅速,可迅速危及生命,早期识别、积极干预至关重要。

(2)急性大面积心肌梗死与暴发性心肌炎同样可出现心肌标志物显著升高、心电图 ST 段抬高表现,应首先行冠状动脉造影进行鉴别,并迅速给出相应处理。

(3)暴发性心肌炎多是自限性过程,早期机械辅助是抢救患者生命的核心环节,以等待患者心功能恢复。同时需警惕 IABP、ECMO 等并发症的及时发现及处理。

（郭 雯）

参考文献

[1] 中华医学会心血管病学分会精准医学学组,中华心血管病杂志编辑委员会,成人暴发性心肌炎工作组. 成人暴发性心肌炎诊断与治疗中国专家共识[J]. 中华心血管病杂志,2017,45(9):742-752.

[2] COOPER L T, BERRY G J, SHABETAI R. Idiopathic giant-cell myocarditis: Natural history and treatment. Multicenter Giant Cell Myocarditis Study Group Investigators[J]. N Engl J Med, 1997, 336(26): 1860-1866.

[3] MCCARTHY R E, BOEHMER J P, HRUBAN R H, et al. Long-term outcome of fulminant myocarditis as

compared with acute (nonfulminant) myocarditis [J]. N Engl J Med, 2000, 342 (10): 690-695.

[4] COOPER L T. Myocarditis [J]. N Engl J Med, 2009, 360 (15): 1526-1538.

[5] HUFNAGEL G, PANKUWEIT S, RICHTER A, et al. The European Study of Epidemiology and Treatment of Cardiac Inflammatory Diseases (ESETCID). First epidemiological results [J]. Herz, 2000, 25 (3): 279-285.

[6] AMMIRATI E, CIPRIANI M, LILLIU M, et al. Survival and left ventricular function changes in fulminant versus nonfulminant acute myocarditis [J]. Circulation, 2017, 136 (6): 529-545.

[7] FRIEDRICH M G, SECHTEM U, SCHULZ-MENGER J, et al. Cardiovascular magnetic resonance in myocarditis: A JACC White Paper [J]. J Am Coll Cardiol, 2009, 53 (17): 1475-1487.

[8] VANESSA M F, JEANETTE S, GODTFRED H, et al. Cardiovascular magnetic resonance in nonischemic myocardial inflammation: Expert recommendations [J]. J Am Coll Cardiol, 2018, 72 (24): 3158-3176.

[9] KOCIOL R D, COOPER L T, FANG J C, et al. Recognition and initial management of fulminant myocarditis: A scientific statement from the American Heart Association [J]. Circulation, 2020, 141 (6): e69-e92.

[10] CHEN J, LAI J, YANG L, et al. Trimetazidine prevents macrophage-mediated septic myocardial dysfunction via activation of the histone deacetylase sirtuin 1 [J]. Br J Pharmacol, 2016, 173 (3): 545-561.

[11] IHDAYHID A R, CHOPRA S, RANKIN J. Intra-aortic balloon pump: Indications, efficacy, guidelines and future directions [J]. Curr Opin Cardiol, 2014, 29 (4): 285-292.

[12] LORUSSO R, CENTOFANTI P, GELSOMINO S, et al. Venoarterial extracorporeal membrane oxygenation for acute fulminant myocarditis in adult patients: A 5-Year multi-institutional experience [J]. Ann Thorac Surg, 2016, 101 (3): 919-926.

[13] PONIKOWSKI P, VOORS A A, ANKER S D, et al. 2016 ESC Guidelines for the diagnosis and treatment of acute and chronic heart failure: The Task Force for the diagnosis and treatment of acute and chronic heart failure of the European Society of Cardiology (ESC) Developed with the special contribution of the Heart Failure Association (HFA) of the ESC [J]. Eur Heart J, 2016, 37 (27): 2129-2200.

[14] JENSEN L D, MARCHANT D J. Emerging pharmacologic targets and treatments for myocarditis [J]. Pharmacol Ther, 2016, 161: 40-51.

[15] 中华医学会心血管病学分会心血管急重症学组, 中华心血管病杂志编辑委员会. 心原性休克诊断和治疗中国专家共识 (2018) [J]. 中华心血管病杂志, 2019, 47 (4): 265-277.

[16] DE BACKER D, BISTON P, DEVRIENDT J, et al. Comparison of dopamine and norepinephrine in the treatment of shock [J]. N Engl J Med, 2010, 362 (9): 779-789.

[17] KÜHL U, LASSNER D, VON SCHLIPPENBACH J, et al. Interferon-Beta improves survival in enterovirus-associated cardiomyopathy [J]. J Am Coll Cardiol, 2012, 60 (14): 1295-1296.

[18] MCNAMARA D M, HOLUBKOV R, STARLING R C, et al. Controlled trial of intravenous immune globulin in recent-onset dilated cardiomyopathy [J]. Circulation, 2001, 103 (18): 2254-2259.

[19] STAUDT A, SCHÄPER F, STANGL V, et al. Immunohistological changes in dilated cardiomyopathy induced by immunoadsorption therapy and subsequent immunoglobulin substitution [J]. Circulation, 2001, 103 (22): 2681-2686.

[20] KISHIMOTO C, SHIOJI K, HASHIMOTO T, et al. Therapy with immunoglobulin in patients with acute myocarditis and cardiomyopathy: Analysis of leukocyte balance [J]. Heart Vessels, 2014, 29 (3): 336-342.

[21] HUANG X, SUN Y F, SU G H, et al. Intravenous immunoglobulin therapy for acute myocarditis in children and adults [J]. Int Heart J, 2019, 60 (2): 359-365.

[22] ARETZ H T. Myocarditis: The Dallas criteria [J]. Hum Pathol, 1987, 18 (6): 619-624.

第3节 瓣膜病合并急性左心衰竭/心原性休克

感染性心内膜炎合并急性左心衰竭/心原性休克

感染性心内膜炎 (infective endocarditis, IE) 是由细菌、真菌或其他病原微生物 (病毒、衣原体等）感染产生的心脏瓣膜和／或心脏内膜炎症。当 IE 的赘生物侵及瓣膜导致瓣叶穿孔和破裂等情况时，可导致新发的严重瓣膜反流或先前存在的瓣膜反流恶化，从而发生急性心力衰竭（acute heart failure，AHF）。当出现严重血流动力学障碍，合并低血压及组织低灌注时，即发生心原性休克（cardiogenic shock，CS）。IE 并发 AHF/CS，病情进展迅速，死亡风险升高，本节主要讨论 IE 并发 AHF/CS 相关内容。

一、知识要点

【流行病学】

随着人口老龄化，老年退行性心脏瓣膜病的患病率逐渐增高，心内置入物操作及血管内操作亦逐渐增多，使得 IE 的发病率呈增长趋势。国外流行病调查数据显示，IE 的年发病率约为 13.8/10 万人年。心力衰竭是 IE 最常见的并发症，左心系统 IE 并发心力衰竭的发生率在 19%~73%。IE 患病率在我国尚缺乏确切的流行病学数据。

【病理生理】

1. IE 的发生与发展　IE 通常发生在异常的解剖结构基础上，受损的心瓣膜内膜上可形成非细菌性血栓性心内膜炎，瓣膜内皮损伤处聚集的血小板形成赘生物。当有细菌侵入形成菌血症时，血液中的细菌黏附于赘生物并在其中繁殖；病原菌与瓣膜基质分子蛋白及血小板相互作用等，从而发生 IE。

IE 的发展通常需要几个条件，包括：存在高危因素（可能被细菌定植的表面／结构）；病原体进入血液；宿主的免疫反应能力。病原体的侵入途径多种多样，包括：①皮肤、口腔、胃肠道或泌尿生殖系统感染；②静脉吸毒者直接注射毒品或者其他类型不安全的血管穿刺；③医疗暴露（包括各种侵入性诊断或治疗，如经导管或外科操作）。

在各种感染途径中，源于口腔的感染最为常见。因此，口腔外科手术（拔牙、牙周手术、种植手术和口腔活组织检查）和涉及牙龈或根尖周区域的操作是引起菌血症的高风险操作。

2. IE 并发心力衰竭的机制及其特点　心力衰竭是 IE 最常见的并发症，也是 IE 需要急诊手术的主要指征。IE 并发心力衰竭的危险因素包括高龄、自体瓣膜心内膜炎伴主动脉瓣受累，以及合并较多的基础疾病。

IE 并发心力衰竭的原因主要是瓣叶穿孔、破裂，以及二尖瓣腱索断裂。这些情况导致新发的严重瓣膜反流或先前存在的瓣膜反流恶化，从而发生急性心力衰竭。其他不太常见的导致心衰的原因包括心内瘘、赘生物团块干扰瓣叶的开闭，以及赘生物栓塞冠状动脉导致的心肌梗死。

IE 并发心力衰竭的患者通常表现为急性心力衰竭，而较少表现为原有的慢性心衰加重，并发心原性休克的比例在 5% 左右，其中约半数患者在入院后 72 小时内发生心原性休克。在影像学检查中，IE 并发 AHF 患者多表现为左心室射血分数较低、赘生物体积较大、瓣周脓肿、假性动脉瘤、瓣叶穿孔或破裂继发瓣膜反流。IE 并发 AHF 可导致患者住院生存率及 1 年生存率降低，手术治疗是提高生存率的唯一有效治疗方法。超声心动图不仅可以明确瓣膜结构异常，还可以提示其所导致的严重血流动力学障碍，当出现新发的充盈压力升高、肺动脉高压和／或心包积液时往往提示需要急诊外科手术。生物标志物如 B 型利钠肽、肌钙蛋白则与患者的预后不良有关。

【临床表现】

感染性心内膜炎临床表现多变，在临床诊疗过程中，在具有 IE 危险因素的情况下，所有脓毒症或不明原因发热的患者都应考虑 IE 的可能。感染性心内膜炎可表现为急性、快速进行性感染，也可表现为低热甚至无发热的亚急性或慢性疾病，以及其他可能混淆诊断的非特异性症状。

1. IE 的临床表现　IE 的主要临床表现包括：①新出现的瓣膜反流性心脏杂音；②不明来源的栓塞；③不明原因的脓毒症（特别是可导致 IE 的病原体）；④发热（高龄、抗生素治疗后、免疫抑制状态、病原体毒力弱或不典型可无发热）。在临床过程中，发热伴以下表现应考虑 IE 的可能，包括：心脏内置入人工材料、瓣膜性或先天性心脏病史、IE 易感因素、可能导致菌血症的操作、血管或免疫学表现、局部或非特异性神经学症状和体征、不明原因的外周脓肿等。

在各种临床表现中,发热约占 77.7%,心脏杂音约占 64.5%,充血性心力衰竭约占 27.2%,此三者最为常见。其他临床表现中,栓塞并发症约占 25.3%,心脏传导异常约占 11.5%。

2. IE 并发 AHF 的临床表现　IE 并发 AHF 的临床表现主要由于充血所致,可以表现为轻度呼吸困难到重度和迅速恶化的呼吸困难、端坐呼吸、肺水肿,甚至进展至心原性休克。查体可发现心脏增大、舒张早期或中期奔马律,P_2 亢进,肺部干、湿啰音。当出现急性肺水肿时,表现为突发严重呼吸困难、端坐呼吸、烦躁不安,呼吸频率可达 30~50 次/min,咳嗽并咳出粉红色泡沫痰,心率快,心尖部可闻及奔马律,两肺满布湿啰音和哮鸣音。

3. IE 并发 CS 的临床表现　当出现 CS 时,可表现为低血压(在血容量充足的情况下出现收缩压 <90mmHg),伴有组织低灌注的表现[尿量 <0.5ml/(kg·h)、四肢湿冷、意识状态改变、血乳酸 >2mmol/L、代谢性酸中毒(pH<7.35)]。

【辅助检查】

临床疑诊 IE 时,需要查找病原学的证据及影像学证据。心脏瓣膜(自体瓣膜或人工瓣膜)或人工的心内植入物受累的证据是 IE 的主要诊断标准。超声心动图是一线诊断成像技术。其他成像方式,如 CT、核医学和 MRI 也能提供关键信息。

1. 血培养　血培养是诊断 IE 的重要方法,也是药敏试验的基础。血样本应在抗生素治疗开始前在严格无菌操作下采集。

2. 经胸超声心动图(TTE)及经食管超声心动图(TEE)　TTE 及 TEE 对 IE 诊断的灵敏度分别为 40%~63% 和 90%~100%,主要诊断依据为赘生物、脓肿及新出现的人工瓣膜瓣周漏。此外,超声心动图还可以对瓣膜功能障碍的血流动力学进行评价,评价及监测左室收缩功能、心脏充盈压、肺动脉压、心包积液等。

3. 其他相关检验及检查　包括心电图、胸部 X 线检查/胸部 CT、血常规、C 反应蛋白、降钙素原、血气分析、肝肾功能、电解质、BNP/NT-proBNP 等,有助于辅助判断及评估病情。

4. 病理检查　瓣膜或栓子的病理学检查是诊断 IE 的"金标准",还可指导药物治疗。一些新技术如直接免疫荧光及酶联免疫吸附测定法也可检测病原体,但其诊断意义有待进一步证实。可对切除的瓣膜或赘生物进行组织匀浆并培养,以检测细菌种类。

【临床诊断标准】

目前主要使用改良的 Duke 诊断标准,其诊断灵敏度可达到约 80%。确诊 IE 需要符合:①2 个主要标准;②1 个主要标准和 3 个次要标准;③5 个次要标准。

疑诊 IE 需要符合:①1 个主要标准和 1 个次要标准;②3 个次要标准。

(一)主要标准

1. 血培养阳性　①2 次血培养检出同一典型 IE 致病微生物(如口腔链球菌、溶血性链球菌、HACEK 族微生物、金黄色葡萄球菌、粪肠球菌);②持续血培养阳性:间隔 12 小时以上取样时,至少 2 次血培养阳性;首末次取样时间间隔至少 1 小时,全部 3 次培养均为阳性或 4 次以上培养多数为阳性;③贝纳柯克斯体(伯纳特立克次体)单次血培养阳性或 IgG 抗体滴度 >1∶800。

2. 心内膜受累的证据　超声心动图、心脏 CT、PCT-CT 等发现心内赘生物、脓肿形成或新出现的瓣膜反流。

(二)次要标准

1. 易患因素　易于患病的心脏状况及静脉药物依赖者。

2. 发热　体温 >38℃;

3. 血管征象　主要动脉栓塞、细菌性/真菌性动脉瘤、颅内缺血/出血病变、结膜出血、詹韦(Janeway)损害。

4. 免疫学表现　肾小球肾炎、奥斯勒(Osler)结节、罗特(Roth)斑或类风湿因子阳性。

5. 微生物学证据　血液培养阳性但未达到主要标准。与 IE 一致的活动性致病微生物感染的血清学证据。

【治疗】

在过去的 20 年中，IE 患者的住院死亡率基本保持在 15%~30%。快速识别高危患者可能有机会改变疾病的进程及改善预后。IE 诊治应建立多学科诊疗团队（MDT），包括心血管外科、感染科、心血管内科及其他涉及 IE 相关并发症的科室，制定个体化治疗方案。

（一）抗生素治疗

有效的抗生素治疗、清除病原微生物是 IE 治疗成功的关键。IE 的抗生素治疗原则包括：①应用杀菌剂而非抑菌剂；②联合应用 2 种具有协同作用的抗菌药物；③大剂量，使感染部位达到有效浓度；④静脉使用抗生素为主；⑤长疗程，一般为 4~6 周，人工瓣膜心内膜炎（prosthetic valve endocarditis，PVE）需 6~8 周或更长，以降低复发率；⑥当病原体未明确时，可经验性用药，病原体明确后，依据药物敏感试验结果用药。

（二）IE 并发 AHF/CS 的内科治疗

IE 并发 AHF/CS，内科治疗的主要目的是在积极抗感染治疗的同时，加强监测及动态评估病情，稳定血流动力学状态，进行氧疗及呼吸支持，减轻心脏前负荷与后负荷、改善心脏功能，维护脏器灌注和功能。由于 IE 并发 AHF/CS 的患者其心脏瓣膜结构通常已发生严重受累甚至毁损，内科治疗效果往往非常有限。

（三）外科手术治疗

IE 手术的目的是清除感染灶，重建解剖结构和恢复血流动力学功能状态，同时对组织标本进行病理、微生物学等分析，以指导抗生素治疗。尽管存在一定的手术风险，但目前的证据表明，手术治疗可能在第一年提高 20% 生存率。急性 IE 患者进行手术的主要指征包括：心衰、感染不能控制和预防脓毒性栓塞。对于 IE 并发 AHF/CS 的患者，其原有瓣膜结构受损严重，手术干预可以改善预后，降低病死率。

主动脉瓣 IE 通常需要进行主动脉瓣置换术，而主动脉瓣修复术在急诊情况下很少应用。在二尖瓣 IE 中，保留游离缘和腱索的瓣叶穿孔可通过补片修复进行治疗，特别是在亚急性或 IE 痊愈的情况下可以应用。

（四）外科手术原则及分类

1. 手术原则　确定手术时机应平衡手术指征紧迫性、手术危险因素及相对禁忌证，存在并发症的 IE 患者如有手术指征且手术风险可接受应尽早手术。

2. 手术分类

（1）急诊手术：需要在 3~5 天内进行的手术。

（2）紧急手术：需要在 24 小时内进行的手术。

（3）非急诊手术：指在同次住院期间完成的手术。对于仅用抗生素即可清除感染灶者，残余瓣膜功能障碍的治疗时机和适应证均遵循以往的瓣膜病治疗指南。

IE 并发 AHF/CS 的患者大部分需要进行外科手术治疗，这也是 IE 患者进行急诊手术的主要指征。对于新发的达到 NYHA 分级 Ⅳ 级心衰症状、肺水肿和 / 或 CS 的患者，无论感染状态或抗生素治疗时间长短，当常规治疗效果不佳时，都应进行紧急手术（24 小时内）。较轻的心衰（NYHA 分级 Ⅱ~Ⅲ 级）和严重的瓣膜反流或影响血流动力学的超声心动图征象（舒张末期左室压升高，左房压高，或中重度肺动脉高压）或巨大赘生物的患者应急诊手术。对血流动力学无明显影响的患者，应首先进行静脉抗生素治疗和严密的临床观察及超声心动图观察，可暂时推迟手术。

在左心系统 IE 中，出现下列情况时，需要进行紧急 / 急诊外科手术：①主动脉瓣或二尖瓣 NVE 或 PVE 伴严重急性反流、梗阻或漏，导致难治性肺水肿或心原性休克，需要进行紧急手术（24 小时内）；②主动脉瓣或二尖瓣 NVE 或 PVE 伴严重急性返流或梗阻导致心力衰竭症状或影响血流动力学的超声心动图征象，需要进行急诊手术（图 5-3-1）。

【预防】

预防措施主要针对菌血症和基础心脏病两个环节。菌血症是 IE 发生的必要条件，器质性心脏病患者为 IE 高危易感人群。预防和减少菌血症发生的措施包括强调口腔、牙齿和皮肤的卫生，防止皮肤黏膜损伤后的继发性感染。尽可能避免有创医疗检查和操作，如必须进行，要严格遵循无菌操作规范。

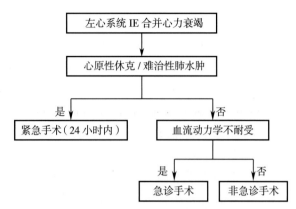

图 5-3-1 左心系统 IE 合并心力衰竭的手术时机

二、研究进展

近年来,IE 的抗生素应用方法有了新的进展。POET 试验表明,在初始阶段的静脉抗生素治疗后,多达 20% 的患者可以通过口服抗生素完成治疗。由此提出新的抗生素疗法,分为两个阶段,第一阶段可进行持续 2 周的住院使用静脉抗生素治疗,联合使用快速杀菌类型抗生素消除菌血症,必要时应进行心脏手术来清除感染灶并引流心脏和心外的脓肿。此后的第二阶段,临床稳定的患者可以转为家中静脉注射[又称门诊肠外抗生素治疗(outpatient parenteral antibiotic treatment, OPAT)]或口服抗生素方案 6 周,以消除休眠细菌和防止复发。

三、实用技巧

临床诊疗过程中,对于具有 IE 危险因素者,当出现不明原因发热时,应考虑到 IE 的可能。详细询问病史及全面体格检查有助于发现阳性体征,为临床诊疗提供方向。血培养是诊断 IE 的重要方法,也是调整抗生素治疗的依据。超声心动图检查有助于发现赘生物的存在,并可以动态观察 IE 的进展程度。对于符合 IE 诊断的患者,有效的抗生素治疗、清除病原微生物是 IE 治疗成功的关键,而快速识别高危患者可能有机会改变疾病的进程并改善预后。当 IE 并发 AHF/CS 时,病情进展迅速,内科治疗效果有限,外科手术治疗是提高生存率的唯一有效治疗方法。

四、实战病例

【感染性心内膜炎并发急性左心衰竭治疗】

1. 摘要 青年男性,存在先天性心脏病、室间隔缺损、室间隔膜部瘤的基础疾病,IE 赘生物侵及室间隔膜部瘤、主动脉瓣及肺动脉瓣,并发主动脉瓣及二尖瓣重度关闭不全,在积极的抗感染及内科综合治疗过程中,心力衰竭症状恶化,LVEF 进行性下降,行急诊外科手术,最终好转出院。

2. 病例介绍 患者男性,38 岁,因"发热 2 个月,伴胸闷气短 1 周"入院。患者 2 个月前间断出现发热,体温最高 39℃,伴畏寒,无咳嗽咳痰等症状,使用头孢类抗生素治疗效果不佳,后于当地医院就诊查胸部 CT 示"肺部感染,双侧胸腔积液",超声心动图示"全心增大,室间隔、主动脉瓣、肺动脉瓣赘生物形成",使用拉西林钠他唑巴坦及去甲万古霉素治疗,体温峰值逐渐下降。1 周前于活动时出现胸闷气短症状,伴心悸、咳嗽,平卧时胸闷气短症状加重,无下肢水肿。遂来笔者所在医院。既往无高血压、糖尿病、高脂血症等病史。有吸烟史,吸烟 10 余年,每日 20 支左右。

入院查体:体温 38℃,脉搏 90 次/min,呼吸 25 次/min,血压 100/60mmHg。神清,营养中等,自主体位。皮肤未见出血,双下肺叩诊浊音,双下肺呼吸音低,双下肺可闻及湿啰音。心尖搏动增强,未触及震颤,心界向左侧扩大,心律齐,主动脉瓣听诊区、主动脉瓣第二听诊区可闻及舒张期杂音,二尖瓣听诊区可闻及收缩期杂音,未闻及心包摩擦音。双下肢不肿。

入院超声心动图:①LA 55mm, LVEDD 78mm, LVEF 57%。②各室壁厚度及运动正常。室间隔膜周部回声中断 12mm,右室面纤维包绕形成膜部瘤,瘤体约 24mm×13mm,瘤体见三处连续中断,分别位于室间隔交汇处、中部及近三尖瓣隔叶处,大小分别 3.9mm、2.9mm、4mm,瘤体上可见长约 15mm 条索样回声随心动周期摆动。CDFI:收缩期室水平可见左向右分流信号,近三尖瓣隔叶处缺损分流入右室后经三尖瓣直接进入右房。CW 测心室水平最大分流速度：400cm/s。③主动脉瓣根部为三窦三叶，主动脉瓣三瓣叶略厚，回声稍强，左、右冠瓣瓣体穿孔，穿孔瓣叶舒张期甩入左心室流出道，呈连枷样运动，余瓣膜形态及运动未见异常。CDFI：舒张期主动脉瓣下见大量反流信号，收缩期二尖瓣房侧见大量反流信号。④房间隔连续完整，肺动脉与降主动脉间未见异常通道。主动脉弓、降部未见异常。四条肺静脉均汇入左心房。⑤少至中量心包积液。

入院实验室检查：血常规示 WBC 7.96×10^9/L，NE 77.6%，Hb 98g/L，PLT 240×10^9/L；PCT 0.12ng/ml；血培养（ - ）；BNP 1 221pg/ml；D- 二聚体 613ng/ml；FDP 5.71μg/ml；GPT 89U/L，ALB 28.8g/L，Cr 48.3μmol/L，$[Na^+]$ 132.9mmol/L，$[K^+]$ 4.4mmol/L，$[Cl^-]$ 96.6mmol/L，TnI（ - ），CK-MB（ - ）；血气分析示 PaO_2 71.7mmHg，$PaCO_2$ 33.1mmHg，Lac 1.3mmol/L，pH 7.5。

入院诊断：感染性心内膜炎，先天性心脏病，室间隔缺损，室间隔膜部瘤，赘生物形成，主动脉瓣重度关闭不全，二尖瓣重度关闭不全，肺部感染，胸腔积液，轻度贫血，低蛋白血症。

入院主要治疗：患者符合 IE 的诊断，入院时 LVEF 尚在正常范围且血流动力学相对平稳，给予美罗培南联合去甲万古霉素抗感染治疗，同时给予利尿等治疗，待择期手术治疗。

经治疗后，患者体温基本正常，但仍有胸闷气短症状，平卧时加重，伴咳嗽，坐起后好转。入院后第 5 日复查超声心动图：LVEF 下降至 42%，各室壁厚度及运动幅度减低。室间隔膜部瘤的瘤体上条索样回声增至 17mm。主动脉瓣左、右冠瓣的瓣体穿孔，穿孔瓣叶舒张期甩入左心室流出道，呈连枷样运动，二尖瓣叶瓣尖增厚，收缩期对合点后移；肺动脉瓣回声增强，其上可探及回声增强小团块影，CDFI：舒张期主动脉瓣下见大量反流信号，收缩期二尖瓣房侧见大量反流信号。心包腔内可探及少 - 中量液性暗区。在抗感染的同时，予强化利尿、加用强心药物等治疗，但患者呼吸困难症状日渐显著，不能平卧，伴恶心、食欲缺乏。复查超声心动图：LA 57mm × 62mm × 78mm，LVEDD 80mm，房室内径均较前增大，LVEF 进

一步下降至 39%。室间隔膜部瘤的瘤体上条索样回声大小同前。主动脉瓣右冠瓣上、左冠瓣上各可见长约 9mm 条索样回声附着，肺动脉瓣叶增厚，肺动脉瓣上可见长约 7mm 条索样回声附着，余瓣膜形态及运动未见异常，CDFI：舒张期主动脉瓣下见大量反流信号，反流面积 14cm²，缩流颈宽 9mm。收缩期二尖瓣房侧见大量反流信号，反流面积 12cm²。心包腔内可探及少量液性暗区。较前的明显变化之处为，除膜部瘤上可见赘生物形成之外，主动脉瓣及肺动脉瓣均可见赘生物，出现严重主动脉瓣瓣叶毁损并重度反流。

患者瓣膜毁损进展快，内科治疗不能有效控制心衰症状，具有行急诊外科手术的指征，遂决定行急诊外科手术治疗。在全身麻醉及体外循环下，经正中开胸，行二尖瓣机械瓣膜置换术 + 主动脉瓣机械瓣膜置换术 + 三尖瓣成形术 + 肺动脉瓣成形术 + 室间隔缺损修补术。术中所见：主动脉瓣三窦三叶，左冠瓣、无冠瓣上赘生物形成，瓣膜损毁。二尖瓣瓣叶及腱索未见明显赘生物形成，瓣膜关闭不全。三尖瓣环显著扩大，三尖瓣隔瓣下膜部室间隔缺损，直径约 1cm，室间隔缺损顶端膜部瘤赘生物形成，同时有脓肿形成，肺动脉瓣左瓣及前瓣瓣尖赘生物形成，右瓣未见异常。左房及右房增大，左心室显著增大。升主动脉直径 3.8cm。组织病理：瓣膜纤维组织增生伴玻璃样变性及黏液样变性，局部见纤维素性渗出及坏死，较多中性粒细胞及淋巴细胞、浆细胞浸润。

转归：患者术后恢复顺利，继续规范进行抗感染等治疗，病情好转出院。出院前复查超声心动图，示 LA 50mm × 50mm × 66mm，LVEDD 73mm，LVEF 40%。人工机械瓣功能正常，未见瓣周漏，室水平未见分流。

3. 病例特点　青年男性，存在先天性心脏病室间隔缺损的基础疾病，以发热起病，常规抗生素治疗效果不佳，外院超声心动图提示"全心增大，主动脉瓣、肺动脉瓣、室间隔赘生物形成"，经抗感染治疗后体温峰值虽有下降，但逐渐出现胸闷气短症状，入笔者所在医院后首次超声心动图提示"先天性心脏病，室间隔膜部瘤，及室间隔缺

损（多发破口），感染性心内膜炎，赘生物形成（室间隔膜部瘤瘤体上），主动脉瓣穿孔并重度反流，二尖瓣重度反流，LVEF正常"，在积极的抗感染及对症治疗及等待手术过程中，患者心衰症状加重，LVEF显著下降，且赘生物由室间隔膜部瘤瘤体进展至侵及主动脉瓣、肺动脉瓣，病情恶化。此时，外科手术是唯一能够改善患者预后的方法，遂行急诊外科手术治疗。术后恢复顺利，病情好转出院。

4. 诊治要点和难点　本患者的诊治要点在于IE诊断的确立，以及准确识别患者是否合并IE相关并发症。难点在于，诊断确立之后，在进行有效抗感染及相关综合治疗的同时，动态评估病情，在发现患者病情恶化并且达到急诊外科手术指征时，及时调整治疗方案，进行了积极的外科手术治疗，从而使患者的预后得到改善。

5. 治疗体会　①IE患者需要制定个体化治疗方案，有效的抗生素治疗、清除病原微生物是IE治疗成功的关键。在抗生素治疗的同时，评估有无并发症的存在。②心力衰竭是IE的最常见并发症，也是IE的最常见手术适应证，IE并发AHF/CS时，外科手术治疗是提高生存率的唯一有效方法，而不必考虑术前的感染状态及抗生素疗程。③术后应根据病原体种类及药物敏感性、治疗反应和病理学检查结果调整抗感染方案并完成疗程。

（赵　晗）

参考文献

[1] DELGADO V, AJMONE MARSAN N, DE WAHA S, et al. 2023 ESC Guidelines for the management of endocarditis[J]. Eur Heart J, 2023, 44(39): 3948-4042.

[2] KIEFER T, PARK L, TRIBOUILLOY C, et al. Association between valvular surgery and mortality among patients with infective endocarditis complicated by heart failure[J]. JAMA, 2011, 306(20): 2239-2247.

[3] LOPEZ J, SEVILLA T, VILACOSTA I, et al. Clinical significance of congestive heart failure in prosthetic valve endocarditis. A multicenter study with 257 patients[J]. Rev Esp Cardiol(Engl Ed), 2013, 66(5): 384-390.

[4] LALANI T, CHU V H, PARK L P, et al. In-hospital and 1-year mortality in patients undergoing early surgery for prosthetic valve endocarditis[J]. JAMA Intern Med, 2013, 173(16): 1495-1504.

[5] PERICAS J M, HERNANDEZ-MENESES M, MUNOZ P, et al. Characteristics and outcome of acute heart failure in infective endocarditis: Focus on cardiogenic shock[J]. Clin Infect Dis, 2021, 73(5): 765-774.

[6] NADJI G, RUSINARU D, REMADI J P, et al. Heart failure in left-sided native valve infective endocarditis: characteristics, prognosis, and results of surgical treatment[J]. Eur J Heart Fail, 2009, 11(7): 668-675.

[7] TORNOS P, IUNG B, PERMANYER-MIRALDA G, et al. Infective endocarditis in Europe: Lessons from the Euro heart survey[J]. Heart, 2005, 91(5): 571-575.

[8] AKSOY O, SEXTON D J, WANG A, et al. Early surgery in patients with infective endocarditis: A propensity score analysis[J]. Clin Infect Dis, 2007, 44(3): 364-372.

[9] HABIB G, TRIBOUILLOY C, THUNY F, et al. Prosthetic valve endocarditis: Who needs surgery? A multicentre study of 104 cases[J]. Heart, 2005, 91(7): 954-959.

[10] NADJI G, GOISSEN T, BRAHIM A, et al. Impact of early surgery on 6-month outcome in acute infective endocarditis[J]. Int J Cardiol, 2008, 129(2): 227-232.

[11] THUNY F, BEURTHERET S, MANCINI J, et al. The timing of surgery influences mortality and morbidity in adults with severe complicated infective endocarditis: A propensity analysis[J]. Eur Heart J, 2011, 32(16): 2027-2033.

[12] BOHBOT Y, HABIB G, LAROCHE C, et al. Characteristics, management, and outcomes of patients with left-sided infective endocarditis complicated by heart failure: A substudy of the ESC-EORP EURO-ENDO(European infective endocarditis)registry[J]. Eur J Heart Fail, 2022, 24(7): 1253-1265.

[13] HABIB G, BADANO L, TRIBOUILLOY C, et al. Recommendations for the practice of echocardiography

in infective endocarditis [J]. Eur J Echocardiogr, 2010, 11 (2): 202-219.

[14] 中华医学会心血管病学分会, 中华心血管病杂志编辑委员会. 成人感染性心内膜炎预防、诊断和治疗专家共识 [J]. 中华心血管病杂志, 2014, 42 (10): 806-816.

[15] HABIB G, ERBA P A, IUNG B, et al. Clinical presentation, aetiology and outcome of infective endocarditis. Results of the ESC-EORP EURO-ENDO (European infective endocarditis) registry: A prospective cohort study [J]. Eur Heart J, 2019, 40 (39): 3222-3232.

[16] LI J S, SEXTON D J, MICK N, et al. Proposed modifications to the Duke criteria for the diagnosis of infective endocarditis [J]. Clin Infect Dis, 2000, 30 (4): 633-638.

[17] MURDOCH D R, COREY G R, HOEN B, et al. Clinical presentation, etiology, and outcome of infective endocarditis in the 21st century: The International Collaboration on Endocarditis-Prospective Cohort Study [J]. Arch Intern Med, 2009, 169 (5): 463-473.

[18] PARK L P, CHU V H, PETERSON G, et al. Validated risk score for predicting 6-month mortality in infective endocarditis [J]. J Am Heart Assoc, 2016, 5 (4): e003016.

[19] SEVILLA T, LOPEZ J, GOMEZ I, et al. Evolution of prognosis in left-sided infective endocarditis: A propensity score analysis of 2 decades [J]. J Am Coll Cardiol, 2017, 69 (1): 111-112.

[20] 中华医学会胸心血管外科分会瓣膜病外科学组. 感染性心内膜炎外科治疗中国专家共识 [J]. 中华胸心血管外科杂志, 2022, 38 (3): 146-155.

[21] IVERSEN K, IHLEMANN N, GILL S U, et al. Partial oral versus intravenous antibiotic treatment of endocarditis [J]. N Engl J Med, 2019, 380 (5): 415-424.

主动脉瓣狭窄合并急性左心衰竭 / 心原性休克

主动脉瓣狭窄（aortic stenosis, AS）是指主动脉瓣的瓣膜、腱索或瓣环等解剖结构或功能异常导致的收缩期瓣口开放受限，左心室排出血液受阻，引起一系列的血流动力学改变。AS 可长期无症状，但是一旦出现急性心力衰竭（acute heart failure, AHF）/ 心原性休克（cardiogenic shock, CS）、晕厥等，猝死风险明显升高。因此，在对疾病的判断中需要及时、精准。本节主要讨论为 AS 合并 AHF/CS 相关内容。

一、知识要点

【流行病学】

据估算，到 2030 年全球 AS 的患病人数将达到 450 万例。AS 在非风湿性瓣膜性心脏病中最常见。在发达国家，70 岁以下患者严重 AS 发病率 <1%，但在 80 以上患者中约为 7%。随着人口老龄化，钙化性 AS 比例呈上升趋势。可引发主动脉疾病的二叶性主动脉瓣的发病率为 0.5%~2%，男性是女性的 3 倍，其中女性主要表现为中度以上的 AS，而男性主要表现为中度以上的主动脉瓣关闭不全。

AS 一旦进展至 AHF/CS，病情进展迅速，死亡风险明显升高。AS 发生 AHF/CS 的流行病学资料中，EHFS Ⅱ（EuroHeart Failure Survey Ⅱ）研究发现 AS 引起的 AHF 约占整体 AHF 比例的 3%，ESC-HF-LT（European Society of Cardiology Heart Failure Long-Term Registry）注册研究中提到，AS 引起的 AHF 约占 8.9%。China-HF（China Heart Failure Registry）注册研究中提到，心力衰竭（heart failure, HF）患者中 9.9% 合并主动脉疾病。

AS 可长期无明显症状，但是一旦进展至 HF 或出现胸痛、晕厥等临床症状，猝死风险明显升高。研究发现失代偿性 AS 患者如未行介入或手术治疗，院内死亡率高达 16%。AS 出现 HF，至患者死亡约为 2 年；出现晕厥后约 3 年出现心源性死亡；出现心绞痛症状，AS 患者的寿命约为 5 年。

【病理生理】

瓣膜性 AS 的三种主要病因包括: 先天性二叶式主动脉瓣（bicuspid aortic valve, BAV）伴钙化、正常三叶瓣的钙化，以及风湿性疾病。在我国，风湿热仍然是 AS 的主要原因；在老年人群中主要是钙化性（退行性）AS；在年轻人中二叶式主动脉瓣是主动脉瓣疾病的主要因素。

成人 AS 患者通常会出现流出道梗阻并逐渐随时间的延长而加重。在慢性重度 AS 患者中，AS 引起的压力负荷过重可引起左心室（left ventricle, LV）心肌肥厚，且心输出量是靠肥厚心肌收缩所维持的，可保持主动脉瓣两侧的高压力阶差很多年而不减少心输出量、出现 LV 扩大或症状。AS 引起的 LV 流出道的重度狭窄通常有以下特征：①主动脉瓣射流速度 >4m/s；②心输出量正常时，平均收缩压差超过 40mmHg；③中等体形的成人有效主动脉瓣口面积 <1.0cm²。瓣口面积为 1.0~1.5cm² 为中等狭窄，1.5~2.0cm² 为轻度狭窄。但是，狭窄程度与症状出现的关联在不同患者中存在异质性。对于具体的某个患者，并没有一个简单的数值能够明确重度或重症 AS。临床决策是基于症状和 LV 对慢性压力过负荷的反应，再结合血流动力学严重性。

典型的慢性压力过负荷首先表现为 LV 同轴性肥厚，表现为室壁厚度增加而腔室大小正常。室壁厚度的增加使得室壁张力（后负荷）正常化，因此 LV 收缩功能正常。但是，心肌细胞体积的增加，以及间质纤维化可能导致舒张功能不全。在 AS 患者病理生理机制中可能存在性别差异。研究认为女性更常表现为 LV 收缩功能正常，且 LV 心肌以同轴性肥厚为主，同时伴舒张功能不全。男性则更常表现为离心性 LV 肥厚，合并收缩功能不全，以及腔室扩张。

随着 AS 进展，LV 射血前向阻力增加，LV 射血时间延长，从而引起 LV 舒张末压（left ventricular end-diastolic pressure, LVEDP）增加。LV 压力负荷增加导致心室重构，左心室向心性肥厚，质量增加，心肌收缩力增强，以维持 LV 射血能力。随着时间延长逐渐出现左心功能障碍，失代偿后造成 HF 并恶化迅速。当 AS 合并以下临床特征时，更容易导致心脏功能失代偿：高龄、女性、冠状动脉疾病病史、曾出现充血性 HF、贫血、合并其他瓣膜疾病、心房颤动、虚弱、慢性肾脏疾病和氧依赖性肺病。AS 患者出现 HF 后存活时间仅为 1~2 年。

虽然 AS 导致 LV 压力升高，但由于左房（left atrium, LA）的顺应性，早期 LA 压力并不会升高，并且对 LVEDP 有着调节作用。LA 收缩在 AS 患者的 LV 充盈中起着非常重要的作用，使 LVEDP 增加而不增加平均左房压。LA 的这种"增压泵"作用防止了肺静脉和毛细血管压力升高到引起肺淤血的程度，同时又维持 LVEDP 在足够高的水平使得肥厚的 LV 能有效收缩。但是随着 AS 疾病进展，LV 重构、心肌僵硬和心肌纤维化增加，LA 顺应性逐渐丧失，使 LA 扩大、压力增高。对于重度 AS 的患者，LA 失去充分而有力的收缩，例如心房颤动或房室失耦联时均会导致快速的临床恶化。

AS 患者也会表现为心肌缺血。严重 AS 患者可出现冠脉血流储备的降低，即使在无冠状动脉病变时也可导致心肌氧供不足。LV 心肌肥厚、收缩压的升高和射血时间的延长均增加了心肌氧耗。异常升高的腔室压力可压迫冠状动脉，甚至超过冠脉灌注压，而舒张期缩短可导致冠脉灌注时间的减少，导致心肌氧供和需氧的失衡。同时，由于心肌质量的增加使心肌毛细血管密度相对减小，而 LVEDP 增加降低了舒张期的主动脉和 LV 的压差（即冠脉灌注压差），也会损害心肌灌注。这种灌注不足可能导致心内膜下缺血的发生，尤其是存在耗氧量增加或者舒张期充盈时间减少时（例如心动过速、贫血、感染、妊娠）。

不同于 AS 患者慢性病程急性加重，AS 患者如突然出现压力负荷改变，如情绪激动、用力情况或过床等情况时，可能因血流动力学障碍引发 AHF 甚至 CS 发生，此类情况可不表现为左心室射血分数下降。因进展迅速，猝死发生率极高，且更常见于人工瓣膜术后。机械瓣膜容易引起血栓形成。随着血栓形成及血栓面积增加，可能会引起人工瓣膜狭窄加重；生物瓣膜中，继发感染性心内膜炎较引起血栓病变更常见。生物瓣膜引起的感染性心内膜炎可能因瓣膜破坏诱发急性关闭不全，或者因赘生物形成导致人工瓣膜狭窄。所以对于这类患者，突发的 AHF 症状应引起高度重视，需要考虑人工瓣膜血栓形成或赘生物导致。主动脉置换术后因血栓病变导致"卡瓣"发生率为 1%~3%，且会导致严重的 AHF 症状及血流动力学紊乱,猝死发生率极高。这类患者的查体中可能会发现瓣膜杂音减弱或消失,使用超声心动图检查可提示跨瓣梯度增加、瓣膜运动降低和瓣膜血栓形成。

【临床表现及体格检查】

(一)症状

AS 的临床特点主要包括胸痛、晕厥及呼吸困难。

1. 胸痛　AS 患者最常见的临床表现为活动相关胸痛。重度 AS 患者中约有 2/3 会出现心绞痛,而其中 50% 同时存在显著的冠状动脉狭窄。这种心绞痛与冠心病(coronary artery disease,CAD)中临床表现相似,通常在劳力时发生,休息后可缓解。对无 CAD 的患者来说,心绞痛是由肥厚心肌需氧量增加,以及冠状动脉过度受压引起供氧量不足所导致的。对于伴有冠状动脉病变的患者来说,心绞痛是由心外膜冠状动脉狭窄,以及 AS 特有的氧的供需不平衡所致。极罕见的情况下,心绞痛可由冠状血管床的钙化栓子导致。

2. 晕厥　晕厥通常见于劳力时,由于心输出量无改变而体循环血管扩张,导致动脉血压降低,而使脑灌注减低所致。另一个原因是重度 AS 患者压力感受器的功能受损,以及运动时由于 LV 收缩期压力大幅增加而导致的血管抑制性反应。晕厥的先兆症状很常见,且易诱发猝死。

3. 呼吸困难　呼吸困难的机制可能是 LV 舒张功能不全,舒张末期压力的过度增加导致肺淤血。另一种可能性是劳力性的症状,可能是由运动增加心输出量的能力受限而导致的。劳力性呼吸困难,伴有端坐呼吸、阵发性夜间呼吸困难及急性肺水肿则反映了不同程度的肺静脉高压。

4. CS　低血压导致的组织低灌注表现包括:①脑组织灌注下降引起神志改变,早期常有烦躁不安,之后出现精神萎靡、神志淡漠,最终发展至意识模糊,甚至昏迷;②肾脏灌注减少常引起急性肾小管坏死,表现为少尿或无尿;③皮肤血管收缩,表现为皮肤湿冷、苍白、发绀和花斑;④肺淤血和肺水肿,表现为呼吸困难,端坐呼吸,咳粉红色泡沫痰等。

(二)体格检查

AS 体格检查的主要特征包括颈动脉搏动的触诊、收缩期杂音、S2 分裂及心力衰竭的体征。

颈动脉搏动直接反映动脉血压的波形。重度 AS 可以发现缓慢升高、峰值延迟且幅度降低的颈动脉搏动,即小而迟发的颈动脉搏动。这是重度 AS 的特征性体征。但是,许多成人 AS 患者还有其他并发症,例如主动脉瓣关闭不全或高血压,这些都会影响动脉血压曲线与颈动脉搏动。因此,表面上正常的颈动脉搏动并不能可靠地除外重度 AS。与此相似的是,血压对于评估 AS 严重程度并没有帮助。重度 AS 的收缩压和脉压可能会降低,但合并 AR 或老年患者动脉床弹性减低时,收缩压和脉压有可能正常。

出现心衰后,心脏搏动向下方及侧方移位。LV 的高动力状态提示合并主动脉瓣关闭不全和/或二尖瓣关闭不全。收缩期震颤在患者呼气末前倾位时最易触及,最易在右侧第二肋间或胸骨上窝触及,并常沿颈动脉传导。收缩期震颤对重度 AS 具有特异性,但不敏感。

听诊时,AS 典型的喷射性的收缩期杂音在晚期达峰,在心底部最易听到,并向颈动脉放射。一般来说,杂音越响,达峰时间越晚,狭窄越严重。虽然 3 级或以上的收缩期杂音对于重度 AS 是相对特异的,但并不敏感,许多重度 AS 患者仅存在 2 级杂音。很多 AS 为主的患者中可以发现主动脉瓣关闭不全导致的高调且渐弱的舒张期杂音。

LV 衰竭,每搏输出量降低时,AS 的收缩期杂音变得柔和,罕见的情况下甚至可以完全消失。动脉波的缓慢升高少见。简单地说,当出现左心衰竭时,患者的临床情况可从典型的 AS 变成严重左心衰伴低输出量,所以隐匿的 AS 是难治性心衰可能的病因之一,对于原因不明的心衰患者须行超声心动图检查排除重度 AS。

AS 患者如突发 AHF,可出现严重呼吸困难,呼吸频率明显增快,常达 30~50 次/min,强迫坐位、面色灰白、发绀、大汗、烦躁,同时频繁咳嗽,咳粉红色泡沫痰。极重者可因脑缺氧而神志模糊。发病伊始可有一过性血压升高,病情如未缓解,血压可持续下降直至休克。听诊时两肺满布湿啰音和哮鸣音,心尖部第一心音减弱,率快,同时有舒张早期第三心音奔马律,肺动脉瓣第二心音亢进。如进展至 CS 可表现为持续性低血压,收缩压降至 90mmHg 以下持续 30 分钟以上,伴组织低灌注状态,如皮肤湿冷、苍白或发绀,尿量显著减少至少尿、无尿,意识障碍,代谢性酸中毒等。

【化验及辅助检查】

（一）化验

1. BNP/NT-proBNP　BNP/NT-proBNP 在 AHF 诊断及预后的价值已被指南证实。

2. 乳酸水平　乳酸水平升高,可作为组织低灌注和预后不良的标志。

3. 凝血功能　人工瓣膜置换术后未规律服用抗凝药物,一旦引起血栓,存在凝血功能变化,如 D- 二聚体明显升高、INR 异常等。

（二）辅助检查

1. 心电图检查　心电图可表现左室肥厚、心肌缺血,在心律方面可表现为心房颤动、传导阻滞、室性心动过速、心室颤动等。

2. X 线检查　可协助判断是否出现肺水肿、心脏增大等情况。

3. 超声心动图　判断瓣膜病变的严重程度、左心室大小、射血分数和右心室功能,特别关注人工瓣膜血栓形成、感染性心内膜炎等超声表现。

4. CT 检查　可观察到瓣膜血栓,亦可评估主动脉瓣钙化程度、是否存在瓣膜赘生物、瓣周脓肿等。

5. 心脏 MRI 检查　除了作为超声心动图的补充外,心脏 MRI 亦能准确评估心肌组织病变等。

【评估】

1. 生命体征　临床症状及体征、血氧饱和度和呼吸频率、既往病史及药物使用情况。

2. 瓣膜病变　瓣膜狭窄严重程度及因瓣膜病变引起心室大小及结构的改变,同时应注意血流动力学情况。

3. 其他器官功能相关的检查　如肾功能、肝功能、乳酸及凝血功能等。

4. 冠状动脉病变评估。

【治疗原则】

AS 一旦出现 AHF/CS,死亡风险极高,所以决定预后的关键因素是对 AS 血流动力学状态的判断（图 5-3-2）。

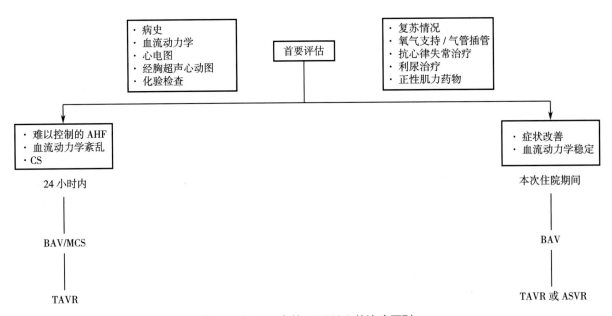

图 5-3-2　AS 合并 AHF/CS 的治疗原则

CS,心原性休克；BAV,先天性二叶式主动脉瓣；MCS,机械循环支持；TAVR,经导管主动脉瓣置换术；ASVR,外科主动脉瓣置换术。

（一）AHF/CS 治疗原则

1. 由于 AHF/CS 是造成 AS 围手术期死亡的最主要原因，所以在治疗前应尽快且尽可能详细地进行病情评估。根据临床病情、血流动力学及对初始治疗反应性，干预措施可分为紧急治疗（24 小时内）及急诊治疗（住院期间或本次入院 7 天内）。

2. 如果患者没有紧急干预指征，AS 患者必须在择期手术治疗前使用指南推荐的药物。如患者因合并症存在紧急干预禁忌证，且这种情况与预后结局相关，药物治疗可作为最终治疗手段。

3. 除非存在器械循环辅助装置（mechanical circulatory support, MCS）禁忌证，早期使用 MCS 可能延缓手术时机，或者推迟使用左心辅助或进行心脏移植手术的时间。

4. 在药物使用下 AS 患者 AHF/CS 无好转甚至恶化，可在 MCS 辅助下进行紧急干预（24 小时内）。

5. 使用药物治疗后 AS 患者血流动力学趋于稳定，可考虑急诊干预措施（住院期间或入院 7 天内）。

（二）药物治疗

1. 药物治疗的目的是稳定血流动力学状态。如果药物治疗仍持续表现为血流动力学异常，应进行紧急干预（24 小时内）治疗。

2. 出现 AHF 时，使用利尿剂治疗为治疗基石。其作用主要是减少液体潴留、减轻肺淤血。但在严重的 AS 中，应注意利尿剂可引起血容量减少、前负荷降低及心输出量降低，以致低血压和外周灌注不足。

3. 由于存在主动脉瓣重度狭窄，即使血压在正常范围内或合并高血压，血管扩张剂（如硝普钠、硝酸甘油）因可引起心输出量下降、低血压、冠状动脉灌注减少等，使其使用也应进行限制。

4. 正性肌力药物和血管收缩剂可增加跨瓣压和每搏输出量，从而改善组织灌注。对于严重 AS 合并低血压的患者，静脉输注去甲肾上腺素可使血压升高，并可改善冠状动脉血流灌注。去氧肾上腺素可用于抵消麻醉的血管扩张作用。

（三）氧疗

1. 对于伴有 AHF/CS 的 AS 患者，评估血氧并预测是否需要插管或无创正压通气（non-invasive positive pressure ventilation, NIPPV）是至关重要的。

2. 按照 ESC 关于 AHF 指南要求，对于 AHF 患者，如 SpO_2<90% 或 PaO_2<60mmHg，应开始氧疗以纠正低氧。对于呼吸窘迫患者（呼吸频率 >25 次 /min，SpO_2<90%），应尽快开始 NIPPV，尽早改善气体交换，减少气管插管率。

3. 使用 NIPPV 下仍进行性呼吸衰竭，建议尽早插管治疗。

（四）器械循环辅助装置（mechanical circulatory support, MCS）

在严重 AS 合并 AHF/CS 的患者中，主动脉内球囊反搏（intra-aortic balloon pump, IABP）、体外膜氧合（extra-corporeal membrane oxygenation, ECMO）和 Impella 均可应用。IABP 和 ECMO 不仅可作为介入治疗的桥梁，也可在高危外科手术围手术期作为辅助支持治疗。值得注意的是，VA-ECMO 可能会增加左室后负荷而加重 HF，所以可使用 IABP 或房间隔造瘘减轻后负荷。当药物治疗和短期 MCS 仍无法阻止 AHF 进展并出现多器官功能衰竭时，使用左心室辅助装置（left ventricular assist devices, LVAD）是适用的。

（五）AS 术式选择

1. 在 AHF 合并严重 AS 的患者中，根据指南，可选择经导管主动脉瓣置换术（transcatheter aortic valve replacement, TAVR）和外科主动脉瓣置换术（surgical aortic valve replacement, SAVR），具体术式基于核心团队的决定。

2. AS 患者出现 AHF，在药物使用下仍不能控制病情甚至进展至 CS，应考虑在 MCS 辅助下 24 小时内行紧急 TAVR 或球囊成形术（balloon aortic valvuloplasty, BAV），但是手术风险极高，所以术前尽可能纠正血流动力学紊乱非常重要。因瓣膜病变无法解决，也是 AHF/CS 无法控制的原因，两者互相恶化，导致猝死发生。如患者未发展至 CS 情况，外科手术或 TAVR 治疗均可以考虑。

3. 在人工瓣膜术后,如因瓣膜血栓形成导致瓣膜狭窄加重或"卡瓣"发生,指南推荐在没有禁忌条件下急诊手术干预治疗(<24小时)。

二、研究进展

【AS合并CS行急诊TAVR治疗的结果研究】

在一项联合使用 SAPIEN 3 和 SAPIEN 3 Ultra 研究的数据中,以 AS 是否合并 CS 分为两组,观察两组人群使用 TAVR 治疗的安全性及有效性。其中 CS 定义为:①入选研究内 24 小时出现 CS;②TAVR 术前使用正性肌力药物或 MCS 维持循环;③TAVR 术前 24 小时内发生心搏骤停。对照组为其他所有非 CS 且接受 TAVR 治疗的患者。主要终点为 1 年全因死亡率。其他终点事件包括主要心脑血管事件(major adverse cardiac and cerebrovascular events, MACCE)、心源性死亡、卒中、危及生命的大出血、主要血管并发症、新发透析事件、新发心房颤动,30 天及 1 年 TAVR 术后再入院等。结果证实,作为一项真实世界的大型观察性研究。97.9% 患者瓣膜植入手术成功。进行倾向匹配后发现,CS 与较高的住院死亡率相关,但两组之间的年死亡率相似。存活 1 年的患者在心功能 NYHA 分级和生活质量方面均有显著提高。

三、实用技巧

随着 TAVR 在 AS 患者中的广泛应用,TAVR 术前进行瓣膜的影像评估非常重要。由于出现 AHF/CS 的患者常因病情危重无法完成主动脉 CTA 检查,近年来,超声心动图评估主动脉瓣结构检查亦成为非常重要的影像学评估手段,可评估包括主动脉瓣和主动脉根的复杂解剖结构,如左心室流出量及大叶钙化、小叶钙化、不对称钙化的二尖瓣主动脉瓣,或非钙化环内主动脉瓣反流等,可作为无法完成主动脉 CTA 或存在主动脉 CTA 禁忌证的替代手段。

四、实战病例

【主动脉瓣置换术后再发瓣膜严重狭窄伴急性左心衰竭】

1. 摘要 患者因主动脉瓣置换术后未规律口服华法林抗凝,导致再发主动脉瓣严重狭窄伴有急性左心衰竭入院,因患者病情进展迅速,发生心原性休克,在气管插管辅助通气、ECMO 辅助下紧急开胸手术治疗,但患者因循环无法维持死亡。

2. 病例介绍 患者男性,46 岁,因"主动脉机械瓣置换术后 20 年,阵发胸闷 1 个月,加重 3 天"入院。患者 20 年前因主动脉瓣二叶畸形、主动脉瓣脱垂及重度关闭不全,于笔者所在医院行主动脉瓣机械瓣置换术,术后使用华法林抗凝治疗,定期监测 INR 在 1.8~2.5。5 年前患者自行停用华法林抗凝治疗,且未再规律就诊,未监测 INR 变化。1 个月前患者于快步行走时出现喘憋,停止活动后 10 分钟左右可缓解,继续快步行走上述症状再发,于当地医院就诊,考虑"心功能不全"给予治疗,患者仍有喘憋发作。入院前 3 天患者于夜间平卧时出现喘憋,坐起后可缓解,伴有咳嗽、咳痰,咳少量粉红色泡沫痰,为进一步诊治收入笔者所在医院。既往高血压、高脂血症病史。

入院查体:体温 36.6℃,脉搏 124 次 /min,呼吸 27 次 /min,血压 81/56mmHg。端坐位,口唇发绀,肢端湿冷,无水肿。颈静脉充盈,肝颈静脉回流征(+)。双肺呼吸音粗,双下肺可闻及湿啰音。心率 124 次 /min,律齐。胸骨左缘第二肋间可闻及收缩期杂音。

入院实验室检查:NT-proBNP 6 470pg/ml。心肌损伤标志物示 CK-MB 2.9ng/ml, CK 100U/L, hsTnI 192.5pg/ml, MYO 50.6ng/ml, LDH 291U/L。肾功能示 Scr 146.6μmol/L, BUN 10.58mmol/L, eGFR 49.64ml/($min\cdot1.73m^2$)。血气分析示 pH 7.406, PaO_2 65.20mmHg, $PaCO_2$ 33.70mmHg, SaO_2 92.10%, Lac 2.6mmol/L,氧合指数(P/F)310mmHg。凝血功能示 D- 二聚体 378ng/ml, FBG 4.430g/L, INR 1.02。

入院心电图检查(图 5-3-3):窦性心动过速,心率 114 次 /min,非特异性 ST-T 异常。

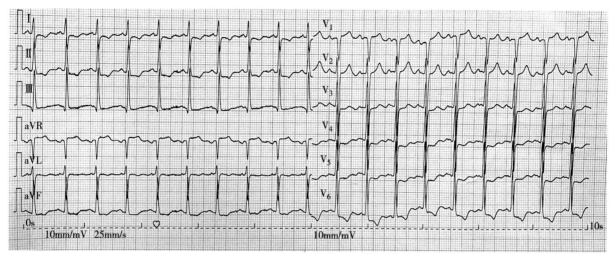

图 5-3-3　入院心电图

入院胸部 X 线检查（图 5-3-4）：心脏扩大心脏术后，可见中心静脉管影及气管插管影；上纵隔影不宽；两肺膨胀可。可见渗出影，心影丰满，两膈面膈角模糊。

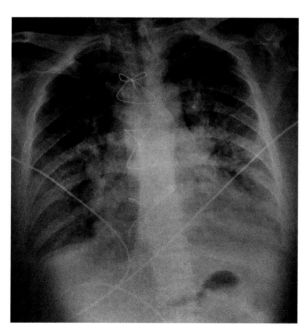

图 5-3-4　入院胸部 X 线检查

入院超声心动图：EF 54%，LV 51/37mm，左室下后壁上 1/2 心肌变薄，回声增强，运动及增厚率减低，余室壁厚度及运动正常。主动脉瓣位为人工机械瓣回声，瓣环位置固定，瓣叶显示欠清，活动度减低，瓣上流速明显增快。主动脉瓣流速 V_{max} 489cm/s、最大压差 95mmHg，平均压差 62mmHg。余室壁厚度及运动未见异常。舒张期主动脉瓣下见中量中心性反流信号，反流面积

6.1cm^2。超声提示"主动脉瓣位人工机械瓣置换术后，人工机械瓣功能障碍，主动脉瓣人工瓣狭窄（重度）伴瓣内反流（中度），未见瓣周漏；节段性室壁运动异常"。

入院诊断：心原性休克；主动脉瓣狭窄（重度）并关闭不全（中度）；主动脉瓣机械瓣置换术后；冠心病，急性冠脉综合征；急性肾功能不全；高血压 1 级（极高危）；高脂血症。

中年男性，既往有主动脉瓣机械瓣置换术后。5 年前自行停用抗凝药，此次因喘憋入院，根据临床表现、体征、化验检查考虑心原性休克［查体发现口唇发绀，肢体湿冷伴有少尿；颈静脉充盈伴有肝颈静脉回流征（+），双肺可闻及湿啰音。收缩压低于 90mmHg 超过 30 分钟，化验检查发现 NT-proBNP 明显升高］。对于心原性休克首先考虑急性机械性原因，即主动脉瓣机械瓣血栓形成引起瓣膜狭窄，患者入院 UCG 提示主动脉瓣重度狭窄，且伴有 D- 二聚体升高，同时存在长期停用华法林抗凝病史；其次目前不能排除急性冠脉综合征诊断，患者入院化验检查 hsTnI 升高，UCG 提示室壁运动异常（左室下后壁上 1/2 心肌变薄，回声增强，运动及增厚率减低）。急请心外科会诊：急性心脏机械原因造成的 AHF 应进行紧急外科手术，同时可使用杂交手术室，完善冠状动脉造影检查，评估冠脉情况。并使用 MCS 支持治疗：患者目前为心原性休克状态，有 IABP 禁忌证（主动脉瓣重度狭窄），请 ECMO 团队会诊，以进行支持治疗。其他治疗包括：①适量利尿；②去甲肾

上腺素升压治疗,维持血压在 90/60mmHg 左右;③氧疗治疗,根据患者血气及外周血氧饱和度情况,使用无创呼吸机辅助呼吸。

病情变化:患者进入手术室后,开始麻醉诱导后突发血压下降,循环无法维持,立即予以气管插管,呼吸机辅助呼吸,同时多次予肾上腺素静脉推注、补液等治疗,立即予 ECMO 治疗,同时紧急行开胸治疗,患者主动脉瓣人工瓣膜可见纤维组织增生及血栓形成,导致主动脉人工瓣膜再狭窄。患者因生命体征无法维持,立即予以心肺复苏,患者血压、心率仍无法维持,宣布临床死亡。

3. 病例特点　本例病例是在主动脉瓣机械瓣膜置换术后,因抗凝药物使用不规范而再次出现人工瓣膜瓣口狭窄,且伴有血流动力学异常,直至出现心原性休克。存在急诊外科手术指征,但瓣膜重度狭窄一旦出现心原性休克,死亡率极高。

4. 诊治要点和难点　①通常认为人工瓣膜"卡瓣"与血栓形成有关,表现为急速过程,手术所见纤维组织增生及血栓形成,为长期华法林不达标情况下瓣周组织增生伴有血栓形成引起"卡瓣";②人工瓣膜出现"卡瓣"临床过程通常比较凶险,死亡率极高。

5. 治疗体会　主动脉瓣狭窄伴有 AHF 及时判断并紧急处理。一旦出现血流动力学紊乱,不管是 AHF 发作还是 CS,积极处理瓣膜病变为根本。

【主动脉瓣重度狭窄院内出现急性左心衰竭】

1. 摘要　患者因主动脉瓣重度狭窄入院,住院期间出现急性左心衰竭且药物使用下无好转,立即在有创呼吸机辅助呼吸、ECMO 辅助治疗下行急诊 TAVR 手术,术后瓣膜狭窄解除,心功能改善好转出院。

2. 病例介绍　患者女性,76 岁,因"劳力性胸闷、气短半年,加重 1 周"入院。患者半年前开始于上楼梯时出现胸闷、气短,伴有头晕,曾有黑矇 1 次,未就诊。此后患者出现活动耐量下降,日常活动受限,1 周前于当地医院就诊,考虑"瓣膜病",建议转入上级医院继续就诊,后于笔者所

在医院急诊就诊,查超声心动图提示 EF 25%,LV 53/49mm,主动脉瓣增厚、钙化、粘连,瓣叶数目显示不清,开放明显受限,瓣环左右径 24mm,瓣环前后径 24mm。CW:主动脉瓣上流速 V_{max} 490cm/s,PG 95mmHg,平均压差 52mmHg。超声提示主动脉瓣钙化并狭窄(重度),BNP>5 009pg/ml,给予利尿等治疗后无明显好转,轻度活动即可感喘憋,为进一步诊治收入病房。既往否认高血压、糖尿病病史。

入院查体:体温 36.5℃,脉搏 98 次 /min,呼吸 20 次 /min,血压 105/70mmHg。双肺呼吸音清,右下肺可闻及少量湿啰音。心界向左侧扩大,心率 98 次 /min,律齐。主动脉瓣听诊区可闻及 4/6 收缩期喷射性杂音。腹软,无压痛及反跳痛。双下肢不肿。

入院实验室检查:BNP>5 009pg/ml。心肌损伤标志物示 CK-MB 1.7ng/ml,CK 78U/L,hsTnI 958.3pg/ml,MYO 66.1ng/ml,LDH 278U/L。肾功能示 Scr 145.5μmol/L,BUN 24.08mmol/L,eGFR 33.74ml/(min·1.73m^2)。血气分析示 pH 7.459,PaO$_2$ 172.00mmHg,PaCO$_2$ 29.20mmHg,SaO$_2$ 99.50%,Lac 2.4mmol/L。凝血功能示 D- 二聚体 2 988ng/ml,FBG 3.60g/L。

入院心电图(图 5-3-5):心率 99 次 /min,完全性右束支传导阻滞。

入院胸部 CT 平扫(图 5-3-6):双肺小叶间隔增厚;右下肺见斑片状磨玻璃密度影;左肺见索条影。肺门不大,肺门及纵隔内未见肿大淋巴结。主动脉瓣钙化,心影明显增大,心包腔内见少量液性低密度影。右侧胸腔积液。诊断意见:心影大,少量心包积液,右侧胸腔积液,心功能不全;主动脉瓣钙化;右下肺渗出影改变或感染。

超声心动图:EF 25%,LV 53/49mm,室间隔厚度 13mm,左室后壁厚度 12mm,室间隔与左室壁对称性增厚,左室壁运动普遍减低。主动脉瓣增厚、钙化、粘连,瓣叶数目显示不清,开放明显受限,瓣环左右径 24mm,瓣环前后径 24mm。CW:主动脉瓣上流速 V_{max} 490cm/s,PG 95mmHg,平均压差 52mmHg。心包腔内见少量液性暗区,左室侧壁积液深 9mm,右房顶积液深 9mm,左室后壁积液深 9mm。超声提示主动脉瓣钙化并狭窄(重

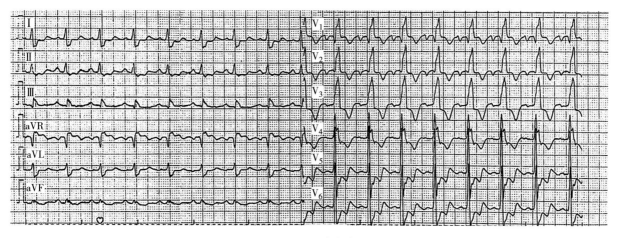

图 5-3-5　入院心电图

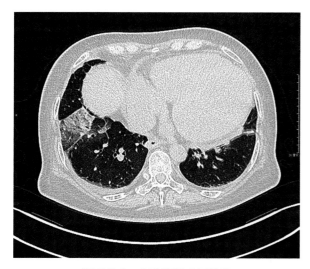

图 5-3-6　入院胸部 CT 检查

度），左室肥厚，左室壁运动普遍减低，左心功能减低，全心增大，心包积液（少量）。

入院诊断：主动脉瓣狭窄（重度）；全心衰竭（NYHA 分级Ⅳ级且射血分数降低）；肾功能不全；肝功能不全；肺部感染。

入院后给予呋塞米利尿治疗，住院第 2 天患者如厕后出现喘憋，伴有不能平卧，心电监护提示血压降至 75/45mmHg，心率上升至 120 次 /min，伴有短阵室速发作。立即给予无创呼吸机辅助呼吸，去甲肾上腺素升压治疗，维持血压在90/60mmHg 左右，同时使用托拉塞米利尿治疗、胺碘酮静脉推注及泵入抗心律失常药物治疗。经过上述治疗后，患者 AHF 不能缓解，患者端坐位，呼吸频率 34 次 /min、血压 88~92/50~60mmHg、心率 124~144 次 /min，心脏瓣膜介入中心及瓣膜外

科介入中心多学科讨论后，认为目前情况紧急，心外科手术风险大，可优先 TAVR 治疗解除瓣膜狭窄。因目前无法完善主动脉 CTA，应在 ECMO 辅助、气管插管状态下行急诊经导管主动脉瓣置换术，术中使用床旁超声心动及经食管超声心动评估主动脉瓣膜等情况。与家属交代病情后，于手术室在有创呼吸机辅助呼吸、ECMO 辅助治疗下，行急诊经导管主动脉瓣植入术，首先完善冠状动脉造影检查，提示 LM 未见狭窄，LAD 未见狭窄，LCX 未见狭窄，RCA 未见狭窄。将 Venus-A L23 主动脉瓣膜系统至主动脉瓣出，在释放体位下，使用食管实时三维超声心动图指导，提示左室 EDV 133ml，ESV 100ml，估测 EF 24.8%。左室壁运动普遍减低。主动脉瓣似为三窦两叶，右无冠瓣可见强回声钙化斑，瓣叶增厚，回声增强，开放欠佳，关闭尚可，CW：主动脉瓣上流速 V_{max} 251cm/s，PG 25mmHg，平均压差 16mmHg。余瓣膜形态未见异常，运动普遍减低。CDFI：舒张期主动脉瓣下见微量反流信号。心包腔内可探及少量液性暗区，深约 8mm。在食管超声引导下，以 120 次 /min 起搏后缓慢释放瓣膜，撤出输送系统。沿加硬导丝将 20.0cm×4.0cm 球囊送至主动脉瓣口，在 180 次 /min 起搏下，收缩压降至 50mmHg 时行球囊后扩张，将猪尾导管置入左心室。再次复查食管实时三维超声心动图，术后左室 EDV 144ml，ESV 63.5ml，估测 EF 55.9%。经股动脉途径与主动脉位植入 23 号人工支架瓣膜，主动脉瓣位为人工支架瓣回声，位置

固定,瓣叶活动良好,未见赘生物回声。CW:主动脉瓣上流速 V_{max} 251cm/s,PG 25mmHg,平均压差 16mmHg。连续方程法估测 AVA 1.49cm²。CDFI:瓣周(原无冠瓣瓣周)可见少量反流信号,缩流径约 3mm,反流面积 3.8cm²。余瓣膜较术前无明显改变。心包腔内可探及少 - 中量液性暗区,深约 13mm。术后复查超声心动图,EF 38%,LV 57/42mm,左室壁运动普遍减低,主动脉瓣位为人工支架瓣回声,位置固定,瓣叶活动良好,未见赘生物回声。CW:主动脉瓣上流速 V_{max} 333cm/s,PG 44mmHg,余瓣膜形态及运动未见异常。CDFI:瓣周少量反流信号。心包腔少量液性暗区,左室侧壁积液深 9mm。超声提示:TAVR 术后,瓣周少量反流,左室壁运动减低,左心功能减低,心包积液(少量)。术后患者心电监测提示血压升至 110/60mmHg,暂时停止 ECMO 辅助。主动脉造影提示主动脉无夹层、出血。撤出 20F 鞘管。腹主动脉造影提示:腹主动脉、髂动脉、股总动脉未见明显异常。观察 30 分钟后患者血压、心率平稳,血压 120/70mmHg,心率 60 次/min。患者病情平稳,术后拔除 ECMO 及有创呼吸机,继续给予抗感染、利尿等治疗,患者血压在 120~130/60~80mmHg,心率 75~80 次/min,外周血氧饱和度 98%~99%。复查超声心动图提示 EF 52%,LVEDD 53mm,左心增大,余心腔内径正常范围。室间隔与左室壁对称性增厚,室壁运动不协调。主动脉瓣位为人工瓣回声,位置固定,瓣叶活动良好,未见赘生物。CW:主动脉瓣上流速 V_{max} 239cm/s,PG 23mmHg。CDFI:瓣周可见少量反流信号。余瓣膜形态及运动未见异常。超声提示:TAVR 术后,人工瓣功能正常,瓣周少量反流,左心增大。查 BNP 872pg/ml,患者无胸闷、喘憋等不适,夜间可平卧入睡,床旁活动无症状发作,患者好转出院。

3. 病例特点　本例病例是主动脉瓣重度狭窄患者于住院期间出现 AHF,药物使用下心衰无法控制,虽然手术风险高,但早期在器械辅助下完成急诊 TAVR 手术,患者才能恢复血流动力学稳定。

4. 诊治要点和难点　①对于主动脉瓣重度狭窄合并血流动力学异常的患者,早期积极完成瓣膜手术非常重要。但是因病情危重无法完成 CTA 评估,如何评估主动脉瓣和主动脉根部的复杂解剖结构成为难点,本例病例使用实时超声心动检测进行评估,协助完成 TAVR 手术;②AS 合并 AHF 病情危重,死亡率极高,需要多学科团队联合诊治制定最佳救治方案,本例病例在 ECMO 辅助下,完成 TAVR 手术,解除主动脉瓣病变。

5. 治疗体会　AS 患者一旦出现血流动力学紊乱,不管是 AHF 发作还是 CS,虽手术风险高,但积极解决瓣膜病变才能获益。

(朱佳佳　陈立颖)

参考文献

[1] NIEMINEN M S, BRUTSAERT D, DICKSTEIN K, et al. EuroHeart Failure Survey Ⅱ(EHFS Ⅱ): A survey on hospitalized acute heart failure patients: Description of population[J]. Eur Heart J, 2006, 27(22): 2725-2736.

[2] CRESPO-LEIRO M G, ANKER S D, MAGGIONI A P, et al. European Society of Cardiology Heart Failure Long-Term Registry(ESC-HF-LT): 1-year follow-up outcomes and differences across regions[J]. Eur J Heart Fail, 2016, 18(6): 613-625.

[3] ZHANG Y H, ZHANG J, BUTLER J, et al. Contemporary epidemiology, management, and outcomes of patients hospitalized for heart failure in China: Results from the China Heart Failure(China-HF)Registry[J]. J Card Fail, 2017, 23(12): 868-875.

[4] CHIONCEL O, ADAMO M, NIKOLAOU M, et al. Acute heart failure and valvular heart disease: A scientific statement of the Heart Failure Association, the Association for Acute CardioVascular Care and the European Association of Percutaneous Cardiovascular Interventions of the European Society of Cardiology[J]. Eur J Heart Fail, 2023, 25(7): 1025-1048.

[5] MCDONAGH T A, METRA M, ADAMO M, et al. 2021 ESC Guidelines for the diagnosis and treatment of acute and chronic heart failure[J]. Eur Heart J, 2021, 2(36): 3599-3726.

[6] GOEL K, SHAH P, JONES B M, et al. Outcomes of transcatheter aortic valve replacement in patients with cardiogenic shock[J]. Eur Heart J, 2023, 44(33):

3181-3195.

[7] AVVEDIMENTO M, ANGELLOTTI D, ILARDI F, et al. Acute advanced aortic stenosis [J]. Heart Fail Rev, 2023, 28 (5): 1101-1111.

[8] SCHMIDT T, FRERKER C. Treatment challenges in patients with acute heart failure and severe aortic valve stenosis [J]. Curr Cardiol Rep, 2019, 21 (6): 47.

[9] FRACCARO C, KARAM N, MÖLLMANN H, et al. Transcatheter interventions for left-sided valvular heart disease complicated by cardiogenic shock: A consensus statement from the European Association of Percutaneous Cardiovascular Interventions (EAPCI) in collaboration with the Association for Acute Cardiovascular (ACVC) and the ESC Working Group on Cardiovascular Surgery [J]. EuroIntervention, 2023, 19 (8): 634-651.

二尖瓣狭窄 / 关闭不全合并急性左心衰竭 / 心原性休克

二尖瓣结构一般包括二尖瓣的瓣膜、瓣环、腱索、乳头肌等,当以上结构出现器质性或功能性病变,将会导致二尖瓣狭窄或关闭不全,临床上可出现心脏扩大、心功能不全、心原性休克等情况,甚至危及患者生命,本节重点讨论二尖瓣狭窄或关闭不全合并急性心力衰竭或心原性休克的救治。

▶二尖瓣狭窄合并急性心力衰竭 / 心原性休克

二尖瓣狭窄 (mitral stenosis, MS) 是指二尖瓣的瓣膜、腱索、乳头肌和瓣环等解剖结构或功能异常导致舒张期瓣口开放受限,二尖瓣瓣口面积变小,左心房血液进入左心室受阻、心输出量下降,伴或不伴循环淤血及组织脏器灌注不足的临床疾病。

知识要点

【流行病学】

风湿热是导致心脏瓣膜病变的重要原因,风湿导致的心脏瓣膜病变可为单瓣膜,也可为多瓣膜受累。单独累及二尖瓣,引起 MS 的发生率为 0.02%~0.2%。

资料显示,风湿性 MS 患者中女性发病率高于男性,约占 2/3,且风湿性 MS 发病年龄较其他心脏瓣膜病更年轻,应引起重视。尤其是当风湿性 MS 女性在妊娠及围生期,常导致心功能恶化或急性心力衰竭。有研究显示,二尖瓣狭窄合并严重心力衰竭的孕妇的死亡率可达 15%~20%。

【病因与病理生理】

MS 的主要病因是风湿热,但风湿热发病与二尖瓣病变出现常有一定时间间隔,从而导致临床上不易早期诊断。MS 的次要病因为瓣膜退行性变,主要表现为二尖瓣瓣环的钙化。而先天性 MS 在临床上比较少见,如未分化的乳头肌、降落伞型二尖瓣、二尖瓣弓或双孔二尖瓣,这些多在婴儿期或幼儿期被发现及治疗。

MS 导致血液在心脏舒张期由左心房进入左心室受阻,左心房压力增加,发生代偿性扩张和肥厚,以增加收缩力,从而增加瓣口的单位血流量。当瓣膜的狭窄程度进一步加重,或心率变化(心脏舒张期缩短),左心房功能失代偿,增加的左心房压力向肺血管及右心传导,使肺静脉、肺毛细血管压力增高,造成肺淤血。这一病理生理过程在临床上表现为呼吸困难、发绀等症状及体征,严重时出现急性肺水肿。随着疾病的发展,左房压力及肺循环压力持续升高,导致肺血管床由功能性改变发生器质性改变,而肺血管器质性病变进一步加重肺动脉压升高,从而引起右心室肥厚、扩张,发生右心衰竭。当出现右心衰竭时,静脉回心血量减少,出现水肿、肝大等体循环淤血表现。此外,由右心、肺动脉进入肺部的血流减少,肺淤血可能会有一定程度的减轻。在 MS 时左室收缩功能一般不受影响,但由于左心室前负荷减少,导致心输出量下降。

MS 的血流动力学改变和临床表现主要取决于二尖瓣瓣口的面积,正常成年人的二尖瓣口面积为 4~6cm^2,瓣口面积 <2cm^2 为轻度狭窄,血流自左心房进入左心室仅有较小的跨瓣压;瓣口面积减小到 1.5cm^2 后可出现运动耐量下降等临床症状;当瓣口面积减小至 1cm^2 时为重度狭窄,跨

瓣压差常达到 20mmHg 以上、血流严重受阻、左心室充盈受阻、心输出量下降。二尖瓣跨瓣压、跨瓣血流速度、心率（心脏舒张期时长）也影响临床表现。当二尖瓣口血流速度增加和跨瓣压差升高时，左心房压力随之升高，传导至肺循环，引发肺淤血，甚至发展为急性肺水肿。心率增快导致心脏舒张期缩短，血流经二尖瓣的量明显下降，进一步提高左心房压力，导致肺淤血及急性肺水肿，同时左心室充盈减少，导致心输出量下降。

在临床上救治 MS 患者时，应关注 MS 的发展速度，也要关注导致血流动力学负荷增加的临床情况，如新发或快速房颤、妊娠、感染、发热、贫血、甲状腺功能亢进或非心脏手术围手术期的血流动力学改变等情况。

临床上还有一些情况需引起高度重视，如二尖瓣人工瓣膜术后患者出现急性血栓梗阻可导致病情迅速恶化；MS 合并感染性心内膜炎既可使原本可代偿的 MS 病情急剧恶化，也可使置换的二尖瓣出现结构功能障碍，以上情况均可引发急性心力衰竭或心原性休克，应紧急救治。

【临床表现】

1. 临床症状　在 MS 合并急性左心衰时表现为严重的呼吸困难，如强迫端坐体位、喘憋伴咳粉红色泡沫痰，进展至心原性休克时可出现神志淡漠、皮肤湿冷甚至发绀。

2. 体征

（1）长期重度 MS 患者因心输出量减少，外周血管收缩，可于双颊部出现粉紫色的斑片，即为二尖瓣面容；左侧卧位时，心尖部可触及舒张期震颤；心尖部听诊可闻及舒张期隆隆样杂音；在二尖瓣弹性尚好时，可闻及二尖瓣开瓣音。

（2）合并急性心衰时可有急性肺水肿的体征；在合并右心功能不全时因肺动脉灌注减少，急性肺水肿的体征会有所减轻，合并右心衰的体征。MS 合并心原性休克时会出现外周组织灌注不足的相应体征。

【检查】

1. 在临床查体中需注意以下问题

（1）观察肺循环淤血和体循环淤血的症状和体征。

（2）在合并急性心衰/心原性休克时，由于心房和心室之间的压力快速平衡和低血压，心脏杂音的强度和持续时间可能会降低，导致听诊杂音的灵敏度下降，故临床判断病情时必须结合其他的检查手段。

（3）同时应注意一些具有提示意义的症状和体征，如感染性心内膜炎的发热；MS 患者新出现的窦性心动过速、快心室率房颤、房扑、室上速等心律失常；新出现的贫血、甲亢等合并症的体征等。

2. 辅助检查

（1）BNP 或 NT-proBNP：BNP 或 NT-proBNP 是判断心衰严重程度的指标，但在 MS 合并一过性肺水肿时，BNP 或 NT-proBNP 可能达不到诊断急性心衰的临界值水平，须结合患者症状及体征综合判断。

（2）动脉血气分析/乳酸：血气分析可帮助判断和评估患者的酸碱代谢及氧合等情况，指导维持内环境稳定的方案的制定和调整，如呼吸支持及肾脏替代治疗等。乳酸水平能提示组织缺氧的状态，监测乳酸水平以帮助判断休克程度，并可通过监测其动态变化以判断治疗的效果。

（3）神志状态、肝肾功能及尿量等：判断组织器官功能。

（4）心电图：心电图在 MS 合并急性心衰/心原性休克患者中的作用包括：①判断有无合并心肌缺血。②判断有无合并心律失常，如窦性心动过速、快心室率房颤、房扑、室上速。③协助判断心脏腔室大小。中重度 MS 患者心电图有 P 波的改变，Ⅱ导联 P 波持续时间大于 0.12s 或 P 波电轴位于 +45° 至 -35° 之间，提示左房增大。当右室肥厚、右室收缩压增高时，心电图可能会出现右室肥厚的表现：QRS 波电轴大于 80°，V_1 导联 R/S>1。

（5）经胸超声心动图（transthoracic tchocardiogram, TTE）：超声心动图是最常用的评估二尖瓣狭窄的手段。评估瓣膜的情况包括测量二尖瓣瓣口面积，同时测算跨瓣压，定量二尖瓣狭窄程度；评估瓣叶厚度、活动度、钙化、腱索受累程度，评估二尖瓣球囊成形术（percutaneous balloon mitral valvuloplasty, PBMV）的适合度, 并预测其疗效。评估左房大小、肺动脉压力、左室大小与功能、右室大小与功能。

（6）经食管超声心动图（transesophageal echocardiogram, TEE）: 在二尖瓣介入术前或术中至关重要, 对于人工瓣膜功能障碍且 TTE 检查不能提供信息的患者, TEE 对于诊断瓣膜赘生物和感染性心内膜炎的其他影像学表现仍然具有高度的灵敏度和特异度。

（7）根据病情、年龄、身体状况评估是否需要完善冠状动脉检查。

（8）肺动脉导管（pulmonary artery catheter, PAC）: 对于 MS 合并急性心衰, 尤其是合并肺动脉高压和 / 或右心功能不全、恶化为心原性休克、计划进行机械循环支持（mechanical circulatory support, MCS）的患者, 或合并呼吸窘迫综合征或脓毒症的患者, 可考虑使用 PAC 监测。这有助于指导容量管理、药物使用（正性肌力药、血管加压药）, 以及 MCS 的应用, 并监测患者对这些干预措施的反应, 从而指导进一步诊治。

【治疗】

对于 MS 合并急性心衰 / 心原性休克患者的处理流程如下: ①诊断, 包括评估二尖瓣狭窄的严重程度、确定急性心衰的临床表型和估计患者的预后; ②稳定病情及实时评估, 包括药物治疗及短期机械辅助等稳定病情, 并在治疗过程中实时评估患者病情及治疗效果; ③最佳治疗方案的制定; ④干预后的治疗和护理。

具体措施如下。

1. 早期静脉药物治疗　对于无紧急干预指征或不能行紧急手术的患者应给予静脉药物治疗, 以维持循环稳定及纠正急性心力衰竭 / 心原性休克。药物治疗包括以下几类。

（1）快速利尿剂: 静脉利尿剂可减轻肺淤血、改善症状, 是二尖瓣狭窄合并急性心力衰竭的首选治疗措施。

（2）快速控制心室率: MS 合并心室率增快时需要快速控制心室率, 以延长舒张充盈时间, 降低左房压和跨瓣压, 从而减轻心力衰竭症状。如合并窦性心动过速及快心室率的房颤时, 若血压允许, 静脉注射 β 受体阻滞剂（如艾司洛尔、兰地洛尔）以控制心室率。对于快心室率房颤, 可选择地高辛控制心室率, 24 小时内新发的房颤或经过规范抗凝的房颤可选择胺碘酮控制心室率和 / 或转复窦性心律。如果存在血流动力学不稳定, 推荐电复律。

（3）慎用血管活性药物: 对于左室收缩功能正常但充盈受损的 MS 患者, 静脉血管扩张剂和正性肌力药物对减少肺淤血或增加心输出量无效, 且血管扩张剂有可能加重循环衰竭, 临床上须谨慎使用。对于低血压患者, 可选择性使用不增加心率的升压药物, 如去甲肾上腺素。

2. 机械通气　对于 MS 合并急性心力衰竭患者, 评估呼吸状态并予及时、有效的氧疗及机械通气至关重要。对于低氧血症（$SaO_2<90\%$ 或 $PaO_2<60mmHg$）的患者应给予氧疗, 可先予以鼻导管吸氧, 氧流量从 1~2L/min 起始, 根据动脉血气结果可增加到 4~6L/min。若患者合并呼吸性碱中毒, 可予以面罩吸氧。若常规的氧疗效果不佳或患者出现呼吸频率 >25 次 /min、$SpO_2<90\%$, 或出现二氧化碳潴留、高碳酸血症时尽早开始无创正压通气（non-invasive positive pressure ventilation, NIPPV）以改善氧合, 减轻呼吸困难, 降低呼吸功, 缓解呼吸肌疲劳, 减少气管插管的需要。若经积极治疗后病情仍继续恶化, 出现意识障碍、呼吸节律异常、呼吸频率高达 35~40 次 /min 或低至 6~8 次 /min, 或自主呼吸微弱或消失、$PaCO_2$ 进行性升高或 pH 动态性下降, 以及不能耐受 NIPPV 或存在 NIPPV 治疗禁忌证者, 应及时气管插管, 予以有创机械通气（invasive positive pressure ventilation, IPPV）。有创通气的胸内正压可能导致 MS 合并急性心力衰竭 / 心原性休克患者血压下降或低血压进一步恶化, 在气管插管及机械辅助时应严密监测及维护循环稳定。

3. 短期机械循环支持　在 MS 合并心原性休克, 左室舒张末压普遍较低, 最佳装置是 Tandem Heart（左心房直接引流）。然而, 在右心室衰竭和缺氧时, 静 - 动脉体外膜氧合（veno-arterial extracorporeal membrane oxygenation, VA-ECMO）是最优的选择, 首选使用 LA VA-ECMO 方式。

4. 瓣膜手术 对于 MS 合并急性心力衰竭 / 心原性休克,应积极手术解除狭窄。手术方式包括经皮 PBMV 和外科手术。

1984 年日本学者 Inoue 等首次报道 PBMV,此后 1985 年 Lock 等报道应用球囊导管扩张二尖瓣狭窄并取得成功。我国 1986 年首次应用 PBMV 治疗风湿性 MS。当前 PBMV 已逐渐发展为 MS 治疗中的一项成熟的技术。PBMV 的适应证通常包括:①有症状的中、重度的 MS(二尖瓣瓣口面积≤1.5cm^2)且没有禁忌证的患者(Ⅰ,B);②中、重度的 MS(二尖瓣瓣口面积≤1.5cm^2),有外科手术禁忌或手术风险高的患者(Ⅰ,C);③对于解剖结构不理想但无不良临床特征(老年、既往行瓣膜分离术、NYHA Ⅳ级、永久性房颤、重度肺动脉高压)的有症状患者,考虑将 PBMV 作为初始治疗(Ⅱa,C);④对于无症状的中、重度的 MS(二尖瓣瓣口面积≤1.5cm^2)且无不良解剖结构及不良临床特征的患者,若合并高血栓栓塞风险(全身栓塞史、新发房颤)、静息时肺动脉压达 50mmHg,以及计划怀孕或近期拟行非心脏手术,也应考虑行 PBMV。PBMV 的操作相比于外科手术侵入性较小,术中血流动力学波动较小,且可以快速实施及完成,对于合并急性心力衰竭 / 心原性休克的 MS 患者更具有优势。在一些紧急情况下,如心脏骤停、心原性休克或者急性肺水肿可行 PBMV 以快速解除 MS,改善血流动力学障碍。已有研究报道了 PBMV 在合并急性心力衰竭 / 心原性休克病例抢救中的可行性。合并急性心力衰竭的 MS 的孕妇可能难以耐受外科手术中血流动力学的剧烈波动,在这种特殊情况下,使用 PMBV 在临床结果和可接受的安全性方面有显著改善,因此是首选的处理措施。PMBV 期间的辐射暴露有胎儿风险,辐射剂量应保持在合理可行的最低水平。由于存在甲状腺功能减退的风险,需要制定专门的方案以尽量减少胎儿辐射和对比剂的使用。高龄患者或者手术风险极大而不能行外科手术的患者,或者瓣叶严重畸形的患者,如果左心房没有血栓且二尖瓣没有中、重度反流,也可考虑选择 PBMV 作为一种姑息疗法。虽然 PBMV 手术能显著改善患者的血流动力学,但急诊 PBMV 仍有很高的死亡率

(约 30%)。患者合并以下情况则为 PBMV 的禁忌证,应考虑外科手术治疗:①左心房存在血栓;②中、重度二尖瓣反流;③合并严重的主动脉瓣疾病、严重的器质性三尖瓣狭窄、严重的功能性三尖瓣反流合并瓣环扩大;④合并严重冠状动脉疾病需冠状动脉旁路移植术治疗;⑤严重瓣膜钙化或者交界处钙化。

▶二尖瓣关闭不全合并急性心力衰竭 / 心原性休克

二尖瓣关闭不全(mitral regurgitation, MR)是常见的瓣膜病变,患病率约为 3%,临床表现多样,程度差别巨大,急性心力衰竭和心原性休克是二尖瓣关闭不全最严重的并发症,需要早期识别、及时救治。

一、知识要点

【流行病学】

文献中显示,65 岁以上老年人中度 / 重度二尖瓣关闭不全的发生比例高达 23%,其中功能性二尖瓣关闭不全占 65%。

ESC 心力衰竭长期登记报告指出,11.8% 患者心脏瓣膜病是导致急性心力衰竭的主要原因,并且在 45.9% 患者中发现了中度 / 重度二尖瓣关闭不全。

来自 BIOSTAT-CHF 的研究发现,中度 / 重度二尖瓣关闭不全与心力衰竭恶化及心力衰竭再发患者的全因死亡率或心力衰竭再入院相关。在 ARIC 研究中,中度 / 重度二尖瓣关闭不全与射血分数 <50% 的急性心力衰竭患者的 1 年全因死亡率相关。

【病理生理】

二尖瓣装置包括瓣叶、腱索、乳头肌和二尖瓣环,任何一个结构发生异常都会导致 MR,MR 的主要原因有二尖瓣脱垂、瓣环钙化、心肌病和缺血性心脏病。

根据二尖瓣关闭不全发生的时间分为急性二

尖瓣关闭不全和慢性二尖瓣关闭不全,急性二尖瓣关闭不全按瓣膜不同的病变部位又分为以下这些情况。

1. 急性二尖瓣环疾病　感染性心内膜炎致瓣环脓肿、外伤或心脏瓣膜手术损伤瓣环、缝线断裂导致的瓣周漏(手术技术问题或感染性心内膜炎的原因)。

2. 急性二尖瓣叶疾病　感染性心内膜炎致瓣膜穿孔或赘生物干扰瓣叶对合、外伤(经皮二尖瓣球囊成形术中撕裂或穿透性胸部外伤)。

3. 急性腱索断裂　特发性(自发性)、黏液样变性致腱索断裂、感染性心内膜炎、急性风湿热、外伤(经皮球囊成形术、钝性胸外伤)、肿瘤(黏液瘤)。

4. 急性乳头肌疾病　冠心病导致乳头肌功能异常或罕见的断裂、急性左心室整体功能异常、外伤。

5. 原发性二尖瓣假体病变　心内膜炎致猪瓣穿孔、机械瓣损毁(支柱折断)、机械瓣的碟瓣或球笼瓣不能活动。

6. 感染性心内膜炎　既可累及异常的二尖瓣和人工二尖瓣,也可累及正常的瓣膜,导致瓣膜功能急性异常。

慢性的病变包括:慢性风湿性病变、二尖瓣环的钙化、系统性红斑狼疮、硬皮病、黏液样变性[马方综合征、埃勒斯 - 当洛(Ehlers-Danlos)综合征]、弹性假黄色瘤、二尖瓣环或左室腔扩张(充血性心肌病、左室瘤样扩张)、瓣周漏。

先天性疾病包括:二尖瓣裂缺或开窗、降落伞样二尖瓣畸形。

根据二尖瓣是否有明显的病理异常,二尖瓣关闭不全分为原发性和继发性。原发性二尖瓣关闭不全常累及二尖瓣叶、瓣环和腱索,与瓣环扩张、瓣叶脱垂或腱索断裂有关,常见以下几种情况。①二尖瓣脱垂:腱索断裂或拉长引起瓣叶连枷运动。②退行性变:瓣叶及瓣环钙化或瓣叶增厚。③炎症性疾病:感染性心内膜炎二尖瓣赘生物、穿孔。④风湿免疫性、放射性。⑤先天性畸形。⑥创伤性。⑦其他原因导致的二尖瓣结构或功能异常。

继发性二尖瓣关闭不全是由于左心室和／或左心房重构导致二尖瓣在收缩期关闭不全,常见的有缺血性心肌病、扩张型心肌病、梗阻性肥厚型心肌病,以及房性瓣环扩张(心房颤动、限制型心肌病)。

根据超声心动图的检查将二尖瓣关闭不全分为轻度、中度和重度。半定量标准:反流局限于二尖瓣环附近为轻度,达到左房中部为中度,达到心房顶为重度。定量标准:轻度为射流面积 $<4cm^2$、每次搏动的反流量 $<30ml$、反流分数 $<30\%$;中度为射流面积 $4\sim8cm^2$、每次搏动的反流量 $30\sim59ml$、反流分数 $30\%\sim49\%$;重度为射流面积 $>8cm^2$、每次搏动的反流量 $>60ml$、反流分数 $>50\%$。

二尖瓣关闭时收缩期左室血流反流至左房,其反流量取决于反流面积、收缩时间、全身血管阻力、左房压和左室收缩末压,随着收缩期左室血流反流至左房,左房压力增高,肺静脉压被动向后升高;舒张期更多的血流由左房到左室,导致左室前负荷增加、左室容量及压力负荷过载。

急性二尖瓣关闭不全时左房容量突然增大,短期内左房顺应性难以相应增加,导致左房压过度增加,肺静脉压突然升高并被动性向后传递,导致肺泡 - 毛细血管膜破裂,产生可逆性急性肺泡水肿;同时左室前向射血量减少导致心输出量的急性下降,致组织器官灌注不足,进展为心原性休克。

慢性二尖瓣关闭不全时,慢性适应性改变包括左心房扩张和肺泡毛细血管重构伴胶原沉积,导致肺动脉高压,这是部分不可逆的过程。肺动脉高压诱导右心室压力过载,引起右心室肥厚和扩张,并导致继发性三尖瓣关闭不全,进一步损伤右心室功能。同时左室前负荷增加,左室扩张,左室偏心性肥厚。在稳定期,通过代偿机制可维持每搏输出量,但在血流动力学急性变化如急性冠脉综合征、高血压、心律失常、体液超载或肾功能恶化等情况下,代偿机制无法扭转血流动力学的改变,导致静息状态下每搏输出量下降,从而出现急性心力衰竭,甚至进展为心原性休克。

【临床表现】

急性重度二尖瓣关闭不全患者很快发生急性

左心衰竭,表现为静息性呼吸困难及端坐呼吸,活动耐量显著下降。进展至心原性休克后会有组织灌注不足的表现。慢性二尖瓣关闭不全多为慢性心力衰竭基础上的急性失代偿,表现为呼吸困难程度的加重及活动耐量的进一步下降,进展至晚期可出现右心衰竭的表现,在右心衰竭症状出现后,左心衰竭的症状会有所减轻。感染性心内膜炎合并二尖瓣关闭不全可出现混合性心原性休克,即心原性休克与感染性休克的组合。

【体格检查】

心尖区收缩期杂音是二尖瓣关闭不全的主要特征,可在心尖区闻及≥3/6 级收缩期吹风样杂音,腱索断裂时杂音可似海鸥鸣或乐音性,前叶损害为主者杂音向左腋下或左肩胛下传导,后叶损害为主者杂音向心底部传导。对于器质性二尖瓣关闭不全,心功能恶化时杂音减轻,心功能改善时杂音增强;对于相对性二尖瓣关闭不全,心功能改善及左室缩小时杂音可减轻。在严重的二尖瓣反流时,因舒张期大量血液通过二尖瓣口,导致相对性二尖瓣狭窄,故心尖区可闻及短促的舒张中期隆隆样杂音。

心尖搏动呈高动力型。急性二尖瓣关闭不全时无心脏腔室大小的变化,故心界无扩大。慢性二尖瓣关闭不全时心界向左下扩大,心尖搏动向左移位。

合并急性左心衰竭时双肺可闻及干、湿啰音;合并右心衰竭时可见颈静脉怒张、肝颈静脉回流征阳性、肝大及双下肢水肿。

对于 MR 合并急性心力衰竭 / 心原性休克的患者,须严密监测生命体征及血氧饱和度,快速识别呼吸窘迫。

【辅助检查】

1. BNP/NT-proBNP　心力衰竭指南已经明确了利尿钠肽在心力衰竭诊断和预后评估中的地位,但在非常紧急的情况下,利尿钠肽水平可能达不到诊断所定的阈值,因此在临床诊断和评估过程中应全面分析病情,并动态监测利尿钠肽水平以助于准确判断病情。

2. 动脉血气分析　血气分析可提供患者的酸碱代谢情况、氧分压及血氧饱和度等,指导维持内环境稳定的方案的制定和调整,如呼吸支持及肾脏替代治疗等。血气分析中的乳酸水平能帮助判断组织灌注情况,评估休克程度,并可通过监测其动态变化判断治疗的效果。

3. 监测神志状态及肝肾功能等以判断组织器官功能。

4. 心电图　急性二尖瓣关闭不全患者心电图可正常,有时可见窦性心动过速。慢性二尖瓣关闭不全多有左房增大,如为窦性心律,可见二尖瓣 P 波(P 波增宽且呈双峰状),且慢性二尖瓣关闭不全合并左房增大者多伴有房颤,心电图可呈房颤节律。慢性严重的二尖瓣关闭不全患者心电图可有左室肥厚及劳损的改变。

5. TTE　TTE 是评估二尖瓣关闭不全患者瓣膜情况、腔室大小及功能、肺动脉压力及瓣膜关闭不全发病机制的首选影像学检查方法。

6. TEE　用于心脏瓣膜介入术前评估,判断手术适应证。TEE 对于诊断瓣膜赘生物和感染性心内膜炎的其他影像学表现灵敏且特异。

7. 根据病情、年龄、身体状况评估是否需要完善冠状动脉检查。

8. PAC　对于 MR 合并急性心力衰竭,尤其是合并肺动脉高压和 / 或右心功能不全的患者、恶化为心原性休克的患者、计划进行机械循环支持的患者,或合并呼吸窘迫综合征或脓毒症的患者,可考虑使用肺动脉导管监测,以指导容量管理、药物使用(正性肌力药、血管加压药)、机械循环支持,并监测患者对这些干预措施的反应,从而指导进一步诊治。

【治疗】

(一)MR 合并急性心力衰竭 / 心原性休克的救治是心脏团队合作下实现的个体化的分期管理

1. 诊断和评估　包括瓣膜病严重程度的评估、急性心力衰竭临床表型的识别和患者预后的评估。

2. 稳定病情和动态评估　包括药物治疗、短期机械辅助及维持组织器官灌注等治疗,治疗的同时动态评估病情。

3. 确定瓣膜治疗方案　①外科瓣膜手术治

疗；②经皮瓣膜介入治疗；③由于操作风险非常高、有严重合并症或干预无效而禁止干预的情况下，药物治疗可作为目标治疗；④尽管接受了静脉药物治疗 ± 机械循环支持，但不适合瓣膜干预的症状严重的患者应接受心脏移植和左心室辅助装置植入评估。

4. 干预后的治疗和维护。

关于 MR 合并急性心力衰竭/心原性休克的治疗应该考虑三种可能的情况。第一，如果没有紧急干预指征，药物治疗应作为延迟或择期干预的过渡治疗，若因合并症而禁忌干预治疗时，药物治疗可能成为终点治疗，这类病例往往预后不良。第二，对于内科治疗无效的急性心力衰竭或心原性休克患者，当 MR 是立即危及生命的血流动力学恶化的主要因素时，需要紧急/急诊干预。第三，早期使用经皮机械循环支持可能有助于患者做出延迟二尖瓣手术、左心室辅助装置和/或心脏移植的决定。

（二）药物治疗

在 MR 合并急性心力衰竭/心原性休克的救治中，药物治疗发挥以下几方面的作用：①瓣膜紧急干预前紧急纠正血流动力学紊乱、帮助稳定病情；②作为延迟或择期干预的过渡治疗；③决定行左心室辅助装置和/或心脏移植前的过渡治疗；④有干预禁忌而不能接受干预治疗患者的终点治疗。

1. 利尿剂　静脉滴注利尿剂以减少肺淤血、减轻肺水肿。

2. 血管扩张剂　血管扩张剂是 MR 合并急性心力衰竭（不包括低血压患者）患者的一线用药，可以帮助改善急性血流动力学紊乱，降低主动脉压力，减少左室后负荷，引导血流远离左室 - 左房通路，减少二尖瓣反流量，增加左室 - 主动脉通道的正向输出。

3. 正性肌力药　对于低血压状态或低灌注状态的患者，使用正性肌力药物（多巴酚丁胺）和同时具有强心扩管作用的药物（米力农）可增加心输出量。对于合并急性心力衰竭的继发性二尖瓣关闭不全的患者，左西孟旦可显著改善心脏收缩和舒张功能，降低二尖瓣反流程度，尤其对已经使用 β 受体阻滞剂的患者和肺动脉高压和/或右

心室功能不全的患者特别有用。

（三）机械通气

对于合并急性心力衰竭的二尖瓣关闭不全患者，评估呼吸状态并予及时、有效的氧疗及机械通气至关重要。对于低氧血症（SaO_2<90% 或 PaO_2<60mmHg）的患者须给予氧疗，可先予以鼻导管吸氧，氧流量从 1~2L/min 起始，根据动脉血气结果可增加到 4~6L/min，若患者合并呼吸性碱中毒，可予以面罩吸氧。若常规的氧疗效果不佳或患者出现呼吸频率 >25 次/min、SpO_2<90%，或出现二氧化碳潴留、高碳酸血症时尽早 NIPPV 以改善氧合，以减轻呼吸困难，降低呼吸功，缓解呼吸肌疲劳，减少气管插管的需要。若经积极治疗后病情仍继续恶化，出现意识障碍、呼吸节律异常、呼吸频率高达 35~40 次/min 或低至 6~8 次/min，或自主呼吸微弱或消失、$PaCO_2$ 进行性升高或 pH 动态性下降、不能耐受 NIPPV 或存在 NIPPV 治疗禁忌证者，应及时气管插管，予以 IPPV。有创通气的胸内正压可能导致急性心力衰竭/休克患者血压下降或低血压进一步恶化，在气管插管及机械辅助时须严密监测及维护循环稳定。

（四）机械循环辅助

机械辅助用于以下几种情况：①瓣膜手术前的过渡（如腱索断裂等）；②瓣膜功能恢复前的辅助（如急性心肌炎的 MR）；③长期机械辅助及心脏移植前的过渡（如进展的难治性心力衰竭）。

1. 主动脉内球囊反搏（intraaortic balloon pumping，IABP）　IABP 可以减少左室后负荷、增加输出量，减少二尖瓣反流；同时 IABP 可增加平均动脉压，维持循环，保证重要脏器灌注。

2. Impella　通过叶轮旋转辅助心脏的前向血流，增加了心输出量，增加外周组织灌注。在 MR 合并心原性休克时 Impella 可单独或与 ECMO 联用（即 ECPella）。

3. ECMO　ECMO 可以保证组织器官的灌注与氧合，但因 ECMO 增加左室后负荷，左室内的压力和容量增加，使左室扩张，从而导致二尖瓣关闭不全恶化，故较少单独使用（如单独使用，可选择 LA VA-ECMO 模式）。在 MR 合并心原性休克时，如果在 IABP、Impella 支持下循环仍不稳定，可考虑联合 ECMO 治疗（VA-ECMO 模式），

为进一步治疗创造机会,辅助期间仍须严密监测左心负荷的问题。

（五）瓣膜外科手术及介入治疗

手术治疗 MR 对缓解心力衰竭、纠正休克至关重要,目前外科手术包括二尖瓣置换术和二尖瓣修补术;内科介入治疗为经导管二尖瓣夹合术,又称经导管缘对缘修复术（transcatheter edge-to-edge repair, TEER）,也是常用的治疗手段,经皮二尖瓣瓣环成形术仍处于研究阶段。

急性二尖瓣关闭不全合并急性心力衰竭、心原性休克的死亡风险高,须行紧急或急诊手术,虽然与二尖瓣关闭不全的择期手术相比,紧急/急诊手术死亡率较高,但保守治疗的死亡率更高,故应积极手术治疗,急性腱索断裂或乳头肌断裂更需要急诊或紧急手术治疗。对于患者有手术禁忌或不能耐受手术,可考虑内科介入治疗（TEER）。活动性的感染心内膜炎（自体瓣膜或人工瓣膜）常导致严重的瓣膜病变或功能障碍,对于感染性心内膜炎并发 MR 且出现急性心力衰竭/心原性休克时应行紧急外科瓣膜手术治疗。对于重度慢性二尖瓣关闭不全出现急性心力衰竭（包括慢性心力衰竭失代偿）、心原性休克的患者,如通过内科治疗无法纠正休克及缓解心力衰竭,可采取外科手术或 TEER 治疗。但对于急性功能性二尖瓣关闭不全患者（如急性冠脉综合征合并乳头肌功能异常）,可采取稳定血流动力学、缓解症状、处理原发病等措施,如治疗有效、病情稳定,可考虑择期评估手术的必要性（一般在急性心肌梗死 4~8 周后再次评估）。如内科积极治疗无效,则应积极手术治疗。对于严重左室功能障碍,无法采取外科手术或介入手术的患者,可考虑心脏移植或左室辅助装置治疗。

二、实用技巧

【 TEER 】

借鉴外科缘对缘二尖瓣修复术,采用二尖瓣夹合装置,经股静脉（或心尖）途径,在 TEE 及 X 线造影机引导下夹住二尖瓣反流区的前、后瓣叶并使之接合,使收缩期二尖瓣瓣叶的间隙减少或消失,而舒张期瓣口由大的单孔变成小的双孔或

多孔,从而减少 MR。TEER 因其创伤小、恢复快的特点,成为了治疗 MR 的一种新选择。其适应证如下。

原发性 MR 患者需同时满足:①MR 量中重度及以上;②有临床症状,或无临床症状但左心室射血分数（left ventricular ejection fraction, LVEF）≤60% 或左心室收缩末期内径（left ventricular end-systolic diameter, LVESD）≥40mm;③外科手术高危或无法行外科手术,且术前需要经心脏团队充分评估;④预期寿命 >1 年;⑤解剖结构适合行 TEER。

继发性 MR 患者需同时满足:①中重度及以上 MR;②经优化药物治疗或心脏再同步化治疗（cardiac resynchronization therapy, CRT）等器械辅助治疗仍有心力衰竭症状（NYHA 分级 III/IV 级）;③超声心动图测得 LVEF 为 20%~50%,LVESD≤70mm;④肺动脉收缩压≤70mmHg;⑤预期寿命 >1 年;⑥解剖结构适合行 TEER。

三、研究进展

【 The COAPT Trial 研究 】

1. 背景　导管缘对缘修复术（TEER）对心力衰竭和严重继发性二尖瓣反流患者住院率和预后影响的影响尚不清楚。COAPT 试验是 MitraClip 经皮治疗心力衰竭伴有功能性二尖瓣反流患者的心血管结局评估。

2. 目的　本研究旨在评估 MitraClip 经皮边缘到边缘修复系统对致死性和非致死性住院治疗的影响,以及它们与试验中死亡率的关系。

3. 方法　将合并严重继发性二尖瓣反流的心力衰竭（$n=614$）患者随机分为 TEER 联合指导药物治疗（guideline-directed medical therapy, GDMT）组和单独 GDMT 组。如果住院期间发生死亡,则住院被分类为致命;如果患者存活直至出院,则住院被分类为非致命。

4. 结果　在 2 年时,与单独 GDMT 相比,TEER 治疗导致任何心力衰竭住院（heart failure hospitalization, HFH）的首次事件发生时间较低（34.8% vs. 56.4%, $HR=0.51$, 95%CI 0.39~0.66）和致死性 HFH（6.5% vs. 12.6%, $HR=0.47$, 95%CI

0.26~0.85）。TEER 还导致全因非致死性和致死性住院率降低。在 2 年的随访期间,接受 TEER 治疗的患者比单独接受 GDMT 治疗的患者平均多存活 2 个月[（581±27）天 *vs.*（519±26）天, *P*=0.002]。所有 HFH（调整后 *HR*=6.37,95%*CI* 4.63~8.78）和非致死性 HFH（校正 *HR*=1.78, 95%*CI* 1.27~2.49）与 TEER 组和 GDMT 组 2 年死亡率的增加一致独立相关（$P_{interaction}$ 分别为 0.34 和 0.39）。

5. 结论　在 COAPT 试验中,与单独 GDMT 相比,接受 TEER 和经皮缘对缘修复术的严重继发性二尖瓣关闭不全合并心衰患者的 2 年致死性和非致死性全因住院率和 HFH 较低,并且存活和出院时间更长。无论治疗方式如何,HFH 与死亡率密切相关。

四、实战病例

【急性下壁心肌梗死合并二尖瓣后叶腱索断裂、二尖瓣脱垂出现心原性休克救治】

1. 摘要　急性下壁心肌梗死合并二尖瓣后叶腱索断裂、二尖瓣脱垂（重度二尖瓣关闭不全）,心原性休克,经呼吸机辅助、IABP 支持及药物治疗,病情仍不稳定,加用 VA-ECMO 辅助。

在呼吸机、IABP+ECMO 辅助下冠状动脉造影明确梗死血管为回旋支,紧急行冠状动脉旁路移植术及二尖瓣置换术,最终救治成功。

2. 病例介绍　患者男性,63 岁,因"心前区不适 9 天,加重 1 天"入院。患者于 9 天前开始活动时出现胸痛症状,位于胸骨后,呈闷痛,休息 3~5 分钟后症状缓解,未就诊。1 天前胸痛症状再发,位于胸骨后,呈压榨样,持续不缓解,并伴有喘憋、不能平卧,为诊治来笔者所在医院。既往高血压病史 5 年,最高血压 180/100mmHg,服用"硝苯地平控释片"30mg、每日 1 次,平素血压 140/90mmHg 左右;糖尿病病史 5 年余,口服二甲双胍治疗,未监测血糖;高脂血症病史 5 年,间断服用他汀类药物。4 年前患急性脑梗死,无明确的脑梗死后遗症。

入院查体:半卧位,喘憋貌,皮肤湿冷,血压 80/50mmHg,脉搏 110 次/min,呼吸 30 次/min,经皮血氧饱和度 85%。双肺呼吸音粗,双肺可闻及湿啰音。心率 110 次/min,律齐,心音低,心尖部及胸骨左缘 3~4 肋间可闻及 3/6 级收缩期杂音。腹软,双下肢无水肿。

心电图（图 5-3-7）:窦性心律,肢导联低电压,Ⅲ、aVF 导联可见 Q 波。

胸部 X 线检查（图 5-3-8）:肺水肿。

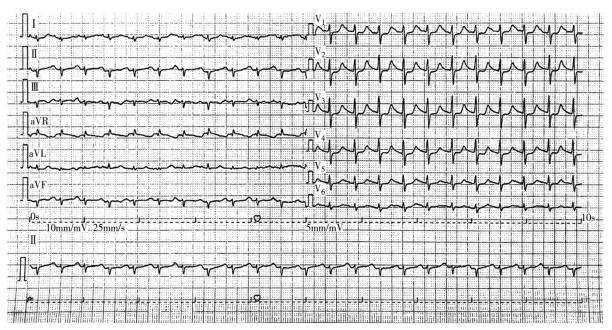

图 5-3-7　心电图

心电图示窦性心律,肢导联低电压,Ⅲ、aVF 导联可见 Q 波。

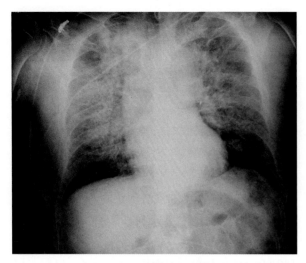

图 5-3-8 胸部 X 线检查
胸部 X 线检查提示肺水肿。

超声心动图：二尖瓣后叶 P1、P2 区呈连枷样瓣叶改变，其上可见 3mm 飘带样回声附着，考虑为断裂腱索。CDFI：二尖瓣房侧见大量偏心性反流信号沿房壁行走，血流汇聚半径 10mm，VC 6.7mm。

该患者诊断为"急性下壁心肌梗死，二尖瓣脱垂，急性重度二尖瓣关闭不全，心原性休克"。心脏内科中心、心脏外科中心联合讨论，认为患者为急性心肌梗死合并二尖瓣脱垂、急性重度二尖瓣关闭不全、心原性休克，应紧急外科手术治疗（拟在杂交手术室完成冠状动脉造影及外科手术）。术前在 CCU 行必要术前准备的治疗方案，首先给予血管活性药物、静脉利尿剂、无创呼吸机辅助、IABP 等治疗。但患者病情仍不稳定，表现为在无创呼吸机辅助下，经皮血氧饱和度只能达到 90% 左右，呼吸频率仍在 30 次 /min 以上，患者难以配合无创呼吸机；循环仍不稳定，血压在 85/50mmHg，心率 130 次 /min，调整为气管插管、有创呼吸机辅助、并植入 VA-ECMO。在杂交手术室行冠状动脉造影（视频 5-3-1）示左主干未见狭窄，前降支近段至中段狭窄 60%，回旋支近段至远段弥漫性病变，狭窄最重 95%，右冠中段至远段狭窄 70%。给予冠状动脉旁路移植术 + 二尖瓣置换术，术后恢复良好，病情好转出院。

3. 病例特点 急性下壁心肌梗死合并二尖瓣后叶腱索断裂导致急性重度二尖瓣关闭不全，病情迅速进展为心原性休克，在呼吸机辅助、

视频 5-3-1 急性心肌梗死合并二尖瓣脱垂、急性重度二尖瓣关闭不全、心原性休克冠状动脉造影术中影像
A. 前降支近段至中段弥漫病变，狭窄 60%；回旋支近段至远段弥漫病变，狭窄 95%。B. 回旋支近段至远段弥漫病变，狭窄 95%。C. 左主干无异常。D. 右冠中段至远段弥漫病变，狭窄 70%。

IABP 及药物治疗下，患者病情仍不稳定、循环难以维持，立即联合使用 VA-ECMO，于杂交手术室行冠状动脉造影，紧急行冠状动脉旁路移植术及二尖瓣修补术，最终抢救成功，患者病情好转出院。

4. 诊治要点和难点与治疗体会

（1）对于急性重度 MR 合并急性左心衰或心原性休克，病情极其凶险，应积极外科手术治疗。但围手术期常需循环辅助、呼吸辅助等桥接措施。IABP 可快速植入，方便易行，可减少左室后负荷、增加输出量，减少二尖瓣反流，同时增加平均动脉压，维持循环。但 IABP 对于心输出量的增加有限，而 ECMO 可以进一步维持循环稳定，改善组织器官灌注及氧合，当药物及 IABP 治疗无效时可联合 ECMO 等措施，为进一步的抢救治疗创造机会和条件。

（2）急性二尖瓣腱索断裂导致的急性重度 MR 引起急性左心衰竭，可快速进展至心原性休克，通常难以代偿，需要紧急行瓣膜手术。

（魏小红）

参考文献

[1] ANANTHAKRISHNA PILLAI A, RAMASAMY C, GOUSY S, et al. Outcomes following balloon mitral valvuloplasty in pregnant females with mitral stenosis and significant sub valve disease with severe decompensated heart failure [J]. J Interv Cardiol, 2018, 31 (4): 525-531.

[2] VAHANIAN A, BEYERSDORF F, PRAZ F, et al. 2021 ESC/EACTS Guidelines for the management of valvular heart disease [J]. Eur Heart J, 2022, 43 (7): 561-632.

[3] MASIP J, PEACOCK W F, PRICE S, et al. Indications and practical approach to noninvasive ventilation in

acute heart failure［J］. Eur Heart J, 2018, 39（1）: 17-25.

［4］中国医师协会急诊医师分会, 中国医疗保健国际交流促进会. 急诊临床实践专家共识（2018）［J］. 中华急诊医学杂志, 2019, 28（1）: 14-24.

［5］中国医疗保健国际交流促进会急诊医学分会, 中华医学会急诊医学分会, 中国医师协会急诊医师分会, 等. 急性心力衰竭中国急诊管理指南（2022）［J］. 中华急诊医学杂志, 2022, 31（8）: 1016-1041.

［6］中华医学会心血管病分会结构性心脏病学组, 中国医师协会心血管内科医师分会. 中国经皮球囊二尖瓣成形术指南 2016［J］. 中华医学杂志, 2016, 96（36）: 2854-2863.

［7］PERLOWSKI A, FELDMAN T. Percutaneous mitral valve interventions［J］. Interv Cardiol Clin, 2013, 2（1）: 203-224.

［8］LOKHANDWALA Y Y, BANKER D, VORA A M, et al. Emergent balloon mitral valvotomy in patients presenting with cardiac arrest, cardiogenic shock or refractory pulmonary edema［J］. J Am Coll Cardiol, 1998, 32（1）: 154-158.

［9］OTTO C M, NISHIMURA R A, BONOW R O, et al. 2020 ACC/AHA Guideline for the management of patients with valvular heart disease: A report of the American College of Cardiology/ American Heart Association Joint Committee on Clinical Practice Guidelines［J］. Circulation, 2021, 143（5）: e72-e227.

［10］ACHKOUTY G, AMABILE N, ZANNIS K, et al. Transcatheter aortic valve replacement for severe aortic regurgitation with acute refractory cardiogenic shock［J］. Can J Cardiol, 2018, 34（3）: 342. e5-342. e7.

［11］D'ARCY J L, COFFEY S, LOUDON M A, et al. Large-scale community echocardiographic screening reveals a major burden of undiagnosed valvular heart disease in older people: The OxVALVE Population Cohort Study［J］. Eur Heart J, 2016, 37（47）: 3515-3522.

［12］DZIADZKO V, DZIADZKO M, MEDINA-INOJOSA J R, et al. Causes and mechanisms of isolated mitral regurgitation in the community: clinical context and outcome［J］. Eur Heart J, 2019, 40（27）: 2194-2202.

［13］CHIONCEL O, MEBAZAA A, HARJOLA V P, et al. ESC Heart Failure Long-Term Registry Investigators. Clinical phenotypes and outcome of patients hospitalized for acute heart failure: The ESC Heart Failure Long-Term Registry［J］. Eur J Heart Fail, 2017, 19（10）: 1242-1254.

［14］PAGNESI M, ADAMO M, SAMA I E, et al. Impact of mitral regurgitation in patients with worsening heart failure: Insights from BIOSTAT-CHF［J］. Eur J Heart Fail, 2021, 23（10）: 1750-1758.

［15］ARORA S, SIVARAJ K, HENDRICKSON M, et al. Prevalence and prognostic significance of mitral regurgitation in acute decompensated heart failure: The ARIC study［J］. JACC Heart Fail, 2021, 9（3）: 179-189.

［16］中华医学会心血管病学分会. 经导管二尖瓣缘对缘修复术的中国专家共识［J］. 中华心血管病杂志, 2022, 50（9）: 853-863.

［17］MAGNE J, PIBAROT P, SENGUPTA P P, et al. Pulmonary hypertension in valvular disease: A comprehensive review on pathophysiology to therapy from the HAVEC Group［J］. JACC Cardiovasc Imaging, 2015, 8（1）: 83-99.

［18］THUNY F, GRISOLI D, COLLART F, et al. Management of infective endocarditis: Challenges and perspectives［J］. Lancet, 2012, 379（9819）: 965-975.

［19］ÖZKAN M, GÜNDÜZ S, GÜNER A, et al. Thrombolysis or surgery in patients with obstructive mechanical valve thrombosis: The multicenter HATTUSHA study［J］. J Am Coll Cardiol, 2022, 79（10）: 977-989.

［20］MAHESHWARI V, BARR B, SRIVASTAVA M. Acute valvular heart disease［J］. Cardiol Clin, 2018, 36（1）: 115-127.

［21］JENTZER J C, TERNUS B, ELEID M, et al. Structural heart disease emergencies［J］. J Intensive Care Med, 2021, 36（9）: 975-988.

［22］BRANZI G, MALFATTO G, VILLANI A, et al. Acute effects of levosimendan on mitral regurgitation and diastolic function in patients with advanced chronic heart failure［J］. J Cardiovasc Med（Hagerstown）, 2010, 11（9）: 662-668.

［23］中国医师协会超声分会超声心动图专业委员会, 中华医学会超声医学分会超声心动图学组, 中华医学会心血管病分结构性心脏病学组, 等. 二尖瓣反流介入治疗的超声心动图评价中国专家共识［J］. 中国介入心脏病学杂志, 2019, 27（1）: 6-12.

［24］GIUSTINO G, CAMAJ A, KAPADIA S R, et al. Hospitalizations and mortality in patients with secondary mitral regurgitation and heart failure：The COAPT Trial［J］. J Am Coll Cardiol，2022，80（20）：1857-1868.

第4节 高血压急症合并急性左心衰竭

高血压急症的核心是急剧升高的血压伴有靶器官损伤，是一组以短时间内血压严重升高（通常收缩压 >180mmHg 和/或舒张压 >120mmHg），并伴有高血压相关靶器官损害，或器官原有功能受损进行性加重为特征的临床综合征。若收缩压≥220mmHg 和/或舒张压≥140mmHg，则无论有无症状都应视为高血压急症。因此，高血压急症需要快速并谨慎地降压。

一、知识要点

【流行病学】

在中国，年龄≥18 岁成人高血压患病率约为27.9%，其中有 1%~2% 发生高血压急症，在高血压急症中，急性心力衰竭、肺水肿占比最高，发生率为 24.1%。

而在欧洲，急诊就诊的患者中高血压急症的发生率为 0.5%，这个比例 20 年没有变化。其中，靶器官损害以心力衰竭、心肌梗死和卒中最为常见，其次是颅内出血和主动脉夹层。

【高血压急症的发病机制】

高血压急症的机制为多种神经体液因素及病理生理机制参与并相互影响所造成的全身小动脉收缩痉挛，导致动脉血压突然急剧升高，引起器官损伤，并形成恶性循环。主要包括：

1. 全身的小血管收缩 可以引起压力性多尿，从而导致循环血容量减少，进而反射性使RAAS 进一步激活，全身和局部缩血管物质及促炎症介质进一步持续增加，加重病理损伤。

2. 急剧升高的血压造成的高剪切力 可导致内皮细胞受损，小动脉纤维素样坏死，引发器官缺血，继而血管活性物质进一步释放，造成恶性循环。

3. 痉挛的小动脉 无法发挥调节作用，使自身调节能力失效。

4. 内皮受损 可同时造成凝血激活、血小板激活，以及纤维蛋白形成，从而导致血栓形成。

5. 高血压急症可能还涉及免疫系统的异常。

以上机制的综合作用均引起微循环的损害，导致靶器官功能损害，出现各种临床表现（图 5-4-1）。

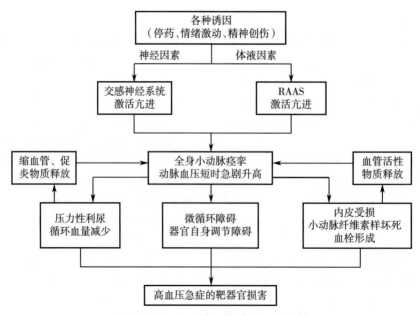

图 5-4-1 高血压急症的病理生理机制

【高血压急症引起的靶器官损伤】

急性高血压介导的损伤的关键靶器官是心脏、视网膜、脑、肾脏和大动脉。靶器官损伤的类型是选择治疗的主要因素（图5-4-2）。

1. 高血压急症伴心力衰竭 高血压性急性左心衰是由多种的病理生理机制共同导致的。

（1）心肌和血管系统不适应慢性高血压所引起变化，导致系统对压力、容积和交感神经张力的变化极为敏感。

（2）在压力负荷增加的情况下，左心室发生结构性的肥厚性重构。同时作为慢性高血压的神经激素激活反应，心肌变得更加纤维化。这两种结构变化最终导致心室顺应性功能下降。

（3）高血压导致的平滑肌细胞的肥大和胶原蛋白的沉积使血管的柔顺性下降，并导致大动脉和外周小动脉的结构紊乱，导致高血压患者的血管系统与心室系统的功能分离。

（4）外周小动脉阻力会增加了心室射血的阻力，而动脉为适应高压力进一步硬化。增加心室射血的阻力。因此，左心室压力增加，肺静脉血流向心脏回流受阻。

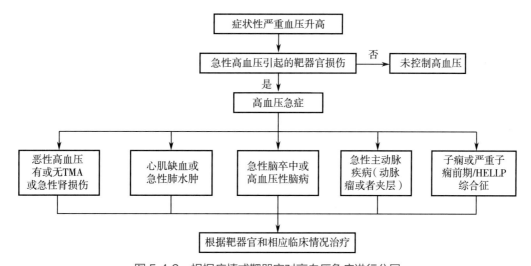

图 5-4-2 根据病情或靶器官对高血压急症进行分层

HELLP 综合征，妊娠期高血压的表现之一，表现为溶血，肝酶升高，血小板降低；TMA，血栓性微血管病。

（5）交感神经兴奋是另一个关键的病理生理过程，是慢性高血压控制不良的结果。外周和中枢压力感受器对血压升高变得耐受，主动脉压力反射变得迟钝。肾上腺素能张力的持续升高使心室和血管功能的不适应改变成为永久化。

（6）高血压性急性左心衰的主要病理生理紊乱是血管再分布。在静息状态下，近25%总血容量存在于内脏静脉的功能性储存库中。对内脏静脉的交感刺激导致明显的静脉收缩，并迅速动员高达800ml的血液进入体循环。突然增加的前负荷导致室壁张力和心脏充盈压力进一步增加。而外周动脉血管收缩同时增加后负荷，导致进一步的心功能障碍。最终的结果是大量血液进入肺循环，并导致肺充血（图5-4-3）。

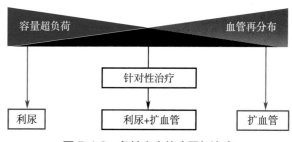

图 5-4-3 急性心衰的病因与治疗

2. 高血压脑病 当血压明显升高，大脑的自动调节不能防止颅内压升高，可能导致脑水肿，特别是在大脑后部区域，交感神经支配不太明显，导致降低血压的效果较差。高血压脑病的组织病理学改变包括脑水肿、显微镜下出血和梗死。

3. 高血压性视网膜病变 高血压造成视网膜异常与恶性高血压有关。视网膜病变包括火焰状出血,棉絮斑点(Ⅲ级)伴有或不伴有乳头状水肿(Ⅳ级)。这些视网膜异常在正常人群中很少见。如果两者同时存在则具有高度特异性。因为Ⅲ级和Ⅳ级高血压视网膜病变具有相同的病理生理学背景,并有相同的预后,应该按照患者有或没有晚期视网膜病变的患者进行危险分层。在急诊科就诊的晚期高血压视网膜病变患者及疑似高血压的急诊患者,一般肾素 - 血管紧张素水平更高,高血压的靶器官损伤数目更多。

4. 血栓性微血管病变　高血压和血管紧张素Ⅱ都与促炎和促凝途径的激活有关。内皮脱离是高血压微血管病的病理标志之一,被认为是由高剪切力引起的。随后血液暴露于内皮下层导致凝血活化、血小板活化和纤维蛋白网络的形成。这些导致:①形成富含血小板的血栓阻塞微循环;②纤维蛋白网络内红细胞的捕获和破坏导致血小板消耗和血管内溶血。

【高血压急症的诱因】

1. 停用降压药或未按医嘱服用降压药(最常见原因)。

2. 服用影响降压药代谢的药物,比如非甾体抗炎药、类固醇、免疫抑制剂、抗血管生成药、胃黏膜保护剂等。

3. 服用拟交感毒性物质(可卡因、麦角酸二乙酰胺、苯丙胺)。

4. 遭遇严重外伤、手术。

5. 情绪激动、精神紧张、惊恐发作等。

6. 对伴随的危险因素,比如吸烟、肥胖、血脂异常和糖尿病等控制不佳。

【在临床诊疗过程中还需要考虑继发性高血压的病因】

包括嗜铬细胞瘤、肾脏疾病、肾动脉狭窄等。

【高血压急症合并急性心衰临床表现】

血压升高(通常收缩压 >180mmHg 和 / 或舒张压 >120mmHg)同时出现咳嗽、胸闷、阵发性呼吸困难或端坐呼吸,病情加重可表现为严重呼吸困难,频率可达 30~40 次 /min,烦躁不安伴大汗,咳粉红色泡沫样痰,严重者意识不清甚至休克。

【体格检查】

患者多有恐惧,面色青灰,口唇发绀,呈强迫端坐位呼吸,四肢厥冷。听诊可闻及心率明显加快,两肺布满湿啰音,心尖部第一心音减弱,出现第三心音奔马律。

【高血压急症的评估】

(一)原则

1. 需要快速识别、快速诊断。

2. 首先稳定生命体征。

3. 尽快完成病情评估。

4. 立即降低血压以避免进行性器官衰竭的发生。

临床评估需要通过病史及症状采集、体格检查及辅助检查来共同完成。而且应该进一步完成危险评估、危重症患者的评估和多学科整体评估。

(二)临床评估

1. 症状及病史采集　高血压急症的评估应主要评估是否有胸痛、急性呼吸困难、神经系统症状、头痛、视力障碍这五大主要症状,同时亦应询问有无阵发性头痛、心悸、阵发性肌无力和痉挛等继发性高血压的症状,并观察是否面色苍白。

病史采集应关注心血管病危险因素及既往病史,包括心血管、肾脏、神经系统疾病,如有高血压病史,应询问高血压的病因、持续时间、严重程度、合并症、药物使用情况及平时血压控制情况,尤其需要询问前述引起此次血压急剧升高的诱因,如突然停止降压治疗或更改药物剂量、特殊用药史等。

2. 体格检查　体格检查应重点关注心血管系统、神经系统及眼底检查。

(1)在保证患者安全的前提下,血压应重复多次测量,同时评估患者容量状态。

(2)测量四肢血压,四肢血压明显不同可见于主动脉夹层、主动脉缩窄或大动脉炎等。

(3)循环系统查体侧重于有无心力衰竭的判定,如颈静脉怒张、双肺湿啰音、病理性第三心音或奔马律等。

(4)神经系统查体侧重评估意识状态、脑膜刺激征、四肢感觉及运动功能、视野改变及病理征等。

（5）眼底镜检查发现新发的出血、渗出、视盘水肿均提示高血压急症可能。有研究建议每位疑似高血压急症的患者都应进行眼底镜检查。

3. 辅助检查　辅助检查的目的在于进一步确认高血压介导的器官损伤（hypertension-mediated organ damage，HMOD）是否存在、种类及损害程度。需要指出的是，对患者靶器官损伤的评估应动态进行，必要时复查相关项目。此外，在恶性高血压患者中，有 20%~40% 存在继发性高血压的病因，建议进行适当的诊断检查以排除继发性高血压。

（1）推荐的常规检查：①包括血常规、尿常规、血液生化（肝肾功能、电解质）、凝血功能、D- 二聚体、心电图等；②依据病情及初步判断可选择的检查，包括心肌损伤标志物、心肌酶学、血利尿钠肽（BNP 或 NT-proBNP）、血气分析、尿蛋白定量；③超声心动图、胸部 X 线、胸腹部 CT/CT 血管成像（CT angiography，CTA）、头颅 CT/ 磁共振成像（magnetic resonance imaging，MRI）、肾上腺 CT/MRI；④血尿儿茶酚胺、卧立位肾素、血管紧张素Ⅱ和醛固酮等检查。

（2）危险评估：①基础血压值及血压升高的幅度，用于评估对 HMOD 的风险；②急性血压升高的速度和持续时间与病情严重程度相关，血压缓慢升高和 / 或持续时间短提示病情较轻，反之则较重；③影响短期预后的脏器损伤表现，包括肺水肿、胸痛、抽搐及神经系统功能障碍等。通过上述①②两项指标的评估相比于当前血压的绝对值而言更可靠，通过以上三项的评估可对高血压急症患者的病情严重程度、治疗方案及策略、预后情况做出初步判断。

多学科综合评估主要涉及这部分的危重症患者的评估，因为高血压急症患者有可能出现多种靶器官损害，不同的靶器官损害有不同的评估工具。涉及不同的学科，可以考虑相应的评分标准。比如意识障碍可应用格拉斯哥昏迷评分（Glasgow Coma Score，GCS）、急性生理和慢性健康状况评分Ⅱ（Acute Physiology And Chronichealth Evaluation Ⅱ，APACHE Ⅱ），涉及多种脏器受损的应用多器官障碍综合征（multiple organ dysfunction syndrome，MODS）评分等。

【高血压急症的降压原则及降压目标】

高血压急症的血压控制并非越快越好，也并非越低越好，需要在对患者充分评估的基础上，制定个体化的治疗方案，有节奏有目标地降低血压，同时针对不同合并症细化并个体化治疗。

（一）高血压急症早期降压原则

1. 初始阶段（1 小时）血压控制目标为平均动脉压（mean arterial pressure，MAP）的降低幅度不超过治疗前水平的 25%，但应根据患者基础血压及 HMOD 程度决定。

2. 在随后的 2~6 小时将血压降至较安全水平，一般为 160/100mmHg 左右，但需要根据不同疾病的降压目标和降压速度进行后续血压管理。

3. 当病情稳定后，24~48 小时血压逐渐降至正常水平。

（二）高血压急症的降压药选择

在选择药物时，应根据血压水平高低，不同的靶器官损害情况进行药物筛选。高血压急症治疗初期不宜使用强效利尿降压药，除非有心力衰竭或明显的体液容量负荷过度，因为多数高血压急症时交感神经系统和 RAAS 过度激活，外周血管阻力明显升高，患者体内循环血容量减少，强效利尿会进一步减少血容量。

药物选择时应遵循迅速平稳降压、控制性降压、合理选择降压药的原则，根据不同类型特点单用一种或者联合使用静脉降压药控制性降压。其中拉贝洛尔和尼卡地平可以安全地用于所有高血压急症，并且应作为医院常备药物。而硝酸甘油和硝普钠特别适用于心脏和主动脉损害的高血压急症。

常用静脉降压药物的使用方法见表 5-4-1。

【高血压急症合并急性心力衰竭的治疗】

急性心力衰竭最常表现为急性左心功能不全并伴有心源性肺水肿。大部分急性心力衰竭患者血压往往升高（收缩压 >140mmHg），少部分患者血压正常或降低。

急性心力衰竭发作时降低心脏前负荷、后负

表 5-4-1　常用静脉降压药物的使用方法

药物	剂量	起效时间	持续时间	不良反应
硝普钠	0.25~10μg/（kg·min）静脉注射	立刻	2~10min	低血压，心动过速、头痛、肌肉痉挛。连续使用超过 48~72h，须每天测定血浆中氰化物或硫氰酸盐，以防氰化物中毒
硝酸甘油	5~100μg/min 静脉注射	2~5min	5~10min	头痛、呕吐
尼卡地平	持续静脉注射，起始剂量 5mg/h，5~15mg/h，每 15~30min 增加 2.5mg/h，直至达到目标血压，达标后可降至 3mg/h	立刻	30~40min	头痛、反射性心动过速
艾司洛尔	250~500μg/kg 静脉注射，然后 50~300μg/（kg·min）静脉滴注	1~2min	10~20min	低血压、恶心
拉贝洛尔	20~80mg 静脉注射，然后 0.5~2.0mg/min 静脉滴注	5~10min	3~6h	恶心、呕吐、头麻、支气管痉挛、传导阻滞、体位性低血压
酚妥拉明	2.5~5mg 静脉注射（诊断嗜铬细胞瘤及治疗其所致的高血压发作，包括手术切除时出现的高血压）	1~2min	10~30min	心动过速、头痛、潮红
乌拉地尔	10~50mg 静脉注射，然后 6~24mg/h	5min	2~8h	低血压、头晕、恶心、疲倦
地尔硫䓬	5~10mg 静脉注射，5~15μg/（kg·min）泵入	5min	30min	心动过缓、房室传导阻滞、低血压、心力衰竭、外周水肿、头痛、便秘、肝毒性
肼屈嗪	10~20mg 静脉注射 10~40mg 肌内注射	10~20min 20~30min	1~4h 4~6h	心动过速、潮红、头痛、呕吐、心绞痛加重
硫酸镁	5g 稀释至 20ml，静脉慢推 5min，继以 1~2g/h 维持或 5g 稀释至 20ml，每 4 小时 1 次深部肌内注射，总量 25~30g/d（妊娠高血压、严重先兆子痫）			当尿量 <600ml/d、呼吸 <16 次 /min、腱反射消失时应及时停药

荷降低，减轻心脏负担是治疗关键所在。合并血压升高时应尽快降压，但在初始 1 小时内平均动脉压（mean arterial pressure，MAP）的降低幅度不超过治疗前水平的 25%，目标收缩压降至 <140mmHg，为保证冠状动脉灌注血压，血压应不低于 120/70mmHg。

药物方面优先考虑静脉给予袢利尿剂和血管扩张剂是治疗的关键，高血压急症发生严重心力衰竭时建议应用硝普钠扩张血管。如果硝普钠有禁忌，可以选择硝酸甘油或乌拉地尔，硝酸甘油可能需要更高剂量（>200mg/min）才能达到预期降压效果，而乌拉地尔的降压效果更好，可改善动脉血氧含量。

因此，总结高血压合并急性心力衰竭的分步降压治疗方案。

1. 经静脉给药降压　在初始 1 小时内 MAP 的降低幅度不超过治疗前水平的 25%，目标收缩压 <140mmHg，但不低于 120/70mmHg。药物推荐：在使用利尿剂基础上，联合使用扩血管药物硝普钠、硝酸酯类，或乌拉地尔。

2. 经口服给药降压　在血压基本控制或条件允许，应适时加用口服药物，比如 ACEI、ARB、CCB 及 β 受体阻滞剂等。在口服药物的选择方面，要尽可能根据个体情况选择降压长效平稳的药物。

3. 其他治疗

（1）氧疗：当鼻导管吸氧、高流量吸氧等不能纠正急性心衰患者的低氧血症时，无创持续正压通气可能通过显著减轻肺水肿,减少静脉回流起到非常有效的作用。但如果无创通气依然不能够改善血氧分压,须考虑进行气管插管及呼吸机辅助治疗。

（2）连续性肾脏替代治疗(continuous renal replacement therapy, CRRT)：可适用于利尿剂无效或合并肾功能受损,严重的酸碱失衡和电解质紊乱等心衰患者。

【高血压急症的预防】

高血压急症起病急,预后差,发病率及病死率未随着高血压诊治水平的改善而显著降低,与未发生过高血压急症的患者相比,因高血压急症入院的患者患心血管和肾脏疾病的风险很高。因此,按照三级预防的原则对高血压急症进行预防至关重要。

（一）一级预防(病因预防)

1. 患者应注重日常心血管病危险因素的控制,坚持低钠高钾膳食,控制体重,坚持锻炼,戒烟戒酒,保持心情愉悦等,有助于从源头上预防高血压,同时避免高血压急症的发生。

2. 避免和去除诱因至关重要,患者应严格按照医嘱进行降压治疗,慎用升高血压或与降压药相互作用的药物,必要时咨询医生。

（二）二级预防(早发现、早诊断、早治疗)

1. 患者应提高对高血压急症的认识,做到出现症状后及时就医,不可讳疾忌医。

2. 医师应将高血压急症与其他有相似症状的急症进行鉴别诊断。生命体征平稳的前提下,通过详细的临床评估及早识别并作出诊断。

3. 医师应形成多学科综合的诊疗思路,必要时请神经科、内分泌科、肾脏科、眼科等相关科室会诊,做出详细的评估,积极寻找诱因和病因,及早制定个体化、精准的治疗方案,避免疾病的进展和靶器官损害进一步恶化。

4. 患者应保持心情愉悦,避免情绪激动和精神创伤。

（三）三级预防(对影响预后的因素进行针对性预防)

1. 高血压急症患者主要不良心脑血管事件的预测因素有心肌肌钙蛋白I水平升高、出现肾损害,而随访期间血压的控制情况、尿蛋白量是在随访期间影响肾脏功能的主要危险因素。

2. 随访期间在强化治疗和提高依从性的同时,对高血压导致的靶器官损害进行深入的病因学检查和仔细评估。

3. 推荐对高血压患者进行高频率的随访(至少每月1次)直到血压达标,之后进行长期随访直至高血压导致的靶器官损害(肾功能、蛋白尿、左心室质量)恢复。

4. 接受非最佳治疗、依从性可能较差、可疑靶器官损害患者可通过在定期随访中通过问诊咨询和激励性谈话等方式减轻患者负担,改善其对治疗的依从性。

二、实战病例

【致命的高血压】

1. 摘要　34岁青年男性,发现高血压病史5年,未规律控制。此次因"劳力性呼吸困难1周伴咳粉红色痰、不能平卧1天"来诊,经分步降压、控制心衰及对症治疗后患者症状消失,规律应用二级预防药物,患者血压控制良好,心功能完全恢复。

2. 病例介绍　患者男性,34岁,因"发现高血压5年,劳力性呼吸困难1周,出现咳粉红色痰、不能平卧1天"入院。高血压患者1周前行走约500m出现胸闷气短,休息约10分钟后可缓解,当时未予重视,后多次夜间出现憋醒,需要坐起,伴心悸、干咳,同时伴有双下肢轻度水肿。1天前症状加重,不能平卧,咳粉红色痰,诊断为"急性心力衰竭",在当地医院给予利尿、抗心衰等治疗后患者症状缓解不明显,收入笔者所在医院。

既往史:高血压病史5年,最高血压180/110mmHg,口服厄贝沙坦75mg每天1次,血压控制不佳。高脂血症病史5年,曾口服阿托伐他汀钙片20mg每晚1次,降脂治疗,治疗3个月后复查血脂恢复正常后,自行停药。

入院查体:患者坐位,口唇发绀,颈静脉充盈。血压190/117mmHg,心率139次/min,呼吸40次/min。心前区无隆起,心尖搏动位于左第五肋间锁骨中线外侧 3cm,各瓣膜区未触及震颤,未触及心包摩擦感,叩诊心界左侧增大,锁骨中线距前正中线 8cm。心律绝对不齐,第一心音强弱不等,心室率大于脉率,无额外心音,无开瓣音,各瓣膜听诊区未闻及杂音,未闻及心包摩擦音。双下肢水肿。

心电图:P 波消失,可见 f 波,心室率 139 次 /min,$V_1 \sim V_3$ 导联 Q 波形成。

超声心动图:左心、右房增大,左室舒张末期内径 68mm,收缩末期内径 60mm。左室壁运动普遍减低,室间隔 8mm,左室后壁 11mm,左心功能减低,EF 22%,二尖瓣、三尖瓣反流(轻度)。

入院诊断:高血压急症;急性左心衰竭;心律失常,心房颤动。

诊疗经过:

(1)患者端坐呼吸,呼吸频率 40 次 /min,双下肢重度水肿,立即给予呋塞米 40mg 静脉推注,并给予托拉塞米 40mg 泵入,5mg/h。

(2)高流量吸氧状态下血氧 93%,低氧血症不能纠正,故给予无创呼吸机辅助呼吸。

(3)根据高血压急症合并急性心衰的静脉降压原则,初始阶段(1 小时)血压控制目标为平均动脉压的降低幅度不超过治疗前水平的 25%。而静脉降压药物方面考虑使用硝普钠。硝普钠静脉 $1\mu g/(kg \cdot min)$ 起泵入,逐渐调整剂量至 $8\mu g/(kg \cdot min)$,1 小时内血压下降至 162/91mmHg。第二阶段降压目标应该在随后的 2~6 小时将血压降至较安全水平,逐渐调整硝普钠剂量,使血压降至 143/85mmHg,患者症状逐渐缓解,基本可平卧。第三阶段时,患者症状有所缓解,降压目标为在 24~48 小时内将血压逐渐降至正常水平。故继续应用硝普钠静脉滴注,血压逐渐降至 130/78mmHg。

(4)静脉降压达到治疗目标后,应加用口服降压药物逐步替代静脉用药。故首先应用沙库巴曲缬沙坦 50mg 口服每天 2 次,开始降压并延缓心室重塑,1~2 天加量,直至 100mg 每天 2 次。同时患者房颤、心室律快,待双肺啰音消失后,小剂量 β 受体阻滞剂从短效美托洛尔 6.25mg 每天 2 次开始使用,密切监测心律及双肺啰音及症状,确保啰音没有再出现,心衰没有加重的情况下,1~2 天增加剂量,直至最后应用长效美托洛尔缓

释片 95mg 每天 1 次,控制心室率在 70 次 /min 左右。在加用口服药物两天后减停硝普钠,出院血压控制在 129/81mmHg 左右。

(5)心功能不全的其他药物治疗:①达格列净片,口服 10mg 每天 1 次减少心血管死亡风险;②螺内酯片,每天 1 次 20mg 口服拮抗醛固酮受体;③托拉塞米,口服 20mg 每天 1 次,随血压下降逐渐减量至 5mg 每天 1 次,利尿抗心衰治疗。

经心衰规范治疗后,患者入院 6 天症状完全消失,血压控制在 125/75mmHg,复查超声心动图:左房增大,左室舒张末期内径 60mm。左室壁运动普遍减低,EF 38%,二尖瓣、三尖瓣反流(轻度)。

患者病情稳定后出院,规律服用上述药物,3 个月后在当地医院复查,超声心动图结果:升主动脉内径 30mm,左房前后径 40mm,室间隔厚度 13mm,EF 58%,左室舒张末内径 54mm,收缩末内径 30mm,左室后壁 13mm,左心功能正常,二尖瓣轻度反流。至此,患者经过规范的药物治疗,射血分数完全恢复。

3. 诊治要点与治疗体会 ①高血压急症起病急,治疗原则在于稳定生命体征,去除诱因,根据临床类型确定降压目标及方案,迅速平稳降压、合理选择降压药。此患者是血压急剧升高,同时出现心功能不全。故采取分步降压,急性期以静脉降压、利尿治疗为主。后续逐渐加用高血压及心衰治疗的二级预防药物。②单纯的血压高所致的心力衰竭,经过规范的治疗,生活方式的管理,射血分数有可能恢复,但依然属于射血分数恢复的心力衰竭范畴,需要长期进行血压管理和随诊。

(康铁朵)

参考文献

[1] 中国心血管健康与疾病报告编写组. 中国心血管健康与疾病报告 2020 概要[J]. 中国循环杂志,2021,36(6):521-545.

[2] SIDDIQI T J, USMAN M S, RASHID A M, et al. Clinical outcomes in hypertensive emergency: A systematic review and meta-analysis[J]. J Am Heart

Assoc, 2023, 12（14）: e029355.

［ 3 ］MÖHRING J, PETRI M, SZOKOL M, et al. Effects of saline drinking on malignant course of renal hypertension in rats［ J ］. Am J Physiol, 1976, 230（3）: 849-857.

［ 4 ］MÖHRING J, MÖHRING B, PETRI M, et al. Plasma vasopressin concentrations and effects of vasopressin antiserum on blood pressure in rats with malignant two-kidney Goldblatt hypertension［ J ］. Circ Res, 1978, 42（1）: 17-22.

［ 5 ］COWLEY A W, LOHMEIER T E. Changes in renalvascular sensitivity and arterial pressure associated with sodium intake during long-term intrarenal norepinephrine infusion in dogs［ J ］. Hypertension, 1979, 1（6）: 549-558.

［ 6 ］LOHMEIER T E, COWLEY A W. Hypertensive and renal effects of chronic low level intrarenal angiotensin infusion in the dog［ J ］. Circ Res, 1979, 44（2）: 154-160.

［ 7 ］ITO S, NAGASAWA T, ABE M, et al. Strain vessel hypothesis: A viewpoint for linkage of albuminuria and cerebro-cardiovascular risk［ J ］. Hypertens Res, 2009, 32（2）: 115-121.

［ 8 ］NAKAGAWA N, HASEBE N. Potential common pathophysiological pathway of hypertension-mediated organ damage inhypertensive emergency［ J ］. Hypertens Res, 2021, 44（1）: 124-125.

［ 9 ］WHELTON P K, CAREY R M, ARONOW W S, et al. 2017 ACC/AHA/AAPA/ABC/ACPM/AGS/APhA/ASH/ASPC/NMA/PCNA guideline for the prevention, detection, evaluation, and management of high blood pressure in adults: A report of the American Collegeof Cardiology/American Heart Association Task Force on ClinicalPractice Guidelines［ J ］. Hypertension, 2018, 71: e13-e115.

［ 10 ］VIAU D M, SALA-MERCADO J A, SPRANGER M D, et al. The pathophysiology of hypertensive acute heart failure［ J ］. Heart, 2015, 101（23）: 1861-1867.

［ 11 ］FERGUSON D W, ABBOUD F M, MARK A L. Selective impairment ofbaroreflex-mediated vasoconstrictor responses in patients with ventricular dysfunction［ J ］. Circulation, 1984, 69（3）: 451-460.

［ 12 ］COLLINS S, MARTINDALE J. Optimizing hypertensive acute heart failure management with afterload reduction［ J ］. Curr Hypertens Rep, 2018, 20（1）: 9.

［ 13 ］AHMED M E, WALKER J M, BEEVERS D G, et al. Lack of difference between malignant and accelerated hypertension［ J ］. Br Med J（Clin Res Ed）, 1986, 292: 235-237.

［ 14 ］MCGREGOR E, ISLES C G, JAY J L, et al. Retinal changes in malignanthypertension［ J ］. Br Med J（Clin Res Ed）, 1986, 292: 233-234.

［ 15 ］VAN DEN BORN B J, KOOPMANS R P, VAN MONTFRANS G A. The renin-angiotensin system in malignant hypertension revisited: Plasma renin activity, microangiopathic hemolysis, and renal failure in malignant hypertension［ J ］. Am J Hypertens, 2007, 20（8）: 900-906.

［ 16 ］EDVINSSON L, OWMAN C, SJOBERG N O. Autonomic nerves, mast cells, and aminereceptors in human brain vessels. A histochemical and pharmacological study［ J ］. Brain Res, 1976, 115（3）: 377-393.

［ 17 ］LIP G Y, EDMUNDS E, HEE F L, et al. A cross-sectional, diurnal, and follow-up study of platelet activation and endothelial dysfunction in malignant phase hypertension［ J ］. Am J Hypertens, 2001, 14（8 Pt 1）: 823-828.

［ 18 ］VAN DEN BORN B J, LOWENBERG E C, VAN DER HOEVEN N V, et al. Endothelial dysfunction, platelet activation, thrombogenesisand fibrinolysis in patients with hypertensive crisis［ J ］. J Hypertens, 2011, 29（5）: 922-927.

［ 19 ］WANG W, IRANI R A, ZHANG Y, et al. Autoantibody-mediated complement C3a receptor activation contributes to the pathogenesis of preeclampsia［ J ］. Hypertension, 2012, 60（3）: 712-721.

第 5 节　慢性心力衰竭急性加重

尽管在过去几十年中,对慢性心力衰患者的管理发生了革命性的变化,并明显降低了死亡率,但慢性心力衰竭急性加重的患者仍然处于入院或死亡的高风险中。在我国,心力衰竭的总体患病率为 1.18%。在≥25 岁人群中,心力衰竭的国家标准化患病率为 1.10%,这意味着中国 25 岁以上的心力衰竭患者估计总数为 1 210 万。男女的发病率也随着年龄的增长而增加。心力衰竭的发病率在 25~64 岁人群中每 100 000 人中有 158 人，在 65~79 岁人群中每 100 000 人中有 892 人，而在年龄≥80 岁人群中，每 100 000 患者年达到 1 655 人。在心力衰竭住院患者中，住院时间中位数为 9.7 天，≥3 次住院的比例为 40.5%。在≥80 岁的年龄组中，住院时间达到 12.2 天，≥3 次住院的比例达到 44.2%。估计每发作的平均治疗费用为 8 968.05 元人民币，估计人均年治疗费用为 29 745.9 元人民币。上述数据表明，慢性心力衰竭发病率和死亡率均较高。由于急性加重需要住院治疗，这将产生巨大的公共卫生和经济负担，迫切需要采取有效的措施预防慢性心力衰竭急性加重。

一、知识要点

【慢性心力衰竭急性加重定义】

慢性心力衰竭是由心脏结构或功能异常引起的一种复杂临床综合征。慢性心力衰竭急性加重的定义是尽管患者在过去的治疗中保持相对稳定，但突然出现心衰体征和 / 或症状加重，因此需要紧急调整治疗方案。一般来说，采用静脉注射利尿剂或升级口服利尿剂为主要治疗措施，而病情严重的患者需要住院治疗。

【慢性心力衰竭急性加重的临床表现】

慢性心力衰竭急性加重临床上多表现为心衰逐渐失代偿（容量负荷增多），严重的患者可发生急性肺水肿或心原性休克。

早期可表现为疲乏、腹胀、劳力性呼吸困难、夜间阵发性呼吸困难等；体格检查可见左心室增大、舒张早期或中期奔马律、两肺底部有湿啰音或干啰音等。病情加重可迅速发展为急性肺水肿，临床表现为突发的严重呼吸困难、端坐呼吸、烦躁不安并有恐惧感，呼吸频率可达 30~50 次 /min；频繁咳嗽并咳出大量粉红色泡沫样痰；体格检查可见心率快，心尖部常可闻及奔马律；两肺满布湿啰音和哮鸣音。严重可进展为心原性休克，临床表现为皮肤湿冷、苍白、发绀、意识障碍，常有烦躁不安、焦虑、恐惧和濒死感，低血压，尿量明显减少。

【快速识别慢性心力衰竭急性加重】

动态观察并早期识别慢性心力衰竭急性加重非常重要。因此，对于慢性心力衰竭患者，必须详细询问病史、仔细体格检查，同时依据实验室检查、心脏影像学检查及功能学检查，做出正确判断。

应定期对慢性心力衰竭患者的症状、体征、活动能力进行评估。可选择纽约心功能分级（NYHA 分级）、明尼苏达心衰生活质量调查表、6 分钟步行试验、无创血流动力学检查、胸部 X 线检查和超声心动等进行病情评估。

慢性心力衰竭急性发作时由于神经内分泌系统激活，同时心室容量或压力负荷的增加，心室壁张力增加，使血中 BNP/NT-proBNP 浓度增高，可作为诊断慢性心力衰竭急性加重的一项重要指标。患者症状越严重 BNP/NT-proBNP 浓度越高，而且也具有极高的阴性预测价值。

【慢性心力衰竭急性加重的病因及诱因】

慢性心力衰竭急性加重的病因：缺血性心脏病、高血压、主动脉夹层、瓣膜病、心包疾病和心肌病等。

慢性心力衰竭急性加重的诱因：心脏诱因（如心律失常、急性冠脉综合征等）、感染因素（如肺部感染等）、其他诱因（如脑血管事件、肺栓塞、肾功能恶化、电解质紊乱、贫血、甲状腺功能异常、应用非甾体抗炎药、糖皮质激素和负性肌力药物等）。另外也包括治疗药物的种类不足、剂量不达标、治疗依从性差等。

【慢性心力衰竭急性加重的药物治疗】

1. 利尿剂 利尿剂是唯一能充分控制和有效消除液体潴留的药物，是心衰标准治疗中必不可少的组成部分，尤其是在慢性心力衰竭急性加重的患者中有重要意义。利尿剂通过抑制肾小管特定部位钠或氯的重吸收，消除心力衰竭时的水钠潴留，从而增加尿量和减轻水肿。在利尿剂开始治疗后数天内就可减轻肺淤血、腹水、外周水肿和体重,并改善心功能和运动耐量。

常用的利尿剂有袢利尿剂和噻嗪类利尿剂。袢利尿剂主要作用于髓袢升支粗段,噻嗪类利尿剂主要作用于远曲小管的近端。首选袢利尿剂如呋塞米或托拉塞米,特别适用于有明显液体潴留或伴有肾功能受损的患者。在患者使用袢利尿剂后的前 6 小时每小时尿量 <100~150ml 和 / 或 2 小时尿钠含量 <50~70mmol,一般提示对袢利尿剂反应不良,需要增加剂量、联合应用利尿剂(如噻嗪类)或其他药物快速改善利尿效果。呋塞米的剂量与效应呈线性关系,剂量不受限制。对于使用大剂量呋塞米后难治性心力衰竭或利尿剂抵抗的患者,可考虑改用生物利用度更高的袢利尿剂(如托拉塞米、布美他尼)。噻嗪类利尿剂可提高利尿效果并减轻充血,但安全性风险增加,如肾功能恶化和低钾血症等。新型利尿剂托伐普坦是血管加压素 V_2 受体拮抗剂,作用于集合管,可选择性阻断肾小管上的精氨酸血管加压素受体,具有排水不排钠的特点,治疗慢性心力衰竭急性加重伴顽固性水肿或低钠血症者疗效更显著。

合理使用利尿剂是其他治疗心衰药物取得成功的关键因素之一。利尿剂用量不足可造成液体潴留,增加使用 β 受体阻滞剂的风险。对于有低灌注表现的慢性心力衰竭急性发作患者,在达到足够的灌注前,应慎重应用利尿剂。不恰当地大剂量使用利尿剂会导致血容量不足,增加发生低血压、肾功能不全和电解质紊乱的风险。利尿剂的使用过程中需警惕不良反应的发生:①电解质丢失,较常见,如低钾血症、低镁血症、低钠血症。低钠血症时应注意区别缺钠性低钠血症和稀释性低钠血症。②低血压,应注意区分容量不足和心衰加重。③肾功能恶化,应避免过度利尿使血管内有效容量不足,进而出现肾脏低灌注导致急性肾损伤、高尿酸血症等。

2. 洋地黄类药物　洋地黄抑制心肌细胞膜 Na^+-K^+-ATP 酶的泵功能,细胞内 Na^+ 泵出减少,造成细胞内 Na^+ 浓度暂时性升高。通过 Na^+-Ca^{2+} 交换的载体机制增加 Ca^{2+} 的流入,细胞内 Ca^{2+} 浓度升高,使心肌收缩成分的激动增加,收缩力增强,产生正性肌力作用。洋地黄类药物可改善慢性心力衰竭急性加重患者的症状,降低患者的住院风险,也可用于控制心房颤动患者的心室率,慢性心力衰竭急性发作合并快速房颤时可首选静脉洋地黄类药物控制心室率。正在应用洋地黄的患者,询问有无洋地黄过量的表现,同时抽血查洋地黄浓度。可选用去乙酰毛花苷 0.2~0.4mg 缓慢静脉注射;必要时 2~4 小时后再给 0.2~0.4mg,24 小时总量不超过 1.0~1.2mg。对于 LVEF<35%,有严重心衰症状、低血压而无法耐受 ARNI 和 β 受体阻滞剂治疗的患者可以加用地高辛。地高辛应小剂量开始应用,推荐血药浓度维持在 0.5~0.9μg/L。

DIG 试验是一项随机、双盲研究,旨在评估长期服用地高辛对心力衰竭患者死亡率和病死率的影响。该研究共纳入了 6 800 例 LVEF≤45% 的心力衰竭患者,并随机分为地高辛组和安慰剂组。平均随访 37 个月显示,地高辛不降低总死亡率,但可明显降低总住院率和因心衰恶化所导致的住院率($P<0.001$),因心衰恶化导致的死亡率亦有降低趋势($P=0.06$)。

洋地黄类药物中毒表现包括消化道症状、视觉异常、神经系统异常和各种心律失常,须密切监测,出现不良反应及时处理。

3. 静脉正性肌力药物　常用药物有 β 受体激动剂(多巴酚丁胺)、磷酸二酯酶抑制剂(米力农)、钙增敏剂(左西孟旦)。

多巴酚丁胺:主要通过激动 $β_1$ 受体发挥作用,而激活腺苷酸环化酶,使细胞内 ATP 转化为 cAMP,促进 Ca^{2+} 内流,具有很强的正性肌力效应,在增加心输出量的同时伴有左室充盈压的下降,常用于慢性心力衰竭急性发作的治疗。但有研究等提示,多巴酚丁胺可能增加患者心脏不良事件的发生,并导致病死率增加。正在应用 β 受体阻滞剂的患者不宜应用多巴酚丁胺。

磷酸二酯酶抑制剂:选择性抑制心肌和平滑肌的磷酸二酯酶同工酶Ⅲ,减少 cAMP 的降解而提高细胞内 cAMP 的含量,发挥强心与扩血管作用,一般应用于利尿剂联合血管扩张剂无效且外周循环较差的慢性心力衰竭急性发作患者,可稳定血流动力学状态,改善临床症状及生活质量。常用药物有米力农、奥普力农等。

钙增敏剂（左西孟旦）：与肌钙蛋白 C（TnC）结合，增加 TnC 与 Ca^{2+} 复合物的构象稳定性而不增加细胞内 Ca^{2+} 浓度，促进横桥与细肌丝的结合，增强心肌收缩力而不增加心肌耗氧量，并能改善心脏舒张功能，同时激活血管平滑肌的 K^+ 通道，引起血管舒张，血管阻力下降，降低心脏前负荷与后负荷，增加冠状动脉血流，增加心输出量，改善患者临床症状。左西孟旦宜在低心输出量或组织低灌注时尽早使用，负荷量 $12\mu g/kg$ 静脉注射（>10min），继以 $0.1\sim0.2\mu g/（kg\cdot min）$ 滴注，维持用药 24 小时。左西孟旦半衰期约 80 小时，应用 24 小时可使血流动力学改善效益持续 7~10 天，每 2 周注射一次。

4. 血管扩张剂　常用的经静脉的血管扩张剂包括硝酸酯类、硝普钠、α- 受体阻滞剂（乌拉地尔）和重组人脑利尿钠肽等。血管扩张剂可降低静脉张力和动脉张力，从而降低前负荷和后负荷，特别是对伴有高血压的慢性心力衰竭急性加重的治疗有效。

硝酸酯类药物：主要是扩张静脉容量血管、降低心脏前负荷，较大剂量时可同时降低心脏后负荷，在不减少每搏输出量和不增加心肌耗氧的情况下减轻肺淤血。对冠状动脉有扩张作用明显，因此对于冠心病合并慢性心力衰竭急性加重效果更好。

硝普钠：作用机制主要是当其与血管内皮细胞接触时，会分解释放出 NO，可激活血管平滑肌细胞及血小板尿苷酸环化酶，使 cGMP 形成增加，进而导致血管平滑肌舒张。能均衡扩张动脉和静脉，同时降低心脏前、后负荷，从而缓解心衰症状。适用于慢性心力衰竭急性加重，特别是伴有高血压的患者。因长期用药可引起氰化物和硫氰酸盐中毒，通常疗程不超过 72 小时。

乌拉地尔：主要阻断突触后 α_1 受体，使外周阻力降低，同时激活中枢 5- 羟色胺 1A 受体，降低延髓心血管中枢的交感反馈调节，外周交感张力下降。可降低心脏负荷和肺动脉压，改善心功能，对心率无明显影响。

重组人脑利尿钠肽：重组人脑利尿钠肽通过扩张静脉和动脉，降低心脏前、后负荷，同时具有一定的促进排钠、利尿及抑制 RAAS 和交感神经系统的作用。在给药期间应密切监视血压变化。如果在给药期间发生低血压，则应降低给药剂量或停止给药。

5. 血管紧张素受体 - 脑啡肽酶抑制剂（angiotensin receptor neprilysin inhibitor, ARNI）　沙库巴曲缬沙坦中的沙库巴曲是一种脑啡肽酶抑制剂，而脑啡肽酶是促进利尿钠肽及其他血管活性肽的降解的重要辅酶，沙库巴曲缬沙坦可以抑制脑啡肽酶的降解作用，从而提高血液中心房钠尿肽、缓激肽、肾上腺髓质素、脑利尿钠肽等水平，进而促进排钠利尿、舒张血管等多重功效，同时可以减少心肌细胞的纤维化，延缓心脏的肥大增生，从而改善心脏功能，达到防治心力衰竭的目的。

PARADIGM-HF 研究显示，与依那普利相比，ARNI 使射血分数减低心力衰竭患者的主要复合终点（心血管死亡和心衰住院）风险降低 20%，全因死亡风险降低 16%，显著改善心衰患者的症状和生活质量。

ARNI 在使用时，应从小剂量开始，根据患者血压、肾功能、血钾情况调整剂量，逐渐加倍，直至靶剂量。

6. β 受体阻滞剂　临床研究已证实慢性心力衰竭患者长期应用 β 受体阻滞剂能改善症状和生活质量，降低死亡、住院、猝死风险。慢性心力衰竭患者急性加重时，β 受体阻滞剂使用建议：①正在服用 β 受体阻滞剂的心衰加重患者，应减量使用；②尚未使用 β 受体阻滞剂的患者应在急性心力衰竭症状控制后尽早使用，除非有禁忌证或不能耐受。

β 受体阻滞剂治疗心衰要达到目标剂量或最大可耐受剂量。起始剂量宜小，一般为目标剂量的 1/8，每隔 2~4 周剂量递增 1 次，滴定的剂量及过程需个体化，要密切观察心率、血压、体重，以及是否发生呼吸困难和肺淤血。静息心率是评估心脏 β 受体有效阻滞的指标之一，通常心率降至 55~60 次 /min 的剂量为 β 受体阻滞剂应用的目标剂量或最大可耐受剂量。

7. 醛固酮受体阻滞剂（aldosterone receptor antagonist, MRA）　推荐慢性心力衰竭急性加重患者在使用 ARNI、β 受体阻滞剂的基础上,若无禁忌证,加用醛固酮受体阻滞剂,可进一步改善症状,降低全因死亡和心衰住院风险。MRA 对醛固酮有直接抑制和保钾作用,它们可以部分抵消袢利尿剂和噻嗪类利尿剂的不良反应。

螺内酯是 MRA 的一种,其起效发生在口服摄入后 48~72 小时,在 ATHENA-HF 试验中,使用 100mg/d 的螺内酯被认为是安全的,不会导致高钾血症。非奈利酮也是一种选择性醛固酮受体阻滞剂,不良反应小,安全性好,对血钾影响小,对雄激素没有影响。降压效果相对较弱,但具有显著的降尿蛋白、延缓肾损害、控制心衰的效果,目前被批准用于糖尿病相关肾病和慢性心力衰竭的治疗。

8. 钠-葡萄糖共转运蛋白 2(sodium-glucose transporter-2,SGLT-2)抑制剂　SGLT-2 抑制剂可降低心血管死亡或心衰住院的风险。这类药物可引起显著的利钠和糖尿作用,特别是与袢利尿剂联合使用时,可导致血容量减少。SGLT-2 抑制剂的疗效、耐受性和安全性不受常规利尿剂剂量的影响。

研究表明,在心衰治疗基础上,加用达格列净可降低射血分数减低心力衰竭患者主要终点事件风险 26%、降低心血管死亡风险 18%。加用恩格列净可降低射血分数减低心力衰竭患者心血管死亡或心衰住院的风险 25%,降低心衰住院的风险 30%。eGFR<30ml/(min·1.73m²) 患者禁用达格列净;eGFR<20ml/(min·1.73m²) 患者禁用恩格列净。SGLT-2 抑制剂主要不良反应包括泌尿生殖道感染、酮症酸中毒、血容量不足等。

9. 维立西呱　维立西呱是一种可溶性鸟苷酸环化酶(sGC)刺激剂,可以降低心血管死亡和心力衰竭再住院的风险。

维立西呱在作用机制上,既可独立于内源性 NO 直接刺激 sGC,促进 cGMP 生成;同时也可增加 NO 敏感性,通过与内源性 NO 协同作用,修复 NO-sGC-cGMP-PKG 信号通路。维立西呱激活 sGC 的催化活性,促使 GTP 转化为 cGMP,cGMP 进一步激活 PDE、环核苷酸门控离子通道和 PKG 等,最终可达到舒张血管、利钠利尿、抗心肌肥大和心肌纤维化等生物学效应,在治疗心衰的同时发挥对心脏、血管和肾脏等靶器官的多种保护作用。

维立西呱的初始推荐剂量是每天随食物口服 2.5mg,大约每 2 周增加 1 次剂量,以达到患者耐受的每天 10mg 的目标维持量。老年患者或有轻中度肾功能或肝功能障碍的患者也无须调整剂量。

【慢性心力衰竭急性发作机械循环辅助支持】

机械循环辅助装置包括主动脉内球囊反搏、体外膜氧合、左心室辅助装置等,对于慢性心力衰竭急性发作,严重循环不稳定的患者,能提供有效支持,提高器官组织灌注,等待器官功能恢复。

主动脉内球囊反搏(intraaortic balloon pumping,IABP)主要用于慢性心力衰竭急性发作合并急性机械并发症(如室间隔穿孔和急性二尖瓣脱垂)的患者。IABP 一方面降低心脏后负荷,增加心输出量,降低舒张末期容积及室壁张力,减少心肌需氧量,另一方面提高平均动脉压,增加冠状动脉血流及心肌氧供,减轻心肌缺血。因此能够有效改善心功能,提高心输出量和终末器官灌注。为等待心脏手术争取机会。

体外膜氧合(extracorporeal membrane oxygenation,ECMO)的本质是人工心肺机,核心的部分是膜肺和血泵,当患者心肺功能严重受损,对常规治疗无效时,将血液从体内引到体外,经膜肺氧合后用泵将血灌入体内,可进行长时间心肺支持。ECMO 治疗期间,心脏和肺能够得到充分休息,全身氧供及血流动力学处在相对稳定的状态。此时膜式氧合器能够进行有效的氧的摄取及二氧化碳的排除,驱动泵使血液周而复始地在体内流动,为心肺功能的康复提供宝贵的时间。适合于慢性心力衰竭急性发作合并心原性休克的患者。

左心室辅助装置(left ventricular assist device,LVAD)是一个可提供动力的血泵,将左心室血流引入辅助泵体,经泵体驱动的血流进入主动脉,完全替代左心泵血功能。经左心辅助后,左心室室内张力可降低 80%,心肌氧需求降低 40%,对于慢性心力衰竭急性发作患者,当药物治疗效果不佳时,应进行 LVAD 植入评估。多项试验提示持久 LVAD 可以明显改善患者心脏功能和生活质量。

【慢性心力衰竭急性发作肾脏替代治疗】

超滤是肾脏替代治疗的一种,超滤治疗可清除血浆中多余的水,能有效减轻慢性心力衰竭急性发作患者容量负荷,缓解临床症状。与利尿剂相比,超滤可更有效地清除液体,并且不会损害肾功能,建议在药物治疗效果不佳或者发生利尿剂抵抗的情况下尽早应用。UNLOAD 研究和 AVOID-HF 研究表明,超滤可降低再住院率、提高生活质量,但对病死率没有影响。在使用超滤治疗慢性心力衰竭急性发作的过程中,推荐采用 AVOID-HF 研究的 6 小时观察法对患者进行评价:每 6 小时评价血压、心率、尿量、净出入量、血肌酐等。如果在 6 小时后,肌酐水平较上次升高超过 30% 或 0.4mg/dl,建议暂停超滤治疗。应谨慎避免过度抽取液体,以防止容量不足、诱导血管收缩和神经激素激活。

二、研究进展

左心室辅助装置(LVAD)正在迅速应用于心力衰竭治疗。这些设备最初用作移植的桥梁,但现在也常用作最终治疗。机械技术和外科技术的进步大大提高了心室辅助装置的成功率和持续时间。HeartWare 心室辅助装置(HVAD)是一种使用离心心脏泵的 LVAD,该装置高度小型化,有利于微创手术并减少手术并发症。HVAD 在现实世界的注册数据中显示出良好的临床结果和安全性。一项针对 HVAD 移植患者的多中心前瞻性注册研究对 254 例患者进行的随访显示,平均支持持续时间为(363±280)天,6 个月成功率为 87%,1 年成功率为 85%,3 年成功率为 73%。随访期间,17% 患者死亡,最常见的不良事件是出血(28%)。Heartmate Ⅱ 也显示出较好的临床结果。新开发的 Heartmate Ⅲ 配备了全磁悬浮离心流量泵,植入后 2 年的生存率为 77.9%,无严重并发症,与 Heartmate Ⅱ 的 56.4% 相比,生存率明显提高。

三、实战病例

【慢性心力衰竭急性发作救治】

1. 摘要　高血压,心脏扩大,慢性心力衰竭急性加重,冠心病,陈旧性心肌梗死,应用利尿、强心等药物治疗后好转。

2. 病例介绍　患者男性,63 岁,因"发现高血压 20 年,阵发胸痛 2 个月,活动后胸闷憋气 2 个月,胸闷加重 1 周"来诊。患者 20 年前发现高血压,血压最高 200/110mmHg,未规律口服降压药,血压控制不佳。2 个月前无诱因突发胸痛、大汗,恶心,持续不缓解,就诊当地医院,行心电图和肌钙蛋白检查,诊断为"急性前壁心肌梗死",急诊行冠状动脉造影结果为前降支中段闭塞,回旋支和右冠状动脉未见明显狭窄,前降支给予血栓抽吸和球囊扩张后,血流恢复,TIMI Ⅲ 级,残余狭窄 20%,未行支架植入。出院后规律服用冠心病二级预防药物。近 2 个月开始活动后出现胸闷,憋气,休息后可缓解,给予口服利尿剂治疗后,胸闷症状仍反复发作。1 周前受凉后胸闷症状加重,休息时亦有症状,3 天前夜间不能平卧,憋喘明显,端坐位可减轻,无发热,无胸痛,遂来笔者所在医院就诊。既往有糖尿病病史 20 年,应用胰岛素降糖治疗。

入院查体:心率 90 次 /min,血压 99/77mmHg,呼吸 25 次 /min,半卧位,双肺呼吸音粗,双下肺可闻及水泡音,心律齐,各瓣膜听诊区未闻及杂音。双下肢轻度水肿。

入院实验室检查:白细胞 8.5×10^9/L,血红蛋白 120g/L,HCT 37%,血 Urea 10.8mmol/L,血 Cr 106.1μmmol/L,血[K^+]4.2mmol/L,肌钙蛋白 I 0.02ng/ml。血气分析示 pH 7.37,PaO_2 70mmHg,$PaCO_2$ 45mmHg,氧饱和度 92%。NT-proBNP 18 086.00pg/ml。

入院超声心动图:左、右室壁运动普遍减低,全心功能减低,左心增大,二尖瓣反流(中度),三尖瓣反流(轻度),肺动脉高压(轻度),左室舒末内径 71mm,射血分数 30%。

心电图(图 5-5-1):Ⅱ、Ⅲ 和 aVF 导联呈 QS 形,$V_1 \sim V_4$ 导联呈 rS,ST 段抬高 0.1~0.2mV。

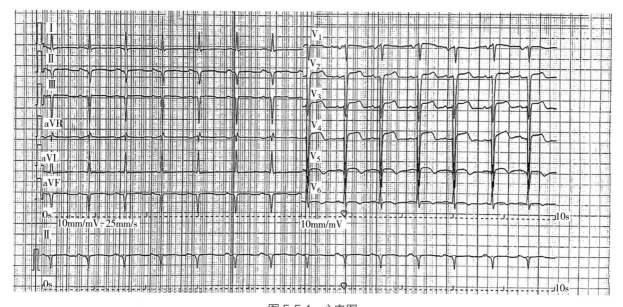

图 5-5-1　心电图

Ⅱ、Ⅲ 和 aVF 导联呈 QS 形，$V_1 \sim V_4$ 导联呈 rS，ST 段抬高 0.1~0.2mV。

入院诊断：①慢性心力衰竭急性发作；②高血压 3 级（极高危）；③心脏扩大；④冠心病，陈旧性心肌梗死；⑤心功能Ⅳ级（NYHA 分级）；⑥PTCA 术后；⑦2 型糖尿病。

治疗经过：该患者诊断明确，慢性心力衰竭急性发作，院外口服呋塞米效果不佳，入院后给予静脉应用托拉塞米（40mg）治疗，并给予奥普力农持续静脉泵入强心治疗。同时给予达格列净 10mg 每天 1 次，螺内酯 20mg 每天 1 次，门冬氨酸钾镁片 2 片每天 3 次，阿司匹林肠溶片 100mg 每天 1 次，氯吡格雷 75mg 每天 1 次，阿托伐他汀钙片 20mg 每晚 1 次，盐酸二甲双胍 0.5g 每天 2 次，德谷胰岛素皮下注射等治疗。患者第 1 天 24 小时入量 1 312ml，出量 2 200ml。第 2 天 24 小时入量 2 907ml，出量 3 150ml，托拉塞米 20mg/d。第 3 天 24 小时入量 2 690ml，出量 2 850ml，托拉塞米 20mg/d。第 4 天 24 小时入量 2 740ml，出量 4 950ml，托拉塞米 20mg/d。第 5 天 24 小时入量 2 790ml，出量 4 450ml，托拉塞米 20mg/d。患者胸闷、憋气症状缓解，患者血压 110/70mmHg，心率 75 次 /min，此时加用沙库巴曲缬沙坦和美托洛尔缓释片。患者病情逐渐改善，轻微体力活动时未出现明显胸闷、气促。患者病情缓解出院。

3. 病例特点与诊治要点和难点　该患者慢性心功能不全的原因是本病例诊断难点。患者有长期高血压，血压控制不佳，造成心脏扩大，但是患者一直没有心力衰竭症状发作。2 个月前急性广泛前壁心肌梗死事件导致心脏失代偿，患者开始出现慢性心力衰竭症状，最近 1 周感染诱发慢性心力衰竭急性加重，口服利尿药效果不佳，遂住院。患者慢性心功能不全的原因考虑为高血压，心脏扩大。需要排除缺血性心肌病，该患者 2 个月前发生急性心肌梗死，冠状动脉造影是前降支单支血管病，并紧急做了再血管化，结合超声心动结果，不符合缺血性心肌病诊断。可行心脏磁共振检查进一步明确。患者有长期糖尿病，不能除外有糖尿病心肌病的可能，下一步可行心肌活检进一步明确。

对于慢性心力衰竭急性加重患者的利尿剂选择，首选袢利尿剂如呋塞米或托拉塞米。如对袢利尿剂反应不良，则需要增加袢利尿剂剂量或联合应用利尿剂，或者应用利尿合剂（小剂量多巴胺、氨茶碱联合呋塞米），或应用血管加压素 V_2 受体拮抗剂托伐普坦。如果发生利尿剂抵抗，可尽快应用超滤治疗等。

4. 治疗体会　患者为一例典型的慢性心力衰竭急性加重的患者。对于慢性心力衰竭急性加重的治疗，首先要寻找导致病情加重的诱因，尤其是一些可纠正的因素。最常见的诱因是感染，其次是劳累、心律失常、用药改变、盐水摄入过多、新发心肌损伤等。在积极纠正诱发因素的基础上，还要积极控制心衰症状。该患者慢性心力衰竭急性加重，口服利尿剂效果差，换用静脉利尿剂。同时还用了静脉正性肌力药物磷酸二酯酶抑制剂改善心功能。患者尿量逐渐增加，病情缓解出院。

（宁尚秋）

参考文献

［1］ GHEORGHIADE M, AMBROSY A. Heart failure in 2010: One step forward, two steps back［J］. Nat Rev Cardiol, 2011, 8（2）: 72-73.

［2］ GHEORGHIADE M, PETERSON E D. Improving postdischarge outcomes in patients hospitalized for acute heart failure syndromes［J］. JAMA, 2011, 305（23）: 2456-2457.

［3］ WANG H, CHAI K, DU M H, et al. Prevalence and incidence of heart failure among urban patients in China: A national population-based analysis［J］. Circ Heart Fail, 2021, 14（10）: e008406.

［4］ 中国老年医学学会心电及心功能分会, 中国医师协会心血管内科分会, 中国心衰中心联盟专家委员会. 慢性心力衰竭加重患者的综合管理中国专家共识2022［J］. 中国循环杂志, 2022, 37（3）: 215-225.

［5］ 中华医学会心血管病学分会心力衰竭学组, 中国医师协会心力衰竭专业委员会, 中华心血管病杂志编辑委员会. 中国心力衰竭诊断和治疗指南2018［J］. 中华心血管病杂志, 2018, 46（10）: 760-789.

［6］ MCDONAGH T A, METRA M, ADAMO M, et al. 2021 ESC guidelines for the diagnosis and treatment of acute and chronic heart failure［J］. Eur Heart J, 2021, 42（36）: 3599-3726.

［7］ GHEORGHIADE M, BRAUNWALD E. Reconsidering the role for digoxin in the management of acute heart failure syndromes［J］. JAMA, 2009, 302（19）: 2146-2147.

［8］ The Digitalis Investigation Group. The effect of digoxin on mortality and morbidity in patients with heart failure［J］. N Engl J Med, 1997, 336（8）: 525-533.

［9］ GIVERTZ M M, ANDREOU C, CONRAD C H, et al. Direct myocardial effects of levosimendan in humans with left ventricular dysfunction: Alteration of force-frequency and relaxation-frequency relationships［J］. Circulation, 2007, 115（10）: 1218-124.

［10］ 重组人脑利钠肽多中心研究协作组. 重组人脑利钠肽治疗心力衰竭安全性和疗效的开放性随机对照多中心临床研究［J］. 中华心血管病杂志, 2011, 39（4）: 305-308.

［11］ MCMURRAY J J, PACKER M, DESAI A S, et al. Angiotensin-neprilysin inhibition versus enalapril in heart failure［J］. N Engl J Med, 2014, 371（11）: 993-1004.

［12］ MCMURRAY J J V, SOLOMON S D, INZUCCHI S E, et al. Dapagliflozin in patients with heart failure and reduced ejection fraction［J］. N Engl J Med, 2019, 381（21）: 1995-2008.

［13］ PACKER M, ANKER S D, BUTLER J, et al. Cardiovascular and renal outcomes with empagliflozin in heart failure［J］. N Engl J Med, 2020, 383（15）: 1413-1424.

［14］ FOLLMANN M, ACKERSTAFF J, REDLICH G, et al. Discovery of the soluble guanylate cyclase stimulator vericiguat（BAY1021189）for the treatment of chronic heart failure［J］. J Med Chem, 2017, 60（12）: 5146-5161.

［15］ KHALIF A, KANWAR M K. ECMO as a bridge to advanced heart failure therapies: Moving beyond 'crash and burn'［J］. J Heart Lung Transplant, 2023, 42（8）: 1072-1073.

［16］ MCILVENNAN C K, MAGID K H, AMBARDEKAR A V, et al. Clinical outcomes after continuous-flow left ventricular assist device: A systematic review［J］. Circ Heart Fail, 2014, 7（6）: 1003-1013.

［17］ COSTANZO M R, GUGLIN M E, SALTZBERG M T, et al. Ultrafiltration versus intravenous diuretics for patients hospitalized for acute decompensated heart failure［J］. J Am Coll Cardiol, 2007, 49（6）: 675-683.

［18］ WOBBE B, WAGNER J, SZABÓ D K, et al. Ultrafiltration is better than diuretic therapy for volume-overloaded acute heart failure patients: A meta-analysis［J］. Heart Fail Rev, 2021, 26（3）: 577-585.

［19］ ROGERS J G, PAGANI F D, TATOOLES A J, et al. Intrapericardial left ventricular assist device for advanced heart failure［J］. N Engl J Med, 2017, 376（5）: 451-460.

［20］ TEUTEBERG J J, SLAUGHTER M S, ROGERS J G, et al. The HVAD left ventricular assist device: Risk factors for neurological events and risk mitigation strategies［J］. JACC Heart Fail, 2015, 3（10）: 818-828.

［21］STRUEBER M, LARBALESTIER R, JANSZ P, et al. Results of the post-market registry to evaluate the HeartWare left ventricular assist system（ReVOLVE）［J］. J Heart Lung Transplant, 2014, 33（5）: 486-491.

［22］CHATTERJEE A, FELDMANN C, DOGAN G, et al. Clinical overview of the HVAD: A centrifugal continuous-flow ventricular assist device with magnetic and hydrodynamic bearings including lateral implantation strategies［J］. J Thorac Dis, 2018, 10（Suppl15）: S1785-S1789.

［23］MEHRA M R, GOLDSTEIN D J, URIEL N, et al. Two-year outcomes with a magnetically levitated cardiac pump in heart failure［J］. N Engl J Med, 2018, 378（15）: 1386-1395.

第6章 恶性心律失常的监护与管理

第1节 无脉性室性心动过速/心室颤动

心室颤动（ventricular fibrillation，VF）简称室颤，是心室发生快速、无序的激动，导致心室丧失有序的激动和舒缩功能，引起严重的血流动力学紊乱，是心源性猝死的常见原因。

一、知识要点

【流行病学】

心室颤动是一种严重的心律失常，如不能及时转复为正常心律，常可引起功能性心搏骤停及死亡。无结构性心脏病的室颤通常发生在遗传性心律失常综合征患者。遗传性心律失常综合征的发病率目前尚无确切的统计数据，通常有家族聚集现象，也有散发的病例。合并结构性心脏病的室颤最多见于冠心病患者，在心肌梗死的急性期，室颤的发生率大约为15%，数天后下降为3%，大约80%室颤发生在心肌梗死后6小时内。发生在急性心肌梗死期间的室颤1年的复发率不到2%，若室颤发生在慢性心肌缺血时，1年的复发率大于30%。

【病理生理机制】

室性心律失常包括室性期前收缩（又称室性早搏，简称室早）、室性心动过速（室速）和室颤。发生的病理因素包括心肌缺血、局部纤维化、心室肌肥厚、异常室壁张力、交感张力增高和电解质异常等。本节重点讨论室颤的发生机制。

器质性心脏病是导致室颤的重要原因，包括缺血性心脏病（冠状动脉疾病）和非缺血性心脏病（如心肌病、心脏瓣膜病、先天性心脏病、炎症性和浸润性心脏病等），其中最多见于冠心病；室颤也可发生于无器质性心脏病患者，如遗传性心律失常疾病（如长QT间期综合征、Brugada综合征等）。药物和毒物作用、电解质及代谢紊乱等情况下也可发生室颤。

室颤发作的电生理机制主要为折返，室颤的发生需要启动（触发）因素及维持基质两要素。室颤的触发机制包括室早或非持续性室速，这些触发因素来源于心室肌、浦肯野系统和心肌梗死区域或纤维化区域。无论是否存在器质性心脏病，室颤均易被反复出现的、联律间期较短的、形态固定的室早诱发。室早可能与早期后去极化、延迟后去极化或异常自动除极相关，形态可以是局灶或多灶。浦肯野细胞和心室肌细胞存在动作电位时程的异质性，浦肯野细胞具有膜阻抗较高的性质，即使很小的跨膜内向电流增加，也可促发早期后去极化。当局部缺血、纤维化、患遗传性离子通道病和应用某些抗心律失常药物时，这种基础情况下就存在的异质性可能被放大，导致心律失常的阈值降低，从而促发室颤。浦肯野-心室肌交界处折返激动也是室颤的触发因素，浦肯野-心室肌传导和心室肌-浦肯野传导的不对称性是折返产生的基础。束支下传的冲动通过乳头肌基底部的浦肯野-心室肌交界处传导至心室肌，这一过程存在传导延迟，随后经心室肌逆向传导的冲动可再次抵达浦肯野-心室肌交界区域，因其传导速度快于前者，局部可形成折返，从而触发室颤。

室颤的维持基质包括固有异质性和动态不稳定性。异质性包括心室本身的解剖结构特点、器质性心脏病导致的心肌组织结构异常以及遗传因素导致的心肌细胞离子通道异常。在某些情况下，心室各部分心肌细胞处于不同的复极化阶段，即部分心肌细胞已复极结束,而另一部分心肌细胞仍处于复极过程中,从而有利于激动在心室内折返,进而产生室性心动过速或室颤。动态不稳定性是指动作电位、激动传导速度和有效不应期受激动节律影响而发生的动态变化。室颤的维持机制包括多子波学说和局灶驱动学说。多子波学说认为室颤是独立的子波围绕大量不可兴奋的组织随机扩散的结果,室颤的维持依赖于子波的数量,当子波数量不足时,它们或是衰竭,或是相互融合为一个激动波阵面,使得颤动恢复为较规则的心动过速或扑动。局灶驱动学说认为室颤由相对稳定的高频电活动(转子)驱动。转子不断发出快速而连续的波阵面,在传导过程中由于遇到解剖障碍或不应期产生了波裂和无序子波,称为颤动样传导。局灶高频电活动(转子)具有空间不稳定性和时间不稳定性,其中空间不稳定性指其可以游走、扭曲甚至破裂,时间不稳定性是指转子并非持续存在,而是不断被新的转子取代。室颤的维持机制相当复杂,多子波学说和局灶驱动学说也不能完全解释室颤中的所有现象,同一个心脏在不同的时间段室颤的维持机制不同,甚至同一时间段心室不同区域室颤的维持机制也不同,因此针对不同的情况需要具体分析。

合并器质性心脏病的室颤最多见于急性心肌梗死。急性心肌梗死早期发生的室颤与急性心肌缺血引起的交感神经张力增高及缺血再灌注损伤相关;晚期发生的室颤与心力衰竭及心室肌瘢痕形成相关。

【临床表现】

室颤可造成黑矇、晕厥、意识丧失、抽搐及呼吸停止。体格检查可见意识丧失、四肢抽搐、心音消失、大动脉搏动消失、血压测不出,并出现发绀和瞳孔散大。

【诊断】

室颤的诊断主要依据临床表现及心电图的改变,室颤的心电图表现为正常心脏波形(QRS 波、ST 段与 T 波)完全消失,代之以形态不同、振幅大小各异和极不规则的室颤波,其频率大于 300 次 /min。

非室颤时心电图及病史可能为室颤的诊治和抢救提供重要线索,如有无心肌缺血,有无 QT 间期延长或缩短,有无低钾血症,有无 Brugada 综合征、心室复极异常和室性早搏等改变。

【处理】

1. 电除颤及心肺复苏(cardiopulmonary resuscitation,CPR)　电除颤是抢救心室颤动最有效的措施。室颤一旦发生,应紧急行电除颤,同时准备行 CPR 治疗。患者室颤发生于院外,或第一时间不能快速获取电除颤治疗时,CPR 显得尤为重要,具体流程为立即进行规范的 CPR,除颤仪到位后及时识别心律并立即行最大能量的电除颤(双向波 200J,单向波 360J),除颤后常建议立即恢复 CPR 并判断除颤是否成功、心脏是否恢复有效机械活动,如除颤不成功或心脏机械功能未恢复,应再次行电除颤及 CPR 治疗。

2. 除颤难治性室颤及室颤风暴　除颤难治性室颤是指室颤持续存在,或经 1 次以上的电除颤后再次出现的室颤。室颤风暴是指 24 小时内发作≥3 次室颤的危重状态。以上两种情况均需要以紧急电除颤及 CRP 为中心的综合治疗,包括药物治疗、去除病因 / 诱因、手术干预及机械辅助支持等处理措施。

3. 药物治疗

(1)肾上腺素:在至少 1 次电除颤和 2 分钟 CPR 后室颤仍持续时,可静脉应用肾上腺素[1mg/(3~5min)]。

(2)胺碘酮:胺碘酮为多离子通道阻滞剂(具有同时阻滞钠、钙和钾离子通道的作用,并有非竞争性 α 和 β 受体拮抗作用),为Ⅲ类抗心律失常药物。在室颤 CPR 抢救中若电除颤无效、循环无恢复,可予以胺碘酮 300mg 或 5mg/kg 稀释后快速静脉注射,如循环仍未恢复,再予以 150mg 或 2.5mg/kg 稀释后追加 1 次快速静脉注射。若循环恢复,为预防心律失常复发,继续以 1mg/min 的速度静脉滴注维持,24 小时最大量不超过 2.2g。QT 间期延长的尖端扭转型室性心动过速禁用胺碘酮。在使用胺碘酮的过程中可能出现低血压、心动过缓、房室传导阻滞、尖端扭转型室性心动过速、肝功能损害等不良反应,临床需密切监测。

(3)利多卡因:利多卡因为钠通道阻滞剂,

为Ib类抗心律失常药物。负荷量1~1.5mg/kg（一般用50~100mg）静脉注射，如果室颤持续存在，间隔5~10分钟可重复静脉注射1次，剂量为0.5~0.75mg/kg，最大量不超过3mg/kg；负荷量后继续以1~4mg/min的速度静脉滴注维持。对于合并心力衰竭、肝或肾功能不全时应减少用量。连续应用24~48小时后药物半衰期延长，应减少维持量。在使用利多卡因的过程中可能出现意识改变、肌肉搐动、眩晕、心动过缓、低血压等不良反应。

（4）β受体阻滞剂：β受体阻滞剂具有阻断交感神经兴奋的作用，属于Ⅱ类抗心律失常药物，在室性心律失常的预防及治疗方面均有重要作用。对于急性冠脉综合征（ACS）及急性缺血的心肌电活动不稳定，易出现室性心律失常，早期应用β受体阻滞剂能减少室速或室颤的发生。

室颤风暴时的血流动力学紊乱及反复电除颤的刺激均可导致交感神经兴奋，交感神经的兴奋可进一步加重心电活动的不稳定，并导致室颤阈值下降，从而使室颤反复发作。β受体阻滞剂能够降低交感神经的兴奋性，减少室颤复发，尤其在控制急性心肌梗死相关的室颤方面作用显著。交感神经激活的状态下抗心律失常药物难以发挥电生理效应，需要与β受体阻滞剂联用，发挥协同效应。β受体阻滞剂与胺碘酮的联合应用最常见，此外也可选择利多卡因、尼非卡兰等。

心律失常的急性期处理中使用的是β受体阻滞剂的静脉剂型，如美托洛尔、艾司洛尔等。艾司洛尔是一种超短效、高选择性的β₁受体阻滞剂。艾司洛尔静脉用药60秒内起效，停止用药后药理作用于10~30分钟内消失。临床应用时先予以负荷剂量500μg/kg，1分钟静脉注射，如果疗效不满意，间隔4分钟可再给500μg/kg静脉注射。如果存在心脏收缩功能不全或血压偏低，可给予半量的负荷剂量或不给予负荷剂量，负荷量后继续以50~200μg/（kg·min）的速度维持静脉滴注。低血压是艾司洛尔最常见的不良反应，减量或者停止输注30分钟后常可恢复，必要时可使用去甲肾上腺素升压。

（5）尼非卡兰：尼非卡兰是一种单纯的钾离子通道阻滞剂，主要阻断快成分的延迟整流钾电流，为Ⅲ类抗心律失常药物。尼非卡兰通过延长心房和心室肌细胞的动作电位时程及有效不应期发挥其抗心律失常作用，心电图上表现为QT间期延长。尼非卡兰不阻断钠离子通道，对心肌细胞除极和传导速度几乎没有影响，也不阻断钙离子通道和β肾上腺素受体，不存在负性肌力作用，一般不会引起低血压和心动过缓。尼非卡兰可有效改善室颤的电复律效果并预防复发，这两方面效果与胺碘酮相当，且起效更快。当室颤发作且其他药物无效或不能使用时，可考虑使用尼非卡兰。如既往室速、室颤发作静脉注射胺碘酮无效者及正在口服有效剂量胺碘酮期间发作的室颤，这种情况建议尼非卡兰减量使用。当患者应用胺碘酮有较大风险、不利于患者转归，或因胺碘酮不良反应无法耐受时，可考虑选用尼非卡兰。研究发现，对于电除颤无效的室颤，尼非卡兰的转复率高于利多卡因，因此相对于利多卡因，可优先选择尼非卡兰。

尼非卡兰的用法：负荷量为0.3~0.5mg/kg，静脉注射后以0.4~0.8mg/（kg·h）的速度静脉滴注，重复静脉注射时间隔2小时。尖端扭转型室性心动过速是尼非卡兰使用过程中最需要重点关注的不良反应，其发生与尼非卡兰延长QT间期的药理作用相关，QT间期超过0.6秒时，出现尖端扭转型室性心动过速的风险显著增加，应立即减量或停止给药。尼非卡兰不可与胺碘酮注射剂同时使用，如果患者短时间内（药物半衰期以内）应用过其他抗心律失常药物（Ⅰ类或Ⅲ类），换用尼非卡兰时负荷量和维持剂量应按需减量。当使用过程中出现严重的心动过缓、频发室性早搏、T波形态的变化和增宽等，考虑为尖端扭转型室性心动过速发生的征兆，要注意及时停药。一旦出现尖端扭转型室性心动过速，应立即停药，予以电复律、静脉注射硫酸镁等抢救措施。

4. 射频消融　对于电除颤、抗心律失常药物治疗无效的难治性复发性室颤，可尝试行射频消融。为避免室颤复发及由此带来的不良事件，应对高危患者［如心肌梗死后6周以上经过优化药物治疗后心功能分级（NYHA分级）Ⅱ~Ⅲ级、左心室射血分数（LVEF）≤35%的症状性心力衰竭，预期寿命>1年的患者、非缺血性心肌病满足NYHA分级Ⅱ~Ⅲ级、LVEF≤35%的患者］行植入型心律转复除颤器（implantable cardioverter defibrillator，ICD）治疗。

5. 原发病处理 对于导致 VF 的器质性心脏病，应积极控制原发病，如急性冠脉综合征、成人暴发性心肌炎等。急性冠脉综合征在完成有效血运重建后 VF 常可明显改善，成人暴发性心肌炎在心肌炎症控制、心功能恢复后 VF 也常随之减少。也有报道冠脉痉挛致心肌缺血从而诱发 VF 的病例，在解除冠脉痉挛后 VF 可得到控制。

6. 诱因去除 在纠正心律失常期间应积极寻找并纠正导致恶性心律失常的可逆转的因素：①纠正电解质紊乱，如低钾血症、低镁血症；②纠正酸碱失衡；③纠正低氧血症；④停用致心律失常药物；⑤减轻心脏的压力负荷及容量负荷，纠正失代偿性心力衰竭；⑥焦虑患者需予以镇静，消除患者恐惧、紧张情绪；⑦发热的患者需积极控制体温。

7. 辅助支持

（1）气管插管、呼吸机支持：对于两次电除颤仍未转复的室颤患者，需予以气管插管、有创呼吸机支持，同时予以深度镇静。

（2）机械辅助：除颤难治性室颤、室颤风暴及血流动力学不稳定患者，需予以机械辅助以维持循环、改善组织器官灌注及减轻心脏负荷。心室辅助包括：主动脉内球囊反搏（intra-aortic balloon pump，IABP）、静脉 - 动脉体外膜氧合（venoarterial extracorporeal membrane oxygenation，VA-ECMO）及 Impella 等。其中以 VA-ECMO 为核心技术的体外心肺复苏（extracorporeal cardiopulmonary resuscitation，ECPR）是对传统心肺复苏不能恢复自主心律或不能维持自主心律的患者快速实施 VA-ECMO、提供暂时循环和氧合支持的技术。ECPR 能够替代心脏的泵血功能及肺的气体交换功能，改善全身组织器官血流及供氧，恢复微循环，减轻组织缺血缺氧损伤，减轻酸中毒，促进代谢产物的清除。ECPR 能够增加主动脉及冠状动脉血流，增加心肌灌注从而提高电除颤的成功率。ECMO 能够促进心脏恢复收缩和舒张功能，避免心脏骤停的反复发生。ECPR 可帮助在心肺复苏阶段快速实施目标温度管理，极大地降低了再灌注时的高体温影响，降低脑组织氧耗，同时增加脑

组织局部氧供，迅速恢复有氧代谢，减轻脑水肿，保护血脑屏障功能，促进大脑功能恢复。在潜在的、可逆病因能够去除的前提下，对已使用传统心肺复苏和电复律不能恢复自主心律或反复室颤/室速而不能维持自主心律的患者应考虑行 ECPR。

8. 监测内容

（1）心电监测：是早期发现室颤并实施救治的重要手段，可通过心电监测发现室颤高危患者，如多源性室早、室速（非持续性室速、持续性室速，单形或多形）等。

（2）心电图：观察有无 QT 间期延长或缩短，观察有无 ST-T 的动态变化，评估有无心肌缺血。

（3）氧分压及血氧饱和度：判断有无低氧血症。

（4）血 pH、乳酸及电解质：判断有无内环境紊乱及电解质紊乱。

（5）超声心动图：明确有无心脏结构、功能异常，判断有无节段性室壁运动异常、有无心脏扩大、有无瓣膜结构或功能异常等。

（6）心功能：①超声心动图评估左心室射血分数、右心室功能；②BNP/NT-proBNP 的变化；③血流动力学监测：如 Swan-Ganz 导管监测心指数、心输出量等，同时可以监测中心静脉压（CVP）、肺毛细血管楔压（PCWP）等综合评估容量状态。

二、研究进展

【FAST-MI 研究：20 年急性心肌梗死患者室颤的变化趋势】

1. 研究设计 FAST-MI 项目由 1995—2015 年 5 个法国前瞻性队列研究组成，其中关于急性心肌梗死患者室颤的研究共纳入了 14 423 名急性心肌梗死患者［平均年龄（66 ± 14）岁，其中 72% 为男性，急性 ST 段抬高型心肌梗死占 59%］。终点：主要终点是院内室颤的发生率，次要终点为院内死亡率、1 年死亡率及出院后 1 年死亡率。旨在评估室颤在急性心肌梗死患者中的发生率及影响。

2. 研究结果

（1）急性心肌梗死发生院内室颤的比例从 1995

年的 3.9% 下降到 2015 年的 1.8%（*P*<0.001），且其 1 年内死亡率从 60.7% 下降到 24.6%（*P*<0.001）。

（2）与未发生室颤组相比，急性心肌梗死室颤组死亡率增加主要发生在出院前，急性心肌梗死室颤出院前的死亡率占 1 年死亡率的 86.2%。

（3）与未发生室颤的患者相比，室颤相关的 1 年内死亡率增加的风险随着时间的推移并没有显著改善［1995 年：*HR*=6.78，95%*CI* 5.03~9.14；2015 年：*HR*=6.64，95%*CI* 4.20~10.49，*P*=0.52］。

3. 研究结论　在长达 20 年里的临床观察中，急性心肌梗死患者的住院室颤发病率和死亡率显著下降。但是，室颤仍然是导致院内死亡的独立危险因素。院内发生室颤的患者比未发生室颤的患者的住院死亡风险增加约 10 倍，这些结果提醒临床医师需要加强对急性心肌梗死室颤患者住院期间的预防及干预，以进一步降低室颤患者的死亡率。

三、实战病例

【急性心肌梗死合并恶性心律失常】

1. 摘要　患者男性，65 岁，因"发作性胸痛 10 天"入院，诊断为"急性前壁心肌梗死、心原性休克"，外院未及时行冠脉血运重建，患者反复室速、室颤发作，电复律及抗心律失常药物治疗效果不佳，为进一步诊治收入笔者所在医院。入院后予以 IABP 辅助，在 IABP 辅助下行冠状动脉造影及冠脉血运重建，术后患者仍反复发作室速、室颤，难以维持窦性心律，加用 ECMO 辅助，并予以气管插管、有创呼吸机支持，紧急行射频消融术，最终恶性心律失常得以控制，病情好转出院。

2. 病例介绍　患者男性，65 岁，因"发作性胸痛 10 天"入院。患者于 10 天前无明显诱因出现持续的胸痛症状，到当地医院就诊，诊断为"急性前壁心肌梗死、心原性休克"，给予去甲肾上腺素及多巴胺维持循环治疗，但未行血运重建。患者反复出现室速、室颤发作，予以电复律及胺碘酮等抗心律失常药物治疗，疗效不佳，为进一步诊治转笔者所在医院（图 6-1-1）。患者既往高血压病史 2 年，最高血压 180/100mmHg，未规范治疗，未规律监测血压；2 型糖尿病病史 6 年，未规律服药；吸烟史 30 年，20 支 /d。

入院后予以去甲肾上腺素、多巴胺维持血压，IABP 辅助，患者反复出现室速、室颤（图 6-1-2），

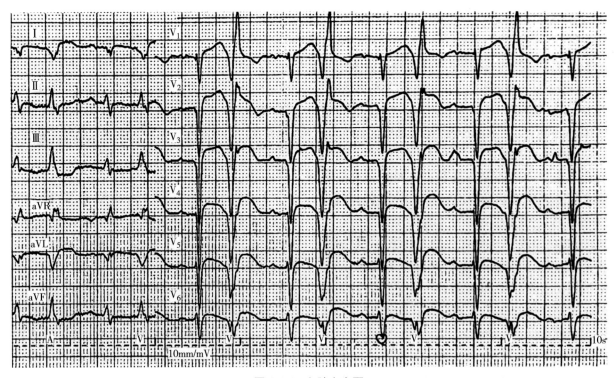

图 6-1-1　入院心电图

窦性心律，频发室性早搏，V₁~V₄ 导联 Q 波形成。

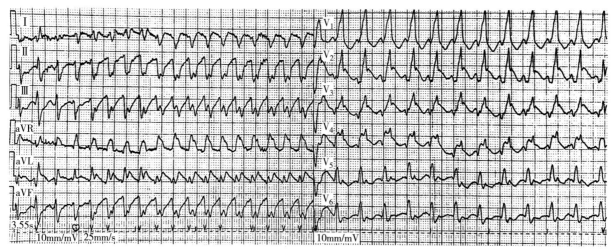

图 6-1-2　室性心动过速发作时心电图

多次予以电复律,调整抗心律失常药物(盐酸胺碘酮片、尼非卡兰、利多卡因及艾司洛尔)。超声心动图示除左室后壁中上段及左室侧壁中上段外余室壁运动普遍减低,左室心尖圆钝。左心增大(左室舒张末内径 63mm),左心功能减低(EF 30%)。右房增大,右心功能:三尖瓣环收缩期位移(TAPSE)20mm。二尖瓣轻度反流,三尖瓣轻度反流。患者为急性前壁心肌梗死、心原性休克,反复发作恶性心律失常,在 IABP 辅助下行冠状动脉造影示:左主干末端狭窄 30%,前降支近中段最重狭窄 99%,TIMI 血流Ⅱ级,回旋支无异常,右冠状动脉无异常,左室后支狭窄 60%。于前降支行介入治疗,于前降支近段植入 Esssen Tivoli 3.0mm×30mm 支架 1 枚,于前降支中段植入 MicroPort Firebird 2.75mm×29mm 支架 1 枚(视频 6-1-1)。术后患者仍反复出现室速、室颤,且电复律及抗心律失常药物难以维持窦性心律,循环难以维持,立即予以 ECMO 辅助及气管插管、有创呼吸机支持,在机械辅助下急诊行导管消融治疗(术中心内膜及心外膜标测分别见图 6-1-3 和图 6-1-4)。术后继续予以 IABP、ECMO 辅助及气管插管、呼吸机辅助通气治疗,予以抗心律失常、纠正心衰、维护心功能、保护肝肾功能、控制感染、控制血糖、维持电解质平衡及营养支持等治疗。术后室速发作明显减少,术后第 2 天开始加用酒石酸美托洛尔片口服治疗并逐渐加量,至术后第 3 天无室速出现。患者病情逐渐稳定,逐步撤除 ECMO、气管插管及 IABP,最终患者病情好转出院。

3. 病例特点　患者为急性前壁心肌梗死、梗死范围大,合并心原性休克,并反复发作室速、室颤,病情危重,治疗难度大。

4. 诊治要点和难点与治疗体会

(1)对于急性心肌梗死,及时予以冠脉血运重建及规范的药物治疗是预防心肌梗死后室速/室颤的重要手段。该患者在当地医院未及时行冠脉血运重建,入笔者所在医院后(病程第 10 天)及时开通罪犯血管,术后仍反复出现室速、室颤,电复律及抗心律失常药物治疗无法控制。

(2)"岛状"存活心肌所构成的瘢痕折返是急性心肌梗死后室速/室颤的基本机制,同时全身炎症反应、神经调节机制也参与其中。该患者血运重建延迟,梗死面积较大,心功能差,构成了室速/室颤发作的基本条件。

(3)早期应用 β 受体阻滞剂能减少急性心肌梗死后室速或室颤的发生,尤其对于预防及控制急性前壁心肌梗死相关室颤作用显著。该患者为急性前壁心肌梗死,因合并心原性休克,早期未能使用 β 受体阻滞剂,可能也是室速、室颤难以控制的原因之一。

(4)当室速、室颤反复发作,难以维持窦性心律、循环不能维持时,需积极实施机械辅助,包括气管插管、有创呼吸机支持及 IABP、ECMO 等辅助措施以维持循环、保障组织器官灌注及氧合,为进一步抢救创造机会和条件。

（5）该患者在完成冠脉血运重建、充分的抗心律失常药物治疗及循环支持的情况下仍呈现无休止的室速及室颤，因此考虑急诊导管消融治疗作为最终手段，直接对室速/室颤的发生和维持机制进行干预。

视频 6-1-1　急性心肌梗死合并恶性心律失常冠状动脉造影

A. 前降支近段狭窄 99%，前降支中段狭窄 99%；回旋支无明显异常。B. 左主干末端狭窄 30%，前降支近段狭窄 99%，前降支中段狭窄 99%。C. 左主干末端狭窄 30%，前降支近段狭窄 99%，前降支中段狭窄 99%。D. 右冠状动脉无明显异常。E. 处理前降支近中段狭窄病变。

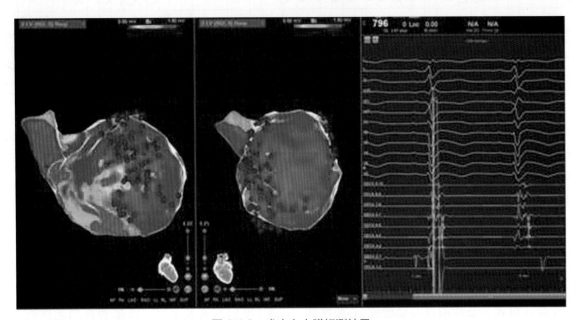

图 6-1-3　术中心内膜标测结果

可见左心室内部大片低电压区，多极导管可记录到显著延迟电位，为潜在的致心律失常基质。但导管远端起搏不能夺获心室肌，提示局部为致密瘢痕，无法支持室速发生。

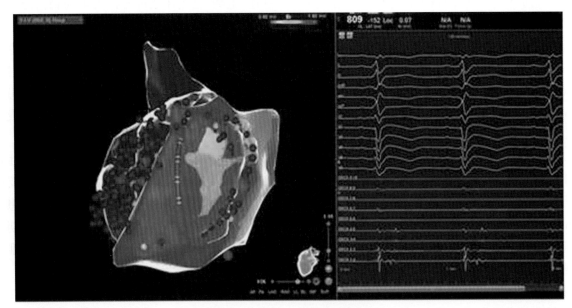

图 6-1-4　术中心外膜标测结果

可见心内膜对应心外膜存在片状低电压区域，面积小于心内膜，提示为透壁性梗死，但局部电位较心内膜面贫乏。

（魏小红）

参考文献

［1］PRIORI S G, BLOMSTRÖM-LUNDQVIST C. 2015 European society of cardiology guidelines for the management of patients with ventricular arrhythmias, the prevention of sudden cardiac death summarized by co-chairs［J］. Eur Heart J, 2015, 36（4）: 2757-2759.

［2］PRIORI S G, WILDE A A, HORIE M, et al. Executive summary: HRS/EHRA/APHRS expert consensus statement on the diagnosis and management of patients with inherited primary arrhythmia syndromes［J］. Europace, 2013, 15（10）: 1389-1406.

［3］刘霞, 戚文航. 心室扑动和心室颤动［M］//陈新. 临床心律失常学. 2版. 北京: 人民卫生出版社, 2009: 540-551.

［4］王龙. 心室颤动［M］//郭继鸿, 李学斌. 心脏电生理: 从细胞到临床. 4版. 北京: 北京大学医学出版社, 2008: 697-702.

［5］中华医学会心电生理和起搏分会, 中国医师协会心律学专业委员会. 2020室性心律失常中国专家共识（2016共识升级版）［J］. 中国心脏起搏与心电生理杂志, 2020, 34（3）: 189-253.

［6］PANCHAL A R, BERG K M, KUDENCHUK P J, et al. 2018 American Heart Association focused update on advanced cardiovascular life support use of antiarrhythmic drugs during and immediately after cardiac arrest: an update to the American Heart Association guidelines for cardiopulmonary resuscitation and emergency cardiovascular care［J］. Circulation, 2018, 138（23）: e740-e749.

［7］PEDERSEN C T, KAY G N, KALMAN J, et al. EHRA/HRS/APHRS expert consensus on ventricular arrhythmias［J］. Heart Rhythm, 2014, 11（10）: e166-e196.

［8］AL-KHATIB S M, STEVENSON W G, ACKERMAN M J, et al. 2017 AHA/ACC/HRS guideline for management of patients with ventricular arrhythmias and the prevention of sudden cardiac death: a report of the American College of Cardiology/American Heart Association task force on clinical practice guidelines and the Heart Rhythm Society［J］. Heart Rhythm, 2018, 15（10）: e73-e189.

［9］中华医学会心血管病学分会, 中国生物医学工程学会心律分会, 中国医师协会循证医学专业委员会, 等. 心律失常紧急处理专家共识［J］. 中华心血管病杂志, 2013, 41（5）: 363-376.

［10］DAN G A, MARTINEZ-RUBIO A. Antiarrhythmic drugs-clinical use and clinical decision making: a consensus document from EHRA and ESC WG on cardiovascular pharmacology endorsed by HRS, APHRS, and ISCP-Authors' reply［J］. Europace, 2018, 20（11）: 1873-1874.

［11］NADEMANEE K, TAYLOR R, BAILEY W E, et al. Treating electrical storm: sympathetic blockade versus advanced cardiac life support-guided therapy［J］. Circulation, 2000, 102（7）: 742-747.

［12］AL-KHATIB S M, STEVENSON W G, ACKERMAN M J, et al. 2017 AHA/ACC/HRS guideline for management of patients with ventricular arrhythmias and the prevention of sudden cardiac death: executive summary: a report of the American College of Cardiology/American Heart Association task force on clinical practice guidelines and the Heart Rhythm Society［J］. Heart Rhythm, 2018, 15（10）: e190-e252.

［13］中国生物医学工程学会心律分会心律失常药物工作委员会. 艾司洛尔注射液抗心律失常中国专家建议［J］. 中华内科杂志, 2021, 60（4）: 314-320.

［14］中国老年学学会心脑血管病专业委员会, 中国医师协会心血管内科医师分会. 注射用盐酸尼非卡兰临床应用中国专家共识［J］. 中国循环杂志, 2017, 32（1）: 8-11.

［15］PRIORI S G, BLOMSTRÖM-LUNDQVIST C, MAZZANTI A, et al. 2015 ESC guidelines for the management of patients with ventricular arrhythmias and the prevention of sudden cardiac death: the task force for the management of patients with ventricular arrhythmias and the prevention of sudden cardiac death of the European Society of Cardiology（ESC）. Endorsed by: Association for European Paediatric and Congenital Cardiology（AEPC）［J］. Eur Heart J, 2015, 36（41）: 2793-2867.

［16］BROOKS S C, ANDERSON M L, BRUDER E, et al. Part 6: alternative techniques and ancillary devices for cardiopulmonary resuscitation: 2015 American Heart Association guidelines update for cardiopulmonary resuscitation and emergency cardiovascular care［J］. Circulation, 2015, 132（18Suppl2）: S436-S443.

［17］中华医学会急诊医学分会复苏学组, 成人体外心肺

复苏专家共识组.成人体外心肺复苏专家共识［J］.中华急诊医学杂志,2018,27（1）:22-29.

［18］GARCIA R, MARIJON E, KARAM N, et al. Ventricular fibrillation in acute myocardial infarction: 20-year trends in the FAST-MI study［J］. Eur Heart J, 2022, 43（47）: 4887-4896.

第2节　严重的缓慢型心动过缓

发生严重心动过缓的病因各不相同,常见的包括急性心肌梗死、暴发性心肌炎、缺血性心肌病等。严重的缓慢型心动过缓多指心率 <50 次 /min,窦性停搏时间 >3 秒。对于心动过缓的诊断,应遵循个体化分析的原则,而心动过缓是否需要治疗主要取决于患者是否有症状。

一、知识要点

【定义】

目前公认的严重的缓慢型心动过缓分为两大类:窦房结功能障碍（sinus node dysfunction, SND）和房室传导阻滞。

1. 窦房结功能障碍　是指窦房结和心房冲动形成和传导异常的综合征,包括以下几种。

（1）窦性心动过缓:心率 <50 次 /min。

（2）异位性房性心动过缓:由窦房结以外的心房起搏引起的心房去极化,心率 <50 次 /min。

（3）窦房结传导阻滞:窦房结与邻近心房组织之间的传导受阻,有多种心电图表现。

（4）窦性停搏（停搏时间 >3.0 秒）。

（5）窦房结阻滞:无窦房结去极化的证据。

（6）慢 - 快综合征:主要表现为窦性心动过缓、异位房性心动过缓、窦性暂停,同时伴有交替出现的各种房性快速性心律失常（异常的房性心动过速、心房扑动或心房颤动）。心动过速可能与窦房结抑制和窦性停搏的持续时间有关。

（7）变时能力不足:广泛定义为心脏不能随着增加的活动或需求而增加心率,在许多研究中描述为在运动中未能达到预期心率储备的 80%。

（8）等节律性分离:心房去极化（来自窦房结或异位心房部位）慢于心室去极化（来自房室结、希氏束或心室部位）。

2. 房室传导阻滞

（1）一度房室传导阻滞:P 波与 1:1 的房室传导相关,PR 间隔 >200 毫秒（P 波没有被阻滞,因此更准确的定义为房室延迟）。

（2）二度房室传导阻滞:P 波 <100 次 /min,房室传导比例非 1:1。①莫氏 I 型:恒定速率（P 波 <100 次 /min）,PR 间期逐渐延长,直至 P 波不能下传,QRS 波消失;②莫氏 II 型:具有恒定速率的 P 波（<100 次 /min）,PR 间期固定,P 波突然不能下传（如连续 2 个 P 波未下传,为高度房室传导阻滞）。

（3）三度房室传导阻滞（完全性心脏传导阻滞）:无房室传导迹象。

（4）迷走神经介导的房室传导阻滞:由副交感神经张力升高介导的房室传导阻滞。

（5）传导异常的分型和特点见表 6-2-1。

【流行病学】

1. 心率减慢和心肌细胞间传导改变可见于正常老年人和心律失常患者,因此心动过缓和传导异常多见于老年人。窦房结、心房组织、房室结和传导系统等部位异常可导致心动过缓、心室细胞除极异常或者心房和心室除极时间不一致。

SND 常由进行性窦房结及周围心房肌组织的退行性纤维化引起,且与年龄相关。纤维化可导致窦房结冲动形成障碍或者心房组织冲动传导异常。同时,这种退行性纤维化也与房性心律失常的形成有关。房性心律失常经常与 SND 同时出现,称为“慢 - 快综合征”。

SND 患者也可以同时发生房室传导阻滞,因为患者的纤维化病变同样也影响房室传导系统。多项大型队列研究显示 SND 常见于 70~80 岁老年患者,65 岁以上人群中的患病率约为 1%,且无性别差异。

心肌缺血 / 梗死、浸润性疾病、手术创伤、内分泌功能障碍和神经肌肉疾病等多种病理生理改变都会影响窦房结和房室结的冲动形成和传导,窦房结和房室结组织病变的临床表现非常相似。

表 6-2-1　传导异常的分型和特点

分型	具体分型	特点
右束支传导阻滞（right bundle-branch block，RBBB）	完全 RBBB	1. QRS 持续时间 >120ms 2. rsr'、rsR'、rSR' 或在 V₁ 或 V₂ 导联中很少有 qRR 或 r 的偏转通常比初始的 R 波更宽 3. 在成人中，I 和 V₆ 导联的 S 波持续时间大于 R 波或 >40ms 4. V₅ 和 V₆ 导联的正常 R 峰值时间，而 V₁ 的 R 峰值时间 >50ms
	不完全 RBBB	与完全 RBBB 相同的 QRS 形态学标准，QRS 持续时间在 110~119ms
左束支传导阻滞（left bundle-branch block，LBBB）	完全 LBBB	1. 成人 QRS 持续时间 >120ms 2. aVL、V₅ 和 V₆ 导联中存在宽或模糊的 R 波，V₅ 和 V₆ 中偶尔出现 RS 模式，这归因于 QRS 波的移位性转变 3. 在 V₅ 和 V₆ 导联中没有 Q 波，但在 aVL 导联中，在没有心肌病变的情况下可能存在狭窄的 Q 波 4. 在 V₅ 和 V₆ 导联中 R 峰值时间 >60ms，但在 V₁、V₂ 和 V₃ 导联中正常，当在胸前导联中可以识别出小的初始 R 波 5. ST 波和 T 波通常与 QRS 波的方向相反
	不完全 LBBB	1. 成人 QRS 持续时间在 110~119ms 2. 存在左心室肥厚 3. V₄、V₅ 和 V₆ 导联的 R 峰值时间 >60ms 4. I、V₅ 和 V₆ 导联没有 Q 波
	非特异性室内传导延迟	QRS 持续时间 >110ms，不存在 RBBB 或 LBBB 的形态学标准
左前分支传导阻滞		1. QRS 持续时间 <120ms 2. 额面电轴在 45°~90° 3. aVL 中的 qR（小 r、高 R）图案 4. aVL 的 R 峰值时间 245ms 5. Ⅱ、Ⅲ 和 aVF 中的 rS 模式（小、深 S）
左后分支传导阻滞		1. QRS 持续时间 <120ms 2. 成人的额面电轴在 90°~180° 3. aVL 中的 rS（小、深 S）模式 4. I 和 aVF 中的 qR（小 q、高 R）模式

2. 房室传导阻滞在 70 岁以上的老年人中更为常见，特别是结构性心脏病患者。

（1）一度房室传导阻滞可见于健康成年人，但其可能与心房颤动风险升高有关。在 20 岁的健康人群中，0.5%~2% 成年人 PR 间期 >0.2 秒，而在老年人群中，这一比例可升至 5%。

（2）二度房室传导阻滞的发病率为 2%~9%，其中 0.9%~2% 患者因房室传导阻滞出现黑矇或者晕厥等症状需住院治疗。二度房室传导阻滞的发病风险随年龄增加而升高，年龄每增加 5 岁，其发病风险增加 1.34 倍。一项研究发现，二度房室传导阻滞发病风险与性别有关，男性发病风险为女性的 2 倍。

（3）三度房室传导阻滞的发病率相对较低，为 0.02%~0.04%，在无症状人群中的发病率更低，为 0.001%。其发病风险与年龄有关，在 70 岁以上的老年人中发病率最高。糖尿病或者高血压等疾病可增加三度房室传导阻滞的发病风险。

在重症单元中，急性心肌梗死患者发生房室传导阻滞需进行风险评估，一般来说，二度Ⅱ型房室传导阻滞和完全房室传导阻滞多见于下壁系列心肌梗死，有指征时需要进行治疗干预。而前壁心肌梗死患者多出现高度房室传导阻滞，大多由广泛的心肌坏死所致，阻滞部位一般在希氏束以下,难以自行缓解且死亡率明显升高。在暴发性心肌炎中,由于传导系统损伤患者可出现心动过缓、窦性停搏和传导阻滞。窦性停搏以及三度房室传导阻滞时可发生阿-斯综合征,危及患者生命。

【临床表现】

SND 轻者可出现疲倦、乏力、头晕、心悸和运动耐量下降;重者可出现心、脑、肾等重要器官供血不足的症状,表现为晕厥、黑矇、心力衰竭或者阿-斯综合征,甚至因心脏停搏或者继发心室颤动而导致死亡。

传导异常的临床表现与传导系统的病变部位有关。单纯 RBBB 或者分支传导阻滞的患者通常无明显症状,而 LBBB 患者由于心室不同步或者合并潜在的心肌病,可以表现为心力衰竭。

【临床评估】

(一)病史和体格检查

1. 完整的病史　起病及诊疗的经过、既往史、个人史、家族史以及全面的心血管病风险评估。

2. 体格检查　除了心动过缓的表现外,还应关注潜在的器质性心脏病和全身性疾病的体征。在颈动脉听诊或颈动脉超声检查后排除颈动脉严重病变,颈动脉窦按摩有助于诊断颈动脉窦综合征。

(二)非侵入性检查

1. 静息心电图　所有患者均应行静息 12 导联心电图,明确心搏频率、节律和传导情况,有助于筛查器质性心脏病或系统性疾病。

2. 运动心电图　对于特定的一些患者,如怀疑变时性功能不全者、运动期间发生可疑心动过缓相关症状者、房室传导阻滞者为判断阻滞部位时应行运动心电图检查。

3. 动态心电图　大部分心动过缓和传导异常的患者,心律失常间断发作,为明确心律失常与症状的相关性,推荐进行心脏节律监测。对于发作频繁者,推荐行 24 小时或 48 小时连续动态心电图检查。发作频率较低者,推荐更长程的心脏节律监测。

4. 心脏影像学检查

(1)对记录到或怀疑心动过缓以及传导异常的患者应进行心脏影像学检查,以评估心脏的结构和功能,识别潜在的器质性心脏病。

(2)新发 LBBB、二度Ⅱ型房室传导阻滞、高度房室传导阻滞、三度房室传导阻滞伴/或不伴明确器质性心脏病/冠心病者,推荐行经胸超声心动图检查。其他类型心动过缓或传导异常者,若怀疑存在器质性心脏病,应行经胸超声心动图检查。

(3)某些心动过缓或束支传导阻滞患者,若怀疑存在器质性心脏病且常规检查未能明确时,应进行更高级别的心脏影像学检查(如经食管超声心动图、心脏 CT、心脏磁共振或核素成像)。

(4)无症状窦性心动过缓或一度房室传导阻滞,且无器质性心脏病临床证据者,因检查的诊断率低,心脏影像学检查不作为常规推荐。

5. 实验室检查　临床怀疑某些特殊病因或继发性疾病导致的心动过缓或传导异常时,应进行相应的实验室检查,如电解质水平、血气分析、甲状腺功能、病原学及血清学检查。

6. 基因检测　传导异常由基因突变所致确诊者,推荐其一级亲属接受遗传咨询和基因检测,以筛查出类似疾病者。遗传性传导异常疾病患者,对亲属进行遗传咨询和基因检测,有助于诊断评估。

7. 睡眠呼吸监测　对有记录或怀疑在睡眠期间发生心动过缓或传导异常的患者,推荐进行睡眠呼吸监测。同时合并阻塞性睡眠呼吸暂停的患者,推荐接受针对睡眠呼吸暂停的相应治疗。已经植入或考虑植入永久起搏器的患者,应进行睡眠呼吸暂停的筛查。

(三)侵入性检查

1. 植入型心电监测仪(insertable cardiac monitor, ICM)　是一种能够长时间持续监测患者心电信号的可程控器械,植入患者的胸前皮下,可自动及手动记录患者的心律失常事件,并可以进行无线程控及读取数据。适用于症状发作不频繁或不可预测的疑似心动过缓或传导异常患者,便于明确心动过缓与临床症状的关系。

2. 电生理检查(electrophysiologic study, EPS)　不作为首选方案。为导管介入的侵入性检查,可对窦房结功能及房室传导功能进行评估。对于高度怀疑症状与心动过缓相关的患者,当非侵入性检查不能明确时,可考虑进行 EPS。

【治疗】

（一）窦房结功能障碍

SND 的病因大多是慢性且不可逆的。但在急性心肌梗死、高强度的运动训练、心脏外科手术（心脏瓣膜置换术、迷宫术、冠状动脉旁路移植术）、心房颤动、电解质紊乱（高钾血症、低钾血症）、低血糖、甲状腺功能减退、药物治疗和感染等情况下具有可逆性。因此，对有症状的 SND，推荐评估和治疗可逆病因。

1. 药物治疗　可以用于不同病因引起的心动过缓的急诊治疗。①阿托品多在抢救时静脉注射，可暂时提高心率，使血流动力学不稳定的窦性心动过缓和房室传导阻滞患者获益；②异丙肾上腺素持续静脉滴注，作为心动过缓的治疗可应用较长时间；③异丙肾上腺素、多巴胺、多巴酚丁胺或肾上腺素对于症状性或不合并冠状动脉缺血的血流动力学不稳定 SND 患者，可提高心率，改善症状。

2. 临时起搏　可用于药物难治性、血流动力学不稳定性心动过缓的急性治疗，也可用于持续且有症状的心脏停搏、心动过缓介导的致死性室性心律失常或由可逆病因引起的严重症状性心动过缓等，可避免未来植入永久起搏器。

（二）房室传导阻滞

病因分为遗传性与获得性，获得性因素更常见。退行性病变是临床中最常见的病因，其他病因包括感染、炎症、缺血、医源性、迷走神经过度激活、内环境紊乱等。

除根据阻滞程度及心电图表现将房室传导阻滞进行分型外，病变的解剖部位定位具有重要的临床意义。发生阻滞的病变部位可以在房室结、希氏束内（局限在希氏束）或希氏束下（希氏束以下）。房室结水平的阻滞，其逸搏心律较为安全；而希氏束内或希氏束下阻滞，逸搏心律不稳定，可能迅速进展恶化，造成严重临床后果。

1. 病因治疗　对于新发房室传导阻滞患者，需评估是否存在可逆病因。如果存在，针对病因治疗即可能恢复，可避免植入永久起搏器。

2. 急诊管理　对于一过性或可逆性病因引起的房室传导阻滞，如莱姆病心肌炎、地高辛过量、急性心肌梗死、内环境紊乱等，推荐给予临时起搏支持等待房室传导功能恢复。对于必须接受长期、稳定剂量抗心律失常药物或 β 受体阻滞剂治疗的患者，如果急诊出现有症状的二度或三度房室传导阻滞，无须药物失效后观察可逆性，应进行永久起搏治疗。

（1）药物治疗：

Ⅱ类适应证：①Ⅱa 类适应证：对于二度或三度房室传导阻滞患者，若存在血流动力学不稳定或相关症状，应使用阿托品以提高心率、改善房室传导、改善症状；②Ⅱb 类适应证：A. 对于急性冠状动脉缺血引起的房室传导阻滞，可静脉使用氨茶碱提高心室率；B. 病因排除急性冠状动脉缺血，可考虑使用 β 受体激动剂，如异丙肾上腺素、多巴胺、肾上腺素等提高心室率。

（2）急诊临时起搏治疗：

Ⅱ类适应证：①Ⅱa 类适应证：A. 对于血流动力学不稳定或存在心动过缓相关症状的二度或三度房室传导阻滞患者，应予临时经静脉起搏；B. 若应用临时起搏时间较长，应选择外接永久电极导线；②Ⅱb 类适应证：可考虑临时经皮起搏，直到放置临时经静脉起搏或植入永久起搏器或房室传导功能恢复。

（3）永久起搏治疗：

Ⅰ类适应证：A. 双分支或三分支阻滞伴高度房室传导阻滞及间歇性三度房室传导阻滞的患者，推荐永久起搏；B. 双分支或三分支阻滞伴二度Ⅱ型房室传导阻滞的患者，推荐永久起搏；C. 伴有晕厥的束支传导阻滞患者，如果 HV 间期≥70 毫秒或在电生理检查中发现房室结下阻滞的证据，推荐永久起搏；D. 交替性束支传导阻滞的患者，推荐永久起搏。

Ⅱ类适应证：①Ⅱa 类适应证：A. 虽未证实晕厥由房室传导阻滞引起，但可排除其他原因（尤其是室速）引起晕厥的双分支或三分支阻滞患者，应永久起搏；B. 虽无临床症状，但电生理检查发现 HV 间期≥100 毫秒的双分支或三分支阻滞患者，应永久起搏；C. 电生理检查时，心房起搏能诱发希氏束以下非生理性阻滞的双分支或三分支阻滞患者，应永久起搏；D. 预期生存期 >1 年的卡恩斯 - 塞尔综合征伴传导阻滞的患者，应植入带除颤功能的起搏器；②Ⅱb 类适应证：A. 预期生存期 >1 年的法布里病（Fabry disease），且 QRS 时

间 >110 毫秒的患者,可考虑植入带除颤功能的永久起搏器;B. 神经肌肉性疾病[肌营养不良、卡恩斯 - 塞尔综合征(Kearns-Sayre syndrome)等]伴发的任何程度的分支阻滞,因为传导阻滞随时会加重,无论是否有症状,可考虑永久起搏;C. 心力衰竭、LVEF 轻中度降低(36%~50%)且 LBBB(QRS 时间≥150 毫秒)的患者,可以考虑心脏再同步化治疗(cardiac resynchronization therapy,CRT)。

Ⅲ类适应证:1∶1 房室传导的单纯传导异常的无症状患者,如没有其他起搏器植入适应证,不建议永久起搏。

【共同决策】

共同决策是指对有症状性心动过缓或传导异常的患者,植入起搏器的治疗方案应由临床医师和患者共同决定。不仅考虑现有的指导方针,还要考虑患者的目标、意图和价值观。笔者支持并强调在现有最佳证据、患者治疗目标和治疗意愿的基础上,全面以患者为中心的共同选择的必要性。

二、实战病例

【急性心肌梗死合并病态窦房结综合征】

1. 摘要　患者老年女性,因"急性前壁心肌梗死合并病态窦房结综合征"就诊,行冠状动脉造影提示前降支远端病变,血管细,可药物治疗。而病态窦房结导致患者反复黑矇、晕厥等症状,行永久起搏器植入术,症状缓解,顺利出院。

2. 病例介绍　患者老年女性,因"胸痛 2 年,反复黑矇、晕厥 1 年,再发 8 小时"就诊。患者 2 年前出现胸痛,呈阵发性,位于心前区,呈闷痛,范围手掌大小,程度较轻,持续数分钟,休息后 3~5 分钟可缓解。无胸闷、心悸,无大汗、恶心、呕吐等症状,未予重视,症状反复发作多次。1 年前患者无诱因出现眼前黑矇,晕厥症状,晕倒后能自行清醒,在当地医院诊断为心动过缓,未治疗。入院当日下午患者再次出现胸痛,期间晕厥 1 次,2~3 分钟清醒,就诊当地医院,心电图检查示:心动过缓,交界性心律,V₂~V₅ 导联 ST 段抬高;诊断为"急性前壁心肌梗死"(图 6-2-1),给予阿司匹林、替格瑞洛负荷量等药物治疗,转入笔者所在医院。

既往高血压病史 10 年,最高血压 180/110mmHg,未规律用药;高脂血症病史 2 年,目前服用他汀类药物。否认糖尿病病史。

查体:体温 36.2℃,呼吸 16 次 /min,血压 105/85mmHg,身高 156cm,体重 56kg,体重指数(body mass index,BMI)23.01kg/m²,双肺叩诊清音,双

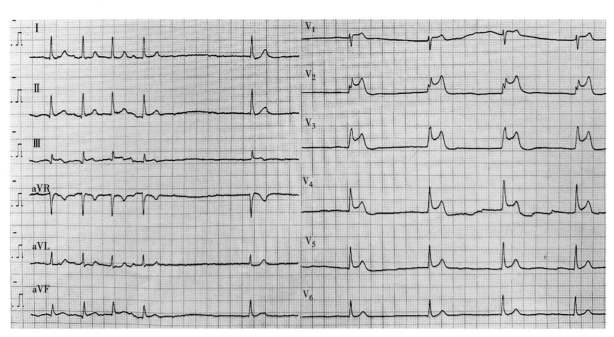

图 6-2-1　心电图

病态窦房结综合征,V₂~V₅ 导联 ST 段抬高 0.1~0.4mV。

肺呼吸音粗,双下肺可闻及细湿啰音,无胸膜摩擦音,心前区无异常隆起,心尖搏动不规则,心浊音界正常,心率 45 次 /min,律不齐,各瓣膜听诊区未闻及病理性杂音,无心包摩擦音,双下肢无明显水肿。

超声心动图:舒张末内径 40mm,收缩末内径 25mm,LVEF 58%,节段性室壁运动异常。

实验室检查结果见表 6-2-2。

入院诊断:冠心病,急性前壁心肌梗死,Killip Ⅱ级,心律失常,病态窦房结综合征,高血压 3 级(极高危),高脂血症。

患者急性前壁心肌梗死诊断明确,发病 8 小时,故急诊行临时起搏器植入术 + 冠状动脉造影(视频 6-2-1,视频 6-2-2)。

诊疗经过:患者高龄,血管病变位于末端,直径 <1.5mm,家属及患者坚决求药物治疗。

术后给予阿司匹林 100mg/d 及氯吡格雷 75mg/d 双联抗血小板,予以他汀类药物调节血脂、稳定斑块,尼可地尔片、单硝酸异山梨酯缓释片扩张冠状动脉、改善冠脉供血等治疗。胸痛症状未再发作。

患者术后在监护下调整临时起搏器频率,下调至 50 次 /min 以下时患者再次出现黑矇、乏力等不适,自主心律不能达到 50 次 /min,临时起搏不能拔除。分析患者心肌梗死之前反复出现晕厥,考虑心动过缓与心肌梗死无关,SND 诊断明确,故行永久起搏器植入(图 6-2-2)。

入院第 8 天在局部麻醉下行双腔永久起搏器

表 6-2-2 实验室检查

检测项目	结果	提示	参考区间	检测方法
肌酸激酶	1417U/L	↑	40~200U/L	速率法
乳酸脱氢酶	344U/L	↑	120~250U/L	速率法(L → P)
肌酸肌酶同工酶 MB 型(CK-MB)	15.9ng/ml	↑	0.6~6.3ng/ml	化学发光法
肌钙蛋白 I	7998.9pg/ml	↑	0~11.6pg/ml	化学发光法
肌红蛋白	316.8ng/ml	↑	14.3~65.8ng/ml	化学发光法

视频 6-2-1 左冠状动脉左前斜位 + 足位投照体位造影
左主干阴性,左前降支中段肌桥,收缩期狭窄可达80%,远段管腔细小、迂曲,最远段闭塞,TIMI 血流0 级。左回旋支大致正常。

视频 6-2-2 右冠状动脉左前斜位 + 头位投照体位造影
右冠状动脉管腔未见明显异常,TIMI 血流Ⅲ级。

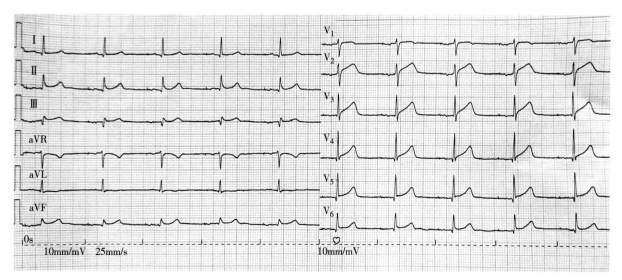

图 6-2-2 术后心电图
起搏心律,心率 60 次 /min。

植入术,手术过程顺利,术后未再发生黑矇,晕厥。患者症状完全消失,顺利出院。

3. 诊治要点与治疗体会

（1）对于有明确病因的缓慢型心律失常,病因治疗依然是需要解决的首要问题。

（2）病因解决之后,心动过缓依然存在时,需要再次评估是否需要起搏治疗。

（3）此患者在缺血和心动过缓解决之后,心功能基本恢复正常,证明了病因治疗及起搏治疗的有效性。

（康铁朵）

参考文献

[1] LEV M. Aging changes in the human sinoatrial node [J]. J Gerontol, 1954, 9 (1): 1-9.

[2] EVANS R, SHAW D B. Pathological studies in sinoatrial disorder (sick sinus syndrome) [J]. Br Heart J, 1977, 39 (7): 778-786.

[3] JENSEN P N, GRONROOS N N, CHEN L Y, et al. Incidence of and risk factors for sick sinus syndrome in the general population [J]. J Am Coll Cardiol, 2014, 64 (6): 531-538.

[4] DALEY W R, KACZMAREK R G. The epidemiology of cardiac pacemakers in the older US population [J]. J Am Geriatr Soc, 1998, 46 (8): 1016-1019.

[5] BARRA S N, PROVIDENCIA R, PAIVA L, et al. A review on advanced atrioventricular block in young or middle-aged adults [J]. Pacing Clin Electrophysiol, 2012, 35 (11): 1395-1405.

[6] KEROLA T, ERANTI A, ARO A L, et al. Risk factors associated with atrioventricular block [J]. JAMA Netw Open, 2019, 2 (5): e194176.

[7] NIKOLAIDOU T, GHOSH J M, CLARK A L. Outcomes related to first-degree atrioventricular block and therapeutic implications in patients with heart failure [J]. JACC Clin Electrophysiol, 2016, 2 (2): 181-192.

[8] BORDACHAR P, ZACHARY W, PLOUX S, et al. Pathophysiology, clinical course, and management of congenital complete atrioventricular block [J]. Heart Rhythm, 2013, 10 (5): 760-766.

[9] KOJIC E M, HARDARSON T, SIGFUSSON N, et al. The prevalence and prognosis of third-degree atrioventricular conduction block: the Reykjavik study [J]. J Intern Med, 1999, 246 (1): 81-86.

[10] BEXTON R S, CAMM A J. First degree atrioventricular block [J]. Eur Heart J, 1984, 5 (Suppl A): 107-109.

[11] PERLMAN L V, OSTRANDER LD J R, KELLER J B, et al. An epidemiologic study of first degree atrioventricular block in Tecumseh, Michigan [J]. Chest, 1971, 59 (1): 40-46.

[12] KEROLA T, ERANTI A, ARO A L, et al. Risk factors associated with atrioventricular block [J]. JAMA Netw Open, 2019, 2 (5): e194176.

[13] NIKOLAIDOU T, GHOSH J M, CLARK A L. Outcomes related to first-degree atrioventricular block and therapeutic implications in patients with heart failure [J]. JACC Clin Electrophysiol, 2016, 2 (2): 181-192.

[14] MUNRO N C, MEINTOSH S, LAWSON J, et al. Incidence of complications after carotid sinus massage in older patients with syncope [J]. J Am Geriatr Soc, 1994, 42 (12): 1248-1251.

[15] PEREZ RODON J, MARTINEZ ALDAY J, BARON ESQUIVIAS G, et al. Prognostic value of the electrocardiogram in patients with syncope: data from the group for syncope study in the emergency room (GESINUR) [J]. Heart Rhythm, 2014, 11 (11): 2035-2044.

[16] THIRUGANASAMBANDAMOORTHY V, HESS E P, TURKO E, et al. Defining abnormal electrocardiography in adult emergency department syncope patients: the Ottawa Electrocardiographic Criteria [J]. CJEM, 2012, 14 (4): 248-258.

[17] BRUBAKER P H, KITZMAN D W. Chronotropic incompetence: causes, consequences, and management [J]. Circulation, 2011, 123 (9): 1010-1020.

[18] STEINBERG J S, VARMA N, CYGANKIEWICZ I, et al. 2017 ISHNE-HRS expert consensus statement on ambulatory ECG and external cardiac monitoring/ telemetry [J]. Heart Rhythm, 2017, 14 (7): e55-e96.

[19] BRIGNOLE M, MOYA A, DE LANGE F J, et al. 2018 ESC Guidelines for the diagnosis and management of syncope [J]. Eur Heart J, 2018, 39 (21): 1883-1948.

[20] SHEN W K, SHELDON R S, BENDIT D G, et al. 2017 ACC/AHA/HRS Guideline for the evaluation and management of patients with syncope: a report of

the American College of Cardiology/American Heart Association task force on clinical practice guidelines and the Heart Rhythm Society [J]. J Am Coll Cardiol, 2017, 70 (5): e39-e110.

[21] American College of Cardiology Foundation Appropriate Use Criteria Task force, American Society of Echocardiography, American Heart Association, et al. ACCF/ASE/AHA/ASNC/HFSA/HRS/SCAI/SCCM/SCCT/SCMR 2011 appropriate use criteria for echocardiography. A report of the American College of Cardiology Foundation Appropriate Use Criteria Task Force, American Society of Echocardiography, American Heart Association, American Society of Nuclear Cardiology, Heart Failure Society of America, Heart Rhythm Society, Society for Cardiovascular Angiography and Interventions, Society of Critical Care Medicine, Society of Cardiovascular Computed Tomography, and Society for Cardiovascular Magnetic Resonance Endorsed by the American College of Chest Physicians [J]. J Am Coll Cardiol, 2011, 57 (9): 1126-1166.

[22] BLUEMKE D A, ACHENBACH S, BUDOFF M, et al. Noninvasive coronary artery imaging: magnetic resonance angiography and multidetector computed tomography angiography: a scientific statement from the American Heart Association Committee on cardiovascular imaging and intervention of the council on cardiovascular radiology and intervention, and the councils on clinical cardiology and cardiovascular disease in the young [J]. Circulation, 2008, 118 (5): 586-606.

[23] FONTANA M, PICA S, REANT P, et al. Prognostic value of late gadolinium enhancement cardiovascular magnetic resonance in cardiac amyloidosis [J]. Circulation, 2015, 132 (16): 1570-1579.

[24] BOKHARI S, CASTAFIO A, POZNIAKOFF T, et al. ^{99m}Tc-pyrophosphate scintigraphy for differentiating light-chain cardiac amyloidosis from the transthyretin-related familial and senile cardiac amyloidosis [J]. Circ Cardiovasc Imaging, 2013, 6 (2): 195-201.

[25] ISHIKAWA T, TSUJI Y, MAKITA N. Inherited bradyarrhythmia: A diverse genetic background [J]. J Arrhythm, 2016, 32 (5): 352-358.

[26] ACKERMAN M J, PRIORI S G, WILLEMS S, et al. HRS/EHRA expert consensus statement on the state of genetic testing for the channelopathies and cardiomyopathies this document was developed as a partnership between the Heart Rhythm Society (HRS) and the European Heart Rhythm Association (EHRA) [J]. Heart Rhythm, 2011, 8 (8): 1308-1339.

[27] MILANESI R, BARUSCOTTI M, GNECCHI RUSCONE T, et al. Familial sinus bradycardia associated with a mutation in the cardiac pacemaker channel [J]. N Engl J Med, 2006, 354 (2): 151-157.

第 3 节　室上性心动过速

室上性心动过速（supraventricular tachycardia, SVT）简称室上速，指希氏束及其以上部位的传导系统发生病变，导致静息时心房率 >100 次 /min 的心动过速。根据欧洲心脏病学会（European Society of Cardiology, ESC）制定的最新室上性心动过速管理指南可将 SVT 分为窦性心动过速、房性心动过速、房室交界性心动过速以及旁路参与的各种类型的房室折返心动过速、心房颤动等，当频率较快（>200 次 /min）且持续时间较长时有可能导致血流动力学障碍。由于心房扑动、心房颤动及阵发性室上性心动过速在重症监护室更为常见，且对患者影响较大，本节主要探讨房扑、房颤以及阵发性室上性心动过速。

心房颤动、心房扑动

心房颤动（房颤）是住院患者及重症病房中最常见的快速型心律失常，房颤急性发作时由于心室率明显增快，不仅可以导致患者心悸等不适，严重时还可以诱发急性心力衰竭（心衰）、急性冠脉综合征、心原性休克甚至猝死。心房扑动（房扑）是一种快速而规律的房性异位心律，引起快而协调的心房收缩，房扑常与房颤共存。

房颤 / 房扑患者在世界范围内普遍存在，并且由于人口快速老龄化而患病人数持续上升。研究表明，在全球范围内，2019 年房颤 / 房扑的新发病例为 470 万，较 1990 年增长 104.0%，相关死亡人数为 32 万，较 1990 年增长 169.4%，房颤 / 房扑目前仍然是全球心血管疾病危及生命的重要原因之一。

此外,房颤与心衰的发生密切相关。Framingham研究中,初诊无心衰的房颤患者的心衰年发病率为3.3%,初诊无房颤的心衰患者的房颤年发病率为5.4%;心衰患者中有10%~50%患者可能会出现房颤。有研究表明,心衰的存在会增加房颤患者的死亡风险,而房颤也会增加心衰患者的死亡率。

一、知识要点

【病理生理】

1. 血流动力学改变 房颤发作时,心房收缩功能障碍,心房和心室之间丧失同步性,心房不能发挥原有的辅助泵功能。心室率的增快减少了舒张期心室充盈时间,心室舒张期充盈量减少,因而心脏的每搏输出量减少。此外,不规则的心动周期(RR间期)本身也会损害心室的收缩功能,造成心输出量的减少。由于周期依赖性心肌收缩力增强和Frank-Starling机制,短RR间期的射血分数(ejection fraction, EF)下降不能被长RR间期的EF增加所代偿。研究发现,房颤患者在恢复窦性心律后,心输出量在短时间内会增加15%~25%。

2. 神经体液系统异常激活 快而不规则的心室率会引起交感神经通路激活,去甲肾上腺素分泌过多,肾素-血管紧张素系统(renin-angiotensin system, RAS)激活,内皮素、血管加压素以及肿瘤坏死因子-α等炎症细胞因子分泌增多,影响心肌细胞代谢或直接损伤心肌细胞,使心脏结构和功能发生改变。

3. 细胞分子水平改变 房颤时心肌细胞受快而不规则的心室率的刺激,心肌细胞能量储备耗竭,β受体数量下调以及功能减退,因而对刺激的敏感性下降;同时,肌质网钙泵数量下调,受磷蛋白磷酸化比例下降,细胞内的钙调控出现障碍,最后引起心肌细胞收缩能力下降。

此外,当急性冠脉综合征并发房颤时,快而不规则的心室率一方面使心肌耗氧量增加,另一方面使心室舒张期缩短,使原本主要发生在心室舒张期的冠脉灌注时间减少,诱发加重心肌缺血,造

成心脏收缩及舒张功能的进一步损害。急性左心衰并发房颤时,由于心房和心室之间丧失同步性,且心房和心室的收缩和舒张功能均受到影响,加之交感神经通路激活,使心衰进一步加重,甚至诱发急性肺水肿。预激综合征并发房颤时,杂乱无章的房颤波经房室旁路快速下传时,可使心室率变得极快而不规整(>300次/min,甚至>350次/min),进而可发展为室颤从而直接引发猝死。

【相关定义】

(一)房颤的常规分类

根据房颤发作的持续时间,以及转复并长期维持窦性心律的难易程度和治疗策略选择,将房颤分为阵发性房颤、持续性房颤、持久性房颤和永久性房颤(表6-3-1)。

表6-3-1 房颤的最新分类

临床分类	定义
阵发性房颤	房颤持续时间短于7d
持续性房颤	房颤持续时间7d及以上
持久性房颤	房颤持续时间超过1年
永久性房颤	转复并维持窦性心律可能性小,房颤持续10~20年及以上,心电图显示近乎直线的极细小f波;或心脏磁共振成像显示左心房纤维化面积占左心房面积的30%以上

(二)其他特殊类型房颤

1. 急性房颤 2023年3月发布的美国心脏协会(American Heart Association, AHA)科学声明中,首次提出了急性房颤的新概念,是指处于急性监护和急性疾病患者发生的房颤。换言之,即患者在其他疾病的发展中,首次发生需要处理的房颤。而心胸外科术后患者发生的房颤可视为一种典型的急性房颤。

2. 恶性房颤 为2015年美国成人室上性心动过速管理指南首次明确提出的新概念,是指预激综合征伴房颤发作,存在快速的宽QRS波心室率时,最短的RR间期≤250毫秒,这是房室旁路发生快速前传的结果,容易发展为室颤而引发患者猝死。

【临床表现】

房颤引起的心室率异常是患者产生症状的重要原因。心悸、乏力、胸闷、活动耐力下降是房颤最常见的临床症状。已有心脏病所致心功能损害者,例如扩张型心肌病、心脏瓣膜损害、陈旧性心肌梗死等,则房颤对心功能的影响更为明显,其常是诱发和加重心衰的主要原因,患者可出现神志淡漠或烦躁、明显心悸、胸闷、呼吸急促、大汗、不能平卧、咳粉红色泡沫痰等临床表现。房颤引起心室停搏可导致脑供血不足而发生黑矇、晕厥。房颤并发左心房附壁血栓易引起动脉栓塞,其中脑栓塞最常见,是患者致残和致死的重要原因。

房扑的症状根据心室率的快慢以及原有心脏病的情况(房扑几乎均发生于器质性心脏病患者)而轻重不同,可有心悸、胸闷、胸痛等表现,严重时可引发急性左心衰、心原性休克以及晕厥等。

【体格检查】

房颤患者的典型体征包括脉律不齐、脉搏短绌、颈静脉搏动不规则、第一心音强弱不等、节律绝对不规整等。使用抗心律失常药物治疗过程中,心室律突然规整应考虑:①恢复窦性心律;②演变为房性心动过速(房速)或房扑,呈 2:1 或 4:1 下传;③发生完全性房室传导阻滞或非阵发性交界性心动过速,如果使用了洋地黄类药物,应考虑到洋地黄中毒的可能性。

房扑按 2:1 比例传导时听诊心室律规则,140~160 次 /min;当呈 3:1 或 4:1 传导时则心室率正常,心律齐;但是当房室传导的固定比例关系发生变化时,心室律也可以变得不规则,类似于房颤的听诊表现。压迫颈动脉窦可抑制心房扑动的房室传导比例,使 2:1 变为 3:1 或 4:1 等,心室率变慢。当出现房室传导比例不同时,心律可不齐。停止压迫颈动脉窦后,即可恢复原来的心率。颈静脉搏动快而浅,且其频率与心室率不一致,超过了心室率。

当房扑 / 房颤患者合并急性左心衰时,听诊两肺满布湿啰音、哮鸣音,心尖部听诊可闻及第一心音减弱、心率增快,同时可以在舒张早期闻及第三心音奔马律,合并心原性休克时还可出现血压下降、意识模糊、四肢湿冷等表现。

【心电图表现】

心电图是明确房颤 / 房扑诊断的最重要、最直观的检查措施,应在患者出现不适时尽快进行。

典型的房颤心电图表现为单导联心电图(≥30 秒)或 12 导联心电图(≥10 秒)显示窦性 P 波消失,代之以大小、形态及时限均不规则的颤动波(f 波)、RR 间期绝对不规则即可诊断为房颤。心房颤动的心房率一般在 450~600 次 /min,若在同一导联上交替出现锯齿样扑动波(F 波)和大小不等、形态各异的颤动波(f 波),并以颤动波为主,称为心房扑动 - 心房颤动。

若房颤并发完全性房室传导阻滞或非阵发性交界性心动过速时,RR 间期可规则,此时诊断要依靠 f 波存在。

通常在房颤时 QRS 波群时限正常,但若合并预激综合征、室内差异性传导或束支传导阻滞时,QRS 波可增宽(>0.12 秒),这时需要注意与室性快速型心律失常进行鉴别。

恶性房颤的心电图表现为:①P 波消失,心室率较快时甚至不见 f 波;②心室率快而显著不规整,一般超过 180 次 /min,有时达 240 次 /min 以上;③QRS 波群形态多样,宽大畸形,最短的 RR 间期≤250 毫秒。

典型的房扑心电图表现为心电图检查 P 波消失,代以形态、间距及振幅均绝对整齐呈锯齿状的 F 波,频率 250~350 次 /min,常见的房扑多为 2:1 传导。根据心电图特征可将房扑分为 2 型:Ⅰ型房扑(普通型),扑动波频率在 250~350 次 /min,Ⅱ、Ⅲ、aVF 导联 F 波为负向,V$_1$ 导联呈正向;Ⅱ型房扑(非普通型),扑动波频率 340~430 次 /min,Ⅱ、Ⅲ、aVF 导联 F 波直立,V$_1$ 导联 F 波为负向,F 波间无等电位线。同一患者Ⅰ型和Ⅱ型房扑可交替出现。

【实验室检查】

房颤 / 房扑初始评估时应重点关注血清电解质、肝肾功能、血常规、甲状腺功能、脑钠肽、心肌损伤标志物等。甲状腺功能亢进是房颤 / 房扑发生的重要原因之一,对于无器质性心脏病的年轻患者,尤其是房颤/房扑伴快心室率、药物控制效果不理想时,应高度怀疑甲状腺功能异常。房颤/房扑也可以是某一疾病的临床表现之一,如重症感染、急性心衰、急性心肌梗死和急性心肌炎等,因此患者就诊时也需要完善血常规、心肌损伤标志物等与可疑病因相关的实验室检查。

【检查】

1. 超声心动图 为接诊房扑/房颤患者时应进行的常规检查,可提供患者是否存在结构性心脏病、心房大小以及心室和瓣膜的结构、功能等相关信息。

2. 经食管超声心动图检查(TEE) 当患者计划早期为房颤复律时,需要行TEE排除心脏内血栓。TEE是监测左心房血栓灵敏度和特异度较高的检查,常用于指导房颤复律和射频消融治疗,此外还可发现包括左心房血流速度降低、自发左心房显影、主动脉瘤等血栓形成的高危因素。

3. 心脏磁共振成像 心脏磁共振成像可更为精确地评估左心房的形态和功能,延迟强化磁共振成像可用于评估房颤患者心房组织纤维化程度,预测房颤消融成功率以及复发的概率。

4. 心脏电生理检查 当房颤是由房室结折返性心动过速、旁路相关的房室折返或房性早搏(简称房早)诱发时,心脏电生理检查有助于明确上述诱因。对于心电图有预激波的房颤患者,建议对其行心脏电生理检查,并行旁道消融治疗。房颤合并宽QRS波、快心室率时可被误诊为室性心动过速,行心脏电生理检查有助于鉴别。当遇到心率快而规整,心房扑动波不易识别的心电图时,与阵发性室上性心动过速容易混淆,可考虑行心脏电生理检查以兹鉴别。

【早期评估】

当患者考虑诊断为房颤或房扑时,首先应评估患者的血流动力学状态。患者血流动力学状态不稳定的表现包括:进行性低血压、休克的症状及体征、急性心力衰竭、进行性缺血性胸痛、意识障碍等。血流动力学不稳定时,如不及时处理,会继续恶化,甚至危及生命。此时不应苛求完美的诊断流程,而应追求抢救治疗的效率,以免贻误抢救时机。情况紧急,没有充足时间来详细询问病史、进行体格检查时,应边询问边抢救。

当患者明确诊断为房颤或房扑时,需要进行卒中风险评估以及出血风险评估以便制定急诊治疗的抗凝策略。

1. 卒中风险评估 根据2023年发布的《心房颤动诊断和治疗中国指南》,可采用CHA_2DS_2-VASc-60评分表对患者的卒中形成风险进行评估,评分标准包括:充血性心力衰竭1分;高血压1分;年龄≥65岁2分;糖尿病1分;卒中2分;血管疾病1分;年龄60岁~64岁1分;女性1分。推荐评分≥2分的男性或≥3分的女性房颤患者使用口服抗凝药;评分为1分的男性和2分的女性,在权衡预期的卒中风险、出血风险和患者的意愿后,也应考虑使用口服抗凝药;评分0分的男性或1分的女性患者不需要使用口服抗凝药,但需至少每年重新评估一次卒中风险。

2. 出血风险评估 房颤患者在启动抗凝治疗前,应对潜在的出血风险进行充分评估。HAS-BLED出血评分是目前应用最广泛的出血风险预测模型,评分标准包括:未控制的高血压1分;肝肾功能异常各1分;缺血性卒中或出血性卒中1分;既往出血史或出血倾向1分;国际标准化比值(INR)易波动1分;年龄>65岁1分;合并应用抗血小板药物或非甾体抗炎药1分;乙醇摄入量>112g/周1分。评分≤2分为低出血风险,评分≥3分时提示高出血风险。HAS-BLED出血评分的意义在于提醒临床医师关注并纠正患者的可改变的相关危险因素,高出血风险评分不能作为患者使用口服抗凝药的禁忌。

通常认为房扑患者与房颤患者具有相同的血栓栓塞风险,因此抗凝治疗的建议与房颤患者一致。

【急诊处理策略】

新发房颤、阵发性房颤急性发作以及持续性房颤突然出现快速心室率时常需要急诊处理。急诊房颤处理原则包括:稳定血流动力学、缓解症状、降低短期内及长期血栓栓塞风险。

1. 维持血流动力学稳定 当房颤发作出现症状明显的低血压、晕厥、急性肺水肿或心原性休克等血流动力学不稳定的表现时,尽管不能除外心房血栓的存在,也应立即行同步直流电复律。电复律前预先给予抗心律失常药物(胺碘酮、伊布利特或维纳卡兰)可以提高转复成功率,当患者同时伴随有呼吸困难时可给予气管插管及呼吸机辅助通气。心脏术后患者阻抗高,电极安放需要避开伤口及引流管,对于安置起搏器的患者,可通过内部超速起搏和/或心脏复律来恢复窦性心律,如若无效,外部电极需要远离起搏器至少10cm。患者电复律后偶可出现心动过缓,因此术前需准备阿托品、异丙肾上腺素等药物或临时起搏。此外,需要注意的是当患者存在洋地黄中毒及严重的低钾血症时禁止使用电复律。

2. 识别和管理急性房颤诱发因素　房颤可能继发于某些急症或全身性疾病,应注意对其合并疾病(如急性冠脉综合征、肺栓塞或甲状腺功能亢进等)进行识别和处理。此外,房颤急性发

作可伴随一些可逆诱因,如感染、酗酒、腹泻、电解质紊乱、药物等,如不能得到及时纠正,将影响节律控制及心室率控制治疗效果,因此,在处理房颤急性发作时应同时全面评估并积极处理可能的诱因。

3. 控制心室率　房颤急性发作时患者在紧急控制心室率后,症状通常可很快得到改善,用于控制房颤快速心室率的药物主要有 β 受体阻滞剂、非二氢吡啶类钙通道阻滞剂和洋地黄类药物。在特定情况下,胺碘酮也可用于心室率控制。β 受体阻滞剂、非二氢吡啶类钙通道阻滞剂应该避免应用于急性肺水肿及左心功能严重降低的患者。

4. 节律控制　房颤急性发作时若血流动力学稳定,可考虑药物复律(表 6-3-2)。由于约 2/3 阵发性房颤可在房颤发作 48 小时内自行转复窦性心律,故对于新发房颤可选择延迟复律策略,即

表 6-3-2　房颤常用复律药物

药物	用量用法	转复成功率 (给药后时间)	风险及注意事项	给药后 监测时间
普罗帕酮	静脉注射:1.5~2mg/kg,10min;口服:450~600mg	43%~89%(6h)	低血压、心房扑动伴 1∶1 房室传导(3.5%~5.0%)、QRS 波时限延长、窦性心动过缓(6%)、窦性停搏(2%);避免用于缺血性心脏病、明显结构性心脏病患者	6h
氟卡尼	静脉注射:2mg/kg,10 min;口服:200~300mg	51%(3h) 72%(8h)	低血压(2%)	—
胺碘酮	150mg,静脉注射 10min,后 1mg/min 维持 6h,后 0.5mg/min 维持 18h;或首次剂量 5~7mg/kg,1~2h 以上;后续剂量 50mg/h;24h 最大剂量不超过 1.2g	44%(数小时至数天)	低血压、肝损害、心动过缓、房室传导阻滞、QT 间期延长、静脉炎等	—
维纳卡兰	首次剂量 3mg/kg,10min 以上完成注射;15min 后,2mg/kg,10min 以上静脉注射	51%~70%(90min)	低血压、非持续性室性心律失常、QT 间期和 QRS 波时限延长;避免用于收缩压 <100mmHg、近期(<30d)发生的 ACS、NYHA I~Ⅱ级心力衰竭,QT 间期延长和重度主动脉狭窄患者	2h
伊布利特	1mg,10min 以上静脉注射;必要时 10min 后可重复 1mg,10min 以上静脉注射(体重 <60kg 使用 0.01mg/kg)	31%~51%	QT 间期延长、尖端扭转型室性心动过速(8.3%);避免用于 QT 间期延长、低血钾、严重左心室肥大或射血分数降低患者	4h

持续 48 小时以上仍不能自行转复再行复律治疗。应结合患者的基础疾病和各种心律失常的特点，合理选择复律药物。急诊药物复律通常使用静脉制剂。胺碘酮是唯一推荐用于严重结构性心脏病患者的抗心律失常药，特别是合并左心室收缩功能障碍和心力衰竭者。由于胺碘酮同时具有减缓房室结传导、控制心室率的作用，对存在病态窦房结综合征、二度 II 型及以上房室传导阻滞或 QTc 间期延长（>500 毫秒）的患者，不推荐使用。

5. 房颤的电复律治疗 对于快心室率房颤伴血流动力学不稳定的患者，无论房颤持续时间长短，均需紧急复律并同时启动抗凝治疗。对于血流动力学稳定、房颤持续时间 <12 小时且不合并近期卒中 / 短暂性脑缺血发作（transient ischemia attack，TIA）病史者，或血流动力学不稳定，或房颤持续时间 12~48 小时且栓塞低危（CHA$_2$DS$_2$-VASc-60 评分 ≤1 分的男性或 ≤2 分的女性）者，可以在不进行经食管超声心动图检查的情况下直接复律；房颤持续时间 <12 小时但近期发生卒中 /TIA 的患者，或房颤持续时间 12~48 小时且血栓栓塞中高危（CHA$_2$DS$_2$-VASc-60 评分 ≥2 分的男性或 ≥3 分的女性）的患者，复律前应有效抗凝治疗至少 3 周或行经食管超声心动图检查排除心房血栓；对于房颤发作持续时间 ≥48 小时的患者如未行经食管超声心动图检查，应在有效抗凝治疗至少 3 周后再进行复律。

房颤合并失代偿性心衰的急诊处理：房颤和心衰经常在患者身上同时存在。急性失代偿性心衰时出现快心室率房颤会导致心室充盈时间缩短，心输出量下降并进一步加重血流动力学不稳定。对于快心室率房颤，控制心室率可降低毛细血管楔压，增加每搏输出量，从而减轻心脏负荷。在房颤合并急性失代偿性心衰的患者中，由于 β 受体阻滞剂和非二氢吡啶类钙通道阻滞剂具有负性肌力作用，对血压的影响较大，尤其是当静脉内给药时，在射血分数减低心衰患者急性期以及心衰伴有低血压的患者中使用需要慎重。欧洲心脏病学会指南建议在射血分数减低心衰患者的急性情况下仅静脉使用洋地黄类药物或胺碘酮进行心室率控制。房颤合并心衰的治疗目前并无统一的目标心室率，且在不同的学会推荐意见中存在差异，在获得更多确凿证据前，对于房颤合并心衰的患者将心率控制在 100~110 次 /min 及以下似乎是合理的。然而如果患者持续存在心悸症状或与快心室率相关的心功能障碍时，应更加严格控制心室率或者考虑节律控制。

6. 房颤合并预激综合征的紧急处理 对于预激综合征合并房颤快心室率反应患者，优先选择节律控制而不是心室率控制。该类患者如血流动力学不稳定，应立即电复律；如血流动力学稳定，应考虑静脉使用伊布利特、普鲁卡因胺，也可考虑使用普罗帕酮、氟卡尼或尼非卡兰进行药物复律。急诊心室率控制一般首选静脉制剂，心率得到控制后转换为口服制剂。高危的预激综合征合并房颤患者也可以选择急诊射频消融。

由于 β 受体阻滞剂、非二氢吡啶类钙通道阻滞剂、洋地黄类药物可使患者房室结不应期延长、旁路不应期缩短而加快心室率，使血流动力学恶化并可能导致室颤，故应避免使用。目前有个案报道发现静脉应用胺碘酮也可能使房颤伴预激综合征演变为室颤，因此也不推荐使用。

7. 急性房颤的紧急处理 2023 年，AHA 首次提出了急性房颤的概念，并提出了急性房颤的紧急处理"3A"策略，即处理急性诱因（acute triggers）、室率 / 节律管理（atrial fibrillation rate/rhythm management）和抗凝治疗（anticoagulation）。

对于非心脏手术后急性房颤的治疗，应包括识别和纠正潜在的触发因素。特别重要的是排除出血情况，心动过速可能是急性失血的代偿性反应。这将影响患者非心脏手术后急性房颤的整体管理。考虑到非心脏手术后的房颤经常可自发地恢复窦性心律，当潜在的触发因素已经纠正，室率控制策略可能是合理的。对于血流动力学不稳定的患者，应用直流电复律进行电转复。对于用药并处理诱因后室率仍未控制的患者，也可考虑节律控制。电复律是实现急性心律控制的最有效方法。用药方面，胺碘酮和普罗帕酮对心脏复律有效。对于危重患者的急性房颤，美托洛尔控制心率效果优于地尔硫䓬。电复律与药物复律均需要考虑血流动力学监测与预防血栓栓塞。

8. 房扑的急诊处理

（1）对于血流动力学不稳定且对药物治疗无

反应的房扑患者,建议采用同步心脏复律进行急性治疗。对于耐受性良好的稳定型房扑患者也可以选择同步电复律。

（2）心房扑动的药物复律通常不如同步电复律有效,并具有致心律失常的潜在风险,但在患者对镇静药物存在使用禁忌或拒绝电复律时可作为一种选择。用药的主要风险是尖端扭转型室性心动过速,尤其是对于射血分数降低的心衰患者。接受伊布利特治疗的患者应在给药期间和给药完成后至少 4 小时连续监测心电图,并适当补充镁离子。

（3）静脉或口服 β 受体阻滞剂、地尔硫䓬或维拉帕米对血流动力学稳定的心房扑动患者的急性心率控制有正面作用。在晚期心力衰竭患者和心脏传导阻滞或窦房结功能障碍患者中,应避免使用地尔硫䓬和维拉帕米。地尔硫䓬和维拉帕米也不能应用于已知预激综合征患者。β 受体阻滞剂的心率减慢作用在很大程度上与交感神经张力降低有关。由于起效快,艾司洛尔通常是首选的静脉注射用 β 受体阻滞剂。对于失代偿性心力衰竭或反应性气道疾病的房扑患者,应谨慎使用 β 受体阻滞剂控制心率。

（4）由于通常认为房扑患者与房颤患者具有相同的血栓栓塞风险,故抗凝治疗的建议与房颤患者的建议一致。

二、研究进展

1. 研究背景　EAST-AFNET 4 试验新的亚组分析结果发布:无论有症状患者或无症状患者（EHRA 评分Ⅰ分）,早期进行节律控制可以减少房颤患者心源性死亡、卒中或因心力衰竭或急性冠脉综合征恶化导致住院治疗的复合终点。

2. 研究设计　EAST-AFNET 4 试验是一项前瞻性、开放、盲法评估的临床试验。研究共纳入 2 633 例合并心血管风险的早期（确诊时间 <1 年）房颤患者,其中无症状房颤患者为 801 例,占比 30.4%,有症状房颤患者为 1 832 例,占比 69.6%。将患者按照 1∶1 的比例随机分为 2 组,分别接受早期节律控制治疗和常规治疗。早期节律控制组患者,接受抗心律失常药物或导管消融术;常规

治疗组患者则采用频率控制治疗,这组患者只有在接受频率控制治疗后仍有严重的房颤相关症状时,再考虑接受节律控制治疗。根据 EHRA 评分将患者分为无症状患者（EHRA 评分Ⅰ分）和有症状患者（EHRA 评分Ⅱ~Ⅳ分）。为了进一步探讨症状和结果之间的关系,将患者分为无症状（EHRA 评分Ⅰ）、轻度症状（EHRA 评分Ⅱ分）或严重症状（EHRA 评分Ⅲ或Ⅳ分）。对基线无症状和有症状患者之间的早期节律控制治疗效果、主要终点以及次要终点进行分析。主要终点包括心血管原因死亡、卒中或因心力衰竭或急性冠脉综合征恶化住院。第二主要终点包括每年住院天数。次要终点包括节律控制、症状改变、左心室功能和生活质量。

3. 研究结果与结论　研究结果显示,早期节律控制组的无症状房颤患者（395/801）与有症状房颤患者在节律控制、抗凝和其他心血管合并症治疗方面差异均无统计学意义。在 24 个月的随访中,各治疗组之间的症状变化差异无统计学意义（P=0.19）。早期节律控制策略所带来的获益与房颤是否伴有相关临床症状无关,早期节律控制策略对于无症状房颤患者能够带来相同的获益。

三、实用技巧

【房颤抗凝合并出血的评估及处理】

出血是抗凝治疗中的常见不良事件,一项发表在 *Europace* 上的荟萃分析发现,在接受华法林治疗的患者中,大出血事件年发生率为 1%~8%,与华法林相比,新型口服抗凝药（NOAC）能够显著降低致死性出血和颅内出血风险,以及大出血后死亡率。根据 2016 年 ESC 房颤管理指南以及 2023 年《心房颤动诊断和治疗中国指南》,在处理出血时应综合出血位置、发作时间、严重程度、用药情况和药物半衰期等因素进行考虑,确认是否合并应用抗血小板药物及评估其他影响出血的风险因素（如过量饮酒、肝肾功能异常等）。应用华法林的患者应检测 INR,应用达比加群的患者可检测活化部分凝血活酶时间、凝血酶时间、稀释凝血酶时间、蝰蛇毒凝血时间等,应用 Xa 因子抑制

剂患者可检测抗Xa因子活性或凝血酶原时间。

根据出血部位及严重程度,一般可将出血事件分为轻度出血、中度出血、重度或致命性出血(表6-3-3)。轻度出血可停药观察,因NOAC半衰期较短,停药12~24小时后抗凝作用显著减弱。中重度出血可予输血/补液治疗,最后一次服用NOAC在2~4小时内的患者,可考虑服用活性炭或洗胃以减少药物暴露。上消化道出血可行内镜检查并采用相应的内镜下止血措施。严重或致命性出血需立即逆转NOAC的抗凝作用,依达赛珠单抗和Andexanet alfa可分别用于逆转达比加群和Xa因子抑制剂的抗凝活性,不能及时获得NOAC拮抗剂或应用华法林的患者,应立即给予含凝血因子Ⅱ、Ⅶ、Ⅸ、Ⅹ的凝血酶原复合物(无凝血酶原复合物时可用新鲜冰冻血浆)。应用华法林的患者,静脉注射维生素K需6~8小时才能起效。在确定并纠正出血原因后,对卒中高危患者应尽快评估,重启抗凝治疗。

表6-3-3 2023年《心房颤动诊断和治疗中国指南》中关于出血程度的评估

出血程度	定义
重度或致命性出血	出血影响血流动力学稳定,或重要部位出血(如颅内出血、椎管内、心包、腹膜后、关节腔内出血或骨筋膜室综合征等)
中度出血	无血流动力学障碍但需要输血治疗
轻度出血	未达到以上标准的出血

四、实战病例

【房颤合并预激综合征导致心原性休克的救治】

1. 摘要　患者中年男性,因"间断心悸2年,加重1天"入院。入院时查体:血压85/55mmHg,心率185次/min,双肺呼吸音粗,双下肺可闻及湿啰音,心律绝对不齐,心音强弱不等,四肢冰冷,诊断预激综合征合并房颤、心原性休克,因患者血流动力学不稳定,给予同步直流电复律转复窦律,调整药物、病情稳定后2周行射频消融,阻断预激旁路。

2. 病例介绍　患者男性,47岁,因"间断心悸2年,加重1天"入院。患者2年前无明显诱因出现心悸,持续5分钟后缓解,事后就诊心电图提示"预激综合征",患者未予以重视。1天前患者情绪激动后再次出现心悸,头晕伴呼吸困难,症状持续不缓解,当地医院行心电图检查:房颤合并预激综合征,心室率192次/min,静脉应用普罗帕酮及胺碘酮治疗后心律未转复,转笔者所在医院。既往无高血压、糖尿病病史。

查体:患者神清、精神差,端坐位,血压85/55mmHg,心率185次/min,呼吸30次/min,双肺呼吸音粗,双下肺可闻及吸气末湿啰音,心律绝对不齐,心音强弱不等,四肢冰冷,双下肢不肿。

实验室检查:血常规及肝肾功能未见异常;电解质:血钾4.41mmol/L、血钠134mmol/L、血镁0.86mmol/L;BNP 324pg/ml;甲状腺功能五项及心肌标志物未见异常。

入院心电图提示心室率185次/min,房颤合并预激综合征(图6-3-1)。

患者诊断为房颤合并预激综合征、心原性休克,紧急给予同步直流电复律,转复窦律(图6-3-2),同时予患者低分子量肝素抗凝治疗。

心律转复窦律后心悸及呼吸困难症状明显改善,给予口服普罗帕酮以及华法林治疗,患者好转出院。4周后患者于笔者所在医院行电生理检查及预激综合征射频消融术,术后患者心电图完全恢复正常(图6-3-3)。

3. 病例特点　与普通房颤患者相比,本患者合并预激综合征,导致房颤发作时心室率显著增快,造成血流动力学不稳定、血压下降,且容易转化为室颤而引发患者猝死,需要积极纠正预激综合征。

4. 诊治要点和难点　2015年美国成人室上性心动过速管理指南首次明确提出恶性房颤的概念,指预激综合征伴房颤发作存在快速的宽QRS波心室率。根据该患者发病时的心电图表现,考虑恶性房颤诊断明确。此类患者容易出现血流动力学不稳定,且容易转化为室颤而引发患者猝死。因此,一经诊断就要快速进行节律控制而不是心率控制,对于血流不稳定的患者应及时给予同步直流电复律,由于β受体阻滞剂、非二氢吡啶类钙通道阻滞剂、洋地黄类药物可使患者房室结不应期延长、旁路不应期缩短而加速心室率,使血流动力学恶化并可能导致室颤,故应避免使用。待患者血流动力学稳定后应积极阻断预激旁路。

5. 治疗体会　在对该患者的诊治中,可以体会到预激综合征合并房颤急性发作时,容易出现血流动力学不稳定的情况,此时应立即给予患者同步直流电复律,2023 年《心房颤动诊断和治疗中国指南》建议,对于快心室率房颤伴血流动力学不稳定的患者,无论房颤持续时间长短,均需紧急复律并同时启动抗凝治疗。因此在电复律前,紧急给予患者低分子量肝素皮下注射,且复律后继续规律口服华法林抗凝 4 周。通过该病例,我们对恶性房颤这一房颤特殊类型有了更加深入的认识,也对房颤的急诊抗栓治疗有了更多体会。

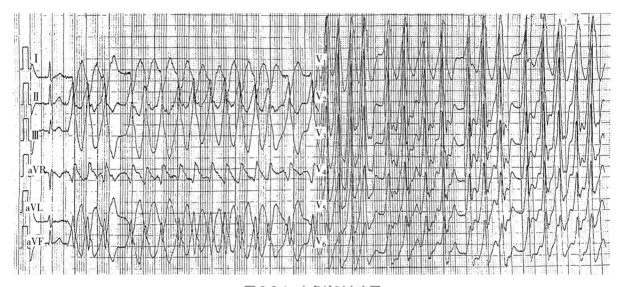

图 6-3-1　入急诊时心电图

心率 185 次 /min,未见窦性 P 波,QRS 波宽大、畸形,形态有差异,时限 >0.12 秒,RR 间期绝对不齐。

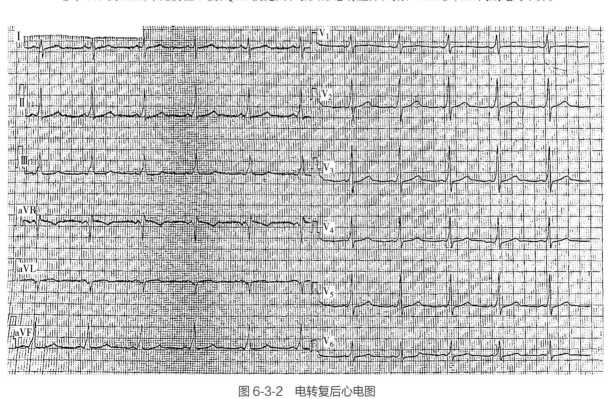

图 6-3-2　电转复后心电图

心率 67 次 /min,P 波顺序发生,PR 间期 <0.12 秒,QRS 波起始部粗钝。

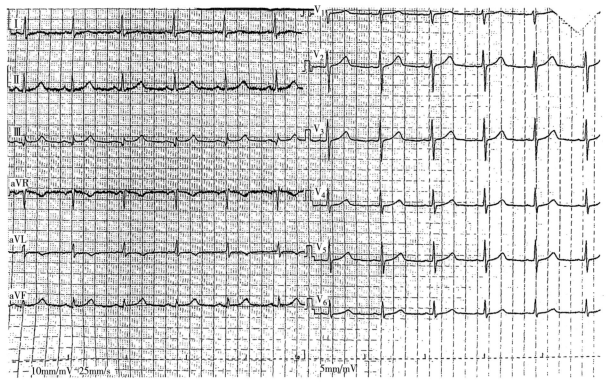

图 6-3-3　射频消融术后心电图

心率 69 次 /min，P 波顺序发生，PR 间期 >0.12 秒，QRS 波形态及时限正常。

阵发性室上性心动过速

一、知识要点

阵发性室上性心动过速（paroxysmal supra-ventricular tachycardia，PSVT）包括房室结折返性心动过速（atrioventricular node reentrant tachycardia，AVNRT）和房室折返性心动过速（atrioventricular reentrant tachycardia，AVRT）两大类型，是一组以突发突止为特征，发作时规则而快速的心律失常，是临床常见的快速型心律失常之一。一般而言，PSVT 对血流动力学无影响，但对高龄及合并心力衰竭、脓毒症的患者，随着心动过速的持续可发生循环障碍甚至猝死。

研究显示，SVT 的患病率约为 2.25‰，在人群中的发病率约为每年 35/10 万，其中 AVNRT 和 AVRT 是 SVT 最常见的两种类型。AVNRT 的发生率约占 SVT 的 60%，占 PSVT 的近 2/3，患者中女性的占比高于男性（7∶3）；AVRT 的发生率占 SVT 的 10%~30%，占 PSVT 的近 1/3，患者中男性的占比高于女性（45∶55）。室上速患者中 AVRT 占比随年龄增长而降低，而 AVNRT 患者占比随年龄增长而增加，中年以上人群中 AVNRT 更为常见，青少年中则 AVRT 可能更为普遍。

妊娠期室上性心动过速近年来发病率呈现出逐年增长的趋势，最新研究统计发病率为（24~33）/100 000 次妊娠，尤其好发于妊娠晚期及围产期，相比于 18~30 岁女性，41~50 岁女性发病率更高；与心脏健康的孕妇相比，合并先心病的孕妇妊娠期更容易出现 PSVT。PSVT 不仅增加严重孕产妇并发症和剖宫产的风险，同时与低出生体重、早产、胎儿窘迫及胎儿畸形等胎儿不良事件相关。

【相关定义】

1. 房室结折返性心动过速（AVNRT）　是指房室结区存在双径路或者多径路，可形成折返，引发并维持心动过速的疾病，是 PSVT 的最常见类型。

2. 房室折返性心动过速（AVRT）　是指心

房和心室之间的电传导通过至少 2 条传导通路连接起来形成折返性激动而引起的心动过速。

3. 预激综合征(preexcitation syndrome) 是指患者除正常的房室传导途径外,还存在有附加的房室传导通路(旁路),引起心电图异常伴心动过速倾向的临床综合征,其本身不引起临床症状,但由于房室之间存在附加通路,常可发生严重心律失常,甚至猝死。预激综合征可合并 AVRT 或房颤/房扑,其中 AVRT 是预激综合征并发的最常见的快速心律失常。

【病理生理】

1. PSVT 发作过程中的血流动力学改变 室上性心动过速引起的血流动力学紊乱主要是心率增快、心室充盈不足、心室收缩期缩短等因素共同作用的结果。这些变化导致心室舒张末期容积增加、心室壁张力改变和心室收缩力降低,最终导致心输出量下降、血压降低和组织灌注不足。

2. PSVT 发作过程中的神经体液改变 PSVT 发作时,交感神经系统的过度激活可能导致血浆儿茶酚胺水平升高,如肾上腺素和去甲肾上腺素。这些儿茶酚胺类物质的升高可能直接引起血压升高、心率增快和周围血管收缩,诱发血流动力学紊乱。此外,PSVT 发作时,心肌细胞的异常兴奋可能导致炎症反应的激活。炎症反应可引发细胞因子的释放,如肿瘤坏死因子 -α、白细胞介素 -6 等。这些细胞因子的释放可能进一步激活交感神经系统和副交感神经系统,并影响心肌细胞代谢,引发心肌损伤。

【临床表现】

PSVT 患者的临床表现主要与发作时心动过速导致的血流动力学障碍的程度密切相关,而血流动力学障碍的程度又受到患者年龄、基础心功能情况、心动过速的频率、持续时间以及重要脏器基础供血状态等因素的影响。

发作在无器质性心脏病的年轻患者,频率 <200 次 /min,且持续时间较短时通常仅表现为心悸或疲劳感。对于有器质性心脏病基础,和 / 或发作时频率 >200 次 /min,且持续时间较长的患者,可出现血压下降、胸痛、呼吸困难、疲乏无力、头晕、黑矇、晕厥等血流动力学不稳定表现,甚至出现阿 - 斯综合征,约 0.2% 患者直接发生心源性猝死。

【体格检查】

对于 PSVT 患者,查体可发现脉搏细弱,听诊心率明显增快,节律规整。

PSVT 急性发作引起心功能不全时,患者听诊可有新出现的肺部湿啰音或啰音增加。合并严重血流动力学障碍时可出现血压明显下降、四肢湿冷发绀、意识障碍等相关表现。

【心电图表现】

(一) AVNRT

①心室率常为 180~200 次 /min,但是心室率范围可以从 110~250 次 /min,甚至 >250 次 /min。②典型 AVNRT 逆行 P 波与 QRS 波相关,可完全融于 QRS 波中,也可位于 QRS 波终末部。非典型 AVNRT 为长 RP 心动过速,即 RP 间期 >PR 间期,P 波在 QRS 波前清晰可见,在 Ⅱ、Ⅲ、aVF 导联为负向、较浅且较窄,但在 V₁ 导联为正向。③QRS 时限≤120 毫秒,除非伴有差异传导或已经存在的传导阻滞。

(二) AVRT

1. 顺向型 AVRT　①心率 >150 次 /min,有时可 >220 次 /min;②RP 间期固定,RP 间期 <PR 间期,RP 间期常 >70 毫秒;③通常 QRS 波形态和时限正常;④20%~30% 患者常出现与旁路所在一侧相关的功能性束支传导阻滞而使 QRS 波宽大畸形,尤其是在年轻患者(年龄 <40 岁)中更常见;⑤ST-T 改变。

2. 逆向型 AVRT　①心室率为 150~250 次 /min,多为 200 次 /min 左右,绝对整齐;②在体表心电图中,因逆向 P 波通常掩藏在 ST-T 段中而难以评估 RP 间期,常需要记录食管导联心电图才能辨认 P 波形态和测量 RP 间期,RP 间期 >PR 间期,PR 间期 <120 毫秒;③QRS 波宽大畸形呈完全性预激图形,时间 >0.12 秒,多为 0.14 秒左右,呈宽 QRS 波心动过速。

【主要实验室检查】

室上性心动过速的实验室检查主要包括血清

电解质、肝肾功能、血常规及 C 反应蛋白、甲状腺功能、脑钠肽、心肌损伤标志物等。

低钾血症是导致 PSVT 的常见原因之一，低镁血症也与室上性心动过速的发作有关。因此，测量血清电解质水平可以帮助评估患者的钾、镁代谢状态，及时纠正可能存在的低钾血症及低镁血症。

甲状腺功能亢进也是导致 PSVT 的原因之一，因此对于 PSVT 患者甲状腺功能检查至关重要。

PSVT 可以继发于重症感染、急性心衰、急性心肌梗死及急性心肌炎等疾病，因此患者就诊时也需要完善血常规、C 反应蛋白、脑钠肽、心肌损伤标志物等相关检查。

【主要检查】

1. 标准 12 导联心电图检查 记录患者窦性心律和心动过速发作时的 12 导联心电图有助于明确心动过速的诊断及分型。在患者出现心悸等症状，疑似 PSVT 时，若患者血流动力学稳定应立即进行 12 导联心电图检查（详见本节心电图表现及早期评估部分）。

2. 超声心动图检查 可以用于评估心脏结构和功能。对于 PSVT 患者，超声心动图可以检查心房和心室的结构、大小、收缩及舒张功能以及是否合并瓣膜异常等，以了解患者有无器质性心脏疾病以及心动过速对心功能的影响。

3. 心脏电生理检查 心脏电生理检查是一种直接评估心脏电活动的方法，对于选择 PSVT 的诊断和治疗策略具有重要意义。通过在心脏内引入电极，可以记录心房和心室的电活动，并确定室上性心动过速的起源和传导途径。

【早期评估】

PSVT 患者的临床症状包括心悸、胸闷、头晕、无力、恶心或呼吸困难等，严重者可出现晕厥。在患者出现上述症状疑似有 PSVT 时，首先应评估患者的血流动力学状态。患者血流动力学状态不稳定的表现包括：进行性低血压、休克的症状及体征、急性心力衰竭、进行性缺血性胸痛、意识障碍等。血流动力学不稳定时，如不及时处理，会

继续恶化，甚至危及生命。此时不应苛求完美的诊断流程，而应追求抢救治疗的效率，以免贻误抢救时机。情况紧急时没有充足时间详细询问病史，进行体检，应边询问边抢救。

若 PSVT 患者血流动力学稳定应立即进行 12 导联心电图进行评估。根据 QRS 波时限，可以将心动过速分为窄 QRS 波心动过速和宽 QRS 波心动过速。窄 QRS 波心动过速是指频率超过 100 次 /min，QRS 时限 ≤120 毫秒的心动过速。根据 RR 间期否规则、P 波形态、P 波与 QRS 波的关系等，可以对窄 QRS 波心动过速的类型进行鉴别（图 6-3-4）。宽 QRS 波心动过速：是指频率超过 100 次 /min，QRS 时限 >120 毫秒的心动过速。其发生机制除了室速以外，还包括室上速伴差异性传导及室上速通过房室旁路前传。需要强调的是，对于所有宽 QRS 波心动过速，首先应默认诊断为室速，按室性心动过速处理，直到证实其不是为止（表 6-3-4）。

【紧急处理】

（一）基础疾病和诱因的治疗

基础疾病和心功能状态与心律失常的发生关系密切，伴有严重心衰、急性心肌梗死所致的恶性心律失常，随着心功能的好转或血运重建，心律失常也可以随之得到控制。因此，在心律失常紧急救治的同时不可忽略基础疾病的治疗和相关病因的纠正。有关基础疾病的急性处理，应根据相应指南的推荐进行。基础疾病和心律失常可互为因果，紧急救治中孰先孰后，取决于何为主要矛盾。此外，某些诱因也可直接导致心律失常，如低血钾、酸碱平衡紊乱、甲状腺功能亢进等，在纠正诱因后，心律失常往往可以得到控制。

（二）对心律失常本身的处理

PSVT 发作时，临床处理主要根据患者血流动力学是否稳定、心脏基础情况和心律失常机制进行处理。当患者情况紧急而暂时难以区分具体分型时，常按照 QRS 波的不同时限采取不同处理。

1. 窄 QRS 波心动过速 在处理规则的窄 QRS 波心动过速时，首先需判断患者的一般情况，当患者出现严重心绞痛、急性心力衰竭或者其

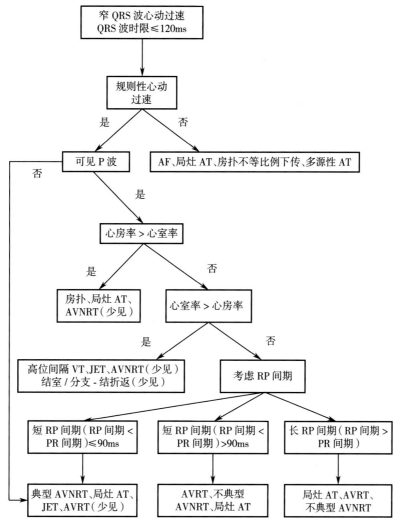

图 6-3-4　窄 QRS 波心动过速的鉴别诊断流程

AF，心房颤动；AT，房性心动过速；AVNRT，房室结折返性心动过速；AVRT，房室折返性心动过速；VT，室性心动过速；JET，交界性心动过速。

表 6-3-4　宽 QRS 波心动过速时倾向于室性心动过速诊断的心电图表现

心电图指标	心电图表现
房室分离	心室率 > 心房率
融合 / 夺获波	QRS 波形态不同于心动过速
胸前导联的负向一致性	所有胸前导联均呈负向
胸前导联的 RS 型	胸前导联无 RS 形态；任一导联 RS>100ms
aVR 导联 QRS 波型	起始 R 波；起始 R 波或 Q 波 >40ms；主波为负向存在切迹
QRS 波电轴 –90°～± 180°	右束支传导阻滞和左束支传导阻滞时都存在
Ⅱ导联 R 波达峰时间	R 波达峰时间 ≥ 50ms
胸前导联呈右束支传导阻滞形态	V₁ 导联：单向 R、Rsr'、双向 qR 波、宽 R 波（>40ms）及双峰 R，且左峰高于右峰（兔耳征）；V₆ 导联：R/S 比值 <1（rS、QS 形态）
胸前导联呈左束支传导阻滞形态	V₁ 导联：宽 R 波，r 波顿挫或向下切迹的 S 波，S 波最低点延迟；V₆ 导联：Q 波或 QS 波

他血流动力学不稳定的表现时，同步直流电复律是首选。对于伴有低血压，但无须紧急电复律者，可尝试静脉应用 α 受体激动剂（如间羟胺、去氧肾上腺素等），通过药物升高血压作用激发迷走神经反射，从而达到终止心动过速的效果。

（1）刺激迷走神经：对于血流动力学稳定的窄 QRS 波心动过速患者，可以首先考虑刺激迷走神经的方法终止窄 QRS 波室上性心动过速的发作。常用的刺激迷走神经的方法包括瓦尔萨尔瓦（Valsalva）动作、冷水浸面、咽部冷刺激及机械刺激等。颈动脉窦按摩虽然可有一定效果，但可能发生严重临床并发症，尤其对于高龄患者，在实施前需进行评估。

（2）腺苷：对于刺激迷走神经无效的患者，可应用腺苷治疗。在急诊科或院前急救中，腺苷有效终止 AVNRT 或 AVRT 所致的室上速成功率可达 90% 以上。终止 PSVT 所需的平均剂量约为 6mg，由于其半衰期极短，不良反应罕见，因此在最后 1 次给药后 1 分钟内重复给药是安全的。成人通常从 6mg 开始，后续可增至 12mg 和 18mg。为了快速起效，常应用弹丸式推注方式，大静脉（如肘静脉）注射可能比远端小静脉注射向心脏输送的药物浓度更高、效果更好。应用腺苷后偶有呼吸困难（支气管痉挛）、心动过缓、面色潮红、胸痛等少见不良反应报道，因此腺苷慎用于哮喘患者及既往有心动过缓史的患者。腺苷可缩短心房不应期，用药后存在诱发房颤的风险，因此对于预激综合征患者，应注意用药后是否出现房颤。

（3）其他药物治疗：如果刺激迷走神经和应用腺苷均无效，可以考虑应用非二氢吡啶类钙通道阻滞剂（维拉帕米、地尔硫䓬），该类药物尤其适用于频发早搏反复诱发的折返性心动过速。但由于非二氢吡啶类钙通道阻滞剂存在负性肌力作用，不宜用于射血分数下降的心衰患者及低血压患者。另外，静脉应用 β 受体阻滞剂（如艾司洛尔）对 PSVT 也有一定转复效果。对于上述治疗或药物均无效的患者，可尝试应用普罗帕酮、胺碘酮，既有终止房速的作用，也有终止折返性心动过速的效果。

（4）经食管心脏调搏：在诊断及终止室上速中有独特优势，当药物治疗无效或有使用禁忌时，经食管调搏可用于血流动力学稳定的患者。

2. 宽 QRS 波心动过速　无论是哪种类型的宽 QRS 波心律失常，均以血流动力学作为第一评估步骤，对于血流动力学不稳定的患者，应直接进行同步电复律治疗。

（1）刺激迷走神经或腺苷治疗：如果患者血流动力学稳定，可以首先通过 12 导联心电图鉴别心动过速类型为室速或室上速，若鉴别困难可进行刺激迷走神经动作，实现房室结传导延迟，尝试复律或协助诊断。对于 QRS 波起始无预激波的心动过速，也可以尝试应用腺苷进行治疗。

（2）其他药物治疗：如果刺激迷走神经和静脉应用腺苷无效，应考虑静脉注射普鲁卡因胺或胺碘酮复律。研究显示，静脉应用普鲁卡因胺 40 分钟内，规则的宽 QRS 波心动过速终止率高于胺碘酮，且不良事件发生率低于胺碘酮。考虑到药物可及性问题，也可以尝试静脉应用普罗帕酮，其与普鲁卡因胺同为 I 类抗心律失常药物。此外，未知病因的宽 QRS 波心动过速不推荐使用维拉帕米，其负性肌力作用可能会导致血流动力学不稳定。

（3）经食管心脏调搏：对于血流动力学稳定的宽 QRS 波心动过速患者，也可考虑尝试经食管心脏调搏的方法。

此外，如果规则的宽 QRS 波心动过速的类型不能完全明确，按照室速进行治疗也是合理的，尤其是对于合并器质性心脏病的患者。

3. 妊娠合并室上性心动过速的紧急处理　在我国，心律失常为妊娠期最常见的心血管合并症。妊娠状态不仅加重原有心律失常，同时也增加新发心律失常的风险。急性治疗建议见表 6-3-5。

（1）电复律：当患者血流动力学不稳定时，应首选电复律。心脏复律在妊娠的所有阶段都是安全的，因为它不会影响胎儿血流量，并且诱发胎儿心律失常或导致早产的风险较低。但既往也有电复律引起子宫收缩和胎儿窘迫的病例报道，因此妊娠期患者行电复律时，应注意将电极远离子宫，同时在复律期间及复律后监测胎心，警惕胎儿宫内窘迫的发生。

（2）瓦尔萨尔瓦动作：出现室上速急性发作

表 6-3-5　妊娠合并室上性心动过速的急性治疗建议

急性治疗	证据级别
血流动力学不稳定的室上速急性发作应行电复律治疗	IC
室上速急性发作的妊娠患者应首先尝试通过迷走神经刺激（瓦尔萨尔瓦动作等）终止心动过速	IC
迷走神经刺激无效时，推荐使用腺苷转复窦性心律	IC
β_1 受体拮抗剂（阿替洛尔除外）可以用于室上速急性发作时的转复及心室率控制	IIa C

时，尽管瓦尔萨尔瓦动作成功率有限，依然推荐首先尝试使用瓦尔萨尔瓦动作终止心动过速以尽可能避免药物对母体及胎儿的影响。

（3）药物治疗：对于瓦尔萨尔瓦动作无法终止的血流动力学稳定的 PSVT，可尝试应用抗心律失常药物。孕早期（妊娠的前 3 个月）是致畸的敏感期，因此 2018 年 ESC 妊娠合并心血管疾病管理指南首次强调，应尽量避免在孕早期应用任何抗心律失常药物（I 类推荐，C 级证据）。腺苷半衰期短，代谢迅速，没有足够的时间通过胎盘屏障，对胎儿影响小，转复成功率高，因此可作为第二及第三孕期室上速急性发作的首选用药。腺苷静脉注射起始剂量为 6mg，若单次用药不能转复可重复给药，最大剂量不能超过 24mg。腺苷无效或存在禁忌的患者可静脉应用 β 受体阻滞剂（阿替洛尔除外）以转复窦律或控制心室率。由于选择性 β_1 受体阻滞剂对子宫舒张影响较小，故更受欢迎。对 β 受体阻滞剂无效的房速患者可用地高辛控制心室率。已发现地尔硫䓬在动物中具有致畸性，一般不推荐在妊娠期使用。

二、研究进展

1. 研究背景　PSVT 是临床中最常见的心律失常类型，发作时可出现心悸、胸闷、头晕、无力、恶心或呼吸困难等临床表现，严重干扰患者生活。2018 年，Stambler 等在 *Journal of the American College of Cardiology* 发表的一项研究结果将鼻喷雾剂依曲帕米（etripamil）带到了大家的面前，依曲帕米是一种研究性 L 型通道钙通道阻滞剂，开发用于无医学监督的情况，通过自行给药以快速有效地治疗 PSVT，是 PSVT 的一种潜在新型治疗方法。

2. 研究设计　NODE-301 是一项在美国和加拿大的 65 家研究中心进行的Ⅲ期、随机、双盲、安慰剂对照、事件驱动的多中心研究，旨在评价依曲帕米 70mg 鼻喷雾剂自我给药终止自发性、症状性 PSVT 的疗效和安全性。研究纳入 156 名反复发作的症状持续的 PSVT 患者，在 PSVT 发作期间，患者应用心脏监测仪并尝试迷走神经操作，如果症状持续存在，则自行进行盲法治疗：107 名受试者在无医学监督的情况下自行使用依曲帕米，49 名患者使用安慰剂（2∶1 双盲随机化），主要观察点为给药后 5 小时内患者转复为窦性心律的比例及转复所需时间。

3. 研究结果与结论　依曲帕米在缓解 PSVT 相关症状方面优于安慰剂，包括脉搏加快（$P=0.002$）、心悸（$P<0.001$）、呼吸急促（$P=0.008$）、头晕（$P=0.012$）和焦虑（$P=0.006$）。依曲帕米组在前 30 分钟内转复的概率为 54%，明显高于安慰剂组（35%）。与安慰剂组相比，依曲帕米组有效减少了 PSVT 患者需要急诊干预的需求［在依曲帕米组有 12%（13/107）的患者在（116±51）分钟后接受急诊治疗以终止 PSVT；而安慰剂组有 24%（12/49）的患者在（79±34）分钟后接受急诊治疗］。以上结果显示依曲帕米可改善患者症状、减少急诊就诊次数、终止 PSVT。在有效性满意度方面，依曲帕米高于安慰剂。NODE-301 可能对 PSVT 的紧急治疗有重要意义。

三、实用技巧

改良瓦尔萨尔瓦动作介绍：AHA、ESC 以及中国发布的最新共识指南均建议把增加迷走神经张力作为 PSVT 的一线治疗。但研究显示，传统的刺激迷走神经动作将急性室上性心动过速转为窦性心律的比例不到 20%，如何提高刺激迷走神经方法的室上速转复率成为目前研究的热点之一。Andrew 等提出的改良瓦尔萨尔瓦动作可以提高 SVT 转复率。Allison 以及 Chen 等最近的研究表明,改良瓦尔萨尔瓦动作的 SVT 转复成功率可达 43%,显著高于标准瓦尔萨尔瓦动作组。

改良瓦尔萨尔瓦动作是在标准瓦尔萨尔瓦动作(患者半卧位,向压力计吹气,产生 40mmHg 压力 15 秒)基础上立即平卧和被动抬高下肢,这一体位变化进一步促进了外周血液通过重力流向右心。增加的前负荷转化为更高的心输出量,进而刺激压力感受器,增加迷走神经张力,从而促使 PSVT 转复为窦性心律。

四、实战病例

【妊娠合并 PSVT 的紧急治疗】

1. 摘要 青年女性,孕 36 周,5 小时前无明显诱因出现心悸,症状持续 40 分钟后缓解,就诊于笔者所在医院急诊,监测心率 110~170 次 /min,以"心律失常"收入妇产科进一步治疗。入院后患者再发心悸。心电图:心率 220 次 /min,室上性心动过速,患者血流动力学尚平稳,尝试采用改良瓦尔萨尔瓦动作纠正心律失常失败后紧急给予三磷酸腺苷二钠注射液静脉注射,患者转复窦律,病情稳定出院。

2. 病例介绍 患者女性,27 岁,因"停经 36 周,心悸 5 小时"入院,患者 36 周前诊断为"宫内孕",规律产检,畸筛超声及胎儿超声均未见异常,孕期监测血压正常。5 小时前无明显诱因出现心悸,不伴胸闷,无恶心、呕吐,无头晕、眼前发黑、意识丧失等,无腹痛及阴道出血,自觉胎动正常,心悸症状持续 40 分钟后缓解。就诊于笔者所在医院急诊,监测心率 110~170 次 /min,以"心律失常"收入妇产科进一步治疗。

入院后辅助检查:血钾 3.48mmol/L、血钠 134.5mmol/L、肌酐 32.6μmol/L、谷丙转氨酶 6U/L、谷草转氨酶 13U/L,BNP 24pg/ml,心肌标志物正常;甲状腺功能正常。超声心动结果提示:三尖瓣反流(中度),右房轻大,EF 63%。

患者入院后 1 小时再次出现心悸症状,心电监测示:心率 200~220 次 /min,血压 93/65mmHg,查体:神清、精神差,双肺呼吸音粗,未闻及干、湿啰音。心率 220 次 /min,心律齐,各瓣膜听诊区未闻及杂音。腹部无压痛,未触及宫缩,胎心 155 次 /min。心电图检查结果:心率 220 次 /min,可见逆行 P 波,QRS 波形态正常,RR 间期匀齐(图 6-3-5,图 6-3-6)。

开放静脉通路,静脉补钾。采用改良瓦尔萨尔瓦动作纠正室上速失败。给予三磷酸腺苷二钠注射液静脉注射,约 20 分钟后患者自觉心悸症状缓解,心电监测示心率 110 次 /min,血压 102/70mmHg,心电图结果示心律转复为窦性心律,心率 101 次 /min(图 6-3-7)。4 天后患者病情好转出院,4 周后经剖宫产术顺利诞下一女婴。

3. 病例特点 研究显示,妊娠期 PSVT 近年来发病率呈现逐年增长的趋势。与普通的 SVT 相比,妊娠期 PSVT 在治疗策略及药物的选择上均有所不同,且在妊娠不同时期也有所

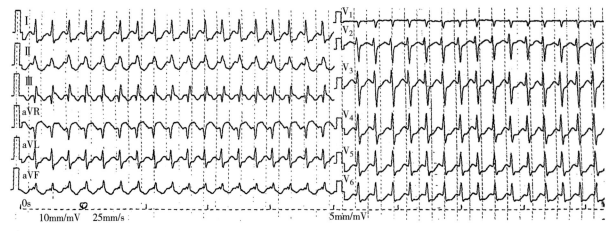

图 6-3-5 患者心悸发作时心电图

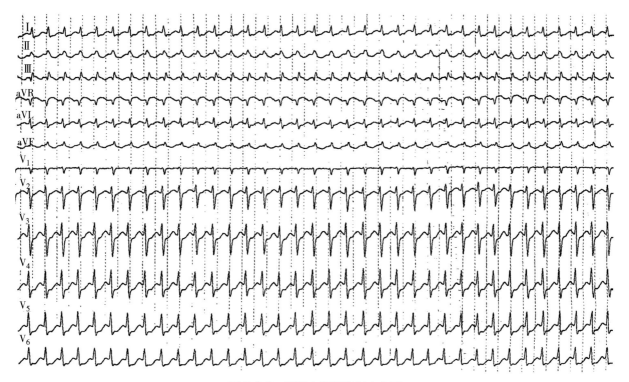

图 6-3-6　患者心悸发作时心电图

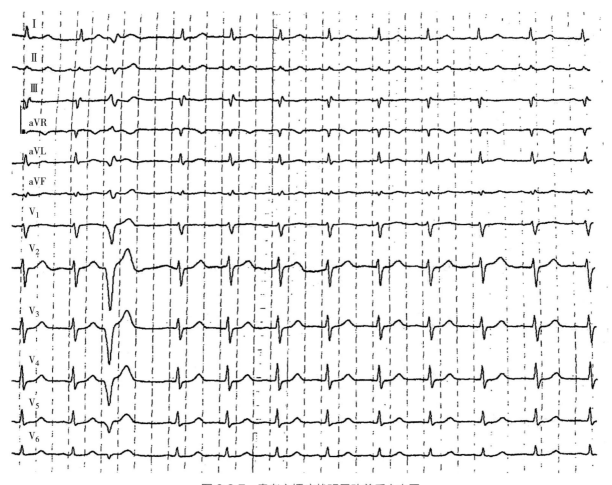

图 6-3-7　患者心悸症状明显改善后心电图

不同。

4. 诊治要点和难点 由于妊娠期的特殊性,治疗 PSVT 应同时考虑 PSVT 本身和治疗措施对于孕妇以及胎儿的影响。研究表明,妊娠合并 PSVT 与多种孕产妇以及胎儿不良事件风险增加有关,应积极处理。当患者血流动力学不稳定时,首选电复律,心脏电复律在妊娠所有阶段都是相对安全的。对于抗心律失常药物的应用,孕早期(妊娠前 3 个月)是致畸敏感期,因此 2018 年 ESC 妊娠期心血管疾病管理指南强调,应尽量避免在孕早期使用任何抗心律失常药物,3 个月后根据患者的自身情况,可考虑使用腺苷、选择性 β 受体阻滞剂、地高辛等药物。由于腺苷半衰期短、代谢迅速、没有足够的时间通过胎盘屏障,对胎儿影响小,转复成功率高,故可作为 PSVT 急性发作的首选用药。

5. 治疗体会 通过本病例,我们对妊娠期 PSVT 的治疗有了更深入的体会。该患者 PSVT 发作时血流动力学稳定,无电复律指征,首先采取了刺激迷走神经的方法(改良瓦尔萨尔瓦动作),但未成功转复窦律。故给予腺苷弹丸式推注,患者心律转复(患者为孕晚期,因此静脉应用腺苷相对安全,如果患者处于孕早期,用药需慎重,如果刺激迷走神经治疗效果不理想,可以考虑同步直流电复律)。

(赵 欣)

参考文献

[1] BRUGADA J, KATRITSIS D G, ARBELO E, et al. 2019 ESC Guidelines for the management of patients with supraventricular tachycardia The Task Force for the management of patients with supraventricular tachycardia of the European Society of Cardiology (ESC)[J]. Eur Heart J, 2020, 41(5): 655-720.

[2] DONG X J, WANG B B, HOU F F, et al. Global burden of atrial fibrillation/atrial flutter and its attributable risk factors from 1990 to 2019[J]. Europace, 2023, 25: 793-803.

[3] SANTHANAKRISHNAN R, WANG N, LARSON M G, et al. Atrial fibrillation begets heart failure and

vice versa: temporal associations and differences in preserved versus reduced ejection fraction[J]. Circulation, 2016, 133(5): 484-492.

[4] SAVARESE G, GIUGLIANO R P, ROSANO G M, et al. Efficacy and safety of novel oral anticoagulants in patients with atrial fibrillation and heart failure: a meta-analysis[J]. JACC Heart Fail, 2016, 4(11): 870-880.

[5] MAMAS M A, CALDWELL J C, CHACKO S, et al. A meta-analysis of the prognostic significance of atrial fibrillation in chronic heart failure[J]. Eur J Heart Fail, 2009, 11(7): 676-683.

[6] CHYOU J Y, BARKOUDAH E, DUKES J W, et al. Atrial fibrillation occurring during acute hospitalization: a scientific statement from the American Heart Association[J]. Circulation, 2023, 147(15): e676-e698.

[7] PAGE R L, JOGLAR J A, CALDWELL M A, et al. 2015 ACC/AHA/HRS guideline for the management of adult patients with supraventricular tachycardia: executive summary: a report of the American College of Cardiology/American Heart Association task force on clinical practice guidelines and the Heart Rhythm Society[J]. Heart Rhythm, 2016, 13(4): e92-135.

[8] KIRCHHOF P, BENUSSI S, KOTECHA D, et al. 2016 ESC Guidelines for the management of atrial fibrillation developed in collaboration with EACTS[J]. Eur Heart J, 2016, 37(38): 2893-2962.

[9] 黄从新,张澍,黄德嘉,等.心房颤动:目前的认识和治疗的建议-2018[J].中国心脏起搏与心电生理杂志, 2018, 32(4): 315-368.

[10] 中华医学会心血管病学分会,中国生物医学工程学会心律分会,中国医师协会循证医学专业委员会,等.心律失常紧急处理专家共识[J].中华心血管病杂志, 2013, 41(5): 363-376.

[11] 中华医学会心血管病学分会,中国生物医学工程学会心律分会.心房颤动诊断和治疗中国指南[J].中华心血管病杂志, 2023, 51(6): 572-618.

[12] MCDONAGH T A, METRA M, ADAMO M, et al. 2021 ESC Guidelines for the diagnosis and treatment of acute and chronic heart failure: developed by the task force for the diagnosis and treatment of acute and chronic heart failure of the European Society of Cardiology(ESC). With the special contribution of the Heart Failure Association(HFA)of the ESC[J]. Eur J Heart Fail, 2022, 24(1): 4-131.

[13] BRUGADA J, KATRITSIS D G, ARBELO E, et al.

2019 ESC Guidelines for the management of patients with supraventricular tachycardia The Task Force for the management of patients with supraventricular tachycardia of the European Society of Cardiology (ESC)[J]. Eur Heart J, 2020, 41(5): 655-720.

[14] PIZZALE S, LEMERY R, GREEN M S, et al. Frequency and predictors of tachy-cardia-induced cardiomyopathy in patients with persistent atrial flutter [J]. Can J Cardiol, 2009, 25: 469-472.

[15] JANUARY C T, WANN L S, ALPERT J S, et al. 2014 AHA/ACC/HRS guideline for the management of patients with atrial fibrillation: a report of the American College of Cardiology/American Heart Association Task Force on Practice Guidelines and the Heart Rhythm Society[J]. Circulation, 2014, 130: e199-e267.

[16] KIRCHHOF P, CAMM A J, GOETTE A, et al. Early rhythm-control therapy in patients with atrial fibrillation[J]. N Engl J Med, 2020, 383(14): 1305-1316.

[17] WILLEMS S, BOROF K, BRANDES A, et al. Systematic, early rhythm control strategy for atrial fibrillation in patients with or without symptoms: the EAST-AFNET 4 trial[J]. Eur Heart J, 2022, 43(12): 1219-1230.

[18] CAO D, AMABILE N, CHIARITO M, et al. Reversal and removal of oral antithrombotic drugs in patients with active or perceived imminent bleeding[J]. Eur Heart J, 2023, 44(20): 1780-1794.

[19] MILLING T J Jr, REFAAI M A, SARODE R, et al. Safety of a four-factor prothrombin complex concentrate versus plasma for vitamin K antagonist reversal: an integrated analysis of two phase IIIb clinical trials[J]. Acad Emerg Med, 2016, 23(4): 466-475.

[20] ANDERSON I, CIFU A S. Management of bleeding in patients taking oral anticoagulants[J]. JAMA, 2018, 319(19): 2032-2033.

[21] 中华医学会心电生理和起搏分会, 中国医师协会心律学专业委员会. 室上性心动过速诊断及治疗中国专家共识(2021)[J]. 中华心律失常学杂志, 2022, 26(3): 202-262.

[22] OPOTOWSKY A R, SIDDIQI O K, WEBB G D, et al. Maternal cardiovascular events during childbirth among women with congenital heart disease[J]. M

Heart, 2012, 98: 145-151.

[23] CHANG S H, KUO C F, CHOU I J, et al. Outcomes associated with paroxysmal supraventricular tachycardia during pregnancy[J]. Circulation, 2017, 135(6): 616-618.

[24] CAIN N, IRVING C, WEBBER S, et al. Natural history of Wolff-Parkinson-White syndrome diagnosed in childhood[J]. Am J Cardiol, 2013, 112(7): 961-965.

[25] WELLENS H J J. Ventricular tachycardia: diagnosis of broad QRS complex tachycardia[J]. Heart, 2001, 86: 579-585.

[26] SMITH G, MCD TAYLOR D, MORGANS A, et al. Prehospital management of supraventricular tachycardia in Victoria, Australia: epidemiology and effectiveness of therapies[J]. Emerg Med Australas, 2014, 26(4): 350-355.

[27] ALABED S, SABOUNI A, PROVIDENCIA R, et al. Adenosine versus intravenous calcium channel antagonists for supraventricular tachycardia[J]. Cochrane Database Syst Rev, 2017, 10(10): CD005154.

[28] ORTIZ M, MARTIN A, ARRIBAS F, et al. Randomized comparison of intravenous procainamide vs. intravenous amiodarone for the acute treatment of tolerated wide QRS tachycardia: the PROCAMIO study[J]. Eur Heart J, 2017, 38(17): 1329-1335.

[29] GHOSH N, LUK A, DERZKO C, et al. The acute treatment of maternal supraventricular tachycardias during pregnancy: a review of the literature[J]. J Obstet Gynaecol Can, 2011, 33(1): 17-23.

[30] STAMBLER B S, DORIAN P, et al. Etripamil nasal spray for rapid conversion of supraventricular tachycardia to sinus rhythm[J]. J Am Coll Cardiol, 2018, 72: 489-497.

[31] STAMBLER B S, PLAT F, SAGER P T, et al. First randomized, multicenter, placebo-controlled study of self-administered intranasal etripamil for acute conversion of spontaneous paroxysmal supraventricular tachycardia (node-301)[J]. FCirc Arrhythm Electrophysiol, 2022, 15(12): e010915.

[32] SMITH G D, FRY M M, TAYLOR D, et al. Effectiveness of the Valsalva manoeuvre for reversion of supraventricular tachycardia[J]. Cocbrane Database

Syst Rev, 2015, 2: CD009502.

[33] CHEN C, TAM T K, SUN S, et al. A multicenter randomized controlled trial of a modified Valsalva maneuver for cardioversion of supraventricular tachycardias[J]. Am J Emerg Med, 2020, 38(6): 1077-1081.

[34] CHANG S H, KUO C F, CHOU I J, et al. Outcomes associated with paroxysmal supraventricular tachycardia during pregnacy[J]. Circulation, 2017, 135(6): 616-618.

[35] REGITZ-ZAGROSEK V, ROOS-HESSELINK J W, BAUERSACHS J, et al. 2018 ESC Guidelines for the management of cardiovascular diseases during pregnancy[J]. Eur Heart J, 2018, 39(34): 3165-3241.

第7章 介入术后危重症的管理

第1节 介入相关低血压

介入相关心脏压塞

心脏压塞（cardiac tamponade）又称心包填塞（pericardial tamponade，PT），是由于心包积液过多或积液迅速增加、心包腔内压力急剧上升导致的心输出量和回心血量明显下降的血流动力学紊乱综合征。急性心脏压塞系因短期内出现大量心包积液所致。介入相关急性心脏压塞是一种介入手术围手术期可能出现的严重并发症，常导致血流动力学不稳定，甚至危及患者生命。本节重点讨论介入相关心脏压塞的识别及紧急救治。

一、知识要点

【流行病学】

急性心脏压塞是心脏介入诊疗手术最严重的并发症之一，临床发生率为 0.1%~0.8%。

房颤消融术后心脏压塞发生率为 0.2%~5%。心脏压塞是房颤射频术后最常见的致死性并发症。女性的并发症发生率显著高于男性（1.3% vs. 0.7%，P<0.001）。

经皮冠状动脉介入治疗（percutaneous coronary intervention，PCI）有引起心脏压塞的风险，其产生的主要原因是冠状动脉穿孔。PCI引起心脏压塞的发生率为 0.2%~0.43%。研究显示冠状动脉穿孔的危险因素包括高龄、女性、既往冠状动脉旁路移植手术史、使用旋磨术、激光斑块切除术以及慢性完全闭塞（chronic total occlusion，CTO）的 PCI 操作等。冠状动脉穿孔患者的死亡率约为 42%。

起搏器植入术导致电极穿孔，可累及大静脉、心房、心室壁或冠状静脉窦，部分可导致心脏压塞。起搏器植入术导致的心脏压塞最常见于术后 24 小时内。研究报道起搏器电极穿孔事件发生率为 0.1%~0.8%，植入型心律转复除颤器（implantable cardioverter defibrillator，ICD）电极穿孔发生率为 0.14%~5.2%。急性电极穿孔可能与治疗因素及患者因素相关，治疗因素包括合并用药（如类固醇或抗凝药物治疗）、植入技术以及电极设计等。患者因素包括高龄、女性、低体重、心力衰竭、左束支传导阻滞等。其中心肌受累重、心室壁薄的患者，如扩张型心肌病和进行性肌营养不良患者，更易穿孔。临时起搏器也有发生心脏压塞的风险，其发生率约为 0.6%。

左心耳封堵术由于左心耳壁本身极为菲薄，围手术期亦可出现心脏压塞，发生率约为 0.02%。

经导管主动脉瓣置换术（transcatheter aortic valve replacement，TAVR）心脏压塞的发生率为 0.2%~4.3%，经皮入路的发生率高于经心尖入路。TAVR 术中可能导致心脏压塞的主要原因有瓣膜置换术中瓣环或主动脉根部破裂、右心室临时起搏导线穿孔以及在植入过程中应用超硬导丝导致左心室穿孔等。

对于有症状的重度二尖瓣反流患者，使用 Mitra-Clip 装置进行经皮边缘对边缘二尖瓣修复时也可出现心脏压塞。文献报道心脏压塞的发生率为 1.1%~1.9%。

【病理生理】

心脏压塞是心包压力增高导致心腔受到压迫所致。心包具有一定弹性，但一旦达到弹性极限，心脏必须与心包内液体竞争固定的心包内容积。随着心脏压塞的进展，心腔越来越小，心腔舒张顺应性下降。这种心脏充盈受限可导致心脏压塞。

血流动力学异常和临床症状的轻重取决于心包积液产生的量及速度。介入治疗相关的心脏压塞，往往发生突然且迅速，即使 50~100ml 的液体量也可导致血流动力学失代偿（在慢性心包积液时如此液体量的心包积液常无症状，最多可有 2 000ml 心包积液方会发生心脏压塞）。

心包积液导致心脏压塞的机制如下。

第一，心包积液可导致心脏充盈受限，心腔缩小，体循环静脉回流减少，心脏前负荷降低，体循环淤血，心输出量减少及血压下降。

第二，心脏充盈受限可导致静脉回流的呼吸变异，吸气时胸内压的降低通过心包传导至右心和肺血管。因此，吸气时体循环静脉至右心的回流量增加，而肺静脉至左心的回流量减少。心脏压塞时，僵硬的心包阻碍了心脏游离壁的扩张。这导致右心室扩张局限于室间隔，右心室扩张与左心室相对充盈不足，导致室间隔凸至左侧，从而降低了左心室顺应性，并促使吸气过程中左心室充盈进一步减少，这称为"心室间相互作用"或"心室相互依赖性"。

介入相关的心脏压塞是急性出血导致血液进入心包内，随着心包内积液急剧增加，心包内压力在初始小幅增加之后垂直上升，可迅速导致心脏压塞。故介入相关心脏压塞往往发展迅速，过程凶险。

介入相关心脏压塞通常是心脏结构穿孔的结果。穿孔可能由导丝、球囊扩张器、鞘管、起搏器导线或消融能量过高导致。

心脏介入诊疗中并发急性心脏压塞的危险因素包括高龄、贫血、血小板降低、凝血异常。在复杂冠状动脉介入术中，病变因素、导管材料选择及操作因素等会增加急性心脏压塞的发生风险；在射频消融术中，房间隔穿刺、植入冠状静脉窦电极及射频消融功率调整不当等，均可能会增加急性心脏压塞的发生风险；在结构性心脏病介入诊疗术中，特殊病变部位及器械操作等因素可能会增加急性心脏压塞的发生风险。

心脏压塞的严重程度取决于导致穿孔的装置大小、穿孔的结构（如心房和心室心肌、左心室和右心室）、穿孔期间的血流动力学状态、心包本身的机械特性和凝血状态等。

【症状】

介入术后均应严密监测患者心脏压塞症状及相关体征，及时发现、及时处理。

心包积液最突出的症状为呼吸困难，这是支气管、肺、大血管受压导致肺淤血引起的。呼吸困难的同时，患者可表现为端坐呼吸，即身体前倾、呼吸浅快、面色苍白、发绀，也可因压迫气管、食管而产生干咳、声音嘶哑及吞咽困难。

介入相关心脏压塞起病急骤，短期内可出现心包积液，表现为窦性心动过速、胸痛、呼吸频率增加和呼吸困难，亦可出现血压下降、脉压变小和静脉压明显升高。如果心排血量显著下降，可造成急性循环衰竭和休克，表现为意识障碍、呼吸急促、大汗淋漓、肢体末端冰凉、外周性发绀等。

【体格检查】

1. 贝克（Beck）三体征　为急性心脏压塞的典型表现，即低血压、颈静脉充盈和心音低钝。需注意的是仅部分心脏压塞患者会出现贝克三体征，一旦出现，临床上应高度重视，及时处理。

2. 心动过速和低血压　心脏压塞由于心脏充盈受损，回心血量减少，心输出量下降，继而出现血流动力学不稳定。常表现为心率增快（窦性心动过速）以暂时维持心输出量，当增加心率不能代偿或心包积液量继续增加时可出现低血压表现。

3. 颈静脉压升高　心脏压塞时会出现颈静脉压升高，且可能伴有前额和头皮静脉充盈。

4. 心音低钝　心包积液对心脏造成压迫和挤压，导致心脏无法正常舒张，此时会引起心音变得柔和 / 或变弱，无法听到正常心音，称为心音低钝。

5. 奇脉　是指吸气时收缩压异常大幅降低（>10mmHg），是心脏压塞的常见表现。吸气时，随着血液流入，右心室向外扩张受限，加上左心室相对充盈不足，引起室间隔向左心室凸出。室间隔向左心室凸出和左心室充盈下降共同导致每搏输出量大幅降低。

【辅助检查】

1. 心电图　心脏压塞的心电图可表现为窦

性心动过速、QRS 波低电压及 QRS 波电交替。

（1）QRS 波电交替：是指 QRS 波群逐波交替变化，反映心脏在心包积液中摆动的心电图波型。对心脏压塞诊断特异度强但灵敏度不足。

（2）QRS 波低电压（肢体导联的最大 QRS 波波幅 <0.5mV）：是心脏压塞的特异性表现，有研究显示 61% 心脏压塞患者存在 QRS 波低电压，心脏压塞解除后的 1 周内，低电压可消退。

2. 胸部 X 线检查　少量心包积液时胸部 X 线检查表现不灵敏，当心包积液 >200ml 时前后位胸部 X 线检查方可显示出心影呈圆形，如烧瓶样，但当急性心脏压塞发生时心影扩大常不明显。

3. 超声心动图　超声心动图对识别心包积液和评估血流动力学状态有重要作用，其既能评估心包积液患者的血流动力学状态，亦能指导心包穿刺术时机。如果初始评估未见心脏压塞但临床上仍高度怀疑，应密切监测并及时复查超声心动图，以便检出迅速积聚的心包积液导致的心脏压塞。

心包积液表现为在壁层和脏层心包之间透亮的分隔。必须整个心动周期均存在分隔才能明确诊断为心包积液。少量积液最初在左心室的后基底部较明显。当积液增多时则向前、侧方及左房后部播散，最后成为环绕性的。通常仅在积液成为环绕性时确认诊断心脏压塞，如非环绕性则需怀疑诊断。

心脏压塞应认为是一系列不同程度的心脏受压状态，当填塞足够严重时方能影响血流动力学状态，其超声表现往往先于休克等临床表现。右心房和右心室均为顺应性结构，因此，当心包内压力仅略高于心腔内压力时，心包内压增高可导致心腔塌陷。右心室和右心房早期舒张期塌陷是填塞过程中出现得相对早的一个灵敏和特异的征象。部分患者可见左心房塌陷，其是心脏压塞特异度极高的表现。因为左心室壁的心肌较发达，仅少部分心脏压塞病例可能出现左心室塌陷。

心脏压塞时可见容积和血流的呼吸变异。左、右心室容积随呼吸发生相反变化，吸气时室间隔和房间隔向左移动，而呼气过程则相反。二尖瓣和三尖瓣血流速度的呼吸变异大幅增加且不一致，反映了心室相互依赖性增加，此时左、右心腔的血流动力学受彼此直接影响的程度更甚。正常情况下，呼吸过程中跨瓣流入和流出信号的波幅变化不超过 20%。然而，当呼气相作为参考时，心脏压塞患者的二尖瓣血流变异通常超过 30%，三尖瓣血流变异通常超过 60%。除此之外，在心脏压塞患者中也可能观察到颈动脉和主动脉血流的呼吸变异增加。

心脏压塞患者亦可见下腔静脉扩张，但在吸气期间扩张的下腔静脉直径还原幅度小于 50%，这反映了患者的中心静脉压显著升高。

【诊断思路】

对于心脏介入治疗术后短期之内出现低血压、休克等高度怀疑心脏压塞的患者，均应立即行超声心动图或心脏导管检查，以明确诊断。

2014 年欧洲心脏病学会提出针对心脏压塞诊断及治疗的评分系统，虽然该评分未纳入心脏介入术后患者，但在诊断方面可以参考其第二步及第三步，详见图 7-1-1。对于怀疑心脏压塞患者首先应记录病因。第二步根据临床表现进行评分，其临床表现包括：呼吸困难或呼吸急促、端坐呼吸但肺部听诊无啰音、低血压（收缩压 <95mmHg）、进行性窦性心动过速、少尿、奇脉、胸痛、心包摩擦感和疾病进展迅速。第三步进行影像学评分，影像学特点包括：胸部 X 线检查显示心影扩大、心电图示 QRS 波电交替、心电图示低电压、超声心动图示心包积液、右心房塌陷、下腔静脉直径 >2.5cm 且吸气塌陷幅度 <50%、右心室塌陷、左心室塌陷、二尖瓣 / 三尖瓣呼吸流量变化以及心脏摆动。最后根据病因及评分判断是否需紧急行心包穿刺术。

但对于介入术后心脏压塞患者无论评分如何，一旦确诊心脏压塞均应立即行心包穿刺术。

【治疗】

1. 对症方面　对于心脏压塞患者应行紧急心包穿刺术。围手术期需积极扩容补液，正性肌力药物疗效甚微，应谨慎使用。对于失血量较大患者应积极考虑进行输血或自体血液回输治疗。对于肝素抗凝患者，应立即予鱼精蛋白静脉注射，

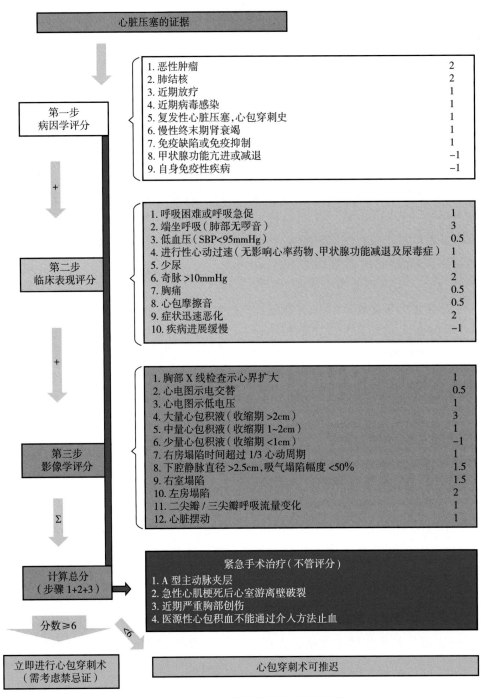

图 7-1-1　心脏压塞的诊断及治疗评分系统

其与肝素结合会使肝素失活。推荐在急性心脏压塞患者的抢救中使用全血活化凝血时间协助监测鱼精蛋白用量与拮抗效果。

2. 病因方面　各种介入手术围手术期均可出现心脏压塞,但本节重点讨论冠脉穿孔相关心脏压塞的处理。详见研究进展。

内科处理同时均需及时请心外科会诊,评估患者是否具有心外科手术指征。对于短时间内心

包引流量大、持续引流尚不能维持血流动力学稳定的患者,穿孔在左心耳等收缩力差、自行闭合困难的部位,以及心脏穿孔较大者均需当机立断请心外科开胸进行穿孔修补。

需注意的是心脏压塞患者应尽量避免正压机械通气,因为胸内正压可进一步损害心脏充盈。对于心搏骤停患者,胸外心脏按压很难增加心脏充盈,所以其益处显著减少。

二、研究进展

PCI 在干预过程中出现冠状动脉穿孔,其发生与手术复杂性、高龄、血管钙化、女性、低体重、既往行 PCI 手术、冠状动脉旁路移植术、三支及多支冠脉病变、慢性完全闭塞血管、钙化血管、球囊或支架过大、使用粥样斑块旋磨术或亲水导丝等危险因素有关,其中最常见的原因为球囊或支架过大及血管严重钙化。

冠状动脉穿孔根据病变部位可分为 3 类,即大血管、远端血管、室间隔或心外膜侧支穿孔。穿孔的危重程度取决于穿孔的部位及大小,根据 Ellis 分级可将其分为 3 级:Ⅰ级为血管壁有小龛影,但血管壁无破裂;Ⅱ级为对比剂有渗出,但无大量对比剂外流;Ⅲ级为穿孔 >1mm,对比剂大量流至心包或心腔。Ⅲ级穿孔可导致心脏填塞、血流动力学快速衰竭、心肌梗死和死亡。Ellis 分级越高、穿孔直径越大、越接近主干者,其预后越差。

冠脉穿孔的治疗取决于穿孔严重程度及相应血流动力学损害,应在紧急情况下于最短时间内阻止冠脉外渗并恢复血流动力学稳定,Ⅰ、Ⅱ级穿孔或远端冠脉穿孔有自行愈合的趋势,治疗原则主要是阻断近端血流,而非在血管穿孔部位直接治疗。方法主要包括延长球囊充气时间、栓塞治疗、微导管负压吸引等,Ⅲ级或大动脉穿孔者病情危重,可采取覆膜支架、双导管技术等进行治疗,对于内科介入治疗无法控制的出血、心包积血、心包内血栓等可行外科手术治疗。

三、实用技巧

介入相关心脏压塞往往起病急,床旁"盲法"穿刺仍为最常用的方法。但由于床旁超声易于获得,既可用于明确诊断,亦可引导穿刺,目前也作为常用方法。而介入相关心脏压塞常在导管室即刻发生,其临床表现往往需要与支架内血栓、急性闭塞等相鉴别,故导管室内 X 线引导下穿刺也作为常用方法,以下将逐一介绍。

1. 盲穿法　根据积液的分布,可以使用心尖或剑突下入路经皮穿刺。引流最好使用猪尾导管,若条件不允许亦可使用标准的 7F 中心静脉导管。

患者应在心电监护下完成心包穿刺。嘱患者于术中勿咳嗽或深呼吸,必要时术前可给予适量镇静剂。

(1)心尖部穿刺法:进针常取坐位,于左第 5、第 6 肋间隙心浊音界内侧进针,向后、向内指向脊柱方向刺入心包腔。穿刺针尖入皮下后,抽吸成负压,当穿刺针入心包腔后,胶管内立即充满液体,此时应停止进针,以免触及心肌或损伤冠状动脉。

(2)胸骨下穿刺法:进针常选斜坡卧位,腰背部垫枕,于胸骨剑突与左第 7 肋软骨交界处之下作穿刺点,穿刺方向与腹壁成 45° 角,针刺向上、后、稍向左而入心包腔的后下部。其余操作同上。

术中应密切观察患者的脉搏、面色、心律、心率等变化,如有虚脱等情况,应立即停止穿刺,将患者置于平卧位,并给予适当处理。术后应静卧,严密观察患者脉搏、呼吸及血压情况。

2. 超声引导下穿刺　超声心动图检查不仅可明确诊断,还有助于探查积液深度,指导选择穿刺部位。首先选择适宜体位实施局部麻醉,配备专用角度可调试穿刺架,尽量保持穿刺角度不低于 30°,方向指向患者的左肩,选取最大深度的液性区作为超声调整角度的进针点,以剑突下为穿刺点,在超声引导下将动脉穿刺针送到心包壁层、脏层之间,注射器抽吸,拔出针芯,当有液体流出则说明穿刺成功。

3. X 线引导下穿刺　患者取半卧位(呈 45°),暴露前胸,增强仪呈正位加足 45° 的状态下透视(增强仪与患者的胸部近似垂直),明确心包影,以左胸前第 4~5 肋间心包影内侧 1~2cm 作为穿刺点。在建立静脉通道、心电监护、备有常规抢救药品的条件下,消毒穿刺部位、铺巾,用套有等比稀释对比剂注射器的深静脉穿刺针,在负压和 X 线透视下从麻醉处逐层缓慢进针,进针过程中可随时试推少量对比剂以证实进针部位是否达到心包腔内。当有积液涌入注射器,并经对比剂证实为在心包内后,沿穿刺针引入 J 型长导丝,并在 X 线透视下,将导丝绕过左心耳送达心脏后底部,退出穿刺针,扩张管沿导丝扩张皮下至心包,退出扩张管,顺应导丝送入猪尾导管至心脏后底部。拔除导丝,接三通接头,视病情抽取积液以缓解心脏压塞症状,皮针缝合皮下及胶布固定导管,无菌纱布包扎伤口。

四、实战病例

【冠状动脉慢性闭塞病变介入治疗术后心脏压塞抢救】

1. 摘要 55 岁男性,因"间断胸痛 1 个月",以不稳定型心绞痛入院,冠状动脉造影示左回旋支(left circumflex branch, LCX)中段以远 100% 闭塞,开通血管后植入支架 2 枚。术后 7 小时患者出现心脏压塞,予心包穿刺引流后症状好转,复查冠状动脉造影未见冠脉穿孔,预后良好。

2. 病例介绍 患者 55 岁,男性,因"间断胸闷 2 年,加重 1 个月"入院。冠脉计算机体层血管成像(CT angiography, CTA)示左前降支(left anterior descending branch, LAD)近段局限性混合斑块,狭窄 50%~70%,第一对角支(diagonal branches, D₁)狭窄 50%~70%,LCX 弥漫病变,狭窄最重 95%,右冠状动脉(right coronary artery, RCA)未见显著狭窄。心电图可见Ⅱ、Ⅲ、aVF 导联 Q 波形成。患者既往有高血压、糖尿病病史。

入院后行冠状动脉造影示,冠状动脉左主干(left main coronary artery, LM)未见狭窄,LAD 近段斑块形成,LCX 中段以远 100% 闭塞,RCA 管壁不规则。结合病史考虑患者病史 1 个月,应行 PCI 开通 LCX,以 6.0F EBU 3.5 Guilding 置于左冠开口,Runthrough 导丝至 LCX 病变处未能通过,以 AVI 2.0mm×14mm 球囊支撑下仍未能成功,换用 Pilot 50 导丝成功通过闭塞段,使用 AVI 2.0mm×14mm 球囊由远及近扩张后,于中远段病变处植入 Premier 2.25mm×24mm 支架 1 枚,近中段串联植入 Firebird2 2.75mm×29mm,使用该支架囊扩张两支架间,以 Quantum 2.5mm×15mm 后扩张球囊扩张支架内后,造影示支架贴壁良好,无残余狭窄,TIMI 血流Ⅲ级。

术后患者安全返回病室,血压 132/87mmHg,心率 65 次/min。7 小时后患者出现头晕、黑矇、大汗、烦躁,有间断心前区不适感,立即测血压 58/37mmHg,心率 58 次/min,血糖 8.8mmol/L,查体:神清,略烦躁,对答切题,无肢体活动障碍,双肺呼吸音清,未闻及干、湿啰音,心音低,各瓣膜听诊区未闻及杂音。心电图较前无明显改变,超声心动图可见心包积液,立即予快速补液、多巴胺升压等治疗,血压仍不能维持,遂于床旁行心包穿刺术。

患者取坐位,选取剑突下超声检查定位点作为穿刺点,常规消毒、铺巾后,取 2% 利多卡因于穿刺点逐层浸润麻醉。待麻醉生效后,取穿刺针于穿刺点处向脊柱方向缓慢进针,待针锋感消失后,缓慢抽吸出少量血色心包积液。用导丝助推器将导丝通过穿刺针送入心包腔,紧握导丝取出穿刺针后,沿导丝送入导管,植入 Arrow 管,抽取引流液为不凝血。复查超声心动图示引流管位于心包腔内,抽取心包积液,抽液过程中患者血压回升,血压 121/63mmHg,心率 70 次/min,床旁共抽液 105ml。术毕,固定导管,局部包扎。逐渐停用多巴胺,血压稳定在 120/60mmHg 左右。

随即返回导管室复查冠状动脉造影,LM、LAD 与前次造影相比无变化,LCX 支架内通畅,LCX 主支及远端血管均未见穿孔现象。后心包积液转为清亮,次日共抽取 10ml 心包积液,患者生命体征平稳,拔除心包引流管。

3. 病例特点 中年男性,冠状动脉造影示 LCX 中段以远 100% 闭塞,开通血管并植入支架 7 小时后出现头晕、黑矇、大汗、烦躁、血压下降,立即予床旁心包穿刺引流后症状好转,复查冠状动脉造影未见冠脉穿孔,预后良好。

4. 诊治要点和难点

(1)心脏压塞缺乏特异性症状、体征,且该患者术后 7 小时出现症状,需立即考虑到心脏压塞可能性并完善相关检查,实施抢救。

(2)介入相关心脏压塞患者需有经验的医师紧急行心包穿刺术。

5. 治疗体会

(1)早期识别心脏压塞对患者预后至关重要。心脏压塞缺乏特异性症状、体征,当介入术中或术后患者出现胸痛、呼吸急促、意识障碍、烦躁、大汗、心动过速、低血压等症状时,需立即警惕心脏压塞的发生,完善超声心动图或心脏透视明确诊断。

（2）心包穿刺是抢救心脏压塞的最有效方案,一旦确诊,应立即行安全、有效的心包穿刺以抢救患者生命。

（3）早期液体复苏以及必要时自体血液回输均能够为抢救患者生命争取宝贵时间。

（4）应尽早积极联系心外科,若内科治疗无效,尽快转诊外科开胸修补。

（郭　雯）

参考文献

[1] 苏州工业园区心血管健康研究院,中国心血管健康联盟心血管病护技培训中心专家委员会. 心脏介入诊疗术中并发急性心脏压塞急救与护理专家共识[J]. 中国介入心脏病学杂志, 2022, 30(9): 644-652.

[2] 沈向前, 方臻飞, 胡信群, 等. 心导管术所致心脏压塞[J]. 中南大学学报(医学版), 2011, 36(1): 74-79.

[3] CALKINS H, HINDRICKS G, CAPPATO R, et al. 2017 HRS/EHRA/ECAS/APHRS/SOLAECE expert consensus statement on catheter and surgical ablation of atrial fibrillation: executive summary[J]Europace, 2018, 20(1): 157-208.

[4] ELAYI C S, DARRAT Y, SUFFREDINI J M, et al. Sex differences in complications of catheter ablation for atrial fibrillation: results on 85,977 patients[J]. J Interv Card Electrophysiol, 2018, 53(3): 333-339.

[5] AZZALINI L, KARMPALIOTIS D, SANTIAGO R, et al. Contemporary issues in chronic total occlusion percutaneous coronary intervention[J]. JACC Cardiovasc Interv, 2022, 15(1): 1-21.

[6] CARLSON M D, FREEDMAN R A, LEVINE P A. Lead perforation: incidence in registries[J]. Pacing Clin Electrophysiol, 2008, 31(1): 13-15.

[7] HSU J C, VAROSY P D, BAO H, et al. Cardiac perforation from implantable cardioverter-defibrillator lead placement: insights from the national cardiovascular data registry[J]. Circ Cardiovasc Qual Outcomes, 2013, 6(5): 582-590.

[8] METKUS T S, SCHULMAN S P, MARINE J E, et al. Complications and outcomes of temporary transvenous pacing: An analysis of >360,000 patients from the national inpatient sample[J]. Chest, 2019, 155(4): 749-757.

[9] WEI Z, ZHANG X, WU H, et al. A meta-analysis for efficacy and safety evaluation of transcatheter left atrial appendage occlusion in patients with nonvalvular atrial fibrillation[J]. Medicine(Baltimore), 2016, 95(31): e4382.

[10] HAMM C W, MÖLLMANN H, HOLZHEY D, et al. The German Aortic Valve Registry(GARY): in-hospital outcome[J]. Eur Heart J, 2014, 35(24): 1588-1598.

[11] ALI N, PATEL P A, LINDSAY S J. Recent developments and controversies in transcatheter aortic valve implantation[J]. Eur J Heart Fail, 2018, 20(4): 642-650.

[12] SCISŁO P, RDZANEK A, PIETRASIK A, et al. Percutaneous mitral and tricuspid valve repair using edge-to-edge technique[J]. Kardiol Pol, 2018, 76(9): 1377.

[13] EGGEBRECHT H, SCHELLE S, PULS M, et al. Risk and outcomes of complications during and after MitraClip implantation: experience in 828 patients from the German TRAnscatheter mitral valve interventions(TRAMI)registry[J]. Catheter Cardiovasc Interv, 2015, 86(4): 728-735.

[14] SPODICK D H. Acute cardiac tamponade[J]. N Engl J Med, 2003, 349(7): 684-690.

[15] ADAMCZYK M, WASILEWSKI J, NIEDZIELA J, et al. Pericardial tamponade as a complication of invasive cardiac procedures: a review of the literature[J]. Postepy Kardiol Interwencyjnej, 2019, 15(4): 394-403.

[16] BRUCH C, SCHMERMUND A, DAGRES N, et al. Changes in QRS voltage in cardiac tamponade and pericardial effusion: reversibility after pericardiocentesis and after anti-inflammatory drug treatment[J]. J Am Coll Cardiol, 2001, 38(1): 219-226.

[17] ADLER Y, CHARRON P, IMAZIO M, et al. 2015 ESC guidelines for the diagnosis and management of pericardial diseases: the task force for the diagnosis and management of pericardial diseases of the European Society of Cardiology(ESC)endorsed by: the European Association for Cardio-Thoracic Surgery(eacts)[J]. Eur Heart J, 2015, 36(42): 2921-2964.

[18] KLEIN A L, ABBARA S, AGLER D A, et al.

American Society of Echocardiography clinical recommendations for multimodality cardiovascular imaging of patients with pericardial disease: endorsed by the Society for Cardiovascular Magnetic Resonance and Society of Cardiovascular Computed Tomography [J]. J Am Soc Echocardiogr, 2013, 26(9): 965-1012.

[19] RISTIĆ A D, IMAZIO M, ADLER Y, et al. Triage strategy for urgent management of cardiac tamponade: a position statement of the European Society of Cardiology Working Group on myocardial and pericardial diseases[J]. Eur Heart J, 2014, 35(34): 2279-2284.

[20] SHAUKAT A, TAJTI P, SANDOVAL Y, et al. Incidence, predictors, management and outcomes of coronary perforations[J]. Catheter Cardiovasc Interv, 2019, 93(1): 48-56.

[21] GIANNINI F, CANDILIO L, MITOMO S, et al. A practical approach to the management of complications during percutaneous coronary intervention[J]. JACC Cardiovasc Interv, 2018, 11(18): 1797-1810.

[22] HIRAI T, NICHOLSON W J, SAPONTIS J, et al. A detailed analysis of perforations during chronic total occlusion angioplasty[J]. JACC Cardiovasc Interv, 2019, 12(19): 1902-1912.

[23] ABDALWAHAB A, FARAG M, BRILAKIS E S, et al. Management of coronary artery perforation[J]. Cardiovasc Revasc Med, 2021, 26: 55-60.

[24] 安智晶, 林欣, 白锋. PCI相关的冠状动脉穿孔的治疗进展[J]. 中国循证心血管医学杂志, 2020, 12(10): 1273-1275.

[25] 严华, 陈丽媛, 陈湘桂, 等. X线透视下心包穿刺并置管引流(附21例报告)[J]. 广西医科大学学报, 2005, 22(1): 101.

经皮冠状动脉介入围手术期心肌梗死

经皮冠状动脉介入治疗(percutaneous coronary intervention, PCI)是冠状动脉血运重建的主要治疗手段之一。随着PCI技术的成熟,围手术期并发症(心脏压塞、围手术期心肌梗死和心脏破裂等)发生率显著降低,但PCI手术相关并发症仍不可避免。本节重点讨论围手术期心肌梗死定义、诊断和救治。

一、知识要点

【定义】

目前已经提出了许多不同的诊断标准来定义PCI围手术期心肌梗死。

2018年发布的《第四版心肌梗死全球统一定义》对PCI相关的心肌梗死(type 4a myocardial infarction, 4aMI)进行了定义,即:PCI前心肌肌钙蛋白(cardiac troponin, cTn)正常,术后48小时内cTn水平升高超过参考值上限第99百分位数的5倍;或术前cTn水平稳定(变化≤20%)或下降的患者,术后cTn超过参考值上限第99百分位数的5倍,且较基线值变化幅度>20%,同时满足以下心肌缺血证据至少一项:①新发缺血性心电图改变;②新出现的病理性Q波;③影像学显示新发存活心肌丢失的证据或与缺血病因一致的节段性室壁运动异常;④冠状动脉造影发现有冠状动脉血流减少相关的手术并发症证据(如冠状动脉夹层、主要侧支闭塞、侧支循环中断、冠状动脉无复流、远端栓塞或血栓等)。

2021年欧洲心脏病学会(European Society of Cardiology, ESC),联合欧洲经皮心血管介入协会(European Association of Percutaneous Cardiovascular Interventions, EAPCI)制定了PCI与预后相关的围手术期心肌损伤和梗死共识,明确了PCI围手术期心肌损伤(perioperative myocardial injury, PMI)的诊断标准,证实了早期诊断对于临床预后的重要性。PMI包括轻微PMI和严重PMI,在基线cTn正常的患者中,PCI术后48小时内cTn水平升高(正常参考值上限第99百分位数的1倍<cTn水平升高≤5倍),且心电图无缺血证据或影像学检查未发现冠状动脉血流减慢或中断并发症,则定义为轻微PMI。PCI术后cTn的数值较基线值升高幅度>20%,且cTn的数值超过正常参考值上限第99百分位数的5倍定义为严重PMI,如果冠状动脉造影、其他影像学检查或心电图显示有新发心肌缺血的证据,则诊断为4aMI。

【病因】

1. 边支闭塞　通常认为边支闭塞是围手术期心肌梗死最主要的原因，占所有围手术期心肌梗死原因的 30%~70%，梗死面积取决于闭塞边支的大小。边支闭塞的发生率与支架类型（如支架网眼大小等）的选择有关，也与手术方式（如慢性闭塞病变 PCI 术、冠状动脉内旋磨术、较大直径球囊高压预扩张等）和靶病变部位（有丰富边支血管的前降支中段狭窄、边支开口狭窄、边支与主支的成角角度等）有关。

2. 无复流或慢血流　无复流或慢血流是指 PCI 时心外膜大冠状动脉血管狭窄已解除，但远端前向血流丧失（TIMI 血流 0~Ⅰ级，即无复流）或明显减慢（TIMI 血流Ⅱ级，即慢血流）导致心肌细胞灌注不能维持的一种现象。临床试验表明每年 PCI 术后无复流和慢血流的发生率为 5%~25%。

（1）无复流、慢血流现象的发生是多种因素、多种机制共同参与的结果：①内皮功能异常：由于存在吸烟、高血糖、高血脂等危险因素导致血管内皮功能障碍，损伤平滑肌细胞功能。②缺血再灌注损伤：这是造成慢复流、无复流的重要原因。一方面，缺氧初期钙离子内流，使钙负荷增加，造成内皮细胞和间质细胞损伤，诱导心肌细胞凋亡；另一方面，缺氧再灌注可促进内皮细胞表达黏附分子，促进心肌炎症反应，影响心脏功能。③血管痉挛：多由焦虑、紧张等情绪诱发。④微栓塞或微梗死：由于球囊扩张或支架植入过程中不稳定的粥样斑块破碎、脱落至远端形成小的微梗死灶，造成心肌部分坏死。PCI 过程中可产生脱落的粥样斑块碎屑，这些脱落的碎屑是强烈的致栓物质，可随血流进入微血管，造成微血管机械性阻塞并再次激活血小板形成微血栓，从而造成心肌梗死。

（2）根据发病机制，可将无复流分为结构性无复流和功能性无复流。当缺血坏死心肌区内的微血管出现较长时间损伤，毛细血管完整性丧失，伴有内皮细胞肿胀、微血管阻塞或者心肌内出血时，会出现结构性无复流，结构性无复流是不可逆的。功能性无复流是由血管痉挛、微血栓栓塞和再灌注损伤造成的，通常在微血管受损后，中性粒细胞和血小板聚集，神经体液系统激活，可观察到功能性无复流。与结构性无复流不同的是，功能性无复流在不同程度上是可逆的。

3. 支架内血栓形成　国内外多项研究显示，支架术后的血栓并发症是导致术后死亡的主要因素。根据介入手术后血栓发生的时间可分为急性血栓形成（术后 24 小时内）、亚急性血栓形成（术后 1~30 天内）、晚期血栓形成（术后 30 天~1 年）和极晚期血栓形成（术后 1 年以上）。支架内血栓形成的原因主要有以下几个方面：①病变因素：钙化病变、分叉病变、弥漫性长病变（>33mm）；②患者因素：急性冠脉综合征、合并糖尿病、慢性心功能不全、抗血小板不充分；③操作和支架相关因素：支架贴壁不良、支架膨胀不全、小支架、长支架等。

4. 血管夹层　多发生在严重弥漫、闭塞病变中，多由于指引导管过度深插、导丝进入内膜下假腔、球囊扩张时应切力不均或者推送对比剂时用力过猛等，使管腔闭塞或狭窄，常伴有血栓形成。若夹层出现在主支血管近端等严重情况下，可导致血管急性闭塞，心肌梗死。

【预测因素】

围手术期心肌梗死的预测因素可以分为与患者相关的风险因素和与病变/手术相关的风险因素。患者因素主要包括年龄、糖尿病和肾衰竭，这也是 PCI 后临床长期预后的重要决定因素。病变和手术复杂性是另一重要的决定因素，包括左主干病变、多血管疾病、慢性完全闭塞、分叉病变、病变长度、支架数量和冠状动脉旋磨使用，这些因素是支架相关缺血性事件高风险特征的重要组成部分。相关文献已报道了围手术期心肌梗死的血管内成像特征，包括血管内超声检测到斑块衰减、光学相干断层扫描检测到薄纤维斑块和近红外光谱检测到富含脂质斑块，为围手术期心肌梗死发生的重要决定因素。PCI 前识别这些因素可能有助于预测围手术期心肌梗死的风险。

【预后】

近年来较多学者对 PMI 和 4aMI 患者的预后等数据进行分析。许多临床研究和荟萃分析表明

PCI 后 cTn 升高与主要不良心血管事件（major adverse cardiovascular events，MACE）风险增加存在相关性。一项大型荟萃分析表明，PCI 后肌酸激酶同工酶（CK-MB）和 cTn 升高与 1 年的全因死亡率独立相关。因此，PMI 和 4aMI 可以作为 PCI 后 1 年死亡率的独立预测因子，也可在未来临床实践中质量指标评估和预防性药物疗效评估时作为临床试验的终点。

【管理】

针对 PCI 围手术期心肌梗死患者的管理尚未形成共识。专家们仅提出在 PCI 各个阶段需要对围手术期心肌梗死患者实行相应的管理和措施。

1. PCI 术前　预防围手术期心肌梗死的术前用药，包括他汀类药物、血管紧张素转换酶抑制剂、β 受体阻滞剂、尼可地尔和抗血小板药物等。他汀类药物可减轻围手术期心肌损伤的风险。一项荟萃分析综合了 13 项随机研究的结果，共有 3 341 名患者于 PCI 前接受了高剂量他汀类药物预处理，研究结果显示与对照组相比，高剂量他汀类药物降低了患者围手术期 MACE 的发生风险（死亡、心肌梗死或靶血管的血运重建）。目前欧洲指南建议在 PCI 前常规预给予高剂量他汀类药物（Ⅱa，B），如阿托伐他汀 80mg 或瑞舒伐他汀 40mg。建议常规测量术前 cTn 水平，事先了解患者基线 cTn 水平，可以帮助明确 PCI 后是否发生心肌梗死。

2. PCI 术中　在手术过程中，PCI 相关血管并发症如侧支闭塞、远端栓塞、冠状动脉夹层、冠状动脉痉挛或无复流 / 慢复流、斑块移位等常有发生。

（1）在分叉病变中，导丝边支保护技术的应用在一定程度上降低了边支闭塞的发生风险，其在主支支架植入时可提供较好的支撑力，便于球囊和导丝进入。发生边支闭塞时，导丝还可起到路标的作用。

（2）在冠脉痉挛或无复流的情况下，通常使用冠脉内血管扩张剂（如钙通道阻滞剂、硝酸甘油、硝普钠或腺苷等），可有效改善冠脉痉挛及无复流现象。

（3）PCI 中应用远端血管保护装置和血栓抽吸装置，可有效预防无复流的发生。

（4）维拉帕米对血管平滑肌细胞膜钙离子内流具有抑制作用，可以促进冠状动脉主干和小动脉扩张，预防微循环痉挛的发生。

（5）在冠状动脉内注入硝酸甘油，能够在一定程度上缓解痉挛，可部分逆转无复流。

（6）硝普钠能够显著改善 TIMI 血流，消除冠状动脉微血管、小血管功能障碍，在治疗无复流现象中具有较好疗效。

（7）尼可地尔可扩张冠状动脉，增加血流量。

（8）比伐芦定能够发挥抗凝血酶作用，清除远端血栓，在治疗冠状动脉远端微栓塞中效果显著。

3. PCI 术后　PCI 术后应常规检测 cTn 水平，行心电图检查，以明确是否发生围手术期心肌梗死。在条件允许的情况下，所有患者均应在 PCI 后 3~6 小时检测 cTn 水平，若水平升高，需在术后 12~24 小时复查并记录峰值。若诊断为围手术期心肌梗死，则应行超声心动图检查，必要时行冠状动脉造影检查以明确病变，并按照指南所推荐的优化药物治疗来降低 MACE 发生率。

对于围手术期心肌梗死导致的术中和术后血流动力学不稳定、电活动不稳定、急性左心衰竭、心原性休克患者，在充分药物治疗的情况下，应根据病情采取循环辅助装置支持［主动脉内球囊反搏（intra-aortic balloon pump，IABP）、体外膜氧合（extracorporeal membrane oxygenation，ECMO）和 Impella 等］及应用呼吸机辅助通气（包括有创和无创呼吸机辅助通气）。

二、研究进展

Silvan 等分析了 9 081 例接受择期 PCI 且术前 cTn 水平正常的患者数据。利用多因素模型评估了 PCI 后 cTn 升高与 1 年死亡率之间的关系，并分析评估心肌损伤范围大小对死亡率的影响。分析结果显示，共有 52.8% 患者发生手术相关心肌损伤，与 1 年死亡率没有相关性［校正比值比（adjusted odds ratio，aOR）为 1.35，95%CI 0.84~1.77，P=0.21］。但 PCI 后 cTn 升高与患者的 1 年死亡率之间存在相关性。18.2% 患者于 PCI 后出现严重 PMI，且 1 年死亡率增加 2 倍（2.29，95%*CI* 1.32~3.97，*P*=0.004）。在围手术期缺血患者中（*n*= 2 316），4aMI 发生率为 12.7%，与 1 年死亡率密切相关（a*OR*=3.21，95%*CI* 1.42~7.27，*P*=0.005）。该研究证实了严重 PMI 和 4aMI 与 MACE 发生率以及患者死亡率皆具有相关性。

三、小结

目前 PCI 技术已经十分成熟且安全，但人们往往低估了围手术期心肌梗死的发生及其预后。围手术期心肌梗死的发生机制极为复杂，明确危险因素并加强预防对降低围手术期心肌梗死的发生是有益的。早期快速识别围手术期心肌梗死并优化药物治疗，对临床预后有重大意义。

四、实战病例

【PCI 围手术期心肌梗死】

1. 摘要　冠心病，三支血管病变，前降支次全闭塞病变，本次处理前降支，植入支架。PCI 术中发现边支闭塞，在开通边支过程中发生主支支架内血栓形成，主支血管急性闭塞，经处理后血管再次开通，术后心肌酶增高，诊断围手术期心肌梗死。

2. 病例介绍　患者男性，45 岁，因"发作性胸痛 5 年余，再发胸痛 2 周"入院。患者 5 年前出现持续胸痛不缓解，伴有大汗，在当地医院诊断为"急性下壁心肌梗死"，给予冠状动脉介入治疗，于右冠状动脉植入支架 1 枚。术后规律服药，无胸痛发作。2 周前患者活动后胸痛再发，每次发作持续 5~10 分钟，休息后可缓解，遂来诊，以不稳定型心绞痛收入笔者所在医院。患者既往有高血压病史 5 年，血压最高 150/115mmHg。无糖尿病病史。

入院查体：脉搏 70 次 /min，血压 135/80mmHg，神志清楚。双肺呼吸音清，双肺未闻及啰音。心律齐，各瓣膜听诊区未闻及杂音。腹软，双下肢无水肿。查高敏肌钙蛋白 I（high-sensitivity cardiac troponin，hsTnI）1.7pg/ml（正常范围 0~19.8pg/ml）。

入院诊断：冠心病，不稳定型心绞痛，陈旧性心肌梗死，PCI 术后，NYHA 分级 I 级，高血压 3 级（极高危）。

术前讨论：患者有冠心病，陈旧性下壁心肌梗死，PCI 术后，规律服用冠心病二级预防药物的情况下仍出现心绞痛发作，且入院后给予充分抗栓、调脂和扩冠等药物强化治疗后，患者心绞痛症状仍反复发作，存在冠状动脉介入治疗适应证。完善术前准备后，行冠状动脉介入诊断和治疗。

冠状动脉造影：冠状动脉呈右优势型，左主干末端狭窄 50%。前降支近中段弥漫性病变，最重狭窄 95%，前降支远端次全闭塞。第一对角支弥漫性病变，开口狭窄 80%，第二对角支近中段弥漫性病变，最重狭窄 99%。回旋支细小，近段闭塞（图 7-1-2）。右冠状动脉远端可见支架影，支架内无再狭窄。左室后支中段节段性狭窄 90%，右冠状动脉向前降支和回旋支提供侧支循环供血（图 7-1-3）。

手术策略：该患者为三支血管病变，首选冠脉搭桥，但患者前降支血管动脉硬化严重，弥漫病变，管腔细小，搭桥效果不佳，且该患者年轻，本人坚决拒绝冠脉搭桥，遂行内科介入治疗。本次缺血相关血管为前降支，故本次介入处理前降支病变。前降支动脉硬化严重，第一和第二对角支均有病变，术中应注意边支保护，防止边支闭塞。

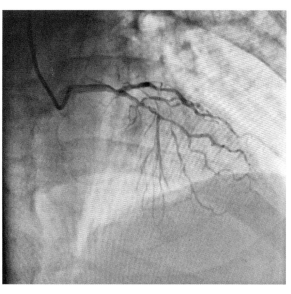

图 7-1-2　左冠状动脉右前斜位 + 头位投照体位造影

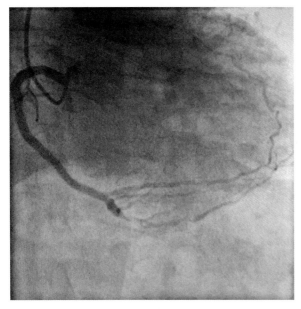

图 7-1-3　右冠状动脉右前斜位 + 头位投照体位造影

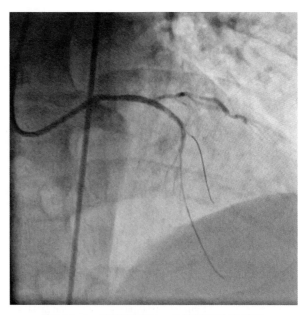

图 7-1-4　前降支正位 + 头位投照体位造影
前降支支架内血栓形成。

手术过程: 应用 7F EBU3.75 指引导管至左冠状动脉开口, Runthrough 导丝放至第二对角支远端, ASAHI SION 导丝通过前降支闭塞段, 应用球囊 [1.5mm × 15mm, 压力 10atm (1atm=101.325kPa)] 扩张第二对角支病变, 造影可见第二对角支残余狭窄 50%。经球囊 (2.0mm × 15mm, 压力 10atm) 扩张前降支病变后, 于前降支至左主干中段植入 2.5mm × 24mm 和 3.0mm × 24mm 支架, 均给予球囊后扩张, 多体位造影示支架膨胀良好。造影示第二对角支闭塞, 第一对角支血流减慢, TIMI 血流Ⅱ级。患者出现胸痛, 导丝通过支架网眼, 进入第二对角支, 给予球囊 (1.25mm × 15mm, 压力 10atm) 扩张后, 第二对角支血流恢复, TIMI 血流Ⅱ级, 患者胸痛症状减轻, 导丝通过支架网眼不能进入第一对角支, 患者胸痛再次加重, 血压降低至 60/40mmHg, 再次造影示前降支支架内血栓形成 (图 7-1-4), 立即给予前降支球囊扩张, 冠状动脉内注射替罗非班, 予以静脉去甲肾上腺素泵入, 同时行 IABP, 10 分钟后患者胸痛症状较前缓解, 再次造影示前降支支架内血栓消失, 远端血流恢复至 TIMI 血流Ⅲ级 (图 7-1-5)。手术结束。

术后情况: 给予监护, 术后心电图未见 ST 段抬高和压低 (较术前未见动态改变), 复查心肌标志物升高, 术后 4 小时复查 hsTnI 2 049.1pg/ml, 峰值达 16 084.5 pg/ml, PCI 术围手术期心肌梗死诊断明确。在 IABP 辅助支持下, 强化抗栓 (肝素、

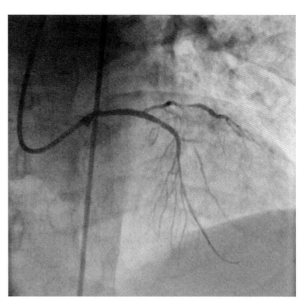

图 7-1-5　前降支正位 + 头位投照体位造影
冠状动脉造影最终结果, 前降支狭窄解除, 远端 TIMI 血流Ⅲ级。

阿司匹林和替格瑞洛)、阿托伐他汀降脂、沙库巴曲缬沙坦和酒石酸美托洛尔片改善心肌重构等治疗。24 小时后患者生命体征平稳, 血流动力学稳定, 撤除 IABP。72 小时后患者下床活动无不适。病情好转出院。

3. 病例特点与诊治要点和难点　该患者为三支血管病变, 前降支为弥漫长病变、远端次全闭塞, 且发出两个对角支, 对角支开口均有病变。因此, 该患者为围手术期心肌梗死高危患者。在术

前充分抗血小板、降脂和扩血管的基础上,手术操作应警惕边支丢失。

该患者术前 hsTnI 1.7pg/ml,术后 4 小时查 hsTnI 2 049.1pg/ml,远超正常值 5 倍,且最高值达 16 084.5pg/ml,结合冠状动脉介入影像,考虑诊断为 PCI 围手术期心肌梗死,也称作 4aMI。发生围手术期心肌梗死的原因考虑为:①边支闭塞:该患者前降支发出第一对角支和第二对角支,且管腔面积较大,开口均有病变。该患者在 PCI 过程中,第二对角支发生急性闭塞,是导致围手术期心肌梗死的原因之一。②支架内血栓:该患者 PCI 术中出现急性支架内血栓形成,是导致围手术期心肌梗死的主要原因。发生支架内血栓的原因考虑前降支弥漫病变,血管细小,植入支架后,在处理对角支的过程中,造成支架变形,形成血栓。

4. 治疗体会　对于围手术期心肌梗死,早期快速识别并及时处理病变至关重要。如果出现血流动力学不稳定,应尽快使用循环辅助装置。该患者 PCI 术中发生边支血管急性闭塞及支架内急性血栓形成,均快速识别并给予及时处理,经 IABP 辅助和优化药物治疗,患者预后良好。

(宁尚秋)

参考文献

[1] MUSCHART X, SLIMANI A, JAMART J, et al. The different mechanisms of periprocedural myocardial infarction and their impact on in-hospital outcome[J]. J Invasive Cardiol, 2012, 24(12): 655-660.

[2] THYGESEN K, ALPERT J S, JAFFE A S, et al. Fourth universal definition of myocardial infarction (2018)[J]. J Am Coll Cardiol, 2018, 72(18): 2231-2264.

[3] BULLUCK H, PARADIES V, BARBATO E, et al. Prognostically relevant periprocedural myocardial injury and infarction associated with percutaneous coronary interventions: a consensus document of the ESC Working group on cellular biology of the heart and European Association of Percutaneous Cardiovascular Interventions (EAPCI)[J]. Eur Heart J, 2021, 42(27): 2630-2642.

[4] MURAMATSU T, ONUMA Y, GARCIA-GARCIA H M, et al. Incidence and short-term clinical outcomes of small side branch occlusion after implantation of an everolimus-eluting bioresorbable vascular scaffold: an interim report of 435 patients in the ABSORB-EXTEND single-arm trial in comparison with an everolimus-eluting metallic stent in the SPIRIT first and Ⅱ trials[J]. JACC Cardiovasc Interv, 2013, 6(3): 247-257.

[5] LANSKY A J, YAQUB M, HERMILLER J B, et al. Side branch occlusion with everolimus-eluting and paclitaxel-eluting stents: three-year results from the SPIRIT Ⅲ randomised trial[J]. EuroIntervention, 2010, 6(SupplJ): J44-J52.

[6] LANSKY A J, STONE G W. Periprocedural myocardial infarction: prevalence, prognosis, and prevention[J]. Circ Cardiovasc Interv, 2010, 3(6): 602-610.

[7] PARK D W, KIM Y H, YUN S C, et al. Frequency, causes, predictors, and clinical significance of peri-procedural myocardial infarction following percutaneous coronary intervention[J]. Eur Heart J, 2013, 34(22): 1662-1669.

[8] ZEITOUNI M, SILVAIN J, GUEDENEY P, et al. Periprocedural myocardial infarction and injury in elective coronary stenting[J]. Eur Heart J, 2018, 39(13): 1100-1109.

[9] UEKI Y, OTSUKA T, BAR S, et al. Frequency and outcomes of periprocedural MI in patients with chronic coronary syndromes undergoing PCI[J]. J Am Coll Cardiol, 2022, 79(6): 513-526.

[10] PRASAD A, HERRMANN J. Myocardial infarction due to percutaneous coronary intervention[J]. N Engl J Med, 2011, 364(5): 453-464.

[11] CHOI C J, HAJI-MOMENIAN S, DIMARIA J M, et al. Infarct involution and improved function during healing of acute myocardial infarction: the role of microvascular obstruction[J]. J Cardiovasc Magn Reson, 2004, 6(4): 917-925.

[12] BABU G G, WALKER J M, YELLON D M, et al. Peri-procedural myocardial injury during percutaneous coronary intervention: an important target for cardioprotection[J]. Eur Heart J, 2011, 32(1): 23-31.

[13] POLIMENI A, SORRENTINO S, SPACCAROTELLA C, et al. Stent thrombosis after percutaneous coronary intervention: from bare-metal to the last generation of drug-eluting stents[J]. Interv Cardiol Clin, 2022, 11(4): 465-473.

[14] AL-DEHNEH A, VIRK H, ALKHOURI Y, et al. Drug-eluting stent thrombosis 1 659 days after stent

deployment: case report and literature review[J]. Tex Heart Inst J, 2010, 37(3): 343-346.

[15] BYRNE R A, JONER M, KASTRATI A. Stent thrombosis and restenosis: what have we learned and where are we going?[J]. Eur Heart J, 2015, 36(47): 3320-3331.

[16] ASAKURA K, MINAMI Y, SATO D, et al. Intramural hematoma due to in-stent dissection causing acute coronary occlusion[J]. JACC Cardiovasc Interv, 2018, 11(16): e131-e133.

[17] HERRMANN J, LENNON R J, JAFFE A S, et al. Defining the optimal cardiac troponin T threshold for predicting death caused by periprocedural myocardial infarction after percutaneous coronary intervention[J]. Circ Cardiovasc Interv, 2014, 7(4): 533-542.

[18] FELDMAN D N, MINUTELLO R M, BERGMAN G, et al. Relation of troponin I levels following nonemergent percutaneous coronary intervention to short-and long-term outcomes[J]. Am J Cardiol, 2009, 104(9): 1210-1215.

[19] NEUMANN F J, SOUSA-UVA M, AHLSSON A, et al. 2018 ESC/EACTS Guidelines on myocardial revascularization[J]. Eur Heart J, 2019, 40(2): 87-165.

[20] LIOU K, JEPSON N, KELLAR P, et al. Prognostic significance of peri-procedural myocardial infarction in the era of high sensitivity troponin: a validation of the joint ACCF/AHA/ ESC/WHF universal definition of type 4a myocardial infarction with high sensitivity troponin T[J]. Heart Lung Circ, 2015, 24(7): 673-681.

[21] GARCIA-GARCIA H M, MCFADDEN E P, VON B C, et al. Impact of periprocedural myocardial biomarker elevation on mortality following elective percutaneous coronary intervention[J]. JACC Cardiovasc Interv, 2019, 12(19): 1954-1962.

[22] SILVAIN J, ZEITOUNI M, PARADIES V, et al. Cardiac procedural myocardial injury, infarction, and mortality in patients undergoing elective percutaneous coronary intervention: a pooled analysis of patient-level data[J]. Eur Heart J, 2021, 42(4): 323-334.

[23] PAN Y, TAN Y, LI B, et al. Efficacy of high-dose rosuvastatin preloading in patients undergoing percutaneous coronary intervention: a meta-analysis of fourteen randomized controlled trials[J]. Lipids Health Dis, 2015, 14: 97.

[24] PATTI G, CANNON C P, MURPHY S A, et al. Clinical benefit of statin pretreatment in patients undergoing percutaneous coronary intervention: a collaborative patient-level meta-analysis of 13 randomized studies[J]. Circulation, 2011, 123(15): 1622-1632.

[25] AN S, HUANG H, WANG H, et al. Prophylactically injection of nicorandil to reduce no-reflow phenomenon during PCI in acute STEMI patients: protocol of a double-blinded, randomized, placebo-controlled trial[J]. Medicine(Baltimore), 2021, 100(15): e25500.

[26] SMITH S C Jr, FELDMAN T E, HIRSHFELD J W Jr, et al. ACC/AHA/SCAI 2005 guideline update for percutaneous coronary intervention-summary article: a report of the American College of Cardiology/American Heart Association task force on practice guidelines (ACC/AHA/SCAI writing committee to update the 2001 guidelines for percutaneous coronary intervention)[J]. J Am Coll Cardiol, 2006, 47(1): 216-235.

介入相关性出血

▶介入相关上消化道出血

经皮冠状动脉介入治疗(percutaneous coronary intervention, PCI)广泛应用于冠心病患者。PCI的主要并发症包括支架内再狭窄和支架内血栓形成。因此,PCI术后1年内患者需要服用双联抗血小板药物,1年后需长时间口服单联抗血小板药物治疗。接受低剂量阿司匹林(75~325mg/d)治疗的患者胃肠道出血发生率为1%~4%,服用低剂量阿司匹林治疗的患者胃肠道出血风险大约是服用安慰剂患者(对照组)的2倍。大多数关于小剂量阿司匹林引起胃肠道损伤的研究都集中在上消化道。研究发现氯吡格雷没有直接导致溃疡发生的作用,与氯吡格雷相关的胃肠道出血发生率低于与阿司匹林相关的发生率。同时使用两种抗血小板药物,包括氯吡格雷和低剂量阿司匹林,可进一步增加胃肠道出血的风险。PCI后接受双重抗血小板治疗的患者胃肠道出血发生率约为2%。对于接受了介入治疗的危重症患者,急性上消化道出血的原因除了抗血小板药物导致胃肠黏膜受损外,更为常见且危害更严重的是应激性溃疡的发生。应激性溃疡是指休克、创伤、手术后和严重全身感染时发生的急性胃炎,多伴有出血症状,是一种急性胃黏膜病变。重症患者中应激相关的黏膜疾病发生率为 75%~100%。应激性溃疡在危重症患者中的发生率不到 5%。

一、知识要点

【定义】

上消化道出血是指十二指肠悬韧带(又称屈氏韧带)以上的消化器官,包括食管、胃、十二指肠部位的出血。

【病因及病理生理机制】

(一)应激性溃疡导致上消化道出血

应激性溃疡一直是危重疾病的可怕并发症,其发生与黏膜血流减少和/或黏膜对酸和胃蛋白酶的防御机制降低有关。严重的应激性溃疡通常位于胃-十二指肠区,可导致致命的大出血。对于接受冠脉介入治疗的患者,一部分患者在术前即处于休克状态,或因为手术意外可能会在术中出现血流动力学不稳定,发生低血压甚至休克,从而导致胃黏膜低灌注而出现消化道应激性溃疡。

(二)抗血小板药物导致出血

1. 抗血小板药物

(1)环氧合酶抑制剂:乙酰水杨酸/阿司匹林、吲哚布芬、阿洛普令、卡巴匹林钙、三氟柳。

(2)ADP 受体/$P2Y_{12}$ 抑制剂类:①不可逆 ADP 受体拮抗剂:噻吩并吡啶(氯吡格雷、普拉格雷、噻氯匹啶);②可逆 ADP 受体拮抗剂:核苷酸/核苷类似物(坎格雷洛、依诺格雷、替格瑞洛、替卡格雷)。

(3)糖蛋白 IIb/IIIa 受体抑制剂类:阿昔单抗、依替巴肽、替罗非班。

(4)前列腺素类似物类:贝前列素(beraprost)、前列环素、伊洛前列素、曲前列环素。

(5)凝血恶烷抑制剂类:血栓素合成酶抑制剂(吡考他胺)、受体拮抗剂(特鲁曲班)。

(6)磷酸二酯酶抑制药:西洛他唑、双嘧达莫。

(7)其他:氯克罗孟、地他唑。

2. 常用双抗药物　如阿司匹林、ADP 受体拮抗剂,其引起消化道出血的病理生理机制见图 7-1-6。

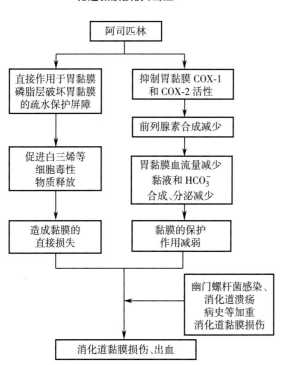

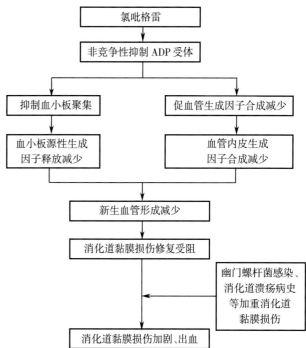

图 7-1-6　阿司匹林、氯吡格雷引起消化道出血的病理生理机制

【临床表现】

临床表现对上消化道出血的诊断非常重要，患者常有呕血、便血，伴或不伴头晕、心悸、乏力、晕厥。

1. 呕血 是急性上消化道出血（指屈氏韧带以上的消化器官，包括食管、胃、十二指肠）的常见症状，血液经口腔呕出，呕血前常有上腹不适和恶心，随后呕吐出血性胃内容物。

2. 便血 指消化道出血，血液由肛门排出。便血颜色可呈鲜红、暗红或黑色，少量出血不会造成粪便颜色改变，需要潜血检测才能确定，称为隐血。其他相关症状包括腹痛、反酸、烧心、恶心等。还有一些患者在消化道大量出血后出现发热，一般不超过38.5℃，还会出现血中尿素氮浓度增高。非典型症状：根据出血的部位、速度、出血量，患者还会有头晕、乏力、心悸、晕厥等症状。

【体格检查】

对拟诊上消化道出血的患者，如失血量多，存在贫血时体格检查会发现皮肤、睑结膜、口唇、甲床苍白，多有上腹部压痛，一般无反跳痛、肌紧张，肠鸣音活跃。

【辅助检查】

（一）常规实验室检测

1. 血常规变化 在出血早期，血红蛋白浓度、红细胞计数及红细胞压积可无变化，一般需要3~4小时及以上才出现贫血表现；消化道大出血时白细胞计数可达（10~20）×10^9/L，止血后2~3天一般可以恢复正常。

2. 血涂片 正细胞正色素贫血。出血24小时内网织红细胞增高，出血后4~7天可达到5%~15%，以后逐渐回落，如出血未止，可持续增高。

3. 氮质血症 主要由大量血液进入肠道，其蛋白质消化产物被吸收引起。一般一次出血后数小时血尿素氮开始升高，24~48小时可达高峰，止血后3~4天恢复正常，可作为是否存在活动性出血的参考指标。

4. 大便潜血 如阳性，可确诊消化道出血。

5. 凝血功能 失血导致血小板和凝血因子同时丢失，此外血管壁完整性被破坏，血小板和凝血因子不断被消耗发生凝血级联反应。

（二）影像学检查

1. 内镜检查 是明确急性消化道出血病因的首选检查，在疾病危险分层及治疗中有重要作用。

2. 腹部CT、CTA及其他检查 内镜禁忌或检查阴性者可经验性检查，并选择其他诊断方法。可根据病情选择腹部增强CT、CTA、血管造影或剖腹探查以明确病因。

【诊疗流程】

对于疑诊上消化道出血的患者首先应评估患者的意识、气道、呼吸和循环。根据已有证据作出初步诊断，并同时进行鉴别诊断，结合危险分层来判断病情危险程度，给予相应检查和治疗（图7-1-7）。

危险分层：综合临床表现，根据患者的意识、血压、心率、呼吸、血氧饱和度、外周灌注情况，将患者分为5个不同的危险层级，分别为极高危、高危、中危、低危和极低危，根据危险程度采取不同的诊治措施（表7-1-1）。患者格拉斯哥-布拉奇福德评分（Glasgow-Blatchford bleeding score，GBS，表7-1-2）≤1分，出血风险极低，随诊即可；GBS≥7分时，如果没有胃镜禁忌证，需要尽早做胃镜检查。重症患者发生消化道出血的原因多为应激性溃疡，危险分层程度均较高，需要紧急救治。

【治疗策略】

（一）初步评估患者的血流动力学

1. 立即评估血流动力学状态 如果存在血流动力学不稳定，治疗应首选补充血液制品，但因为血液制品获得较为困难，所以液体复苏变得尤为重要。首先使用晶体液体进行液体复苏，但应控制输液量（前6小时<3L）。尤其对于合并心脏疾病的患者，液体复苏更需要控制输液速度及输液量，否则极易导致心衰等恶性事件。可以通过重症超声（双肺有无B线、下腔静脉宽度及变异率）、漂浮导管、静脉压测定等方式评估容量管

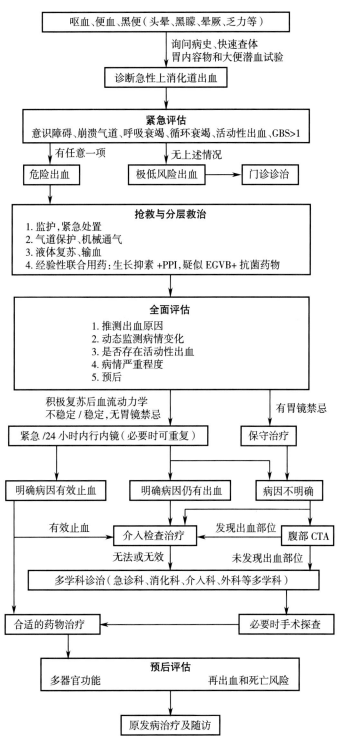

图 7-1-7　上消化道出血的诊疗流程

GBS，Glasgow-Blatchford 出血评分；PPI，质子泵抑制剂；EGVB，食管胃底静脉曲张破裂出血；CTA，计算机体层血管成像。

表 7-1-1　急性上消化道出血危险分层

分层	症状与体征	休克指数	处置	医疗区域
极高危	心率>120 次/min,收缩压<70mmHg或急性血压降低(基础收缩压降低30~60mmHg),心搏、呼吸停止或节律不稳定,通气氧合不能维持	>1.5	立即复苏	急诊抢救室
高危	心率 100~120 次/min,收缩压 70~90mmHg,晕厥、少尿、意识模糊、四肢末梢湿冷、持续呕血或便血	1.0~1.5	立即监护生命体征,10min内开始积极救治	急诊抢救室
中危	血压、心率、Hb 基本正常,生命体征暂时稳定,高龄或伴严重基础疾病,存在潜在生命威胁	0.5~1.0	优先诊治,30min 内接诊,候诊时间 >30min 需再次评估	急诊普通诊区
低危	生命体征平稳	0.5	顺序就诊,60min 内接诊,候诊时间 >30min 需再次评估	急诊普通诊区
极低危	病情稳定,GBS≤1 分	0.5	随访	门诊

注:在保证医疗安全的前提下,根据本地区及医院医疗环境与资源进行适当调整;Hb. 血红蛋白;GBS. 格拉斯哥 - 布拉奇斯福德评分。休克指数 = 心率 / 收缩压,0.5 为血容量正常,0.5~1.0 为轻度休克,失血量 20%~30%;1.0~1.5 为中度休克,失血量 30%~40%;1.5~2.0 为重度休克,失血量 40%~50%;>2.0 为极重度休克,失血量 >50%。

表 7-1-2　患者格拉斯哥 - 布拉奇福德评分(GBS)

项目	参数	得分
收缩压 /mmHg	100~109	1
	90~99	2
	<90	3
血尿素氮 /(mmol·L⁻¹)	6.5~7.9	2
	8.0~9.9	3
	10.0~24.9	4
	≥25	6
血红蛋白 /(g·L⁻¹)		
男性	120~129	1
	100~119	3
	<100	6
女性	100~119	1
	<100	6
其他表现		
脉搏 /(次·min⁻¹)	≥100	1
黑便	存在	1
晕厥	存在	2
肝脏疾病	存在	2
心力衰竭	存在	2

注:GBS≤1 分提示极低风险出血;GBS≥7 分时,如果没有胃镜禁忌证,需要尽早做胃镜。

理是否满意。经过评估发现无须容量复苏后,如仍存在持续性低血压,为保证重要器官最低有效灌注,可选择使用血管活性药物。

2. 输血策略　对于血流动力学稳定且无急性上消化道出血和心血管疾病史的患者,一般采用限制性输血策略,即血红蛋白≤70g/L 时开始输血,目标血红蛋白浓度应为 70~90g/L。对于血流动力学稳定的急性上消化道出血合并急性或慢性心血管疾病史的患者,应采用更宽松的红细胞输血策略,血红蛋白阈值为≤80g/L,目标血红蛋白浓度为≥100g/L。心内科重症患者大多合并心血管疾病,因此应该采用更宽松的输血策略,且目标血红蛋白浓度应≥100g/L。因心内科重症患者大多接受了介入治疗,应该减少血小板输注,根据凝血情况控制血浆输入量,以避免支架内血栓形成。但对于不合并冠心病的心律失常行射频消融治疗的患者,常不用考虑心脏缺血性事件的发生。

(二)抗血小板药物的管理

与心内科支架有关的消化道出血患者均涉及抗栓药物是否停用的难题。对于未行胃镜检查的患者,建议对单一服用低剂量阿司匹林作为心血管一级预防的急性上消化道出血患者,应暂时中断阿司匹林，在重新评估其临床适应证后重新开始使用；对单一服用低剂量阿司匹林作为心血管二级预防的急性上消化道出血患者，不应中断阿司匹林。如果必须中断，最好是在3~5天内尽快重新开始服用；对正在服用双联抗血小板治疗进行心血管二级预防的急性上消化道出血患者，不应中断阿司匹林，应停用第二种抗血小板药物，但最好是在5天内恢复服用。对已行内镜检查的患者，指南建议根据内镜下不同危险分层，采取不同方式恢复抗血小板药物使用。

（三）药物治疗

1. 质子泵抑制剂（proton pump inhibitor, PPI）治疗 对于急性上消化道出血（upper gastro-intestinal hemorrhage, UGIH）患者，应考虑高剂量静脉PPI治疗，即静脉注射80mg，然后72小时内8mg/h持续静脉注射。

2. 生长抑素和生长抑素类似物 不常规对非静脉曲张UGIH患者使用生长抑素或其类似物奥曲肽。

3. 对明确有上消化道出血的患者可使用冰盐水+去甲肾上腺素与冰盐水+凝血酶原交替口服等方式进行局部止血（但疗效不确切）。因为心脏重症患者很多接受了介入治疗，所以不建议使用全身静脉止血药物（如氨甲环酸），避免发生血栓栓塞。但对于不合并冠心病的心律失常行射频消融治疗的患者常不用考虑心脏缺血性事件的发生。

4. 其他治疗 急性上消化道出血的患者不常规使用鼻胃/口胃管抽吸/灌洗，不常规进行预防性气管插管。仅持续呕血、躁动或无法充分控制气道的脑病患者，在内镜检查前应预防性气管插管以保护气道。

（四）内镜治疗

内镜是明确急性上消化道出血病因的首选关键检查，在疾病危险分层及治疗中有重要作用。患者病情危重或不适合转运时，可在监护室严密监护下实施床边内镜检查。

1. 上消化道内镜检查的时机 相关指南对急性上消化道出血患者进行上消化道内镜检查的时间进行了划分，紧急≤12小时，早期≤24小时，延迟>24小时。指南建议在患者血流动力学

稳定后，应进行早期（≤24小时）上消化道内镜检查，不建议行紧急（≤12小时）及急诊（≤6小时）内镜检查。但在实际工作中我们发现，心脏重症住院治疗的患者大多合并严重心血管疾病，接受冠脉支架治疗的比例更高，患者对于缺血的耐受性更差，当常规治疗不能有效止血，反复输血、补液仍不能维持有效循环时，患者随时有可能因缺血导致急性心肌缺血，甚至心肌梗死，或因低血压导致冠脉灌注不足，支架内发生再闭塞风险，早期、充分镜下止血是此时唯一的有效措施。因此，对于心脏重症患者，更应该尽快完善内镜检查，并于内镜下充分止血，这样不仅有利于稳定血流动力学，还因内镜下止血更充分，有利于尽快恢复服用双抗药物。

2. 复发性出血的处理 复发性出血定义为内镜止血后的出血。有临床证据的复发性出血患者，如有需要，应重复进行内镜止血。在第二次尝试内镜下止血失败的情况下，应考虑行经导管动脉栓塞（transcatheter arterial embolization, TAE）。当TAE不可用或TAE失败后，需要手术治疗。

（五）长期治疗

1. 双重抗血小板治疗和PPI联合治疗 对于患有急性上消化道出血且需要持续双重抗血小板治疗的患者，应联合应用PPI。

2. 幽门螺杆菌 在继发于消化性溃疡的上消化道出血患者中检测到幽门螺杆菌时，应开始适当的抗生素治疗。

二、研究进展

急性胃肠出血的最佳红细胞输血策略存在争议。一项随机对照试验的荟萃分析研究了限制性输血对上消化道出血患者的潜在益处，研究目的是评估限制性输血策略在胃肠出血（GIB）人群中的有效性和安全性。

1. 研究设计 两位独立的研究者对文献进行筛选。在每一步中计算Cohen kappa系数，以衡量评分者之间的信度。由第三位研究者解决分歧。该研究选择了文献中最常用的两个阈值（70g/L和80g/L），并进行了荟萃分析来分析两组之间的差异（≤70g/L，>70g/L；≤80g/L，>80g/L）。

2. 研究结果　与自由输血方式相比，①限制性输血并没有导致更高的住院死亡率；②在较长的随访期间降低了死亡率；③住院和随访期间没有导致更高的再出血率。

3. 研究结论　限制性输血似乎没有增加死亡率。然而，该结果有相当大的不确定性，因此必须谨慎解释该结论。

三、实用技巧

【肺部超声 B 线评估肺水肿情况】

急性上消化道出血患者需要大量液体复苏，但重症患者多合并严重心血管疾病，容量过负荷极易导致心衰的发生，因此需要对容量管理进行监测，常用的方式是中心静脉压测定，但可能会出现血肿、气胸等并发症。肺部超声 B 线评估肺水肿，方法简便易操作，效率高，对超声仪器无特殊要求，可快速评估肺水肿严重程度，为心衰患者的诊治、管理提供较可靠的依据。B 线是肺水肿时增厚的肺泡隔膜超声反射形成的垂直伪影，从胸膜线开始，呈高回声。正常组织也会产生 B 线，根据八区方案（BLUE 流程方案），在双侧区域中至少有两个区域出现至少三条 B 线才认为是肺泡间质综合征，又称肺水肿。

方法：患者采用仰卧位或半卧位，左右扫描范围包括胸骨旁至腋后线的前外侧，胸壁上下扫查范围为左侧第 2~4 肋间，右侧第 2~5 肋间。扫描时探头沿肋间间隙垂直于胸壁扫描。肺部超声检查依据八区肺部超声检查方案进行。分别在双侧前胸壁上 BLUE 点和下 BLUE 点、侧胸壁膈肌点、后侧胸壁 PLAPS 点进行肺部超声检查。重点观察 A 线、B 线、有无胸腔积液、有无肺实变等特征。

四、实战病例

【急性心肌梗死合并应激性溃疡】

1. 摘要　患者青年女性，因"急性心肌梗死、心原性休克"入院。在 ECMO、IABP 循环辅助下

行冠状动脉造影检查，结果为左主干次全闭塞，行 PCI 开通左主干，术后出现急性上消化道大出血，紧急输血补液基础上行紧急胃镜检查及内镜下止血，救治成功。

2. 病例介绍　患者女性，36 岁，因"发作性胸痛 1 个月余，再发 8 小时"入院。患者 1 个月前无明显诱因出现胸闷，为胸骨后憋闷感，与活动无关，每次发作持续 3~10 分钟，未诊治。8 小时前再发胸闷，程度较前剧烈，症状持续不缓解。就诊于当地医院，心电图示窦速，aVR 导联 ST 段抬高约 0.1mV，V_1~V_3 导联 ST 段压低 0.1~0.3mV，超声心动图示二尖瓣及三尖瓣轻度反流，EF>50%，因不除外"急性非 ST 段抬高型心肌梗死"转笔者所在医院治疗。转运过程中患者症状加重，伴恶心、面色苍白、全身乏力。入抢救室血压 60/45mmHg，随之意识丧失，给予心肺复苏，胸外按压、气管插管接呼吸机辅助通气，肾上腺素、碳酸氢钠静脉滴注，血管活性药物［去甲肾上腺素 0.5μg/（kg·min）、多巴胺 5μg/（kg·min）］治疗等，并在 ECMO+IABP 辅助下行冠状动脉造影检查，示左主干次全闭塞，前降支及回旋支前向血流 TIMI Ⅱ 级。介入处理左主干病变，植入 Medtronic Resolute Integrity 3.0mm × 30mm 支架 1 枚（视频 7-1-1）。术后进入心内重症医学中心继续救治，血压 100/60mmg［去甲肾上腺素 0.3μg/（kg·min）、多巴胺 5μg/（kg·min）］，心率 90 次 /min。给予阿司匹林 100mg/d、氯吡格雷 75mg/d、肝素泵入抗凝［维持全血激活凝血时间（ACT）180~200 秒］。入院 2 小时患者呕吐大量咖啡色胃内容物并出现柏油样大便，血压下降至 70/40mmHg、心率增快至 130 次 /min，循环不稳定，血红蛋白迅速降低至 65g/L，诊断为急性上消化道大出血，出血原因考虑应激可能性大，也可能与抗栓治疗相关。危险分层为高危组，GBS 评分 15 分，立刻给予补液，调整血管

视频 7-1-1　急性心肌梗死合并应激性溃疡患者冠状动脉造影及介入治疗
A. 左冠状动脉右前斜头位投射体位造影，示左主干开口次全闭塞；B. 右冠状动脉正位头位投射体位造影，示右冠状动脉未见明显狭窄；C. 球囊扩张左主干；D. 左主干植入支架；E. 左主干植入支架后。

活性药物,补充血液制品(启动紧急输血程序,给予悬浮红细胞 4U)、PPI 持续泵入,并紧急行胃镜检查示胃底黏液湖见大量褐色血迹,胃底、胃体、胃角及体窦交界可见沿血管网弥漫缺血,表面黏膜坏死,浅溃疡形成,伴活动性渗血。胃窦:黏膜水肿,呈贫血相改变,黏膜散在糜烂。幽门:糜烂水肿。球部:黏膜散在点状充血糜烂。内镜诊断:应激性溃疡并出血(A1 期,Forrest Ib)、十二指肠球炎。给予内镜下止血处置术(凝血酶 30 000IU 沿出血部位喷洒止血)。术后改为阿司匹林单抗,同时抗凝力度下调至 ACT 150~180 秒,此后病情逐步稳定,未再出现出血,血红蛋白稳步上升至 100g/L,胃镜检查后 72 小时开始进流食。逐渐减停血管活性药物(第 4 天停全部血管活性药物),第 5 天撤除 ECMO,第 8 天撤除 IABP,第 14 天出院。

3. 病例特点 患者为急性心肌梗死、心原性休克,在 IABP 联合 ECMO 辅助下开通左主干,但术后 2 小时呕吐咖啡色胃内容物伴柏油样便,血压降低,血红蛋白下降,考虑急性上消化道出血。在血管活性药物、输血、补充容量稳定循环的同时,紧急行内镜检查,明确急性上消化道出血并行内镜下止血治疗,最后救治成功。

4. 诊疗要点和难点与治疗体会 患者支架术后出现急性上消化道出血,早发现、早救治非常关键,在明确诊断急性上消化道出血后,在纠正休克的同时,尽快行急诊内镜检查,在内镜下进行止血治疗起到了重要作用。虽然指南对于内镜检查时机仍有争议,但在心脏重症临床实践中发现,尽早内镜检查可更早明确诊断,并根据病情采取针对性治疗,镜下止血确切且充分,有利于抗栓治疗的尽快恢复,因此尽早完善内镜检查可能更有利于患者预后。该患者通过输血(因患者左主干病变,为防止支架内血栓形成,在输血时以悬浮红细胞为主,尽量避免输注血小板,根据凝血情况适当补充血浆)、液体复苏、血管活性药物等稳定了循环及生命体征,给内镜检查赢得了时间、基础及机会。而内镜检查明确了出血部位并进行内镜下止血治疗,最终患者救治成功。

(张 宁)

参考文献

[1] TANIGAWA T, WATANABE T, NADATANI Y, et al. Gastrointestinal bleeding after percutaneous coronary intervention[J]. Digestion, 2011, 83(3): 153-160.

[2] HARKER L A, BOISSEL J P, PILGRIM A J, et al. Comparative safety and tolerability of clopidogrel and aspirin: results from CAPRIE. CAPRIE Steering Committee and Investigators. Clopidorl versus aspirin in patients at risk of ischaemic events[J]. Drug Saf, 1999, 21(4): 325-335.

[3] DELANEY J A, OPATRNY L, BROPHY J M, et al. Drug drug interactions between antithrombotic medications and the risk of gastrointestinal bleeding[J]. CMAJ, 2007, 177(4): 347-351.

[4] HALLAS J, DALL M, ANDRIES A, et al. Use of single and combined antithrombotic therapy and risk of serious upper gastrointestinal bleeding: population based case-control study[J]. BMJ, 2006, 333(7571): 726.

[5] COOK D J, FULLER H D, GUYATT G H, et al. Risk factors for gastrointestinal bleeding in critically ill patients. Canadian Critical Care Trials Group[J]. N Engl J Med, 1994, 330(6): 377-381.

[6] FRANCHITTI M, PIUBELLINI J, SADEGHIPOUR F, et al. Adequacy of stress ulcer prophylaxis prescription in the intensive care unit: an observational study[J]. Swiss Med Wkly, 2020, 150: w20322.

[7] 中国医师协会急诊医师分会,中华医学会急诊医学分会,全军急救医学专业委员会,等.急性上消化道出血急诊诊治流程专家共识[J].中国急救医学,2021,41(1): 1-10.

[8] 中华医学会消化内镜学分会结直肠学组,中国医师协会消化医师分会结直肠学组,国家消化系统疾病临床医学研究中心.下消化道出血诊治指南(2020)[J].中华消化内镜杂志,2020,37(10): 685-695.

[9] GRALNEK I M, STANLEY A J, MORRIS A J, et al. Endoscopic diagnosis and management of nonvariceal upper gastrointestinal hemorrhage(NVUGIH): European Society of Gastrointestinal Endoscopy(ESGE)Guideline-Update 2021[J]. Endoscopy, 2021, 53(3): 300-332.

[10] TEUTSCH B, VERES D S, PÁLINKÁS D, et al. Potential benefits of restrictive transfusion in upper

gastrointestinal bleeding：a systematic review and meta-analysis of randomised controlled trials［J］. Sci Rep, 2023, 13（1）: 17301.

［11］PIVETTA E, GOFFI A, LUPIA E, et al. Lung ultrasound-implemented diagnosis of acute decompensated heart failure in the ED：a SIMEU multicenter study［J］. Chest, 2015, 148（1）: 202-210.

▶介入相关失血性休克

介入治疗在心脏疾病诊治中占有重要地位，对于冠心病、先天性心脏病、心律失常等疾病患者，介入治疗可以挽救其生命、提高生活质量、改善远期预后。但在介入诊治围手术期，由于患者本身原因、围手术期用药原因、手术操作原因等常导致出血问题，严重时可引起失血性休克。有研究表明，出血并发症仍然是经皮冠状动脉介入治疗的巨大挑战之一。

一、知识要点

【定义】

发生于介入治疗围手术期，包括术中或术后出现的急性、严重性失血引发的休克称为介入相关失血性休克，是低血容量性休克的一种。出血部位一般包括消化道、胸腹腔、腹膜后以及皮下。

【病理生理机制】

失血性休克的病理生理变化首先是血容量与血管容积的不匹配，造成外周组织灌注不足，从而引起微循环变化、氧代谢动力学异常、炎症反应、凝血障碍以及内脏器官的继发性损害。在细胞水平上，当氧输送不足以满足有氧代谢的氧需求时，就会发生失血性休克。细胞过渡到无氧代谢，乳酸、无机磷酸盐和氧自由基开始积累。释放损伤相关介质，引发全身性炎症反应，甚至造成凝血功能障碍。随着三磷酸腺苷（adenosine triphosphate, ATP）供应的减少，细胞内稳态被破坏，最终导致细胞死亡。在组织水平上，低血容量和血管收缩会导致肾脏、肝脏、肠道和骨骼肌低灌注和终末器官损伤，这可导致患者多器官衰竭。

严重大出血时，患者可出现无脉搏现象，脑和心肌灌注不足，在几分钟内导致脑缺氧和致命的心律失常。

【临床表现】

人体对失血有较强的代偿机制，当失血量较小或失血较慢时，常表现为心率加快、呼吸急促等代偿情况，当失血进一步增加，可出现血压下降（失血量超过30%后容易出现）、脉搏微弱、四肢冰冷、皮肤苍白或花斑等临床表现。患者在休克的不同阶段存在不同的临床表现。

1. 代偿期表现　主要以液体丢失、容量血管收缩代偿为主要表现。此时患者神志清楚，可能会出现焦虑、紧张、烦躁等表现。皮肤或面色苍白，四肢远端湿冷，伴有口渴、心动过速，呼吸加快等症状，尿量正常或减少。此时期血压可能正常甚至偏高。

2. 失代偿期表现　组织缺血进一步加重，可能出现神志淡漠、反应迟钝甚至昏迷。口唇、黏膜发绀，四肢湿冷，脉搏细速，血压下降，脉压明显缩小，少尿或无尿，出现皮肤花斑。此时期可以出现脏器功能障碍，甚至多脏器功能衰竭。

【体格检查】

（一）休克的不同阶段，体格检查表现不尽相同

1. 代偿期　患者神志清楚，可表现为紧张、焦虑、烦躁，皮肤或面色苍白，四肢远端湿冷。血压可正常或稍高，呼吸频率增高，脉率100次/min左右，脉搏有力。

2. 失代偿期　患者神志淡漠、反应迟钝甚至昏迷，皮肤、黏膜、睑结膜苍白，甚至出现皮肤花斑，四肢湿冷，血压下降甚至测不出，脉压明显缩小，呼吸增快，脉搏细速甚至无法触及。

（二）不同的出血部位，体征也不尽相同

1. 消化道出血　患者一般会有呕血、黑便，甚至鲜血便，查体多有上腹部压痛，一般无反跳痛、肌紧张，肠鸣音活跃。

2. 胸腔出血　少量积液时，可无明显体征。中至大量积液时，患侧胸廓饱满，触觉语颤减弱，局部叩诊浊音，呼吸音减低或消失。可伴有气管、

纵隔向健侧移位。

3. 腹腔出血　少量出血可无特殊体征,出血量大时患者腹部可凸起,出血量不同,腹部凸起的程度也不同。当腹腔内出血量超过 1 000ml 时,腹部往往扁而宽,表现为蛙状腹,叩诊会出现移动性浊音。

4. 腹膜后出血　患者可出现腹部胀气、肠鸣音消失等肠麻痹表现,也可出现腹膜刺激征,加重肠麻痹。盆腔腹膜后血肿可出现直肠刺激症状,直肠指检可触及波动感,多数患者血肿区域隆起肿胀,有压痛。血液经腹膜后间隙渗至腹壁皮下组织,侧腹部皮下或脐部出现瘀斑。

5. 皮下血肿　桡动脉出血可导致患侧上肢皮下血肿,股动脉出血可导致患侧下肢皮下血肿,主要表现为血肿部位青紫和局部皮肤隆起。

【辅助检查】

(一)实验室检查

1. 血常规　动态观察血常规尤其是红细胞计数、红细胞压积、血小板计数等,对判断失血程度非常重要。在出血早期,血红蛋白浓度、红细胞计数及红细胞压积可无变化,一般 3~4 小时后以上参数才出现贫血表现。

2. 凝血功能检查　因失血导致血小板和凝血因子同时丢失会出现相关参数下降。此外,血管壁完整性被破坏,血小板和凝血因子不断被消耗发生凝血级联反应,可导致相关参数进一步下降。

3. 动脉血气分析　可反映机体通气、氧合及酸碱平衡状态,有助于评价呼吸和循环功能。休克患者常见代谢性酸中毒及低氧血症。

4. 生化指标　电解质和肝肾功能对了解病情变化和指导治疗亦十分重要,如存在氮质血症需高度警惕消化道出血。

5. 大便潜血　如阳性,可确诊消化道出血。

(二)影像学检查

1. 创伤超声重点评估(focused assessment with sonography for trauma,FAST)　是一种重要的检查方法,对胸腔、腹腔、腹膜后、皮下血肿有诊断意义,但其阴性并不能完全排除腹腔内和腹膜后出血。

2. 重症超声检查　可动态评估心脏功能、下腔静脉变异度等指标以及是否存在肺水肿。

3. 胸部 X 线检查　可对血气胸、血胸起到诊断作用,如血流动力学不稳定可行床旁胸部 X 线检查。

4. CT 检查　对怀疑存在出血的患者,如果血流动力学稳定或对容量复苏有反应,应考虑进行 CT 扫描,根据病情选择 CT 平扫或增强 CT 扫描。

5. 腹部 CTA　对怀疑介入治疗损伤血管导致出血时,应进行腹部 CTA 检查。

6. 血管造影　对怀疑介入治疗损伤血管导致出血的时候,如有条件,建议在导管室行相关血管造影检查明确是否存在对比剂外渗,寻找出血部位。

7. 内镜检查　是明确急性消化道出血病因的首选检查,在疾病危险分层及治疗中有重要作用。

【介入相关失血性休克的诊断】

1. 介入手术围手术期短时间内出现血红蛋白下降。

2. 其他符合失血性休克的诊断标准如下。

(1)意识改变,如烦躁不安或神志淡漠、昏迷等。

(2)脉搏细速,>100 次 /min 或不能触及,休克指数 >1.0。

(3)皮肤湿冷,胸骨部位皮肤指压痕阳性(指压后再充盈时间 >2 秒),皮肤可见花斑、黏膜苍白或发绀,尿量 <30ml/h 或无尿。

(4)收缩压 <80mmHg。

(5)脉压差 <20mmHg。

(6)原有高血压者收缩压较原收缩压下降 30% 以上。

符合上述 1+(1)(2)(3)中的 2 项,或者(4)(5)(6)中的 1 项即可诊断为介入相关失血性休克。

【失血性休克的评估】

失血性休克的评估主要包括出血部位评估(处理原发病)、失血严重程度评估(抗休克治疗)等。

（一）判断出血部位

通过介入手术的术式、穿刺部位判断可能的出血部位：①如果是经股动脉的介入治疗需考虑存在腹腔、腹膜后出血、患侧下肢皮下血肿可能；②如果是经桡动脉的介入治疗需考虑患侧上肢皮下血肿可能；③如果穿刺的是锁骨下静脉需考虑胸腔出血可能。

（二）判断休克阶段

根据患者组织低灌注的临床表现判断患者处于哪个休克阶段。依据失血量和临床表现，可将失血性休克分为轻、中、重、危重4级。

1. 轻度休克 ①失血量为全身血量的15%~20%，休克症状不明显；②意识变化不大，可能清醒，也可能躁动或轻度模糊；③脉搏较快，约100次/min，强度正常或稍低；④血压正常或稍低，脉压差稍低（30~40mmHg）；⑤尿量36~50ml/h，1.0≤休克指数<1.5；⑥微循环变化不明显。

2. 中度休克 ①失血量为全身血量的20%~40%；②表现为烦躁不安、口渴、呼吸急促、定向力尚存，有时意识模糊、说话含糊、回答问题反应慢；③脉搏增快，约120次/min或更快，强度较弱；④收缩压70~90mmHg，1.5≤休克指数<2.0，收缩压也可降至60~80mmHg及以下，脉压差<20mmHg；⑤颈静脉充盈不明显或仅见充盈形迹，肢体末端厥冷，手指压迫前额或胸骨部位皮肤引起的苍白恢复时间>2秒；⑥尿量仅24~30ml/h。

3. 重度休克 ①失血量达全身血量的40%~50%；②意识模糊，定向力丧失，甚至昏迷；③脉搏快而弱（>120次/min），收缩压<60mmHg或测不到，脉压进一步缩小，休克指数≥2.0；④颈静脉不充盈，前额及胸骨皮肤压迫后始终苍白，肢端厥冷，范围向近端扩大，冷汗；⑤尿量<18ml/h甚至无尿；⑥重要生命器官如心、脑的血液供应严重不足，患者可发生昏迷甚至出现心脏停搏。

4. 危重休克 ①失血量超过全身血量的50%；②脉搏难触及；③无尿；④昏迷；⑤重度发绀。

【失血性休克的紧急救治】

（一）救治原则

液体复苏、控制出血、补充血液制品以及其他对症治疗。

（二）治疗目标

积极控制出血，采取个体化措施改善微循环及氧利用障碍，恢复内环境稳定。

1. 液体复苏 失血性休克患者治疗第一位显然是补充血液制品，但因为血液制品获得较为困难，且血红蛋白下降存在滞后性，所以液体复苏变得尤为重要。早期救治规范认为晶体液与胶体液均可应用，一般先使用晶体液后使用胶体液，晶体胶体比例为2:1。但应控制晶体液入量（入院后6小时内<3L），尤其对于合并心脏疾病的患者，液体复苏更需要控制输液速度及输液量，否则极易导致心衰等恶性事件的发生。可以通过重症超声（双肺有无B线、下腔静脉宽度及变异率）、漂浮导管、静脉压测定等方式评估容量管理是否满意。

2. 失血性休克损伤控制复苏 是给予失血性休克患者的一系列复苏措施，包括允许性低血压复苏、止血性复苏及补充血液制品等。

（1）允许性低血压复苏：给予液体复苏时避免因血压过高而加重出血及凝血障碍、液体渗漏等不良反应。但是心脏重症患者多合并严重心血管疾病，低灌注可导致冠脉灌注不足，诱发心绞痛、心衰加重，甚至发生心肌梗死。因此，对于心脏重症患者来说液体复苏时应避免血压过高，但同时需要保持正常的灌注压，避免低灌注所致恶性心血管事件发生。

（2）止血性复苏：既往液体复苏首选晶体液。目前止血性复苏作为补充的新复苏方法，以红细胞、血浆和血小板输注为主，晶体液作为补充。

（3）补充血液制品：在失血性休克的救治中极其重要。目前常用的血液制品包括血浆、血小板、红细胞。既往文献建议血液制品应将红细胞、血浆和血小板按1:1:1比例配制"DCR包"进行输注。但心脏疾病患者很多接受了支架治疗，为降低支架内血栓形成的风险，应该减少或避免输注血小板，同时根据患者的凝血功能控制血浆的输入量。

3. 血管活性药物的使用 经过评估发现容量复苏已无须继续补液后，如仍存在持续性低血压，为保证重要器官最低有效灌注，可选择使用血管活性药物。

4. 止血治疗　止血治疗可根据患者评估的出血风险、缺血性事件风险及患者自身实际情况综合考虑。如急性冠脉综合征、冠脉介入治疗患者不建议常规使用全身静脉止血药物（尽量选择局部止血方案），以避免发生冠脉支架血栓等，但心律失常射频消融治疗常无须考虑心脏缺血性事件的发生。明确出血部位对于止血治疗至关重要，如皮下血肿及体表可触及的大血管出血，可予压迫止血；体表不能触及的动脉出血，可采取血管栓塞、覆膜支架、外科手术止血等治疗措施；对于消化道出血患者最好采取内镜下止血的方式，并辅助质子泵抑制剂等药物治疗（详情参见介入相关上消化道出血部分）。

5. 并发症的治疗　合并低体温的患者，治疗上以保暖为主，可输注温热液体等；合并酸中毒，推荐 5% 碳酸氢钠静脉滴注；合并凝血功能障碍，根据实验室检查结果可选用新鲜全血、浓缩红细胞，新鲜冰冻血浆、血小板以及凝血因子等防治凝血功能障碍。

二、研究进展

补充血液制品是治疗出血性休克的一种重要措施，临床上常用的血液制品包括红细胞、血浆、血小板，但以上血液制品的给予方式及比例等仍在探索中，最优血小板和血浆比率（PROPPR）试验是与探索补充血液制品比例相关的一项研究。PROPPR 试验是一项随机对照研究，目的是比较两种不同的输血策略（血浆、血小板和红细胞输血单位分别按照"1∶1∶1"和"1∶1∶2"的比例输注）对死亡率的影响。但是该研究未能证明在 24 小时和 30 天内接受不同比例输血策略的出血患者在死亡率方面存在差异。

发表于 2023 年的一项研究对 PROPPR 试验进行了事后分析，目的是使用"Bayesian hierarchical 模型"来评估平衡复苏策略对早期复苏各时间点死亡率的影响。

1. 研究设计　PROPPR 试验招募了 2012—2013 年在北美 12 个一级创伤中心预计需要大量输血的创伤患者。患者被随机分配接受 1∶1∶1 或 1∶1∶2 的输血策略，以评估血液制品比值对死亡率的影响。但 PROPPR 试验未能得到阳性结论。最新研究基于"Bayesian hierarchical 模型"，比较了两组患者在复苏各个时间点的死亡率差异。

2. 研究结果与结论　与 1∶1∶2 的输注比例相比，按照 1∶1∶1 比例输注血液制品的患者在复苏第 1、3、6、12、18 和 24 小时的死亡率获益概率分别为 96%、99%、94%、92%、96% 和 94%。各个时间点的相关贝叶斯因子分别为 21.2、142、14.9、11.4、26.4 和 15.5，表明平衡输血更具优势。

三、实用技巧

【重症超声在容量评估中的应用】

在重症患者的治疗中，对容量负荷的评估十分重要，临床上常见的是中心静脉压（central venous pressure，CVP）测定，但 CVP 测量为有创监测，可能会出现血肿、气胸等并发症。超声检查具有无创、可床旁操作、可与临床复苏及抢救同时进行等特点，对危重患者更具优势。目前超声评估容量状态的相关参数有下腔静脉（inferior vena cava，IVC）直径及变异率、心室功能。

IVC 变异率包括下腔静脉扩张指数（distensibility index of inferior vena cava，dIVC）和下腔静脉塌陷指数（inferior vena cava collapsibility index，IVC-CI）。dIVC>18% 表示存在容量不足；当 IVC 直径≤2.1cm、IVC-CI>50% 时，CVP 约 3mmHg（0~5mmHg）；当 IVC 直径 >2.1cm、IVC-CI<50% 时，CVP 约 15mmHg（10~20mmHg）；若 IVC 直径及 IVC-CI 均不在上述范围内，CVP 约为 8mmHg（5~10mmHg）。

四、实战病例

【起搏器术后血气胸】

1. 摘要　患者老年女性，以"心功能不全"入院。因"非扩张性左室心肌病，左心室射血分数低（EF 26%）"，为预防恶性心律失常及猝死植入 ICD（左侧锁骨下静脉途径）。术后 3 小时出现血压降低,最低至 60/40mmHg,伴心悸、气短及乏力;伴头晕及烦躁。诊断为"血气胸、失血性休克",给予补液扩容,血管活性药物等治疗,稳定循环及生命体征后,行介入检查明确为左锁骨下静脉穿刺相关血管破损,对破损血管行覆膜支架封堵术,并行胸腔闭式引流、输血等治疗,患者病情稳定出院。

2. 病例介绍　患者女性,56 岁,因"间断心悸、气短伴下肢水肿 10 余年,加重半个月余"入院。患者 10 年前开始出现活动后心悸、气短,且症状进行性加重,伴下肢水肿,服用利尿剂后好转,未系统诊治。半个月前开始出现恶心、呕吐,伴腹胀、小便减少,双下肢水肿,夜间不能平躺。为诊治收入笔者所在医院。既往无高血压、糖尿病、高脂血症等病史。入院后给予抗心衰治疗后患者症状缓解,生命体征平稳后评估超声心动图 EF 26%(左室舒张期末内径 48mm,左室收缩期末内径 40mm),冠状动脉 CT 成像示冠状动脉未见明显狭窄,前降支中段肌桥。因射血分数严重下降,具备 ICD 指征(预防恶性心律失常及猝死),故行 ICD 植入术(经左侧锁骨下静脉途径)。术后 3 小时出现血压降低,血压最低降至 60/40mmHg,心率 >120 次 /min,伴心悸、气短及乏力;伴头晕及烦躁,立刻给予补液扩容治疗及血管活性药物[多巴胺 5μg/(kg·min)]稳定循环及生命体征,血压回升至 90/55mmHg。同时急查超声心动图示无心包积液,床旁胸部 X 线检查示左侧大量胸腔积液(图 7-1-8),胸部 CT 结果示血气胸(图 7-1-9),血常规血红蛋白最低降至 45g/L

(交叉配血、申请输血)。立刻行锁骨下静脉、动脉造影(视频 7-1-2),示锁骨下静脉损伤,局部渗血,给予 10mm×5cm 覆膜支架 1 枚封堵破损处血管,术后给予输注血液制品(悬浮红细胞 8U、新鲜冰冻血浆 800ml、血小板 2U)、补液扩容、胸腔闭式引流等治疗。因患者心功能差,在液体复苏时需要兼顾心功能,采用重症超声(监测肺部 B 线、下腔静脉宽度、下腔静脉变异率等)、中心静脉压等评估容量负荷。经以上治疗 7 天后血红蛋白稳定,患者生命体征平稳,心功能稳定后转入心内科普通病房治疗 1 周后出院。

3. 病例特点　患者为起搏器术后突然出现血压降低,应明确有无"急性心脏压塞,心脏破裂、急性容量不足(包括失血性休克)等情况",该患者查体发现左肺呼吸音消失,超声心动图未见心脏压塞,胸部 X 线检查发现新发左侧大量胸腔积液,

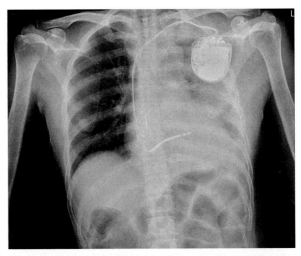

图 7-1-8　术后床旁胸部 X 线检查示左侧胸腔积液

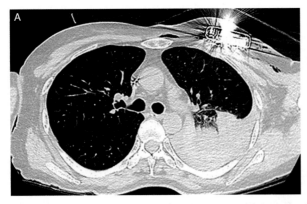 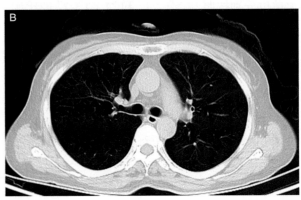

图 7-1-9　患者肺部 CT

A. 术后肺 CT,左下肺膨胀不全,左侧胸腔积液;B. 入院肺 CT,右肺上叶前段磨玻璃结节及左肺下叶多发实性结节。

视频 7-1-2　起搏器术后血气胸患者锁骨下静脉、动脉造影及介入治疗
A. 锁骨下动脉造影未见明显破损；B. 锁骨下静脉造影可见对比剂外溢；C. 左锁骨下覆膜支架术后。

肺部 CT 为左侧血气胸，故不除外手术相关血管损伤导致左侧锁骨下静脉出血而诱发失血性休克。

4. 诊治要点和难点与治疗体会　介入相关（起搏器术后）失血性休克，早发现、早救治非常关键，直接影响患者预后。在明确失血性休克诊断后，在纠正休克的同时，积极、成功处理出血灶同等重要。该患者通过输血、液体复苏、血管活性药物治疗等稳定了循环及生命体征，给手术（左锁骨下静脉覆膜支架术）赢得了时间、基础及机会，最终患者救治成功。

（张　宁）

参考文献

［1］NUMASAWA Y, KOHSAKA S, UEDA I, et al. Incidence and predictors of bleeding complications after percutaneous coronary intervention［J］. J Cardiol, 2017, 69（1）: 272-279.

［2］中国医师协会急诊分会, 中国人民解放军急救医学专业委员会, 中国人民解放军重症医学专业委员会, 等. 创伤失血性休克诊治中国急诊专家共识［J］. 临床急诊杂志, 2017, 18（12）: 881-889.

［3］ROSSAINT R, BOUILLON B, CERNY V, et al. The European guideline on management of major bleeding and coagulopathy following trauma: fourth edition［J］. Crit Care, 2016, 20: 100.

［4］张连阳, 李阳. 创伤失血性休克进展［J］. 临床急诊杂志, 2018, 19（3）: 145-148.

［5］CANNON J W. Hemorrhagic Shock［J］. N Engl J Med, 2018, 378（19）: 1852-1853.

［6］中国医师协会创伤外科医师分会, 中华医学会创伤医学分会创伤急救与多发伤学组, 刘良明, 等. 创伤失血性休克早期救治规范［J］. 创伤外科杂志, 2017, 19（12）: 881-883.

［7］姚咏明, 刘良明, 梁华平. 战创伤学总论［M］// 付小兵. 中华战创伤学. 郑州: 郑州大学出版社, 2016: 243-267.

［8］陈哲远, 韩晓, 刘颖, 等. 失血性休克病理生理及监测救治研究现状［J］. 创伤与急危重症学, 2022, 10（5）: 387-390.

［9］CANTLE P M, COTTON B A. Prediction of massive transfusion in trauma［J］. Crit Care Clin, 2017, 33（1）: 71-84.

［10］HOLCOMB J B, TILLEY B C, BARANIUK S, et al. Transfusion of plasma, platelets, and red blood cells in a 1 : 1 : 1 vs a 1 : 1 : 2 ratio and mortality in patients with severe trauma: the PROPPR randomized clinical trial［J］. JAMA, 2015, 313（5）: 471-482.

［11］BLACK J A, PIERCE V S, JUNEJA K, et al. Complications of hemorrhagic shock and massive transfusion-a comparison before and after the damage control resuscitation era［J］. Shock, 2021, 56（1）: 42-51.

［12］NAUMANN D N, BEAVEN A, DRETZKE J, et al. Searching for the optimal fluid to restore microcirculatory flow dynamics after haemorrhagic shock: a systematic review of preclinical studies［J］. Shock, 2016, 46（6）: 609-622.

［13］FINLAY I G, EDWARDS T J, LAMBERT A W. Damage control laparotomy［J］. Br J Surg, 2004, 91（1）: 83-85.

［14］王革非, 任建安, 吴秀文, 等. 肠腔隔绝技术在肠空气瘘的应用［J］. 创伤外科杂志, 2016, 18（12）: 764-766.

［15］LAMMERS D, ROKAYAK O, UHLICH R, et al. Balanced resuscitation and earlier mortality end points: bayesian post hoc analysis of the PROPPR trial［J］. Trauma Surg Acute Care Open, 2023, 8（1）: e001091.

［16］杨芳, 黄晓玲. 超声评估急重症患者容量状态研究进展［J］. 中国医学影像技术, 2018, 34（4）: 625-628.

第 2 节　介入术后急性左心衰竭 / 心原性休克

冠脉无复流

无复流（no-reflow, NRF）是指在冠脉介入治疗过程中，心外膜冠脉狭窄或闭塞已正常开通，但由于微循环水平血液仍不能完全恢复，使缺血心肌组织未得到有效再灌注的现象。广义的无

复流包括慢血流、慢复流、无复流或低复流，本质上都是微循环水平心肌灌注不足，进行性心肌缺血。1966 年 Krug 等首次描述了冠脉无复流，1974 年 Kloner 等在动物模型中复制了无复流现象，并观察到心外膜血管暂时阻塞 90 分钟发生无复流现象，进一步血管造影研究后，首次定义了无复流。

患者临床表现为持续性胸痛、缺血性心电图改变，可发展为急性心力衰竭、心原性休克、心律失常和心搏骤停。及时发现和治疗无复流对于减少心血管疾病的不良结果非常重要。

一、知识要点

【定义】

无复流是指经皮冠状动脉介入治疗（percutaneous coronary intervention, PCI）术后，尽管重新建立了心外膜冠状动脉血运，但流向远端缺血心肌的血流仍然减少，导致心肌细胞灌注不足的现象。2012 年最新的判断标准指出：冠脉无复流现象是指罪犯血管经球囊扩张或支架植入后，无明显残余狭窄、夹层等，但冠脉血流却只有 TIMI 0~I 级，如果冠脉血流可达 TIMI II 级，则被称为慢血流。

目前临床上多用 TIMI 血流分级来评价冠脉血流，共分为 4 级。

0 级：闭塞，血管无前向血流。

I 级：病变部位有局限性血流，但无前向血流。

II 级：血流可至远端血管，但与正常血流相比明显减慢。

III 级：正常血流。

【分类】

通过 PCI 恢复冠脉血流是治疗急性心肌梗死的最佳方法，但无复流现象常发生在急性心肌梗死的冠脉介入治疗过程中，是可能导致急性心力衰竭和心原性休克的重要并发症。无复流对临床结果产生的负面效应抵消了急性心肌梗死行 PCI 的获益。一旦在介入术中发生冠脉无复流，会引起肌酸激酶峰值水平显著增高、心肌梗死面积增大、左心室功能严重受损和左心室舒张末期容积进行性扩大；发生过无复流的患者住院期间、术后 6 个月、1 年、3 年和 5 年死亡率均显著升高。因此，冠脉无复流是急性 ST 段抬高心肌梗死（ST segment elevation myocardial infarction, STEMI）患者 PCI 术后短期和长期主要不良心血管事件及心源性死亡的一项独立预测因素。

根据临床特点将冠脉无复流分两种：一是介入性无复流，主要发生在 PCI 期间，表现为非梗塞血管和非梗死心肌在 PCI 前未经历长时间缺血，但在 PCI 期间发生无复流，其过程不可预测，与心肌梗死和死亡率相关。二是再灌注无复流，发生在急性心肌梗死（acute myocardial infarction, AMI）患者的梗死相关动脉再灌注期间，仅限于梗死区域，再灌注过程可能加重。

【流行病学】

PCI 人群中无复流的发生率为 0.6%~2.0%，其中 STEMI 的发生率为 11.5%~30%，非梗塞患者为 1.5%，静脉桥血管 PCI 术无复流比例高达 15%，旋磨术为 16%。

【发病机制】

基于病理生理学和相应的治疗策略，可以分为两类：①结构性：心肌梗死区域微循环长时间处于缺血状态，血管内皮肿胀、局部间隙增宽导致毛细血管结构完整性被破坏、丧失，并发生微血管阻塞（microvascular obstruction, MVO）；②功能性：心肌梗死区域微循环的开放性因痉挛、微血栓栓塞、再灌注损伤，伴以中性粒细胞、血小板聚集及神经介质系统的激活而受损。

冠脉无复流的发病机制复杂，相互关联，相互作用。①个体易感性和微血管功能障碍并存，既可以遗传获得，也可以由后天有关因素造成。遗传因素可干扰腺苷诱导的血管扩张作用，遗传变异和性别等位变异基因可导致不同程度的微血管功能障碍，还可能通过氧化应激反应等机制诱发或加重微血管功能障碍。②末梢血管微栓子栓塞：PCI 术中微栓子栓塞是导致冠脉无复流发生的主要原因。球囊扩张或支架释放过程中，从破裂的动脉粥样硬化斑块内掉落的碎屑、血栓残片以及由坏死脂质核心诱发而迅速形成的血小板微血栓随血流冲到下游血管,最终导致末梢血管不同程度的微栓子栓塞。当超过 50% 的毛细血管床被堵塞时,心肌灌注开始下降;而微栓子的直径 >200μm 时,可以导致无复流的发生。③缺血损伤:100g 心肌组织的血流量 <40ml/min 就足以导致不可逆的心肌细胞和内皮受损。缺血区域心肌细胞和间质高度水肿,直接压迫微血管,减慢甚或阻断其血流。内皮损伤则不仅可以通过触发炎症反应,诱导中性粒细胞释放活性氧簇、蛋白水解酶等破坏微血管的结构和功能,而且还能直接促进红细胞、中性粒细胞、血小板等聚集形成微栓子,导致无复流的发生。④再灌注损伤:再灌注的目的是逆转缺血的不良作用。但当缺血时间超过 3 小时,再灌注时大量中性粒细胞和血小板随着开放的血流侵入心肌缺血区域,活化的中性粒细胞一方面产生强效的血管收缩物质如内皮素,分泌炎性介质外,还从线粒体内释放氧自由基,以上物质均加重内皮损伤和微血管功能损害;另一方面,它还能和血小板形成微栓子造成微血管堵塞。而随后的再灌注损伤又极易导致心肌内血肿的发生。

【危险因素】

冠脉无复流的危险因素主要包括以下几个方面:①脂质代谢异常,是动脉粥样硬化及微血管功能障碍的一项主要危险因素。临床研究发现,STEMI 伴有高胆固醇血症的患者与不伴高胆固醇血症的患者相比,出现无复流的风险增高 1.95 倍。②高血压,可引起心肌微循环血管的重构及间质纤维化,最终可导致心肌组织灌注减少,冠脉血流储备降低。③糖尿病或糖耐量异常,是微血管功能障碍的又一重要危险因素。④心肌缺血时间与无复流的发生率呈线性相关,即缺血时间越长,心肌受累的面积就更广,内皮功能及微循环紊乱就更加严重,冠脉无复流发生风险就越高。⑤其他危险因素,如性别、年龄、高血栓负荷等均与无复流的发生存在相关性。

【诊断方法】

冠脉无复流可以通过直接方法进行判断,包括冠脉影像学,心电图等;也可通过间接方法如心肌超声造影显像、心血管磁共振成像等进行判断。

1. 心电图(electrocardiogram,ECG)　体表 ECG(包括术中监测多导联心电图)可以反映心肌缺血及再灌注的情况。介入术中(择期)出现新的 ST 段抬高或广泛 ST 段压低,结合冠脉影像表现可考虑无复流现象。急性心肌梗死 ST 段迅速回落是心肌再灌注的一种高度特异和灵敏的指标。ST 段回落指数(STR)分为 3 级:①不完全回落,STR<30%;②部分回落,STR 在 30%~70%;③完全回落,STR>70%。如果 ST 段回落延迟或不完全,提示心肌再灌注不足。

2. 冠状动脉造影(coronary angiography,CAG)　冠状动脉造影最大的特点就是实时性,推注对比剂进入血管后,可以立刻判断血管是否通畅和心肌再灌注情况。因此,对临床决策起着关键的指导作用。基于 CAG 评价冠脉血流和心肌灌注的方法主要是 TIMI 血流分级,这种方法是定性评估方法,受血管长度及对比剂流速的影响,观察者偏差明显,临床应用有其局限性。如发生无复流现象时,应通过患者的临床表现,心电图变化进行判断,避免在造影过程中过度推注对比剂。

3. 校正的 TIMI 帧数计数(corrected TIMI frame count,CTFC)　CTFC 以冠状动脉不同分支的长度标准化测量结果,比 TIMI 血流分级更准确、客观,且重复性好。CTFC 测量的心外膜血流取决于微血管阻力,因而可以反映微循环功能。方法如下:首先计数冠脉血管从对比剂开始着色至标准化的远端标记(右冠状动脉为后外侧支的第一分支,前降支为其远端的分叉,回旋支为钝缘支最远端的分支)显影所需的帧数,然后将走行距离较长的前降支显影帧数除以 1.7,即得 CTFC。着色应符合以下条件:①对比剂接触冠状动脉内壁两侧;②对比剂以着染血管直径 70% 以上的状态稳定前进。

4. 心肌呈色分级(myocardial blush grade,MBG)　MBG 也是一种通过心肌呈色(毛玻璃样改变)定性评价冠脉微循环和心肌灌注的方法。评估时应该选取能反映冠状动脉供血区域最佳的投照角度,曝光时间 >3 个心动周期。MBG 分为 4 级:①0 级,无心肌呈色;②1 级,少许心肌呈色;③2级,中等心肌呈色,但弱于同侧或对侧非梗死相关动脉(IRA)供血区域;④3级,正常心肌呈色,与同侧或对侧非IRA供血区域相同。如果心肌呈色持续不退,提示对比剂泄漏至血管外,此时应为0级。

5. TIMI心肌灌注分级(TIMI myocardial perfusion grade,TMPG) TMPG用以描述心肌灌注的充盈和清除,根据对比剂通过微血管进入心肌组织后,该区域心肌在X线下是否出现毛玻璃样改变以及持续时间长短进行分级:①0级,心肌无灌注;②Ⅰ级,微血管有充盈但不能清除;③Ⅱ级,微血管有充盈但清除延缓,洗脱末期对比剂仍存留;④Ⅲ级,微血管充盈正常,洗脱末期对比剂残留极少。

TIMI血流分级和CTFC评价心外膜血流,而MBG和TMPG评价微血管血流。临床实践中,通常联合应用TIMI血流分级和MBG两种方法诊断冠脉无复流:无论MBG分级,TIMI血流<Ⅲ级,或TIMI血流达到Ⅲ级,但MBG分级0~1级,即诊断冠脉无复流;而TIMI血流Ⅲ级和MBG分级2或3级则表明再灌注成功。

6. 评价冠脉微循环的有创性技术 ①由每秒单位时间内注射的对比剂碘量测量所得的冠状动脉血流速度(coronary flow velocity,CFV)和冠状动脉血流储备(coronary flow reserve,CFR)是评价微血管功能的标准方法;②微循环阻力指数(IMR)由放置于罪犯血管远端2/3处的压力导丝测算所得,是一种能够重复、定量和精确评价冠脉微循环的技术,不受心外膜血管的影响,IMR反映急性微血管损害。

上述为能够对冠脉无复流进行即刻诊断的方法,对于冠脉无复流的无创延迟诊断方法还有:①心肌声学造影(myocardial contrast echocardiography,MCE):MCE使经胸超声心动图诊断冠脉无复流成为可能。该技术是静脉内注射含有微气泡(<5μm)的超声对比剂,微气泡作为血管内示踪剂可以在冠脉微血管中自由流动,继而通过经胸超声心动图观察心肌内对比剂浑浊化的程度。心肌内对比剂浑浊化现象缺乏提示微循环功能障碍或无复流。术后即刻MCE检查可能会低估NRF的范围和程度,最好在术后24~48小时后择期进行。②心脏大血管磁共振成像(cardiovascular magnetic resonance imaging,CMR):CMR通过延迟钆显像和首过灌注两种技术检测冠脉微血管闭塞情况,延迟钆显像是注射钆后10~20分钟延迟增强成像,坏死心肌呈延迟期高信号而清晰显现心肌梗死的范围。首过灌注显像则是注射钆后,利用快速成像序列获得对比剂首过心肌的图像,心肌钆对比剂的浓度取决于冠脉灌注情况,因而可以识别无复流及其范围。

但是无创方法诊断冠脉无复流最大的缺点是延迟性,冠脉无复流一旦发生往往产生较为严重的临床后果,患者在冠脉介入治疗术中出现因缺血所致的心力衰竭,心原性休克,恶性心律失常,甚至是心脏骤停。因此,在诊断中,冠状动脉造影的TIMI血流分级法仍然是最常应用的诊断方法。

【临床表现】

冠脉无复流发生时在临床表现上与急性心肌梗死相似,都是由于急性心肌缺血引发一系列临床表现。最突出症状是患者出现持续性胸痛,可伴大汗、烦躁。心电图出现心肌缺血的心电图改变。有些患者直接发展为急性心力衰竭、心原性休克、心律失常和心搏骤停。

【临床预防】

对于冠脉无复流,首先应识别高危患者与高危血管病变,主要包括以下内容:①女性;②糖尿病患者;③病变部位血栓负荷重;④易损斑块;⑤钙化斑块。对高危患者在冠脉介入治疗术前应采用合理的预防措施,第一是要积极控制危险因素,如糖尿病、高脂血症、高血压,避免或减轻微血管功能障碍。第二是对于急性冠脉综合征患者,要缩短胸痛发作至PCI时间。缩短首次医疗接触至干预时间,尽早恢复冠脉血流,从而减轻缺血再灌注损伤,挽救更多受损心肌,缩小心肌梗死面积,改善左心室功能。第三是充分进行术前准备,特别要注意冠脉介入治疗术前的药物核查,是否应用抗血小板药物,是否做到抗血小板药物的负荷剂量,是否达到药物的起效时间。抗血小板聚集治疗是预防微栓塞的关键。急性心肌梗死患者介入手术前,必须给予负荷剂量的双联抗血小板治疗以充分抑制血小板的功能,减轻血栓负荷,最大程度地避免冠脉无复流的发生。第四是防止末梢血管血栓栓塞。

在围手术期,可以通过合理使用药物降低冠脉无复流发生的可能性。主要包括以下几种:①β 受体阻滞剂,这类药物的主要作用在心肌细胞保护和梗死扩展方面。在一些动物模型中,美托洛尔在再灌注前通过抑制中性粒细胞 - 血小板聚集,减少梗死面积和无复流的发生,具有抗炎作用。②雷诺嗪是一种抗心绞痛药物,通过抑制心肌细胞中的钠离子通道发挥治疗无复流的作用。③大量他汀类药物预处理后激活线粒体 K-ATP 通道,起到预防无复流的作用。④胰高血糖素样肽 -1(glucagon-like peptide-1,GLP-1)类似物——利拉鲁肽提高了冠脉循环和微循环中一氧化氮介导的扩张血管能力,改善部分心肌重构,有效治疗冠脉无复流。⑤山莨菪碱通过防止细胞内钙超载,减少脂质过氧化,抑制氧自由基的形成来缓解微血管痉挛,改善心肌再灌注。⑥其他药物如内源性阿片肽、利钠肽等也起到治疗冠脉无复流的作用。

冠脉介入治疗手术中的预防措施包括:①避免反复预扩张病变部位;②支架释放过程尽量一步到位;③避免反复进行支架内后扩张(尤其在急性心肌梗死介入治疗中);④避免反复造影,注射过多的对比剂;⑤血栓病变,建议应用血栓抽吸导管反复抽吸血栓。

【紧急处理】

1. 维持血流动力学稳定 ①维持血流动力学稳定,控制心律失常的发生是患者存活与否的关键;②药物治疗方面可选择:多巴胺、阿托品、肾上腺素、去甲肾上腺素等;③必要时可应用临时起搏器,主动脉内球囊反搏(IABP)、体外膜氧合(ECMO)等;④在防治心律失常方面,可考虑应用电除颤、利多卡因、胺碘酮等。

2. 冠脉无复流药物处理方法 药物治疗冠脉无复流是介入过程中最常应用的方法。一些具有扩张血管、抑制血小板聚集、减少氧自由基生成、开放微循环或改善内皮功能等药理作用的药物常被用来逆转和改善冠脉无复流,可以收到较好的即时效果,当一种药物难以奏效时往往采用多种药物联合治疗。可采用的药物包括硝普钠、维拉帕米 / 地尔硫䓬、尼可地尔、腺苷、替罗非班等。注射方法:可应用微导管或者刺破球囊的方法将药物送至血管远端(表 7-2-1)。

表 7-2-1 冠脉无复流药物处理方法

药物	剂量	不良反应
腺苷	静脉注射:70μg/(kg·min) 冠状动脉内注射:100~200μg	心动过缓,低血压,胸痛,呼吸困难
硝普钠	冠状动脉内注射:60~100μg	心动过缓和低血压
维拉帕米	冠状动脉内注射:100~500μg(最大 1mg)	心动过缓,短暂性传导阻滞
地尔硫䓬	冠状动脉内注射:400μg(最大 5mg)	心动过缓、低血压
尼卡地平	冠状动脉内注射:200μg(最大 1mg)	心动过缓、低血压
肾上腺素	冠状动脉内注射:80~100μg	恶性心律失常
链激酶	250U	出血
替奈普酶	5mg(最大 25mg)	出血
组织型纤溶酶原激活剂	0.025~0.5mg/(kg·h)	出血
替罗非班	3min 内输注 25μg/kg,然后输注 0.15μg/(kg·min) 长达 18h 如果肌酐清除率 <30ml/min,则减少 50% 输注量	出血
尼可地尔	500μg(最大 5mg)	恶性心律失常

（1）硝普钠：硝普钠是 NO 供体，不依赖内皮细胞代谢，直接产生 NO，具有强大的舒血管作用，在无复流中给予硝普钠 50~200μg 冠脉内注射，总量可达 1 000μg 或更多，可改善冠脉血流，可能逆转无复流。在国内的一些研究中证实，替罗非班联合硝普钠组与替罗非班组相比，冠脉血流 TIMI 分级、不良事件发生率方面显示获益。

（2）尼可地尔：尼可地尔是 ATP 敏感性钾通道开放剂，具有血管扩张作用，并抑制自由基生成和调节中性粒细胞激活，可保持微循环完整性和心肌生存力，从而提高心肌梗死患者 PCI 术后心脏功能，改善临床结局。还可直接在 PCI 后静脉应用尼可地尔 24 小时。

（3）肾上腺素：在无复流常规药物治疗无效时，特别是无复流伴低血压患者，冠脉内注射肾上腺素（50~200μg）常能使血压升高，血流改善，完全消除无复流现象。

（4）维拉帕米 / 地尔硫䓬：在无复流中应用最多的钙通道阻滞剂为维拉帕米（100~200μg 冠脉内注入），或者地尔硫䓬（0.5~2.5mg，>1 分钟冠脉内注射，总量可至 5mg）。维拉帕米在缺血再灌注损伤过程中抑制钙超载，减少氧自由基等生成，保护心肌。小样本随机试验证实，冠脉内使用维拉帕米或地尔硫䓬能改善冠脉 TIMI 血流及主要不良心血管事件。

（5）腺苷：腺苷主要由三磷酸腺苷降解产生，能拮抗血小板和中性粒细胞激活，减少钙超载和氧自由基产生，诱导血管扩张。研究发现冠脉内给予 4mg 腺苷作为急性心肌梗死直接 PCI 的辅助治疗可降低无复流现象的发生率。冠状动脉内高剂量腺苷给药与 TIMI 血流显著改善有关。介入治疗中一旦发生无复流，可以弹丸式注射 10~20μg 腺苷，可能逆转无复流。

（6）替罗非班：替罗非班是血小板 GPⅡb/Ⅲa 受体抑制剂，有效抑制血小板激活及血管活性物质的释放。血栓性病变首选冠脉内反复推注替罗非班。

（7）若无复流为气栓所致，则自导管内注入动脉血，以增快微气栓的清除。

3. 对比剂在冠脉无复流 / 慢血流中的应用原则　坚决不造影，造影前必须冒烟证实血流已

经恢复正常速度。

依据经验，最有效和最常用的治疗选择仍然是血栓抽吸和 GPⅡb/Ⅲa 受体抑制剂。这两种治疗方法位于无复流治疗的"上游"，以防止这种现象的发生。首先在进行血管造影时就应根据血管表现对患者进行风险分层，制定个性化的治疗策略，特别是那些出现急性冠脉综合征，冠状动脉扩张，伴有明显的动脉粥样硬化和血栓负荷重的患者。如果是微血管功能障碍，可以尝试使用腺苷、维拉帕米和 / 或硝普钠，通常有不同的反应。常用的做法是在冠状动脉内注射腺苷，最初以低剂量开始，根据心率情况，每 20~30 秒逐渐增加剂量（60μg—90μg—120μg），直到血流达到有利的反应。在难治性病例中，在血压允许的情况下，可在冠状动脉内应用维拉帕米和 / 或硝普钠。

【器械治疗】

1. 血栓抽吸和血栓切除装置　心肌梗死期间，小的栓塞和血栓碎片会导致微血管阻塞，使梗死相关动脉的无复流风险增加。血栓抽吸和血栓切除装置是一种介入治疗导管，同时具备血栓切除和抽吸功能，有效降低 PCI 前血栓负荷量。

2. 直接支架植入　在植入支架前用预扩张球囊扩张病变冠脉可能导致动脉粥样硬化斑块部位血栓形成碎片并移位，直接支架植入而不使用预扩张球囊可避免血栓移位。

3. 延迟支架植入　延迟支架植入是指在血管介入治疗期间不对梗死相关血管进行支架植入，通过简单的球囊血管成形术恢复冠脉血流 TIMI Ⅲ级后，患者接受抗凝剂如肝素输注治疗，减轻血栓负担，后期再针对梗死相关血管进行支架植入，减少无复流的发生。

4. 冠脉远端和近端保护装置　PCI 期间动脉粥样硬化斑块和血栓由于受到机械磨损会沿冠脉栓塞到远端毛细血管床而导致冠脉无复流。远端保护装置可收集大的动脉粥样硬化血栓，降低冠脉无复流的发生风险。除远端保护装置外，近端保护装置还提供了另一种途径来防止微血管阻塞。

5. 缺血后适应　缺血后适应主要方法是人工诱导冠脉缺血短暂发作，随后进行再灌注。通

常是在 PCI 期间以 3~4 个连续的周期重复充气和放气,持续 30~60 秒。缺血后适应能够有效减轻再灌注后的氧化应激及炎症反应,从而增加心肌对缺血的耐受性,保护心肌,改善心脏收缩功能。冠脉无复流的发生是一种机制复杂的现象,取决于几种病因,通常是综合作用产生的,尽管这是一种已知的现象,并且已经被研究了数年,但目前还没有任何治疗方法在减少临床不良事件方面表现出明显的疗效。鉴于其多因素性质,采用药物和非药物治疗相结合的方法可能是改善患者预后的策略。

无复流在发生时往往伴随血流动力学不稳定,在维持血流动力学稳定方面,应积极调动心脏重症资源,器械和药物治疗维持生命体征。在心脏重症方面,可以采用循环辅助器械进行循环支持与桥接治疗,给原发疾病的治疗创造更多时机。常用的循环辅助器械有两种:①IABP:IABP 能够增加冠脉灌注压,减少心肌耗氧,缩小无复流范围,能够对血流动力学产生有益的影响。尤其适用于血栓负荷重且行急诊 PCI 的急性心肌梗死患者。IABP 除了发生冠脉无复流且并发生命体征不稳定时抢救使用外,也有文献报道对于可能出现冠脉无复流的高危患者,使用 IABP 支持可减少无复流现象的发生,且 IABP 可以增加再灌注后心肌组织灌注,减少微血管阻塞引起的无复流现象。②ECMO:ECMO 在急危重症中的应用包括循环支持、呼吸支持及替代体外循环三个方面,可以使机体在脱离或部分脱离自身心肺的情况下进行血液循环和气体交换,暂时替代心肺的部分功能或减轻心肺的负荷,保证重要脏器的灌注。严重的冠脉无复流发生时会出现心脏骤停、严重的心原性休克,此时 ECMO 作为循环辅助器械能够更好地提供循环支持。

二、研究进展

临床上治疗冠脉无复流常包括药物治疗方法:如术中常用的硝酸甘油、硝普钠或多种药物组合方案等;导管器械手段如微导管给药、刺破球囊给药等,但也有新的方案及靶点在探索中,如亚低温、高氧再灌注。

近年来正在研究的技术中,亚低温治疗在动物试验上显示出良好的结果,但在人类身上却有争议。尽管现有的研究没有显示出任何益处,但不良事件增加,梗死面积或无复流的发生并没有减少,正在等待来自随机 EURO-ICE 试验的数据,以进一步评估替代冷却技术对冠脉无复流的疗效。

另一种技术是高氧再灌注,包括在 STEMI 患者完成 PCI 后给予过饱和氧 90 分钟。在 AMHOT I 和 AMHOT II 研究中评估的这项技术发现最终梗死面积减少,但是出血风险增加。在最近的 IC-HOT 研究中,使用了在左主干起源处输注高氧血液,持续时间约为 60 分钟。

新的治疗靶点包括以调节炎症反应为代表的靶点。有证据表明心脏磁共振成像发现心肌水肿的患者采用靶点式抗炎方法可以使这一亚组个体受益。最后,还有其他可能的"细胞"方法用以治疗冠脉无复流。例如,采用冠脉循环内的干细胞进行治疗。利用低水平激光治疗的光生物刺激作用,促进间充质干细胞募集到心肌。但这些方法目前都不能取代临床中现有的冠脉无复流处理方法,因为冠脉无复流的发生更多是介入治疗术中的紧急情况,而研究进展中所提到的方法,在紧急情况下的适用性均低于现有治疗方法。

三、实用技巧

药物治疗是治疗冠脉无复流的重要方法之一,可通过扩张血管、抑制血小板聚集、减少氧自由基生成、开放微循环或改善内皮功能等作用改善冠脉无复流,但通过指引导管的给药方式仅能使药物到达冠脉近端,不能缓解冠脉远端的无复流,临床上可通过介入器械将药物送至血管远端。常用的冠脉内给药器械包括:微导管(双腔微导管)、刺破球囊、抽吸导管、靶向灌注导管。

微导管:当冠脉出现无复流时,经微导管于血管远端注射药物并同步造影寻找原因使得缓解和治疗冠脉无复流成为可能。微导管是一种直径很小的加强型导管,可用于导丝支撑/交换、通过病变、输送药物、支架等。微导管给药分为两种情况。第一种是单腔微导管给药,需要撤出导丝再给药,因此微导管只能退不能进;第二种是双腔微导管给药,与抽吸导管类似,可以前进与后退,所以经双腔微导管给药也是比较理想的选择,但双腔微导管在急诊时可能难以满足血栓抽吸的需求。

刺破球囊:通过刺破球囊也是远端给药的一种方法。尽管和微导管远端给药的性质是相同的,但在没有微导管时,通过刺破球囊来给药是最佳且经济的替代方式。在操作过程中使用小球囊如1.25mm×6mm的球囊,套入指引导丝,用压力泵打起,用针头刺破球囊,错开位置来做孔。将压力泵内的对比剂顺着扎破的口打出,使球囊变得平整。将球囊送到无复流血管的远端,手动抽瘪球囊。压力泵负压抽吸,直至看见血液充满压力泵头端皮管的管腔,没有气泡。通过扎破的球囊往冠脉远端打入药物。通过刺破球囊给药有一定效果,但其管腔比较小且不易操作。此外,在植入支架后,刺破球囊在回拉时易剐蹭支架,甚至球囊皮会形成新的栓塞物;刺破球囊给药目前也无对应适应证,考虑到其可能引发风险,因此在无特殊情况下,不建议用刺破球囊给药。

抽吸导管的管腔较大,有导丝腔、抽吸腔,当发现冠脉内有血栓时可进行抽吸,抽吸时若发生慢血流则可进行给药;兼顾抽吸血栓及冠脉内给药两大功能。但因管径较大,往往无法送至远端。操作时沿工作导丝送入抽吸导管至病变处,确保抽吸导管腔内无气体,分次缓慢给药;需要注意维持好全身血压,建议局部给对比剂观察血流情况,不要反复指引导管造影。

四、实战病例

【右冠状动脉介入术中无复流】

1. 摘要 患者不稳定型心绞痛。造影示右冠脉中段狭窄90%,介入处理过程中出现无复流。下壁导联ST段抬高,伴有低血压及心动过缓。冠脉内替罗非班注射,微导管予硝普钠至右冠脉远端注射,10分钟后症状缓解,血流恢复。

2. 病例介绍 患者64岁,男性,因"发作性胸痛1个月余"入院。入院前1个月无明显

诱因出现胸痛,症状呈间断性发作,持续时间数十分钟,休息后症状可缓解,门诊冠脉CTA检查结果示右冠状动脉弥漫混合斑块,最狭窄处管腔次全闭塞。左主干钙化斑块,左前降支近段、中段、远段可见多发混合斑块、钙化斑块,最狭窄处管腔狭窄小于50%,第一、第二对角支局限性混合斑块,管腔狭窄50%~69%。左回旋支近段、远段多发局限性混合斑块、钙化斑块,管腔狭窄小于50%。既往有高血压病史曾服用药物氨氯地平、厄贝沙坦氢氯噻嗪片,血压可维持在130/70mmHg。有糖尿病病史:服用药物格列齐特缓释片、二甲双胍缓释片。有高脂血症病史曾服用药物阿托伐他汀钙片。2016年行血管瘤手术。有吸烟史50年,每日20支。入院后完善术前检查评估,心电图示窦性心律,前壁导联 V_4~V_6 T波倒置(图7-2-1)。

治疗上予冠心病二级预防治疗:阿司匹林、氯吡格雷、阿托伐他汀、美托洛尔。完善检查和评估后于住院第2天行冠状动脉造影检查:左前降支(left anterior descending branch, LAD)近端狭窄50%,左回旋支(left circumflex artery, LCX)远端狭窄85%,后侧支100%闭塞,右冠状动脉(right coronary artery, RCA)中段狭窄90%(视频7-2-1)。

选择处理RCA病变,在RCA近端球囊扩张植入支架后出现无复流,TIMI血流0级。术中心电图下壁导联ST段抬高,患者出现低血压,血压80/60mmHg,心动过缓,心率50次/min,伴有胸痛发生。冠脉内予替罗非班10ml,通过微导管予硝普钠100μg至RCA远端共3次,10分钟后患者胸痛症状缓解,心电图可见抬高的ST段回落至基线水平。复查造影RCA远端TIMI血流Ⅲ级,患者胸痛症状好转,血压升至105/70mmHg,心率82次/min(视频7-2-2)。

3. 病例特点与诊治要点和难点 该病例入院诊断为不稳定型心绞痛,回顾病史存在冠脉无复流高危因素包括高血压,糖尿病。冠状动脉造影可见血管病变扭曲。支架植入后患者出现胸痛症状,心电图下壁导联ST段抬高,伴有血压下降和心率增快,此时发现存在冠脉无复流现象。术中及时冠脉内应用替罗非班、硝普钠,很快恢复TIMI血流Ⅲ级,未造成明显的血流动力学紊乱。

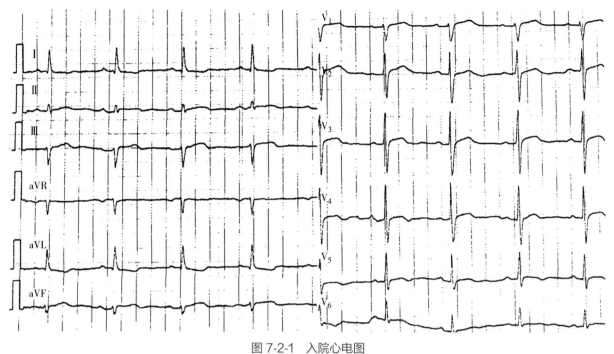

图 7-2-1　入院心电图

窦性心律，前壁导联 $V_4 \sim V_6$ T 波双向、低平。

视频 7-2-1　不稳定型心绞痛患者冠状动脉造影

A. 左冠状动脉右前斜 + 足位投照体位造影；B. 左冠状动脉左前斜 + 足位投照体位造影；C. 右冠状动脉左前斜 + 头位投照体位造影。

视频 7-2-2　不稳定型心绞痛患者冠状动脉介入治疗

A. 右冠状动脉病变处植入支架；B. 支架植入术后无复流；C. 微导管冠脉内药物注射（远端）；D. 微导管冠脉内药物注射（近端）；E. 冠脉血流恢复。

4. 治疗体会　冠脉无复流的发生往往出现在介入治疗术中，因此在介入操作过程中要注意患者临床表现，术中心电图的变化，早期判断并发现无复流现象。在对无复流进行治疗时，要熟练应用操作介入器械。一旦影响血流动力学并持续恶化，要及时应用循环辅助器械进行过渡治疗。

（康云鹏）

参考文献

［1］OIKONOMOU E, MOUROUZIS K, VOGIATZI G, et al. Coronary microcirculation and the no-reflow phenomenon［J］. Curr Pharm Des, 2018, 24（25）: 2934-2942.

［2］KLONER R A, GANOTE C E, JENNINGS R B. The "no-reflow" phenomenon after temporary coronary occlusion in the dog［J］. J Clin Invest, 1974, 54（6）: 1496-1508.

［3］LLENCHERRIL J, JNEID H, ATAR D, et al. Pathophysiology, diagnosis, and management of the no-reflow phenomenon［J］. Cardio vasc Drugs Ther, 2019, 33（5）: 589-597.

［4］ANNIBALI G, SCROCCA I, ARANZULLA T C, et al. The "no-reflow" phenomenon: a contemporary review［J］. J Clin Med, 2022, 11（8）: 2233.

［5］GIBSON C M, PRIDE Y B, BUROS J L, et al. Association of impaired thrombolysis in myocardial infarction myocardial perfusion grade with ventricular tachycardia and ventricular fibrillation following fibrinolytic therapy for ST-segment elevation myocardial infarction［J］. J Am Coll Cardiol, 2008, 51（5）: 546-551.

［6］GIBSON C M, KIRTANE A J, MORROW D A, et al. Association between thrombolysis in myocardial infarction myocardial perfusion grade, biomarkers, and clinical out- comes among patients with moderate-to high-risk acute coronary syndromes: observations from the randomized trial to evaluate the relative

PROTECTion against post-PCI microvascular dysfunction and post-PCI ischemia among antiplatelet and antithrombotic agents-Thrombolysis In Myocardial Infarction 30（PROTECT-TIMI 30）［J］. Am Heart J, 2006, 152（4）: 756-761.

［7］ APPELBAUM E, ABRAHAM J M, PRIDE Y B, et al. Association of thrombolysis in myocardial infarction myocardial perfusion grade with cardiovascular magnetic resonance measures of infarct architecture after primary percutaneous coronary intervention for ST-segment elevation myocardial infarction［J］. Am Heart J, 2009, 158（1）: 84-91.

［8］ NICCOLI G, BURZOTTA F, GALIUTO L, et al. Myocardial no-reflow in humans［J］. J Am Coll Cardiol, 2009, 54（4）: 281-292.

［9］ KONIJNENBERG L S F, DAMMAN P, DUNCKER D J, et al. Pathophysiology and diagnosis of coronary microvascular dysfunction in ST-elevation myocardial infarction［J］. Cardiovasc Res, 2020, 116（4）: 787-805.

［10］ TANEDO J S, KELLY R F, MARQUEZ M, et al. Assessing coronary blood flow dynamics with the TIMI frame count method: comparison with simultaneous intracoronary Doppler and ultrasound［J］. Catheter Cardiovasc Interv, 2001, 53（4）: 459-463.

［11］ NAGHSHTABRIZI N, SAJEDI M, NAGHSHTABRIZI B, et al. Randomized trial of intracoronary adenosine as adjunctive therapy for prevention of the no-reflow phenomenon［J］. Coron Artery Dis, 2020, 31（6）: 527-529.

［12］ YANG L, MU L, SUN L, et al. Effect of intracoronary nitroprusside injection on flow recovery during primary PCI in acute STEMI patients［J］. Minerva Cardioangiol, 2017, 65（2）: 111-118.

［13］ O'CONNOR C T, KIERNAN T J, YAN B P. The genetic basis of antiplatelet and anticoagulant therapy: a pharmacogenetic review of newer antiplatelets（clopidogrel, prasugrel and ticagrelor）and anticoagulants（dabigatran, rivaroxaban, apixaban and edoxaban）［J］. Expert Opin Drug Metab Toxicol, 2017, 13（7）: 725-739.

［14］ KEEBLE T R, KARAMASIS G V, NOC M, et al. Effect of intravascular cooling on microvascular obstruction（mvo）in conscious patients with ST-elevation myocardial infarction undergoing primary PCI: results from the COOL AMI EU pilot study［J］. Cardiovasc Revasc Med, 2019, 20（9）: 799-804.

［15］ EL FARISSI M, KEULARDS D C J, VAN T VEER M, et al. Selective intracoronary hypothermia in patients with ST-elevation myocardial infarction. Rationale and design of the EURO-ICE trial［J］. EuroIntervention, 2021, 16（17）: 1444-1446.

［16］ STONE G W, MARTIN J L, DE BOER M J, et al. Effect of supersaturated oxygen delivery on infarct size after percutaneous coronary intervention in acute myocardial infarction［J］. Circ Cardiovasc Interv, 2009, 2（5）: 366-375.

［17］ ELBAZ-GREENER G, SUD M, TZUMAN O, et al. Adjunctive laser-stimulated stem-cells therapy to primary reperfusion in acute myocardial infarction in humans: safety and feasibility study［J］. J Interv Cardiol, 2018, 31（6）: 711-716.

冠脉夹层

冠状动脉夹层（coronary artery dissection）简称冠脉夹层，指冠状动脉内膜及其斑块在外力（如冠脉介入治疗时）作用下形成冠状动脉内膜撕裂，血液进入冠状动脉中膜，形成包含血液的假腔。在冠状动脉造影条件下可见管腔内充盈缺损，管腔外对比剂滞留或内膜片，是导致冠脉血管介入治疗后急性闭塞的主要原因。继发性冠状动脉夹层是一种急性冠状动脉事件，是介入术后较为严重的并发症，往往引起急性左心衰或心原性休克等严重并发症。冠脉夹层会明显增加患者中期和远期不良心血管事件风险，增加患者再住院率及死亡率。本部分重点讨论的是冠状动脉介入相关的冠脉夹层。

一、知识要点

【分类】

冠状动脉夹层分为原发性和继发性两大类，这也是最常用的分型方法。

1. 原发性冠脉夹层　多在冠状动脉造影、

CTA 和尸检时发现,其预后良好,大多数不需处理。

2. 继发性冠脉夹层　继发性冠状动脉夹层大多数是在冠状动脉造影或经皮冠状动脉介入术中发生,是一种不常见但具有潜在破坏性的经皮冠状动脉介入治疗(percutaneous coronary intervention, PCI)并发症。继发性冠状动脉夹层可由导管、导丝、对比剂注射或任何插入冠状动脉的装置引起。随着冠状动脉介入手术复杂程度的增加,继发性冠状动脉夹层更为常见,并且其发病率有逐年增多的趋势。

本部分重点讨论继发性冠状动脉夹层。继发性冠状动脉夹层常见于 PCI 过程中,其中经皮腔内冠状动脉成形术(percutaneous transluminal coronary angioplasty, PTCA)的机制是利用球囊将病变处的斑块内膜撕裂、内膜下或中膜形成夹层,管腔扩大,尤其是在使用切割球囊时最容易发生;冠脉开口病变时用力推注对比剂造成人为冠脉夹层;指引导管硬度较大,为了提供强的支撑力,常深插导致冠脉夹层,尤其是合并糖尿病且血糖控制不佳的患者,血管基础较差,容易在使用导管时出现冠脉夹层。导丝所致夹层往往是在冠状动脉慢性完全闭塞(coronary chronic total occlusions, CTO)病变时,使用 CTO 导丝引起。

【病理与生理基础】

介入手术过程中,导管、导丝、对比剂注射或任何插入冠状动脉的装置均有可能引起冠状动脉内膜损伤。冠状动脉内膜及血管壁损伤、撕裂,由于血流或加压注射的对比剂冲击作用造成冠状动脉夹层。冠状动脉夹层发生后,动脉内膜活瓣或冠脉壁间血肿可导致冠脉血流减慢或中断,进一步造成血管内血栓形成,血管闭塞。因冠脉夹层出现冠状动脉急性闭塞,从而导致心肌灌注不良、损伤和心肌梗死。大面积的心肌缺血、梗死会进一步影响血流动力学,造成急性心力衰竭或心原性休克。逆行的冠脉夹层可向后延伸至主动脉,造成升主动脉夹层。

【介入相关冠脉夹层的流行病学与特点】

冠状动脉夹层的发生率,由于不同医院、不同患者和手术操作的难易程度不同而有很大差异,PCI 导致的主动脉夹层发生率为 0.02%~0.05%。在一项纳入了 12 729 例 PCI 患者的荟萃分析中,冠状动脉夹层发生率为 7.4%~40%。其中在 CTO 和钙化病变的 PCI 患者中严重冠状动脉夹层发生率更高,可达到 0.4%~55%。研究显示,PTCA 后造影证实的夹层发生率在 20%~50%。在一项 PCI 引起的医源性夹层的回顾分析中发现,指引导管损伤占 54%,球囊扩张引起的占 24%,对比剂引起的占 20%。冠状动脉夹层中左主干夹层最为危险,会引起血流动力学改变,在对冠状动脉夹层发生部位的统计中发现有 38% 左主干夹层患者发生血流动力学变化。

【高危因素】

1. 冠脉解剖因素　严重的迂曲成角病变、弥漫长病变、钙化病变、严重偏心性病变、CTO 病变及冠脉肌桥血管病变等。

2. 冠脉介入操作相关因素　指引导管过度深插、球囊直径过大、压力过高、切割球囊或双导丝球囊技术治疗血管弯曲处病变,导丝较硬、冠状动脉支架的两端"狗骨头"现象、旋磨、旋切、逆向和双向导丝技术、球囊锚定技术等。

3. 其他高危因素　包括妊娠、围生期、动脉粥样硬化、结缔组织病、血管炎、剧烈运动和口服避孕药等。

【NHLBI 分型】

1983 年美国国家心肺血液研究所(NHLBI)根据冠状动脉造影表现提出的夹层 A~F 分型能较好地预测围手术期急性闭塞风险。NHLBI 分型从影像学、病变程度、病变形态、病变病因和病变血管数量五个方面对冠脉病变进行了全面分类。这种分型方法有助于医师全面了解病变的情况,为患者提供更为准确的治疗方案。同时,对于临床研究和比较不同治疗方法的效果也有重要意义。

1. 按照冠脉夹层的影像学特点分型　也是最常用的分型方法(表 7-2-2)。

表 7-2-2　NHLBI 影像学分型

分型	定义	急性闭塞发生率 /%
A	血管腔内少许内膜撕裂透亮影，对比剂排空大致正常	0
B	平行的内膜撕裂成双腔，无明显对比剂潴留或轻度排空延迟	3
C	假腔形成伴对比剂排空延迟	10
D	螺旋形夹层伴对比剂潴留	30
E	新出现的持续对比剂充盈缺损	9
F	冠状动脉完全闭塞	69

2. 按照病变扩展范围分型　NHLBI 分型按照病变扩展范围的不同，将冠脉病变分为以下四型。

A 型：病变局限在单一血管段，未累及其他血管或分支。

B 型：病变累及两个或更多血管段，但未跨越主血管的主要分支。

C 型：病变跨越主血管的主要分支，但未累及整个血管分布区域。

D 型：病变涉及整个血管分布区域。

这种分型方法有助于评估病变的严重程度和手术的难度，为医师选择合适的治疗方案提供参考。

3. 按照病变程度和形态分型　根据病变的程度和形态，NHLBI 分型将冠脉病变分为以下五型。

（1）稳定型局限性病变：病变较为稳定，未破裂或形成血栓，常见的形态包括狭窄、阻塞等。

（2）稳定型弥漫性病变：病变呈弥漫性分布，未破裂或形成血栓，常见的形态包括弥漫性狭窄、钙化等。

（3）急性破裂型病变：病变突然破裂，导致血液流入血管腔内，引起心肌缺血和心肌梗死等严重后果。

（4）慢性破裂型病变：病变逐渐破裂，形成血栓或导致血管腔狭窄，引起心肌缺血等后果。

（5）复杂病变：同时存在多种病变类型，包括稳定型局限性病变、稳定型弥漫性病变、急性破裂型病变和慢性破裂型病变等。

这种分型方法有助于医师了解病变的形态和严重程度，为制定合适的治疗方案提供依据。

4. 按照病变病因分型　NHLBI 分型根据病变的病因，将冠脉病变分为以下三型。

（1）独立型冠脉病变：由单一病因引起，如动脉粥样硬化、纤维化等。

（2）复合型冠脉病变：多种病因共同作用引起，如高血压、糖尿病、高脂血症等。

（3）药物性冠脉病变：由药物使用不当引起，如抗凝剂、抗炎药等。

这种分型方法有助于医师了解病变的病因，为制定针对性治疗方案提供依据。

5. 按照病变血管数量分型　根据病变累及的血管数量，NHLBI 分型将冠脉病变分为以下三型。

（1）单支病变：病变仅累及一支冠状动脉。

（2）多支病变：病变累及两支或更多冠状动脉。

（3）复合型病变：病变累及冠状动脉及其主要分支。

这种分型方法有助于医师了解病变的范围和手术的难度，为选择合适的治疗方案提供参考。

【冠状动脉夹层的影像学识别】

1. 冠状动脉造影　通过造影，冠状动脉血管局部出现可见的管腔内充盈缺损、管腔外对比剂滞留或内膜片提示夹层（图 7-2-2），是导致急性闭塞的主要原因。血管内超声成像（IVUS）诊断夹层灵敏度更高，其确诊的夹层发生率为 60%~80%。

2. 冠状动脉 CTA　介入治疗术后冠脉夹层会影响血流动力学，且常在术中发生，因此通过冠状动脉造影可明确发现。冠脉 CTA 判断影响血流动力学的冠脉夹层的及时性劣于冠状动脉造影，但通过冠脉 CTA 可明确发现冠脉夹层征象，同时对导管诱导冠状动脉剥离伴逆行主动脉扩张的判断更有意义。

3. 血管内超声成像（IVUS）　能够清楚显

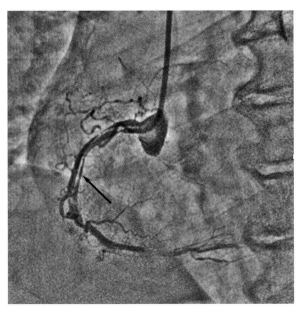

图 7-2-2　右冠状动脉夹层（箭头所示）
右冠状动脉近 - 中段内膜片与对比剂滞留。

示血管横断面图像，定位血管内膜破口，鉴别真假腔，了解夹层的范围、程度，而且可以确定形成夹层的病因以及有无血栓等，弥补了冠状动脉造影的不足。撕裂的内膜片在 IVUS 检查中表现为搏动的高信号条线影，并且至少有一端与动脉内膜的高信号相连。夹层的破口表现为高信号条线影中断。即使假腔内血栓形成，血栓与内膜壁间仍有清晰的界限。

4. 光学相干断层扫描（OCT）　血管内 OCT 能够清晰地显示夹层破口以及长度、甄别真假腔及其直径，还能了解经支架植入治疗后夹层破口是否闭合。但 OCT 在夹层应用上存在局限性，OCT 使用过程中可能使冠脉夹层进一步延伸或加重，因此要谨慎应用。

【冠状动脉夹层的临床处理】

1. 紧急处理原则　器械不脱位，避免对比剂注射过度，使用支架技术封闭夹层开通血管，整体过程中保持血流动力学稳定。

2. 血流动力学不稳定或有潜在发生血流动力学障碍的患者应植入主动脉内球囊反搏（intra-aortic ballon pump，IABP）或临时起搏器。但 IABP 的使用仍存在争议。IABP 提供的冠状动脉灌注压力增加可能有助于保持血管通畅，而冠状动脉灌注增加可能会延长夹层，并可能完全封闭血管。

因此，最重要的处理仍然是及早发现，尽早进行夹层的干预和处理。

3. 心脏骤停或无效搏动时应尽快心外按压，辅助通气，同时尽快开通血管。

4. 应限制对夹层注射对比剂，避免进一步扩大夹层。如果逆行撕裂至主动脉，需要紧急外科处理。应确定夹层是仅延伸到冠状动脉尖瓣，还是继续延伸到尖瓣以外的主动脉壁。如果夹层逆行进入主动脉并影响冠状动脉灌注，可利用左冠状动脉口或右冠状动脉口紧急 PCI 来固定夹层入口，从而避免进一步发展。在极端情况下可能需要紧急主动脉手术。

5. 冠脉夹层的预防　临床中更重要的是预防夹层发生。预防夹层包括：分析病变特点、轻柔规范操作、合理选材。第一，应根据患者解剖形态，分析患者冠脉起源情况，并根据分析结果选择合适的指引导管；第二，选择合适的指引导管后，都应该注意同轴的问题，明确导管及导丝路径；第三，注意导管插入深度；第四，轻推对比剂。

二、研究进展

继发性冠状动脉夹层常与医源性因素有关，可在术中或术后迅速发展为心原性休克或急性心力衰竭。但对于非动脉粥样硬化性心肌梗死，还需与自发性冠状动脉夹层（SCAD）进行鉴别。以前认为 SCAD 是一种罕见临床情况，但随着影像等技术的发展，认识水平的提高，SCAD 已不再罕见。

自发性冠状动脉夹层是引起急性冠脉综合征和心源性猝死的非动脉粥样硬化性、非创伤性病因之一。自发性冠状动脉夹层最常发生于无明显传统心血管危险因素的中年女性，87%~95% 自发性冠状动脉夹层的患者为女性，妊娠相关自发性冠状动脉夹层占自发性冠状动脉夹层总病例的 5%~17%，占妊娠相关心肌梗死的 14.5%~43%，主要发生在产后 1 周内。自发性冠状动脉夹层可能受到多种因素的影响，包括性别、激素分泌、潜在的动脉病变（如纤维肌发育不良）、遗传、环境、情绪等。自发性冠状动脉夹层是一种急性冠状动脉事件，先为动脉壁内血肿形成，并进一步扩大，导致内膜或内中膜与血管分离,压缩血管真腔,导致缺血和急性心肌梗死。

自发性冠状动脉夹层的诱因主要包括妊娠、过度剧烈运动、情绪应激。其他少见的诱因还包括干呕、毒品接触、癌症治疗等。临床症状与动脉粥样硬化疾病导致的 ACS 相似,可以表现为 STEMI、NSTEMI、室性心律失常、心原性休克、心源性猝死。在影像上 SCAD 更容易累及冠状动脉的中远段,LAD 最容易受累。大多数自发性冠状动脉夹层可经 CAG 诊断,在不确定诊断的情况下可通过腔内影像学进行确定。

观察性研究一致表明,对自发性冠状动脉夹层患者而言,PCI 与预后更差和高并发症发生率有关。急性期血流动力学稳定的自发性冠状动脉夹层患者(TIMI 血流Ⅱ~Ⅲ级)优选保守治疗。大多数(70%~97%)自发性冠状动脉夹层病变在数周内自愈。血运重建容易加重冠状动脉血管壁损伤,因此血运重建不是强制性的。虽不推荐 PCI,但是出现夹层进展仍是急性血运重建的指征:出现血流动力学不稳定、进行性缺血临床症状的自发性冠状动脉夹层患者,需要通过 PCI 或冠状动脉旁路移植术进行血运重建。药物治疗中的争议点主要存在于抗栓治疗。SCAD 禁忌溶栓,抗血小板治疗同样可能会加重病情。但如果植入支架,应接受至少 12 个月的双重抗血小板治疗和长期或终身单药治疗,这为急性期抗血小板治疗提供了理由,因此建议急性期双重抗血小板治疗,但不建议使用更强的抗血小板药物。

部分患者需血运重建,适用于有以下高风险特征的自发性冠状动脉夹层患者:左主干冠状动脉夹层;持续心肌缺血;近端血管 TIMI 血流 0~Ⅰ级;血流动力学不稳定;难治性心律失常。对于合并心原性休克的自发性冠状动脉夹层,可根据 ACS 治疗指南共识进行器械循环支持治疗。虽然有病例报告表明 IABP 和 ECMO 可以安全地用于患者,但仍应谨慎使用。

三、实用技巧

1. 夹层防治策略　分析病变特点、轻柔规范操作、合理选材。

2. 一旦发现存在冠状动脉夹层,最重要的是避免用力顺行注射　任何形式的顺行注射都会对动脉加压,导致远端血管进一步剥离,也可能将剥离向后延伸到主动脉。根据血管剥离的严重程度和受影响血管提供的心肌区域,可能需要血流动力学支持。

3. 处理夹层　①选择合适的导丝进入真腔;②保留原有钢丝不动;③合理使用支架植入术或冠状动脉旁路移植术(coronary artery bypass grafting, CABG)。

4. 夹层处理的指引导丝操作要点　①选用头端柔软、操控性好的导丝,少使用超滑导丝;②看清夹层形态,操作指引导丝避开夹层近端入口;③塑形角度建议在 60° 以上,甚至接近 90°;④如果不能确认夹层形成特点,可采用快速旋转、缓慢推进的方法,适时后退调整;⑤IVUS 指导下穿入真腔;⑥微导管辅助技术。

5. 导丝操作的基本技巧　①仔细分析病变,包括血管走行路径和标志物;②选择合适的投照体位;③保持缓慢操作;④使导丝头端来回转动,并保持头端在塑形状态;⑤看清楚导丝走行,保持触觉反馈,无阻力感。

6. 血管内超声成像(IVUS)在管理冠状动脉夹层方面非常有价值　IVUS 能够确认解剖进入点,并确认导丝是否在真腔或假腔中。如果导丝在假腔中,则 IVUS 可以留在原导丝上并进行平行导丝置入。这样做的好处是提供更大的稳定性,并且还允许实时 IVUS 引导以确认第二根导线在真正的管腔中。一旦实现了导丝置入真腔,就可以使用 IVUS 来评估剥离长度、支架尺寸和支架放置后的优化。重要的是要认识到支架植入可以压迫和扩大壁内血肿。因此,在规划支架长度时,需要具有足够的支架长度,通常至少为 5mm。

7. 光学相干断层扫描(OCT)可作为 IVUS 的替代方案　然而,在导管诱导的冠脉夹层情况下,通常应避免使用 OCT。因为这种方式需要强力顺行注射以清除血液,进行成像,故可能导致夹层进一步扩展。通过双腔微导管进行远端注射,已被提倡用于确认导丝是否在真腔中。尽管这些技术比通过导引导管顺行注射更好,但如果导丝在假腔中,它们仍然可能导致夹层进展。出于这个原因最好使用 IVUS。

四、实战病例

【病例一：PCI 术后冠脉夹层急诊处理】

1. 摘要　患者急性非 ST 段抬高心肌梗死，入院后择期冠状动脉造影：右冠脉（RCA）中段 85% 狭窄，并进行介入治疗。术后 2 小时出现胸痛伴出汗、烦躁不安，血压 80/60mmHg，心率 45 次 /min。心电图提示窦性心动过缓、下壁导联 ST 段抬高。复查冠状动脉造影：支架中 - 远段夹层、血肿形成。紧急介入治疗，于支架远端植入支架，术后血流通畅。

2. 病例介绍　患者 56 岁，男性，因"反复胸闷、胸痛 8 小时"入院。8 小时前休息时出现胸闷，活动后加重，伴出汗，持续约 2 小时，于当地医院诊断为"急性心肌梗死"，未做其他治疗，来笔者所在医院就诊，急诊以"急性冠脉综合征"收治。既往高血压病史，血压最高 160/100mmHg，口服抗高血压药治疗。入院查体：体温 36.4℃，脉搏 70 次 /min，呼吸 16 次 /min，血压 120/70mmHg。颈静脉无怒张，肝颈静脉回流征阴性。呼吸运动正常，双肺呼吸音清，未闻及干、湿啰音，心尖搏动正常，

心浊音界正常，心率 78 次 /min，律齐，各瓣膜听诊区未闻及病理性杂音，无心包摩擦音。入院诊断：急性非 ST 段抬高心肌梗死，心功能 Killip I 级，高血压 2 级（极高危），高脂血症。入院心电图为窦性心律，II、III、aVF 导联 T 波倒置（图 7-2-3）

入院后予冠心病二级预防治疗，行冠状动脉造影示：冠脉开口走行正常，左主干中部偏心性病变，最重狭窄程度约 30%，左前降支中段（局限）最重狭窄程度约 50%，右冠状动脉（right coronary artery，RCA）近段最重狭窄程度约 40%，右冠状动脉中远段最重狭窄程度约 85%，TIMI 血流 III 级（视频 7-2-3）。行右冠脉介入治疗。因右冠脉迂曲，在 PCI 治疗过程中，辅以双导丝技术通过迂曲病变，Firebird2 3.5mm×18mm 支架至病变处（视频 7-2-4）。术后血压 120/72mmHg，心率 60 次 /min，术中术后无不适，手术结束。术后复查心电图（图 7-2-4）。

病情变化：患者术后 2 小时出现胸痛伴出汗、头晕、烦躁不安，血压 80/60mmHg，心率 45 次 /min。查体示神志清楚，皮肤湿冷，心率慢，律齐，双肺呼吸音粗，双肺底未闻及明显干、湿啰音。心电图提示窦性心动过缓、下壁导联 ST 段抬高（图 7-2-5），诊断急性下壁心肌梗死。立即给予快速补液 500ml，多巴胺以 5μg/（kg·min）持续泵入，阿托

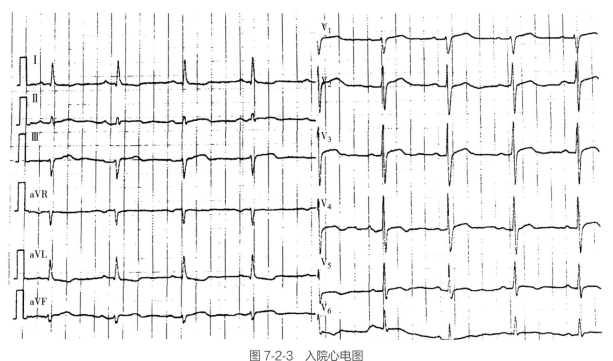

图 7-2-3　入院心电图

窦性心律，II、III、aVF 导联 T 波倒置。

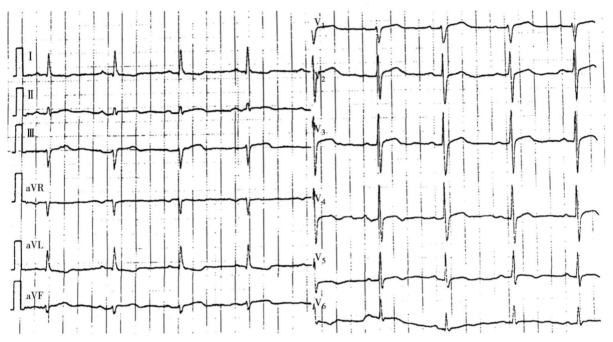

图 7-2-4　冠脉介入治疗术后心电图

窦性心律，同入院心电图比较无动态变化。

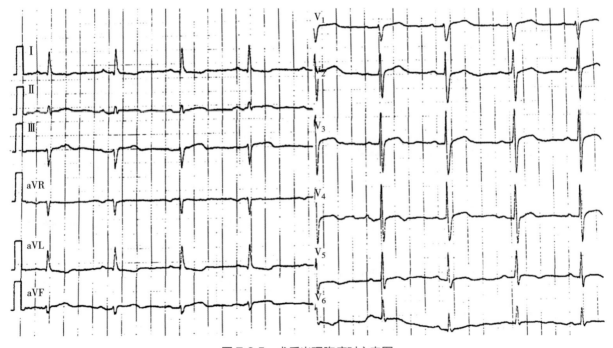

图 7-2-5　术后出现胸痛时心电图

窦性心动过缓，Ⅱ、Ⅲ、aVF 导联 ST 段抬高。

品 0.5mg 静脉注射。进行有创动脉血压监测,维持平均动脉压至 65~70mmHg。患者出现症状及心电图变化后立即联系导管室,于症状出现后 15 分钟复查冠状动脉造影:支架中 - 远段夹层并血肿,左室后支及后降支闭塞,TIMI 血流 0 级(视频 7-2-5)。在右冠夹层及血肿处植入支架 4 枚,血流再通 TIMI 血流Ⅲ级,患者胸痛症状缓解,术后复查心电图,下壁抬高导联回落至等电位线(图 7-2-6)。患者返回病房后神志清楚,胸痛缓解,暂停血管活性药物后血压可维持在 105/60mmHg,心率 84 次/min。治疗方面继续予补液治疗,至次日晨补液量 4 000ml,血压逐渐升至 120/70mmHg。

视频 7-2-5 右冠状动脉夹层急诊介入治疗
A. 右冠状动脉支架远端夹层血肿;B. 右冠状动脉远端介入治疗;C. 右冠状动脉远端夹层血肿治疗后造影。

3. 病例特点与诊治要点和难点 该患者在 PCI 术后及时发现低血压伴心动过缓,并伴随心电图变化。复查冠状动脉造影发现支架远端血管夹层伴壁间血肿。在操作过程中要确保冠脉导丝顺利进入真腔。

4. 治疗体会 及时发现冠脉介入治疗术后

出现的血管夹层非常重要,术中如果发现冠脉血管存在钙化、迂曲等情况,尤其应警惕冠脉血肿和夹层的发生,因此要求术中和结束前反复确认,特别是腔内影像学。对于介入术后患者,术后的生命体征监测、心电图监测、患者一般情况巡诊非常重要。若出现生命体征不稳定,应借助循环辅助器械稳定生命体征,及时复查冠状动脉造影。

【病例二:PCI 术后冠脉夹层择期治疗】

1. 摘要 冠状动脉造影术中 RCA 常规造影导管无法到位,进而选择导引导管,后引起右冠脉近端夹层。处理过程中导丝未进入真腔植入支架。术后生命体征不稳定转入笔者所在医院,循环稳定并充分评估后择期成功进行冠脉介入治疗。

2. 病例介绍 患者 61 岁,男性,因"间断胸痛 1 个月"于当地医院就诊,诊断不稳定心绞痛,择期行冠状动脉造影,左冠状动脉造影顺利,右冠状动脉常规造影导管无法到位,换用 Amplaz 指引导管进行造影,RCA 近端夹层。患者胸痛,伴大汗,持续不缓解,血压下降至 80/60mmHg,心率 50 次/min。造影发现右冠状动脉窦夹层及右冠

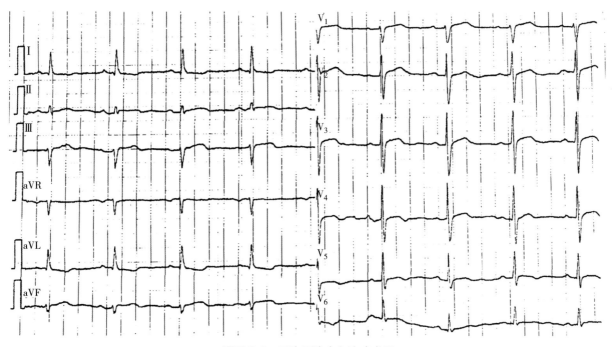

图 7-2-6 再次冠脉介入治疗术后
窦性心律,Ⅱ、Ⅲ、aVF 导联 ST 段回落至等单位线。

状动脉夹层（图 7-2-7）。紧急处理 RCA 近端夹层，导丝通过夹层病变后至 LP（未证实真腔），植入支架 4 枚但 RCA 远端血流未恢复（支架植入假腔），术后患者仍存在低血压，心动过缓情况。予镇痛，补液，血管活性药物维持生命体征，急诊转入笔者所在医院进行治疗。

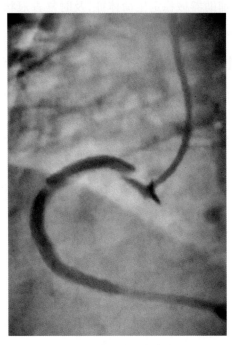

图 7-2-7　外院冠状动脉造影术中出现 RCA 夹层
右冠状动脉近端可见内膜片。

生命体征监测：心率 60 次 /min，血压 90/60mmHg，血氧饱和度（SpO$_2$）96%。心律齐，瓣膜听诊区无杂音，双肺呼吸音清，无干、湿啰音，双下肢无水肿。超声心动图：节段性室壁运动异常，左房增大，主动脉窦部增宽，二尖瓣反流（轻度），三尖瓣反流（轻度）。CK-MB 39.0ng/ml，hsTnI 4 966.6pg/ml。既往有高血压病史 10 年，最大血压 160/120mmHg，平时予硝苯地平抗高血压治疗。有糖尿病病史 20 年，平时予精蛋白人胰岛素混合注射液（50R）降糖治疗。

转入病房后予有创血压监测，考虑外院介入治疗过程中导致 RCA 血管闭塞，因此按照急性下壁心肌梗死处理策略进行治疗。密切监测患者血压和 CVP 下予补液治疗，第一个 24 小时补液量 4 000ml，血压可维持在 110/70mmHg，心率 80 次 /min。入院次日查房发现患者有创血压

95/60mmHg，心率 140 次 /min，行床旁心电图呈宽 QRS 波心动过速。患者神志清楚，无意识改变。出汗伴烦躁，考虑为室性心动过速发作，予丙泊酚镇静治疗，100J 电除颤后转为窦性心律。为探查患者出现室性心动过速的原因，需要确认是否冠脉夹层进一步加重，特别是需要确认是否发生了逆行夹层。行主动脉 CTA 检查后可见升主动脉管壁呈新月形增厚，厚度约 9.5mm。主动脉弓管径 23.7mm，主动脉弓降部管壁不规则伴点状钙化，管腔未见明显狭窄或扩张表现，未见主动脉窦部夹层。持续心电监护患者生命体征，未再出现心律失常发作，血压可维持在 110/70mmHg，心率 80 次 /min。经多学科讨论后建议继续药物治疗稳定病情，至少 3 个月后复查冠状动脉造影及主动脉 CTA，根据血管修复及血肿吸收情况决定治疗方案。患者于出院 4 个月后再次就诊完善主动脉 CTA，结果示升主动脉壁间血肿完全吸收。进一步冠状动脉造影并通过逆行技术寻回真腔，成功植入支架（视频 7-2-6）。

视频 7-2-6　右冠状动脉夹层择期介入治疗
A. 左冠状动脉造影；B. 右冠状动脉造影；C. 逆行技术寻回真腔；D. 介入治疗术后右冠状动脉造影。

3. 病例特点与诊治要点和难点　该病例在造影时出现医源性右冠状动脉夹层，应引起重视。当患者出现 RCA 夹层，转入急性下壁心肌梗死的临床处理。给予补液，血管活性药物，纠正心律失常，后病情逐渐稳定，提示内科基本功在一些特殊病患管理中的重要性。

4. 治疗体会　在处理 RCA 夹层时，导丝未经证实处在血管真腔而贸然植入支架，会导致病情进一步复杂化。不同于病例一，这例患者虽然未能在发现夹层后即刻成功干预和治疗，但通过内科药物保守治疗稳定生命体征和血流动力学，为后续成功治疗创造了时机。对于冠脉介入治疗术中和术后出现的并发症，一旦影响血流动力学，应及时启动循环辅助器械维持生命体征，为进一步病因治疗创造时机。

（康云鹏）

参考文献

［1］CHIABRANDO J G, VESCOVO G M, LOMBARDI M, et al. Iatrogenic coronary dissection：state of the art management［J］. Panminerva Med, 2023, 65（4）：511-520.

［2］HUNG J, GIBLETT J P. Iatrogenic aortocoronary dissection during percutaneous coronary intervention：investigation and management［J］. JACC Case Rep, 2021, 3（1）：1-5.

［3］CARTER A J, BRINKER J A. Dissection of the ascending aorta associated with coronary angiography［J］. Am J Cardiol, 1994, 73（12）：922-923.

［4］KANTARCI M, OGUL H, BAYRAKTUTAN U, et al. Spontaneous coronary artery dissection：noninvasive diagnosis with multidetector CT angiography［J］. J Vasc Interv Radiol, 2007, 18（5）：687-688.

［5］KIM J Y, YOON J, JUNG H S, et al. Percutaneous coronary stenting in guide-induced aortocoronary dissection：angiographic and CT findings［J］. Int J Cardiovasc Imaging, 2005, 21（4）：375-378.

［6］ESHTEHARDI P, ADORJAN P, TOGNI M, et al. Iatrogenic left main coronary artery dissection：incidence, classification, management, and long-term follow-up［J］. Am Heart J, 2010, 159（6）：1147-1153.

［7］HAYES S N, TWEET M S, ADLAM D, et al. Spontaneous coronary artery dissection：JACC state-of-the-art review［J］. J Am Coll Cardiol, 2020, 76（8）：961-984.

［8］WANG X, GE J. Spontaneous coronary-artery dissection［J］. N Engl J Med, 2021, 384（11）：1077.

［9］JACKSON R, AL-HUSSAINI A, JOSEPH S, et al. Spontaneous coronary artery dissection：pathophysiological insights from optical coherence tomography［J］. JACC Cardiovasc Imaging, 2019, 12（12）：2475-2488.

［10］MATTA A, LEVAI L, ELBAZ M, et al. Spontaneous coronary artery dissection：a review of epidemiology, pathophysiology and principles of management［J］. Curr Probl Cardiol, 2023, 48（7）：101682.

［11］ADLAM D, ALFONSO F, MAAS A, et al. European Society of Cardiology, acute cardiovascular care association, SCAD study group：a position paper on spontaneous coronary artery dissection［J］. Eur Heart J, 2018, 39（36）：3353-3368.

心脏外科重症

第8章 常见心血管手术后的监护特点与管理

第1节 缺血性心脏病外科术后监护

缺血性心脏病主要是指冠状动脉粥样硬化导致冠脉管腔狭窄或梗阻，引发心肌缺血，导致胸闷、胸痛等症状。可能会出现左心室室壁瘤、心肌梗死后室间隔破裂缺损、乳头肌缺血引起二尖瓣关闭不全。

冠状动脉旁路移植术（coronary artery bypass grafting，CABG），是外科治疗缺血性心脏病的主要手段。手术采用正中开胸或侧开胸，搭桥所用的血管常为带蒂胸廓内动脉、桡动脉、大隐静脉等。将血管桥接于冠状动脉粥样硬化狭窄部的远端，从而提高冠脉灌注，增加心肌氧供（图8-1-1）。这项手术可以在体外循环支持心脏停搏下进行，也可以在非体外循环（off-pump）搏动的心脏上进行。术中可根据情况同期行心肌梗死后并发症治疗，如室壁瘤成形术、室间隔破裂缺损修补术、二尖瓣修复或者置换等手术。

一、知识要点

【外科手术治疗冠心病指征】

1. 药物治疗无效的不稳定型心绞痛，心功能Ⅲ~Ⅳ级。

2. 左主干狭窄>50%；三支病变且EF<50%；三支病变、EF>50%，但有明显心肌缺血诱导因素；双支病变，累及前降支近端；单支或双支病变，大面积心肌处于缺血状态，病变部位不适合行PCI。

3. PCI过程中出现急性心肌缺血、血流动力学不稳定或心脏破裂。

4. 需同期进行其他心脏外科手术，如瓣膜置换或修复、先天性心脏病等。

【术前准备】

（一）充分了解病史

1. 冠心病史 患者患病时间，术前心绞痛发作情况，是否有急性心肌梗死或陈旧心肌梗死，是否有心衰或复苏史，是否曾行PCI、冠脉支架植入或其他心脏手术史。

2. 服药史 术前是否服用β受体阻滞剂、钙离子拮抗剂、ACEI、ARB等药物，手术当日禁食水，停用此类药物对术后心率及血压都可能有影响，术后尽早继续应用。服用抗凝药物种类及停药时间，对于患者围手术期出血的可能性及处理均十分重要。

3. 既往史 患者是否有高血压、糖尿病、周围血管病变、神经系统、消化系统疾病，术前肝、肾及呼吸系统功能，过敏史等。如患者有高血压病史，术后血压宜维持稍高水平，以保证脏器灌注；

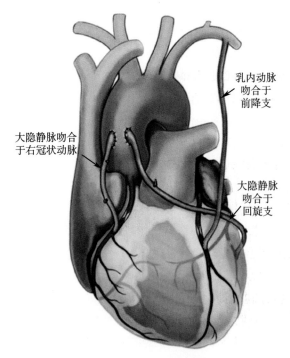

乳内动脉吻合于前降支

大隐静脉吻合于右冠状动脉

大隐静脉吻合于回旋支

图8-1-1 冠状动脉旁路移植术示意

糖尿病患者术后根据血糖情况应用胰岛素,并要考虑到对伤口愈合情况的影响;有胃肠溃疡病史,术后应用 PPI 类药物;有肝肾功能不全及过敏史均应注意药物的应用及剂量的调整;患者术前有呼吸系统疾病,术后注意呼吸机的参数调整及抗生素应用。

（二）实验室检查及其他检查

1. 超声心动图　了解左右心功能、各心腔大小、瓣膜及大血管情况、是否有室壁瘤、室间隔穿孔等。有助于术后复查对比,对于术后应用血管活性药物亦有指导作用。如果患者术前心脏功能比较差,术后循环不稳定,应尽早考虑 IABP 等机械辅助。

2. 冠状动脉造影、心脏核素、PET/CT 了解患者术前冠脉病变、心功能及存活心肌情况　左主冠状动脉（LMCA）病变是一种较为严重的情况,是冠状动脉的左主干部分狭窄或阻塞。左主干是从左主动脉窦的左冠状动脉开口开始,经过一段长度（0~40mm）后,分成左前降支（LAD）和左回旋支（LCX）,负责供应大部分心脏左心室的血液。因此,左主干病变对心脏功能产生严重的影响,患者术前心绞痛等症状一般较重,术后应严密监测心脏功能。

核素心肌灌注显像,主要适用于不能进行冠状动脉加强 CT 检查的患者,因为冠状动脉加强 CT 检查需要注射对比剂,并不适合肾脏疾病导致肌酐升高的患者,可能会加重其肾衰竭。因此,对于这种患者可以使用心肌血流灌注显像,较准确地显示缺血区域、缺血部位和范围。

PET/CT 有助于鉴别心肌细胞是否存活,当心肌细胞发生损伤,会出现坏死心肌、冬眠心肌和顿抑心肌三种情况。当心肌梗死后心肌细胞损害比较严重,时间比较长,累及范围比较广,发生坏死,成为坏死心肌,也就是心肌细胞发生了不可逆损害,这时即使进行冠状动脉旁路移植术心肌细胞也难以存活,心功能不会改善。但是,冬眠心肌以及顿抑心肌这两种情况通过冠状动脉旁路移植术,可以部分或者全部恢复心肌功能。

3. 心电图、生化、血常规、心肌酶等实验室指标　如患者心肌梗死后,心电图导联可见相应梗死区域病理性 Q 波,心肌酶尚未恢复正常水平,

冠状动脉旁路移植术围手术期危险性较高,需要格外注意血管活性药物支持及早期应用抗凝抗血小板药物。

【需要了解的手术情况】

1. 搭桥支数、桥血管来源（胸廓内动脉、桡动脉、大隐静脉）、靶血管情况及每支桥血流量、是否同时行冠状动脉内膜剥脱。瞬时血流量测定（transit-time flow measurement, TTFM）是一种实时血流测量技术,通过超声探头测量冠状动脉旁路移植术中桥血管的血流速度和流量,这项技术基于多普勒效应,即声波反射和频率改变的现象,将超声探头放置在搭桥血管上,然后通过测量反射回来的声波频率变化来计算血流速度和流量。桥血管流量情况有助于确定患者术后病情评估及治疗方案,桥血管流量 >20ml/min、搏动指数 <5 时,冠脉血供较为理想（图 8-1-2）。如果桥血管取自桡动脉,由于其易痉挛,术后常静脉泵入地尔硫䓬预防桡动脉痉挛所致心肌缺血。搭桥同时行某支冠状动脉内膜剥脱,术后应根据引流情况尽早予肝素预防血栓形成。

2. 急诊手术、择期手术,是否合并其他心脏手术,术中是否探查到室壁瘤、室间隔穿孔等情况。急诊手术患者通常为急性心肌梗死血流动力学不稳定、PCI 术中急性心肌缺血或心脏破裂至心脏压塞等紧急情况,此时心肌可能处于急性水肿期,术后往往需联合应用正性肌力药物维持循环稳定,必要时应用心脏辅助装置。如同期行其他心脏手术,术后注意复查超声心动,观察手术效果。

3. 手术时间,术中是否应用体外循环及体外循环时间,术中呼吸及循环情况,出血量及液体出入量,术中是否出现药物或血浆代用品过敏。

【术后管理】

术后监测指标及其处理如下。

1. 心率　ICU 监护时要控制心率平稳。心率过快导致心肌耗氧量增加、舒张期缩短而使心肌灌注不足;心率过慢会使心输出量降低。如心功能较好、血压正常,心率应控制在 60~80 次 /min;如有左心功能不全或低血压时,心率一般控制在

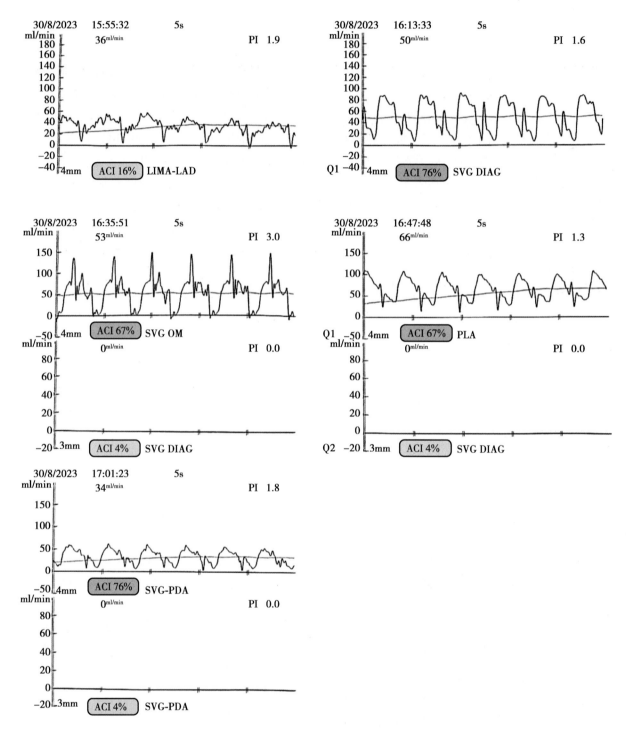

图 8-1-2 冠状动脉旁路移植桥血管流量

左胸廓内动脉（LIMA）搭桥至前降支（LAD），血流量 36ml/min，搏动指数 1.9；大隐静脉搭桥至对角支（DIAG），血流量 50ml/min，搏动指数 1.6；大隐静脉搭桥至钝缘支（OM），血流量 53ml/min，搏动指数 3.0；大隐静脉搭桥至左室后支（PLA），血流量 66ml/min，搏动指数 1.3；大隐静脉搭桥至后降支（PDA），血流量 34ml/min，搏动指数 1.8。

100 次 /min 左右为宜。术后心率较快,应首先考虑是否由体温过高、麻醉清醒期或容量不足等情况引起,如存在以上情况,进行降温、镇静、补液等处理。无明显低心输出量的窦性心动过速、室上性心动过速,可使用 β 受体阻滞剂控制心率,如艾司洛尔 0.125~0.500mg/kg 缓慢静脉注射大于 1 分钟,再以 50~200μg/(kg·min)持续静脉泵入。患者既往长期口服 β 受体阻滞剂,术后心率可能增快,应继续应用 β 受体阻滞剂控制心率。有时心律增快是每搏输出量不足的一种代偿机制,心功能差时慎用抑制心率药物,否则加重低心输出量。心动过缓亦可使心输出量降低,此时可给予多巴酚丁胺、山莨菪碱、异丙肾上腺素等提高心率。

2. 血压　搭桥术后维持血压稳定,对保证桥血管流量及心肌灌注有重要的作用。首先回顾患者术前基础血压,对比术后血压维持状态。术后出现低血压,使冠脉低灌注,降低心功能和心输出量,也会导致全身重要脏器灌注不足而影响功能。患者术后血压降低,如果是容量不足导致,要及时补充容量,必要时可加用去甲肾上腺素;如果是低心输出量导致,具体处理见本节实用技巧部分"并发症及处理"。如果由于外周血管阻力降低,如药物过敏、血管舒张性休克,可应用去甲肾上腺素或垂体后叶素收缩外周血管。

术后血压过高,易导致冠脉及手术其他缝合处渗血增加,如患者术前有脑血管病变,也有可能引发神经系统并发症,故应及时处理。如患者镇静不足可加强镇静;钙离子拮抗剂可较好地控制心率和血压,还可以改善冠脉痉挛,但其有负性肌力作用,心功能不好时慎用;对于左心室肥厚的搭桥患者,如心功能好,首选 β 受体阻滞剂;硝普钠容易引起冠脉窃血,并使肺内通气血流比失调至氧合下降,故搭桥患者慎用,可选用 α 受体阻滞剂如乌拉地尔来控制血压;如患者已经清醒并拔除气管插管,可选择口服降压药物,如 β 受体阻滞剂、钙离子拮抗剂、ACEI 等。若患者术前合并颈动脉或椎动脉狭窄,应维持较术前稍高的基础血压,以保证脑血管灌注。

3. 体温　术后监测中心体温。低体温可使凝血功能受损,诱发心律失常,外周血管收缩导致

阻力增加使心脏后负荷增加,立即应用复温毯升温。体温过高使心率加快、心肌耗氧增加,应鉴别术后感染或炎症反应,予物理降温,必要时更换中心静脉导管、调整抗生素应用。

4. 呼吸指标　呼吸机初始设置容量控制或压力控制模式,监测指套血氧饱和度及动脉血气分析中 PaO_2 及 $PaCO_2$ 等指标,随时调整呼吸机参数。

5. 心电图　患者返回 ICU 立即行床旁心电图检查,与术前心电图做比较。每日复查 1~2 次,注意心率、心律、ST 段等情况。心电监护异常或怀疑心肌血供不足、心律失常时,随时、及早复查心电图,并结合心肌酶学监测,早期评估冠脉情况。

6. 心肌酶　患者返回 ICU 立即检查心肌酶及肌钙蛋白,每日复查 1~2 次,注意变化趋势。怀疑心肌供血不足、心电图有异常改变时,需结合心肌酶及时评估冠脉情况。

7. 容量支持、尿量、末梢循环情况　判定患者容量状况,要观测血压、中心静脉压,四肢末梢的温度、湿度及颜色,每小时尿量和颜色,综合评价。术后早期复温不足,外周血管处于收缩状态,四肢末梢较凉;复温后外周血管相对扩张,较易出现容量不足,要及时补充。容量不足有时会使交感神经反射性兴奋,出现心率快、血压高,要根据中心静脉压等指标鉴别麻醉初醒状态和心功能不全。尿量减少、尿色加深,也要根据其他指标鉴别容量不足和心功能不全。

8. 神志情况、镇静镇痛及拔管指征　术后患者如无特殊情况,暂不予镇静,待患者自然清醒,判断意识状态、四肢是否自主活动。之后予镇静剂如丙泊酚或右美托咪定,术后一日清晨考虑拔除气管插管。

患者神志清醒、对指令性动作配合完成,四肢肌力、活动正常;血管活性药物用量少、血流动力学稳定;内环境稳定、乳酸不高、无电解质紊乱;呼吸功能及氧合满意,无中到大量胸腔积液,引流量不多;无明显腹胀;满足以上情况可试停呼吸机或改为 SIMV 模式过渡,复查血气分析满意后,拔除气管插管。

带管时间较长者可加用镇痛药如瑞芬太尼。

部分拔管患者因胸腔引流管刺激胸膜疼痛而呼吸浅快,可应用镇痛药同时调整引流管位置。

9. 床旁胸部X线检查 返ICU当日及滞留ICU期间每日清晨复查床旁胸部X线检查,注意观察肺、心影、纵隔影、气管插管、中心静脉导管、S-G导管、膈肌及球囊反搏位置等。

10. 血气分析、血常规、尿常规、生化检验 术后立即行血气分析及血常规检查,之后每4小时复查血气分析,注意血红蛋白、氧合、电解质、乳酸、血糖等指标。每日复查血常规及肝肾功能等生化检查,必要时复查尿常规。

11. 凝血指标及术后抗凝药物的应用 返ICU当日及滞留ICU期间每日复查凝血指标,引流较多时复查血栓弹力图,必要时应用止血药物、补充悬浮红细胞、血浆及凝血因子。但要结合冠脉桥血流量综合评估止血药物的应用,避免矫枉过正。

肝素的应用:应用IABP的患者,根据ACT情况随时补充普通肝素抗凝。合并颈内动脉内膜剥脱、冠状动脉内膜剥脱、左房血栓、桥血流量不满意或阻力较高、考虑术后出现心肌缺血或心肌梗死,按照0.5mg/kg的剂量,6小时1次静脉注射肝素,切记只有充分再血管化才能切实改善心肌灌注。无紧急情况一般术后6小时开始,如有心肌梗死等紧急情况应尽早应用。肝素的应用还要结合术后引流情况。

如无出凝血障碍,从术后一日起,每日1次服用阿司匹林100mg+氯吡格雷75mg,或替格瑞洛首次180mg,之后90mg,每日2次。根据患者情况,也可联合低分子量肝素0.4~0.6ml,每12小时1次共同抗凝。合并瓣膜置换术要应用华法林联合抗凝。

患者如出现肝素诱导血小板减少症(HIT),应立即停用一切肝素,应用阿加曲班抗凝[维持活化部分凝血活酶时间(APTT)为基础值的1.5~2倍,即60~80秒],并依据患者情况,联合阿司匹林或氯吡格雷抗血小板治疗。

12. 床旁超声心动图 术后需评估心脏功能,如果患者血流动力学不稳定,随时复查床旁超声心动图。

13. 引流液及伤口情况 术后当日每小时结算引流液量,如有突然增多,根据血栓弹力图等凝血指标予以处理。如凝血指标正常则考虑外科情况出血,必要时再次入手术室开胸止血。心包引流液早期较多,突然停止,应警惕心脏压塞,根据患者血压、中心静脉压、尿量及超声心动图予以鉴别。取大隐静脉处切口,术后24小时内需用弹力绷带包扎。24小时后用5%碘伏每日伤口换药,保持创面干燥。

二、研究进展

【TACSI实验:急性冠脉综合征患者冠状动脉旁路移植术后采用双抗或单抗血小板治疗对比研究】

1. 研究设计 TACSI实验是由研究者发起的前瞻性、多国家、多中心、开放标签的随机试验。将急性冠脉综合征行冠状动脉旁路移植术后患者,采用1:1随机分组,对比阿司匹林加替格瑞洛的双重抗血小板治疗和仅用阿司匹林抗血小板治疗的疗效,计划在北欧心脏外科中心招募2 200位患者。主要疗效终点为随机分组后12个月内全因死亡、心肌梗死、卒中、冠状动脉重新再血管化的时间。主要安全终点为因大出血而住院的时间。次要疗效终点包括主要终点各个组成部分的时间、心血管事件死亡和因心血管事件再次住院的时间。这些患者被随访10年。

2. 研究结果 1年的随访证实阿司匹林加替格瑞洛的双重抗血小板治疗疗效优于仅用阿司匹林抗血小板治疗。

【急性ST段抬高心肌梗死后冠状动脉旁路移植术】

1. 研究设计 查询了2002—2016年国家住院患者样本数据库,了解接受离体冠状动脉旁路移植术的ST段抬高心肌梗死住院患者。报告了早期(2002—2010年)和近期(2011—2016年)队列中冠状动脉旁路移植术的时间趋势、预测因素和结果。

2. 研究结果 在3 347 470例因ST段抬高心肌梗死住院的患者中,7.7%接受了冠状动脉旁路移植术。ST段抬高心肌梗死后冠状动脉旁路移植术的手术率随时间推移而下降（2002年为9.2%，2016年为5.5%，$P<0.001$），而围手术期住院死亡率没有变化（2002年为5.1%，2016年为4.2%，$P<0.66$），合并症的负担增加。在住院第3天或更长时间内进行单纯冠状动脉旁路移植术的人数增加，机械支持装置和冠状动脉旁路移植术前经皮冠状动脉介入治疗的人数也增加。在早期队列中，住院第1天和第2天行单纯冠状动脉旁路移植术与较高的住院死亡率相关。在最近的队列研究中，第2天冠状动脉旁路移植术与第3天或更长时间相比，具有相似的住院死亡率，急性肾损伤、缺血性卒中、室性心律失常发生率较低，住院时间也较短。

三、实用技巧

【并发症及处理】

（一）低心排血量综合征

1. 诊断标准　低心排血量综合征是指围手术期心输出量下降及外周脏器灌注不足的一组综合征。心指数（CI）$<2L/(min·m^2)$ 定义为低心输出量。患者术后出现低血压、心率快、代谢性酸中毒、低氧血症、末梢凉、皮肤湿冷、尿量减少，要考虑低心输出量。常由术前急性心肌梗死、术中再血管化不全、冠脉气栓、心肌保护差、术后心肌顿抑、冠脉痉挛、围手术期心肌梗死、心律失常、血管过度扩张等因素导致。

2. 评估　应立即连续监测血流动力学指标，可置入Swan-Ganz、PiCCO等设备评估心输出量、外周血管阻力等指标。复查血气分析，是否有低氧、电解质紊乱、酸碱失衡、乳酸升高。复查床旁胸部X线检查，判断是否有气胸、胸腔积液等。复查床旁超声心动图，观察心脏收缩及舒张功能、是否有节段性室壁运动减低或心包积液。

3. 治疗　冠脉痉挛导致，可根据血压情况应用钙离子拮抗剂缓解，并应用抗凝药物。冠脉流量不满意，在抗凝扩冠的同时，建议置入IABP，必要时再次处理冠脉。复查床旁超声心动图，根据左、右心的运动及心腔充盈情况，控制液体出

入量，避免容量过负荷。利尿效果不满意可考虑血液滤过装置。心室充盈压满意，血压仍不能维持，可加用正性肌力药物，如多巴胺、多巴酚丁胺、肾上腺素等，但其强心同时增加心肌氧耗；暂时应用去甲肾上腺素、垂体后叶素可以收缩外周血管，提升血压；钙离子增敏剂增加心肌收缩力同时不增加心肌氧耗。要维持心率稳定，控制心律失常。根据血流动力学监测结果，观察心指数及外周血管阻力，调整缩血管或扩血管药物的应用。充分镇静，维持呼吸稳定，纠正电解质紊乱及酸碱失衡。经以上处理循环仍难以维持，考虑置入ECMO或心室辅助装置。

（二）围手术期心肌梗死

CABG早期心肌梗死发生率约为4.5%，其主要原因为静脉桥血管血栓、内膜剥脱后冠状动脉内血栓形成、动脉桥血管痉挛、桥血管吻合口狭窄和/或血流量不足、冠状动脉血运重建不完全、未行血运重建的自然冠状动脉内膜增生和闭塞。

1. 诊断标准　患者血肌钙蛋白明显升高同时出现下列情况之一：①心电图新出现的病理性Q波或左束支传导阻滞；②冠状动脉造影发现血管堵塞；③心肌活动减弱的影像学证据，如超声心动图见新发的室壁运动异常；④新发二尖瓣反流。

2. 治疗　立即应用肝素抗凝；硝酸酯类药物扩张冠脉；循环不稳定时需加用去甲肾上腺素等缩血管药物维持灌注压；建议应用IABP增加冠脉血流量。右侧冠脉系统供血部位心肌梗死有时会引起室性心律失常，应用利多卡因、盐酸胺碘酮片控制心律。如患者循环难以维持或出现恶性心律失常，需要尽快再次处理堵塞冠脉（PCI或重新搭桥），必要时植入左心辅助装置或ECMO。心肌梗死后加用阿司匹林和氯吡格雷抗血小板，他汀类药物稳定斑块，并根据心律、血压酌情加用β受体阻滞剂、ACEI等。

（三）心律失常、肝肾功能损伤等其他并发症

详见本书第9章和第10章。

【冠脉搭桥合并颈动脉内膜剥脱术后注意事项】

1. 控制血压　维持血压稳定，使心脑血管得到满意灌注。控制高血压，避免脑血管超灌注而

致脑水肿。

2. 观察患者神志、瞳孔、四肢活动情况　适当利尿减轻脑水肿，必要时可应用甘露醇脱水。

3. 早期应用抗凝药物　术后引流不多应用肝素，术后一日起加用双抗血小板药物。

四、实战病例

【冠状动脉旁路移植术后急性心肌梗死】

1. 摘要　患者冠状动脉旁路移植术后 6 小时突发急性心肌梗死，由于循环难以维持，置入 IABP 及 ECMO 辅助循环，并再次行堵塞血管搭桥手术，患者术后顺利恢复。

2. 病例介绍　患者男性，58 岁，因"胸痛 15 年，加重 1 周"入院。15 年前患者活动后频发胸痛，休息后可缓解，外院行 PCI 治疗，在前降支植入支架 1 枚。8 年前再次活动后突发胸痛，于笔者所在医院冠状动脉造影提示支架内再狭窄，行球囊扩张术。1 周前再次突发胸痛，含服硝酸甘油无明显缓解，于外院冠状动脉造影提示冠脉多支病变。既往有高血压病史 5 年，心肌梗死史 15 年。

入院心电图：完全性右束支传导阻滞；冠状动脉造影示 LAD 近端 80% 狭窄、DIAG 70% 狭窄、PLA 80% 狭窄；超声心动图示 EF 70%，左心室舒张末期直径（LVEDD）45mm，左心室收缩末期直径（LVESD）27mm，TAPSE 18mm；心肌酶在正常范围。

患者入院完善检查，全身麻醉非体外循环下行冠状动脉旁路移植术。术中搭三支桥：左胸廓内动脉（LIMA）搭桥至前降支（LAD）血流量 32ml/min，搏动指数 2.9；大隐静脉搭桥至对角支（DIAG）血流量 42ml/min，搏动指数 1.7；大隐静脉搭桥至后降支（PDA）血流量 42ml/min，搏动指数 1.8（图 8-1-3）。手术顺利，术后返 ICU，麻醉未清醒，呼吸机辅助通气，血压（BP）110/65mmHg，心率（HR）80 次 /min，CVP 8mmHg，心电图示完全性右束支传导阻滞（图 8-1-4）。末梢循环稍差，

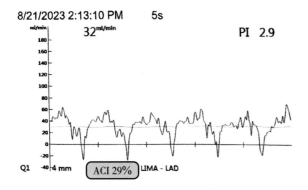

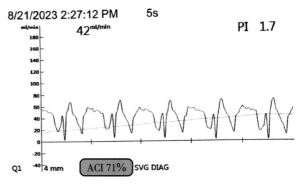

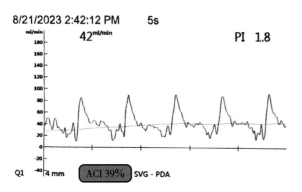

图 8-1-3　血管流量图

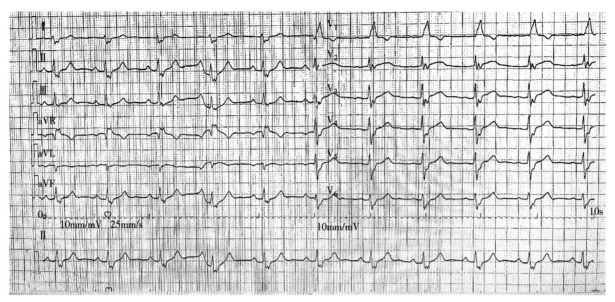

图 8-1-4　术后心电图

尿量可。入 ICU 即刻及 4 小时血气分析数值基本正常,术后 2 小时清醒,引流量不多。

患者于术后 6 小时左右突发室颤,血压 40/20mmHg,立即予胸外按压,皮球加压给氧,冰帽脑保护,200J 非同步电除颤,肾上腺素、利多卡因静脉注射,碳酸氢钠纠正酸中毒,并予肝素钠 20mg 静脉注射。复查血气分析:pH 7.27,血钾 4.18mmol/L,乳酸 20mmol/L。心肺复苏 30 分钟,患者恢复自主窦性心律,血压 90/55mmHg,心率 100 次 /min,CVP 8mmHg。床旁心电图示 Ⅱ、Ⅲ、aVF 导联 ST 段抬高(图 8-1-5)。床旁超声心动图示 EF 40%,LVEDD 36mm,LVESD 22mm,TAPSE 14mm,室间隔后部运动减低。

患者血压难以维持,加大正性肌力药物用量,并置入 IABP 辅助循环,紧急冠状动脉造影显示 PLA 闭塞。外科医师再次予患者手术,由于患者心率、血压均难以维持,置入 ECMO 辅助循环,并再次搭桥于后降支:血流量 34ml/min,搏动指数 1.1。术后返 ICU,麻醉未清醒,呼吸机辅助通气,IABP 及 ECMO 辅助循环,血压 100/60mmHg,心率 102 次 /min,CVP 11mmHg,正性肌力药物已经减量,心电图示 Ⅱ、Ⅲ、aVF 导联见病理性 Q 波(图 8-1-6)。

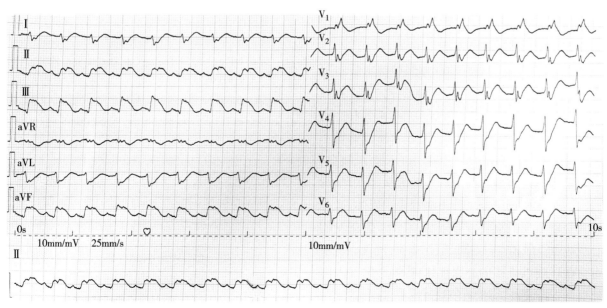

图 8-1-5　床旁心电图

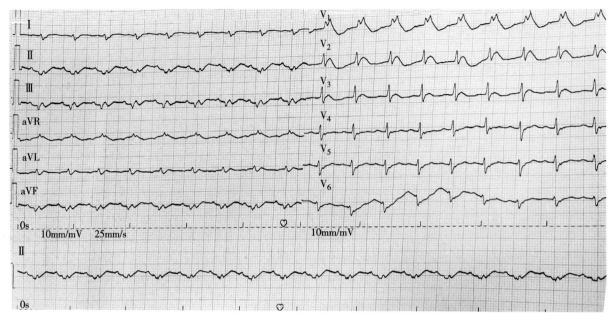

图 8-1-6　心电图

术后次日患者清醒，四肢肌力正常，循环稳定，复查床旁超声心动图示 EF 50%，LVEDD 40mm，LVESD 25mm，TAPSE 17mm。于术后第 2 日撤除 ECMO，术后第 3 日拔除气管插管，术后第 5 日撤除 IABP，术后第 7 天转出 ICU。

3. 病例特点　此例患者术后返回 ICU 后 6 小时内，心律及血压平稳，血气指标满意。突发室颤后复苏困难，循环难以维持，需置入机械辅助循环，并行再次搭桥手术。

4. 诊治要点和难点　患者心电图见急性期 Ⅱ、Ⅲ、aVF 导联 ST 段抬高，之后出现病理性 Q 波；血肌钙蛋白明显升高；超声心动图见射血分数降低及节段性室壁运动异常。

5. 治疗体会　冠状动脉旁路移植术后右冠系统急性心肌梗死容易导致室性心律失常。右冠状动脉供血区域包括右心房、右心室、部分左心室膈壁、室间隔后 1/3、窦房结、房室结，所以患者术后出现顽固室性心律失常，要考虑右冠系统缺血，在纠正心律同时静脉给予肝素钠抗凝，应尽早行冠状动脉造影及阻塞血管再血管化。另外，如果患者有新出现的束支传导阻滞，需要考虑新发的心肌缺血。IABP 可以增加冠脉血供，改善心肌缺血。循环难以维持的心原性休克，要考虑置入体外生命支持设备，为抢救争取时机。

（李 菲）

参考文献

[1] LOOP F D. Coronary artery surgery[J]. Ann Thorac Surg, 2005, 79(6): S2221-S2227.

[2] SHAEFI S, MITTEL A, LOBERMAN D, et al. Off-pump versus on-pump coronary artery bypass grafting: a systematic review and analysis of clinical outcomes[J]. J Cardiothorac Vasc Anesth, 2019, 33(1): 232-244.

[3] BAKAEEN F G, GAUDINO M, WHITMAN G, et al. 2021: the American Association for Thoracic Surgery expert consensus document: coronary artery bypass grafting in patients with ischemic cardiomyopathy and heart failure[J]. J Thorac Cardiovasc Surg, 2021, 162(3): 829-850.

[4] GAUDINO M F L, SPADACCIO C, TAGGART D P. State-of-the-art coronary artery bypass grafting: patient selection, graft selection, and optimizing outcomes[J]. Interv Cardiol Clin, 2019, 8(2): 173-198.

[5] AUPART M, NEVILLE P, TAHIR A, et al. Indications of coronary artery bypass graft in 2003[J]. J Cardiovasc Surg(Torino), 2003, 44(3): 313-318.

[6] RAGOSTA M. Left main coronary artery disease: importance, diagnosis, assessment, and management[J]. Curr Probl Cardiol, 2015, 40(3): 93-126.

[7] KWIECINSKI J, WOLNY R, CHWALA A, et al. Advances in the assessment of coronary artery disease

activity with PET/CT and CTA［J］Tomography, 2023, 9（1）: 328-341.

［8］LU Y, CAO J, ZHU E J, et al. Predictive value of the proportion of hibernating myocardium in total perfusion defect on reverse remodeling in patients with HFrEF underwent coronary artery bypass graft ［J］. Zhonghua Xin Xue Guan Bing Za Zhi, 2023, 51 （4）: 384-392.

［9］LEONG D K, ASHOK V, NISHKANTHA A, et al. Transit-time flow measurement is essential in coronary artery bypass grafting［J］. Ann Thorac Surg, 2005, 79 （3）: 854-858.

［10］SUN C, ZHANG H, ZHENG Z. Efficacy of β-blocker therapy for secondary prevention for patients undergoing coronary artery bypass grafting surgery ［J］. Curr Opin Cardiol, 2016, 31（6）: 654-661.

［11］MATTA A, BOUISSET F, LHERMUSIER T, et al. Coronary artery spasm: new insights［J］. J Interv Cardiol, 2020, 2020: 5894586.

［12］KORACEVIC G, MIĆIĆ S, STOJANOVIC M, et al. Significance of beta-blocker in patients with hypertensive left ventricular hypertrophy and myocardial ischemia［J］. S Curr Vasc Pharmacol, 2023, 21（2）: 81-90.

［13］SEMBI N, CHENG T, RAVINDRAN W, et al. Anticoagulation and antiplatelet therapy post coronary artery bypass surgery［J］. J Card Surg, 2021, 36（3）: 1091-1099.

［14］HOFFMAN W D, CZYZ Y, MCCOLLUM D A, et al. Reduced argatroban doses after coronary artery bypass graft surgery［J］. Ann Pharmacother, 2008, 42（3）: 309-316.

［15］ALGARNI K D, MAGANTI M, YAU T M. Predictors of low cardiac output syndrome after isolated coronary artery bypass surgery: trends over 20 years［J］. Ann Thorac Surg, 2011, 92（5）: 1678-1684.

［16］MONTRIEF T, KOYFMAN A, LONG B. Coronary artery bypass graft surgery complications: a review for emergency clinicians［J］. Am J Emerg Med, 2018, 36（12）: 2289-2297.

［17］PÉREZ VELA J L, MARTÍN BENITEZ J C, CARRASCO GONZALEZ M, et al. Summary of the consensus document:"Clinical practice guide for the management of low cardiac output syndrome in the postoperative period of heart surgery"［J］. Med Intensiva, 2012, 36（4）: 277-287.

［18］WELKER C C, MIELKE J A R, RAMAKRISHNA H. Levosimendan and low cardiac output after cardiac surgery: analysis of trial data［J］. J Cardiothorac Vasc Anesth, 2023, 37（7）: 1294-1297.

［19］中华医学会心血管病学分会介入学组,中华医学会心血管病学分会微循环学组,中国老年医学学会心血管病学分会,等. 冠状动脉旁路移植术后再次血运重建策略中国专家共识（2022版）［J］. 中华医学杂志, 2022, 102（36）: 2844-2853.

［20］ADAMS J E, SICARD G A, ALLEN B T, et al. Diagnosis of perioperative myocardial infarction with measurement of cardiac troponin I［J］. N Engl J Med, 1994, 330（10）: 670-674.

［21］THYGESEN K, JAFFE A S. Revisiting the definition of perioperative myocardial infarction after coronary artery bypass grafting［J］. Eur Heart J, 2022, 43 （25）: 2418-2420.

［22］SIMSEK B, RYNDERS B D, OKESON B K, et al. Coronary angiography within 30 days from coronary artery bypass graft surgery: indications, findings, and outcomes［J］. J Invasive Cardiol, 2023, 35（5）: E248-E253.

［23］OMAR A, EHAB M E, MAHMOUD S, et al. Perioperative risk factors predisposing to atrial fibrillation after CABG surgery［J］. Heart Surg Forum, 2021, 24（2）: E402-E406.

［24］LIU P, LI K, WANG S, et al. Meta_analysis of the efficacy and safety of nifekalant in the conversion of atrial fibrillation［J］. Exp Ther Med, 2022, 25 （1）: 56.

［25］SATO S, ZAMAMI Y, IMAI T, et al. Meta-analysis of the efficacies of amiodarone and nifekalant in shock-resistant ventricular fibrillation and pulseless ventricular tachycardia［J］. Sci Rep, 2017, 7（1）: 12683.

［26］LEIVA E H, CARREÑO M, BUCHELI F R, et al. Factors associated with delayed cardiac tamponade after cardiac surgery［J］. Ann Card Anaesth, 2018, 21（2）: 158-166.

［27］MALM C J, ALFREDSSON J, ERLINGE D, et al. Dual or single antiplatelet therapy after coronary surgery for acute coronary syndrome（TACSI trial）: rationale and design of an investigator-initiated, prospective, multinational, registry-based randomized clinical trial[J]. Am Heart J, 2023, 259: 1-8.

[28] ELBADAWI A, ELZENEINI M, ELGENDY I Y, et al. Coronary artery bypass grafting after acute ST-elevation myocardial infarction[J]. J Thorac Cardiovasc Surg, 2023, 165 (2): 672-683.

第2节　心脏瓣膜手术后监护

心脏瓣膜手术是较为常见的心脏外科手术之一，根据需要处理的瓣膜不同，可分为主动脉瓣手术、二尖瓣手术、三尖瓣手术、肺动脉瓣手术及联合瓣膜手术，瓣膜的不同决定了手术后血流动力学改变的不同，使得术后管理方案也不尽相同。手术对于瓣膜的处理包括瓣膜置换以及瓣膜修复（成形），术后的处理方式及注意事项也不尽相同。而随着经皮瓣膜手术技术的发展，高龄患者或不具备常规开胸手术适应证的患者有了新的选择，这些患者在术后管理上也具有各自的特点，本节意在讲述不同心脏瓣膜手术术后管理的要点，及术后注意事项。

一、知识要点

【不同瓣膜手术术后特点】

（一）二尖瓣手术

二尖瓣手术根据二尖瓣术前病变的特点可分二尖瓣狭窄手术、二尖瓣关闭不全手术以及二尖瓣狭窄合并二尖瓣关闭不全手术。而无论病变为何种类型，术者都会根据术中的情况选择二尖瓣置换术或二尖瓣成形术，接下来我们分别对二尖瓣狭窄手术和二尖瓣关闭不全手术术后的监护管理进行阐述，而狭窄合并关闭不全的手术我们要判断瓣膜以狭窄为主还是以关闭不全为主，从而进行术后管理。

1. 二尖瓣狭窄手术　术后血流动力学情况：二尖瓣狭窄是最常见的心脏瓣膜病，其中风湿性心脏病是造成二尖瓣狭窄的最常见病因，其体格检查特点是在二尖瓣听诊区可闻及舒张期隆隆样杂音。而二尖瓣狭窄的程度决定了术后管理的难度，由于二尖瓣狭窄会造成左心室前负荷减少，

导致患者在术前发生左心室萎缩性变小，而手术解决了二尖瓣狭窄问题，术后会造成左心室前负荷急剧增加，而术前较小的左心室还来不及适应增加的前负荷，从而容易造成左心衰，甚至左心肿胀，导致严重心律失常。瓣膜术前越窄，增加的后负荷越多，术后越危险；左心室术前越小，左室能承受的增加的前负荷越差，术后越危险。

2. 二尖瓣关闭不全手术　术后血流动力学情况：二尖瓣关闭不全又称二尖瓣反流，长期瓣膜关闭不全可能造成左心室扩张。由于二尖瓣反流的存在，左心室射出的血液一部分作为心输出量排出到主动脉，而另一部分则反流至左心房，所以术前超声心动图评估的左心室射血分数值高估了患者实际的心脏功能。而在瓣膜手术后反流纠正，左心室的射血去除了向低压腔（左心房）的部分，而全部射向了主动脉（高压腔），所以手术后左心室后负荷增加，如患者手术时间较长或术中心肌保护不好，容易造成术后低心输出量及左心衰竭，且反流面积越大，左心衰竭可能性越高。在二尖瓣反流后期，左心房后负荷增高会造成肺淤血继发肺动脉压力增高，从而引起右心后负荷增加，造成三尖瓣反流，右心功能不全。右心功能不全会造成组织水肿及肝淤血，甚至造成肝功能不全或凝血功能异常。

（二）主动脉瓣手术

1. 主动脉瓣狭窄手术　术后血流动力学情况：主动脉瓣狭窄会导致左心室后负荷增加，左心室出现向心性肥厚，室间隔及左心室前后壁明显增厚，左心室舒张受限，同时心室壁厚，心内膜冠脉灌注不足导致心肌缺血的特征。主动脉瓣手术可以解决瓣膜的狭窄，但室壁增厚和左心舒张功能受限却在术后早期仍然存在，所以患者术后容易出现舒张性左心衰及心肌缺血表现。确定主动脉瓣狭窄严重程度的指标如表 8-2-1 所示。

2. 主动脉瓣关闭不全手术　术后血流动力学情况：主动脉瓣关闭不全在舒张期造成左心室容量负荷迅速增加，导致左心室发生扩张，从而升高左心房压力，发生肺水肿。主动脉瓣关闭不全的严重程度与反流情况相关（表 8-2-2）。主动脉瓣关闭不全是唯一导致左心室容量负荷增加及左心室舒张末期压力负荷增加的瓣膜病，患者左心

表 8-2-1　判断主动脉瓣狭窄严重程度的指标

指标	正常	轻度	中度	重度
瓣口面积 /cm²	2.6~3.5	1~1.5	0.8~1	<0.8
峰值坡度 /mmHg		<36	>50	>80
平均梯度法 /mmHg		<20	20~50	>50
峰值流速 /(m·s⁻¹)	1~1.7			>4

表 8-2-2　主动脉反流分级

变量	反流分级			
	轻度	轻中度	中重度	重度
主动脉瓣口反流宽度 /mm	<3.0	3.0~5.9		≥6.0
反流束范围占左室流出道比例 /%	<25	25~44	45~64	≥65
反流量 /(ml·次⁻¹)	<30	30~44	45~59	≥60
反流率 /%	<30	30~39	40~49	≥50
主动脉瓣口处有效反流面积 /mm²	<10	10~19	20~29	≥30

室增大的同时,收缩功能也会明显下降。患者术前超声评估的左心室射血分数往往高于实际,因为心输出量的一部分通过反流又回到左心室而未形成有效的前向血流,导致术后常出现左心衰竭并发症。

（三）三尖瓣手术

三尖瓣疾病可单独发生,也可能与其他瓣膜疾病合并存在,但单独的发病率较其他瓣膜疾病少,除先天性三尖瓣疾病,三尖瓣疾病常继发于其他瓣膜疾病造成的右心功能不全或肺动脉压升高,导致三尖瓣瓣环扩张,进而出现瓣膜关闭不全。

三尖瓣下移矫治术后血流动力学情况：三尖瓣下移又称 Ebstein 畸形,是一种先天性三尖瓣疾病,其畸形的特点是下移的三尖瓣使原始的三尖瓣瓣环和下移的三尖瓣瓣环之间形成一个特殊的心腔,称为右室房化,存在于右心室心腔,但却和右心房同步收缩,与右心室反向收缩,此特点使得术前房化右室减轻了右心室的后负荷。当手术将三尖瓣移到正常的位置,房化右室的消失使右心室后负荷明显升高,且房化右室占全部右心室的比例越大,后负荷升高越明显,所以三尖瓣下移矫治术后常见的并发症为右心功能不全。由于三尖瓣瓣环离传导束较近,手术容易损伤传导束造成传导阻滞,对术后恢复造成影响。

【瓣膜手术术后并发症】

（一）左心衰竭

1. 原因　左心衰竭是心脏瓣膜手术术后常见的并发症,其发病原因多与患者血流动力学情况相关。二尖瓣病变的患者在处理瓣膜后因左心室后负荷增加而容易出现左心衰竭（详见二尖瓣狭窄及关闭不全术后管理部分内容）；主动脉瓣关闭不全矫正术后,因左心室收缩力不足而出现左心衰竭（详见主动脉瓣关闭不全部分）；而主动脉瓣狭窄可能因术后左心舒张功能受限而出现左心衰竭（详见主动脉瓣狭窄部分）。瓣膜手术大多需要体外循环手术,瓣膜狭窄患者可能存在瓣膜严重钙化,导致体外循环时间增加；而瓣膜关闭不全患者在进行瓣膜修复时可出现修复效果不满意而多次修复或多次转机,甚至转为瓣膜置换手术,这些均会延长体外循环时间,从而导致心肌保护受限,影响患者心功能。此外,更换型号较小的二尖瓣或主动脉瓣,可能会导致左心后负荷增加而出现左心衰竭。

2. 临床表现　瓣膜术后左心衰竭的表现常为低心输出量至组织灌注不足,严重的左心衰竭会出现室性心律失常,甚至出现心脏骤停。其血流动力学指标包括动脉压下降,中心静脉压升高,乳酸升高,尿量减少,初期心率代偿性增加或频繁出现室性早搏、室速等心律失常,后期逐渐转为室颤、心脏骤停,漂浮导管监测会出现肺动脉楔压明显增高,出现呼吸机压力增高,患者痰量增加,稀薄,甚至出现泡沫痰,胸部 X 线检查、CT 检查会出现肺水肿表现,超声心动图可出现左心收缩功能下降,左心室射血分数下降等,左心室扩张。患者术后超声心动图一定要和术前情况进行比对,单独评价意义较小。

3. 诊疗技巧 术后监护时一定了解患者术前的心脏情况,明确瓣膜病变类型、程度,需与外科医师沟通明确手术方式,矫正情况是否满意,术中体外循环时间,心肌保护情况,以初步判断患者发生左心衰的可能性。左心衰发生可能性较大的患者,术后应给予强心药物治疗(排除舒张性心衰),当患者血压较高时需要判断高血压的原因,切勿快速减少强心药物剂量,可适当调整血管收缩及扩张药物。限制患者液体入量,尽量保证负平衡,适当提高呼气末正压(PEEP)降低心脏负荷,减轻肺水肿。立即进行超声心动图检查,排除外科问题,必要时进行持续肾替代治疗或体外膜氧合辅助治疗。

(二)右心衰竭

1. 原因 右心衰竭是心脏瓣膜手术术后常见且较为危险的并发症,瓣膜手术常会增加肺动脉阻力,从而导致术后容易出现右心功能不全,甚至右心衰竭。而右心衰竭也会进一步增加三尖瓣反流。

2. 临床表现 当患者瓣膜术后出现心率明显加快,血压持续下降,合并中心静脉压显著升高,患者出现组织水肿等全身静脉淤血表现,超声心动图示右心室显著增大,其心腔面积与左心室心腔面积比大于 2∶3,甚至左、右心室心腔面积相等,右心室饱满,右心室收缩降低,三尖瓣反流增加,伴或不伴肺动脉压力增高,在排除心脏压塞后应高度怀疑右心衰竭。

3. 诊疗技巧 在瓣膜术后出现右心衰竭时应首先考虑瓣膜情况,瓣膜置换手术判断是否存在瓣周漏、机械瓣卡瓣,可通过心脏听诊判断杂音,判断是否存在血红蛋白尿,通过超声心动图或经食管超声心动图检查明确诊断。瓣膜修复术后应判断瓣膜是否再次出现反流,及时与心外科医

师沟通。排除瓣膜问题后,应给予容量负平衡管理降低右心前负荷,血压低时可应用血管收缩剂治疗,可应用磷酸二酯酶抑制剂等药物降低肺动脉压力,或吸入一氧化氮治疗降低肺动脉压力,必要时应用体外膜氧合支持治疗。

(三)瓣膜不匹配

1. 原因 瓣膜不匹配主要是指二尖瓣和主动脉瓣瓣膜瓣口面积不匹配,其原理均为与主动脉瓣相比,二尖瓣瓣口面积大(M 大 A 小,其中 M 指二尖瓣,A 指主动脉瓣),这时候左心容易出现容量负荷相对较大,而最终导致左心功能不全甚至左心衰竭。瓣膜不匹配可出现在主动脉瓣及二尖瓣双瓣膜置换术后,也可以出现在单独更换主动脉瓣术后或单独更换二尖瓣术后。

2. 临床表现 瓣膜不匹配的临床表现与左心衰竭的临床表现相似,只能通过超声心动图及手术中瓣膜的品牌及形状进行鉴别,具体可参见心脏外科和影像学检查部分内容。

(四)瓣周漏

1. 原因 瓣周漏为瓣膜置换术后相关并发症,常由瓣环周围钙化严重或术中操作不当造成,常发生于术后几小时,也有术后延迟出现的瓣周漏,多为缝线撕脱所致。

2. 临床表现 瓣膜置换术后如出现尿液颜色改变呈酱油色,游离血红蛋白明显升高,应高度怀疑瓣周漏可能,尽早进行超声心动图检查明确诊断。但可能因开胸术后图像质量不佳,而需要进行经食管超声检查明确诊断。

(五)心肌缺血

1. 原因 瓣膜手术术后也可能会出现心肌缺血表现,其原因有多种。手术过程中心肌保护不佳可能会造成术后心肌缺血表现;体外循环结束后,排气不佳可能出现冠脉进气的情况,引起术后心肌缺血表现;另外,主动脉瓣狭窄患者常存在心肌向心性肥大,容易造成术后心内膜缺血表现。二尖瓣手术可能损伤冠状动脉回旋支,造成心肌缺血。

2. 临床表现 患者术后心电图出现 ST 段改变,心肌酶学指标较其他体外循环手术明显增加,患者出现频发的室性心律失常,严重者可出现室颤甚至心脏骤停。患者血流动力学不稳定,可出

现低血压表现。

3. 诊疗技巧 瓣膜术后出现心肌缺血表现需首先考虑心肌保护问题,需了解手术时间,体外循环时间,术中停跳液种类,停跳液灌注情况等。观察心肌缺血是一过性还是持续性。当患者出现一过性心肌缺血表现,难治性室性心律失常,应高度考虑冠脉损伤,可通过冠状动脉造影检查排除。

（六）栓塞并发症

1. 原因 栓塞是瓣膜手术术后常见的并发症。二尖瓣狭窄及关闭不全患者常伴有左心房明显增大,尤其是二尖瓣狭窄患者,左心房内径可超过 100mm,增大的左心房容易形成血栓,所以二尖瓣手术常会进行左心房血栓清除,甚至进行左心耳缝扎。在血栓处理过程中可能会出现血栓脱落,造成术后血栓栓塞的形成。二尖瓣狭窄及主动脉瓣狭窄常规存在瓣膜钙化,在去除病变瓣膜时,钙化灶可能会脱落导致栓塞。

2. 临床表现 根据栓塞的部位不同,瓣膜术后栓塞并发症的临床表现也不尽相同,最常见的为脑栓塞,其临床表现常为患者术后神志不清醒,或出现偏瘫等脑梗死症状。其次栓塞可发生于末梢循环,如手指脚趾出现缺血坏疽。还可出现在其他部位,如肠系膜上动脉,患者可出现腹痛等肠道缺血症状,肾动脉栓塞出现少尿甚至无尿症状。

（七）出血并发症

1. 原因 瓣膜手术相比 CABG 更容易出现出血并发症,这是因为体外循环使患者凝血功能受损。一些合并三尖瓣关闭不全及右心功能较差的患者术前可出现中心静脉压升高,导致肝淤血、肝功能不全,从而影响凝血功能。组织水肿也容易出现胸骨后渗血增多。主动脉病变常伴有升主动脉扩张,或存在大动脉炎等,这些患者主动脉组织更脆弱,手术切口缝线容易出现撕脱造成出血。

2. 诊疗技巧 瓣膜术后如出现引流量增多或伤口处渗血,应首先根据凝血功能检测结果及血栓弹力图,明确凝血功能及血小板功能,以及是否存在肝素蓄积,并及时进行纠正（详见第 1 部分第 3 章血液学管理）。如排除后仍存在较大量出血（详见并发症出血部分及凝血部分）,则考虑联系心外科进行开胸探查手术。

二、研究进展

2007 年发布的欧洲心脏病学会（ESC）现有指南的更新被认为是有必要的,主要有两个原因。一是已经积累了新的证据,特别是关于风险分层的证据;二是随着瓣膜修复术的进一步发展和经皮介入技术,主要是经导管主动脉瓣置换术（TAVR）的引入,诊断方法和治疗选择也发生了变化。此外,合作的重要性更加凸显。欧洲心脏病学会和欧洲心胸外科协会实行心脏外科医师建立工作组合作管理瓣膜病患者（VHD）,特别是在患者围手术期风险增加的时候。相关工作组由相近数量的心脏病专家和外科医师组成,这种强烈的互动反映了在临床实践中密切合作的重要性,特别是在高危患者的管理中。指南强调了在“心脏团队”中构建多学科方法的必要性,如果需要,应包括心脏病专家、心脏外科医师、成像专家、麻醉师和其他专家。

关于患者的评估,正如在之前的文件中提到的,工作组强调,经过一次全面的临床检查后,超声心动图是确认诊断和评估严重程度和预后的关键检查。正如欧洲超声心动图学会的文献所述,无论定量参数的价值有多大,对瓣膜疾病严重程度的评估都应采用综合方法。医师应检查评估严重程度的不同超声心动图表现、瓣膜病的解剖机制和临床评估之间的一致性。除了广泛使用超声心动图外,还鼓励在无症状患者中使用压力测试。工作组承认,运动负荷超声心动图可以提供主动脉狭窄、二尖瓣反流和二尖瓣狭窄的额外信息;然而,这项技术的技术要求很高,需要特定的专业知识。如果行超声心动图的条件不充分,磁共振成像是评价瓣膜反流和左心室功能的替代方法。现在,多层螺旋 CT 对 TAVR 前患者的检查起着至关重要的作用。该工作组强调了瓣膜病患者决策过程的困难。EuroSCORE 或 STS 评分等风险评分已在实践中使用多年,并提供了相对较好的鉴别能力,但在高危患者中准确性较差,高估了风险。其他因素,如虚弱和解剖条件,如瓷化主动脉,显著增加了风险,但不包括在目前的风险评分系统中。在缺乏完美的风险评分的情况下,工作组明确指出,这些评分应作为参考,但不能替代心脏团队的临床判断。

三、实用技巧

【二尖瓣手术】

1. 二尖瓣狭窄手术　二尖瓣狭窄术后监护要做到"提心率,慢补液,心太胀,辅助上"。二尖瓣术后左心衰是较为常见且严重的并发症。由于术后血流动力学变化,左室越小,术前狭窄越严重,越容易发生。对这些患者,术后要做到提高心率,使左室能够及时把血液排空。降低输液速度,即使患者容量不足,快速补液都会造成即刻的左心室血液难以排出,从而发生左心肿胀及严重心律失常。当考虑出现左心肿胀时,需要应用提高心率药物或临时起搏器,快速应用利尿药物,甚至需要连续性肾脏替代治疗(CRRT),严重时则考虑应用体外膜氧合(ECMO)进行循环辅助。

2. 二尖瓣关闭不全手术　二尖瓣关闭不全术后要做到"扩血管,听杂音,灌注不足需强心"。由于瓣膜反流的纠正可造成左心室后负荷增加,术后可应用扩血管药物来降低外周血管阻力,对抗增加的后负荷,预防左心衰竭。无论是瓣膜置换术还是瓣膜修复术,术后对瓣膜的听诊都尤为重要。瓣膜修复虽然在手术中进行打水实验及经食管超声心动图检查来评估修复效果,但患者处于术中麻醉状态,瓣膜反流情况被低估,极少部分患者可能在术后再次出现二尖瓣反流,当反流超过中度,二尖瓣听诊区会出现收缩期吹风样杂音,这时就需要给予利尿治疗,严格管理容量,应用超声心动图详细评估二尖瓣形态、反流情况,经胸显示不清时可选择进一步行经食管超声心动图检查,立即联系外科评估是否再次进行成形手术或改为瓣膜置换手术治疗。瓣膜置换术可能因瓣膜侵蚀及钙化严重或缝线脱落造成瓣周反流,这时可闻及二尖瓣听诊区收缩期杂音,如患者出现血尿及血流动力学不稳定,也需要外科评估是否再次进行手术治疗。如排除了瓣膜问题,患者术后仍出现了低心输出量、组织低灌注现象,很可能是由手术的打击及术前高估的心功能

造成,这时就需要强心治疗,必要时应用机械循环辅助。

3. 二尖瓣手术术后严重并发症的识别

(1)回旋支损伤:由于二尖瓣瓣环和冠状动脉回旋支走行较近,手术容易损伤回旋支,甚至阻断回旋支。当二尖瓣手术术后出现无诱因的室性心律失常,或心脏骤停,或难治性心原性休克,同时合并胸导联 ST 段变化,心肌酶明显升高应高度怀疑,并及时与外科医师沟通是否二次进入手术室处理,同时可应用激素减轻心脏水肿造成的冠脉压迫损伤,必要时可应用机械循环辅助。

(2)心脏破裂:尤其多见于左心室较小的二尖瓣狭窄手术,心脏较小使得手术视野相对不佳,操作空间较小容易造成心脏损伤,二尖瓣生物瓣膜的瓣脚容易损伤心室造成心脏破裂。当二尖瓣术后出现血压突然下降,同时出现引流突然增多或进行性血胸或心脏压塞,电机械分离时应高度怀疑。应在积极扩容补充血容量的同时加大血管活性药物应用,保证重要脏器灌注,并立即联系外科开胸探查,切勿用力心外按压,以免加重破裂。

(3)左室流出道狭窄:更换较大的二尖瓣生物瓣膜时可能会引起左室流出道梗阻,部分患者术后可闻及流出道舒张期杂音,造成低心输出量及左房压增高引起肺水肿,需联系外科协商是否进行手术矫治。

【主动脉瓣手术】

1. 主动脉瓣狭窄手术　主动脉瓣狭窄术后需要注意,"术后维持心率缓,血压低时缩血管"。与二尖瓣狭窄术后管理不同,主动脉瓣狭窄术后要使患者维持较低的心率,其作用在于降低心率会使舒张期延长,从而有利于左心室的舒张。不仅如此,较低的心率也降低了心脏的氧耗,对于术后心肌缺血有缓解作用。左心室肥厚越严重,术后心率维持越低,左心室厚度 >18mm 时,术后出现舒张功能受限和心肌缺血的概率明显升高。当患者术后血压低时,除非患者同时存在左心收缩功能障碍,切勿应用强心药物,这样会增加心肌缺血,还可能增加心率影响左心室舒张从而进一步加重低心输出量,导致血压更低,这时可在监测下补充容量,同时加用缩血管药物维持血压灌注。

当患者主动脉瓣钙化严重时,术后一定尽早判断神志,因去除主动脉瓣时钙化灶可能掉入脑血管造成脑卒中。

2. 主动脉瓣关闭不全手术 根据患者术前左心室大小,主动脉瓣反流面积及左心室射血分数,评估术后发生左心衰竭的风险,术后可应用多巴酚丁胺、肾上腺素静脉泵入强心治疗。

【三尖瓣手术】

三尖瓣手术常合并其他瓣膜病变,故手术后容易出现心力衰竭,术后需调整前负荷,防止容量过多造成心衰,同时需要应用扩张肺动脉药物,降低右心室后负荷,从而预防术后右心衰竭。三尖瓣手术容易造成心脏房室传导阻滞,早期可应用临时起搏器维持心率,大多数早期可以恢复,如长期心率不能恢复需要放置永久起搏器。根据 Ebstein 的血流动力学特点,三尖瓣下移矫治术后需高度警惕右心功能不全及传导阻滞(详见本章第 4 节)。在接诊患者时,应明确患者术前超声心动图报告情况,了解房化右室大小及其与右心室大小的比例。根据 Capentier 分型(表 8-2-3)判读术后发生右心衰竭的可能性。术后可应用米力农等降低肺动脉压力药物,必要时吸入 NO 降低肺动脉压力,尽量保证容量负平衡以降低右心室前负荷。当存在严重右心衰且血流动力学不稳定时,可应用体外膜氧合支持治疗。术后及时进行心电图及动态心电监护,当心率减慢时判断是否存在传导阻滞,尤其是Ⅲ度房室传导阻滞,术后可常规给予小剂量激素减轻心脏水肿,出现时及时应用临时起搏器支持。

表 8-2-3　Capentier 分型

分型	特点
A 型	功能右心室容积充分,房化右室体积小具有收缩性,三尖瓣叶活动良好
B 型	房化右室体积较大,无收缩,三尖瓣叶活动良好
C 型	三尖瓣前叶活动明显受限,且可造成右室流出道梗阻
D 型	右心室除漏斗部外全部为房化右室,三尖瓣叶组织几乎形成连续的囊黏附于扩张的右心室

四、实战病例

1. 摘要 二尖瓣中度狭窄合并小左心室的患者,在二尖瓣置换术后发生急性左心衰,在 ECMO 辅助下度过急性期后,左室功能逐渐锻炼适应血流动力学变化,患者平稳度过围手术期。

2. 病例介绍 患者 48 岁女性,胸闷憋气 2 个月收住入院,二尖瓣听诊区可闻及舒张期隆隆样杂音,超声心动图示二尖瓣重度狭窄,二尖瓣口面积 0.8cm²,左室舒张末期内径 37mm,肺动脉高压轻度。行二尖瓣置换术,术中顺利,无瓣周漏。术后患者心率 96 次/min,血压 88/57mmHg,中心静脉压 12mmHg,尿量 40ml/h。

3. 诊治思路及过程 患者二尖瓣术后出现血流动力学不稳定,首先排除容量不足,患者 CVP 升高不予支持,需进行超声心动图评估排除。其次考虑患者术前二尖瓣重度狭窄,且术前左室内径较小,应想到左心衰可能,立即进行超声心动图检查观察左室内径及左室饱满程度,发现左室胀,且进行床旁胸部 X 线检查,发现患者肺淤血情况。首先进行利尿治疗,降低左心室前负荷,但效果不佳。其次应用提高心率药物来增加患者心输出量,但效果仍欠佳,这时就需要机械循环辅助来维持患者组织灌注。ECMO 应用后患者血流动力学逐渐稳定,随后优化患者容量,逐渐锻炼左心室,患者左心功能好转后撤除 ECMO,随后病情逐渐稳定。

4. 治疗体会 二尖瓣狭窄患者进行瓣膜置换术后,如发生急性左心衰,应尽快在早期发现并纠正,尤其是出现心率逐渐减慢,CVP 升高,肺内渗出多,血压下降时应进行超声明确诊断,首选利尿及提高心率,强心治疗,效果欠佳时可临时应用机械循环辅助给患者时间恢复左室功能。

(辛 萌)

参考文献

[1] ZAID R R, BARKER C M, LITTLE S H, et al. Pre- and post-operative diastolic dysfunction in patients

with valvular heart disease: diagnosis and therapeutic implications [J]. J Am Coll Cardiol, 2013, 62(21): 1922-1930.

[2] MRSIC Z, HOPKINS S P, ANTEVIL J L, et al. Valvular heart disease [J]. Prim Care, 2018, 45(1): 81-94.

[3] COISNE A, LANCELLOTTI P, HABIB G, et al. ACC/AHA and ESC/EACTS guidelines for the management of valvular heart diseases: JACC guideline comparison [J]. J Am Coll Cardiol, 2023, 82(8): 721-734.

[4] VAHANIAN A, IUNG B. The new ESC/EACTS guidelines on the management of valvular heart disease [J]. Arch Cardiovasc Dis, 2012, 105(10): 465-467.

第3节 主动脉疾病手术围手术期监护

常见的主动脉疾病包括先天性主动脉疾病、获得性主动脉疾病、其他获得性主动脉疾病。先天性主动脉疾病包括主动脉弓中断（主动脉弓，包括近侧弓、远侧弓以及主动脉峡部三个节段，任意两个节段之间发生解剖学不连续或者管腔完全不通，可以诊断为主动脉弓中断）、主动脉缩窄、先天性血管环、血管悬带、主动脉瓣上狭窄等。常见的获得性主动脉疾病有主动脉瘤以及主动脉夹层。其他获得性主动脉疾病包括非感染性主动脉疾病，如多发性大动脉炎（Takayasu 动脉炎）、白塞病、黏膜皮肤淋巴结综合征（Kawasaki 病）、巨细胞动脉炎等，这些都可能发展为动脉瘤，特别是多发性大动脉炎，好发于青壮年，常累及主动脉弓、头臂干，往往需手术干预；其他免疫性疾病，如强直性脊柱炎、赖特综合征以及结节性多动脉炎也可能发生或发展成主动脉根部瘤、主动脉瓣关闭不全等，需要手术治疗；还包括主动脉外伤，如较为常见的急性创伤性主动脉破损，伤后 14 天内出现的主动脉壁全层或部分断裂，包括内膜片翻转，而慢性主动脉创伤可能在后期发展成主动脉瘤。

本节所介绍的主动脉疾病术后监护特点与管理，主要是指主动脉夹层（dissection of aorta，AD），其是一种严重威胁国人生命健康的心血管危重症疾病。定义为各种原因导致的主动脉内膜及中膜撕裂，并进一步分离、血液流入，从而造成主动脉腔被分隔为真腔和假腔。典型的主动脉夹层可以见到位于真、假腔之间的分隔或内膜片，真、假双腔可以相通或不通，血液可以在真、假腔之间流动或形成血栓。

一、知识要点

指导临床治疗和预后评估的主动脉夹层分型已经为业界广泛认知和接受。1965 年 DeBakey 首次根据夹层原发破口的位置及累及范围提出 DeBakey 分型，将主动脉夹层分为 I、II、III 型。1970 年 Daily 又根据夹层累及范围提出了 Stanford 分型，将主动脉夹层分为 A、B 两型。DeBakey 分型和 Stanford 分型主要反映了夹层的累及范围和内膜破口位置，但是却不能准确反映夹层的病变程度和预后，在指导个性化治疗方案制订和最佳手术时机及手术方式的选择方面更是有所欠缺。有鉴于此，孙立忠及其团队根据国人主动脉夹层的发病特征，在 Stanford 分型的基础上提出主动脉夹层细化分型（亦称孙氏分型），以指导中国临床医师制订适合国人的主动脉夹层个性化治疗方案、确定手术时机和手术方式以及指导和评估预后。

除了分型外，主动脉夹层的分期也对治疗和预后有一定的影响。主动脉夹层通常根据发病时间进行分期。传统分期方法是将夹层分为急性期和慢性期。急性期是指发病时间≤14 天，而慢性期是指发病时间>14 天。虽然夹层进入慢性期后病情可逐渐趋于稳定，并发症特别是致命的主动脉破裂发生率远低于急性期。但仍有研究表明，发病 14 天以上的慢性期主动脉夹层并发症发生率仍较高，且随着影像学的进展，研究发现，>14 天时夹层内膜片仍然较为薄弱，且具有较好的可塑性，故而传统分期对主动脉夹层的病情评估可能不够充分。因此，根据不同时期的特征和处理要点，逐渐提出不同的分期方法，2014 年 ESC 指南推荐的 AD 分期方法为：发病时间≤14 天为急性期，发病时间在 15~90 天为亚急性期，发病时间 >90 天为慢性期。迄今为止，公认的急性期 AD 为发病时间在 2 周以内。Stanford A 型主动脉夹层一经发现均应积极手术治疗。国内外业界对于急性 Stanford A 型夹层紧急外科手术治疗已经达成共识。长期随访结果表明，Stanford A 型夹层外科手术的治疗效果明显优于内科保守治疗。外科手术仍是救治急、慢性 Stanford A 型夹层最有效的治疗方法，但急性期炎症反应、出凝血异常、脏器缺血再灌注损伤等，往往造成围手术期并发症发生率提高，需要重症团队格外关注。

国内 Stanford A 型夹层的手术死亡占 3.1%~15.5%，围手术期并发症各单位报道不同，主要有呼吸系统并发症、围手术期心肌损伤、急性肾衰竭、脑梗死、截瘫、出血、脏器功能不全、感染等，急性期手术死亡和并发症发生率远高于亚急性期及慢性期。孙立忠等曾报道 803 例 Stanford A 型主动脉夹层外科治疗结果，总手术死亡占 6.5%，主要并发症如呼吸系统并发症、肾衰竭、开胸止血、脊髓损伤和卒中的发生率分别为 15.57%、3.4%、3.1%、2.4% 和 2.0%，≤14 天的急性期手术死亡率和并发症发生率高于慢性期；住院死亡的危险因素包括既往脑血管病史、脏器灌注不良（脑、肾脏、脊髓和 / 或其他脏器）、体外循环时间长等。

【急性呼吸功能不全】

与其他择期心脏外科手术相比，急性呼吸功能不全及低氧血症是近年来急性 Stanford A 型主动脉夹层围手术期最常见的危及患者生命的并发症之一，据报道，普通心脏手术后有 10%~30% 患者发生低氧血症，而主动脉夹层手术后可高达 50% 左右。主动脉夹层发生发展的过程中，会诱发类似于全身炎症反应综合征（systemic inflammatory response syndrome, SIRS）的剧烈炎症反应，进而造成各脏器组织受到损伤，出现功能障碍，而肺部由于呼吸功能需要，毛细血管网丰富，换气界面薄，易于受到炎性攻击而出现渗漏及间质水肿，造成低氧血症。而夹层患者的出凝血过程异常，凝血酶系统激活并使血小板活化，导致大量凝血因子消耗进而造成凝血功能异常，形成恶性循环，造成大量出血和过量输血。大量凝血因子消耗、血小板活化和微血栓形成都可能导致急性 Stanford A 型主动脉夹层患者肺部损伤。另

外，一些研究发现，体外循环时间和深低温停循环（hypothermia circulatory arrest, HCA）时间可能会导致急性 Stanford A 型主动脉夹层患者术后出现低氧血症的风险增加 3.26~11.6 倍，这是由于体外循环可能激活全身炎症反应，造成补体、细胞因子、中性粒细胞、凝血酶、内皮素、内毒素、黏附分子和巨噬细胞等多种炎症介质释放，损害免疫反应和器官功能。作为一种非生理性循环，体外循环时间延长会导致急性 Stanford A 型主动脉夹层患者灌注不良、组织缺氧、毛细血管渗透性改变，进而造成急性呼吸功能不全。

1. **术前血气或肺功能检查以及影像学资料**　术前血气或肺功能检查以及影像学资料有助于围手术期管理者判断术后可能发生的呼吸系统并发症，但很多急性主动脉夹层患者由于病情及急诊手术缘故，不能完善全部检查。术中应尽可能缩短体外循环时间、积极止血、避免大量出血和过度输血、定期膨肺、清除分泌物等，特别是体外循环期间可以应用 50% 氙气静态膨肺以改善炎症反应，起到肺保护的作用。

2. **体位治疗及术后早期采取肺保护性通气策略**　保持适当的呼吸末正压（6~10cmH$_2$O，1cmH$_2$O=0.098kPa），加强体疗，必要时可以俯卧位通气，但需警惕对切口及心表桥血管的压迫。国内有团队对主动脉夹层低氧血症的患者进行俯卧位通气，建议每次持续 12 小时，并且发现在开始治疗后第 2 小时、6 小时、12 小时，俯卧位组动脉氧气分压（PaO$_2$）、氧合指数较治疗前均显著上升，俯卧位组与仰卧位组相比，呼吸机使用时间和 ICU 停留时间均显著缩短，但俯卧位组患者的血压在开始治疗后 6 小时内呈下降趋势，6 小时后血压开始上升，建议治疗前先调整好容量状态。俯卧位通气能够改善低氧的机制包括可以使功能残气量增加，改善通气 / 血流比，减少肺内分流，改善膈肌运动，并且促进肺内分泌物排出等。

3. **肺复张策略**　肺复张（recruitment maneuver, RM）是目前较常见的治疗低氧血症的方法，也是临床常用的肺保护性通气策略中的一部分。大量资料和临床研究表明 RM 可以在短时间内改善患者的呼吸和氧合情况，从而提前帮助患者脱离呼吸机，缩短 ICU 时间、住院时间，降低呼吸机相

关性肺炎发生率。RM 可以有效改善气体分布、减少肺内分流、改善通气/血流比;同时扩大肺容积，增加气体交换面积;并减少对肺表面活性物质的消耗;减少或阻止肺间质液体向肺泡内渗透，有效减轻肺水肿;还能减少继发性炎症介质的产生。因此能迅速改善氧合和肺顺应性，更进一步有利于肺保护和气体交换。目前的临床应用经验表明，机械通气时正压通气及呼气末正压（PEEP）可以有效改善呼吸衰竭患者的氧合、提高肺顺应性、减少肺损伤。北京安贞医院也对主动脉夹层术后低氧患者进行了肺复张的有效性和安全性研究，对低氧患者采用间歇 PEEP 递增的肺复张方法，能够明显提高急性主动脉夹层术后低氧血症患者的氧合指数及肺顺应性。

肺复张必须采用较高的呼气末正压，这对心脏大血管外科术后患者的血流动力学有一定影响，可造成回心血量减少，跨肺压改变，进而造成循环和氧合在肺复张初始时改变，故采用缓慢升高 PEEP 的方法，并且限定肺平台压（Pplat）≤ 40cmH$_2$O，通过周期性压力波动和脉冲式压力扩散，可以更均匀地传导压力，并且能逐步打开塌陷程度不一的肺泡，因此有可能更好地改善肺顺应性和氧合，局部胸内压过高导致的气压伤和血流动力学影响也更小。

4. 拮抗炎症反应的药物　传统的糖皮质激素、乌司他丁，新上市的西维来司他钠等药品也逐渐应用于主动脉夹层围手术期。随着对急性 A 型主动脉夹层围手术期急性肺损伤的研究逐渐深入，发现中性粒细胞家族在炎症、再灌注损伤等刺激作用下，能释放毒性弹性蛋白酶，部分在氧化还原反应作用下失活，残余部分与某些底物结合，或表达在细胞表面刺激上皮细胞，被白介素-6、白介素-8 等炎症因子再次激活，继续释放弹性蛋白酶;存在细胞表面和细胞外周间隙的中性粒细胞弹性蛋白酶可以降解结缔组织成分，如补体因子、钙黏蛋白、Ⅳ型胶原、蛋白多糖、肺表面活性物质等，从而造成肺泡上皮细胞和肺毛细血管内皮细胞通透性明显增加，导致急性肺损伤的发生。故而多项研究认为中性粒细胞活化是这一过程重要的始动因素。深低温停循环也会刺激并加重这一炎症级联反应。炎症高峰期一般出现在术后

24~72 小时，故早期的拮抗炎症反应治疗也非常重要。西维来司他钠水合物是有效的、高度专一的中性粒细胞弹性蛋白酶抑制剂，可以抑制其介导的相关炎症反应，降低肺血管阻力及肺泡上皮细胞通透性，减少肺泡灌洗液中蛋白渗漏，有效改善氧合。

【神经系统并发症】

（一）脑神经损伤

1. 分类　2004 年美国心脏病学会将心脏术后的脑神经损伤分为两大类型:Ⅰ型包括致死性或非致死性的卒中、昏迷或运动障碍;Ⅱ型包括认知功能障碍、记忆力减退、癫痫发作或者谵妄。谵妄又可以分为 3 个亚型，包括高活动型、低活动型和混合型。其中高活动型谵妄是导致围手术期患者躁动、非计划性脱管以及机械通气时人机对抗等的主要因素。神经系统损伤特别是Ⅰ型损伤，如临床上可以见到的脑梗死、脑出血、蛛网膜下腔出血（图 8-3-1）等可延长患者呼吸机时间、住院时间，增加致残率、并发症发生率以及病死率。研究认为，脑损伤常见危险因素包括:高龄、抑郁、脑卒中病史、认知障碍、糖尿病、心房颤动、体外循环、手术时间过长、低灌注以及炎症反应等。而主动脉夹层患者的体外循环过程、手术时间、低灌注以及炎症反应等情况都更为严重，本身病变可造成主动脉弓上血管分支病变，血运障碍，灌注受损，很多患者术前即有脑缺血的情况，且由于颈动脉起源于主动脉弓，易受夹层假腔影响，右侧脑缺血更为多发。

2. 预防　神经系统病变重在预防，一旦出现临床表现往往已出现严重损伤，故而早期监测、早期发现并及时干预非常重要。

对于主动脉窦瘤、根部瘤、慢性夹层等择期行大血管手术的患者，建议术前常规行颈动脉、椎动脉等筛查。无临床症状的双侧颈动脉狭窄超过 75% 以及有症状的单侧颈动脉狭窄患者，建议术前即对其给予干预性治疗，如提前进行介入处理，脑心同治。而术中体外循环（cardiopulmonary bypass, CPB）是脑保护的关键环节之一，深低温停循环（deep hypothermia circulatory arrest, DHCA）技术的基础在于低温能够降低神经毒性物质的释

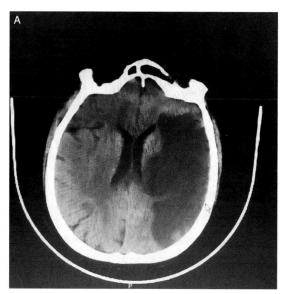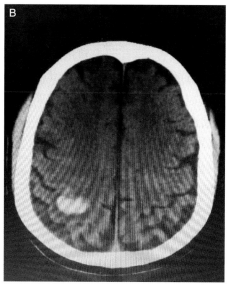

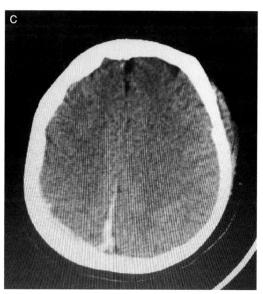

图 8-3-1 主动脉夹层术后脑梗死

A. 夹层术后脑梗死；B. 夹层术后脑出血；C. 夹层术后蛛网膜下腔出血。

放并抑制氧自由基和钙内流，从而发挥脑保护作用。但目前业界普遍接受 DHCA 时间不能过长，温度不能过低，认为时间超过 40 分钟是患者术后出现神经系统并发症的风险因素，目前也有单位将温度调整为 25℃的中低温策略。选择合理的脑灌注模式和流量，确定合适的插管方式对神经系统的保护也至关重要。

3. 监测　经颅多普勒超声（TCD）和近红外光谱技术可在围手术期对脑灌注进行无创评估，监测脑血流与脑氧饱和度，预知脑血流自主调节的变化。脑电图（EEG）可有效监测惊厥性及非惊厥性癫痫，提示脑部血流和氧供需、代谢情况，

从而指导临床进行相应的治疗。脑电双频指数（BIS）也可以评估围手术期患者意识程度和麻醉深度，并且滴定式镇静可以优化药物方案，避免镇痛镇静药物过量造成循环波动。

生化标志物的动态监测：神经元特异性烯醇化酶（NSE）、S100β 蛋白、血清泛素 C 端水解酶 L1（UCH-L1）均可以作为脑损伤的特异性标志物，目前也逐渐应用于心外大血管重症患者监测。

4. 处理　患者术后如果没有严重的循环与呼吸问题，常规待麻醉药物代谢后判断神志，同时可以应用甘露醇、白蛋白利尿等脱水药物，调整二氧化碳分压，如处于高代谢状态或有其他严重并

发症则给予镇痛镇静等措施保护神经系统,观察瞳孔变化及病理征情况,出现异常及时进行脑电图、脑CT、眼底检查等,有助于判定脑损伤的情况,必要时可行颅内血管成像及脑磁共振增强扫描,有助于早期发现缺血性病变及更早期脑损伤(沉默型脑损伤)。

(二)脊髓损伤

脊髓损伤(spinal cord injury, SCI)发生率为2%~7%,患者主要表现为轻瘫或截瘫。主要肋间动脉(T_8~L_1)发自假腔是术后发生脊髓损伤最直接的危险因素。脊髓血供丰富,其供血血管贯穿整个躯干部,来源于40多条动脉,运动区脊髓主要依赖脊髓前动脉供血,两条脊髓后动脉主要对本体感受和感觉区域供血。节段动脉从不同部位发出,加入脊髓前动脉,其中最大的节段动脉是起源于T_8~L_1的根动脉(Adamkiewicz动脉)。除此之外,还包括肋间和腰部节段动脉(segmental artery, SA),SA向脊髓前动脉(anterior spinal artery, ASA)发出分支。ASA的血供还广泛来源于硬膜外动脉网和供应椎旁肌肉的密集小血管。当夹层造成的主动脉假腔累及以上血管或真腔被假腔严重压迫、假腔内血栓形成时,患者将出现脊髓缺血缺氧,发生脊髓损伤,出现相应的临床表现。

术中对于重要供血肋间动脉进行重建,尽量减少DHCA时间,控制直肠温度不超过28℃,采用腋股动脉联合插管等脊髓保护措施。并且对于高危患者,术中可预防性行脑脊液引流(cerebrospinal fluid drainage, CSFD),即在L_{3-4}/L_{4-5}腰椎间隙行腰椎穿刺,测量脑脊液压力,并留置引流管,持续进行脑脊液引流,从而降低脊髓腔压力,增加脊髓血液灌注,改善脊髓缺血。目前此技术在临床上的应用及对SCI的治疗效果已得到肯定。并且CSFD导管植入或移除的并发症如头疼、脑脊液漏、血性脑脊液、感染等发生率也较低。神经生理学监测和CSFD的结合可有效降低主动脉修复期间脊髓损伤发生率。此外术后无特殊情况应使患者尽早苏醒,观察下肢运动情况,如无出血风险,为避免假腔血栓迅速机化影响脊髓血供,可以考虑抗凝。SCI早期康复治疗也能降低患者死亡率,缩短住院时间。美国脊髓损伤协会(ASIA)推荐使用ASIA评分表、Ashworth分级、肌力等评估手段与康复科、骨科或脊柱外科、营养科等进行多学科诊疗,加速患者康复和功能恢复。

【肾功能维护】

心脏手术相关性急性肾损伤(cardiac surgery-associated acute kidney injury, CSA-AKI)是一种很有代表性的心外围手术期严重并发症。可因术前基础病变如高血压肾病、容量管理、体外循环、心功能状态、出凝血异常、炎症反应等造成肾小管、肾小球损伤。常导致容量过负荷、内环境紊乱、乳酸血钾等蓄积,对循环、凝血系统等造成严重损伤,延长ICU时间、住院时间,甚至转变为慢性肾脏病(chronic kidney disease, CKD)需长期透析,对患者的远期康复、治愈率及经济造成重大影响。由于手术种类、数量、技术和监护的差异,CSA-AKI的发生率报道也有差异,通常接近30%。同其他心脏手术相比,夹层患者由于病变本身造成的肾动脉开口于假腔或者真假双腔供血、缺血再灌注损伤、剧烈的炎症反应、出血、低容量状态、下肢缺血、肌红蛋白上升损伤肾小管等因素,主动脉术后AKI发生率明显升高(18%~55%)。也有研究发现术前肾功能不全、围手术期大量输血、体外循环时间长、术后急性呼吸功能不全等是术后发生急性肾衰竭的主要危险因素。

(一)常规监护与处理

术后常规监测生命体征、尿量、尿常规、肾功能、血气分析,动态观察CVP变化及其他容量指标,如下腔静脉宽度及变异度、脉压变异率等,在临床出现少尿情况之后要迅速分析患者情况,是肾前性、肾性还是肾后性。如果是失液、失血过多,低容量状态造成的少尿,则需在容量指标的动态监测下根据心功能及其他器官需求进行补液,并保证灌注压,压力调整建议参考术前血压水平,尽量与术前平均动脉压(MAP)持平或变异小于20%;如低氧等情况造成肾小动脉缺血、缺氧痉挛,或者低心输出量造成肾动脉灌注不足,则先解决原发病,必要时应用药物及连续性肾脏替代治疗(continuous renal replacement therapy, CRRT)。如肌酐进行性升高,肾脏血管开口于假腔或者血栓形成,肌红蛋白过高损伤肾单位,补液利尿调整灌注压等措施效果不好时,考虑行 CRRT。

（二）连续性肾脏替代治疗

临床广泛认为血流动力学状态是决定启动连续性肾脏替代治疗的重要因素,CRRT 适应证有以下六点。

1. 容量超负荷 少尿,尿量 <0.5ml/（h·kg）连续 6 小时伴或不伴利尿剂抵抗,可考虑开始 CRRT。

2. 严重持续性代谢性酸中毒 pH 持续 <7.2,碱剩余 <-8mmol/L,可考虑开始 CRRT。

3. 代谢产物严重蓄积 血清肌酐处于 KDIGO 2 级（较基线水平增加 2~2.9 倍）,可考虑开始 CRRT。

4. 高钾血症 血钾 >6.0mmol/L,且对胰岛素、利尿剂等药物治疗不敏感,有心律失常风险,可考虑开始 CRRT。

5. 夹层造成的肢体缺血或坏死 横纹肌溶解,甚至出现筋膜间隙综合征,大量肌红蛋白入血,毒害肾小管上皮细胞,堵塞肾小管,造成 AKI 及多器官功能障碍综合征（MODS）,应及时给予 CRRT。

6. 低心排血量综合征 冠脉撕脱或长时间转机,心肌损伤等情况下,夹层患者可出现心功能明显下降、心输出量降低,肾动脉灌注不足,右心功能低下造成静脉系统淤血,进一步影响肾脏灌注压差,此时脏器淤血水肿、酸中毒,对药物反应较差,如出现肾功能不全、利尿剂抵抗时可开始 CRRT。

（三）CRRT 模式

连续性静脉 - 静脉血液透析滤过（CVVHDF）模式通过对流和弥散方式清除体内代谢产物,同时也可进行超滤作业,有研究显示其对严重酸中毒的治疗效果优于连续性静脉 - 静脉血液滤过（CVVH）模式。随着应用经验的积累和枸橼酸抗凝技术的优化,CVVHDF 模式的临床应用范围逐渐扩大,目前对主动脉重症患者临床上也大多采用此模式。CVVHDF 模式可调整置换液与透析液的比例,进而实现 CVVH 或 CVVHD 治疗模式,一套管道预充,可选择三种治疗模式。对于血流动力学欠稳定的心脏外科术后患者,CVVHDF

模式的血液流速要比 CVVH 低,故而对于循环更加安全。

【其他】

1. 出血 围手术期大量出血或输血与 Stanford A 型夹层围手术期诸多并发症及近、远期预后不良密切相关。术中采取适宜的血液保护措施,如术前自体血液分离与回输、术中自体血液回收等技术,可有效减少手术出血及输血。术后常规监测血常规、血栓弹力图、凝血情况,根据血液缺失成分进行相应补充,给予凝血药物,同时要关注心脏压塞、脑梗死等并发症情况,大量输血患者需警惕输血相关肺损伤及短时间内容量超负荷。

2. 感染 感染是主动脉外科手术后院内死亡的危险因素之一。Stanford A 型夹层术后医院感染的发生率约为 12%,且以呼吸道感染为主。患者手术切皮前（30 分钟内）、术中（手术超过 3 小时）及术后常规静脉预防性使用抗生素可有效降低感染发生。术后加强呼吸道管理,尽量减少呼吸机应用时间,必要时可进行纤维支气管镜探查及吸引分泌物。如发生感染,可根据病原菌药敏试验,合理应用抗菌药物。

二、研究进展

灌注不良综合征（malperfusion syndrome, MPS）是一种继发于主动脉夹层的严重并发症,表现为 AD 累及分支动脉导致末端器官缺血,进而引发器官功能障碍。根据累及部位的不同,各种类型 MPS 的发生率和严重程度不尽相同。其中以下肢 MPS 发生率最高,肾脏次之。另外还可以涉及脑、冠脉、肠道等。根据 AD 撕裂内膜是否累及分支动脉血管,MPS 可分为动态型、静态型及混合型。

A 型主动脉夹层合并脑灌注不良的处理是一个重大的挑战,下一步处理紧急且重要。Shinichi 等回顾性分析了急性 A 型主动脉夹层患者 775 例,其中 80 例（10%）出现脑灌注不良。对这部分病例记录和影像学资料进行回顾性研究,发现 59 例（74%）进行了开放手术修复,2 例（3%）进行了腔内主动脉修复,2 例（3%）进行了颈动脉支架植入,18 例(23%)接受保守治疗。住院病死率为 40.0%,81.3% 为神经相关死亡。在 45 例(56%)完善神经系统影像学检查的患者中,11 例(24%)有颈内动脉(internal carotid artery,ICA)闭塞,28 例(62%)有颈总动脉(common carotid artery,CCA)闭塞但没有累及 ICA。ICA 组有 6 例(55%)、CCA 组有 10 例(36%)昏迷患者($P=0.28$)。所有 ICA 闭塞患者不管治疗方法如何,均出现明显脑水肿和脑疝,最终死亡。与之相比,有 79% 单侧或双侧颈总动脉闭塞患者存活到出院($P<0.001$),仅 3 例(11%)发生神经相关死亡($P<0.001$)。故而结论为,A 型主动脉夹层患者 ICA 闭塞时,无论采取何种治疗方法,均是不良神经系统预后的重要指标之一,相较而言,CCA 闭塞或出现昏迷症状并不是手术禁忌。对于脑灌注不良患者,建议及时进行颈部 CTA。

AD 合并下肢 MPS 的主要机制为假腔压力高压迫真腔,真腔狭窄甚至闭塞。内膜撕裂至髂、股动脉,内膜片形成活瓣,随着体位姿势或血流改变而变化,从而出现下肢间歇性 MPS 等。下肢肌红蛋白、酸性代谢产物、钾离子释放入血,会导致血红蛋白尿、高钾血症、代谢性酸中毒、急性肾衰竭等情况的出现,可能造成内环境紊乱,多器官功能衰竭。目前关于 ATAAD 患者下肢灌注不良严重程度量化指标的研究报道甚少,国内有团队应用踝臂指数(ankle brachal intex,ABI)即踝动脉(胫后动脉或足背动脉)与肱动脉收缩压之比,分析其在急性 A 型主动脉夹层下肢灌注不良量化分级中的应用。他们回顾性分析单中心确诊 A 型主动脉夹层并行孙氏手术治疗的患者 106 例。根据术前 ABI 分为正常组(A 组,0.9≤ABI<1.4)、轻中度异常组(B 组,0.4≤ABI<0.9)和重度异常组(C 组,ABI<0.4)。分析比较各组患者术后临床转归。结果发现,C 组、B 组同期行人工血管转流术比例要明显高于 A 组;且术后 C 组患者的血清肌红蛋白水平、肌酐水平也要显著高于 A 组、B 组;C 组患者 CRRT 使用率亦显著高于 A 组、B 组;C 组、B 组术后机械通气时间要显著长于 A 组;住院死亡率 B 组、C 组要显著高于 A 组;而在 ICU 时间、住院时间方面各组之间并无显著差异。故发现,随着 ABI 的降低,急性 A 型主动脉夹层患者术后急性肾功能不全的发生率也有所提高,围手术期死亡率也有所增加。

三、实用技巧

【呼吸系统】

1. 俯卧位通气 北京安贞医院目前每次俯卧位通气一般持续 6 小时左右,每日 2 次,并在前期做好循环系统评估工作,包括心功能、心表桥血管情况能否受压、容量状态、体温趋势、眼压与眼科既往病史、皮肤情况等,调整好循环状态,做好皮肤保护预防措施,情况平稳患者可以进行俯卧位通气。过程中注意加强呼吸道分泌物吸引,监测循环、氧合,关注末梢与尿量情况,根据氧合可每 2~4 小时复查血气情况。

2. 间歇 PEEP 递增法 充分吸引痰液清理呼吸道后,在基础机械通气参数上给予 PEEP 递增法进行肺复张,可每 30 秒递增 $5cmH_2O$,直至 PEEP 达到 $25\sim30cmH_2O$,同时注意调整潮气量使气道平台压(Pplat)$\leq40cmH_2O$,每次持续时间 60~120 秒,根据循环与氧合情况调整,然后逐次递减 PEEP $5cmH_2O$,直至恢复肺复张(RM)前的机械通气参数,治疗结束后潮气量迅速调回原参数,间隔 10~15 分钟重复一次,每日可行 3~4 次,或根据氧合情况调整。

【神经系统】

1. 术中如 TCD 流速变小或者局部脑氧饱和度(rSO_2)<50% 或低于绝对值 20%,或者颈静脉血氧饱和度($SjvO_2$)<0.50 时,应根据情况及时采取相应措施以保证脑血供氧供。

2. 有神经系统高危因素的患者术后尽量少给予镇静,先判断神志与下肢肌力,如出现抽搐或者明显的循环不稳定、神经系统严重病变、颅内高代谢状态,可适当镇痛镇静。应常规控制体温,考虑对凝血等情况的保护,现在临床较少应用亚低温,但是对于这类患者体温不应超过 37.3℃。

3. 腰大池引流技术 根据公式:脊髓灌注压(SCPP)=平均动脉压(MAP)-脊髓脑脊液压(SCP)-中心静脉压(CVP),故优化 SCPP

要提高 MAP,降低 SCP 及 CVP。目前对于高危患者可预防性应用脑脊液引流,压力调整为 8~15mmHg,引流量 15~20ml/h,24 小时不超过 300ml,持续 24~72 小时。而对于治疗则要求 SCP<10mmHg(甚至 5mmHg),超过 1 周无改善拔除。体位可保持平卧位,若引流量比较平缓可适当抬高床头,但不宜超过 30°,避免长期仰卧位造成误吸等风险。对于全胸腹主动脉置换患者,左侧切口较大,如需要体位治疗,建议关闭腰大池引流,短时间右侧翻身,处理切口。关注引流液颜色、性状,避免出血、堵塞、化脓等并发症发生。

四、实战病例

【主动脉夹层术后灌注不良综合征】

1. 摘要 患者青年男性,Bentall 术后肾灌注减低,降主动脉支架以远真腔受压,内膜摆动明显,探明病因后行 TEVAR 手术。术后为解决高胆红素问题进行血浆吸附,操作后患者胆红素水平得到迅速改善。

2. 病例介绍 患者男性,41 岁,1 天前无明显诱因出现胸部剧烈疼痛,持续不缓解。行主动脉 CTA 检查示:主动脉夹层 A3C 型。既往身体健康状况良好,甲状腺功能亢进病史 3 年,口服药物治疗,效果良好。入院后查体:丙氨酸转氨酶(ALT)12U/L,天冬氨酸转氨酶(AST)20U/L,总胆红素(TBIL)22.98μmol/L,略高于正常值,直接胆红素(DBIL)4.81μmol/L,碱性磷酸酶(ALP)89U/L,γ-谷氨酰转移酶(GGT)16U/L,肌酐(CREA)69.3μmol/L,尿素氮(UREA)9.32mmol/L。入院后急诊行 Bentall+ 孙氏手术,手术时长 8.5 小时,体外循环时长 200 分钟,主动脉阻断时长 109 分钟,术中输异体血总量 0。患者术后肝肾功能逐渐异常,出现 AKI 进行 CRRT,并出现肝功能不全,主要表现为胆红素异常升高,患者严重黄染,术后肝肾功能见图 8-3-2、图 8-3-3。

出现肝肾功能异常后,一方面对患者进行对症治疗,一方面积极探究病因,完善主动脉 CTA(6 月 17 日)见左肾灌注减低;肠系膜上动脉彩超(6 月 19 日):肠系膜上动脉主干未见明显阻塞;降主动脉造影(6 月 19 日)示降主动脉支架以远真腔受压,内膜摆动明显。探明病因后行 TEVAR 手术,取有研 30-24 支架放置原支架以远,支架末端位于腹腔干动脉开口近端,再次造影示真腔扩张(图 8-3-4)。

术后为解决患者高胆红素血症问题,对患者进行了一个周期 4 次胆红素吸附治疗。胆红素吸附是一种血浆吸附技术,将血液引出体外进入血浆分离器中,利用分离器将患者血液中血细胞、血小板等有形成分与血浆分开,有形成分回输体内,血浆则进入吸附器中,将其中的致病物质或毒素等特定物质吸附后再将血浆回输至其体内。

经过对因及对症治疗,患者高胆红素血症迅速得到改善,肝功能指标恢复(图 8-3-5)。后患

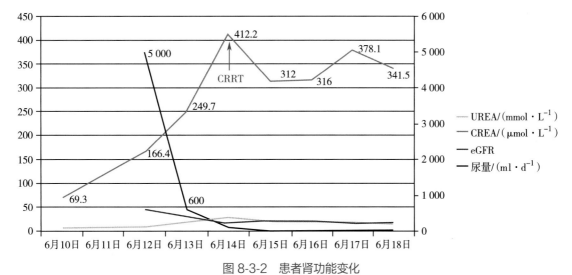

图 8-3-2 患者肾功能变化
UREA,尿素氮;CREA,肌酐;eGFR,估算的肾小球滤过率。

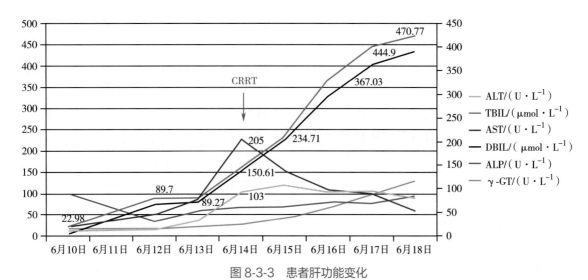

图 8-3-3　患者肝功能变化

ALT,丙氨酸转氨酶;TBIL,总胆红素;AST,天冬氨酸转氨酶;DBIL,直接胆红素;ALP,碱性磷酸酶;γ-GT,
γ- 谷氨酰转移酶。

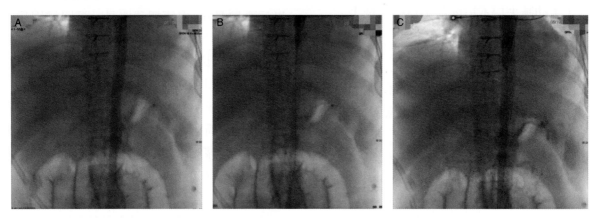

图 8-3-4　患者降主动脉造影及 TEVAR 手术

A. 降主动脉支架以远,内膜摆动;B. 真腔受压;C. TEVAR 支架放置原支架以远,再次造影示真腔扩张。

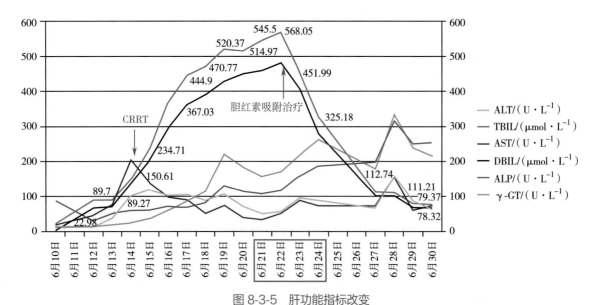

图 8-3-5　肝功能指标改变

ALT,丙氨酸转氨酶;TBIL,总胆红素;AST,天冬氨酸转氨酶;DBIL,直接胆红素;ALP,碱性磷酸酶;γ-GT,γ- 谷
氨酰转移酶。

者通过围手术期容量管理、器官功能维护、感染防治、营养支持等综合处理，最终康复出院。

3. 诊治要点和难点与治疗体会　大血管术后并发症多且复杂，若出现脏器损伤，除了术前缺血可能外，也要考虑到畸形矫正不满意，可积极进行脏器替代治疗以保护脏器，促进脏器功能恢复。

（杨　毅）

参考文献

［1］DEBAKEY M E, HENLY W S, COOLEY D A, et al. Surgical management of dissecting aneurysms of the aorta［J］. S. J Thorac Cardiovasc Surg, 1965, 49: 130-149.

［2］DAILY P O, TRUEBLOOD H W, STINSON E B, et al. Management of acute aortic dissections［J］. Ann Thorac Surg, 1970, 10（3）: 237-247.

［3］孙立忠, 刘宁宁, 常谦, 等. 主动脉夹层的细化分型及其应用［J］. 中华外科杂志, 2005, 43（18）: 1171-1176.

［4］孙立忠. 主动脉外科学［M］. 北京: 人民卫生出版社, 2012.

［5］SUN L, QI R, ZHU J, et al. Repair of acute type A dissection: our experiences and results［J］. Ann Thorac Surg, 2011, 91（4）: 1147-1152.

［6］STEUER J, BJORCK M, MAYER D, et al. Distinction between acute and chronic type B aortic dissection: is there a sub-acute phase?［J］. Eur J Vasc Endovasc Surg, 2013, 45（6）: 627-631.

［7］ERBEL R, ABOYANS V, BOILEAU C, et al. 2014 ESC Guidelines on the diagnosis and treatment of aortic diseases: document covering acute and chronic aortic diseases of the thoracic and abdominal aorta of the adult. The task force for the diagnosis and treatment of aortic diseases of the European Society of Cardiology（ESC）［J］. Eur Heart J, 2014, 35（41）: 2873-2926.

［8］钟永亮, 葛翼鹏, 潘旭东, 等. 应用 Delphi 法制订国人 A 型主动脉夹层外科治疗专家共识［J］. 中华胸心血管外科杂志, 2017, 33（2）: 70-76.

［9］PERKO M J, NORGAARD M, HERZOG T M, et al. Unoperated aortic aneurysm: a survey of 170 patients［J］. Ann Thorac Surg, 1995, 59（5）: 1204-1209.

［10］SUN L, QI R, ZHU J, et al. Total arch replacement combined with stented elephant trunk implantation: a new "standard" therapy for type a dissection involving

repair of the aortic arch?［J］. Circulation, 2011, 123（9）: 971-978.

［11］尚蔚, 刘楠, 闫晓蕾, 等. A 型主动脉夹层手术后早期并发症分析［J］. 心肺血管病杂志, 2011, 30（3）: 183-186.

［12］MA W G, ZHENG J, ZHANG W, et al. Frozen elephant trunk with total arch replacement for type A aortic dissections: does acuity affect operative mortality?［J］. J Thorac Cardiovasc Surg, 2014, 148（3）: 963-970.

［13］李杨, 刘思奇, 段维勋, 等. 急性主动脉夹层临床特征的分析［J］. 中国循证心血管医学杂志, 2013（6）: 588-592.

［14］LI Z, LU Q, FENG R, et al. Outcomes of endovascular repair of ascending aortic dissection in patients unsuitable for direct surgical repair［J］. J Am Coll Cardiol, 2016, 68（18）: 1944-1954.

［15］RANUCCI M, BALLOTTA A, LA ROVERE M T, et al. Surgical and clinical outcome research（SCORE）group. Postoperative hypoxia and length of intensive care unit stay after cardiac surgery: the underweight paradox?［J］. PLoS One, 2014, 9（4）: e93992.

［16］SANTOS N P, MITSUNAGA R M, BORGES D L, et al. Factors associated to hypoxemia in patients undergoing coronary artery bypass grafting［J］. Rev Bras Cir Cardiovasc, 2013, 28（3）: 364-370.

［17］FARZAN F, RAHMANIAN P B, CASTILLO J G, et al. Logistic risk model predicting postoperative respiratory failure in patients undergoing valve surgery［J］. Eur J Cardiothorac Surg, 2008, 34（5）: 953-959.

［18］GE H, JIANG Y, JIN Q, et al. Nomogram for the prediction of postoperative hypoxemia in patients with acute aortic dissection［J］. BMC Anesthesiol, 2018, 18（1）: 146.

［19］SHEN Y, LIU C, FANG C, et al. Oxygenation impairment after total arch replacement with a stented elephant trunk for type-A dissection［J］. J Thorac Cardiovasc Surg, 2018, 155（6）: 2267-2274.

［20］LIU N, ZHANG W, MA W, et al. Risk factors for hypoxemia following surgical repair of acute Stanford type A aortic dissection［J］. Interact Cardiovasc Thorac Surg, 2017, 24（2）: 251-256.

［21］WANG Y, XUE S, ZHU H. Risk factors for postoperative hypoxemia in patients undergoing Stanford A aortic dissection surgery［J］. J Cardiothorac Surg, 2013, 8: 118.

［22］ZILBERBERG M D，CARTER C，LEFEBVRE P，et al. Red blood cell transfusions and the risk of acute respiratory distress syndrome among the critically ill：a cohort study［J］. Crit Care，2007，11（3）：R63.

［23］SZÉKELY A，CSERÉP Z，SÁPI E，et al. Risks and predictors of blood transfusion in pediatric patients undergoing open heart operations［J］. Ann Thorac Surg，2009，87（1）：187-197.

［24］王登峰，张超，韩冬，等. Stanford A 型急性主动脉夹层孙氏手术后低氧血症危险因素探讨［J］. 心肺血管病杂志，2021，40（1）：53-55.

［25］KALLENBACH K，OELZE T，SALCHER R，et al. Evolving strategies for treatment of acute aortic dissection type A［J］. Circulation，2004，110（11Suppl1）：II243-II249.

［26］RAJA S G，DREYFUS G D. Modulation of systemic inflammatory response after cardiac surgery［J］. Asian Cardiovasc Thorac Ann，2005，13（4）：382-395.

［27］BAUFRETON C，CORBEAU J J，PINAUD F. Inflammatory response and haematological disorders in cardiac surgery：toward a more physiological cardiopulmonary bypass［J］. Ann Fr Anesth Reanim，2006，25（5）：510-520.

［28］KHAN H，BELSHER J，YILMAZ M，et al. Fresh-frozen plasma and platelet transfusions are associated with development of acute lung injury in critically ill medical patients［J］. Chest，2007，131（5）：1308-1314.

［29］程怡，马志高，金沐，等. 急性主动脉夹层体外循环期间应用50%氩气静态膨肺对炎症反应的影响［J］. 心肺血管病杂志，2016，35（12）：957-961.

［30］赵荣，胡雪慧，张平，等. 俯卧位通气在主动脉夹层术后顽固性低氧血症的治疗策略. 中国体外循环杂志，2020，18（1）：38-41.

［31］PAPADAKOS P J，LACHMANN B. The open lung concept of mechanical ventilation：the role of recruitment and stabil-ization［J］. Crit Care Clin，2007，23（2）：241-250.

［32］杨毅，孙立忠，刘楠，等. 无创正压通气及其不同界面改善主动脉夹层手术后低氧血症的研究进展［J］. 心肺血管病杂志，2015，34（2）：147-149.

［33］FOTI G，GEREDA M，SPARACINO M E，et al. Effects of periodic lung recruitment maneuvers on gas exchange and respiratory mechanics in mechanically ventilated acute respiratory distress syndrome（ARDS）patients［J］. Intensive Care Med，2000，26（5）：501-507.

［34］LAPINSKY S E，AUBIN M，MEHTA S，et al. Safety and efficacy of a sustained inflation for alveolar recruitment in adults with respiratory failure［J］. Intensive Care Med，1999，25（11）：1297-1301. .

［35］李小密，刘楠，侯晓彤，等. 呼吸末正压递增肺复张法在急性主动脉夹层术后低氧血症的临床应用分析［J］. 心肺血管病杂志，2016，35（9）：741-744.

［36］LIM S C，ADAMA A B，SIMONSON D A，et al. Intercomparison of recruitment maneuver efficacy in three models of acute lung injury［J］. Crit Care Med，2004，32（12）：2371-2377.

［37］CROCETTI L，GIOVANNONI M P，CANTINI N，et al. Novel sulfonamide analogs of sivelestat as potent human neutrophil elastase inhibitors［J］. Front Chem，2020，8：795.

［38］HILLIS L D，SMITH P K，ANDERSON J L，et al. 2011 ACCF/AHA guideline for coronary artery bypass graft surgery：a report of the American College of Cardiology Foundation / American Heart Association Task Force on practice guidelines［J］. Circulation，2011，124（23）：e652-735.

［39］SHADVAR K，BAASTANI F，MAHMOODPOOR A，et al. Evaluation of the prevalence and risk factors of delirium in cardiac surgery ICU［J］. J Cardiovasc Thorac Res，2013，5（4）：157-161.

［40］LIN Y，CHEN J，WANG Z. Meta-analysis of factors which influence delirium following cardiac surgery［J］. J Card Surg，2012，27（4）：481-492.

［41］WINDECKER S，KOLH P，ALFONSO F，et al. 2014 ESC/EACTS guidelines on myocardial revascularization［J］. Rev Esp Cardiol（Engl Ed），2015，68（2）：144.

［42］高晓天，鲁成昊，余春辉，等. 影响A型主动脉夹层患者术后苏醒的原因分析［J］. 安徽医科大学学报，2020，55（10）：1625-1628.

［43］刘红，常谦，张海涛，等. 深低温停循环术后短暂神经系统功能不全的危险因素分析［J］. 中国体外循环杂志，2012，10（2）：65-68.

［44］SANCHEZ-DE-TOLEDO J，CHRYSOSTOMOU C，MUNOZ R，et al. Cerebral regional oxygen saturation and serum neuromarkers for the prediction of adverse neurologic outcome in pediatric cardiac surgery［J］. Neurocrit Care，2014，21（1）：133-139.

［45］HU Z，XU L，ZHU Z，et al. Effects of hypothermic

cardiopulmonary bypass on internal jugular bulb venous oxygen saturation, cerebral oxygen saturation, and bispectral index in pediatric patients undergoing cardiac surgery: a prospective study [J]. Medicine (Baltimore), 2016, 95 (2): e2483.

[46] MARCUSE L V, BRONSTER D J, FIELDS M, et al. Evaluating the obtunded patient after cardiac surgery: the role of continuous electroencephalography [J]. J Crit Care, 2014, 29 (2): 316.

[47] ZHANG Y P, ZHU Y B, DUAN D D, et al. Serum UCH-L1 as a novel biomarker to predict neuronal apoptosis following deep hypothermic circulatory arrest [J]. Int J Med Sci, 2015, 12 (7): 576-582.

[48] BAR-YOSEF O, GREIDINGER D, ISKILOVA M, et al. Neurological deficit is predicted by S100B in children after cardiac surgery [J]. Clin Chim Acta, 2018, 481: 56-60.

[49] HERNÁNDEZ-GARCÍA C, RODRÍGUEZ-RODRÍGUEZ A, EGEA-GUERRERO J J. Brain injury biomarkers in the setting of cardiac surgery: still a world to explore [J]. Brain Inj, 2016, 30 (1): 10-17.

[50] TRAKAS E, DOMNINA Y, PANIGRAHY A, et al. Serum neuronal biomarkers in neonates with congenital heart disease undergoing cardiac surgery [J]. Pediatr Neurol, 2017, 72: 56-61.

[51] MA W G, ZHENG J, ZHANG W, et al. Frozen elephant trunk with total arch replacement for type A aortic dissections: Does acuity affect operative mortality? [J]. J Thorac Cardiovasc Surg, 2014, 148 (3): 963-970.

[52] 乔环宇, 潘旭东, 李晓南, 等. Stanford A 型主动脉夹层术后脊髓损伤的危险因素分析 [J]. 中华胸心血管外科杂志, 2017, 33 (4): 193-198.

[53] KALOGEROPOULOS P, TSOUKNIDAS I, TASIS N, et al. The artery of adamkiewicz: anatomy and considerations in spine surgery-a review of the literature [J]. J Long Term Eff Med Implants, 2022, 32 (2): 81-86.

[54] GRIEPP E B, DI LUOZZO G, SCHRAY D, et al. The anatomy of the spinal cord collateral circulation [J]. Ann Cardiothorac Surg, 2012, 1 (3): 350-357.

[55] 罗淞元, 朱屹, 罗建方. 急性主动脉综合征的腔内治疗 [J]. 中华心血管病杂志, 2022, 50 (8): 749-752.

[56] ZHANG Z H, ZHOU Y, LIN S M, et al. Systematic review and meta-analysis of association of prophylactic cerebrospinal fluid drainage in preventing spinal cord ischemia after thoracic endovascular aortic repair [J]. J Vasc Surg, 2022, 75 (4): 1478-1489.

[57] MAIER S, SHCHERBAKOVA M, BEYERSDORF F, et al. Benefits and risks of prophylactic cerebrospinal fluid catheter and evoked potential monitoring in symptomatic spinal cord ischemia low-risk thoracic endovascular aortic repair [J]. Thorac Cardiovasc Surg, 2019, 67 (5): 379-384.

[58] WEIGANG E, SIRCAR R, VON SAMSON P, et al. Efficacy and frequency of cerebrospinal fluid drainage in operative management of thoracoabdominal aortic aneurysms [J]. Thorac Cardiovasc Surg, 2007, 55 (2): 73-78.

[59] 蓝雪英, 程云清, 徐晓凤, 等. 早期康复护理在主动脉疾病术后患者的应用 [J]. 世界最新医学信息文摘, 2020, 20 (70): 356-358.

[60] NAKAMURA K, OHBE H, UDA K, et al. Effectiveness of early rehabilitation following aortic surgery: a nationwide inpatient database study [J]. Gen Thorac Cardiovasc Surg, 2022, 70 (8): 721-729.

[61] THAKAR C V, WORLEY S, ARRIGAIN S, et al. Improved survival in acute kidney injury after cardiac surgery [J]. Am J Kidney Dis, 2007, 50 (5): 703-711.

[62] BUCALOIU I D, KIRCHNER H L, NORFOLK E R, et al. Increased risk of death and denovochronic kidney disease following reversible acute kidney injury [J]. Kidney Int, 2012, 81 (5): 477-485.

[63] BELLOMO R, RONCO C, KELLUM J A, et al. Acute renal failure-definition, outcome measures, animal models, fluid therapy and information technology needs: the Second International Consensus Conference of the Acute Dialysis Quality Initiative (ADQI) Group [J]. Critcare, 2004, 8 (4): R204-R212.

[64] CHERTOW G M, BURDICK E, HONOUR M, et al. Acute kidney injury, mortality, length of stay, and costs in hospitalized patients [J]. J Am Soc Nephrol, 2005, 16 (11): 3365-3370.

[65] KUITUNEN A, VENTO A, SUOJARANTA-YLINEN R, et al. Acute renal failure after cardiac surgery: evaluation of the RIFLE classification [J]. Ann Thorac Surg, 2006, 81 (2): 542-546.

[66] KIM M Y, JANG H R, HUH W, et al. Incidence, risk

factors, and prediction of acute kidney injury after off-pump coronary artery bypass grafting[J]. Ren Fail, 2011, 33（3）: 316-322.

[67] 王树伟, 苏存华, 阎岩, 等. 急性 A 型主动脉夹层术后肾衰竭的危险因素分析[J]. 第二军医大学学报, 2014, 35（2）: 136-140.

[68] WU H B, MA W G, ZHAO H L, et al. Risk factors for continuous renal replacement therapy after surgical repair of type A aortic dissection[J]. J Thorac Dis, 2017, 9（4）: 1126-1132.

[69] 中国心脏重症连续性肾脏替代治疗专家共识工作组. 心脏外科围手术期连续性肾脏替代治疗专家共识. 中华医学杂志, 2019, 99（5）: 321-328.

[70] 尚蔚, 刘楠, 闫晓蕾, 等. A 型主动脉夹层手术后医院感染分析[J]. 中华医院感染学杂志, 2011, 21（11）: 2242-2244.

[71] CZERNY M, SCHOENHOFF F, ETZ C, et al. The impact of preoperative malperfusion on outcome in acute type A aortic dissection: results from the GERAADA registry[J]. J Am Coll Cardiol, 2015, 65（24）: 2628-2635.

[72] WILLIAMS D M, ANDREWS J C, MARX M V, et al. Creation of reentry tears in aortic dissection by means of percutaneous balloon fenestration: gross anatomic and histologic considerations[J]. J Vasc Interv Radiol, 1993, 4（1）: 75-83.

[73] SHINICHI F, ELIZABETH L, NEERAJ C, et al. Type A aortic dissection with cerebral malperfusion: New insights[J]. The Annals of Thoracic Surgery, 2021, 112（2）: 501-509.

[74] 钟亮, 梁哲勇, 李建鹏, 等. A 型主动脉夹层下肢灌注不良踝臂指数分级与患者预后的关系. 中国体外循环杂志, 2021, 19（5）: 284-288.

第 4 节　成人先天性心脏病手术概述及术后常见并发症处理

迄今为止, 世界范围内先天性心脏病（congenital heart disease, CHD）的发病率约为每千名新生儿 9 例, 而且存在很大的地域差异。在许多发达国家, 由于胎儿筛查和终止妊娠, 严重先天性心脏病的发病率正在下降, 但在全球范围内的总体发病率呈上升趋势。过去几十年来随着医疗、外科手术和相关技术的革新进步, 超过 90% 的先天性心脏病患者在出生后都能存活到成年。因此, 成人先天性心脏病（adult congenital heart disease, ACHD）患病率有所增加, 现在 ACHD 患病人数已远超儿童 CHD 患者人数。CHD 可分为轻度、中度和重度（表 8-4-1）。

表 8-4-1　先天性心脏病复杂性分级

轻度
孤立性先天性主动脉瓣疾病和主动脉瓣二叶式畸形
孤立性先天性二尖瓣疾病（降落伞型瓣、瓣叶裂除外）
轻度孤立性肺动脉狭窄（漏斗型、瓣膜型、瓣上型）
孤立的小型 ASD、VSD 或 PDA
修复继发孔 ASD、静脉窦缺损、室间隔缺损或 PDA, 无残留或后遗症, 如心室扩大、心室功能不全或 PAP 升高

中度
肺静脉异位连接（部分性或完全性）
冠状动脉异常起源于肺动脉
冠状动脉异常起源于对侧窦
主动脉瓣下或瓣上狭窄
部分或完全性房室间隔缺损, 包括原发性 ASD（不包括肺血管疾病）
继发性 ASD, 中度或大型未修补缺损（不包括肺血管疾病）
主动脉缩窄
双腔右心室
Ebstein 畸形
马方综合征及其相关的 HTAD、特纳综合征
未修复的中度或大型 PDA（除外肺血管疾病）
周围性肺动脉狭窄
中度或重度肺动脉狭窄（漏斗型、瓣膜型、瓣上型）
主动脉窦瘤 / 瘘
静脉窦缺损
法洛四联症修复术后
大动脉转位动脉调转术后
室间隔缺损伴相关异常（不包括肺血管疾病）和 / 或中度以上分流

重度
任何与肺血管疾病相关的 CHD（修复或未修复）（包括艾森门格综合征）
任何发绀型 CHD（未手术或已减轻）
心室双出口
Fontan 转流
主动脉弓离断
肺动脉闭锁（各种形式）

续表

| 大动脉转位（动脉调转术后除外） |
| 单心室（包括左 / 右心室双入口、三尖瓣 / 二尖瓣闭锁、左心发育不全综合征、任何其他解剖异常合并功能性单心室） |
| 永存动脉干 |
| 其他复杂的房 - 室或心室 - 动脉异常连接（如十字交叉心、内脏异位综合征、心室倒置） |

注：ASD，房间隔缺损；VSD，室间隔缺损；PDA，动脉导管未闭；PAP，肺动脉压；HTAD，遗传性胸主动脉疾病；CHD，先天性心脏病。

一、知识要点

【常用检查手段】

临床检查在成人 CHD 管理中起着重要作用，常见床旁查体包括仔细听诊心音变化，持续监测血压有无任何异常，警惕预示心力衰竭出现的征象。心电图（ECG）、脉搏、血氧饱和度通常与临床检查同时进行。胸部 X 线检查可提供有关心脏大小和结构变化以及肺血管生成的相关信息。非侵入性成像通常使用经胸超声心动图（transthoracic echocardiography, TTE）、经食管超声心动图（transesophageal echocardiography, TEE）和心血管磁共振（cardiovascular magnetic resonance, CMR）成像。

1. 超声心动图　超声心动图是一线影像学手段，M 型、二维和三维（3D）超声心动图都常用于临床中，其中组织多普勒成像和应变成像（尤其是纵向应变和应变率）已成为功能评估不可或缺的组成部分。超声心动图可提供心脏解剖、位置、房室连接、心脏瓣膜以及心室与大动脉的连接等信息。对于评估心脏瓣膜的形态和功能，TTE 和 TEE（如有必要）是首选的成像方式。对于分流病变，如房间隔缺损或室间隔缺损，三维超声心动图可以更直观地观察，这有助于评估缺损的大小和形状及其与周围结构的关系。心室大小、形状、容积和 EF 可以用 TTE 测量和计算。高质量 TTE 在分流或瓣膜反流情况下可用于检测容量过负荷，在后负荷增加情况下可用于检测压力过负荷。使用 M 型超声这种较老的技术测量二尖瓣、三尖瓣环平面收缩偏移仍然有效。对于左室

收缩功能，三维超声心动图、组织多普勒成像和二维变应成像已被证明是可靠的工具，值得纳入临床实践。

2. 心血管磁共振成像　CMR 可以实现三维解剖重建，不受人体尺寸或声窗的限制，并能迅速提高空间和时间分辨率。CMR 需要在规律心律下获得最佳的图像质量，但即使是在心律不规则（如频繁异位早搏或心房颤动）情况下，诊断性 CMR 通常也是可以实现的。CMR 是定量容积的"金标准"成像方法，当超声心动图不能获得好的图像质量时，CMR 可能是一种替代方法，或者当超声心动图测量值处于临界值或不明确时，它可以作为备选方案。此外，由于无辐射的优势，CMR 可用于连续评估（例如监测主动脉尺寸）。心肌纤维化的组织特征性表现是 CMR 的一项独特能力，对于局灶性纤维化和间质纤维化，晚期钆增强 T_1 成像因其潜在的诊断和预后价值而越来越多地应用于 ACHD。目前为确定其预测价值，大量相关的 CHD 特异性研究正在进行中。

3. 心血管计算机断层成像（cardiovascular computed tomography, CCT）　CCT 具有高空间分辨率和快速采集的特点，特别适用于大血管、冠状动脉和侧支动脉成像，以及肺实质疾病。在许多机构中，CCT 是计划行经导管瓣膜植入术的首选成像方式。CCT 可用于评估心室大小和功能，但时间分辨率与 CMR 相比较差，且因放射剂量问题，不能连续使用。最近 CCT 技术的快速发展已经大大降低了放射剂量，可使冠状动脉、肺动脉和主动脉联合造影的放射剂量 <5mSv。对于 ACHD 患者来说，放射剂量下降使得 CCT 对于评估冠状动脉以及侧支循环情况等特定适应证更具优势。此外，CCT 特别适用于急诊，包括对主动脉夹层、肺动脉栓塞的诊断，对心内膜炎瓣周脓肿患者来说，CCT 由于不易受到人工瓣膜的影响，可能比超声心动图和 CMR 有优势。对于人工瓣膜患者（植入 >3 个月），正电子发射计算机体层显像（positron emission tomography and computed tomography, PET/CT）可用于早期诊断瓣膜部位的炎症和感染，并可用于识别继发部位的感染。

4. 心肺运动试验　运动测试在 CHD 人群中起着重要作用，其中生活质量和功能状态是干预

能否成功的关键度量指标。心肺运动试验包括：客观运动能力（峰值耗氧）、通气效率［二氧化碳通气当量斜率（VE/VCO$_2$ slope）］、变时性和血压反应、运动相关心律失常和氧饱和变化等，这些指标可对身体机能和健康状况进行广泛评估，其结果与 ACHD 患者的预后相关。

5. 心导管检查　心导管主要用于解决特定的解剖和生理问题。其适应证包括评估肺血管阻力（pulmonary vascular resistance, PVR）、心室舒张功能、压差、分流量、冠状动脉造影，以及当无创性评估存在不确定性时评估心外血管情况，如主 - 肺动脉侧支动脉。在多普勒超声心动图提示存在肺动脉高压的分流病变中，包括血管反应性测试在内的心导管检查仍然是决定是否干预的基石。

6. 生物标志物　不同类型的生物标志物已被报道与 CHD 患者的不良事件相关，包括神经激素、心肌损伤标志物（高敏肌钙蛋白）、炎症标志物（高敏 C 反应蛋白）等。在神经激素中，利尿钠肽（BNP 和 NT-proBNP）已在 ACHD 患者中进行了较多研究。它们具有重要的预后预测价值，但由于 CHD 病变和治疗的多样性导致临界点变异性较大，因此较少用于诊断心力衰竭。它们在双心室循环患者中最有价值，而在 Fontan 循环患者中价值较低。利尿钠肽的连续检测在甄别有不良事件风险的患者中起着重要作用。值得注意的是，在发绀型心脏病患者中，利尿钠肽可能会由于缺氧而升高。

【治疗过程常见问题】

1. 心力衰竭　在 ACHD 人群中，心力衰竭是一个常见问题，也是主要的死亡原因之一。任何可能通过干预措施或手术解决的血流动力学异常，包括心律失常，在可能的情况下都应首先被治疗。在目前缺乏具体指南的情况下，治疗 ACHD 患者心力衰竭和常见的与心力衰竭相关的合并症（例如糖尿病、房颤、中枢性睡眠呼吸暂停、铁缺乏和恶病质）应遵循当前的医学治疗原则。需要注意的是，由于心肺功能不全的病理生理学机制常与非先天性（获得性）心脏病患者的循环衰竭不同，简单地将已发表的心力衰竭研究结果扩展至 ACHD 患者是不合适的，特别是对于体循环功能性右心室（systemic right ventricle, SRV）、衰竭的肺动脉下心室，或者在生理上只有一个心室的患者。

ACHD 患者心室收缩功能障碍的病理生理学原因广泛。无论是左室还是右室，包括单心室，都可能因压力和 / 或容量长期超负荷，从而导致进行性心室功能不全。心肌结构改变（致密化不全）亦会损害心室收缩功能。此外，CHD 患者可能出现心肌损伤（体外循环期间心肌保护不足、心室切开损伤以及慢性缺氧等）。最后，缺血性心脏病（主要与年龄或先天性冠状动脉异常有关）和持续性快速性心律失常也可能是心室功能受损的原因。

目前关于治疗 ACHD 患者心力衰竭的推荐大多基于临床经验或专家共识，研究数据证据有限且通常来自较小的患者队列。双心室循环患者，体循环左心功能受损通常需要接受常规抗心衰治疗，这同时适用于有症状的体循环右心衰竭患者。利尿剂主要用于控制症状，长期使用肾素 - 血管紧张素 - 醛固酮系统抑制剂或 β 受体阻滞剂是否会影响临床结果尚不清楚。尽管利尿剂可以缓解症状，但针对肺动脉下心室衰竭常规抗心衰治疗未显示出长期的临床获益。在治疗 Fontan 循环中单心室衰竭或持续存在右向左分流的患者时，应谨慎考虑心室前负荷和全身后负荷的脆弱平衡。目前有少量研究报道了沙库巴曲缬沙坦在心力衰竭 ACHD 患者中的应用，认为该药可降低发病率和死亡率。射血分数保留的心力衰竭在 ACHD 患者中也很常见，治疗建议应遵循目前的心力衰竭治疗指南。除药物治疗外，心脏再同步化治疗（cardiac resyn-chronization therapy, CRT）已越来越多地用于治疗 ACHD 患者充血性心力衰竭，但目前仍缺乏适应证和对预后影响的证据，且 CRT 的临床效果可能因患者心脏结构和功能状态而异。随着 ACHD 患者年龄增长和合并症增加，急性心力衰竭的发病率也会随之增加，因此正确使用正性肌力药物和体外膜氧合技术等是救治此类患者的基本要求，建议将患者转至专业中心治疗。心脏移植也是治疗终末期心力衰竭的一种选择。虽然 CHD 患者接受心脏移植的预后在不断改善,但围手术期死亡率仍高于其他患者,这主要与既往心脏手术史、复杂的解剖和病理生理机制以及更多的合并症有关。心室辅助装置(ventricular assist device, VAD)越来越多地用于将患者过渡到移植,对于某些无法接受移植的患者也可以作为最终治疗手段。对于伴有不可逆肺动脉高压的 CHD 患者(如艾森门格综合征),可考虑心肺联合移植,但供体缺乏是一个主要的限制因素。

2. 心律失常　心律失常作为 ACHD 患者的常见心血管并发症,已成为影响患者寿命及生命质量的重要因素。ACHD 患者可能出现多种心律失常(表 8-4-2)。CHD 心律失常的常见原因有:异常的心肌造成容量和/或压力负荷过重、个体特有的某些解剖特征结构性病变、姑息性或矫正性手术产生心肌瘢痕致使传导阻滞、心肌退行性改变等。较长的预期寿命(暴露于导致心律失常的传统危险因素)则会增加与结构重构相关的心律失常的患病率(如房颤),其发病年龄可能比一般人群更年轻;还有部分心律失常与 ACHD 的治疗时间和方式有关。

在所有患者中,评估心律失常的可逆原因(如甲状腺功能亢进、炎症)和血流动力学状态非常重要。按照当前建议,导致血流动力学不稳定的心律失常无论持续时间长短及有无抗凝治疗均应立即终止。复律后可能发生窦性停搏/心动过缓,对于有窦房结功能障碍(sinus node dysfunction, SND)风险的患者,需要考虑备用起搏治疗。如果房内折返性心动过速/房颤耐受且持续时间超过 48 小时,则需要排除心脏血栓并予适当的抗凝治疗。需要强调的是,维持窦性心律是所有 CHD 患者的目标。由于抗心律失常药物的负性变力和/或变传导作用,条件允许的情况下,导管消融优于长期药物治疗,推荐作为一线治疗。对于导管消融失败、心功能不全、心室肥厚或合并冠心病的 CHD 患者,可考虑使用胺碘酮预防房性心动过速/房颤复发。胺碘酮的不良反应较常见,因此在发绀型 CHD、低体重、肝脏疾病、甲状腺疾病、肺部疾病或 QT 间期延长时应谨慎使用。年轻 CHD 患者不建议长期使用胺碘酮。

术后房室传导阻滞的患者心源性猝死的风险增加,因此,与心脏结构正常的患者相比,植入起搏器的适应证更广。对于双心室循环和体循环左室的 ACHD 患者,CRT 的适应证应遵循已有标准。值得注意的是,传统心室起搏而非束支传导阻滞是导致心室功能障碍的主要原因。因此,对于 EF<35%、窄 QRS 波,并预期需要起搏的 ACHD 患者,建议使用 CRT,或者可以考虑希氏束起搏。CRT 对 ACHD 的疗效可能因疾病类型而异,也取决于个体解剖结构和引起不同步的原因。

与室性心律失常相关的心源性猝死值得关注,尽管总体上 CHD 人群的发病率相对较低,但某些缺陷类型使患者处于较高的风险中(见表 8-4-2)。目前准确识别有心源性猝死风险的患者仍然是一项艰巨的挑战。

植入型心律转复除颤器(implantable cardioverter defibrillator, ICD)的使用遵循现有标准。抗心律失常药物可作为 ICD 的辅助药物,以减轻室性心律失常负荷。对于单一或系统性右心室心律失常的一级预防,ICD 益处尚不清楚。

3. 肺动脉高压　肺动脉高压(pulmonary hypertension, PH)是影响 CHD 患者预后的重要因素。与 CHD 的治疗决策、手术疗效及临床预后密切相关。PH 通常指静息时有创测量的平均肺动脉压(pulmonary artery pressure, PAP)≥25mmHg,目前此标准已降至 >20mmHg。毛细血管前肺动脉高压(pulmonary arterial hypertension, PAH)除上述标准外还需满足肺血管阻力(pulmonary vascular resistance, PVR)≥3Wood 单位(Wood units, WU)(表 8-4-3)。这种阻力的增加是由于阻塞性肺血管疾病引起的,由遗传背景、修饰基因、血管剪切应力和环境触发因素驱动。重要的是,要将 CHD 相关肺动脉高压(pulmonary arterial hypertension associated with congenital heart disease, PAH-CHD)和左室充盈压力 >15mmHg(由于左心室充盈压力的被动传递而导致毛细血管后 PH)进行鉴别,因为 PAH 靶向治疗对毛细血管后 PH 无效。

肺动脉高压的诊断通常包括病史、体格检查、肺功能、动脉血气分析、影像学(特别是超声心动图)和实验室检查(包括血细胞总数、血清铁水平、红细胞压积、传染病和 NT-proBNP 等)。在进

表 8-4-2　ACHD 患者心律失常风险评估

CHD 类型	室上性心律失常			室性心律失常，心源性猝死		心动过缓			
						SND		房室传导阻滞	
	AVRT	IART/EAT	AF	持续性 VT	SCD	先天性	获得性	先天性	获得性
继发孔型 ASD		中风险	中风险		极低风险	极低风险	低风险	极低风险	极低风险
上腔静脉窦型 ASD		中风险	低风险				低风险		
AVSD/原发型 ASD		中风险	中风险	极低风险	极低风险	极低风险		极低风险	中风险
VSD		低风险	极低风险	低风险	极低风险				低风险
Ebstein 畸形	高风险	中风险	低风险	极低风险			中风险		
TOF		中风险	中风险	中风险	中风险		低风险		低风险
TGA									
心房转位		高风险	低风险	中风险	高风险		高风险		低风险
动脉转位		低风险		低风险	极低风险		极低风险		
ccTGA	中风险	低风险	低风险	极低风险	中风险			低风险	中风险
Fontan 手术									
心房肺动脉连接		高风险	中风险		低风险		中风险		
心内外管道		中风险	低风险		低风险		中风险		
心外管道		低风险	低风险	极低风险	低风险		低风险	低风险	中风险
艾森门格综合征		中风险	中风险		中风险				

注：AF，心房颤动；ASD，房间隔缺损；AVRT，房室折返性心动过速；AVSD，房室间隔缺损；ccTGA，先天性矫正型大动脉转位；CHD，先天性心脏病；EAT，异位房性心动过速；IART，心房内折返性心动过速；SCD，心源性猝死；SND，窦房结功能障碍；TGA，大动脉转位；TOF，法洛四联症；VSD，室间隔缺损；VT，室性心动过速。

表 8-4-3 ACHD 肺动脉高压亚型

定义	血流动力学特点	临床表现
肺动脉高压（PH）	平均 PAP>20mmHg	全部
毛细血管前 PH（PAH）	平均 PAP>20mmHg PAWP≤15mmHg PVR≥3WU	修复前、后的分流病变（包括艾森门格综合征） 复杂 CHD（包括单心室、节段性 PAH）
孤立性毛细血管后 PH	平均 PAP>20mmHg PAWP>15mmHg PVR<3WU	体循环心室功能障碍 体循环房室瓣膜功能不全 肺静脉梗阻 三房心
合并毛细血管前、后 PH	平均 PAP>20mmHg PAWP>15mmHg PVR≥3WU	同孤立性毛细血管后 PH 孤立性毛细血管后 PH 合并分流病变 / 复杂 CHD

注：ACHD，成人先天性心脏病；CHD，先天性心脏病；PAP，肺动脉压；PAWP，肺动脉楔压；PVR，肺血管阻力；WU，Wood 单位。

行重大医疗决策前，如开始应用血管扩张剂和随访疗效、妊娠或手术，通常需要进行右心导管检查和房室血氧饱和度测定。PAH-CHD 患者的预后随着目前 PAH 新疗法的出现、手术和围手术期管理的进步以及多学科团队介入而得到改善。

要成功治疗 PH 的 ACHD 患者，需要多学科团队协作，包括影像、心脏病学、呼吸病学、血液学、传染病、产科、麻醉学、新生儿科、胸心血管外科、护理和医学遗传学方面的专家等。此类患者的一般处理包括：社会和心理支持、接种疫苗和避免过度劳累等。在没有房性心律失常、机械瓣膜或人工血管的情况下，通常不建议在 PAH-CHD 患者中使用维生素 K 拮抗剂（VKAs）抗凝，但也应根据个体情况决定（例如较大肺动脉瘤伴有血栓或既往血栓栓塞事件）。目前，尚无关于使用非维生素 K 拮抗剂口服抗凝药（NOAC）的数据。在艾森门格综合征患者中，缺乏支持常规使用抗凝剂的数据，但房性心律失常、考虑存在肺动脉血栓以及低出血风险的患者，应考虑口服抗凝剂。由于发绀患者出血风险增加，应根据具体情况仔细评估口服抗凝剂和抗血小板药物的使用。

积极针对肺高压的治疗能够使艾森门格综合征患者获益，在其他 CHD 造成的肺高压中情况类似。前列环素类药物静脉制剂在早期应用时效果较好。但由于应用静脉制剂时需要中心静脉置管，增加了艾森门格综合征患者及右向左分流患者反常栓塞和感染的风险，故在这类患者更适合皮下或吸入制剂。单独应用钙通道阻滞剂只限于下列患者：先天性缺损的通道已关闭，并且对血管舒张剂有反应（吸入 NO 后平均肺动脉压力即刻下降大于 10mmHg 并且数值低于 40mmHg），但这类患者在 CHD 造成的肺动脉高压患者中只占极少数。在艾森门格综合征患者中，内皮素受体拮抗剂波生坦能够提高 6 分钟步行试验结果且降低肺血管阻力。尽管波生坦可以提高运动耐量和生活质量，但其对于病死率的影响尚未得到验证。经验上而言，其他的内皮素受体拮抗剂、磷酸二酯酶 -5 抑制剂（西地那非、他达拉非）对 CHD 肺动脉高压和艾森门格综合征患者都显示出良好的功能和血流动力学结果，但缺乏大型的研究数据支持。对于最新的马昔腾坦、司来帕格、利奥西呱在 CHD 的应用仍缺少经验。对于药物治疗无效的特殊情况，心肺联合移植或肺移植可能是一种选择，但受到手术的复杂性和器官紧缺的限制。

4. 感染性心内膜炎　感染性心内膜炎是指由细菌、真菌和其他微生物（如病毒、立克次体、衣原体、螺旋体等）直接感染而产生的心瓣膜或心室壁内膜炎症。ACHD 患者的感染性心内膜炎发病率较高。高危患者是指具有人工瓣膜（包括经导管瓣膜和瓣膜成型环）、既往感染性心内膜炎病史、任何发绀型先天性心脏病、需要人工材料的 CHD 外科术后 6 个月内或仍存在残余分流或瓣膜反流的患者。此类患者应用抗生素前应重视血培养的重要性。

二、研究进展

目前不同研究对 CHD 在患病率、发病率、死亡率等方面的性别差异结果存在分歧。在 CONCOR 研究中，虽然两性在死亡率上没有差异，但在发病率上存在差异（女性肺动脉高压的风险增加，但感染性心内膜炎、主动脉并发症、ICD 植入的风险降低）。这些差异和基因、遗传、体表面积是否相关，仍有待进一步研究。

研究显示，约 90% 轻症 CHD 患者、75% 中度复杂 CHD 患者、40% 复杂 CHD 患者年龄在 60 岁及以上。该比例在未来的数十年预期还会继续上升。高龄 CHD 患者数量在增长，意味着特殊医疗需求在增长。患者老龄化意味着更高的并发症发生率、年龄相关心律失常的风险（特别是房颤）、获得性疾病发生率、对药物的反应性变化等。针对高龄 CHD 患者的研究和指南亟待完善。

其他仍待进一步探索的问题详见表 8-4-4。

表 8-4-4　仍待进一步研究的问题

患者评估
主观上把先天性心脏病依据复杂程度分为轻度、中度、重度（见表 8-4-1），这种分类对于临床管理和风险分层的有效性还有待于进一步研究
除了死亡率外，还需要确定相关的结果指标，以衡量患者管理质量
神经激素在估计疾病严重程度和干预时机方面的作用尚未完全确定

心力衰竭
心力衰竭的病理生理学机制，特别是在具有体循环右心室和 Fontan 循环的心力衰竭中的机制，尚不完全清楚，需要进一步研究以寻找更好的预防和治疗方法
急性和慢性心力衰竭标准治疗的适应证需要更好地定义
需要更好地定义心衰的预测和病程，以改善心室辅助装置 / 移植的适应证和时机

心律失常
中度和复杂 CHD 需要专门的评分系统来评估房性心律失常的抗凝适应证
ACHD 患者的起搏和 CRT 适应证主要来源于心脏解剖结构正常的患有缺血性或扩张型心肌病的成年人，不适用于结构和功能多样性的 CHD

续表

肺动脉高压
肺动脉高压的药物治疗对艾森门格综合征患者生存的影响需进一步研究
早期联合治疗在 PAH-CHD 中的作用需要进一步关注
前列环素治疗 PAH-CHD 的经验有限，需要进一步研究

发绀型患者
在没有血栓栓塞并发症强危险因素（如心房性心律失常）的情况下，常规抗凝治疗能否获益存在争议，需要进一步研究

三、实用技巧

【CHD 术后常见并发症处理要点】

1. 术后肺动脉高压　术后肺动脉压力增高是出现右心衰竭、低氧血症、低心排血量综合征等"肺动脉高压危象"的主要原因，危及患者生命，为防止以上情况出现，可采取以下措施：①在术后早期经验性应用正性肌力药物及血管活性药物如多巴胺、多巴酚丁胺、硝酸甘油、磷酸二酯酶抑制剂（米力农、奥普力农）等，必要时可予一氧化氮吸入，在加强心肌收缩力的同时扩张肺动脉，同时辅以利尿治疗减轻右心负荷；②为防止术后因患者躁动而引发的肺动脉痉挛，手术结束时应注意麻醉深度适当，返回 ICU 后使用镇痛镇静治疗，必要时应用肌松药减少机体做功、减少氧耗、防止"肺动脉高压危象"的发生；③适当使用呼气末正压（PEEP）防止肺不张，术后静脉应用氨溴索并可配合使用呼吸机管路雾化吸入装置，配以祛痰药物稀释痰液利于痰液清除；④严密监测动脉血气，必要时予 Swan-Ganz 导管实时监测肺动脉压力，及时调整治疗方案。

2. 急性左心衰　主要发生在左向右分流量较大的房间隔缺损、室间隔缺损（ventricular septal defect, VSD），特别是部分心内膜垫缺损或合并动脉导管未闭的 VSD 患者。心内畸形纠正后左心室负荷加重而发生心衰。术后一般控制患者 CVP 不超过 12cmH$_2$O，亦可应用 Swan-Ganz 导管测定肺动脉楔压评估左心充盈情况。控制单位时间内的输液速度，术后药物治疗仍以强心、利尿、扩管等减轻心脏前后负荷为主。总之,优化血流动力学和防治心律失常仍是治疗关键。

3. 渗出综合征 术后24小时或48小时内行床旁胸部X线检查或胸部彩超,可尽早发现胸腔积液及心包积液。可积极补充新鲜血浆及人血白蛋白,应用利尿剂及糖皮质激素。如积液量多,尽早予以胸腔闭式引流,延迟心包腔置管的拔除时间,配合药物清除炎症因子等综合性处理可使渗出综合征得到有效控制。

四、实战病例

【Ebstein畸形矫治术后右心衰ECMO辅助】

1. 摘要 "Ebstein畸形,房间隔缺损、心房颤动、频发室性期前收缩,右心衰竭"患者,"三尖瓣下移矫治术"后1天出现心原性休克,ECMO辅助并利用CRRT进行肾脏替代治疗和脱水。其间患者接受清醒ECMO辅助,辅助11天撤除ECMO。再次出现右心衰、恶性心律失常以及置管创口感染,经维持体循环灌注压和脱水、米力农强心治疗及积极的抗感染、营养、康复治疗后治愈出院。

2. 病例介绍 患者64岁女性,因"胸闷气短间断下肢水肿8年,加重1个月"入院。外院确诊"Ebstein畸形",来笔者所在医院手术。术中折叠房化右室,重建三尖瓣后叶及隔叶,缝合于新瓣环并植入成形环,修补房间隔缺损。回ICU后低血压、低灌注,CVP>20mmHg,进行性乳酸升高,无肺动脉高压,左室舒张末期内径28mm,左心室射血分数58%,右心运动普遍减低,立即进行经股VA-ECMO辅助。术后3天行CRRT,术后8天拔除气管插管实施清醒ECMO,其间按ECMO管理常规予补充凝血因子、抗凝、抗感染及其他对症治疗。术后12天患者右心功能有所恢复,撤除ECMO并修复置管动静脉。患者出现高热及炎症指标上升,经PET/CT检查除外心内膜、肺、腹腔、骨髓等病灶,考虑置管创口感染,予清创、引流、换药,更换CVC及CRRT管路并调整抗生素治疗。但患者主要问题仍为右心衰,多

次发生室性心动过速、快速房颤等恶性心律失常,在电复律、补充电解质及应用抗心律失常药物的基础上,继续加强脱水(包括过渡至口服托伐普坦等利尿剂),增加米力农强心,患者CVP逐渐降至14mmHg左右。营养、康复治疗贯穿患者监护过程,术后34天患者右心功能和肾功能恢复,撤CRRT,转出ICU。术后47天出院。

3. 病例特点 患者CHD病史长,容量长期超负荷,右心功能严重受损。经手术打击,发生心原性休克。ECMO是右心衰、心原性休克辅助治疗的有力方式,但是,因为患者右心功能迟迟不能恢复,撤ECMO后,持续性快速心律失常伴随而至,此时左心功能正常,右心射血减少致使左心前负荷不足,冠脉灌注减少等,呈现不合并肺动脉高压的典型右心衰特征。

4. 诊治要点和难点 术后右心衰不同于慢性心衰,此时畸形已获得矫治,心脏需要适应新的条件,但是患者术前存在房间隔缺损、左室不大,术后右心衰时无法利用房间隔缺损实现右心减压。治疗的难点集中于右心负荷控制。围手术期合并右心衰竭时,并发各种类型心律失常,轻度右心衰竭时以心房颤动、心房扑动、室上性心动过速为主,严重右心衰竭时可出现恶性室性心律失常。这些心律失常的控制离不开右心功能的恢复。

5. 治疗体会 右心衰竭心原性休克是ECMO适应证,ECMO静脉引流可以完美地减轻右室前负荷;中心静脉压代表了右心负荷,其升高是右心衰的常见特征,有时中心静脉压甚至会超过肺动脉楔压。减轻心脏负荷、增加右心收缩力、必要时降低肺动脉压至关重要。

(侯登榜)

参考文献

[1] VAN DER LINDE D, KONINGS E E, SLAGER M A, et al. Birth prevalence of congenital heart disease worldwide: a systematic review and meta-analysis [J]. J Am Coll Cardiol, 2011, 58(21): 2241-2247.

[2] LIU Y, CHEN S, ZUHLKE L, et al. Global birth prevalence of congenital heart defects 1970-2017:

updated systematic review and meta-analysis of 260 studies[J]. Int J Epidemiol, 2019, 48(2): 455-463.

[3] LYZZEN R, VEJLSTRUP N, BJERRE J, et al. Live-born major congenital heart disease in denmark: incidence, detection rate, and termination of pregnancy rate from 1996 to 2013[J]. JAMA Cardiol, 2018, 3(9): 829-837.

[4] MOONS P, BOVIJN L, BUDTS W, et al. Temporal trends in survival to adulthood among patients born with congenital heart disease from 1970 to 1992 in Belgium[J]. Circulation, 2010, 122(22): 2264-2272.

[5] MARELLI A J, IONESCU-ITTU R, MACKIE A S, et al. Lifetime prevalence of congenital heart disease in the general population from 2000 to 2010[J]. Circulation, 2014, 130(9): 749-756.

[6] LI W, WEST C, MCGHIE J, et al. Consensus recommendations for echocardiography in adults with congenital heart defects from the International Society of Adult Congenital Heart Disease(ISACHD)[J]. Int J Cardiol, 2018, 272: 77-83.

[7] DI SALVO G, MILLER O, BABU NARAYAN S, et al. Imaging the adult with congenital heart disease: a multimodality imaging approach-position paper from the EACVI[J]. Eur Heart J Cardiovasc Imaging, 2018, 19(10): 1077-1098.

[8] HABIB G, LANCELLOTTI P, ANTUNES M J, et al. 2015 ESC Guidelines for the management of infective endocarditis: the task force for the management of infective endocarditis of the European Society of Cardiology(ESC). Endorsed by: European Association for Cardio-Thoracic Surgery(EACTS), the European Association of Nuclear Medicine(EANM)[J]. Eur Heart J, 2015, 36(44): 3075-3128.

[9] DILLER G P, DIMOPOULOS K, OKONKO D, et al. Exercise intolerance in adult congenital heart disease: comparative severity, correlates, and prognostic implication[J]. Circulation, 2005, 112(6): 828-835.

[10] BAGGEN V J, VAN DEN BOSCH A E, EINDHOVEN J A, et al. Prognostic value of N-terminal pro-B-type natriuretic peptide, troponin-T, and growth-differentiation factor 15 in adult congenital heart disease[J]. Circulation, 2017, 135(3): 264-279.

[11] VAN DE BRUAENE A, HICKEY E J, KOVACS A H, et al. Phenotype, management and predictors of outcome in a large cohort of adult congenital heart disease patients with heart failure[J]. Int J Cardiol, 2018, 252: 80-87.

[12] HOPKINS W E, CHEN Z, FUKAGAWA N K, et al. Increased atrial and brain natriuretic peptides in adults with cyanotic congenital heart disease: enhanced understanding of the relationship between hypoxia and natriuretic peptide secretion[J]. Circulation, 2004, 109(23): 2872-2877.

[13] DILLER G P, KEMPNY A, ALONSO-GONZALEZ R, et al. Survival prospects and circumstances of death in contemporary adult congenital heart disease patients under follow-up at a large tertiary centre[J]. SCirculation, 2015, 132(22): 2118-2125.

[14] PONIKOWSKI P, VOORS A A, ANKER S D, et al. 2016 ESC Guidelines for the diagnosis and treatment of acute and chronic heart failure: the task force for the diagnosis and treatment of acute and chronic heart failure of the European Society of Cardiology(ESC) developed with the special contribution of the Heart Failure Association(HFA) of the ESC[J]. Eur Heart J, 2016, 37(27): 2129-2200.

[15] BUDTS W, ROOS-HESSELINK J, RADLE-HURST T, et al. Treatment of heart failure in adult congenital heart disease: a position paper of the Working Group of Grown-Up Congenital Heart Disease and the Heart Failure Association of the European Society of Cardiology[J]. Eur Heart J, 2016, 37(18): 1419-1427.

[16] HERNANDEZ-MADRID A, PAUL T, ABRAMS D, et al. Arrhythmias in congenital heart disease: a position paper of the European Heart Rhythm Association(EHRA), Association for European Paediatric and Congenital Cardiology(AEPC), and the European Society of Cardiology(ESC) Working Group on grown-up congenital heart disease, endorsed by HRS, PACES, APHRS, and SOLAECE[J]. Europace, 2018, 20(11): 1719-1753.

[17] KHAIRY P, VAN HARE G F, BALAJI S, et al. PACES/HRS expert consensus statement on the recognition and management of arrhythmias in adult congenital heart disease: developed in partnership between the Pediatric and Congenital Electrophysiology Society(PACES) and the Heart Rhythm Society(HRS). Endorsed by the governing bodies of PACES, HRS, the American College of Cardiology(ACC), the American Heart Association

（AHA），the European Heart Rhythm Association（EHRA），the Canadian Heart Rhythm Society（CHRS），and the International Society for Adult Congenital Heart Disease（ISACHD）[J]. Heart Rhythm, 2014, 11（10）: e102-e165.

[18] KIRCHHOF P, BENUSSI S, KOTECHA D, et al. 2016 ESC Guidelines for the management of atrial fibrillation developed in collaboration with EACTS [J]. Eur Heart J, 2016, 37（38）: 2893-2962.

[19] BRIGNOLE M, AURICCHIO A, BARON-ESQUIVIAS G, et al. 2013 ESC Guidelines on cardiac pacing and cardiac resynchronization therapy: the task force on cardiac pacing and resynchronization therapy of the European Society of Cardiology（ESC）. Developed in collaboration with the European Heart Rhythm Association（EHRA）[J]. Eur Heart J, 2013, 34（29）: 2281-2329.

[20] PRIORI S G, BLOMSTROM-LUNDQVIST C, MAZZANTI A, et al. 2015 ESC Guidelines for the management of patients with ventricular arrhythmias and the prevention of sudden cardiac death: the task force for the management of patients with ventricular arrhythmias and the prevention of sudden cardiac death of the European Society of Cardiology（ESC）. Endorsed by: Association for European Paediatric and Congenital Cardiology（AEPC）[J]. Eur Heart J, 2015, 36（41）: 2793-2867.

[21] ENGELFRIET P M, DUFFELS M G, MOLLER T, et al. Pulmonary arterial hypertension in adults born with a heart septal defect: the Euro Heart Survey on adult congenital heart disease [J]. Heart, 2007, 93（6）: 682-687.

[22] SIMONNEAU G, MONTANI D, CELERMAJER D S, et al. Haemodynamic definitions and updated clinical classification of pulmonary hypertension [J]. Eur Respir J, 2019, 53（1）: 1801913.

[23] GALIE N, HUMBERT M, VACHIERY J L, et al. 2015 ESC/ERS Guidelines for the diagnosis and treatment of pulmonary hypertension: the joint task force for the diagnosis and treatment of pulmonary hypertension of the European Society of Cardiology（ESC）and the European Respiratory Society（ERS）: Endorsed by: Association for European Paediatric and Congenital Cardiology（AEPC）, International Society for Heart and Lung Transplantation（ISHLT）[J]. Eur Heart J, 2016, 37（1）: 67-119.

[24] DIMOPOULOS K, INUZUKA R, GOLETTIO S, et al. Improved survival among patients with Eisenmenger syndrome receiving advanced therapy for pulmonary arterial hypertension [J]. Circulation, 2010, 121（1）: 20-25.

[25] GALIE N, MANES A, NEGRO L, et al. A meta-analysis of randomized controlled trials in pulmonary arterial hypertension [J]. Eur Heart J, 2009, 30（4）: 394-403.

[26] LAJOIE A C, LAUZIERE G, LEGA J C, et al. Combination therapy versus monotherapy for pulmonary arterial hypertension: a meta-analysis [J]. Lancet Respir Med, 2016, 4（4）: 291-305.

[27] SKORO-SAJER N, GERGES C, BALINT O H, et al. Subcutaneous treprostinil in congenital heart disease-related pulmonary arterial hypertension [J]. Heart, 2018, 104（14）: 1195-1199.

[28] VERHEUGT C L, UITERWAAL C S, VAN DER VELDE E T, et al. Gender and outcome in adult congenital heart disease [J]. Circulation, 2008, 118（1）: 26-32.

[29] VAN DER BOM T, MULDER B J, MEIJBOOM F J, et al. Contemporary survival of adults with congenital heart disease [J]. Heart, 2015, 101（24）: 1989-1995.

第 5 节 肥厚型心肌病手术特点及外科术后监护

肥厚型心肌病（hypertrophic cardiomyopathy, HCM）是临床上较常见的遗传性疾病，可能是第一个基于病因和发病机制进行精准治疗的心血管病。全球发病率为 0.2%~0.5%，其中约 70% 为梗阻性肥厚型心肌病（oHCM）。oHCM 患者因心肌过度收缩，心室壁肥厚引起左心室流出道（LVOT）梗阻、心输出量不足，从而造成运动耐力下降、呼吸困难等症状。

一、知识要点

【定义】

HCM 主要由编码肌小节相关蛋白的基因致病性变异导致，或病因不明的以心肌肥厚为特征的心肌病,左心室壁受累常见,需要排除其他心血管疾病或全身性、代谢性疾病引起的心室壁增厚。超声心动图或者磁共振检查左心室舒张末期任意部位室壁厚度≥15mm可确诊,致病基因检测阳性者或者遗传受累家系成员检查发现左心室壁厚度≥13mm即可确诊。

【病因】

HCM的主要病因是编码肌小节蛋白或肌小节相关结构蛋白的基因变异,主要表现为常染色体显性遗传,偶有隐性遗传报道。因此,HCM也被称为"肌小节疾病"。肌小节是心肌纤维的基本单位,基因变异后导致心肌收缩异常、舒张功能受损、能量消耗增加,进而引起心肌压力感受器及应答通路异常,诱发心肌细胞的组织学和形态学变化,导致心肌细胞肥大、排列紊乱、间质纤维化、心肌重塑等。

【临床分型】

1. 血流动力学　根据血流动力学,分为梗阻性肥厚型心肌病和非梗阻性肥厚型心肌病。肥厚型心肌病最常累及左心室。由于评价是否存在左室流出道梗阻及梗阻的程度对判断患者预后和指导临床治疗均有重要意义,这也是临床上最常用的分类方法。无创监测方法主要是超声心动图,可以根据不同部分的血流速度推算出左室流出道压力阶差(left ventricular outflow tract gradient, LVOTG)。根据LVOTG的变化情况分为静息梗阻性和隐匿梗阻性,前者指静息时LVOTG峰值≥30mmHg(1mmHg=0.133kPa),后者指静息时LVOTG峰值<30mmHg,而激发后LVOTG峰值≥30mmHg。心肌肥厚累及右心室时,静息时右心室流出道压力阶差≥16mmHg诊断为右心室流出道梗阻。必要时行有创左心导管检查,直接测量左心室心腔内左心流出道不同部位的压力,是最准确的方法。

2. 遗传学　根据遗传学特点,分为家族性肥厚型心肌病和散发性肥厚型心肌病。家族性HCM是指除先证者外,三代直系亲属中有一个或一个以上成员被确诊为HCM,或存在与先证者相同的基因变异,伴或不伴心电图及超声心动图异

常,否则为散发性HCM。

3. 部位　根据心肌肥厚部位,分为心室间隔肥厚(临床最常见,主要累及室间隔基底部)、心尖部肥厚(主要累及左心室乳头肌水平以下心尖部,通常不伴LVOTG升高)、左心室壁弥漫性肥厚(少数患者表现为左心室壁弥漫性增厚)、双心室壁肥厚(除左心室壁肥厚外,还有右心室壁肥厚,右心室游离壁厚度>5mm)、孤立性乳头肌肥厚(主要特点是乳头肌肥厚,其余左心室节段不受影响)。

【病理生理】

HCM具有复杂的病理生理机制,主要包括左心室流出道梗阻(left ventricular outflow tract obstruction, LVOTO)、二尖瓣反流(mitral regurgitation, MR)、舒张功能不全、心肌缺血和自主神经功能异常等。对于一个具体的HCM患者,可能以一种机制为主,也可能涉及多种机制之间复杂的相互作用。

1. 左心室流出道梗阻(LVOTO)

(1)诊断标准:目前,LVOTO主要采用多普勒超声心动图检查来评估,定义为LVOTG≥30mmHg。

(2)产生机制:目前认为,主要有两种机制参与LVOTO的形成:①非对称性室间隔肥厚(asymmetric septal hypertrophy, ASH),尤其是室间隔基底部增厚及二尖瓣解剖结构改变(包括瓣叶拉长、乳头肌前移)造成LVOT狭窄,引起机械性梗阻;②二尖瓣前叶收缩期前向活动(systolic anterior motion, SAM)现象加重LVOT狭窄,引起动力性梗阻。

(3)影响因素:HCM患者的LVOTO是动态变化的,对心室负荷及心肌收缩力变化敏感。增强心肌收缩力或减轻心脏前后负荷(如使用强心药、采取站立位、瓦尔萨尔瓦动作、含服硝酸甘油、使用血管扩张剂等)可使LVOTO加重;相反,减弱心肌收缩力或增加心脏前后负荷(如使用β受体阻滞剂、采取蹲位、抬腿等)可使LVOTO减轻。

(4)预后影响:LVOTO增加左心室收缩压,加重心肌缺血,是梗阻性HCM患者症状产生的主要原因。研究显示,LVOTO显著增加了HCM

患者发生心源性猝死（sudden cardiac death, SCD）、进展至中重度心力衰竭、卒中及死亡等不良事件的风险。

2. 二尖瓣反流（MR）　产生原因主要有两方面：①继发于 LVOTO 导致的 SAM 现象；②原发性或内在的二尖瓣相关结构异常，如二尖瓣叶过度拉长、异常乳头肌插入、乳头肌前向移位等。

3. 舒张功能不全　产生机制主要包括两方面：①心肌缺血、缺氧、能量代谢障碍，导致心肌细胞舒张期钙再摄取异常，导致心肌主动松弛能力受损；②心室肥厚、心肌纤维化、心室几何形状改变等，导致心室壁顺应性降低（僵硬度增加），心室被动充盈受限。对于非梗阻性 HCM 患者，舒张功能不全是导致活动耐力下降，出现心衰症状的主要原因。由于心室松弛功能受损，心室充盈更依赖于心房收缩，当出现心房颤动等房性心律失常时，HCM 患者的耐受性更差。

4. 心肌缺血　产生原因可能包括如下几个方面：①心肌细胞肥大，导致心肌氧气供需失衡；②心室壁内小冠状动脉管壁增厚，管腔狭窄，血管分布密度降低；③冠状动脉微血管功能障碍（microvascular dysfunction, MVD）导致冠状动脉血流储备降低；④部分患者可以合并冠状动脉肌桥及冠状动脉粥样硬化病变。

5. 自主神经功能异常　主要表现为心率恢复异常、不恰当的血管扩张和对运动的异常血压反应（abnormal blood pressure response, ABPR），与 HCM 的预后有一定关系。

肥厚型心肌病手术主要以解决常规治疗无效或效果欠佳的上述病理改变为目的，术后应针对 HCM 疾病本身病理改变，以及手术所致相关病理生理变化，进行相应的围手术期管理。

【临床表现】

HCM 临床症状异质性大，有些患者可长期无症状，而有些患者首发症状就是猝死。儿童或青少年时期确诊的 HCM 患者症状更多，预后可能更差。

1. 呼吸困难　是最常见的症状，多为劳力性呼吸困难。主要由左心室舒张期充盈压升高，升高的左心室压力传回肺循环所致。肥厚的心肌导致左心室舒张功能受限，舒张期充盈压升高，进而造成左房内压力升高，导致肺部血液回流障碍，心内膜下缺血共同作用出现呼吸困难。

2. 胸痛　大约 40% HCM 患者有胸痛的不适症状，在不合并冠状动脉粥样硬化的 HCM 患者中也很常见。这是心肌肥厚，心室舒张功能受损和心肌耗氧量显著增加，导致心肌缺血所致。HCM 的胸痛需要与冠心病心肌缺血鉴别，二者都合并心电图 ST 段的缺血改变。

3. 头晕　常在劳累时加重，可能因劳力后 LVOTG 增大，或活动后汗液蒸发，血容量下降导致。头晕也可能由快速站立或排便时瓦尔萨尔瓦动作引起。某些药物，如利尿剂、硝酸甘油和血管扩张药物会增加 LVOTG，加重左心室流出道梗阻。头晕也可能继发于非持续性心律失常相关的低血压和脑灌注减少。

4. 心悸　多与心功能减退或心律失常有关。HCM 患者常合并心律失常，例如房性和室性期前收缩、窦性停搏、心房颤动、心房扑动、室上性心动过速和室性心动过速等。

5. 晕厥　晕厥在 HCM 患者中发生率为 15%~25%，由运动时心输出量不足或合并心律失常引起。非持续性房性或室性快速性心律失常是 HCM 患者常见的晕厥原因，而部分 HCM 患者存在窦房结和房室结功能异常，会导致严重的心动过缓，也是引起晕厥的重要原因。

6. SCD　HCM 是导致青少年和运动员发生 SCD 的最常见病因，尤其与过度劳累有关。在超过 80% 的病例中，导致猝死的心律失常是室颤。

【辅助检查】

1. 心电图检查　包括常规 12 导联心电图和 24~48 小时动态心电图检查。

2. 超声心动图　超声心动图检查是目前 HCM 患者临床诊断、病情监测、治疗方法选择及治疗效果评价的首选检查方法。

应主要关注以下方面。

（1）测量心室壁厚度，评估左心室肥厚（LVH）：需要测量舒张末期心室短轴从心底至心尖所有节段的最大心室壁厚度，避免心室长轴 M 型超声斜切而高估心室壁厚度。LVH 一般采用左心室质量指数（left ventricular mass index，LVMI）来评价。

（2）测量 LVOT 压差，评估 LVOTO：首先测量静息状态下 LVOT 的瞬时峰值压差，评估是否存在静息性 LVOTO；如果静息状态下 LVOT 压差 <50mmHg，推荐进行激发试验，评估是否存在隐匿性 LVOTO。

（3）其他：评估二尖瓣功能或结构异常，评估左心室舒张功能异常等。

3. 心脏磁共振（CMR）检查　CMR 检查是目前诊断 HCM 最准确的方法，也是目前评估心肌纤维化的首选无创性影像学方法，在 HCM 患者中的应用主要包括测量心室壁厚度及心腔大小，评估心肌纤维化。

4. 基因检测　基因检测在 HCM 的诊断和鉴别诊断、家系筛查及优生优育等方面均具有重要价值，在 HCM 的预后评价和危险分层方面也具有一定价值。目前主要采用二代测序（next generation sequencing，NGS）技术进行基因突变检测，具有高通量、检测快、成本低等特点。

5. 冠状动脉 CT 成像、冠状动脉造影及心室造影检查　HCM 患者部分合并冠状动脉肌桥或冠心病，与不良预后相关。对于有心绞痛症状或心肌缺血证据，有冠心病危险因素的 HCM 患者计划行外科室间隔切除术，计划进行酒精室间隔消融术的 HCM 患者，推荐进行冠状动脉造影检查以明确冠心病诊断并指导治疗决策。

6. 运动负荷试验　运动负荷试验主要包括平板运动试验和心肺运动试验。若无法进行运动负荷试验，可采取药物激发试验替代。

7. 心脏生物标志物检测　目前主要指利尿钠肽检测及心肌肌钙蛋白检测。利尿钠肽检测用于评估心脏负荷情况或心脏功能状态，心肌肌钙蛋白检测用于评估心肌损伤情况，二者均有助于 HCM 患者危险分层及预后判断。

8. 有创性血流动力学检查　主要指心导管检查，推荐计划行立体定向放射治疗（SRT）的患者进行心导管有创性血流动力学检查准确评估 LVOTO 程度，指导治疗决策。

9. 心内电生理检查　心内电生理检查（electrophysiological study，EPS）及导管消融治疗，证实有持续性或反复发作的室上性心动过速及心室预激的 HCM 患者，推荐进行 EPS 及导管消融治疗；部分明确的、症状性、持续性单形室性心动过速患者，可以考虑进行 EPS 及导管消融治疗。

10. 心内膜心肌活检　心内膜心肌活检（endomyocardial biopsy，EMB）主要用于临床评估提示浸润性、贮积性或炎症性疾病而常规无创性影像学检查无法明确诊断，或者 HCM 患者经常规治疗后效果不佳需要进一步明确病因，有助于明确诊断，指导治疗。

【诊断】

临床诊断应基于以下因素：家族史、不明原因的症状（如呼吸困难、胸痛、乏力、心悸、晕厥或先兆晕厥）、收缩期喷射性杂音和心电图异常，有上述一个或多个临床表现时，应进一步行超声心动图和/或 CMR 检查等以确定诊断。肥厚型心肌病的临床诊断主要依据影像学诊断标准，具体为超声或者心脏 MR 检查测量的左心室舒张末期任意节段室壁厚度≥15mm，且无其他已知的心源性、系统性或代谢性疾病引起心肌肥厚。当患者同时伴有家族史或基因检测阳性结果时，室壁厚度≥13mm，也可诊断。诊断流程见图 8-5-1。

【合并症】

1. 心房颤动　房颤是 HCM 患者最常见的心律失常之一。18%~20% HCM 患者合并房颤，其年发生率约为 3%。高龄、左心房增大、NYHA 分级Ⅲ级和Ⅳ级是 HCM 患者发生房颤的主要危险因素。存在上述危险因素的 HCM 患者在初始评估及定期（每 1~2 年）随访过程中应该考虑延长（>48 小时）动态心电监测，评估是否合并房颤。房颤影响 HCM 患者的生活质量，增加患者卒中和周围栓塞的风险，其患病率和年发生率分别为 27% 和 4%。研究显示，经过当前有效治疗，房颤相关病死率降低，已经与无房颤的 HCM 患者无明显差异，但房颤仍是 HCM 患者发生血栓事件的重要病因。

2. 心力衰竭　HCM 患者可以出现呼吸困难症状，主要由左心室舒张功能异常引起，表现为射血分数保留的心力衰竭（LVEF≥50%）。少数患

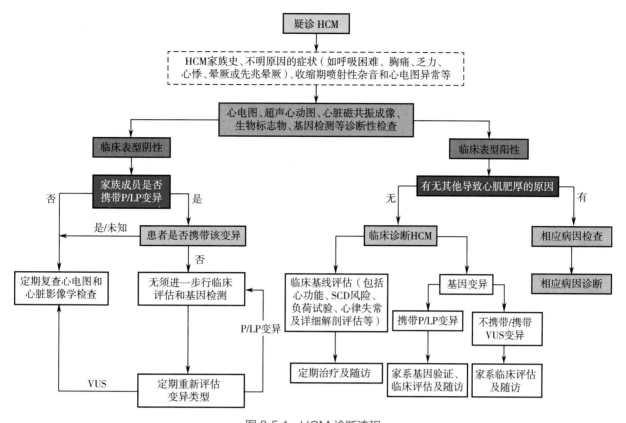

图 8-5-1　HCM 诊断流程

HCM，肥厚型心肌病；SCD，心源性猝死；P/LP，致病 / 可能致病；VUS，意义未明。

者进展至终末期 HCM，表现为射血分数降低的心力衰竭（LVEF<40%）和射血分数轻度降低的心力衰竭（LVEF 41%~49%）。

3. 心尖部室壁瘤　左室心尖部室壁瘤（left ventricular apical aneurysm，LVAA）是 HCM 相对少见的并发症，发生率在 1%~5% 之间，多见于心尖肥厚性 HCM（ApHCM）和中段梗阻性 HCM（MVOHCM）等特殊类型的 HCM。LVAA 是 HCM 患者发生 SCD 的危险因素之一，与 HCM 的不良预后密切相关。

【治疗】

目前在药物治疗基础上症状无明显改善或心功能明显受损的患者应采用介入和手术治疗，术后继续常规 HCM 药物治疗，总体原则是减轻症状，改善心功能，延缓疾病进展。

（一）介入治疗

1. 经皮腔内室间隔心肌消融术（percutaneous transluminal septal myocardial ablation，PTSMA）是通过导管将无水酒精注

入左前降支的一支或多支间隔支中，造成相应肥厚部分的心肌梗死，使室间隔基底部变薄，减轻 LVOTG 和梗阻。PTSMA 对于有适应证的 HCM 患者可有效降低 LVOTG、改善症状，增加活动耐量，长期预后良好，恶性心律失常及猝死发生率无明显增加。

2. 经皮心肌内室间隔射频消融术（percutaneous intramyocardial septal radiofrequency ablation，PIMSRA）是在超声实时引导下，在心脏非停跳状态下，通过射频高频交变电流，使肥厚心肌组织局部升温、心肌细胞脱水，造成不可逆凝固性坏死；同时，可使消融心肌内间隔支发生凝固形成反应带，从而阻断肥厚心肌组织血供，最终使室间隔厚度变薄、狭窄处内径增宽，缓解梗阻。中短期随访显示，PIMSRA 可以有效缩小室间隔厚度，降低左心室流出道或心腔内压力阶差，改善患者症状，提高患者的生活质量。

3. 经皮心内膜室间隔射频消融术（percutaneous endocardial septal radiofrequency ablation，PESA）是利用心腔内三维超声导管

同时将梗阻区和心脏关键传导束描绘到电生理三维标测图上,最大限度避免消融时传导束的损伤。消融导管在梗阻室间隔区释放射频能量,使肥厚梗阻的室间隔短期内水肿,心肌顿抑,瘢痕化后萎缩,随后心肌向心性收缩力激动顺序发生改变,这些综合因素使 LVOTG 减低,缓解梗阻。有荟萃分析比较了 PESA 和外科切除术两者之间的疗效,发现在缩小室间隔厚度方面,外科切除术明显优于 PESA,而在改善心功能方面,二者类似。

（二）外科手术治疗

1. 手术术式

（1）Morrow 手术:经典的室间隔肥厚心肌切除术。经主动脉切口,在主动脉瓣下 5mm 处作两平行纵切口,第一切口从右冠瓣中点朝向心尖,第二切口从左、右冠瓣交界朝向心尖;切除长度 2~3cm,切除厚度约为室间隔厚度的 50%。缺点是左心室中部的室间隔肌肉切除不完全,流出道疏通不充分。

（2）改良扩大 Morrow 手术:目前广泛采用。切除膜部室间隔以左 3~5mm 至接近二尖瓣前交界之间的肥厚心肌;切除范围向心尖延伸并超越左心室流出道梗阻最严重的部位后达到二尖瓣乳头肌根部水平,即长度扩大到 5~7cm。切除部分还包括左心室外侧壁、后壁连接处的心肌。

（3）经二尖瓣口左心室腔中部梗阻疏通术:可通过常规方式、胸腔镜或机器人辅助腔镜微创技术实现。对于合并二尖瓣病变需要进行二尖瓣处理的患者更合适,但对不需要进行二尖瓣处理的患者会增加二尖瓣关闭不全的风险。新手术方式的有效性和安全性需大规模临床验证。

（4）经心尖心肌切除术:适用于心尖肥厚为主或合并心尖肥厚导致左心室腔缩小和左心室舒张功能不全的患者。在心尖处切开心室,切口一般长 6cm,选择在左前降支动脉外侧并需避免缝合切口时损伤该动脉,避免损伤乳头肌。沿室间隔切除肥厚的心肌组织,而左心室游离壁的心肌组织基本保留。特别肥厚的乳头肌且导致左心室腔中部梗阻,也可作适当切除。近年来,对于一些复杂的 HCM 患者,有术者采用经主动脉联合心尖切口切除心肌,可以保证心室腔内任一水平的梗阻都可得到解除。

（5）经右心室心肌切除术:对于合并右心室壁肥厚的 HCM 患者,可在右心室圆锥部作 2~3cm 的切口,分离室间隔前部和右心室前壁的肌梁肉柱,并通过该切口切除室间隔肌肉,切除部位则和引起左心室流出道梗阻的部位相对应,厚度一般不超过室间隔厚度的 1/2。

2. 特殊问题处理

（1）二尖瓣异常:oHCM 多合并二尖瓣关闭不全,绝大多数不需要实施二尖瓣手术,解除梗阻后二尖瓣反流大部分可消除。对于术前二尖瓣本身有病变的患者,在行肥厚心肌切除的同时干预二尖瓣及腱索等,包括成形和换瓣、腱索切断等。

（2）合并冠状动脉病变:对年龄≥50 岁、有胸痛症状或年龄≥40 岁伴有冠心病危险因素的患者常规行冠状动脉造影检查,若合并严重冠状动脉病变,建议在行肥厚心肌切除的同时行冠状动脉血运重建治疗。

（3）心肌桥:HCM 合并心肌桥发生率为 15%~40%,多见于左前降支,如果考虑 HCM 患者的胸痛等症状与心肌桥相关,可在切除肥厚心肌的同时切开肌桥位置冠状动脉表面的心肌或行冠状动脉旁路移植术。

（4）房颤:对于合并房颤的患者,建议在切除肥厚心肌的同时行房颤迷宫手术。

（5）乳头肌异常:有些 HCM 患者还需要切除部分粗大的乳头肌,以解除心室腔中部的梗阻。如遇到异位乳头肌直接连接二尖瓣瓣体导致流出道梗阻,则需同期切除;但如果异位乳头肌连接的是二尖瓣瓣缘,则该乳头肌需要保留。

3. 手术后相关并发症

（1）传导阻滞:术后大约 2% 患者出现完全性房室传导阻滞。完全性左束支传导阻滞发生率 50%~76%,若术前患者存在完全性右束支传导阻滞,外科术后则更易发生完全性房室传导阻滞,需要植入永久起搏器。

（2）室间隔穿孔(<1%):多发生于室间隔厚度 <18mm 的患者。术中经食管超声心动图检查发现有室间隔左向右分流,在除外左心室冠状动脉瘘后,应及时进行手术修补。

（3）主动脉瓣反流(<1%):多发生于低龄患者以及主动脉瓣环较小的患者,因主动脉瓣损伤

所致。一旦发生应积极给予干预。

（三）心肌病手术后的药物治疗

手术对患者基础 HCM 病变有治疗作用，由于 HCM 主要是基因变异或病因不明的心肌肥厚疾病，后续病情有进一步进展的可能。手术后的病理生理改变，后续随基础病情的变化为减轻症状、改善心功能、延缓疾病进展需要继续药物辅助治疗。

1. β 受体阻滞剂　目前，β 受体阻滞剂多作为一线治疗药物。可以抑制心肌收缩，降低 LVOT 压差（主要降低运动时 LVOT 压差），减轻 LVOTO；减慢心率，改善舒张期心室充盈，明显改善患者的心功能和生活质量。对于症状性 oHCM 患者，推荐使用无血管扩张作用的 β 受体阻滞剂，包括普萘洛尔、美托洛尔和比索洛尔等，从小剂量起始，逐渐滴定至治疗有效（症状缓解）或最大耐受剂量（通常指静息心率达到 55~60 次 /min）。儿童 HCM 患者也可以使用 β 受体阻滞剂。

2. 非二氢吡啶类钙通道阻滞剂（calcium channel blocker，CCB）　具有负性肌力和负性频率作用，可以减轻 LVOTO，改善舒张期心室充盈，改善患者症状。对于 β 受体阻滞剂治疗无效、无法耐受或有禁忌的症状性 oHCM 患者，推荐使用非二氢吡啶类 CCB，包括维拉帕米或地尔硫草。儿童和青少年 HCM 患者也可以使用维拉帕米。但是，对于静息时存在严重呼吸困难或心衰体征，低血压或心原性休克，病态窦房结综合征，或二度、三度房室传导阻滞（除外已植入心脏起搏器），静息 LVOT 压差明显升高（>80mmHg）的患者，不推荐使用非二氢吡啶类 CCB。

3. 丙吡胺　属于 Ia 类抗心律失常药物，同时具有较强的负性肌力作用，可以抑制心肌收缩，减轻 SAM 现象和 MR 程度，可以降低 LVOT 压差。对于使用 β 受体阻滞剂和非二氢吡啶类 CCB 后仍有与 LVOTO 相关的持续性严重症状的患者，推荐加用丙吡胺，与 β 受体阻滞剂或非二氢吡啶类 CCB 联合应用并逐渐滴定至最大耐受剂量。由于丙吡胺可增强房室结传导，在房颤发作时有增加室率的可能，建议与 β 受体阻滞剂或非二氢吡啶类 CCB 联合使用。

4. 血管收缩剂　oHCM 患者易因左心室负荷变化发生严重低血压，如果补液效果欠佳，应用去氧肾上腺素或其他无正性肌力作用的血管收缩剂。

5. 利尿剂　oHCM 合并持续性呼吸困难的患者，证据显示容量过载或左心室充盈压高时，可考虑使用小剂量口服利尿剂，但过量利尿会降低前负荷而加重左心室流出道梗阻。

6. 不推荐用药　oHCM 患者不推荐使用正性肌力药物（如洋地黄类、磷酸二酯酶抑制剂、β₁ 受体激动剂等）、动脉及静脉血管扩张剂（如血管紧张素转换酶抑制剂、血管紧张素受体阻滞剂、二氢吡啶类 CCB、硝酸酯类药物）、大剂量利尿剂。

7. 心肌肌球蛋白抑制剂

（1）Mavacamten 是选择性心肌肌球蛋白变构抑制剂，通过选择性降低心肌肌球蛋白重链的 ATP 酶活性，可逆地抑制肌球蛋白 - 肌动蛋白横桥的过量形成，同时促使整个肌球蛋白群体转向节能的超松弛状态，从而抑制心肌过度收缩、改善舒张顺应性及能量代谢。EXPLORER-HCM 研究结果表明，Mavacamten 治疗组在复合功能主要终点方面的缓解率约为安慰剂组的 2 倍，同时显著降低运动后 LVOT 压差，也快速且持续降低静息和 Valsalva 激发 LVOT 压差。可用于治疗症状性 NYHA 分级Ⅱ~Ⅲ级的 oHCM 成人患者，以改善功能和症状。

（2）Aficamten（CK-274/CK-3773274）是一种新型选择性小分子心肌肌球蛋白抑制剂，可每日 1 次给药。REDWOOD-HCM 结果表明，Aficamten 相比安慰剂可显著降低 LVOTG 和 NT-proBNP 水平。

二、研究进展

EXPLORER-CN 研究共纳入 81 例 oHCM 患者，其中 Mavacamten 治疗组 54 例，安慰剂组 27 例（图 8-5-2）。第 30 周时，Mavacamten 治疗后 Valsalva 激发 LVOT 峰值压差较基线变化与安慰剂组的差异为 –70.29mmHg，具有统计学意义，而且获益自第 4 周起即出现，并在研究期间持续。Mavacamten 治疗也改善了各次要终点，包括第

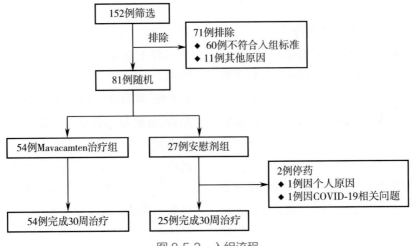

图 8-5-2　入组流程

30 周时静息 LVOT 压差、NYHA 分级、生活质量、心脏生物标志物以及左室质量指数。

安全性方面，入组患者耐受性良好，并表现出与既往研究一致的安全性特征。在我国 oHCM 患者中未观察到新的安全性信号。同时，Mavacamten 治疗组和安慰剂组的左心室射血分数（LVEF）在研究期间均保持稳定，没有患者出现 LVEF<50%。

研究结果表明，Mavacamten 用于治疗我国 oHCM 患者可达到主要疗效终点，并观察到所有次要终点均得到改善，同时证明了 Mavacamten 的安全性与既往研究一致。研究为 Mavacamten 用于治疗我国 oHCM 患者的有效性和安全性提供了证据。

三、实用技巧

【围手术期管理要点】

1. 肥厚型心肌病术中需要维持足够的麻醉深度，术后早期镇痛镇静，以降低心肌应激性，避免交感神经兴奋性增加，防止加重左心室流出道梗阻。

2. 仔细评估容量状态，保证有足够的前负荷。

3. 维持或增加血管阻力，避免使用血管扩张药物。对合并严重肺动脉高压者，术后可以吸入一氧化氮，降低肺动脉压而对外周阻力没有明显影响。

4. 维持窦性心律，积极预防和治疗室上性心律失常，避免使用可增快心率的药物。药物治疗首选美托洛尔或阿替洛尔。

5. 维持足够的灌注压，术中收缩压宜维持在 75mmHg 以上，术后收缩压应超过 90mmHg，以保持适当的血管张力。出现血压下降，首先补足容量，必要时联合使用小剂量 α 受体激动剂如去甲肾上腺素。

6. 心肌保护，由于此类患者心肌肥厚，导致灌注不良，容易发生心肌缺血，故术中要注重心肌保护。通常心肌停搏液的灌注量较其他患者要大，要缩短间隔时间。

7. 尽早使用 β 受体阻滞剂，以控制心率，维持心率在 55~80 次 /min。

8. 慎用正性肌力药物和利尿药。如果出现左心室功能不全，处理原则与其他心脏疾病患者相同。

9. 术后出现低血压而原因又难以判断时，尽早行超声心动图检查，判断低血压的原因，及时发现手术并发症等。

10. 术后发生或合并房颤者增加脑卒中风险，该类患者需要及时抗凝，治疗房颤。

四、实战病例

【应用去甲肾上腺素改善改良扩大 Morrow 术后 LVOT 峰值压差】

1. 摘要　患者因"活动后胸闷、胸痛 2 年"入院，诊断为梗阻性肥厚型心肌病，行改良扩大

Morrow+MVP+TVP+RF 术。术后患者首日超声心动图 V_{max} 221cm/s，应用小剂量去甲肾上腺素维持足够灌注压，降低流出道与主动脉峰值压力阶差。次日超声心动图 V_{max}142cm/s，后维持于此水平，康复出院。

　　2. 病例介绍　患者男性，61 岁，因"活动后胸闷、胸痛 2 年余"来诊。2 年余前出现胸闷、胸痛不适，无呼吸困难、头晕、呕吐、畏寒、发热等，于当地医院就诊，超声心动图提示梗阻性肥厚型心肌病，三尖瓣重度关闭不全，口服美托洛尔、螺内酯治疗，稍有缓解。现症状明显加重来笔者所在医院就诊。既往高血压病史。

　　笔者所在医院超声心动图（图 8-5-3）：双房增大，余心腔内径正常；左室呈非对称性肥厚，室间隔显著增厚，最厚处为 17mm，室间隔运动幅度减低，余室壁运动正常，心尖形态存在，TAPSE 23mm；二尖瓣瓣叶增厚，回声增强，瓣环可见钙化，收缩期前叶向左室流出道移动。M 型示：收缩期二尖瓣前叶曲线 C-D 段可见异常向前移动（SAM 征 +），致左室流出道狭窄。彩色多普

勒血流成像（CDFI）：收缩期左室流出道二尖瓣水平可见五彩镶嵌湍流信号，左室流出道最大瞬时流速和压差明显增大，频谱峰值后移。连续波多普勒成像（CW）：V_{max}461cm/s，压力阶差（PG）85mm。收缩期二尖瓣房侧见大量偏心性反流信号沿后叶行走，达房顶后折返，流速明显增快，估测左室压 200mmHg。收缩期三尖瓣房侧少量反流信号，TR V_{max}247cm/s，PG 24mmHg，TI 法估测肺动脉收缩压（SPAP）29mmHg；肺动脉增宽，主动脉未见明显异常。提示非对称性梗阻性肥厚型心肌病，左室流出道梗阻；双房增大；二尖瓣关闭不全（重度）；三尖瓣反流（轻度）；肺动脉增宽。

　　患者全身麻醉体外循环下行改良扩大 Morrow+MVP+TVP+RF 术，体外循环转机 204 分钟，升主动脉阻断 150 分钟。

　　术后镇痛镇静，评估后充分补充血容量，早期自主慢房颤律，心室率 40 次 /min，临时起搏器起搏心律。术后首日超声心动图 V_{max}221cm/s，应用小剂量去甲肾上腺素维持足够灌注压，收缩压 120mmHg 左右，降低流出道与主动脉峰值压力阶

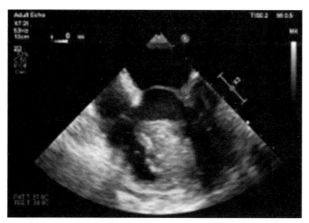
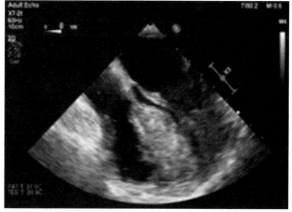
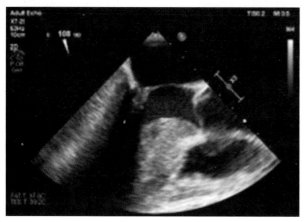
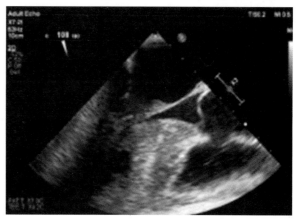

图 8-5-3　超声心动图

差。次日自主房颤律,心室率 75 次 /min 左右,拔除气管插管,应用低分子量肝素＋华法林桥接抗凝。超声心动图 V_{max}142cm/s,后维持于此水平,康复出院。

3. 诊治要点和难点与治疗体会 梗阻性肥厚型心肌病有独特的血流动力学表现,术前可通过增加前负荷或后负荷,减弱房室收缩和增加房室同步来治疗,术后因为各种原因,后负荷降低,再次出现 LVOT 峰值压差增大,排除手术纠正不满意原因之后,可通过增加血管阻力,维持窦性心律,避免使用可增快心率的药物等方式干预。

（韩丹诺）

参考文献

［1］ MARON B J, DESAI M Y, NISHIMURA R A, et al. Diagnosis and evaluation of hypertrophic cardiomyopathy: JACC state-of-the-art review［J］. J Am Coll Cardiol, 2022, 79（4）: 372-389.

［2］ SEMSARIAN C, INGLES J, MARON M S, et al. New perspectives on the prevalence of hypertrophic cardiomyopathy［J］. J Am Coll Cardiol, 2015, 65（12）: 1249-1254.

［3］ MARIAN A J, BRAUNWALD E. Hypertrophic cardiomyopathy: genetics, pathogenesis, clinical manifestations, diagnosis, and therapy［J］. Circ Res, 2017, 121（7）: 749-770.

［4］ MARIAN A J. Molecular genetic basis of hypertrophic cardiomyopathy［J］. Circ Res, 2021, 128（10）: 1533-1553.

［5］ MARON M S, OLIVOTTO I, ZENOVICH A G, et al. Hypertrophic cardiomyopathy is predominantly a disease of left ventricular outflow tract obstruction［J］. Circulation, 2006, 114（21）: 2232-2239.

［6］ ZHANG Y, ZHU Y, ZHANG M, et al. Implications of structural right ventricular involvement in patients with hypertrophic cardiomyopathy［J］. Eur Heart J Qual Care Clin Outcomes, 2022, 9（1）: 34-41.

［7］ SUNG K T, YUN C H, HOU C J, et al. Solitary accessory and papillary muscle hypertrophy manifested as dynamic mid-wall obstruction and symptomatic heart failure: diagnostic feasibility by multimodality imaging［J］. BMC Cardiovasc Disord, 2014, 14: 34.

［8］ MARON B J, ROWIN E J, UDELSON J E, et al. Clinical spectrum and management of heart failure in hypertrophic cardiomyopathy［J］. JACC Heart Fail, 2018, 6（5）: 353-363.

［9］ ZAISER E, SEHNERT A J, DUENAS A, et al. Patient experiences with hypertrophic cardiomyopathy: a conceptual model of symptoms and impacts on quality of life［J］. J Patient Rep Outcomes, 2020, 4（1）: 102.

［10］ 中华医学会心血管病学分会中国成人肥厚型心肌病诊断与治疗指南编写组, 中华心血管病杂志编辑委员会. 中国成人肥厚型心肌病诊断与治疗指南［J］. 中华心血管病杂志, 2017, 45（12）: 1015-1032.

［11］ BORJESSON M, PELLICCIA A. Incidence and aetiology of sudden cardiac death in young athletes: an international perspective［J］. Br J Sports Med, 2009, 43（9）: 644-648.

［12］ ZHAO S. Letter to the editor: is it time for imaging to level with pathology?［J］. Int J Cardiovasc Imaging, 2020, 36（11）: 2249-2250.

［13］ MARON B J, DESAI M Y, NISHIMURA R A, et al. Management of hypertrophic cardiomyopathy: JACC state-of-the-art review［J］. J Am Coll Cardiol, 2022, 79（4）: 390-414.

［14］ ZOU Y, WANG J, LIU X, et al. Multiple gene mutations, not the type of mutation, are the modifier of left ventricle hypertrophy in patients with hypertrophic cardiomyopathy［J］. Mol Biol Rep, 2013, 40（6）: 3969-3976.

［15］ SORAJJA P, OMMEN S R, NISHIMURA R A, et al. Adverse prognosis of patients with hypertrophic cardiomyopathy who have epicardial coronary artery disease［J］. Circulation, 2003, 108（19）: 2342-2348.

［16］ THALJI N M, SURI R M, DALY R C, et al. Assessment of coronary artery disease risk in 5 463 patients undergoing cardiac surgery: when is preoperative coronary angiography necessary?［J］. J Thorac Cardiovasc Surg, 2013, 146（5）: 1055-1063, 1064.

［17］ COATS C J, RANTELL K, BARTNIK A, et al. Cardiopulmonary exercise testing and prognosis in hypertrophic cardiomyopathy［J］. Circ Heart Fail, 2015, 8（6）: 1022-1031.

［18］ MAGRÌ D, RE F, LIMONGELLI G, et al. Heart failure progression in hypertrophic cardiomyopathy: possible insights from cardiopulmonary exercise testing［J］. Circ J, 2016, 80（10）: 2204-2211.

［19］MUTLU B, BAYRAK F, KAHVECI G, et al. Usefulness of N-terminal proB-type natriuretic peptide to predict clinical course in patients with hypertrophic cardiomyopathy［J］. Am J Cardiol, 2006, 98（11）: 1504-1506.

［20］MACRAE C A, GHAISAS N, KASS S, et al. Familial hypertrophic cardiomyopathy with Wolff-Parkinson-White syndrome maps to a locus on chromosome 7q3［J］. J Clin Invest, 1995, 96（3）: 1216-1220.

［21］国家心血管病中心心肌病专科联盟, 中国医疗保健国际交流促进会心血管病精准医学分会"中国成人肥厚型心肌病诊断与治疗指南 2023"专家组. 中国成人肥厚型心肌病诊断与治疗指南 2023［J］. 中国循环杂志, 2023, 38（1）: 1-33.

［22］LOSI M A, NISTRI S, GALDERISI M, et al. Echocardiography in patients with hypertrophic cardiomyopathy: usefulness of old and new techniques in the diagnosis and pathophysiological assessment［J］. Cardiovasc Ultrasound, 2010, 8: 7.

［23］OMMEN S R, MITAL S, BURKE M A, et al. 2020 AHA/ACC guideline for the diagnosis and treatment of patients with hypertrophic cardiomyopathy: executive summary: a report of the American College of Cardiology/American Heart Association Joint Committee on Clinical Practice Guidelines［J］. J Am Coll Cardiol, 2020, 76（25）: 3022-3055.

［24］HEGDE S M, LESTER S J, SOLOMON S D, et al. Effect of mavacamten on echocardiographic features in symptomatic patients with obstructive hypertrophic cardiomyopathy［J］. J Am Coll Cardiol, 2021, 78（25）: 2518-2532.

［25］LIU L, LIU B, LI J, et al. Percutaneous intramyocardial septal radiofrequency ablation of hypertrophic obstructive cardiomyopathy: a novel minimally invasive treatment for reduction of outflow tract obstruction［J］. EuroIntervention, 2018, 13（18）: e2112-e2113.

［26］ZHOU M, TA S, HAHN R T, et al. Percutaneous intramyocardial septal radiofrequency ablation in patients with drug-refractory hypertrophic obstructive cardiomyopathy［J］. JAMA Cardiol, 2022, 7（5）: 529-538.

［27］COOPER R M, SHAHZAD A, HASLETON J, et al. Radiofrequency ablation of the interventricular septum to treat outflow tract gradients in hypertrophic obstruc-tive cardiomyopathy: a novel use of CARTOSound® technology to guide ablation［J］. Europace, 2016, 18（1）: 113-120.

［28］JIANG T, HUANG B, HUO S, et al. Endocardial radiofrequency ablation vs. septal myectomy in patients with hypertrophic obstructive cardiomyopathy: a systematic review and meta-analysis［J］. Front Surg, 2022, 9: 859205.

［29］NGUYEN A, SCHAFF H V. Surgical myectomy: subaortic, midventricular, and apical［J］. Cardiol Clin, 2019, 37（1）: 95-104.

［30］BORISOV K V. Surgery of hypertrophic obstructive cardiomyopathy in patients with severe hypertrophy, myocardial fibrosis, and ventricular tachycardia［J］. Ann Thorac Surg, 2018, 106（1）: 30-37.

［31］VANSTRAELEN S, VANDENBRANDE J, YILMAZ A. Video-assisted thoracoscopic transaortic myectomy for hypertrophic obstructive cardiomyopathy［J］. Ann Thorac Surg, 2021, 111（3）: e217-e218.

［32］唐亚捷, 刘健, 陈钊, 等. 胸腔镜下经二尖瓣入路心肌切除术治疗肥厚型梗阻性心肌病的早期效果［J］. 中华胸心血管外科杂志, 2020, 36（8）: 472-477.

［33］C J A K, MARC GILLINOV A, SMEDIRA N G, et al. Robotic trans-mitral septal myectomy and papillary muscle reorientation for HOCM combined with or without mitral valve repair: technical aspects: how we do it［J］. J Card Surg, 2020, 35（11）: 3120-3124.

［34］HANG D, SCHAFF H V, OMMEN S R, et al. Combined transaortic and transapical approach to septal myectomy in patients with complex hypertrophic cardiomyopathy［J］. J Thorac Cardiovasc Surg, 2018, 155（5）: 2096-2102.

［35］LIU Y, SONG Y, GAO G, et al. Outcomes of an extended Morrow procedure without a concomitant mitral valve procedure for hypertrophic obstructive cardiomyopathy［J］. Sci Rep, 2016, 6: 29031.

［36］HONG J H, SCHAFF H V, NISHIMURA R A, et al. Mitral regurgitation in patients with hypertrophic obstructive cardiomyopathy: implications for concomitant valve procedures［J］. J Am Coll Cardiol, 2016, 68（14）: 1497-1504.

［37］FERRAZZI P, SPIRITO P, IACOVONI A, et al. Transaortic chordal cutting: mitral valve repair for obstructive hypertrophic cardiomyopathy with mild septal hypertrophy［J］. J Am Coll Cardiol, 2015, 66

（15）：1687-1696.

［38］BASSO C, THIENE G, MACKEY-BOJACK S, et al. Myocardial bridging, a frequent component of the hypertrophic cardiomyopathy phenotype, lacks systematic association with sudden cardiac death［J］. Eur Heart J, 2009, 30（13）：1627-1634.

［39］WANG S, WANG S, LAI Y, et al. Midterm results of different treatment methods for myocardial bridging in patients after septal myectomy［J］. J Card Surg, 2021, 36（2）：501-508.

［40］SECO M, LAU J C, MEDI C, et al. Atrial fibrillation management during septal myectomy for hypertrophic cardiomyopathy：a systematic review［J］. Asian Cardiovasc Thorac Ann, 2022, 30（1）：98-107.

［41］HODGES K, RIVAS C G, AGUILERA J, et al. Surgical management of left ventricular outflow tract obstruction in a specialized hypertrophic obstructive cardiomyopathy center［J］. J Thorac Cardiovasc Surg, 2019, 157（6）：2289-2299.

［42］WANG S, LUO M, SUN H, et al. A retrospective clinical study of transaortic extended septal myectomy for obstructive hypertrophic cardiomyopathy in China［J］. Eur J Cardiothorac Surg, 2013, 43（3）：534-540.

［43］RASTEGAR H, BOLL G, ROWIN E J, et al. Results of surgical septal myectomy for obstructive hypertrophic cardiomyopathy：the Tufts experience［J］. Ann Cardiothorac Surg, 2017, 6（4）：353-363.

［44］VANSTRAELEN S, VANDENBRANDE J, YILMAZ A. Video-assisted thoracoscopic transaortic myectomy for hypertrophic obstructive cardiomyopathy［J］. Ann Thorac Surg, 2021, 111（3）：e217-e218.

［45］OLIVOTTO I, OREZIAK A, BARRIALES-VILLA R, et al. Mavacamten for treatment of symptomatic obstructive hypertrophic cardiomyopathy（EXPLORER-HCM）：a randomised, double-blind, placebocontrolled, phase 3 trial［J］. Lancet, 2020, 396（10253）：759-769.

［46］刘蓉，乔树宾，胡奉环，等. 经皮室间隔心肌消融术治疗肥厚型心肌病的长期预后及其影响因素［J］. 中华心血管病杂志，2016，44（9）：771-776.

［47］BYTYÇI I, NISTRI S, MÖRNER S, et al. Alcohol septal ablation versus septal myectomy treatment of obstructive hypertrophic cardiomyopathy：a systematic review and meta-analysis［J］. J Clin Med, 2020, 9（10）：3062.

第6节　慢性血栓栓塞性肺疾病与肺动脉内膜切除术后监护

慢性血栓栓塞性肺疾病（CTEPD）是一种慢性疾病，其特征是血栓栓塞引起血管病变导致肺动脉压力升高，慢性血栓栓塞性肺动脉高压（CTEPH）最终导致右心室功能衰竭。肺动脉内膜切除术（PEA）、球囊肺血管成形术（BPA）和/或联合降肺动脉压药物是CTEPH的主要治疗方法，所有CTEPH患者都应接受终身抗凝治疗。如果病变位于手术可以剥除的近端肺动脉系统，PEA是慢性血栓栓塞性肺动脉高压的首选治疗方法，使患者长期受益。这是一项重要的心脏外科手术项目，应用几十年来开发的专业技术和手术器械，解剖剥除动脉内纤维化物质。PEA住院手术期间死亡率较低（<5%），特别是在手术病例数较多的中心。围手术期间，手术室和重症监护室内的谨慎管理是至关重要的，必须维护或治疗心脏功能、优化液体平衡、保护性机械通气和积极调控凝血机制。而再灌注性肺水肿、气道出血和右心功能不全是最棘手、严重影响围手术期安全的主要并发症，甚至需要使用体外膜氧合桥接治疗，维持病情稳定，等待并促进病情恢复。

成功的PEA在大型登记中被证明可以降低死亡率，降低肺动脉高压，提高患者生活质量，将10年生存率提高至70%以上。在这里我们对CTEPH疾病做以简述，并探讨具体的围手术期策略，特别是术后监测和管理重点和流程，以及严重并发症的监护治疗管理方案。

一、知识要点

【CTEPH的诊断和治疗】

1. 慢性血栓栓塞性肺动脉高压（CTEPH）的流行病学特点　对于症状可归因于肺动脉（PA）血栓栓塞后纤维阻塞的患者，应考虑伴或不伴肺动脉高压（PH）的慢性血栓栓塞性肺疾病。慢性血栓栓塞性肺动脉高压（CTEPH）是一种罕见且诊断不足的疾病。在一次或几次急性肺栓塞发作后,约 3% 患者出现 CTEPH,其中 2/3 是潜在的外科手术患者。其他国家肺动脉高压注册研究显示,在注册治疗的肺动脉高压患者中 CTEPH 患者约占 20%。不同国家 CTEPH 患病率的调查结果差异较大,西班牙登记研究显示 CTEPH 患病率约为 3.2/100 万,而英国国家肺动脉高压注册研究显示 CTEPH 患病率约为 38/100 万。法国最近一项基于其出院数据库(PMSI)的 CTEPH 患病率调查研究显示,2015 年法国 CTEPH 患者出院人数为 3 138 例,由此估算 CTEPH 患病率为(43~50)/100 万。欧洲每年每百万人口中约有 1.7 例 PEA 手术,美国约有 0.9 例,随着外科技术的提高和全球开展此项治疗的医学中心的增加,手术例数在过去几十年中稳步增加。手术死亡率很低,尤其是在病例数较多的中心。

2. CTEPH 的诊断　在出现症状的患者中,经过至少 3 个月的有效抗凝后,存在肺通气 / 灌注扫描不匹配以及 CTPA、MRI 或肺血管造影显示出组织纤维化血凝块等特征,即可诊断为慢性血栓栓塞性肺疾病(CTEPD);在慢性血栓栓塞性肺疾病的患者中,静息状态下行右心导管检查显示平均肺动脉压(mPAP)≥25mmHg 且肺动脉楔压(PAWP)<15mmHg 时即可诊断为慢性血栓栓塞性肺动脉高压(CTEPH)。

3. CTEPH 的病因　CTEPH 通常被认为是急性肺栓塞(PE)的一种并发症,三十年前的报道称,50%~75% CTEPH 患者既往有急性肺栓塞病史。但是,日本 CTEPH 研究显示,仅 15% 患者既往有明确的急性肺栓塞病史。共识认为,在急性肺栓塞存活患者中,约 3% 患者会发生 CTEPH,而 CTEPD 的患病率很可能高于该值。

CT 肺动脉造影(CTPA)或数字减影血管造影中有慢性纤维化血栓组织迹象的患者,肺动脉出现环状狭窄、网状物 / 狭缝和慢性完全闭塞(袋状病变或锥形病变)。在这种情况下,PH 不仅是组织纤维凝块阻塞 PA 的结果,而且可能与相关的微血管病变有关。慢性血栓组织和血管重塑性改变是由血管生成缺陷、纤维蛋白溶解受损和内皮功能障碍组合引起或加强的。这些变化导致 PH 并最终导致右心室(RV)衰竭。CTEPH 的确切发病机制尚不完全清楚,但有一些风险因素与

发展为肺动脉高压相关的其他病因,包括心室心房分流和受感染的起搏器导线、脾切除术、既往静脉血栓栓塞病史(尤其是复发),非 O 血型,存在狼疮抗凝剂或抗磷脂抗体和恶性肿瘤病史。

4. CTEPH 的病生理改变　CTEPH 被世界卫生组织认定为 5 类肺动脉高压中的第 4 种。其病理特征为机化的血栓栓塞物质和由血管生成缺陷、纤维蛋白溶解受损和内皮功能障碍共同引发或增强的血管重塑改变。CTEPH 可以被视为血栓栓塞或肺血管系统血管重塑引起的持续机械性肺动脉梗阻的结果,即便血管还保持通畅。由此引起的肺血管阻力增加(PVR)最终导致右心室压力超负荷、右心室衰竭和死亡。高达 9.1% 急性肺栓塞患者继续发展为 CTEPH,确切的患病率和发病率很难确定,因为有些患者在确诊前已经存在 CTEPH。

5. CTEPH 的治疗方式　患者应在 CTEPH 专家中心进行评估,以确保获得最合适的治疗。现在有几种 CTEPH 治疗选择,2022 年 ESC/ERS 关于 PH 的指南提出了一种多模式方法。对于手术可及病变位置的患者,肺动脉内膜切除术(PEA)是一种复杂但标准化的外科手术方法,旨在清除肺动脉内阻塞。深低温停循环技术为彻底清除病灶提供了最佳可视化的先决条件。其他治疗方式有抗肺动脉高压药物和球囊肺血管成形术。所有 CTEPH 患者都应接受终身抗凝治疗。

6. 肺动脉内膜切除术(PEA)的效果　接受 PEA 的 CTEPH 患者通常会立即改善 CTEPH 症状、右心室功能和运动能力,血流动力学参数也会正常化或接近正常。由于建立了心脏和肺部并发症的良好管理机制和流程,治疗例数多的 CTEPH 中心的围手术期死亡率较低。ECMO 的使用率约为 2.5%。即使在手术更具挑战性的远端疾病患者中,医院死亡率也低于 10%。目前长期生存率很高。国际 CTEPH 病例注册研究报告显示,接受手术患者的 3 年生存率为 90%,未接受手术的患者为 70%。一项全球前瞻性新 CTEPH 注册研究的最新数据显示,纳入 2015 年 2 月—2016 年 9 月期间 1 009 名新诊断的 CTEPH 患者,连续随访至 2019 年 9 月,接受 PEA 治疗的患者其 3 年生存率为 92%、接受 BPA

治疗的患者为 87%，未接受这两种治疗的患者为 69%。一项长期随访的大型队列研究报告称，PEA 术后患者的 10 年生存率为 72%，且 49% 死亡病例未归因于 CTEPH。长期结果还包括功能状态和生活质量的提高。

【PEA 治疗 CTEPH 的麻醉监测、术后主要并发症的监护和治疗】

（一）肺动脉内膜切除术的麻醉与监测

全身麻醉诱导和血流动力学管理与其他复杂的心胸外科手术有着相似的原则。然而，需要专门关注肺动脉压和右心室功能，并专项监测以保证安全麻醉。大多数患者将出现扩张、肥厚和中度受损的右心室，在肺阻力升高的情况下，容易出现突然低血压和右心功能不全。

插入有创动脉血压监测导管，密切监测麻醉药物的效果，对于及时预防或治疗低血压至关重要。由于接受 PEA 的患者肺阻力各不相同，平均动脉压 60mmHg 可能不足以给予足够的右心室血流灌注，故将平均动脉压维持在生理水平的 80% 左右，似乎可以为脆弱的右心室提供安全的灌注。建议提前使用血管收缩剂来补偿麻醉药物的血管舒张作用，并可使用间歇注射或输注不同的血管收缩药。血管收缩药（即去甲肾上腺素、血管加压素或去氧肾上腺素）在临床上的效果没有很大差异，临床医师可以根据所在机构的临床习惯进行选择。需要进行连续的中心静脉压力监测和肺动脉导管监测，并且测量 PEA 术前和术后的基线，结合心输出量来评估 PEA 手术的即刻效果是非常必要的。

围手术期应采用 TEE 评估右心室功能、三尖瓣反流、肺动脉血栓栓塞闭塞的严重程度。潜在的左心结构病变，如二尖瓣反流，可能被左心充盈不足所掩盖。三尖瓣反流在 CTEPH 患者中常见，50% 接受 PEA 的 CTEPH 患者在手术当天至少出现中度三尖瓣反流。手术后，随着右心室压力和前负荷的降低以及三尖瓣环的收缩，大多数三尖瓣反流都有所改善。然而，4%~5% 患者会出现持续的中至重度三尖瓣反流，可应用 TEE 根据瓣叶的结构完整性来判断 PEA 时是否需要额外修复或替换三尖瓣。手术等待期间，患者可能会

出现新发栓塞，因此肺动脉的超声扫描可能会显示进行性闭塞和新血栓的存在。TEE 也可以指引肺动脉导管的位置，指导手术入路的调整。

（二）围手术期并发症

1. 气道出血　通常在体外循环（CPB）撤机过程中，肺循环再次灌注时，开始明显表现出来。最初的征象是气道压力增加，氧饱和度降低，有时气管插管和麻醉管中的血液也会减少。在大多数情况下，病因是肺动脉外膜破裂，但偶尔也可能是支气管循环破裂。通常不能手术修复血管，因为破裂部位可能不可见。根据出血严重程度，有三种处理方法。如果在动脉内膜切除术中怀疑有破裂，可以使用气泡测试并用外科胶水密封节段血管。如果出血相对较轻，可以通过肝素中和和支气管内抽吸。如果出血严重，有研究人员主张使用支气管阻断技术，但取决于出血的具体定位。

在 0.5%~2% PEA 病例中，可能出现严重咳血，导致严重的液体丢失，并妨碍通气和氧合。使用 VA-ECMO 可以安全地控制严重出血并提供氧合，在有残余 PH 时降低 PA，并让右心休息。鉴于咳血对肺循环造成巨大压力，并且大多数 PEA 患者的右心室已经非常脆弱，48~72 小时 VA-ECMO 可以直接撤机，或为转化为 VV-ECMO 提供安全桥梁。一些单位提倡通过早期 VA-ECMO 来保护右心室，而不是使用高剂量儿茶酚胺对衰竭的右心进一步施加压力，但当没有血流动力学损害时，可以考虑 VV-ECMO。

不建议经常进行支气管镜检查，因为这可能会导致气道进一步出血，从而延长恢复时间。每 48~72 小时进行一次有针对性的支气管镜抽吸。

2. 再灌注性肺水肿　由先前闭塞的血管再灌注引起高渗透性局部肺水肿。再灌注损伤可能是 PEA 后最常见的并发症，发生在 30% 患者中。肺阻力高、肺动脉完全闭塞或大量血栓栓塞的患者发生再灌注损伤的风险更高，引发双侧严重 V/Q 不匹配和严重低氧血症。

由于通常发生在病变切除后灌注的肺部区域，提示存在缺血 - 再灌注的病因模型，通常在手术后的前 48 小时内发生（当患者仍在手术室内时，就可能会发生急性泡沫性肺水肿）。

通过支持性机械通气、呼气末正压和加强利

尿治疗再灌注性肺水肿。药物治疗尚未显示出降低发病率的临床益处。吸入性一氧化氮（iNO）的使用已证实可以改善氧合，但 iNO 或低潮气量通气并不能阻止再灌注损伤的发展或减少再灌注损伤。当气体交换受损，常规机械通气治疗无效时，VV-ECMO 是有效的，建议作为标准治疗流程。

3. 右心衰竭与残余肺动脉高压 2.5%~5% PEA 病例出现严重的右心功能不全，阻碍了 CPB 脱机。这可能是由远端小血管病变引起的残余肺动脉高压、与手术创伤有关的咳血或严重的肺再灌注损伤引起的。这是一个很难处理的复杂问题。尽管不同机构对持续性 / 复发性 PH 的定义不同。例如有些使用 mPAP，有些使用基于肺阻力的定义。重要的是，PEA 后持续性 / 复发性 PH 的发生率往往被低估，这突出了 PEA 后长期随访的重要性。从长远来看，PEA 后持续或复发肺动脉高压的有症状患者中，有很大一部分也可能受益于药物和 / 或介入治疗。mPAP>30mmHg 与 PEA 后开始药物治疗有关，mPAP>38mmHg 和肺循环阻力 >5WU 与预后更差相关。

支持性治疗是基本宗旨，旨在最大限度地减少肺循环阻力并优化心输出量。应避免右心过度扩张。通过起搏提高心率可以提高心输出量，全身血管收缩对维持灌注压力很重要。传统的主动脉内球囊反搏（IABP）疗效较差，在最严重的情况下，不能脱离 CPB。在大多数情况下，VA-ECMO 是通往优化和采取潜在治疗措施的桥梁，可以使用现有的引流和回流套管，并将 CPB 回路更换为中央 VA-ECMO 回路。最好闭合胸部创口，但存在出血、凝血障碍或右室扩张时可能需要延迟关胸。

通常情况下，心脏功能比呼吸功能更快恢复；这种情况能够保证将中央 VA-ECMO 转换为 VV-ECMO。与 VA-ECMO 相比，VV-ECMO 的并发症累积负荷要小得多；因此，向这种支持方式转变是可取的。

如果肺阻力在 PEA 后仍然显著升高，那么几乎没有有效治疗措施可供选择。治疗取决于肺动脉高压的严重性和病因以及患者的功能状态。病因包括残余疾病、复发性 CTEPH 或再血栓形成。

如果患者病情稳定，则通过肺动脉导管监测和超声心动图对其进行一段时间的观察。对于血流动力学受损的患者，可以选择尝试肺动脉球囊扩张成形术（BPA）联合治疗。有一些关于桥接肺或心肺移植的报道，但大多数医疗保健系统很少使用。

在小型随机研究中，雾化吸入伊洛前列素和 iNO 药物治疗已被证实可以改善心指数，降低术后急性期的平均肺动脉压（mPAP）和肺阻力，尝试静脉注射西地那非可能有效，但迄今为止没有证据支持其在 PEA 后人群中的使用。

如果在 CT 成像或肺动脉造影中有值得治疗的靶血管病变，BPA 可能是一种迫不得已的选择，因为它可以降低 mPAP 并提高心脏功能。然而，BPA 的抢救结果很可能令人失望。

4. 肺动脉窃血 大约 50% 病例会出现这种情况，原因是肺动脉血流重新分布到最近切除的动脉段，随后通气灌注不匹配导致低氧血症。表现为低氧血症，没有显著的临床或影像学表现。这种情况需要少量补充氧气，通常几天内就会改善。

5. 神经系统并发症 术后脑内和硬膜下出血是公认的并发症。病因尚不清楚，可能是由于术前大脑中少量临床无关出血在术后由于 CPB 期间全身抗凝，或术后开始抗凝而变得明显。术中脑血氧测定并不能很好地预测这一事件。这种现象通常发生在术后 3~7 天。患者有非特异性主诉，如头痛、嗜睡或谵妄。很少有乳头状改变或偏侧体征。高度怀疑时可行头部 CT 明确诊断。

如果发生出血，管理策略通常是保守的，如谨慎观察和等待，暂停抗凝治疗。没有明确的研究证据来指导中断抗凝治疗的持续时间或恢复的确切时间，需要根据患者的个体风险收益分析做出决策。

6. 其他 PEA 患者按照术后心脏外科护理的核心原则进行管理。所有这些患者都会出现可预测的 CPB 和深低温停循环时间延长后遗症。CPB 延长会导致白细胞活化、细胞因子释放，从而导致全身炎症反应综合征。肝素中和不完全、血小板活化、体温过低和血液稀释会导致凝血障碍。CPB 后血管外肺水肿增加导致类似急性呼吸窘迫综合征的表现。

（三）术后监护常规

术后应用抗生素预防感染应遵循所在机构的常规方案。转入重症监护的过程是血流动力学可能出现不稳定的关键时刻，应由受过培训的人员进行，并接受适当的指导和培训，以确保安全。应建立一个基于检查表的移交系统，以最大限度地减少信息不全或错误。

1. 镇静　患者在术后立即用丙泊酚镇静，镇痛需求较低。重点是早期觉醒，以评估这些患者的神经病学情况，而阿片类药物可能延迟拔管时间。

2. 呼吸系统　应采用保护性机械通气方案，包括将潮气量限制在 6ml/kg，使用最少量的驱动压力来达到目标潮气量，呼气末正压为 5cmH$_2$O。

调整呼吸频率，使 PCO$_2$ 保持在 4.5~6.0kPa（34~45mmHg）。早期进行胸部 X 线检查，以评估基线肺野参数并检查导管、引流管和气管插管的位置。如果患者在 48 小时内未拔管，则通过鼻胃导管开始肠内营养支持。

3. 心血管系统　脱离体外循环后，患者的血流动力学参数通常通过小剂量血管活性药物维持。可以 5μg/（kg·min）的多巴胺为起始用量，偶尔增加血管升压药，以保持平均动脉压 >65mmHg，从而确保足够的右心室灌注。由受过培训的人员通过肺动脉导管定期测量术后前 24 小时的心输出量，并通常在血管活性药物可以减停时去除。在到达重症监护室时，应将注射器从漂浮导管的球囊膨胀装置中取下，或将管路阀门置于 OFF 值，以防止肺动脉导管楔入，这是一项重要的安全措施。

平均动脉压优先从股动脉测量，因为与其他部位相比，该部位的测量结果往往更可靠，从而减少了对血管活性药物的需求。

文献表明，术后 24 小时和 48 小时测量血管外肺水肿可以预测严重再灌注肺损伤的发展，并帮助临床医师确定呼吸支持的方案，但这并没有在临床效果上产生显著差异，因为很容易且可靠地获得其他再灌注损伤标志物来帮助决策。

4. 容量和电解质管理　众所周知，心脏手术后容量正平衡与不良后果有关，如谵妄、呼吸衰竭、机械通气延长、血管活性药物需求增加和急性肾损伤（AKI），实现净负液体平衡的液体管理方案降低了呼吸衰竭的发生率、AKI 发生率和死亡率。关于最佳液体平衡策略，目前没有一致意见。最初 24 小时内可连续输注 2.5~10mg/h 呋塞米，同时间歇性输注 0.25~0.5mg/kg 的甘露醇，以在成年患者中实现 1~1.5L 的净负液体平衡。这种策略避免了大剂量使用利尿药后出现大量利尿和继发的血流动力学不稳定。术后不使用维持性晶体溶液。在低蛋白血症患者需要补充液体的罕见情况下，胶体（尤其是人白蛋白溶液）是首选。红细胞压积维持在 >30%，丢弃剩余的泵血的情况并不罕见。积极保持钾离子水平在 4.5~5.0mmol/L 之间，以防止心律失常，因为患者通常右心室扩张而且耐受性较差。4% 患者会采用连续性静脉-静脉血液滤过（CVVH）用于 PEA 后的 3 期急性肾损伤（AKI），尽管启动的主要适应证是液体管理。术后使用肝素抗凝治疗的 CVVH，需要与外科医师讨论，以衡量出血风险，或者可以使用基于枸橼酸钠抗凝的肾脏替代疗法。

5. 凝血和出血管理　PEA 后的多因素凝血病常见。诱发因素包括血小板活化、肝素残留、CPB 延长、体温过低和既往全身抗凝。建议进行血栓弹力图监测凝血功能以确定异常情况，并采取靶向治疗以防止术后出血。在到达重症监护室时停止输注抗纤溶药物，这些患者复发血栓栓塞的风险很高，需要尽快进行预防性抗凝，同时评估术后出血的风险。一种治疗策略是在手术后的前 24 小时开始使用预防剂量的低分子量肝素进行抗凝，然后从手术后 48 小时开始重新使用治疗剂量的低分子量肝素进行抗凝。然而，如果患者狼疮抗凝血剂阳性，则在咨询血液科医师后，术后立即开始治疗性抗凝。如果患者在术前服用维生素 K 拮抗剂，则在患者拔管后重新开始，低分子量肝素继续作为桥接治疗，直到 INR 达到治疗水平。与维生素 K 拮抗剂相比，直接口服抗凝剂（利伐沙班、达比加群）的疗效在该患者组中较差，因此在患者接受重症监护期间暂停使用口服抗凝剂。

6. 影像学检查　在第 1 天、第 2 天和第 4 天进行常规胸部 X 线检查，以评估肺野，特别是对再灌注损伤的发展进行仔细检查。胸部 CT 检查不是常规检查，只有在出现或怀疑有并发症时才进行。如存在右心衰、心脏压塞或其他术后并发症,可行经胸超声心动图,并非常规检查项目。

7. 引流管管理　尽管心脏外科强化恢复指南建议尽早移除引流管并进行活动,但这些患者的胸腔引流管至少要放置 48 小时,以对应抗凝治疗开始后可能发生的延迟出血情况。

8. 肺动脉窃血　大约 50% 病例会出现这种情况,原因是肺动脉血流重新分布到最近切除的动脉段,随后通气灌注不匹配导致低氧血症。表现为低氧血症,没有显著的临床或影像学表现。这种情况需要少量补充氧气,通常几天内就会改善。

9. 神经系统并发症　术后脑内和硬膜下出血是公认的并发症。病因尚不清楚,可能是由于术前大脑中少量临床无关出血在术后由于 CPB 期间全身抗凝,或术后开始抗凝而变得明显。术中脑血氧测定并不能很好地预测这一事件。这种现象通常发生在术后 3~7 天之间。患者有非特异性主诉,如头痛、嗜睡或谵妄。很少有乳头状改变或偏侧体征。高度怀疑时可行头部 CT 明确诊断。

如果发生出血,管理策略通常是保守的,如谨慎观察和等待,暂停抗凝治疗。没有明确的研究证据来指导中断抗凝治疗的持续时间或恢复的确切时间,需要根据患者的个体风险收益分析做出决策。

10. 残余肺动脉高压　PEA 后,高达 51% 的患者出现持续性肺动脉高压,尽管不同机构对持续性 / 复发性 PH 的定义不同。例如有些使用 mPAP,有些使用基于肺阻力的定义。重要的是,PEA 后持续性 / 复发性 PH 的发生率往往被低估,这突出了 PEA 后长期随访的重要性。从长远来看,PEA 后持续或复发肺动脉高压的有症状患者中,有很大一部分也可能受益于药物和 / 或介入治疗。mPAP>30mmHg 与 PEA 后开始药物治疗有关,mPAP>38mmHg 和肺循环阻力 >5WU 与预后更差相关。

二、研究进展

【PEA 和 BPA 治疗效果对比的荟萃分析】

尽管 PEA 和 BPA 对慢性血栓栓塞性肺动脉高压(CTEPH)有效,但其疗效和安全性的差别尚不清楚。通过对 PubMed、Cochrane Library 和 Embase 的系统综述,荟萃分析共纳入 54 项研究。BPA 组围手术期 / 住院期、2 年和 3 年的生存率分别为 100%、99% 和 97%,PEA 组分别为 93%、90% 和 88%。随访 1~6 个月,BPA 患者 6 分钟步行距离的变化为 141.80m,PEA 患者为 100.73m。在 <1 个月、1~6 个月和 >1 个月的随访中,BPA 组的平均肺动脉压变化结果分别为 −18.31mmHg、−17.00mmHg 和 −12.97mmHg,PEA 组分别为 −18.93mmHg、−21.21mmHg 和 −21.35mmHg。在 <1 个月和 1~6 个月的随访中,PEA 组的肺血管阻力变化值分别为 −542.24(dyn·s)/cm^5 和 −599.77(dyn·s)/cm^5,BPA 组为 −443.49(dyn·s)/cm^5 和 −280.00(dyn·s)/cm^5。此外,PEA 组的并发症种类比 BPA 组更多。与 PEA 相比,BPA 可能具有更高的生存率(围手术期 / 住院期、2 年和 3 年随访)和更少的并发症类型。BPA 组的运动能力改善(1~6 个月随访)可能比 PEA 组更明显。此外,PEA 在改善血流动力学参数方面可能更为优越(<1 个月、1~6 个月和 >1 个月的随访)。因此,这项研究提示 BPA 较 PEA 手术有着更高的生存率和更少的并发症,且能更好地改善患者的运动能力。而 PEA 能够更好地改善患者血流动力学指标。

【应用室间隔曲率评估 PEA 手术对肺血流动力学的影响】

侵入性右心导管检查对 CTEPH 的监测具有诊断和术后监护的重要意义,而有报道显示,在心电图门控的 320 层多探测器计算机断层扫描图像中测量的室间隔曲率比右心导管插入术有用且侵入性小,可以为 CTEPH 患者的肺动脉压提供线索。有研究评估了室间隔曲率是否可以预测 CTEPH 的肺血流动力学,及其在肺动脉内膜切除术后的变化。40 名 CTEPH 患者于 2010 年 12 月至 2018 年 7 月在千叶大学医学部附属医院接受了 PEA 手术。为了测量室间隔曲率,从心电图门控 320 层多探测器计算机断层扫描的 4 维(4D)图像中制作了左心室短轴断层图像,计算了室间隔半径,并确定了收缩期和舒张期的室间隔曲率,比较了肺动脉内膜切除术前后右心导管测量的室间隔曲率和肺血流动力学。肺动脉内膜切除术后，室间隔曲率与平均肺动脉压、收缩肺动脉压和肺血管阻力的相关性消失，尽管室间隔曲率在肺动脉内膜切除术前与这些肺血流动力学参数相关。室间隔收缩曲率的变化与平均肺动脉压、收缩肺动脉压和肺血管阻力的变化具有显著相关性。舒张性室间隔曲率也与术前肺血流动力学显著相关，但与术后肺血流动力学无关。PEA 术后室间隔曲率的变化可以评估肺动脉内膜切除术的疗效，尽管术后室间隔曲率与肺血流动力学没有显著相关性。相关研究为围手术期无创监测肺血流动力学提供了新的方法和思路。

三、实用技巧

PEA 手术治疗 CTEPH 的术后主要并发症中，气道出血、再灌注性肺水肿、残余肺动脉高压这些肺部并发症可能会相伴发生，并与右心衰竭紧密相关，一旦合并出现将会导致病情显著恶化，影响患者的术后安全，严重情况下将威胁患者的生命，需要系统化监测，并考虑综合治疗。例如术后低氧血症的监护治疗中，需要兼顾气道阻塞、肺水肿、心脏衰竭等多重因素分析病因，针对病因采取综合治疗措施，力争稳定病情，抑制恶化趋势，为后续病情恢复争取空间和时间。同时在采取具体的治疗措施时，例如调整呼吸机机械通气的呼气末正压（PEEP）时，要充分考虑心肺交互作用，在控制肺水肿、提高氧合水平的同时，避免增加肺阻力和肺动脉压力，避免右心衰竭的发生和加重。氧疗、容量控制、降低肺动脉压力和强心治疗是维持呼吸、稳定循环的主要治疗手段，对于危重患者要加大监测力度、增加评估频率，及时调整治疗方案，适时采用 ECMO 等机械循环辅助治疗措施，保护重要脏器功能，稳定病情并促进患者康复。

四、实战病例

【PEA 术后再灌注肺水肿引发顽固性低氧血症的序贯脱机治疗】

1. 摘要　慢性血栓栓塞性肺疾病患者接受

肺动脉内膜剥脱术，术后出现再灌注肺水肿，引发顽固性低氧血症，经监护治疗调整后低氧血症改善有限。患者术前存在慢性低氧血症，对低氧有较好的耐受性，遂采用有创 - 无创呼吸机序贯脱机拔管方案，并桥接经鼻高流量吸氧治疗，经过积极的呼吸辅助和康复治疗，患者呼吸情况得到稳定和改善，避免了长期有创呼吸机辅助治疗引发的并发症。患者顺利康复出院，并于半年后再次住院接受 PBA 手术，术后患者恢复顺利。

2. 病例介绍　患者男性，59 岁，4 年前出现活动后呼吸困难，伴胸闷、胸痛、双下肢水肿。行 CTPA 检查提示肺栓塞，给予华法林抗凝治疗，1 年半前患者出现呼吸困难加重，伴活动耐量下降，步行 500m 即感呼吸困难。加用西地那非、呋塞米治疗，病情改善不明显，并缓慢加重，出现头晕症状。超声心动图示肺动脉高压（中度，sPAP 59mmHg）；CTPA 示双肺动脉多发充盈缺损；双下肢深静脉血栓形成并部分再通，双小腿肌间静脉血栓形成。右心导管检查：mPAP 57mmHg；PVR 13.41WU；PAWP 11mmHg；CO-Fick 3.43 L/min；CO-TD 4.96ml/min；CI 1.90L/（min·m²）。诊断为慢性肺动脉栓塞、慢性血栓栓塞性肺动脉高压、心功能不全、双下肢静脉血栓形成。全身麻醉、深低温体外循环下行 PEA 手术，术中探查双侧肺动脉及分支分布陈旧性血栓，右侧为重，给予剥离清除。术后带气管插管返回重症监护室，呼吸机辅助通气，患者循环尚稳定，有中等量陈旧血痰，氧合指数 110，血氧饱和度有缓慢下降趋势，给予保护性肺通气策略。患者术后第 1 天，循环尚稳定，右肺出现再灌注性肺水肿，胸部 X 线检查提示右肺透过率减低，中下肺野出现毛玻璃样、云絮样改变，纤维支气管镜检查发现右主支气管内少中量稀薄血性痰液渗出。吸氧浓度 70% 条件下，血氧饱和度 90%~92%，氧分压 60mmHg，氧合指数 85。超声心动图检查提示：左、右心收缩功能尚可，三尖瓣轻度反流，估测肺动脉收缩压 68mmHg，较术前明显升高。给予 NO 吸入和西地那非、呋塞米，提高呼吸机 PEEP 至 8cmH₂O。术后第 5 天，患者呼吸状态改善有限，氧合指数 110，胸部 X 线检查较前有所改善，超声心动图估测肺动脉收缩压下降至 45mmHg。考虑患者术前长期呼吸功能不全状态，对低氧有较强耐受能力，为防治呼吸机相关性肺损伤和肺部感染，采用序贯脱机拔管策略，拔除气管插管（呼吸机辅助通气 108 小时），即刻给予无创呼吸机口鼻面罩辅助通气。术后第 8 天，患者氧合指数 150，略有改善，改用经鼻高流量辅助通气（无创呼吸机辅助 71 小时），并于术后第 9 天转出监护室，调整恢复后出院，利奥西呱 2.5mg，每天 3 次靶向治疗，华法林 3.75mg，每天 1

次抗凝治疗。

术后半年复查右心导管：mPAP 29mmHg；PVR 4.25 WU；PAWP 11mmHg；CO-Fick 4.65 L/min；CO-TD 2.44 ml/min；CI 2.44L/（min·m²）。患者心脏功能较术前明显改善，肺动脉主干内血栓清除情况理想（图 8-6-1），远端肺动脉有残余狭窄，再次住院分两次对右肺中叶肺动脉、右肺下叶肺动脉、左肺下叶肺动脉行 PBA 手术，术后患者恢复顺利。

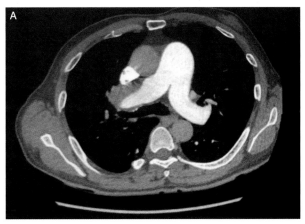 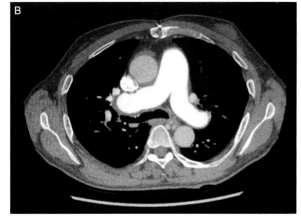

图 8-6-1 肺动脉 CT 影像

A. 术前慢性肺动脉栓塞 CT 影像；B. 术后 6 个月时肺动脉 CT 影像，可见主干内血栓清除效果良好，主肺动脉直径缩小。

3. 病例特点 患者接受肺动脉内膜剥脱术，术后右心功能和肺动脉压力病情比较稳定，但在术前低氧血症的基础上，出现肺复张性肺水肿，导致低氧血症持续不缓解，积极采用序贯脱机治疗方案，加速了脱离有创呼吸机辅助通气的进程，为防治相关并发症起到积极作用。术后半年 CT 复查，慢性血栓栓塞性肺疾病取得良好的手术治疗效果。

4. 诊治要点和难点 这例患者术后出现严重的低氧血症，经呼吸机辅助通气无明显好转，存在肺部感染迹象，采用有创 - 无创序贯脱机方案，促使患者成功拔除气管插管，避免了长期有创通气。患者慢性病程，对持续的低氧血症有一定的耐受性，且存在肺再灌注损伤，难以通过短期治疗明显改善肺功能，因此未遵循常规脱机拔管流程。序贯脱机方案尽管存在一定风险，但可防治呼吸机相关性肺损伤和肺部感染，加快病情恢复进程，可以积极尝试。

（郝兴海）

参考文献

[1] DELCROIX M, KERR K, FEDULLO P. Chronic thromboembolic pulmonary hypertension. epidemiology and risk factors[J]. Ann Am Thorac Soc, 2016, 13（Suppl3）: S201-S206.

[2] ESCRIBANO-SUBIAS P, BLANCO I, LÓPEZ-MESEGUER M, et al. Survival in pulmonary hypertension in Spain: insights from the Spanish registry[J]. Eur Respir J, 2012, 40（3）: 596-603.

[3] COTTIN V, AVOT D, LÉVY-BACHELOT L, et al. Identifying chronic thromboembolic pulmonary hypertension through the French national hospital discharge database[J]. PLoS One, 2019, 14（4）: e0214649.

[4] DELCROIX M, TORBICKI A, GOPALAN D, et al. ERS statement on chronic thromboembolic pulmonary hypertension[J]. Eur Respir J, 2021, 57（6）: 2002828.

[5] MOSER K M, AUGER W R, FEDULLO P F, et al. Chronic hromboembolic pulmonary hypertension:

clinical picture and surgical treatment［J］. Eur Respir J, 1992, 5（3）: 334-342.

［6］OGAWA A, SATOH T, FUKUDA T, et al. Balloon pulmonary angioplasty for chronic thromboembolic pulmonary hypertension: results of a multicenter registry［J］. Circ Cardiovasc Qual Outcomes, 2017, 10（11）: e004029.

［7］HUMBERT M, KOVACS G, HOEPER M M, et al. 2022 ESC/ERS Guidelines for the diagnosis and treatment of pulmonary hypertension［J］. Eur Heart J, 2022, 43（38）: 3618-3731.

［8］LANG I M, PESAVENTO R, BONDERMAN D, et al. Risk factors and basic mechanisms of chronic thromboembolic pulmonary hypertension: a current understanding［J］. Eur Respir J, 2013, 41（2）: 462-468.

［9］MOSER K M, BLOOR C M. Pulmonary vascular lesions occurring in patients with chronic major vessel thromboembolic pulmonary hypertension［J］. Chest, 1993, 103（3）: 685-692.

［10］DORFMÜLLER P, GÜNTHER S, GHIGNA M R, et al. Microvascular disease in chronic thromboembolic pulmonary hypertension: a role for pulmonary veins and systemic vasculature［J］. Eur Respir J, 2014, 44（5）: 1275-1288.

［11］KIM N H, DELCROIX M, JENKINS D P, et al. Chronic thromboembolic pulmonary hypertension［J］. J Am Coll Cardiol, 2013, 62（25Suppl）: D92-D99.

［12］FEDULLO P, KERR K M, KIM N H, et al. Chronic thromboembolic pulmonary hypertension［J］. Am J Respir Crit Care Med, 2011, 183（12）: 1605-1613.

［13］DELCROIX M, LANG I, PEPKE-ZABA J, et al. Long-term outcome of patients with chronic thromboembolic pulmonary hypertension: results from an International Prospective Registry［J］. Circulation, 2016, 133（09）: 859-871.

［14］D'ARMINI A M, MORSOLINI M, MATTIUCCI G, et al. Pulmonary endarterectomy for distal chronic thromboembolic pulmonary hypertension［J］. J Thorac Cardiovasc Surg, 2014, 148（3）: 1005-1011.

［15］CANNON J E, SU L, KIELY D G, et al. Dynamic risk stratification of patient long-term outcome after pulmonary endarterectomy: results from the United Kingdom National Cohort［J］. Circulation, 2016, 133（18）: 1761-1771.

［16］NEWNHAM M, BUNCLARK K, ABRAHAM N, et al. CAMPHOR score: patient-reported outcomes are improved by pulmonary endarterectomy in chronic thromboembolic pulmonary hypertension［J］. Eur Respir J, 2020, 56（04）: 1902096.

［17］VUYLSTEKE A, SHARPLES L, CHARMAN G, et al. Circulatory arrest versus cerebral perfusion during pulmonary endarterectomy surgery（PEACOG）: a randomised controlled trial［J］. Lancet, 2011, 378（9800）: 1379-1387.

［18］ZHANG L, BAI Y, YAN P, et al. Balloon pulmonary angioplasty vs. pulmonary endarterectomy in patients with chronic thromboembolic pulmonary hypertension: a systematic review and meta-analysis［J］. Heart Fail Rev, 2021, 26（4）: 897-917.

［19］SAITO T, KASAI H, SUGIURA T, et al. Effects of pulmonary endarterectomy on pulmonary hemodynamics in chronic thromboembolic pulmonary hypertension, evaluated by interventricular septum curvature［J］. Pulm Circ, 2020, 10（1）: 2045894019897502.

第 7 节　终末期心脏病手术及围手术期治疗

心力衰竭（心衰）是威胁人类健康的主要心血管疾病之一，全球约有 6 400 万心衰患者，而我国约有 1 000 万心衰患者。心衰患者中每年有 5% 左右发展为终末期心衰，终末期心衰是指经规范化内科治疗（包括外科干预治疗后），严重心衰症状仍持续存在或进展，常伴有心源性恶病质，且需反复或长期住院的阶段，即 D 阶段。临床症状明显，药物治疗效果不佳，5 年生存率低于50%。冠心病、瓣膜性心脏病、心肌病是引起终末期心衰的常见原因，发展至终末期心衰的心脏病统称为终末期心脏病。

一、知识要点

【诊断标准】

终末期心衰是指经过指南推荐的最佳标准药

物治疗后,仍持续存在严重心衰症状。患者需满足以下 4 个标准。

1. 严重和持续的心衰症状。

2. 满足以下条件之一所定义的心功能不全①LVEF≤30%;②孤立性右心衰(如 ARVC);③无法手术的严重瓣膜病;④无法手术的严重先天性心脏病;⑤BNP/NT-proBNP 持续高水平(或升高)和根据射血分数保留的心力衰竭(HFpEF)定义的严重左室舒张功能障碍或结构异常。

3. 需要大剂量利尿剂治疗的体循环 / 肺循环淤血,或需要正性肌力药物 / 血管活性药物治疗的低心输出量,或在 1 年内有超过 1 次因恶性心律失常发作的计划外就诊。

4. 由心脏原因引起的运动能力严重受损 / 无法运动,或 6 分钟步行距离(6MWTD)<300m,或峰值耗氧量 peakVO$_2$<12ml/(kg·min)或低于50% 预测值。

【治疗手段】

终末期心脏病患者临床症状严重且易复发,常需要反复住院,药物治疗效果不佳且死亡率高,其主要干预手段包括药物治疗,肾脏替代治疗,经皮介入治疗(冠状动脉、瓣膜),起搏器(CRT和 / 或 ICD),高危心脏手术(冠状动脉旁路移植术、瓣膜成形或置换术、先天性心脏病矫治术),短期机械循环支持(mechanical circulatory support,MCS),心脏移植和长期机械循环支持等。必须权衡各种干预的利弊,多数晚期心衰患者手术难以达到改善心功能的目的,手术本身及相关并发症可导致长期残疾,甚至死亡。

(一)一般治疗

1. 休息和适度运动　心衰失代偿期需卧床休息,多做被动运动以预防深静脉血栓。临床情况改善后,在不引起症状的情况下,应鼓励体力活动,以防止肌肉失用性萎缩。

2. 限水限钠　严重心衰患者液体摄入量限制在 1.5~2.0L/d 有助于减轻症状和充血。限钠(小于 3g/d)对控制 NYHA 分级Ⅲ~Ⅳ级患者的淤血症状和体征有帮助。

3. 严重心衰伴明显消瘦(心脏恶病质)者应给予营养支持。

(二)药物治疗

终末期心衰患者可使用的药物主要包括正性肌力药物和利尿剂。大部分终末期心衰患者不能耐受 ACEI/ARB 治疗,"金三角"治疗方案在eGFR<30ml/(min·1.73m^2)的患者中使用率只有5%,可能因为低血压、肺淤血或肾功能恶化而停用,血压降低至边缘状态仍然需要更大剂量的利尿剂,以及必须使用正性肌力药维持血流动力学,这些治疗措施可能进一步加重终末器官功能障碍,使得终末期心衰的药物治疗矛盾重重且效果有限。

1. 正性肌力药物　适用于低血压(收缩压<90mmHg)和 / 或组织器官低灌注的患者。短期静脉应用正性肌力药物可增加心输出量,升高血压,缓解组织低灌注,维持重要脏器功能。

注意事项:血压降低伴低心输出量或低灌注时应尽早使用,器官灌注恢复和 / 或淤血减轻时则应尽快停用,对于使用 β 受体阻滞剂的患者,正性肌力药物可首选左西孟旦或磷酸二酯酶抑制剂;使用以上两种药物应注意其扩血管作用,低血压时不推荐予以负荷剂量。

2. 利尿剂

(1)终末期心衰患者代谢紊乱,白蛋白水平低,呋塞米和托拉塞米药物疗效不佳时,可换用布美他尼(与血球蛋白结合发挥作用)治疗。

(2)托伐普坦对顽固性水肿或低钠血症疗效更显著,推荐用于常规利尿剂治疗效果不佳、有低钠血症或有肾功能损害倾向的患者。

(3)存在利尿剂抵抗时,可应用增加肾血流的药物,提高肾灌注,如静脉使用小剂量多巴胺或重组人利尿钠肽。

(4)常见利尿剂药代动力学特点见表 8-7-1,对于利尿剂治疗无效的患者,应考虑行肾脏替代治疗。

(三)机械循环支持治疗

MCS 可改善终末期心衰患者的症状和生存率。

1. 短期 MCS　包括 IABP、ECMO、经皮心室辅助装置(percutaneous ventricular assist device,pVAD)。使用短期 MCS 装置的目的是支持中枢神经系统和器官灌注,逆转酸中毒和多器官衰竭,

表 8-7-1　常用利尿剂的药代动力学

类型	名称	生物利用度 /%	起效时间 /min		达峰时间 /h	半衰期 / h	清除途径 /%			
			口服	静脉滴注			B	R	M	F
袢利尿剂	呋塞米	52	40	5	1.5	1.5	—	60	40	—
	布美他尼	85	40	5	1.5	1	—	65	35	—
	托拉塞米	85	40	10	1.5	3.5	—	30	70	—
噻嗪类利尿剂	氢氯噻嗪	60~80	120	—	4	15	—	50~70	30	—
	吲达帕胺	93	60	—	2	14~18	—	60~80	—	20
	美托拉宗	65	60	—	8	8	10	80	10	—
保钾利尿剂	阿米洛利	50	120	—	6	6~9	—	100	—	—
	氨苯蝶啶	30~70	120	—	6	2	—	50	50	—
醛固酮受体拮抗剂	螺内酯	90	120	—	4	1.3&	—	—	100	—
血管加压素 V₂ 受体拮抗剂	托伐普坦	≥40*	120~240	—	4	1.2	—	—	100	—

注：B,胆道清除；R,肾脏清除；M,代谢清除；F,粪便清除。*绝对生物利用度不详；& 螺内酯半衰期为 1.3h,活性代谢产物半衰期为 9~23h。

直到过渡至长期 MCS 或心脏移植治疗,或者在某些情况下转向姑息性治疗。

IABP 即主动脉内球囊反搏,其原理见本书第 4 章第 4 节。目前,IABP 主要用于急性缺血性心脏病的心原性休克,以及高风险经皮冠状动脉介入治疗期间或者心脏外科手术前后低心输出量患者的保护性支持,也在左心室辅助装置（LVAD）植入前为心原性休克患者提供机械支持。

ECMO 即体外膜氧合,根据插管方式不同,主要分为 VV-ECMO 和 VA-ECMO。VV-ECMO 主要用于呼吸功能支持,VA-ECMO 用于循环辅助,可同时进行呼吸和循环支持,VA-ECMO 其工作原理具体见本书第 4 章第 5 节。中央 ECMO 需要手术通道和升主动脉插管,主要用于心脏切开术后未能脱离体外循环的短期 MCS 患者。外周 ECMO 可穿刺或者切开置管,常需安装远端灌注管以预防远端肢体缺血。ECMO 需要肝素抗凝,监测 ACT 维持在 160~180 秒。ECMO 支持的并发症常见,主要与血管并发症、出血、血栓形成和感染有关。近年来 ECMO 技术在国内快速普及,装机量和病例数增长迅速。由于 ECMO 循环辅助效能稳定、操作简便、费用相对不高,在高危冠状动脉介入治疗和心原性休克救治中的应用

均不断增多,并取得了较好的效果。

Impella 系统可以看作是 IABP 的升级版,其工作原理是通过股动脉途径将装置的导管送至左心室,利用轴流泵将血液从左心室抽吸出,再通过主动脉端流出口回输至主动脉。由于 Impella 可以提供 2.5~5L/min 的辅助流量,其对于心脏压力的缓释作用更大,从而能够起到更强的保护作用,但植入方式较为复杂,同时需要对电机进行调控。通常在紧急情况下,如对高危冠状动脉介入治疗患者和心原性休克患者进行术中和术后短期心脏支持时应用。从早期的 2.5 版本开始即表现出良好的循环辅助效应,随后的 CP 和 5.0 版本增加了循环辅助效能。能够实现更大辅助流量的 5.5 版本外径较大,可达到 6L/min 的辅助流量,目前推荐经锁骨下动脉或经升主动脉植入。最新的 Impella ECP 采用体外电机及自膨式泵头设计减小创伤和出血风险,仅需要 9F 鞘管植入,体内工作状态可自扩张至 18F,实现 3.5L/min 以上的辅助流量。目前国内已有少数中心开展了 Impella 的临床应用,但因为产品价格昂贵应用较少。

三种短期 MCS 方式比较见表 8-7-2。

2. 长期 MCS　LVAD 作为一个长期植入设备,可以在等待心脏移植的过程中为患者提供

表 8-7-2　三种短期机械循环支持方式对比

指标	IABP	ECMO	Impella 系统
工作方式	反搏	离心泵	轴流泵
装置特点			
鞘管外径 /F	7.5~9.0	18~21（静脉端）	13~23
		15~20（动脉端）	
CO 增加 /（L·min^{-1}）	0.5~1.0	>4.5	2.5~5
放置位置	股动脉	股动、静脉	股动脉
植入方式	经皮穿刺	经皮穿刺 / 切开	经皮 / 外科切开
床旁植入	能	能	不能
操作难度	低	较高	较高
留置时间	数天	数天至数周	数天
管理及并发症			
术后管理要求	低	高	较高
抗凝要求	低	高	低
并发症风险	低	较高	较低
肢体缺血风险	低	较高	较高
溶血风险	低	高	较高

注：IABP，主动脉内球囊反搏；ECMO，体外膜氧合；CO，心输出量。

持续的心脏支持，甚至有时作为终生治疗方案。这就要求 LVAD 的设计需要具有高度的耐久性。适应证包括：药物治疗不足，短期 MCS 未能使心脏功能恢复或临床症状改善、延长生命和提高生活质量，或使患者存活至移植手术前以及消除心脏移植的禁忌证或作为替代疗法。LVAD 适应证、禁忌证以及应用场景见表 8-7-3、表 8-7-4。

（四）心脏移植

心脏移植已成为晚期心力衰竭的有效治疗手段。自 1967 年首例人类心脏移植病例成功以来，心脏移植效果已显著提高。全世界每年有数千人接受心脏移植手术，心脏移植后的住院存活率及远期存活率也越来越高。心脏移植后的主要威胁与免疫抑制疗效或不良反应有关。活动性感染是移植的相对禁忌证，但在一些感染的 LVAD 病例中，反而可能变为一种适应证。年龄并不是心脏移植的绝对禁忌证。

1. 适应证

（1）终末期心衰。

（2）除 LVAD 可作为移植前过渡治疗（bridge to transplantation，BTT）外，没有其他治疗选择。

2. 禁忌证

（1）活动性感染。

（2）严重的周围动脉或脑血管疾病。

（3）药物治疗不可逆转的肺动脉高压（应考虑用 LVAD 来逆转升高的肺血管阻力，随后再进行评估以确定是否符合条件）。

（4）预后不良的恶性肿瘤（应与肿瘤学专家合作，根据肿瘤进展或复发风险对每个患者进行分层，因为使用免疫抑制剂会增加肿瘤进展或复发的风险）。

（5）不可逆转的肝功能障碍（肝硬化）或不可逆转的肾功能碍［如肌酐清除率 <30ml/（min·1.73m^2）］，可考虑进行心 - 肝或心 - 肾联合移植。

（6）多器官受累的系统性疾病。

（7）其他预后不佳的严重合并症。

（8）移植前 BMI>35kg/m^2（建议减肥达到 BMI<35kg/m^2）。

（9）酗酒或滥用药物。

表 8-7-3　LVAD 植入术的适应证与禁忌证

项目	内容
适应证 （1）~（3）条均需满足	（1）因症状性低血压或重要脏器低灌注等原因,不能耐受神经内分泌拮抗剂（如:RASi/ARNI、醛固酮受体拮抗剂）类药物治疗,或虽已经过充分优化的药物或器械治疗,仍表现为严重的心力衰竭（NYHA 分级 IIb~IV 级） （2）LVEF≤30% （3）至少符合以下一项标准:①12 个月内出现≥2 次因心力衰竭非预期住院:依赖静脉正性肌力药物;或依赖短期机械辅助支持;②心源性因素导致运动能力明显降低,表现为不能运动,或心肺运动试验 peak VO$_2$<14ml/（kg·min）或小于预测值的 50%,或 6MWT<300m;③低心输出量引起终末脏器进行性恶化
绝对禁忌证	（1）不能耐受长期口服抗凝药物（香豆素类维生素 K 拮抗剂）治疗 （2）败血症或全身活动性感染 （3）孤立性右心室功能不全 （4）某些结构性心脏病不能或不愿接受手术治疗加以纠正:重度主动脉瓣关闭不全;或主动脉瓣机械瓣植入术后,不能或不愿意接受手术更换生物瓣膜;或重度二尖瓣狭窄 （5）严重的终末脏器功能不全:严重不可逆的肝功能不全;严重的非心源性肾脏疾病伴不可逆的肾功能不全 （6）严重的神经精神疾病、社会心理问题预计不能正常管理维护 LVAD 设备:严重不可逆的神经系统疾病或损伤;或药物不能控制的精神障碍;或严重认知障碍;或痴呆;或不愿意终止的药物滥用 （7）非心脏原因导致患者生存期<1 年的疾病
相对禁忌证	（1）年龄>80 岁 （2）严重的呼吸系统疾病:包括严重的阻塞性或限制性肺疾病,晚期特发性肺间质纤维化 （3）严重外周血管病变 （4）长期肾脏替代治疗 （5）恶病质 （6）社会家庭支持严重不足

　　注:RASi,肾素 - 血管紧张素系统抑制剂;ARNI,血管紧张素受体 - 脑啡肽酶抑制剂;LVEF,左心室射血分数;6MWT,6 分钟步行距离。

表 8-7-4　LVAD 的各种应用场景

名称	应用场景
移植前过渡治疗（BTT）	等待心脏移植,目前不能脱离辅助装置;通过 LVAD 辅助让高死亡风险的移植患者有时间等到供体
候选前过渡治疗（BTC）	通过 LVAD 纠正终末脏器功能障碍状态,使患者具备移植条件
恢复前过渡治疗（BTR）	通过 LVAD 使患者存活且恢复心功能,并撤除辅助装置
永久性支持治疗（DT）	存在心脏移植禁忌证,或患者自愿行 LVAD 治疗替代心脏移植的长时间治疗

　　（10）心理不稳定,危及心脏移植后的适当跟踪和强化治疗制度。

　　（11）社会支持不足,无法在门诊环境中实现合规护理。

　　心脏移植是终末期心衰患者的终极治疗手段。国内心脏移植工作发展欣欣向荣,但还有进步空间,目前临床效果达到国际先进水平,部分中心远期生存率高出国际平均水平 15 个百分点。

　　（五）干细胞治疗

　　干细胞技术是心脏疾病治疗的研究热点之一,心肌细胞再生,干细胞移植可能有助于心功能恢复,虽然目前仅有的几项临床研究提示干细胞治疗轻度改善或不改善心衰结局,但仍然是一种非常有前景的治疗手段,是未来终末期心衰患者的希望。

间充质干细胞(mesenchymal stem cell, MSC)在受损心肌中发挥旁分泌作用:①调控受损心肌的炎症微环境;②促进血管生成;③分泌细胞因子抑制凋亡;④激活内源性心肌修复。

干细胞治疗在心血管疾病中的发展。第一代:成肌细胞,MSC。目前已进入Ⅰ/Ⅱ期临床试验,部分结果显示有效。第二代:多能干细胞。目前已进入Ⅰ期临床试验,部分进入Ⅱ期临床试验。下一代:高纯度干细胞、生物支撑材料、3D 类器官等,处于基础研究,临床前研究阶段,拟逐步开展临床试验。

(六)姑息治疗和临终关怀

终末期心衰患者的预后普遍较差,以心脏功能逐渐恶化,伴随急性恶化发作为特征,最终将发生猝死或由于心衰进展而死亡。当患者被诊断为终末期心衰时,应与其交代病情及预后。对满足条件的患者应考虑进行临终关怀和姑息治疗。

【心脏移植及 LVAD 术后监测与管理】

(一)术后监测

除心脏术后常规监测外,LVAD 注意机器转速、搏动指数(PI)和流量;关注右心功能,利用 Swan-Ganz 导管监测肺动脉压、肺动脉楔压、持续心输出量、混合静脉血氧饱和度(SvO$_2$)。Swan-Ganz 导管一般于术后 2~3 天拔除,其他有创管路视情况尽早拔除,拔除的导管尖端均应送病原体培养。

超声心动图(UCG)检查:每日做超声心动图了解左、右心功能,各瓣膜反流情况,各心腔大小、心脏运动及心包积液情况。LVAD 保留食管超声探头,更清晰全面地进行评估,除常规测量外,观测泵头与二尖瓣的关系,与游离壁和间隔的距离,观测有无抽吸,主动脉瓣是否开放等;评估全面且病情平稳、经胸超声心动图(TTE)可看清后考虑拔出食管探头。

心内膜心肌活检(EMB):如有条件,UCG 及心肌内心电图(IMEG)怀疑移植心脏有排异倾向时,立即进行 EMB 检查。

心脏移植术后口服环孢素 A(CsA)后第三日起查 CsA 血药谷浓度(c_0)及服药后 2 小时的血药浓度(c_2),口服他克莫司同理。

(二)术后管理

1. 呼吸管理

(1)为避免感染和血流动力学波动,应尽量缩短机械通气时间。

(2)术后应避免缺氧和高碳酸血症。缺氧和高碳酸血症都会促进肺血管收缩,从而损伤右心室功能。

(3)术后应实施减少 RV 后负荷的机械通气策略,包括避免高 PEEP、高平台压和潮气量(目标:6~8ml/kg,理想体重)。

(4)术前调整好肺功能(治疗肺水肿、感染、避免输血)可能会减少机械通气的持续时间,并可能提高术后生存率。

2. 预防性抗感染　药物的选择必须根据单位中的生物模式和耐药性进行调整,并且需要定期更换(指南推荐)。北京安贞医院目前常规心脏移植者接受头孢哌酮/舒巴坦,还有更昔洛韦抗病毒治疗,包括 CMV 感染者,长期滞留的患者可视情况考虑加用抗真菌药氟康唑(100mg/d,首剂加倍)。LVAD 患者应用头孢哌酮/舒巴坦联合万古霉素,如果怀疑霉菌感染建议静脉应用氟康唑。72 小时后视患者各项感染指标、培养及药敏结果沿用或更换抗生素;均需每日做口护,含漱液漱口。伤口定时换药,包括 LVAD 电缆出口皮肤处(注意避免应用碘伏消毒)。

3. 强心、利尿、扩血管　术后存在心功能不全者常规应用多巴酚丁胺、多巴胺治疗,根据循环情况,适当应用盐酸肾上腺素;必要时以异丙肾上腺素调节心率:心脏移植维持在 100~110 次/min,LAVD 维持在 80~100 次/min,以优化心输出量和右心功能。可适量应用硝酸甘油、前列地尔或硝普钠减轻心脏后负荷,改善冠脉及外周循环。保持中心静脉压维持在 8~12mmHg。严格限制液体入量,尽量减轻容量负荷,可应用呋塞米、新活素加强利尿,保持尿量 >1ml/(kg·h),根据患者术前情况,如果心衰控制不好,术前水肿患者术后可能需要大量脱水。LVAD 患者注意维持平均动脉压在 70~80mmHg。PAWP>18mmHg,考虑吸入 NO 降低肺动脉阻力。

4. 降低肺动脉压 右心衰或动力型肺动脉高压患者,应早期选用扩张肺血管作用较强的药物,如前列腺素、米力农、硝酸甘油、硝普钠,必要时可吸入 NO。

5. 免疫抑制治疗 心脏移植术后患者应用,免疫抑制剂通过降低机体免疫力从而控制排异反应,当抑制过度时机体易出现感染。原则是用最低的药量控反应的发生,制排斥又不至于免疫力过低而失去抗感染能力,使机体的免疫力在抗排异和抗感染间保持平衡。通常以环孢素 A(CsA)/他克莫司(FK506)及皮质类固醇为主药,辅以吗替麦考酚酯(MMF、骁悉 / 赛可平)或硫唑嘌呤组成三联用药方案,一般从小剂量开始,以后再根据血药浓度测定值调整用药量。出现急性排斥反应时,除上述三联用药外,每天静脉注射甲泼尼龙 1g,连续三天冲击治疗。

6. 抗凝 LVAD 患者引流量 4 小时内均少于 40ml/h 后开始肝素抗凝(一般在术后 12~24小时),普通肝素持续静脉泵入(500~1 000U/h),维持 ACT 在 175~200 秒,APTT 在 40~60 秒。当 24 小时内总引流量 <200ml 时开始口服华法林抗凝(一般为术后第 3~5 天),每日监测 INR(目标范围 2.0~2.5),当 INR>2.0,停止使用普通肝素;除非存在禁忌,术后应服用阿司匹林进行抗血小板治疗(血小板计数 5 万以上)。注意:不推荐应用低分子量肝素,不推荐普通肝素静脉注射;心脏移植患者如出现血栓,视临床情况给予抗凝管理。

7. 其他 常规应用奥美拉唑(40mg/d)预防应激性溃疡,消化道出血者予生长抑素或奥曲肽及相应止血处理。启用肠内营养后可应用胃肠动力药促进胃肠蠕动,双歧杆菌三联活菌胶囊以利胃肠道菌群建立。营养心肌、抗心律失常、保肝护肾、营养支持等方面无特殊。

(三)围手术期主要并发症及处理

1. 右心功能不全、右心衰 首先评估出血或胸骨受压造成的填塞是否是导致右心衰竭的原因,如果是,应积极入手术室开胸探查。

(1)强心:多巴酚丁胺 3~8μg/(kg·h)泵入,肾上腺素 0.02~0.2μg/(kg·h)泵入,米力农:负荷量 25~75μg/kg,5~10 分钟缓慢静脉注射,以后 0.25~1.0μg/(kg·min)维持。每日最大剂量不超

过 1.13mg/kg。

(2)降肺动脉压:前列环素类似物如曲前列尼尔 0.625~1.25ng/(kg·min)起始,每周增加 1.25ng/(kg·min),内皮素受体拮抗剂如波生坦(62.5mg,2 次 /d 口服,4 周后增至 125mg,2 次 /d 口服),磷酸二酯酶 -5 抑制剂如西地那非(25~50mg,3~4 次 /d 口服),NO 吸入(常用剂量是 20ppm,应缓慢停用 NO,以免肺血管阻力反弹升高,通常每 30 分钟减量不能超过 20%。吸入时低于 6ppm 时可停用)。

(3)容量管理:限制入液量,适当利尿,可呋塞米 200mg/50ml 持续泵入,依尿量调节,1~5ml/h,必要时可行肾脏替代治疗,以减轻容量负荷,使每日液体呈负平衡。

(4)每日检查 UCG 了解三尖瓣反流和肺动脉压力情况,LVAD 患者如果室间隔明显偏向左室侧,三尖瓣反流明显增加,提示右心衰,右心功能恶化明显时注意降低泵入速度。

2. 心脏移植急性排斥反应

(1)甲泼尼龙冲击治疗:1 000mg/500ml 盐水冲剂治疗,连续三天。

(2)冲击治疗后恢复泼尼松口服 1mg/(kg·d),逐日递减,加大 CsA 用量,c_0 控制在 400ng/ml以上。

(3)甲泼尼龙冲击治疗效果不佳时,应考虑加用多克隆抗胸腺细胞免疫球蛋白(ATG 或 ALG 或 OKT3),rATG 1.5mg/kg 或 ALG 10mg/kg,连续 5 天;OKT3 5mg/d,连续 10 天。

(4)抗 Tac 单抗注射液 1mg/kg 加入 50ml盐水中,于 15 分钟内输完。

(5)难治性排斥反应植入心脏辅助装置,尽快寻找供体再次移植。

3. 感染

(1)严格无菌操作,按时进行血、痰及介入管道病原学培养。控制免疫抑制剂浓度,避免浓度过高。

(2)尽早拔除气管插管,尽早进食,建立正常的胃肠道菌群,情况稳定后尽快去除介入管道及各种置管,改无创监测。

(3)术后 1~2 周静脉应用头孢哌酮舒巴坦3.0g,每 8 小时 1 次,依病原学培养及药敏结果针

对性选用抗生素,适时加入抗球菌药物,LVAD 患者术后当日即应用万古霉素抗球菌治疗,如感染控制良好,2 天后可降阶梯,血常规正常后改口服头孢克肟分散片、头孢地尼分散片。

（4）长期留置管道的患者可视情况加用抗真菌药,如氟康唑、伏立康唑、卡泊芬净,心脏移植患者因应用免疫抑制剂易合并真菌感染,高危者可术后 3 天即加用抗真菌药物。

（5）巨细胞病毒（CMV）是心脏移植后最常见的机会致病病原体,对于 CMV 阳性患者加用更昔洛韦。

（6）积极清除皮肤及切口感染灶,VAD 特异性感染包括泵内 / 人工血管感染、囊袋感染和经皮线缆出口感染,注意做好伤口护理。

4. 肾功能不全及肾衰竭　术前肾功能不全、高龄、长期慢性病用药史等,均是高危因素,常表现为:肌酐（尿素）进行性上升、尿量持续性减少甚至无尿等。

低尿量的处理措施如下。

（1）确保尿管在膀胱内并保持通畅。

（2）改善心功能:①纠正低血容量;②控制心律失常;③增强心脏收缩;④降低后负荷。

（3）利尿剂:①给予剂量逐渐递增的呋塞米或以 10~20mg/h 持续泵入;②在呋塞米基础上加用托伐普坦、氢氯噻嗪、注射用重组人脑利钠肽。

（4）去除损伤肾功能的药物,心脏移植患者减少 CsA 用量,可加用抗 Tac 单抗注射液。

（5）大剂量利尿剂仍无效时:①限制入量;②重新调整药物剂量;③避免补钾;④营养:必需氨基酸饮食,避免高蛋白饮食;⑤如透析需高氮鼻饲;⑥考虑早期肾脏替代治疗。

5. 心律失常　房性心律失常在很多情况下不影响血流动力学,注意抗凝,血流动力学稳定者注意优化容量,调整药物使用,血流动力学不稳定者可行同步电复律;植入 LVAD 后的室性心律失常患者一般不会丧失意识,可清醒动作。心脏骤停伴意识丧失患者单 LVAD 可以进行胸外按压,双心室辅助胸外按压安全性及获益尚无定论。心肺复苏、除颤、起搏对全人工心脏（TAH）患者无益处。室速 / 室颤机制可能包括电解质异常、QT 间期延长药物的使用以及 LVAD "抽吸事件"存

在等可逆因素。此外,心肌病患者可能存在致心律失常的病灶或由于手术植入人工血管而形成致心律失常的新病灶等不可逆因素。

对症处理:①减少危险因素。调整容量、降低转速,减少血管活性药物的使用。②β 受体阻滞剂可降低心肌应激性,但可诱发右心功能不全,加用镇静药以及维护细胞膜稳定药物,维持酸碱平衡、纠正内环境、离子紊乱,维持血钾、血镁在较高水平对控制心律失常有益。③应用抗心律失常药物（胺碘酮、利多卡因）,对心衰患者慎用普罗帕酮（心律平）。④血流动力学不稳定者实施电复律,LVAD 患者如需进行除颤,不要停止泵与控制器,也不要断开连接,泵一旦停止,会引起血液逆流,进而引起肺水肿;电风暴持续存在,可考虑植入 ICD。

6. 出血　出血是心脏术后常见并发症,可分为手术出血（人工血管吻合口）和非手术出血（药物等）。创部出血:局部止血,根据出血程度使用维生素 K 及新鲜冰冻血浆（FFP）、输血,出血过多应及时返回手术室确定出血来源。胃肠道出血:最常见的部位是上消化道,其次是结肠、小肠,多数出血为血管发育不良或应激性出血。如果有消化道出血病史,先内镜确认,必要时进行止血。鼻出血、眼结膜出血需调整抗凝,若反复出血则降低抗凝目标。脑出血最危险,及时进行神经专科诊治。

7. 肝功能不全　术前肝功能不全、高龄、长期慢性病用药等,均是高危因素,常表现为胆红素进行性上升、转氨酶进行性升高、黄疸等。

（1）分析原因:如果是溶血引起的,同时有血红蛋白尿、镜下红细胞破碎率高、游离血红蛋白高等溶血方面指标异常。首先分析是否由自身疾病引起,例如某些遗传性血液疾病,如葡萄糖 -6- 磷酸脱氢酶缺乏症。LVAD 患者考虑泵本身问题。所有的机械循环辅助装置均会对血细胞产生破坏,目前第三代全磁悬浮离心式泵溶血发生率很小,如果是泵质量问题导致,则需要更换。

（2）查看腹部彩超:有没有胆汁淤积,判断是否存在肝胆系统疾病,如果有,则请相关科室会诊治疗。

（3）考虑是否存在下腔静脉梗阻:如果有,

则需要紧急处理。

（4）以上均无，则考虑是手术 - 体外循环引起，绝大部分为此类原因，基本上都能恢复。治疗：应用肝细胞膜保护剂、解毒保肝、抗炎保肝、利胆保肝等对症治疗，如静脉应用多烯磷脂酰胆碱、复方甘草酸苷、丁二磺酸腺苷蛋氨酸等。增加胃肠动力，保证患者大便通畅，口服乳果糖，外用开塞露通便。

（5）原发或者继发性肝衰竭罕见，应用血浆置换治疗。

二、研究进展

虽然最先进的医疗手段对晚期心力衰竭疗效显著，但心脏移植可能仍然是终末期心脏病患者的最后选择。然而，可用的供体数量远远低于需求。心室辅助装置的研发使用以及异种移植的不断研究，可能为桥接移植提供帮助抑或成为终点治疗。2022 年 1 月 7 日，美国马里兰大学医学中心完成全球首例转基因猪心移植到患者体内，术后心脏功能良好，但这位患者只存活了 60 天，当时未公布死亡原因，经过 1 年的研究，*Lancet* 发表了病例报告，给出了失败原因分析的最新结论，包括移植前健康状况已经不佳，免疫力低下；注射一种含有抗体的药物也可能导致心肌细胞受损；猪心脏中有猪巨细胞病毒 / 猪玫瑰疹病毒 DNA，导致移植心脏功能障碍等。2023 年 9 月 20 日，马里兰大学医学中心进行了全球第二例猪心移植，团队改良了预防感染措施并在抗体疗法上进行了新的尝试，使用一种实验性抗体 tegoprubart，以阻断参与免疫系统激活的蛋白质 CD154，但和第一例相似，在最初没有明显排斥证据的情况下，患者随后开始出现排斥反应的初步迹象，并在数日内走向了死亡，术后存活时间 6 周，马里兰大学打算进行广泛分析，以确定未来移植中可以预防的因素。

【异种心脏移植：从概念到临床】

研究设计：这篇综述讨论了通过转基因修饰培育的猪源供心以预防或减少免疫排斥反应等病理问题，并总结了多基因修饰的猪源供心在狒狒

异位移植（非生命支持）和原位移植（生命支持）上取得的成功结果，以及全球首例人类猪心移植的相关结果。探讨了启动正式临床试验的相关要求。

研究结果与结论：虽然选择性的"多基因"修饰可显著提高猪源异种心脏移植的存活率，并可能为人类桥接移植提供可能性。但是，适当的监管和伦理框架以及严格的患者选择标准对于异种心脏移植临床发展的安全性及有效性至关重要。

【MOMENTUM 3 试验及其后续随访研究】

研究设计：试验为研究者发起的、多中心、开放标签、随机对照试验，纳入了适宜并愿意接受左心室辅助装置治疗的晚期心力衰竭患者（不考虑预期使用目的：桥接移植或终点治疗），分为两组：全磁悬浮离心泵 HeartMate Ⅲ 治疗组和轴流泵 HeartMate Ⅱ 治疗组。复合主要终点为未发生致残性卒中或再次更换或移除故障装置的 2 年生存率。次要终点是 2 年内更换泵。后续研究为 5 年的随访结果分析。

研究结果与结论：在晚期心力衰竭患者中，全磁悬浮离心左心室辅助装置更换泵的频率更低，并且在未发生致残性卒中或再次手术的 2 年及 5 年生存率方面优于轴流装置。

三、实用技巧

【成功的 LVAD 的基本要求】

1. 严格、完善的术前评估与准备　强调根据解剖、生理和技术条件个体化制订手术计划和方案，严格筛选病例，要充分评估 LVAD 治疗的"风险 - 获益"。

2. 规范化、标准化、细致的外科操作　技术要求：入血管定位适宜、准确，保证入血通畅；出血管通畅且对右心无压迫；妥善固定，确保 LVAD 在体内无移位。

3. LVAD 术后早期管理的重点是血流动力学的调整　包括液体管理、正性肌力药物的使用和调整、LVAD 参数的调整，以及右心室功能的支持。术后晚期管理的重点为 LVAD 并发症的

预防和处理。

【超声心动图指导 LVAD 转速的调整 】

最低泵速会使左室内径相对基线值增加,室间隔明显偏向右室侧,二尖瓣反流明显增加,肺动脉压力明显增加。最高泵速会使室间隔偏向左室侧,室间隔凸入流入管,三尖瓣反流明显增加,右心功能恶化明显,主动脉瓣无开放,主动脉瓣反流增加。过高转速抽吸可能会导致心律失常。故理想泵速为达到左室卸负荷目的,转速建议在最高与最低值之间取偏低值,实现主动脉瓣间歇开放。

【心脏移植免疫抑制治疗方案 】

1. 术前 1 日　口服:①MMF 0.5g, 9am/9pm;②CsA 2mg/kg, 9am/9pm。

2. 手术当日　①体外循环预充液 + 甲泼尼龙 500mg;②移植心脏温和后吻合后,开升主阻断钳前,给予甲泼尼龙 500mg。

3. 术后给药方案　①MMF: 0.5g, 每 12 小时 1 次口服或入胃管。②CsA: 从拔除气管插管后开始口服,起始用为 3~5mg/($kg \cdot d$),分两次口服,依 c_0、c_2 调整剂量,同时密切观察肝肾功能变化,尤其是给药后前 3 日。③激素:术后拔除气管插管前,给予甲泼尼龙 2~3mg/kg,每 8 小时 1 次静脉滴注,拔除气管插管后,给予口服泼尼松,起始剂量为 0.5mg/kg,每 12 小时 1 次,每日减量 2.5mg,维持剂量为 5mg,每日 1 次。④抗 Tac 单抗注射液:给药剂量 1mg/kg,入 50ml 盐水 15 分钟内滴入。术前有大量输血史、二次手术、肝肾功能轻度异常病史的患者于术前 1 日给此药,术后 5 日内可暂不用 CsA。术后肝肾功能异常可给此药,暂停 CsA,但同时给予 MMF 及激素,待肝肾功能好转后再加用 CsA 或 FK506。

【LVAD 术后低心输出量 】

LVAD 术后不同病因低心输出量特点见表 8-7-5。

【LVAD 护理 】

泵线缆的固定不牵拉、伤口无感染是保证体内泵正常运行的关键。①做好消毒,保证伤口清洁干燥,每日定时观察伤口情况,早期渗液较多,应勤换药消毒;②妥善固定线缆,防止牵拉伤害;③固定电池与控制器,防拉扯很重要;④体外固定方式:有两个以上固定点,每个固定点前必须有弯曲弧度,保证有足够的缓冲空间,线缆相对较长时可从背后穿过。

关注患者情绪,做好心理护理。患者的情绪改变来自:①术前对手术的恐惧,对疾病的焦虑、

表 8-7-5　LVAD 术后不同病因低心输出量特点

诊断	低血容量	右心衰	心脏压塞	高血压	人工血管阻塞
症状与体征	尿量少 抽吸现象 室性心律失常	尿量少 抽吸现象 室性心律失常 容量超负荷	尿量少 容量超负荷 低血压	尿量少 容量超负荷 低血压	罕见 低血压
装置情况	流量↓ PI↓	流量↓ PI↓	流量↓ PI↓	流量↓ PI↓	流量↓ PI↑
CVP	↓	↑	↑	↑	↑
MAP	↓	↓	↓	↑	↓
超声心动图	LV 直径↓, AV 不开放	RV 扩张,室间隔左移,LV 充盈不足	RV 受压	一般正常	RV、LV 扩张,AV 开放
管理策略	评估和治疗持续出血,对症输血液制品、白蛋白、晶胶体扩容	治疗目标:CI > 2.2L/(min·m^2),CVP<12mmHg PVR↑: NO;米力农或多巴酚丁胺或依前列醇;硝酸甘油或硝普钠;植入临时 RVAD	紧急情况需要手术治疗	紧急情况需要手术治疗	紧急情况需要手术治疗

注:AV,主动脉瓣;LV,左心室;RV,右心室;CI,心指数;LVAD,左室辅助装置;MAP,平均动脉压;CVP,中心静脉压;PI,搏动指数;PVR,肺血管阻力;NO,一氧化氮。↑指升高,↓指降低。

沮丧等;②术后陌生环境压力、术后疼痛、对装置管理的焦虑、对自我形象紊乱的焦虑、对家庭成员负担的焦虑等。医护人员应帮助患者正确认识并逐渐适应带装置生存的现状。手术成功是第一步,确保定期随访和良好的管理才能真正帮助患者恢复健康。

四、实战病例

【心脏移植术后急性排斥反应,合并感染、消化道出血】

1. 摘要 "慢性心衰急性加重,扩张型心肌病"患者,行心脏移植术,术后1周突发急性排斥反应,心衰,给予激素冲击+大量免疫抑制剂抗排斥反应,合并真菌感染,消化道出血。积极抗感染和控制消化道出血,后好转。

2. 病例介绍 患者女性,58岁,8年前多于劳累后发作胸闷、气促,偶伴咳嗽、咳痰,休息数分钟可自行缓解,爬坡及爬楼可诱发症状加重,于当地医院就诊,予药物治疗后好转出院。后症状间断发作,受凉后可诱发症状加重,严重时可伴夜间阵发性呼吸困难及端坐呼吸,伴双下肢轻度凹陷性水肿,多次于外院就诊,予以利尿、减轻心脏负荷、降压、抑制心室重塑、控制心室率、营养心肌等治疗后好转出院。

3年前于笔者所在医院住院治疗,行相关检查,明确诊断为:慢性心力衰竭急性加重、扩张型心肌病、二尖瓣关闭不全(重度)、心室血栓、完全性左束支传导阻滞;给予心衰规范化治疗后好转离院。3年前后因短阵室速,行CRT-D植入术。

术后仍有不适症状,间断发作。2个月前于笔者所在医院进一步治疗,予以抑制心肌重构、利尿、降糖等治疗后好转出院,出院后仍反复发作呼吸困难症状。4天前自觉起搏器异常放电,伴呼吸困难加重,反复发作数十次,伴头晕,无晕厥和大小便失禁,就诊于当地医院,予胺碘酮、艾司洛尔抗心律失常,患者病情改善不明显,为行心脏移植治疗于2023年7月23日收入笔者所在医院。既往高血压、糖尿病、陈旧性脑梗死、慢性支气管炎病史。30余年前"右侧乳腺肉瘤"手术

史;15余年前扁桃体切除术;10余年前"腰椎间盘膨出"手术史;5年前"胆囊切除术"史;4年前"右下肢静脉曲张泡沫硬化术",3年前CRT-D手术史。

患者入院后出现呼吸衰竭表现,于7月24日气管插管全身麻醉下行心脏移植术,供体为脑出血死亡捐献者,手术6小时,过程顺利,术后安返ICU,循环稳定。7月25日顺利脱机拔除气管插管,予控制性补液。7月26日转回普通病房。7月27日因血常规高,发热,右心功能不全二次转入ICU,LVEF 65%,LV 36mm,TAPSE 16mm,更换中心静脉导管,后血培养结果为鲍曼不动杆菌+表皮葡萄球菌,供心保护液培养结果回报:金黄色葡萄球菌,根据药敏结果,应用美罗培南+万古霉素+替加环素联合抗感染,阿昔洛韦抗病毒治疗,应用吗替麦考酚酯+他克莫司+醋酸泼尼松免疫抑制方案。7月30日患者出现意识淡漠,腹泻,夜间突发低血压、CVP升高,严重代谢性酸中毒,血管活性药物药量大,床旁UCG示:LVEF 47%,心功能较前明显下降,不除外急性排斥反应,行二次气管插管,应用甲泼尼龙1 000mg冲击治疗,加用免疫球蛋白治疗。7月31日行经皮心肌活检,活检钳分别在心室间隔、心尖处取心肌组织5块送病理,后病理结果回报见图8-7-1。患者循环仍有波动,右心衰加重,中量心包积液,TNI大于上限,少尿,间断应用巴利昔单抗2次,临时采购ATG(兔抗人胸腺细胞免疫球蛋白)抗排斥治疗3天,同时西替利嗪预防过敏。8月1日行CRRT肾脏替代治疗,吸入NO降肺动脉压,改善右心功能。8月4日痰涂片+痰培养回报:可见中量酵母样孢子,酵母菌出芽或假菌丝,G试验及GM试验均阳性,加用卡泊芬净抗真菌治疗,同时痰细菌培养回报:嗜麦芽窄食单胞菌(3+),且替加环素已应用1周,予停用,抗感染治疗方案更新为:头孢他啶+万古霉素+卡泊芬净+阿昔洛韦,因应用大量免疫抑制剂,警惕肺孢子菌感染,行痰涂片六胺银染色。8月7日患者大量心包积液,行心包穿刺术,抽取500ml陈旧血性液体;患者菌群严重失调,腹泻,可见大量酵母样孢子,给予对症治疗;为预防卡氏肺孢子菌肺炎给予磺胺甲噁唑片;因带管时间长,短时间脱机可能性

小,行气管切开术,便于呼吸道管理,并行气管镜检查+肺泡灌洗术。患者感染指标下降,胸部 X 线检查无进展,体温正常,感染控制稳定,间断脱机锻炼呼吸机,停用万古霉素及阿昔洛韦。8 月 12 日患者排大量黑便,1 000ml 左右,消化内科行床旁胃镜检查,发现胃壁溃疡,胃窦、胃小弯处出血点,给予钳夹止血。患者病情再次趋于稳定,因家庭因素转回当地医院做后续治疗。

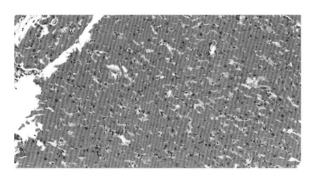

图 8-7-1　心肌组织病理结果(HE 染色,×100)

3. 诊治要点和难点　患者术后顺利拔除气管插管,病情较为稳定,因发热血常规高,考虑感染转回 ICU 继续治疗,术后 1 周无明显诱因突发血压下降,中心静脉压升高,循环难以维持,严重代谢性酸中毒不能纠正,床旁 UCG 示心功能下降,排除心脏压塞,病情持续恶化趋势,考虑急性排斥反应,立即给予激素冲击治疗。完善心肌活检病理证实。

4. 治疗体会　患者心脏移植术后病情稳定,无明显诱因出现循环难以维持,排除心脏压塞后,应立即考虑排斥反应可能性,尽早给予激素冲击治疗,同时尽早完成心内膜活检以明确诊断,确定诊断后强化免疫抑制方案,视情况加用多克隆抗胸腺细胞免疫球蛋白,难治性排斥反应可考虑植入心脏辅助装置、肾脏替代治疗,同时应注意监测环孢素或者他克莫司血药浓度,以确保其有效性及安全性。因应用大量免疫抑制剂,患者免疫低下,容易合并严重、多重感染,特别要警惕卡氏肺孢子菌肺炎、真菌感染。本例患者强化免疫抑制后出现真菌性肺炎,使用大量抗生素后出现严重菌群失调,消化道屏障减弱,黏膜水肿,后期出现消化道出血。综上考虑,当患者处于急性排斥反应危急状态时,可积极地经验性加用抗真菌药物以预防真菌感染,同时警惕消化道出血,持续泵入质子泵抑制剂预防应激性溃疡及消化道出血情况。

(李雨琪)

参考文献

[1] CRESPO-LEIRO M G, METRA M, LUND L H, et al. Advanced heart failure: a position statement of the Heart Failure Association of the European Society of Cardiology[J]. Eur J Heart Fail, 2018, 20(11): 1505-1535.

[2] SAEED D, FELDMAN D, BANAYOSY A E, et al. The 2023 International Society for Heart and Lung Transplantation guidelines for mechanical circulatory support: a 10-year update[J]. J Heart Lung Transplant, 2023, 42(7): e1-e222.

[3] FARMAKIS D, AGOSTONI P, BAHOLLI L, et al. A pragmatic approach to the use of inotropes for the management of acute and advanced heart failure: an expert panel consensus[J]. Int J Cardiol, 2019, 297: 83-90.

[4] GUSTAFSSON F, DAMMAN K, NALBANTGIL S, et al. Inotropic therapy in patients with advanced heart failure. A clinical consensus statement from the heart failure association of the European society of cardiology[J]. Eur J Heart Fail, 2023, 25(4): 457-468.

[5] ONO M, YAMAGUCHI O, OHTANI T, et al. JCS/JSCVS/JATS/JSVS 2021 guideline on implantable left ventricular assist device for patients with advanced heart failure[J]. Circ J, 2022, 86(6): 1024-1058.

[6] HYUN J, CHO J, YOUN J, et al. Korean Society of Heart Failure guidelines for the management of heart failure: advanced and acute heart failure[J]. Korean Circ J, 2023, 53(7): 452-471.

[7] MCDONAGH T A, METRA M, ADAMO M, et al. 2021 ESC guidelines for the diagnosis and treatment of acute and chronic heart failure[J]. Eur Heart J, 2021, 42(36): 3599-3726.

[8] MEHRA M R, CANTER C E, HANNAN M M, et al. The 2016 International Society for Heart Lung Transplantation listing criteria for heart transplantation: a 10-year update[J]. J Heart Lung Transplant, 2016, 35(1): 1-23.

[9] MASARONE D, MELILLO E, GRAVINO R, et al.

Inotropes in patients with advanced heart failure: not only palliative care [J]. Heart Fail Clin, 2021, 17 (4): 587-598.

[10] MEHRA M R, URIEL N, NAKA Y, et al. A fully magnetically levitated left ventricular assist device: final report [J]. N Engl J Med, 2019, 380 (17): 1618-1627.

[11] MEHRA M R, GOLDSTEIN D J, CLEVELAND J C, et al. Five-year outcomes in patients with fully magnetically levitated vs axial-flow left ventricular assist devices in the MOMENTUM 3 randomized trial [J]. JAMA, 2022, 328 (12): 1233-1242.

[12] REICHART B, COOPER D K C, LÄNGIN M, et al. Cardiac xenotransplantation: from concept to clinic [J]. Cardiovasc Res, 2023, 118 (18): 3499-3516.

第8节　孕产妇心血管手术监护特点与管理

一、知识要点

在妊娠合并心脏病的病因中，先天性心脏病占35%~50%，位居第一。随着卫生意识的加强、经济状况的改善、广谱抗生素的应用，既往发病率较高的风湿性心脏病现发病率逐年下降。其他，如妊娠期高血压性心脏病、妊娠合并主动脉疾病、围产期心肌病、心肌炎、各种心律失常、贫血性心脏病等在妊娠合并心脏病中也占有一定比例。

【术前生理】

对于心血管手术后孕妇或产妇围手术期处理，术前需要麻醉医师参与全院会诊，了解妊娠对心脏病的影响程度，制订合理的麻醉诱导与维持方案，关注体外循环灌注方案。

【术中与术后生理】

术中需要尽量维持孕妇及胎儿血流动力学稳定，维持内环境稳定，保障胎盘供血充足，避免胎儿缺血缺氧，避免使用对胎儿有不利影响的药物。

各种维持麻醉用药的选择应以安全、有效、简单为原则。短效阿片类药物瑞芬太尼可透过胎盘

屏障，导致胎儿心率下降。吸入麻醉药有较强的子宫松弛作用，对子宫平滑肌收缩有抑制效果。诱导麻醉时还需做好困难气道准备，尤其是妊娠中晚期患者。使用经阴道超声探头可以连续监测胎心搏动、脐动脉血流速度、搏动指数与阻力指数，有利于尽早发现胎盘血流变化及胎儿宫内窘迫，为麻醉医师及时处理提供指导。术中如果胎心低于100次/min，有可能发生胎儿宫内窘迫，需快速处理。具体措施包括维持较高的血红蛋白水平、术中体温不低于35℃、维持较高的泵流量[>2.51L/(min·m²)]及平均动脉压≥70mmHg等。如果考虑子宫动脉痉挛，可以使用硝酸甘油及硫酸镁解痉。胎儿心率过慢时可给予阿托品或山莨菪碱进行处理。

另外，孕中期及孕晚期孕妇行心血管手术时，应将右侧腰臀部垫高，避免发生仰卧位低血压。术中手术托盘应置于孕妇腹部上面并距离孕妇腹部一定高度，保证调整手术床高度同时孕妇腹部不受压，同时避免术者手掌及器械误放量于孕妇腹部压迫胎儿。

体外循环对胎盘血流灌注及胎儿具有显著影响，需要在体外循环过程中全程监测胎心变化。目前，为孕妇实施保胎心血管手术时，多采用常温高流量体外循环灌注技术。大血管手术时采用深低温停循环选择性脑灌注技术。体外循环血液稀释可以导致孕妇体内孕激素、雌激素等妊娠激素水平显著降低，诱发子宫收缩，减少子宫及胎盘血流灌注。与低温体外循环相比，采用常温体外循环技术能显著提高术中胎儿存活率，但孕妇手术死亡率无显著差异。与非搏动性体外循环灌注技术相比，使用搏动性体外循环灌注技术可以增加内皮细胞一氧化氮（NO）的释放水平，抑制子宫收缩，增加子宫及胎盘血流供应，对保护胎儿有利。有学者认为，体外循环前及停机后将孕妇收缩压维持在100~120mmHg比较合适，以保证孕妇及胎儿血供。主动脉开放后心室纤颤时可以使用心内电击除颤，临床尚未观察到成人常用的心内电击除颤对胎心产生显著影响。

而监护室应根据妊娠期或产褥期病生理情况及心血管疾病处理方式，结合胎儿是否保留及具体情况制订围手术期处理方案。具体可能涉及循

环系统、呼吸系统、生殖系统、凝血系统、内分泌系统等，故需要综合考虑全局，制订围手术期管理措施。以严重威胁母儿生命的主动脉疾病为例，笔者团队于 1998 年首次救治一例马方综合征合并主动脉夹层动脉瘤的孕妇，进行 Bentall 手术处理了主动脉病变，并且进行了子宫全切，胎儿死亡，当时以保全母体生命为主要目标。2010 年笔者团队于北京安贞医院救治一例 A 型主动脉夹层、孕 34 周孕妇，当日急诊手术，先进行剖宫产之后行 Bentall+ 孙氏手术，胎儿娩出后插管，送妇幼保健院温箱，后母儿顺利出院。2011 年笔者团队再次救治一例 A 型主动脉夹层孕 18⁺ 周患者，急诊手术治疗，术后胎心正常，继续妊娠，并足月顺利分娩，母儿平安。2015 年随着技术进步及多学科协作的进一步开展，团队救治一例孕 37 周合并急性主动脉夹层的产妇，选择了剖宫产后外科手术，未如既往病例于剖宫产后切除子宫，而是应用了水囊压迫子宫，实现了母亲、胎儿、子宫均保全，并总结出根据疾病类型、孕周大小综合制订手术、分娩等优先级别的心血管疾病孕产妇救治策略、保留未成熟胎儿的体外循环术中管理方案等。2019 年，一例主动脉夹层双胎妊娠 37 周的患者，笔者团队通过成熟的手术策略、围手术期处理方案，保全了母体、双胎、子宫。不同的手术策略后孕产妇与胎儿有不同的状态，根据多年经验进行总结，基本可分为以下三种。

1. 分娩优先组　28 周以上的胎儿更多选择分娩优先，当然也需根据具体心血管疾病进行优先级别判断。如果分娩优先则胎儿情况一般尚可，母体可能下一步先保守治疗并严密观察心血管病变，控制血压、容量、出凝血、进行镇痛、保证脏器灌注等，如出现异常情况迅速积极处理。

2. 同期分娩加心血管手术组　往往是急症如主动脉夹层等或需要手术挽救母胎生命的情况下的选择。不能保证是孕 28 周以后，任何孕周都有可能，故胎儿预后视孕周及发育情况而定；仍需全面评估母体围手术期管理难度，综合处理，切勿掉以轻心。

3. 心血管手术优先组　首先进行心血管手术，但胎儿结局可能不尽相同。有可能是死胎，后期自然流产或者是人工流产、取胎，也有可能是活

胎，需要下一步考虑保留胎儿，还是后续进行流产，故笔者认为这种情况下母体管理难度最大，围手术期应结合胎儿情况综合评估，务必保证灌注与氧合，提高血压血氧、综合处理内环境、出凝血、炎症反应、容量、母胎安全用药、完善人工流产等手术术前准备等。应顾及多系统情况，权衡利弊，制订个体化管理策略。

【围手术期常见并发症】

1. 心功能不全　整个妊娠期间，循环系统的结构和功能都会随着孕周的增长而发生变化，具体表现在血流动力学改变，如血容量增加，在妊娠 32~34 周血容量增加了 40%~45%，这一时期达到高峰，并持续到妊娠结束。另外孕妇心率增加 10~20 次 /min，耗氧量增加 10%~20%，每搏输出量增加 30%~40%，左室壁质量增加，左心室舒张末期内径增宽，心输出量显著增加，故而很多心血管疾病的急剧变化会发生在孕 28 周以后及产褥期。以上这一系列变化是为了维持孕产期灌注和氧合的需求，但是对于有心血管疾病的孕产妇，以上改变可能影响心功能和疾病的发展，高容量状态增加心脏负荷，孕 32~34 周、分娩期、产褥期前三天心脏负担最重，而主动脉受到妊娠子宫压迫，血流阻力增加，血压增加，如有梗阻性病变，更容易造成压力阶差增大。至足月时，血浆可能增加 40%，凝血因子也明显增加，此外妊娠过程诱发凝血因子、纤维蛋白原增加，促进血小板黏附，减少纤维蛋白溶解，造成血液高凝状态；且孕期子宫增大，静脉回流阻力增加，更增加血栓栓塞风险。这一变化本身为分娩时止血储备，但如果遇到围手术期或一些特殊疾病如主动脉夹层，可能会出现影响病情发展的不良反应。

分娩后，母体内潴留的水钠也不会马上排出，高容量负荷可能还需要持续 48~72 小时。胎儿和胎盘相继娩出后，出现腹压骤降，此时腔静脉受压解除，子宫窦内大量血液突然进入体循环，明显增加心脏前负荷，引起心率加速，心功能有损伤的孕产妇此时可能发生心力衰竭。

监护室此时期的工作重点为，结合患者的术式、既往病变、心脏结构与功能、不同病种围手术期管理要求来调整容量状态，瓣膜病患者尤其需

要精细计算出入量,避免自体体液回循环及额外输入所造成的前负荷激增,而主动脉病变患者则因为失血失液、手术时间较长等原因可适当放宽入量,主动脉窦瘤破裂、黏液瘤等疾病患者容量控制也可以相对放松,特别是在患者一般状况较好,自身调节功能比较强时。

2. 肺动脉高压 妊娠合并心脏病的病因中位居首位的是先天性心脏病,妊娠的心血管事件风险取决于心脏瓣膜、心功能分级和血液分流情况。妊娠期间 NYHA 分级在Ⅲ~Ⅳ级,或者重度心室功能下降的患者具有较高的风险。动脉导管未闭、房间隔缺损等左至右分流的疾病伴肺动脉高压者妊娠可发生右心衰竭和导致右向左分流而出现发绀;法洛四联症和艾森门格综合征等发绀型先天性心脏病患者(右向左分流型)妊娠后,常由于右室压力负荷过重,发生右心衰竭。

心脏病合并肺动脉高压的妇女,妊娠的血流动力学改变可加重原有的心脏病病情和肺动脉高压,甚至可发生右心衰,孕妇死亡率为 17%~56%,艾森门格综合征孕妇的死亡率高达 36%。妊娠期后 3 个月及产后第 1 个月是死亡高危期,常见肺栓塞或顽固性右心衰。因此,要严格掌握肺动脉高压患者妊娠指征,继续妊娠者需要有产科和心脏科医师的联合管理。

肺动脉高压危象,一旦确诊需要立即抢救。这是在肺动脉高压的基础上发生肺血管痉挛性收缩、肺循环阻力升高、右心排出受阻,导致突发性肺动脉高压和低心输出量的临床危象状态。患者可表现为烦躁不安、低氧血症、心率增快、心输出量显著降低、血压下降,甚至出现肺动脉压力和体动脉压力倒置的现象,死亡率极高。肺动脉高压危象常由于感染、躁动、缺氧、疼痛等诱发,产科更多见于分娩期和产后的最初 72 小时内。

3. 心律失常 妊娠期和产褥期恶性心律失常多发生在原有心脏病的基础上,围手术期可由电解质紊乱、酸碱失衡、容量波动、心脏室壁张力变化、应激、疼痛、外源性儿茶酚胺水平增加如应用强心药物、心功能变化、低氧等情况诱发。处理恶性心律失常时应首先分析发生的诱因、心律失常的类型、血流动力学变化对母儿的影响以及孕周,去除原因同时防治其他并发症,避免长时间观察等待,以免拖累心功能。目前没有抗心律失常药物在孕妇中使用情况的大样本量临床研究,围手术期应用应该根据是否保留胎儿,权衡用药获益与潜在的不良反应,并充分考虑心律失常持续发展到心衰、缺血缺氧的严重危害和基础心脏情况而定。

妊娠围手术期常见的心律失常有病态窦房结综合征、快速房扑和房颤、高度房室传导阻滞、多源性频发室性早搏、阵发性室上性心动过速等,比较严重的可见到室性心动过速、心室扑动(室扑)和心室颤动(室颤)等类型。此时往往伴有明显的血流动力学改变,出现血压下降甚至休克,心、脑、肾等重要器官供血不足,是孕产妇猝死和心原性休克的原因之一。

4. 低氧血症 孕中期后通气量生理需要增加 40%,主要以肺泡通气量增加为主,呼吸次数增加 15%。子宫增大,膈肌向头侧移位(≤4cmH$_2$O),限制肺组织扩张,激素变化使韧带松弛,胸廓横径及前后径代偿性增加,胸围最大可增加 5~7cm,更多依靠膈肌而非胸式呼吸。孕产期氧耗增加,至足月时增加约 20%,分娩时进一步增加,最高超过 60%,分娩后,仍然会在相当长一段时间内维持高氧耗以偿还氧债。胃食管下括约肌松弛,胃排空延迟,胃内压升高(从正常时 7~8cmH$_2$O 增加到 13~17cmH$_2$O,双胎或肥胖者甚至可高达 40cmH$_2$O),误吸的风险增加。手术特别是开胸过程造成胸壁及肺顺应性降低,肺萎陷,支配呼吸肌的神经肌肉受累,疼痛使呼吸运动受限,痰堵、肺不张等均有可能造成通气量下降,与氧需求不匹配。患者由于长时间处于平卧位、机械正压通气、应用血管活性药物等原因常造成通气/血流比失衡加重。左心功能不全还可能引起肺水肿。全身情况如孕期中性粒细胞生理性增高,故由主动脉夹层等造成的全身炎症反应可能更为严重,比常人更为高凝的血液状态、深停及大量输血等均可造成明显肺损伤。此外,孕期由于激素作用使呼吸道黏膜增厚、充血水肿,故而更容易发生感染,拔管后也可能发生喉头水肿,甚至增加二插概率。所以妊娠合并心血管疾病患者围手术期呼吸系统并发症高发且更为危重,表现为明显的低氧血症,应及时处理,早期阻断。

5. 其他　妊娠合并心血管疾病的围手术期还应关注患者心理精神状况,既往研究中发现谵妄发生率也较高,约 16.7%。考虑与孕期激素水平变化、一些特殊疾病如主动脉疾病对脑部血流的影响、术中脑保护及灌注方式、围手术期打击、对胎儿及自身的担忧、ICU 期间的声光干扰及不能与家属交流等因素有关,故 ICU 工作人员需及时进行 ICU 康复、心理护理、家化护理等,待谵妄出现依靠药物对症治疗则较为被动。其他问题如回乳、避免乳腺炎,注意下腹部切口愈合情况,宫腔使用 Cook 球囊压迫止血者,均有各自的管理要求,特别是肥胖孕产妇,需格外关注切口愈合情况。

二、研究进展

NO 吸入改善妊娠合并心血管疾病患者的氧合,降低肺动脉压力。NO 与鸟苷酸环化酶结合,激活该酶,导致细胞内环磷酸鸟苷含量升高,环磷酸鸟苷经蛋白激酶 G 作用,引起多种蛋白质磷酸化,进而降低细胞内游离的 Ca^{2+} 离子浓度,使平滑肌粗肌丝和细肌丝解离不能耦合,继而舒张血管平滑肌。吸入 NO 起效快,仅作用于肺小动脉,降低肺动脉压力,改善通气 / 血流比,基本不影响体循环血压。早期 NO 吸入作为降低肺动脉压力的治疗方式应用于临床,目前也有将之用作改善围手术期患者氧合的治疗手段进行研究。新型冠状病毒感染的孕产妇其炎症反应、凝血异常、通气 / 血流比失调造成的低氧血症往往更为严重和持久,国外研究团队开始将 NO 用于此类孕产妇,并增加治疗剂量,最终取得了满意的疗效,也对未来的治疗方向给予了提示。

【新型冠状病毒感染孕妇高浓度 NO 吸入治疗】

1. 概要　此研究纳入了 6 例感染新型冠状病毒并出现严重低氧血症的孕产妇,共进行了 39 次 NO 高浓度吸入 (160~200ppm),远高于目前临床使用的浓度 (10~20ppm)。其中 2 例插管,最后 6 例均成功改善氧合并出院,院内 3 例分娩 4 名新生儿 (一例双胎),另外 3 例出院后继续妊娠至分娩。6 例患者住院时间为 5~25 天,ICU 时间为 0~17 天,呼吸机辅助时间最长的一例为 334 小时,最终总结出 NO 160~200ppm 浓度吸入,耐受性良好,能够改善氧合,降低呼吸频率,无致畸性。并且考虑 NO 能够降低肺循环阻力,改善通气 / 血流 (V/Q) 比值,亚硝酸化病毒,扩张支气管,抗炎,提高母体氧合后改善胎氧输送,最终达到治疗目的。

2. 点评　NO 用于新型冠状病毒感染孕产妇安全、有效,但扩展适应证仍需要探索。NO 有其弊端,部分患者可能吸入后无反应,这时要充分分析:是否肺泡扩张不够,可以使用持续气道正压通气、高频通气等方式使肺泡复张;部分小气道阻塞患者,如炎症分泌物阻塞等,需要充分清理;肺血管器质性病变,无法扩张,则患者对 NO 无反应。另外吸入 NO 撤机时需要逐步减量,降阶梯治疗,以防出现 NO 反跳。治疗中需要监测高铁血红蛋白。

三、实用技巧

【妊娠合并心脏病手术的麻醉要点】

对于合并主动脉瓣或二尖瓣重度狭窄的患者,体外循环前应避免心率过快。由于妊娠中晚期血容量及心输出量显著增加,患者循环状况可迅速恶化,甚至发生急性左心衰竭。此类患者体外循环停机后容易出现低心排血量综合征,手术死亡率较高。

而主动脉瓣或二尖瓣反流以及机械瓣卡瓣的孕妇,由于其妊娠期间外周血管阻力降低及心率增快,患者对妊娠及手术的耐受性相对较好。

术中应避免心律过慢,防止由于心脏过度充盈导致严重循环波动。左房黏液瘤患者一般采取适当头低位进行麻醉诱导,避免黏液瘤堵塞二尖瓣导致心搏骤停。

孕妇主动脉壁质地相对脆弱,对于主动脉瘤及主动脉夹层的孕妇,应注意防止麻醉诱导过程中血压波动导致瘤体破裂。

术前合并心衰或心包压塞的患者,可以在诱导前先在局部麻醉下中心静脉穿刺置管,泵注强心药加强循环稳定,后行麻醉诱导。

对于重度肺动脉高压孕妇,建议在局部麻醉下先放置漂浮导管监测肺动脉压后再开麻醉诱导,做好肺动脉高压危象的救治准备。

【心力衰竭的防治】

围手术期精准调整容量,必要时每小时总结出入量,特别是产后 72 小时之内,进行 24 小时心电监测,根据中心静脉压、动脉脉压变异度、超声心动结果、下腔静脉宽度及变异度、肺动脉导管数据、血气结果、脑钠肽等指标调整补液量和补液速度,发现异常及时调整,心功能不全患者每日入量不超过 2 000ml,液体平衡尽量为负,根据水钠潴留和心功能情况调整出入量目标,每日平均约 –500ml。主动脉手术患者如心功能尚可,早期有效循环容量不足时可适当补液,但仍要顾及组织和血窦中回流的液体量。

积极防治和及早纠正各种影响心功能甚至诱发心衰的疾病,如贫血、心律失常、低氧血症、肾功能不全、各种感染尤其是上呼吸道感染、维持电解质和酸碱平衡。

根据心功能调整心血管活性药物,维持心输出量,保持合适的外周血管阻力,高凝情况下如末梢出现青紫,则减少缩血管药物应用,否则容易诱发微循环障碍。

【抗凝】

1. 孕期 对于机械瓣膜置换术后、伴房颤或血栓栓塞高危因素的患者需要使用抗凝治疗。药物种类根据疾病、孕周、母儿安全性等综合考虑。华法林对胚胎的致畸作用与剂量相关,低分子量肝素对胎儿的影响较小,但是瓣膜血栓的作用较弱。故孕 12 周内,原来使用华法林者减少剂量或停用,选择以低分子量肝素为主;孕中、晚期可继续使用华法林,调整 INR 至 1.5~2.0。

2. 分娩前 终止妊娠前 3~5 天应停用口服抗凝药,更改为低分子量肝素或普通肝素,调整 INR 至 1.0 左右时剖宫产手术较安全。使用低分子量肝素者,分娩前停药 12~24 小时以上;使用普通肝素者,分娩前停药 4~6 小时以上;使用阿司匹林者,分娩前停药 4~7 天以上。若孕妇病情危急,紧急分娩或者急诊心血管手术时未停用普通肝素或低分子量肝素,则术中需严密止血,根据凝血指标使用鱼精蛋白拮抗,并监测血栓弹力图,调整凝血底物。如果使用华法林抗凝,可以根据 INR 使用维生素 K_1 拮抗。

3. 分娩后及心血管手术后 分娩 24 小时后若子宫收缩情况较好,阴道流血不多,或用水囊压迫,心血管手术后每日引流量少于 500ml,没有血小板减少症,可恢复抗凝治疗。华法林因其起效缓慢且口服吸收不确定性,前三天可同时合并应用低分子量肝素,监测 INR。需要预防血栓者,24 小时后使用低分子量肝素。加强新生儿监护,注意新生儿颅内出血问题。

【低氧血症】

妊娠合并心血管手术患者围手术期低氧血症高发,需加强呼吸道护理,术后常规进行体位治疗,大角度翻身,但是俯卧位需充分评估子宫复旧情况及切口情况,慎重考虑。孕产妇气道容易水肿,围手术期控制容量负荷,气道减负,特别在拔除气管插管前,尽量维持负平衡,并评估气道情况,进行气管镜或气囊漏气实验,充分评估后拔管。

孕妇的炎症反应强度高于普通患者,且伴有异常的凝血情况,这往往会加重孕产妇的肺部损伤,可早期积极开展抗炎症反应治疗和抗凝治疗,同时警惕感染及出血倾向。

【哺乳】

心脏病妊娠风险分级 I~II 级且 NYHA 分级 I 级者可酌情哺乳,但需待对新生儿有影响的药物代谢完全后进行。NYHA 分级 III 级以上者不宜哺乳。另外即使 NYHA 分级 I 级,但如果疾病严重,母乳喂养的高代谢需求和不能良好休息也会对这类产妇造成不良影响,建议人工喂养。华法林可以分泌至乳汁中,长期服用者建议人工喂养。

【皮肤护理】

对于病情危重需严格卧床的产妇,应加强皮肤护理。特别是镇静的产妇,可使用气垫床,间隔 2 小时翻身 1 次,骶尾部使用敷料,以防引起皮肤损伤。

【心理护理】

产妇大多因病情的变化而产生焦虑、恐惧、紧张的心理,担心疾病对今后生育的影响,担心预后,且由于自身健康状况不能照顾新生儿,导致心理状态极为不稳定,情绪较易波动,出现自责、抑郁、焦虑等负性情绪,从而不能很好地配合治疗及护理。应认真倾听产妇诉说,选择合适的量表并及时评估产妇的心理变化及情绪变化,掌握其需求,积极引导产妇,并取得家属的配合。详细讲解疾病的相关知识,讲解成功救治的病例,帮助产妇建立战胜疾病的信心。指导产妇及家属学会缓解情绪的方法,如深呼吸、放松训练等。根据病情适当鼓励产妇参与照护新生儿,对于新生儿不在身边的产妇,可适时告知其新生儿情况、提供新生儿照片等以缓解产妇焦虑情绪。

四、实战病例

【妊娠合并主动脉夹层术后肝衰竭】

患者女性,28 岁,1 天前无明显诱因出现胸痛,无气短、头痛、腹痛、四肢活动障碍等症状不能自行缓解,当地医院诊断为主动脉夹层 A3 型,于笔者所在医院就诊。既往高血压病史,孕 35$^+$ 周,孕 2 产 1,无其他特殊病史,无药敏史、家族史。术前血小板、免疫学、肝肾功能及凝血功能指标无异常。急诊行 Bentall + 剖宫产术,剖宫产术中出血 200ml,过程顺利;Bentall 术中发现大量血性心包积液;主动脉夹层破口位于主动脉后壁距离窦管交界 1cm,夹层累及窦部和左、右冠脉开口,手术过程顺利,总时长 7 小时。术后第 1 天清醒,拔管、面罩吸氧,尿微量蛋白升高,转氨酶、胆红素升高,凝血功能异常,TEG 提示低血小板,凝血因子活性低,给予维生素 K 及血浆。心功能 LVEF 57%,LVEDD 42mm,三尖瓣反流(中度)。夜间复查凝血功能恶化,补充血浆及维生素 K,血红蛋白有下降,但无明显出血征象。

术后第 2 天出现烦躁后神志不清,二次气管插管,行头部 CT 及主动脉 CTA 未见异常。凝血功能差,血小板低,转氨酶及胆红素继续升高,血

氨升高,淀粉酶升高。请全院会诊,考虑代谢性脑病,肝衰竭,建议必要时行人工肝替代疗法。夜间给予人工肝治疗,积极改善凝血功能,保肝降胆。选择血浆透析滤过(PDF)模式,选择性地将血浆分离能够更多保留凝血因子,减少白蛋白丢失,清除包括结合胆红素在内的水溶性毒素,维持水电解质平衡,维持血流动力学稳定,治疗脑水肿、肝肾综合征,同时清除大中小分子溶质,改善凝血功能。治疗时间 4 小时,补充血浆 1 200ml,稀释白蛋白 2 000ml,置换液 800ml,治疗结束后补充血浆 400ml。

术后第 5 天患者未清醒,转氨酶下降,胆红素升高,凝血功能再次恶化。瘀斑加重,鼻出血(图 8-8-1)。请外院专家会诊:因胆红素升高明显,凝血功能再次恶化,转氨酶虽然下降但水平仍高,白蛋白低,肝衰竭状态,建议人工肝治疗。晚间复查头胸腹 CT,继续行人工肝治疗,血浆置换 + 胆红素吸附,置换血浆 1 000ml,期间输入悬浮红细胞 4U,血小板 2U。

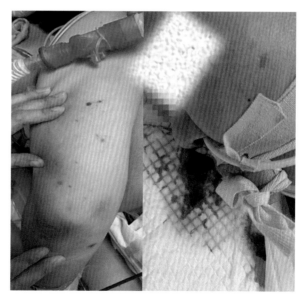

图 8-8-1 患者瘀斑加重出现鼻出血

术后第 7 天停镇静后患者未清醒。胆红素升高,血氨下降,转氨酶下降,凝血功能有好转。胃液潜血阳性,量不多,继续应用低分子量肝素抗凝。再次请外院专家会诊:病毒性肝炎不除外,连续应用激素 3 天,观察肝功能变化。再次应用人工肝治疗,血浆置换 1 000ml + 胆红素吸附。

术后第 10 天上午行气管切开后，下午逐渐清醒，有遵嘱活动，凝血功能明显恢复。

患者经过人工肝支持后，自身肝功能逐渐恢复，继续给予保守治疗，并后续加强营养支持、感染防治、凝血调整，逐渐锻炼脱机，于术后第 18 天病情稳定转其他医院继续治疗康复。

（杨　毅　张大伟）

参考文献

［1］ CANOBBIO M M, WARNES C A, ABOULHOSN J, et al. Management of pregnancy in patients with complex congenital heart disease: a scientific statement for healthcare professionals from the American Heart Association［J］. Circulation, 2017, 135（8）: e50-e87.

［2］ VAUSE S, CLARKE B, TOWER C, et al. Mechanical prosthetic heart valves（MPHV）in pregnancy are associated with a high risk of maternal and fetal morbidity and mortality［J］. Heart, 2017, 103（19）: 1557.

［3］ 乔志钰，陈苏伟，里程楠，等. 妊娠合并 Stanford A 型主动脉夹层的外科治疗［J］. 中华血管外科杂志, 2021, 6（1）: 5-10.

［4］ TAN E K, TAN E L. Alterations in physiology and anatomy during pregnancy［J］. Best Pract Res Clin Obstet Gynaecol, 2013, 27（6）: 791-802.

［5］ 谢爱兰，杨安素，颜林志，等. 妊娠合并肺动脉高压伴心力衰竭患者的围生结局［J］. 中华急诊医学杂志, 2011, 20（6）: 650-653.

第9章　术后心血管并发症的管理

第1节　心外术后心原性休克

心原性休克（cardiogenic shock，CS）是指由各种原因导致心脏功能异常，引起心输出量减少，血压下降，重要脏器和组织灌注严重不足，全身微循环功能障碍，从而出现一系列以缺血、缺氧、代谢障碍及重要脏器损害为特征的临床综合征，在心脏外科术后称为心脏术后心原性休克（postcardiotomy cardiogenic shock），也被作为心脏术后低心排血量综合征（postcardiotomy low cardiac output syndrome），发生率为 0.5%~1.5%，是引起心脏术后死亡的重要原因之一。

一、知识要点

【心脏术后引起心原性休克的常见原因】

心脏术后引起心原性休克的常见原因见表 9-1-1。

表 9-1-1　心脏术后心原性休克的常见原因

心肌和瓣膜原因	其他原因
左心衰竭	心包相关原因（心脏压塞）
心肌顿抑	
围手术期心肌梗死	张力性气胸
脓毒症心肌病	右心衰竭
心脏移植后排斥反应	肺动脉高压
人工瓣膜功能异常	肺栓塞
缺血性二尖瓣反流	
二尖瓣收缩期前向运动	
心律失常	

【诊断标准】

1. 临床标准　①低血压：在容量充足的前提下，收缩压 <90mmHg 或平均动脉压 <65mmHg

超过 30 分钟；或需要应用血管活性药物和 / 或循环辅助装置支持下收缩压维持 >90mmHg。②脏器灌注不足征象（至少 1 项）：排除其他原因的精神状态改变，早期兴奋，晚期萎靡；肢端皮肤发冷、花斑；少尿（尿量 <400ml/24h）或无尿（尿量 <100ml/24h）；代谢性酸中毒，血浆乳酸浓度升高 >2.0mmol/L。

2. 有创血流动力学标准（必要时实施）　心指数（CI）≤2.2L/（min·m²）；肺毛细血管楔压（PCWP）≥18mmHg。

【病理生理】

心原性休克的核心病理生理机制是心输出量降低，出现全身灌注不足、缺血、炎症、血管收缩和容量超负荷的恶性循环，通常最终导致多器官系统衰竭和死亡（图 9-1-1）。最初的心脏损伤可能源于各种病因，心输出量受损和进行性舒张功能减低使心室舒张末期压力升高，从而降低冠状动脉灌注压、心肌收缩力和每搏输出量。组织缺血和坏死后，释放的炎症介质会进一步损伤组织代

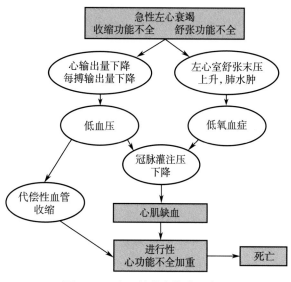

图 9-1-1　心原性休克的病理生理

谢,诱导一氧化氮产生,从而引起全身血管扩张并加剧低血压,并对心肌进一步造成损伤。缺氧和肺部炎症会诱发肺血管收缩,增加右心室后负荷。肾小球对灌注受损的反应是肾小管对钠的重吸收增加,激活了肾素-血管紧张素-醛固酮系统,导致容量进一步超负荷,且出现利尿剂抵抗。交感神经介导的脾脏血管收缩会将总血量的50%重新分配回血液循环,从而进一步加重容量超负荷。心室充盈压升高会进一步导致心肌收缩和心肌缺血情况恶化。如果任其发展,这种循环灌注不良情况最终导致死亡。

【右心衰竭的发生机制】

右心衰竭的发生机制在近年来得到进一步关注,导致右心室衰竭的机械机制可归纳为:前负荷过重、后负荷过重和收缩力减弱,这些机制经常同时存在,而且往往互为因果,共同加重右心衰竭。例如,前负荷过重导致肝、肾静脉淤血,加重水钠潴留,增加肺静脉压力、降低肺血管顺应性,从而导致右心室后负荷增加。右心室后负荷过重可能导致右心室扩张和三尖瓣反流恶化,同时导致前负荷增加。过高的前负荷可能会导致室间隔左移、破坏心室偶联、降低冠脉灌注压,从而进一步降低右心室收缩力。

【心原性休克的血流动力学分型】

早期对于心原性休克的描述是患者心力衰竭,同时合并中心静脉压升高。随着有创血流动力学监测的出现,心原性休克患者以心输出量降低,外周血管阻力升高和PCWP升高为特征,这种典型的"湿冷"现象是最常见的心原性休克表现。目前大多数血流动力学分型针对心肌梗死相关心原性休克患者,SHOCK研究帮助我们拓展了除"湿冷"型心原性休克以外的其他血流动力学表型。所有表型的共同生理特征是低CI,但心室前负荷(PCWP或CVP)、容量和全身血管阻力可能有所不同。值得注意的是,虽然有学者提出心原性休克CI的阈值应在 $1.8 \sim 2.2 \mathrm{L}/(\mathrm{min} \cdot \mathrm{m}^2)$,但可能难以确定绝对的临界值。等容量或"干冷"型患者对利尿剂有反应,处于心力衰竭的代偿阶段,占心肌梗死相关心原性休克患者的28%

左右。在心脏外科术后,由于术中失血或体液丢失,也可能出现"干"的特点,但由于心功能不全,CI无法对液体治疗产生有效反应。随着对细胞因子级联反应、趋化因子反应和诱导性NO合成酶表达的认识增加,"湿热"型心原性休克被提出,心肌梗死、体外循环后或合并感染时可出现全身炎症反应综合征、血管舒张和外周阻力下降的表现。

在这一框架下,还有两种不常见但在血流动力学表现上截然不同的情况,即正常血压心原性休克和上文提到的右心室心原性休克。SHOCK研究显示,与低血压心原性休克患者相比,正常血压心原性休克患者的CI、PWCP和左心室射血分数与其相当,但全身血管阻力较高,凸显在无严重低血压的情况下发生低灌注的可能性。右心室心原性休克患者则在低CI的前提下表现为CVP升高、左心室射血分数正常但肺动脉压下降。在心脏术后,由于原发病及手术的复杂性,不同血流动力学分型的心原性休克患者往往混杂或联合存在,有创血流动力学监测和综合判断有助于对患者进行管理。心原性休克的血流动力学分型见表9-1-2。

表9-1-2 心原性休克的血流动力学分型

末梢状态	容量状态	
	湿	干
冷	经典心原性休克(CI↓;SVRI↑;PCWP↑)	等容量心原性休克(CI↓;SVRI↑;PCWP←→)
暖	血管扩张性心原性休克或混合性休克(CI↓;SVRI↓/←→;PCWP↑)	分布性休克(非心原性休克)(CI↑;SVRI↓;PCWP↓)

注:CI,心指数;SVRI,体循环血管阻力指数;PCWP,肺动脉楔压。↑指升高,↓指降低,←→指不变。

【心原性休克的早期监测】

早期发现、识别和治疗潜在病因是心原性休克患者初始治疗的核心目标。心电监护和超声心动图检查有助于筛查心肌缺血、左/右心室功能障碍和结构性心脏病。肺动脉导管监测可提供更多信息,特别是对于休克表型不确定的患者和严重心原性休克或对初始治疗反应不佳的患者,直接测量心输出量和全身血管阻力有助于滴定血管活性药物。对于疑似急性心肌梗死的患者,应及早进行冠状动脉造影。表 9-1-3 是详细的监测策略。

【初始呼吸和血流动力学治疗】

建议氧疗以保持动脉血氧饱和度高于 90%。持续气道正压无创通气可降低呼吸功并改善肺水肿;在不需要气道正压时,可以考虑高流量鼻导管。需要进行有创机械通气时,应考虑限制潮气量和驱动压的保护性肺通气。虽然正压通气可改善左心室负荷并减轻肺水肿,但必须认识到正压通气有可能因容量不足和右心室功能不全而导致血流动力学恶化。

无淤血症状的心原性休克患者可通过谨慎的液体治疗(如在 15~30 分钟内输入 250ml 晶体液)获益;如果出现淤血表现,则应进行利尿治

表 9-1-3　心原性休克的早期监测

监测项目	监测频率	解释
无创监测		
心电监测、指脉氧饱和度、呼吸频率	连续监测	心电图有助于尽快明确是否存在新发心肌缺血,以尽快启动血运重建治疗,并可评价合并心律失常的情况
有创监测		
动脉血氧监测	连续监测	与无创血压测量比较,动脉穿刺置管有创动脉血压监测可以更实时、准确地观察患者血压水平
中心静脉压	连续监测	中心静脉压并不是单纯的容量指标,会受很多因素的影响,例如血管活性药物、肺部及机械通气情况、心脏功能等
尿量	每小时	反映肾灌注和肾损伤情况的指标
床旁胸部 X 线检查	每日	了解心脏大小,观察肺淤血、肺水肿、胸腔积液和继发肺部感染情况,评价治疗效果
肺动脉导管	必要时应用	对初始治疗无反应、诊断或治疗不确定的患者,在诊断或治疗不确定的情况下早期使用
超声心动图	必要时应用	超声心动图对于心原性休克患者的诊断极有价值,可协助明确休克原因。超声心动图可发现心脏术后结构与机械性异常,评估左、右心室功能,判断是否存在严重的心室壁节段性运动异常及心肌病导致的弥漫性运动减低,同时对于心包积液和室壁瘤的诊断也极具价值
实验室检查		
血气分析	每 4 小时	由于组织细胞缺氧,出现代谢性酸中毒,碱剩余(BE)可以很好地反映组织代谢情况及全身酸中毒程度,乳酸情况有助于判断预后和评估疗效
中心静脉氧饱和度	每 4 小时	反映患者心输出量及氧供氧需水平
心肌标志物	每日	血清肌钙蛋白、肌酸激酶及其同工酶有助于判断心肌损伤是否严重,或是否存在新发心肌缺血
脑钠肽	每日	BNP 或 NT-proBNP 检查有助于了解心功能状况,判断预后及治疗效果
全血细胞分析	每日	监测术后出血情况与血小板计数
肝肾功能	每日	反映脏器缺血情况,评估急性肾损伤级别
凝血功能	每日	评估患者术后出凝血功能,应用机械循环辅助装置时监测抗凝

疗。一般情况下,应暂停使用 β 受体阻滞剂和其他降压疗法,直到心原性休克改善,即表现为没有持续的低灌注或血管活性药物需求。对于血压正常的心原性休克患者,可考虑静脉注射血管扩张剂(如硝普钠或硝酸甘油),因为这些患者的全身血管阻力(左心室后负荷增高的原因之一)预计较高。尽管证据有限,但血管活性药和正性肌力药仍是心原性休克患者初始血流动力学支持的标准疗法。与多巴胺或肾上腺素相比,去甲肾上腺素的安全性更高(尤其是导致心律失常较少),因此通常是低血压心原性休克患者首选的一线血管活性药物。

心原性休克患者的最佳血压目标仍有待确定,可能因患者而异,但平均动脉压低于 65mmHg 与预后较差有关。应设定个体化血压管理方案,建议收缩压目标值≥90mmHg,平均动脉压目标值≥65mmHg,高血压患者可适当提高灌注压。一旦应用缩血管药物恢复动脉压后,可加用正性肌力药,通过改善心输出量来恢复灌注,这通常也会升高动脉压,便于减停缩血管药物。最近的一项研究表明,多巴酚丁胺和米力农在异质性心原性休克患者(包括 1/3 的急性心肌梗死合并心原性休克患者)中具有相似的疗效和安全性。值得注意的是,多巴酚丁胺起效更快,而且不太可能造成血管舒张性低血压。去甲肾上腺素和多巴酚丁胺的组合对大多数心原性休克患者有效,但要认识到某些病因和表型的心原性休克患者可能对其他药物反应更好。缩血管药可增加左心室后负荷并降低心指数,适用于以右心功能不全为主的心原性休克患者或具有足够心指数的混合性血管舒张型心原性休克患者。缩血管药和正性肌力药的不良反应很常见,包括过度血管收缩加重灌注不足、心动过速导致心肌缺血和快速性心律失常等。

【临时机械循环支持】

心原性休克患者使用血管活性药物越多,死亡率越高,一方面反映了休克的严重程度,另一方面和药物引起的不良反应相关。当血管活性药物无效或产生不良反应时,临时机械循环支持(MCS)装置可提供额外的血流动力学支持。在许多国家,主动脉内球囊反搏(intra-aortic balloon pump, IABP)仍然是最常用的临时机械循环支持装置,因为它成本低、易于植入,且并发症风险相对较低。IABP 并不能改善急性心肌梗死合并心原性休克患者的存活率,因此不建议在这种情况下常规使用。IABP 可降低左心室后负荷,据推测,这可能对心力衰竭相关心原性休克患者有效,尤其是在休克未进展到很严重时。IABP 仍适用于急性心肌梗死的机械并发症,包括乳头肌或室间隔破裂。

经皮左心室辅助装置(percutaneous left ventricular assist device, pLVAD)可提供比 IABP 更大的血流动力学支持,但尚未证明可提高存活率,而且可能与更高的并发症风险相关,包括出血、血栓栓塞和肢体缺血。静脉动脉体外膜氧合(VA-ECMO)是唯一能提供强有力的双心室心脏支持和肺支持的临时性 MCS 设备,可用于严重或难治性心原性休克,包括正在进行心肺复苏的患者。然而最近的 ECMO-CS 研究未能证明,早期进行 VA-ECMO 与抢救性 VA-ECMO 相比能提高生存率。VA-ECMO 可增加左心室后负荷,可能导致左心室舒张末压升高、左心室扩张和主动脉瓣开放受损。因此,在 VA-ECMO 期间为左心室减压可能很重要,可通过加装 IABP 或 pLVAD 等其他方法来实现。考虑到目前的随机对照研究并未证明任何 MCS 设备可改善心原性休克患者的预后,因此,尽管 MCS 设备可能对某些患者有益,但不建议在未经充分评估的心原性休克患者中常规使用 MCS 设备。

【特殊的心脏术后低心排血量综合征:无法脱离体外循环】

与床旁诊断的心脏术后心原性休克相比,还有一种低心输出量发生于手术中,即无法脱离体外循环。体外循环(cardiopulmonary bypass)在心脏停搏的转机(on-pump)手术中对全身组织、脏器提供临时灌注。脱离体外循环是指从体外循环逐渐过渡到患者自主心脏射血,由自身肺循环和全身循环为全身提供全部氧供。体外循环停机困难没有统一的定义,在一些中心定义为至少需要使用 2 种正性肌力药或血管活性药才能成功停机。如果在停机困难时强行脱离体外循环,则会造成低心输出量、心原性休克，为了避免循环波动，可以考虑应用机械循环辅助装置，例如 IABP。

二、研究进展

心脏术后心原性休克目前缺乏明确的定义与管理建议，大多数心原性休克管理共识、指南均针对于急性心肌梗死合并心原性休克，因此存在较大研究空间。

【心原性休克的严重程度分级】

一种疾病或临床综合征的分型或严重程度分级有利于统一临床工作中的认识与沟通，并针对不同具体情况进行诊疗。

血流动力学损伤的严重程度是心原性休克患者预后的重要决定因素。用于预测心原性休克患者死亡率最常见的休克严重程度指标是血管活性药物用量和血清乳酸水平，作为非特异性危险因素，同样适用于非心原性休克患者人群。血流动力学测量（如平均动脉压、心输出量）和衍生指数（如心脏做功）可进一步量化心原性休克的严重程度和预后。但这些变量中的每一个单独都无法充分反映休克严重程度，但与血流动力学和其他休克严重程度指标结合起来可改进风险分层。

为了指导临床实践，需要建立一个统一的系统来对心原性休克的严重程度进行分级，这促使心血管造影和介入学会（Society for Cardiovascular Angiography and Intervention，SCAI）制定了 SCAI 休克分期标准。急性心血管疾病患者按照严重程度被分为 5 个 SCAI 休克分期，从 A 期（"风险期"：无休克）到 E 期（"终末期"：难治性休克）。在 SCAI 休克分期中，休克被定义为需要干预的低灌注，包括 C 期（已确立的休克）、D 期（恶化的休克）和 E 期（难治性休克）。B 期（"开始期"）患者没有明显的低灌注症状，也不符合确立休克的标准，也可以被称为休克前期。

尽管 SCAI 休克分期定义了不同的阶段，并且在不同阶段中患者存在不同程度的血流动力学异常，但心原性休克的严重程度是一个连续的谱系（spectrum）。低血压和低灌注的分级与预后有关，但低灌注是预测死亡率的更重要因素。这对

区分休克前期（SCAI B 期）和早期休克（SCAI C 期）具有重要意义。

SCAI 休克分期的目的有很多，包括简化心原性休克严重程度的沟通、方便分诊和做出医疗决策，并为临床研究中根据休克严重程度对患者进行前瞻性分层提供框架。事实证明，SCAI 休克分期是预测死亡率的可靠指标，也是临床实践的实用工具。虽然 SCAI 休克分期是针对心脏病患者开发的，但它同样适用于败血症等其他原因引起的休克患者，可在患者管理中更广泛地使用和推广。

三、实用技巧

【常见不同类型心脏病术后低心输出量的临床特点与处理要点】

1. 右心室休克　临床特点：临床表现为低心输出量合并 CVP 升高，超声心动可能显示为左心收缩功能正常，但左心内径偏小、前负荷不足，右心内径增大，收缩力下降，右室面积变化率（fractional area change，FAC）、三尖瓣环平面收缩期偏移（tricuspid annular plane systolic excursion，TAPSE）降低，室间隔偏向左心出现 D 字征等右心功能受损表现，甚至出现三尖瓣反流。右心衰竭可继发于二尖瓣狭窄、二尖瓣关闭不全，或出现于三尖瓣关闭不全之后，在二尖瓣术后或二尖瓣联合三尖瓣术后常见，一部分主动脉夹层累及右冠状动脉可出现右心衰竭，另外要警惕大面积肺动脉栓塞。另外，肺大面积实变、不张，也可导致右心后负荷升高。

处理要点：如为了挽救器官灌注而提高心输出量，可以尝试小剂量液体治疗，维持左心前负荷，但后果是 CVP 进一步升高，进而无尿需要进行连续性肾脏替代治疗（continuous renal replacement therapy）。可以尝试应用正性肌力药物，但右心衰竭往往对正性肌力药物不敏感。可以考虑降低右室后负荷，如改用血管加压素而非去甲肾上腺素进行升压，也可应用多巴酚丁胺、米力农等具有扩血管效应的强心药泵入，吸入一氧化氮可降低肺循环阻力。在常规治疗无效的情况下可应用 ECMO 从腔静脉引流，直接减低右心液

体负荷,ECMO 对于右心功能不全的辅助通常需要 1 周以上的时间来等待右心恢复。在全身灌注改善后,进行液体负平衡有利于减低右心前负荷。

2. 二尖瓣狭窄术后 临床特点:单纯二尖瓣狭窄的患者左心功能大多正常,但由于二尖瓣长期狭窄,左心室充盈不足,往往内径偏小,通常患者合并心房纤颤。

处理要点:术后患者切勿快速大量补液,因为左心内径小,很容易引起左心前负荷过高、左心胀,甚至心源性肺水肿。可以适当维持一定心率以增加心输出量,同时左心后负荷不宜过高,尽量避免应用缩血管药。因为患者长期体循环淤血,所以一般患者全身液体潴留较多,可加强利尿,保证液体负平衡。

3. 二尖瓣关闭不全术后 临床特点:二尖瓣关闭不全术后最主要的特点是左心室后负荷升高,因为术前左室射血既有前向血流经主动脉瓣进入体循环,又有经二尖瓣反流进入左房的血液,左心房压力远远低于体循环,所以二尖瓣关闭不全降低了左室后负荷,而在术后纠正二尖瓣反流后,左室后负荷高于术前。慢性二尖瓣关闭不全常见于风湿性心脏病,左室无有效排空导致左心内径逐渐增大。另一部分急性二尖瓣反流患者,例如急性心肌梗死机械并发症、腱索断裂或感染性心内膜炎,在术前即发生心力衰竭、心原性休克,左室急性扩张,需急诊手术。

处理要点:与二尖瓣狭窄相似,由于术后左心后负荷升高,要适当维持较低的体循环阻力,避免大量输注液体,并保留一定强心药输注,切勿因为血压升高而减停强心药,可适当使用扩血管药物。

4. 主动脉瓣狭窄术后 临床特点:大多数主动脉狭窄患者以左室向心性肥厚为主,LVEF 正常,左室内径扩大不明显。在极晚期才出现左室扩大、LVEF 降低,并不多见。

处理要点:在术后应避免大剂量应用正性肌力药物,避免左室收缩过强,无法充分舒张,左心前负荷减低,同时还可能引起左室流出道流速过快,并出现二尖瓣收缩期前向活动(systolic anterior motion, SAM 征)。正确的处理是保证患者充足的心脏前负荷,适当降低心率保证左室充盈,如无法迅速提高灌注压,可应用缩血管药物。

5. 主动脉瓣关闭不全术后 临床特点:与主动脉瓣狭窄不同,主动脉瓣关闭不全在术前表现为左室离心性扩大,并且左室收缩功能减低。

处理要点:此类患者应保留正性肌力药物,但通常无法完全恢复左室的收缩功能,可根据 CVP、超声心动监测左室内径大小,并参考术前左心内径,适当补液,因为患者术前左心容积增大,已耐受一定容量负荷,即使 LVEF 下降,也可以维持一定心输出量。

6. 冠状动脉旁路移植术后 临床特点:冠状动脉旁路移植术后常见的低心输出量原因是围手术期心肌梗死,出现心功能不全,也有一部分患者因为术前急性心肌梗死即出现心脏收缩功能不全,或出现机械并发症,如二尖瓣反流、室间隔穿孔,室壁瘤形成也可能导致患者术后左室无法有效射血。另外右冠状动脉再血管化不全的患者易出现恶性心律失常而导致低心输出量。

处理要点:针对冠状动脉旁路移植术后患者,如出现心肌缺血导致的低心输出量,应首先维持冠脉灌注压,并明确再血管化是否完全,应积极进行外科处理。对急性心肌梗死机械并发症患者,可应用 IABP 降低患者左心后负荷。

7. 梗阻性肥厚型心肌病术后 临床特点:此类患者术后的血流动力学状态主要取决于其室间隔切除的程度,部分患者切除不足仍可能出现左室流出道流速增快,如切除过多则有可能出现左心收缩功能不全。

处理要点:如患者术后左心收缩功能正常,应以补充前负荷、应用缩血管药为主,左心收缩功能降低的患者可适当应用强心药物。

8. 缩窄性心包炎术后 临床特点:患者心包缩窄解除后会出现回心血量骤增,导致充血性心力衰竭。

处理要点:限制补液,加强利尿,降低心脏前负荷。

(李呈龙)

参考文献

[1] RASTAN A J, DEGE A, MOHR M, et al. Early and late outcomes of 517 consecutive adult patients

treated with extracorporeal membrane oxygenation for refractory postcardiotomy cardiogenic shock [J]. J Thorac Cardiovasc Surg, 2010, 139 (2): 302-311.

[2] 中华医学会心血管病学分会心血管急重症学组, 中华心血管病杂志编辑委员会. 心原性休克诊断和治疗中国专家共识(2018)[J]. 中华心血管病杂志, 2019, 47(4): 265-277.

[3] VAN DIEPEN S, KATZ J N, ALBERT N M, et al. Contemporary management of cardiogenic shock: a scientific statement from the American Heart Association [J]. Circulation, 2017, 136(16): e232-e268.

[4] KOHSAKA S, MENON V, LOWE A M, et al. Systemic inflammatory response syndrome after acute myocardial infarction complicated by cardiogenic shock [J]. Arch Intern Med, 2005, 165(14): 1643-1650.

[5] FALLICK C, SOBOTKA P A, DUNLAP M E. Sympathetically mediated changes in capacitance: redistribution of the venous reservoir as a cause of decompensation [J]. Circ Heart Fail, 2011, 4(5): 669-675.

[6] KONSTAM M A, KIERNAN M S, BERNSTEIN D, et al. Evaluation and management of right-sided heart failure: a scientific statement from the American Heart Association [J]. Circulation, 2018, 137(20): e578-e622.

[7] HOUSTON B A, BRITTAIN E L, TEDFORD R J. Right ventricular failure [J]. N Engl J Med, 2023, 388 (12): 1111-1125.

[8] MENON V, WHITE H, LEJEMTEL T, et al. The clinical profile of patients with suspected cardiogenic shock due to predominant left ventricular failure: a report from the SHOCK Trial Registry. Should we emergently revascularize occluded coronaries in cardiogenic shock? [J]. J Am Coll Cardiol, 2000, 36 (3SupplA): 1071-1076.

[9] MATHEW R, DI SANTO P, JUNG R G, et al. Milrinone as compared with dobutamine in the treatment of cardiogenic shock [J]. N Engl J Med, 2021, 385(6): 516-525.

[10] ZEYMER U, BUENO H, GRANGER C B, et al. Acute Cardiovascular Care Association position statement for the diagnosis and treatment of patients with acute myocardial infarction complicated by cardiogenic shock: a document of the Acute Cardiovascular Care Association of the European Society of Cardiology [J]. Eur Heart J Acute Cardiovasc Care, 2020, 9(2): 183-197.

[11] DEN UIL C A, VAN MIEGHEM N M, B BASTOS M, et al. Primary intra-aortic balloon support versus inotropes for decompensated heart failure and low output: a randomised trial [J]. EuroIntervention, 2019, 15(7): 586-593.

[12] JENTZER J C, VAN DIEPEN S, HENRY T D, et al. Influence of intra-aortic balloon pump on mortality as a function of cardiogenic shock severity [J]. Catheter Cardiovasc Interv, 2022, 99(2): 293-304.

[13] OSTADAL P, ROKYTA R, KARASEK J, et al. E Xtracorporeal membrane oxygenation in the therapy of cardiogenic shock: results of the ECMO-CS randomized clinical trial [J]. Circulation, 2023, 147 (6): 454-464.

[14] MONACO F, DI PRIMA A L, KIM J H, et al. Management of challenging cardiopulmonary bypass separation [J]. J Cardiothorac Vasc Anesth, 2020, 34 (6): 1622-1635.

[15] BARAN D A, GRINES C L, BAILEY S, et al. SCAI clinical expert consensus statement on the classification of cardiogenic shock: this document was endorsed by the American College of Cardiology (ACC), the American Heart Association (AHA), the Society of Critical Care Medicine (SCCM), and the Society of Thoracic Surgeons (STS) in April 2019 [J]. Catheter Cardiovasc Interv, 2019, 94(1): 29-37.

[16] JENTZER J C, BURSTEIN B, VAN DIEPEN S, et al. Defining shock and preshock for mortality risk stratification in cardiac intensive care unit patients [J]. Circulation Heart Failure, 2021, 14(1): e007678.

[17] NAIDU S S, BARAN D A, JENTZER J C, et al. SCAI SHOCK stage classification expert consensus update: a review and incorporation of validation studies: this statement was endorsed by the American College of Cardiology (ACC), American College of Emergency Physicians (ACEP), American Heart Association (AHA), European Society of Cardiology (ESC) Association for Acute Cardiovascular Care (ACVC), International Society for Heart and Lung Transplantation (ISHLT), Society of Critical Care Medicine (SCCM), and Society of Thoracic Surgeons (STS) in December 2021 [J]. J Am Coll Cardiol, 2022, 79(9): 933-946.

第2节 围手术期心肌梗死

围手术期心肌梗死（perioperative myocardial infarction，PMI）是心脏外科术后的严重并发症。在行冠状动脉旁路移植术（coronary artery bypass grafting，CABG）的患者中，PMI的发生率为1%~30%，增加了患者围手术期死亡风险和并发症发生风险，同时也增加了中远期不良心脑血管事件和桥血管再狭窄的发生风险。由于围手术期麻醉药物、镇痛药、镇静药的应用，多数PMI患者不会表现出典型的心肌缺血症状，导致PMI诊断延迟或漏诊。

一、知识要点

【定义】

2018年发布的心肌梗死第四版通用定义（the 4th Universal Definition of Myocardial Infarction，4UD）将PMI分为5个类型，在心脏外科围手术期，以2型、3型和5型最为常见。

1型：由冠状动脉粥样硬化引起的心肌梗死，通常由动脉粥样硬化斑块破裂（破裂或侵蚀）引起。

2型：继发于心肌缺血，由氧供减少或消耗增加（如冠状动脉内皮功能异常、冠脉痉挛、冠脉栓塞、心动过速、心动过缓、贫血、呼吸衰竭、高血压和低血压）引起。

3型：心源性猝死。患者可能表现为典型的心肌缺血/梗死，包括假定的新的缺血性心电图改变或心室颤动，并在可能获得血液进行心脏生物标志物测定之前死亡；或者患者可能在症状出现后不久，生物标志物升高之前死亡。当对急性心肌缺血事件的怀疑很高时，即使缺乏心肌梗死的生物标志物证据，这些患者也被指定为3型心肌梗死。

4型：与冠脉介入治疗相关的心肌梗死。4a型即为与经皮冠状动脉介入治疗（percutaneous coronary intervention，PCI）相关的心肌梗死；4b型即为冠脉支架血栓栓塞引起的心肌梗死；4c型为冠脉介入治疗后再狭窄。

5型：CABG相关心肌梗死。

【诊断】

PMI的诊断标准尚存在争议，目前国际上最常应用的是2018年发布的心肌梗死第四版通用定义（the 4th Universal Definition of Myocardial Infarction，4UD），见表9-2-1。当患者术后出现新发左束支传导阻滞，应立即怀疑PMI。

【发生机制与影响因素】

1. 心肌氧供减少

（1）冠脉血流下降：冠脉狭窄是冠脉血流下降的主要原因之一，可以由多种原因所致，如再血管化不完全、桥血管狭窄、痉挛、扭曲或闭塞、急性血栓形成、吻合口狭窄等。其中桥血管痉挛与桥血管内急性血栓形成是术后最常见的原因，其发生率分别在术后48小时内与7天内最高。有研究显示，炎症因子升高与PMI发生相关，这可能由于术后机体炎症反应激活，从而诱发凝血级联反应，导致患者凝血-纤溶系统失衡，在吻合口或血流剪切力变化明显的位置形成急性血栓。此外，术后各种原因所致的心率过快（如发热、心律失常等），均可导致舒张期缩短，从而导致舒张期冠脉灌注减少；主动脉舒张压降低等原因也可使

表9-2-1 围手术期心肌梗死诊断标准

必备条件		合并下列条件	
心肌标志物	心电图	冠状动脉造影	其他影像学证据
• 基线cTn正常的患者：cTn>参考上限10倍 • 术前cTn升高且水平稳定*或下降的患者：cTn升高>20%	• 缺血性改变 • 新出现的Q波 • 新出现的左束支传导阻滞	• 原生血管或桥血管闭塞	• 超声心动图提示新出现的室壁运动异常 • 心肌核素显像提示存活心肌减少

注：*变化<20%。cTn，心肌肌钙蛋白。

冠脉血流下降,导致心肌缺血。

（2）血液携氧能力下降:由于患者术中出血、大量输液导致术后血液稀释,或因术中低温、术后内环境紊乱导致氧解离曲线异常,从而使患者血液携氧能力下降。

由于上述各种原因,导致心肌缺血、氧供减少,造成心肌细胞代谢由有氧氧化转向无氧氧化,从而导致体内乳酸堆积。如果上述异常情况未得到及时处理而持续存在,缺血的心肌将进一步形成梗死灶。

2. 心肌氧耗增加　心率增快与心肌收缩力增强在心脏外科术后十分常见,术后患者可能会存在相对容量不足,通过神经体液调节导致心率增快,心肌收缩力增强。术后内环境及电解质紊乱还可能会导致患者出现快速型心律失常。此外,由于心脏外科大型开放手术的打击,机体在术后处于应激状态,以及术后正性肌力药物的应用,也会使患者心肌氧耗增加。

【临床表现】

1. 典型症状　胸痛是最早出现、最常见的症状,常位于心前区、胸骨后。患者常烦躁不安、出汗、恐惧,伴有濒死感。有部分患者可表现为上腹部疼痛,容易误诊为急性胰腺炎等急腹症。

由于围手术期麻醉药物、镇痛药、镇静药的应用,多数患者无法表现出典型症状,因此当怀疑患者出现 PMI 时,需结合其余相关化验与检查判断。

2. 非典型症状

（1）心律失常:通常由心肌持续缺血、泵衰竭、内环境及水电解质紊乱所致。室性心律失常是最常见的心律失常类型。约有 30% 患者表现为阵发性窦性心动过速,持续性窦性心动过速与梗死面积大、心输出量降低相关。此外,传导阻滞也是常见的心律失常类型。下壁心肌梗死易发生房室传导阻滞,若前壁心肌梗死伴房室传导阻滞,则与心肌广泛梗死相关,此类患者预后较差。

（2）全身症状:可表现为发热、心动过速、白细胞增高、红细胞沉降率（血沉）增快,通常发生在 1~2 天内,其程度与梗死范围相关。

【心肌损伤标志物】

心肌损伤标志物是临床最常用的判断心肌梗死的实验室检查项目,其水平受很多因素影响,如心房肌的切开、电除颤 / 电复律、肾功能不全、甲状腺功能减退、肠缺血坏死、骨骼肌损伤等。冠状动脉旁路移植术后 62%~90% 患者会出现心肌酶不同程度升高。因此,要想确诊 PMI 还需要其他特征或指标的佐证。增高程度、发生时间、峰值时间以及持续时间,都有助于判断 PMI 的严重程度和再梗死的出现,必要时还需要联合其他辅助检查。

1. 肌酸激酶同工酶（CK-MB）　其增高程度可以反映梗死的面积。有研究显示,在胸痛等症状出血后的 3 小时内 CK-MB 升高,对于判断心肌损伤 / 心肌梗死的灵敏度和特异度大于 90%。由于 CK-MB 恢复正常时间较快,故其在临床上对再发心肌梗死（myocardial infarction, MI）具有较高的诊断价值,且其达峰时间与预后存在一定关系。有研究显示 CK-MB 大于 2 倍正常值是患者发生 PMI 院内死亡的危险因素。

2. 肌钙蛋白（cTn）　肌钙蛋白复合物有 cTnI、cTnT、cTnC 三个亚单位,是目前对于心肌损伤 / 梗死最特异、最灵敏的首选生物学标志物,其中 cTnI 和 cTnT 的特异度更高,可以在早期对怀疑存在 PMI 的患者进行判断。由于 cTnI 与 cTnT 的分子量较 CK-MB 更低,可在心肌损伤后更早入血并升高。高敏肌钙蛋白（hsTnI）相较于传统的检测方法对心肌梗死的诊断准确性更高,可在心肌损伤的 1 小时内开始升高。2023 年欧洲心脏病学会在急性冠脉综合征（acute coronary syndrome, ACS）管理指南中推荐应用 hsTnI 对疑似 MI 患者进行早期筛查。另外,如果患者术后 cTn 下降后又突然升高,也可以帮助判断。

3. 肌红蛋白（MYO）、乳酸脱氢酶（LDH）、天冬氨酸转氨酶（AST）等由于其特异度较差,目前指南上已不推荐应用其诊断 MI 的发生。

不同心肌标志物时间变化特点见表 9-2-2。

表 9-2-2　不同心肌标志物时间变化特点

特点	MYO	cTn		CK	CK-MB	AST	LDH$_1$
		cTnI	cTnT				
开始升高 /h	1~1.5	3~4	3~4	6	3~4	6~12	12~24
峰值时间 /h	12	11~24	24~48	24	16~24	24~48	48~72
持续时间 /d	1~2	5~10	5~14	3~4	3~4	3~5	6~14

注：MYO，肌红蛋白；cTn，肌钙蛋白；cTnI，肌钙蛋白 I；cTnT，肌钙蛋白 T；CK，肌酸激酶；CK-MB，肌酸激酶同工酶；AST，天冬氨酸转氨酶；LDH$_1$，乳酸脱氢酶 1。

【影像学检查】

（一）12 导联心电图

12 导联心电图是在临床工作中最方便、最快捷识别 PMI 的手段之一，可以协助医师在床旁判断患者心肌损伤情况。

1. ST 段改变　ST 段发生动态变化，往往提示急性冠脉供血不足。ST 段下移通常提示相对较稳定的心内膜下心肌缺血，下移幅度与持续时间可以反映心肌缺血的程度。另外，如果 ST 段与 R 波所形成的夹角大于 90°，则称为 ST 段下斜型下移，提示严重的心肌缺血。冠脉急性供血不足所致的透壁性心肌梗死，ST 段可表现为弓背向上抬高，幅度可达 0.1mV。需要注意的是，不论 ST 段抬高或下移，其通常出现在相邻的两个或两个以上的导联，很少局限于某一个导联。

2. 病理性 Q 波　又称为梗死性 / 坏死性 Q 波，此类 Q 波较非梗死性 Q 波更宽，通常出现在相邻的一组导联上，常伴有 ST-T 改变。目前对病理性 Q 波的定义通常为：除 aVR 导联外，相邻的两个或以上的导联出现时限≥0.03 秒，振幅≥0.1mV，可伴有顿挫与切迹的 Q 波。通常出现在发生 PMI 的数小时至数天内，多数 Q 波永久存在。

一般认为当不可逆性梗死心肌直径 >2cm、梗死心肌梗死厚度 >5mm 或大于心室肌厚度的 1/2 时，可描记出病理性 Q 波。

3. 其他缺血性改变　血管完全性阻塞，早期可见 T 波高尖；阻塞不完全或供血不足，则 T 波低平、双向或倒置；R 波波幅降低；QT 间期延长；QRS 波增宽；心脏传导异常，QRS 波电轴偏转，然而上述表现的灵敏度和特异度更低。

4. 如怀疑右室心肌梗死，则需要加做 V$_3$R 和 V$_4$R，其中 V$_4$R 的 ST 段抬高大于 0.1mV 是右室梗死最特异的改变。但由于持续时间短，较难记录。

5. 动态监测是心电图识别围手术期心肌缺血 / 梗死的关键。

6. 室性心律失常是心肌梗死后最常见的心律失常类型，可表现为室性期前收缩、短阵室速、持续性室速或室颤。

（二）超声心动图

在重症监护室使用超声心动图具有易于获得和床边适用性高、低成本、快速、性能好和安全性高等优势。在疑似 PMI 的病例中，超声心动图可以识别提示心肌缺血或坏死的区域性室壁运动异常，并与其他引起循环波动的病理性因素相鉴别。然而，超声心动图无法准确判断犯罪血管，因此需要结合其他检查进行判断。目前临床可以通过以下测量方式对疑似 PMI 患者进行快速床旁检查。

1. 室壁运动异常　通常来说，血流量降低≥20%，就可以出现室壁运动异常，若冠脉发生闭塞则可在数秒内出现。随着心肌缺血时间的延长，晚期可以表现为心室扩张、心肌收缩期变薄以及心内膜出现明显的向外运动。其中，新发的室壁节段性运动异常对于提示 PMI 有较大的帮助。

2. 右室梗死　当患者发生右室梗死时，体循环淤血的临床表现易与心脏压塞、肺栓塞相混淆，通过超声心动图可以协助鉴别。右室梗死的超声心动图可表现为：右室扩大、左室下壁运动异常、右室游离壁运动减低。此外，右室无运动是较灵敏的用于判断右心肌梗死的重要征象。

3. 三尖瓣环平面收缩期位移（tircuspid annular plane systolic excursion，TAPSE）是临床上常用的评价右心纵向收缩功能的指标。有研究显示，TAPSE 是 PMI 患者死亡的独立预测因子，TAPSE≥20mm 时死亡率为 4%，当 TAPSE 为 16~19 mm 时死亡率为 9%，TAPSE≤15mm 时死亡率为 45%。但是，这种方法不适于合并三尖瓣手术的患者，对于其他原因引起右室纵向收缩减弱的情况预测价值减低。

（三）放射性核素检查

放射性核素检查的原理包括：①利用坏死心肌细胞中钙离子能结合放射性焦磷酸盐或坏死心肌细胞的肌凝蛋白可与其特异性抗体结合的特点，静脉注射 ^{99m}Tc 焦磷酸盐或 ^{11}Iin- 抗肌凝蛋白单克隆抗体，进行热点扫描或照相；②利用坏死心肌血供断绝和瘢痕组织中无血管以致 ^{201}T1 或 ^{99m}TcMIBI 不能进入细胞的特点，静脉注射这种放射性核素进行冷点扫描或照相，均可显示心肌梗死的部位和范围。由于心脏外科术后 PMI 患者循环波动大，转运风险高，且目前此类技术价格昂贵，临床应用较少。

1. 核素心室成像技术　可用于评价左、右心的 EF 值，节段性室壁运动和心脏功能状态。但是不能区分心肌梗死和可复性心肌缺血。可通过特殊设备和多门控技术做持续心功能监测，相比于超声心动图更准确，但是对于设备技术要求较高，以及有一定的核素暴露。

2. 正电子发射体层显像（positron emission tomography，PET）　是心肌代谢的无创评估指标。可用于评估缺血心肌是否是存活心肌，有无可复性，能否从冠状动脉旁路移植术中获益。但是通常不用于诊断 PMI，因为价格昂贵和设备使用不方便。

（四）心脏磁共振

相比于其他检查，心脏磁共振（cardiovascular magnetic resonance，CMR）可以准确评估心肌功能和存活心肌活性，区分近期梗死区域与瘢痕组织。有研究显示，对严重钙化病变判断管腔狭窄程度优于冠脉 CTA。尽管 CMR 无放射性较其他影像学检查具有一定程度的优势，但由于心脏外科术后疑似 PMI 的患者循环波动大，接受 CMR 长时间检查风险较高，且费用昂贵，目前在临床应用上具有一定的局限性。

（五）冠状动脉造影

术后早期移植物衰竭和不完全血运重建可引起心肌灌注不足，导致心功能受损和低心排血量综合征。早期移植失败通常是由于桥血管扭曲、不适当的近端或远端吻合、桥血管过度拉伸，以及桥血管痉挛或血栓形成。如果不及时处理，早期移植物衰竭可导致不可逆的心肌损伤，对住院和长期预后产生后续影响。

冠状动脉造影（coronary angiography，CAG）仍是目前评价冠状动脉狭窄 / 闭塞程度的"金标准"。CAG 可以为再次手术、介入提供具体方案；辨别冠状动脉痉挛，判断全身或局部解痉药物的应用；判断内科保守治疗或机械辅助治疗的适应证及效果。

CAG 的时机：心肌酶学改变；心电图上新的 ST 段改变（ST 段抬高或压低，新发 T 波反转，新的左束支传导阻滞）；发生 1 次及以上的室性心动过速或心室颤动，心脏骤停；不明原因的血流动力学损害。

有研究显示，对于怀疑 PMI 的患者，CAG 距手术时间 >24 小时是 PMI 患者院内死亡的危险因素，并且是晚期死亡率的独立预测因素。因此在临床实践中，更建议对于疑似 PMI 的患者尽早进行 CAG 检查，为后续治疗提供指导方向。然而，由于怀疑 PMI 的患者通常循环波动明显，需评估转运风险，完善转运流程，以确保患者安全进入手术室行 CAG。

【预防与治疗】

（一）预防

1. 非外科预防　目前尚无研究显示术前应用药物可以降低患者 PMI 的风险。在术中应用体外循环前，使用尼卡地平，在主动脉阻断前使用普萘洛尔都具有心肌保护作用，可减少梗死面积。有研究显示，术后应用硝苯地平在减少 PMI 发生的有更好的效果，这可能与硝苯地平不但可以扩张冠脉，甚至能够扩张部分阻塞不完全的健全血管相关。此外，硝苯地平还可以降低冠脉平滑肌的张力，防止冠脉痉挛。冠状动脉旁路移植术后患者，在充分评估出血风险后，须尽早开启抗板 / 抗凝治疗，以降低栓塞风险，改善预后。

2. 外科预防　吻合口狭窄与吻合位置不当是导致桥血管流量低和搏动指数高的主要原因。

有研究显示,桥血管总血流量 <48.5ml/min、动脉桥血管血流量 <10ml/min、静脉桥血管血流量 <15ml/min 是发生 PMI 的危险因素。此外,桥血管的长度选择不当、桥血管打折等也会影响桥血管的血流量。因此,当术中发现桥血管吻合质量不佳,应该及时调整吻合方式或者吻合位置。

冠状动脉内膜剥脱术(CE)是为了解决弥漫性狭窄靶血管找不到吻合口位置的问题所采取的手术方式,但该手术方式可损伤冠状动脉内皮微环境,使得胶原纤维等促凝物质暴露,快速激活凝血瀑布反应,导致吻合口急性血栓,该类手术方式引发的 PMI 发生率可高达 20%。因此,术后应尽早应用肝素、阿司匹林抗凝或抗板,以减少血栓栓塞。

（二）一般治疗

适当的镇痛、纠正贫血与心律失常可以增加冠状动脉血流量和 / 或降低心肌耗氧量,从而降低 2 型 MI 的发生。指南中推荐如无心肌收缩功能障碍,CABG 围手术期应用 β 受体阻滞剂以减少心肌氧耗,改善缺血区氧供需失衡,减少复发性心肌缺血与再梗死,还可预防心律失常的发生。

（三）抗血小板治疗

1. 阿司匹林　通过抑制环氧化酶,使血栓素 A_2 的合成下降,进而抑制血小板的聚集。对于 CABG 的患者可改善静脉移植物通畅,降低主要不良心血管事件发生率。当患者出现 PMI 时,如无禁忌,应立即予以阿司匹林 75mg/d 剂量维持。

2. $P2Y_{12}$ 受体抑制剂　如氯吡格雷、替格瑞洛。前者可与 $P2Y_{12}$ 受体不可逆结合,后者则与 $P2Y_{12}$ 受体可逆结合,从而阻断信号传导与血小板活化。

（四）抗凝治疗

PMI 患者在抗血小板基础上应常规接受抗凝治疗。目前临床常用普通肝素、低分子量肝素、华法林、磺达肝癸钠等。需要注意的是,肝素对于富含血小板的血栓作用较弱,有研究显示未服用阿司匹林的患者停用肝素后症状会加重,这可能与停用肝素后引起的继发性凝血酶增加有关,因此停用肝素需逐渐减停。与普通肝素相比,低分子量肝素的抗 Xa 因子与抗 IIa 因子活性作用更为突出,且无须实验室监测。磺达肝癸钠是选择性 Xa

因子抑制剂,对未行再灌注治疗的患者,其可在不增加出血风险的基础上降低死亡与再梗死风险。

（五）扩冠治疗

1. 硝酸酯　静脉应用硝酸酯类药物可以改善心肌缺血,缩小梗死面积,降低病死率。需要注意的是,对于下壁 MI 或右室 MI,特别是合并心动过速或心动过缓的患者,应用硝酸酯类药物会降低心室充盈压,导致血压降低和反射性心动过速。

2. 钙通道阻滞剂(calcium channel blockers, CCB)　CCB 在急性心肌梗死围手术期应用可以降低心律失常的发生率,增加心内膜灌注并减轻缺血心肌的心肌"休克"程度。抵消严重缺血期间发生的潜在有害的细胞内钙超载。然而,近期有研究显示 CCB 在减少梗死范围或降低主要不良心血管事件上并无益处,因此 CCB 通常不作为一线用药。但对于怀疑或确诊冠脉痉挛或桥血管痉挛的患者,应用 CCB 可以缓解痉挛,改善心肌供血。

（六）二次手术

再次冠状动脉旁路移植术风险高,30 天死亡率在 7%~9%,尤其是存在严重血流动力学不稳定或严重持续性心律失常时,死亡率高达 39%~50%。当短时间内积极内科处理改善效果不明显时应尽快选择紧急开胸探查,否则会导致治疗困难和增加死亡率。

紧急再次手术的时机:①术后早期突发心率增快伴血压下降在进行积极的内科治疗后,仍存在血流动力学不稳定或器官灌注不足等表现;②频发性顽固性室性心律失常,明显的 ST 段改变;③突发反复性室颤,复苏较困难。

（七）介入治疗

欧洲心脏病学会的最新指南中,对于急性移植物衰竭的患者,立即行 PCI 是限制梗死组织范围的首选,有几项研究报告成功率高达 97%。多项研究显示,对心脏外科术后 PMI 的患者, PCI 较二次手术的院内死亡率更低,长期存活率更高。

自身血管 PCI 与较低的主要不良心脏事件和较低的全因死亡率相关。当确定吻合口狭窄时,桥血管通常是 PCI 的主要目标,尽管术后早期

PCI 可能增加吻合口破裂、桥血管或自身血管穿孔的风险。在处理新鲜吻合口时,需要非常小心,并作好出现吻合口瘘时可能需要放置覆膜支架的准备;建议选择低压球囊做血管成形,仅在成形效果不满意时放置支架;对于严重的桥血管栓塞,建议对自身冠脉血管进行再血管化治疗,放置药物涂层支架。如果需要放支架,常规应用预防血栓形成措施,包括氯吡格雷负荷量、糖蛋白Ⅱb/Ⅲa受体抑制剂等,同时做好可能出现出血并发症的准备。

（八）机械循环支持

机械循环支持只能作为辅助手段,而不能作为主要治疗手段,可用于抢救在转入手术室或导管室之前出现明显血流动力学不稳定的患者。

1. 主动脉内球囊反搏（intra-aortic balloon pump,IABP） 当决定应用机械循环支持时,IABP 是开始治疗的最适宜方案。IABP 可以改善冠脉灌注不良的患者的冠脉血供,降低心肌做功及氧耗,改善血流动力学。一项关于 CABG 围手术期应用 IABP 的荟萃分析显示,对于不稳定高危患者应用 IABP 可改善 30 天死亡率。对于下列情况建议选择应用 IABP:①应用大剂量血管活性药物仍不能维持循环稳定。②不能获得满意的血流动力学效果:持续低血压（收缩压 <70mmHg）,心指数 <2L/（ min·m² ）,左房压升高（>20mmHg）,外周阻力升高（>2 500dyn·s/cm⁵）;

乳酸进行性上升。③持续性的恶性心律失常。

研究显示,大多数术后接受 IABP 治疗的患者,在完全脱离其支持后,30 天生存率 52%~65%,2 年生存率 42%~56%。相同左室功能的患者中,接受 IABP 的患者有更高的长期生存率。

2. 体外膜氧合（extracorporeal membrane oxygenation,ECMO） 在心外术后 PMI 的患者中,静脉动脉体外膜氧合（venous-arterial extracorporeal membrane oxygenation, VA-ECMO）是最常用的支持方式。由各种原因导致的术后低心排血量综合征、心肌梗死后心原性休克均是 VA-ECMO 的适应证之一。可在冠脉血运重建前提供可靠的血流动力学支持,减少血管活性药物的应用,减轻氧耗,降低心脏负荷,恢复舒张期心脏灌注,为下一步的血运重建创造时机。

二、实用技巧

【术后 PMI 患者的处理流程】

对于疑似或确诊 PMI 的患者,首先应判断患者血流动力学是否稳定,对于血流动力学稳定的患者可入手术室/导管室行 CAG 检查,拟定下一步诊治策略;若血流动力学不稳定,则需积极应用机械循环支持,改善患者血流动力学状态;如机械循环支持无法改善,则需入手术室开胸探查（图 9-2-1）。

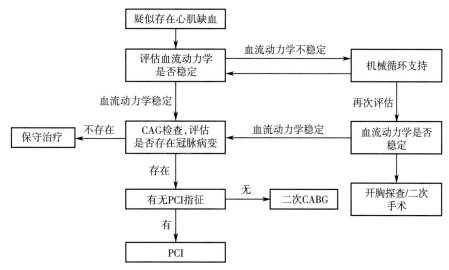

图 9-2-1 术后围手术期心肌梗死的处理流程

CAG,冠状动脉造影;PCI,经皮冠状动脉介入治疗;CABG,冠状动脉旁路移植术。

三、实战病例

1. 摘要　非体外循环下冠状动脉旁路移植术（off pump coronary artery bypass grafting, OPCABG）后频发心律失常伴循环波动，IABP 辅助后入室探查发现桥血管内血栓形成，再次行 CABG，术后停机困难植入 VA-ECMO 辅助，后逐步撤出机械辅助，康复出院。

2. 病例介绍　患者女性，57 岁，因"间断胸痛 3 年余"入院。患者 3 年前劳累后突发胸痛，放射至背部，伴胸闷，无恶心、呕吐，无黑蒙、晕厥，于当地医院诊断急性心肌梗死，行 PCI 术。2 年前再发胸痛，向左上肢放射，与活动相关，于外院行经皮冠状动脉腔内成形术。本次于笔者所在医院就诊，行冠状动脉造影提示：前降支狭窄伴重度钙化 90%，回旋支闭塞，中间支狭窄 90%。于前降支植入支架 2 枚，中间支植入支架 1 枚，回旋支开通失败。既往糖尿病，高脂血症病史。

患者于气管插管全身麻醉下行 OPCABG 术：LIMA-LAD、SVG-RAMUS、SVG-PDA。术后返回 ICU，即刻心电图如图 9-2-2 所示。

患者入 ICU 后，麻醉未清醒状态，呼吸机辅助通气，心电监护示：窦性心律，频发室性期前收缩，心率 75 次/min，血压 106/60mmHg，呼吸 12 次/min，血氧饱和度 100%。予以强心、扩冠、抗炎、补液等支持治疗，补钾、补镁，纠正内环境及电解质紊乱，利多卡因持续泵入抗心律失常。

患者入 ICU 后 2 小时，血压进行性下降，收缩压最低 60mmHg，适量补液、调整血管活性药物

效果差，床旁自作超声心动图示左心几乎无收缩，予肾上腺素静脉注射，持续肾上腺素、多巴胺等血管活性药物泵入，收缩压波动在 70~80mmHg。后患者出现室速、室颤，立刻行胸外按压，予非同步电除颤多次，效果不佳，后转为结性心律，血压较前回升，复查床旁心电图如图 9-2-3 所示。床旁置入 IABP，后患者再次出现室颤、血压下降，复苏后血压仍低，入手术室开胸探查。术中见 LAD、中间支、PDA 内白色血栓形成，行 CABG 术重新搭 3 支桥，术后停机困难行 VA-ECMO 辅助。

患者二次开胸探查后返回 ICU，即刻心电图如图 9-2-4 所示。持续镇静镇痛，ECMO（转速 3 525，流量 3.22L/min）联合 IABP 1∶1 辅助。患者术后即刻（距循环进行性恶化约 7 小时）实验室检查回报 CK-BM>294ng/ml、hsTnI>24 998pg/ml，超声心动图：左室壁运动普遍减低，以左室各壁心尖段为著，LVDD 44mm，LVEF 40%，TAPSE 20mm。继续镇痛镇静，强心、扩冠、抗炎、补液等支持治疗，患者 hsTnI 持续大于高限，于二次开胸术后第 5 天复查 hsTnI 23 826.2pg/ml，后 hsTnI 逐日下降。术后期间逐渐下调 ECMO 转速。患者于二次开胸探查术后第 10 天撤除 ECMO 辅助，当天复查超声心动图：左室壁运动普遍减低，LVDD 51mm，LVEF 34%，右室 FAC 40%。

患者于二次开胸探查术后第 12 天，撤除 IABP 辅助，复查 hsTnI 833pg/ml，超声心动图：室间隔、左室下后壁中下段运动减低，LVEDD 52mm，LVEF 40%，右室 FAC 40%。患者停镇静后清醒，循环平稳，间断脱机训练，于术后第 15 天转入普通病房，当日心电图如图 9-2-5 所示。后转入外

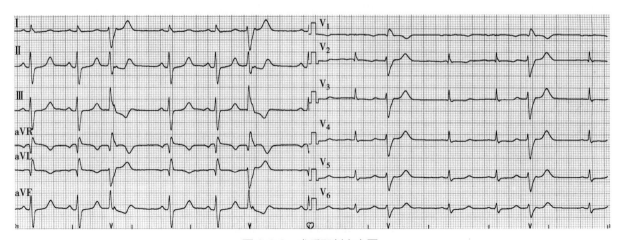

图 9-2-2　术后即刻心电图

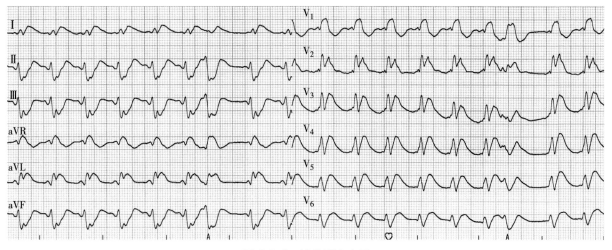

图 9-2-3　抢救后心电图

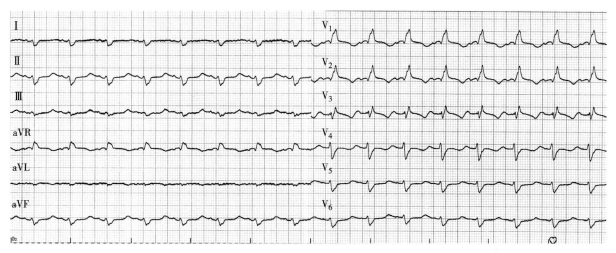

图 9-2-4　二次开胸探查术后即刻心电图

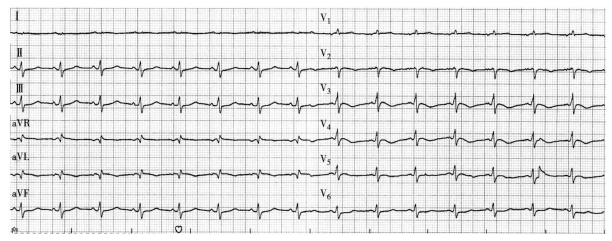

图 9-2-5　转入普通病房前心电图

院进行康复训练。

3. 病例特点与诊治要点和难点　患者术后血压进行性下降,反复出现室速室颤,这是心肌梗死后最常见的心律失常类型。患者心电图壁导

联 ST 段压低,广泛前壁 ST 段抬高,提示存在心肌严重缺血,联合心肌酶 hsTnI>24 998pg/ml,根据 4UD 定义,考虑患者目前 PMI 诊断明确。对于此类已存在或潜在冠脉缺血的患者,IABP 是

最常用的机械循环支持，除增加舒张期冠脉血供，增加心肌氧供外，还降低左室后负荷，从而改善了左室射血，降低了左室壁张力，进而降低左室做功和氧耗。本例患者反复发作恶性心律失常，应用大剂量血管活性药物维持循环稳定，是置入 IABP 的最佳适应证之一。在积极复苏、机械循环支持支持的同时积极联系造影评估再血管化方案，因循环仍剧烈波动，无明显改善，选择紧急开胸手术。患者二次手术后心脏复跳困难，考虑心肌缺血时间较长，心肌顿抑而出现心原性休克，器官灌注不良，故于手术室内行 VA-ECMO 辅助，以维持器官组织灌注，改善血流动力学，为心肌代谢改善，心肌损伤修复，心功能恢复提供时间。

4. 治疗体会　对于心脏外科术后出现内科治疗难以纠正的循环波动、心律失常（室性心律失常最为常见），需要考虑 PMI 的可能性，并立刻评估心肌受损情况，必要时及时应用机械辅助改善冠脉血供，一旦确诊为 PMI，须尽快对犯罪血管进行干预，最大程度挽救存活心肌，改善患者预后。

（刘　楠）

参考文献

[1] WEIDENMANN V, ROBINSON N B, RONG L Q, et al. Diagnostic dilemma of perioperative myocardial infarction after coronary artery bypass grafting: a review[J]. Int J Surg, 2020, 79: 76-83.

[2] PREUSSER M J, LANDWEHRT J, MASTROBUONI S, et al. Survival results of postoperative coronary angiogram for treatment of perioperative myocardial ischaemia following coronary artery bypass grafting: a single-centre experience[J]. Interact Cardiovasc Thorac Surg, 2018, 26(2): 237-242.

[3] THYGESEN K, ALPERT J S, JAFFE A S, et al. Fourth universal definition of myocardial infarction (2018)[J]. Eur Heart J, 2019, 40(3): 237-269.

[4] LANDESBERG G, BEATTIE W S, MOSSERI M, et al. Perioperative myocardial infarction[J]. Circulation, 2009, 119(22): 2936-2944.

[5] PRIEBE H J. Perioperative myocardial infarction--aetiology and prevention[J]. Br J Anaesth, 2005, 95(1): 3-19.

[6] 丁晓航, 高铭鑫, 于洋. 冠状动脉旁路移植术后围术期心肌梗死发生机制及预测的研究进展[J]. 心肺血管病杂志, 2022, 41(8): 942-946.

[7] PRASTARO M, PIROZZI E, GAIBAZZI N, et al. Expert review on the prognostic role of echocardiography after acute myocardial infarction[J]. J Am Soc Echocardiogr, 2017, 30(5): 431-443.

[8] NEUMANN F J, SOUSA-UVA M, AHLSSON A, et al. 2018 ESC/EACTS guidelines on myocardial revascularization[J]. Eur Heart J, 2019, 40(2): 87-165.

[9] SAMAD B A, ALAM M, JENSEN-URSTAD K. Prognostic impact of right ventricular involvement as assessed by tricuspid annular motion in patients with acute myocardial infarction[J]. Am J Cardiol, 2002, 90(7): 778-781.

[10] DAVIERWALA P M, VEREVKIN A, LEONTYEV S, et al. Impact of expeditious management of perioperative myocardial ischemia in patients undergoing isolated coronary artery bypass surgery[J]. Circulation, 2013, 128(11 Suppl 1): S226-S234.

[11] HELD P H, YUSUF S. Effects of beta-blockers and calcium channel blockers in acute myocardial infarction[J]. Eur Heart J, 1993, 14(Suppl F): 18-25.

[12] BYRNE R A, ROSSELLO X, COUGHLAN J J, et al. 2023 ESC guidelines for the management of acute coronary syndromes[J]. Eur Heart J, 2023, 44(38): 3720-3826.

[13] THIELMANN M, SHARMA V, AL-ATTAR N, et al. ESC Joint Working Groups on Cardiovascular Surgery and the Cellular Biology of the Heart Position Paper: perioperative myocardial injury and infarction in patients undergoing coronary artery bypass graft surgery[J]. Eur Heart J, 2017, 38(31): 2392-2407.

[14] LORUSSO R, WHITMAN G, MILOJEVIC M, et al. 2020 EACTS/ELSO/STS/AATS expert consensus on post-cardiotomy extracorporeal life support in adult patients[J]. Ann Thorac Surg, 2021, 111(1): 327-369.

第 3 节　心外术后心律失常

正常心脏心律起源于窦房结,心律失常是由于窦房结激动异常或激动产生于窦房结之外,导致激动的传导速度异常或经异常通道传导,即心电活动的起源和 / 或传导障碍导致心脏搏动的频率和 / 或节律的异常。心律失常是心脏手术后最常见的并发症,其中以瓣膜手术发生率为最高(70%~84%),冠脉手术(17%~57%)及先天性心脏病矫治术(40%~60%)也有较高的发生率。

一、知识要点

【术后心律失常病因】

心脏手术后心律失常主要病因为后天获得性,包括生理性因素(如应激、情绪变化等)和病理性因素(如心血管自身疾病、全身性原因)。心脏手术后心律失常的原因主要有:①术前因素:高龄、高血压、心房扩大(>40mm)、慢性阻塞性肺疾病(COPD)、左心室射血分数降低(LVEF<40%)、冠心病、二尖瓣 / 三尖瓣病变、慢性肾功能不全[GFR<30ml/(min·1.72m^2)]、肥胖、吸烟、酗酒、焦虑等;②术中因素:瓣膜手术、体外循环的应用、手术损伤(牵拉、切割、水肿、冠脉及传导束损伤)、心肌保护不良、缺血再灌注损伤等;③术后因素:疼痛、电解质紊乱、体温高 / 低、血容量不足 / 过度、停用 β 受体阻滞剂、停用血管紧张素转换酶抑制剂、药物使用、心脏压塞、心脏移植后心脏失神经支配等。心律失常会导致心房心室收缩不协调、心室充盈不良、心排血量下降、心肌氧耗增加、冠状动脉供血不足等,严重心律失常可导致患者循环衰竭甚至猝死。

【术后心律失常分类】

根据发生部位、机制及频率的不同,心律失常有不同的分类方法。按发生部位,分为室上性(包括窦性、房性、房室交界性)和室性心律失常;按发生机制,分为冲动形成异常和冲动传导异常;临床上常按心室率快慢,将心律失常分为缓慢型

和快速型心律失常。快速型心律失常是指心室率增快(>100 次 /min)为特征的心律失常,常见的包括:窦性心动过速、早搏、房性心动过速(心房扑动、心房纤颤)、室上性心动过速、室性心动过速(心室扑动、心室颤动)等。缓慢型心律失常是指以心室率减慢(<60 次 /min)为特征的心律失常,常见的包括:窦性心动过缓、窦性停搏、房室交界性心律、心室自主心律、病态窦房结综合征、传导阻滞(窦房传导阻滞、心房内传导阻滞、房室传导阻滞)等。

【缓慢型心律失常】

缓慢型心律失常是心血管外科术后常见的心律失常。心脏瓣膜手术和冠状动脉旁路移植术后 2%~4% 患者因完全或高度房室传导阻滞需要植入永久起搏器。而在心脏移植患者中,窦房结功能不全较常见,约 8% 患者需要植入永久起搏器。

1. 窦性心动过缓　是指窦性节律时心率 <60 次 /min(图 9-3-1)。心脏术后窦性心动过缓主要是过度镇静、各种原因(颅内高压、颈动脉窦受压、咽部刺激、低温、甲状腺功能减退、药物)导致的迷走神经张力过高以及高钾血症、心肌缺血、急性心肌梗死等。心率在 40~60 次 /min 而血流动力学稳定者无须处理,当心率持续减慢或同时合并严重的器质性心脏病时,由于心排血量降低导致冠状动脉、脑动脉、肾动脉供血不足而出现临床症状时需要给予治疗。治疗时可静脉应用阿托品、山莨菪碱(654-2 消旋山莨菪碱)、异丙肾上腺素、多巴酚丁胺等药物,或植入临时起搏器。须注意的是心脏移植术后患者由于供体心为去神经状态,阿托品、山莨菪碱(消旋山莨菪碱)无效,可应用异丙肾上腺素静脉滴注或泵入。

2. 窦性停搏　是指窦房结在一个或多个心动周期内不产生冲动(图 9-3-2)。多见于窦房结功能退化的老年患者、合并器质性心脏病以及长期服用抗心律失常药物的患者。心脏手术后患者在按压颈动脉窦、进行气管插管、抗心律失常药物过量、迷走神经张力增高、冠脉损伤、血钾异常等情况下可发生。对于一过性无症状且心率 >50 次 /min 的患者一般无须处理,有循环不稳定或胸闷、心悸、黑矇、意识障碍的患者可静脉应用阿托

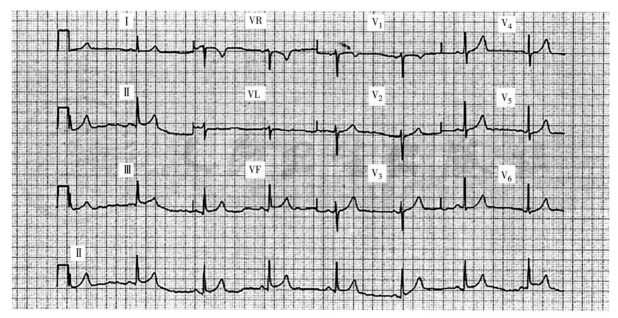

图 9-3-1　窦性心动过缓

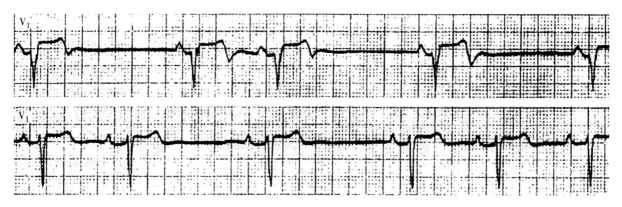

图 9-3-2　窦性停搏

品、山莨菪碱（消旋山莨菪碱）、异丙肾上腺素、多巴酚丁胺等药物，严重者可植入临时起搏器。

3. 病态窦房结综合征　是指由于窦房结结构和功能异常导致起搏功能和冲动传导障碍而产生的心律失常的综合表现（图 9-3-3）。患者可在不同时间发作一种以上的心律失常，如心房自律性异常及房室传导阻滞。心电图表现为持续且显著的窦性心动过缓（<50 次 /min 且非药物源性）、窦性停搏与窦房结阻滞、窦房结阻滞与房室阻滞并存、心动过缓与房性快速性心律失常交替发作（心动过缓 - 过速综合征）。引发窦房结缺血或炎症浸润损伤（冠心病、心肌炎、心肌病）是重要病因。心脏术后脑血管意外、高钾血症、某些抗心律失常药物（洋地黄、乙酰胆碱）、迷走神经张力过度增高可诱发病态窦房结综合征。主要是病因治

疗，心动过缓影响循环稳定可植入起搏器。

4. 房室传导阻滞　是指冲动自心房至心室的传导在房室结、希氏束以及束支等部位发生延迟或中断的异常状态，根据传导阻滞的程度分为一、二、三度（图 9-3-4~ 图 9-3-7）。一度房室传导阻滞心电图显示传导速度减慢，PR 间期延长（成人 >0.20 秒，儿童 >0.18 秒）；二度房室传导阻滞分为Ⅰ型及Ⅱ型，Ⅰ型又称文氏型，心电图表现为PR 间期逐渐延长直至 P 波不能下传、QRS 波消失，之后再次恢复。Ⅱ型又称莫氏型，心电图表现为 PR 间期固定，P 波突然不能下传，每个 QRS 波前有多个 P 波。阻滞多发生于希氏束以下，容易发生阿 - 斯综合征。当二度房室传导阻滞出现连续 2 个 P 波未下传，称为高度房室传导阻滞；三度房室传导阻滞时激动不能从心房传导到心室，

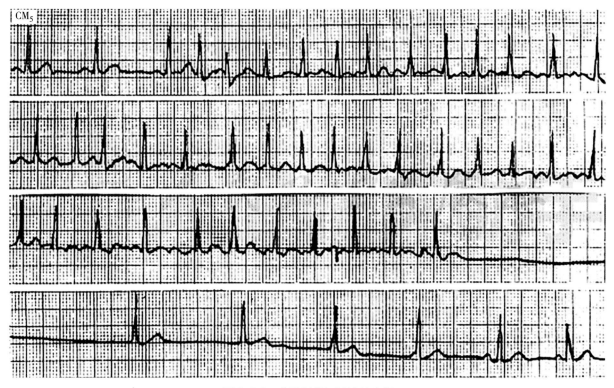

图 9-3-3 心动过缓 - 过速综合征

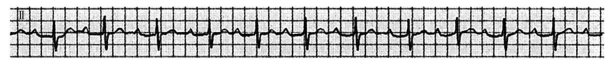

图 9-3-4 一度房室传导阻滞

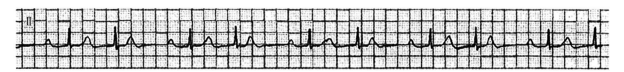

图 9-3-5 二度 I 型房室传导阻滞

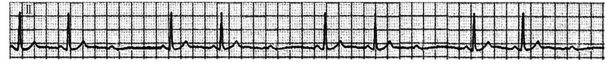

图 9-3-6 二度 II 型房室传导阻滞

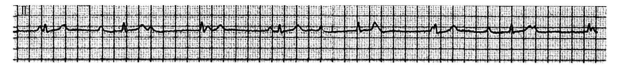

图 9-3-7 三度房室传导阻滞

心房心室的活动完全分离,一般情况心房率快于心室率,P 波与 QRS 波毫无关联。见于冠心病 / 心肌梗死、风湿性心脏病、心肌炎、心肌病、心肌淀粉样变、药物作用(β 受体阻滞剂、洋地黄、奎尼丁、三环类抗抑郁药)等。一度及二度Ⅰ型房室传导阻滞,如果心室率不过慢则无须处理;二度Ⅱ型及三度房室传导阻滞首先针对病因治疗,紧急情况下可应用异丙肾上腺素、阿托品(二度Ⅱ型房室传导阻滞患者禁用),或植入起搏器。

【快速型心律失常】

关于心血管外科术后出现的快速型心律失常的概率,据文献报道 15%~40% 患者可发生室上性心律失常,而室性心律失常相对较少,0.41%~1.40%。

1. 窦性心动过速 是指窦性心律时心率 >100 次 /min(图 9-3-8)。窦性心动过速通过心电图即可诊断;诊断标准为:窦性 P 波频率 >100 次 /min,P 波在Ⅰ、Ⅱ、aVL 导联直立,在 aVR 导联倒置,PR 间期在 0.12~0.20 秒。心脏手术后窦性心动过速多是由于发热、低血容量、低钾、贫血、疼痛、缺氧、焦虑激动、急性心肌梗死及代偿性心力衰竭导致,故处理上以病因治疗为主,避免首先使用抗心律失常药物。窦性心动过速需与房性心动

过速、窦房结折返性心动过速等相鉴别,房性心动过速、窦房结折返性心动过速一般呈阵发性,突发突止,而窦性心动过速呈逐渐变化。治疗方面,对于未拔除气管插管的患者可静脉应用艾司洛尔、兰地洛尔,已拔除气管插管的患者可口服酒石酸美托洛尔片。COPD 患者可应用非二氢吡啶类钙通道阻滞剂如地尔硫草。

2. 期前收缩 也称早搏,是指由心脏异位起搏点早于正常窦性起搏前发出电脉冲引起的心脏搏动。按异位起搏点位置分为房性早搏(图 9-3-9)(P 波提前出现、PR 间期 >0.12 秒,QRS 波形与窦性心律相同,心室内差异性传导时会稍有增宽或畸形,伴 ST 及 T 波改变)、房室交界性早搏(提早出现,波形与房室交界性逸搏相似)、室性早搏(图 9-3-10)(QRS 波提早出现且形态异常,前无 P 波,时限多 >0.12 秒,T 波与 QRS 波主波方向相反,ST 随 T 波移位)。多见于冠心病、风湿性心脏病、心肌炎、心肌病、手术时心肌损伤、拟交感神经激动类药物及奎尼丁、洋地黄中毒等。除病因治疗外,房性及房室交界性早搏选用作用于心房及房室交界区的Ⅰa、Ⅰc、Ⅱ、Ⅳ类抗心律失常药物,室性早搏选用Ⅰ类、Ⅲ类抗心律失常药物,也可考虑射频消融术。

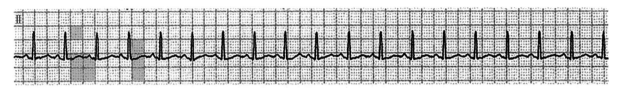

图 9-3-8 窦性心动过速

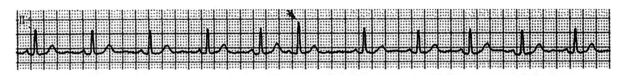

图 9-3-9 房性早搏

Ⅱ导联箭头处为房性期前收缩提前发生的 P 波,形态与窦性 P 波略有不同,QRS 波群形态正常。

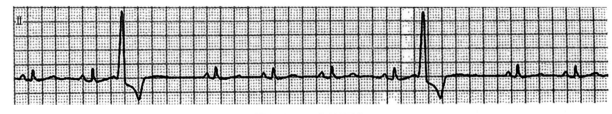

图 9-3-10 室性早搏

Ⅱ导联第 3、8 个 QRS 波群提前发生,明显增宽、畸形,其前 P 波,其后有完全性代偿间歇。

3. 心房扑动　简称房扑,是指一种由于右心房的电信号传导异常导致心房快速搏动的心律失常(图 9-3-11)。多见于风湿性心脏瓣膜病、冠心病、心肌病等器质性心脏病及心力衰竭、心包炎等。心电图表现为窦性 P 波消失,代之以规律的振幅、间距相等的扑动波(F 波),异位起搏点频率为 250~350 次 /min,QRS 波呈室上性,如果房室传导比例恒定则心室率规则,多为(2~4):1 传导。可突发突止,刺激迷走神经不能终止其发作。当房扑 1:1 传导时心室率很快,对循环影响极大,应立即予以直流电复律;如症状明显血流动力学稳定可应用非二氢吡啶类钙通道阻滞剂(维拉帕米、地尔硫䓬),或 β 受体阻滞剂(美托洛尔、艾司洛尔、兰地洛尔),合并心功能不全患者可应用洋地黄。合并预激综合征、室速患者可应用胺碘酮、尼非卡兰。患者存在血栓风险,治疗同时应予以抗凝治疗。

4. 心房颤动　简称房颤,是心脏手术后最常见的异位心律失常,是指规则有序的心房电活动被快速无序的颤动波替代(图 9-3-12)。心电图表现为 P 波消失,代之以快速、形态各异的颤动波(f 波),频率为 350~600 次 /min,RR 间期绝对不等,当合并室内差异性传导时 QRS 波可增宽变形。主要见于风湿性心脏瓣膜病、冠心病、COPD、心肌病、高血压心脏病、甲状腺功能异常等。可诱发心力衰竭、血栓栓塞事件。对于永久性房颤患者如心室率快应首先控制心室率,根据心脏功能情况可选用非二氢吡啶类钙通道阻滞剂(维拉帕米、地尔硫䓬)、β 受体阻滞剂及洋地黄类药物,同时给予抗凝治疗。对于新发房颤持续时间小于 48 小时伴循环不稳定患者,可在使用抗凝药物同时给予电复律;循环稳定患者可应用胺碘酮、尼非卡兰等药物复律;对于电复律及药物复律无效、房颤持续时间大于 48 小时的患者可在加强抗凝治疗同时控制心室率,可选择药物有非二氢吡啶类钙通道阻滞剂(维拉帕米、地尔硫䓬)、β 受体阻滞剂及洋地黄类药物。

5. 室上性心动过速　简称室上速,是指产生异位激动点的部位或折返环路在希氏束分叉以上的一组快速性心律失常,包括阵发性室上性心动过速(图 9-3-13)、自律性房性心动过速、非阵发性交

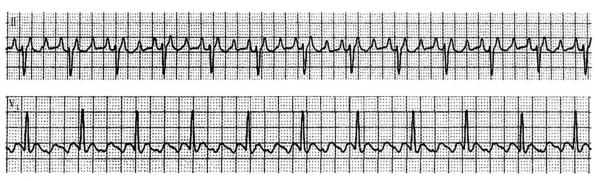

图 9-3-11　心房扑动

Ⅱ、V₁ 导联均可见快速而规则的锯齿状扑动波(F 波),频率 300 次 /min,RR 间期规则,房室传导比例为 3:1。

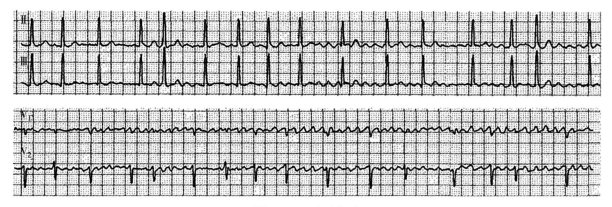

图 9-3-12　心房颤动

心房颤动波(f 波)频率约 375 次 /min,平均心室率约 102 次 /min。

界性心动过速。主要机制有折返、自律性增强、触发激动。心动过速的发生及终止较突然。心电图显示快速规则的 QRS 波群,多维持窦性心律时形态而不增宽畸形,频率 160~220 次 /min(平均 200 次 /min)。主要诱因包括缺氧、低血钾、应用拟肾上腺素药、感染等。治疗首先去除病因;可刺激迷走神经:刺激悬雍垂诱发恶心呕吐、深吸气后屏气再用力呼气(瓦尔萨尔瓦动作)、按摩颈动脉窦、压迫眼球等;药物可选择腺苷、维拉帕米(心功能良好)转复及 β 受体阻滞剂、比索洛尔控制心室率,心脏扩

大伴心功能不全患者选择洋地黄。循环不稳定的患者可行电复律,频繁发作可考虑行射频消融治疗。

6. 室性心动过速　简称室速,是指异位起搏点在希氏束分叉以下的束支、心肌传导纤维、心室肌的连续 3 个或 3 个以上的频率超过 100 次 /min 的快速性心律失常(图 9-3-14),分单形性非持续性室速、持续性室速以及多形性室速。病因主要有缺血性心脏病、心肌病、心肌炎、电解质紊乱、药物不良反应(洋地黄、奎尼丁、拟肾上腺素药),一些特发性室速则无明显器质性心脏病表现。须

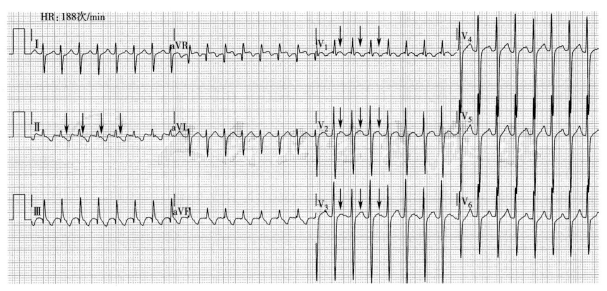

图 9-3-13　阵发性室上性心动过速

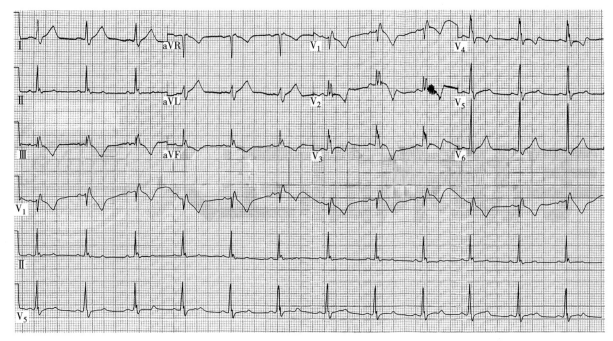

图 9-3-14　室性心动过速

与伴宽 QRS 波的室上性心动过速、逆向型房室折返性心动过速、预激综合征伴房颤等相鉴别。治疗原则：立即终止；消除诱因（纠正低钾低镁）；治疗原发病；预防复发；预防猝死。非药物治疗包括直流电复律、ICD 植入、射频消融等。药物治疗对于单形性室速及 QT 间期正常的多形性室速可以静脉应用：利多卡因（注意癫痫）；胺碘酮（注意 QT 间期延长）；尼非卡兰（注意 QT 间期延长）；普罗帕酮（合并器质性心脏病患者不建议使用）；纠正电解质紊乱，大剂量补镁，同时补钾（维持血钾在 4.0mmol/L 以上）。

7. 尖端扭转型室性心动过速　是一种特殊的多形性室速，发作时 QRS 波围绕等电位线连续扭转，振幅及波峰呈周期性改变，QT 间期常超过 0.5 秒，U 波明显，频率 200~250 次 /min（图 9-3-15）。发生机制与折返有关。持续发作时应按心脏骤停处理，循环不稳定者应电复律。对于 QT 间期依赖性尖端扭转型室性心动过速应积极补充钾、镁，维持血钾在 4.0mmol/L 以上，给予硫酸镁 1~2g 缓慢静脉注射后以 1~8mg/min 持续静脉滴注；异丙肾上腺素静脉滴注，维持心室率在 90~110 次 /min；可试用利多卡因，但禁用 Ia、Ic、Ⅲ类抗心律失常药物。对发作频繁伴心动过缓、严重房室传导阻滞患者可放置起搏器。对肾上腺素能依赖性尖端扭转型室性心动过速，可应用 β 受体阻滞剂，同时避免使用拟肾上腺素药。

8. 室性心律失常电风暴　是指发作频繁、24 小时内发作超过 2 次或持续时间超过 12 小时的室性心动过速和 / 或心室颤动，可引发严重血流动力学障碍。原因主要有器质性心脏病（急性冠脉综合征 / 急性心肌梗死、心功能不全、心肌炎、心肌病、瓣膜手术、术前原发长 / 短 QT 间期综合征）、儿茶酚胺敏感性多形性室速、脑血管意外、急性呼吸窘迫综合征（ARDS）、极度恐惧、电解质酸碱平衡紊乱、洋地黄、β 受体激动剂、抗心律失常药物不良反应、心肌损伤、肾功能不全等。诱因主要是心脏手术导致心肌细胞膜离子通道功能及离子流异常，导致心肌细胞电生理异常；同时术后交感神经过度兴奋、大量释放去甲肾上腺素作用于心肌 β 受体，使心室肌自律性增高导致钙离子内流、钾离子外流使不应期缩短，触发异位兴奋点激动及折返性心律失常发作，同时降低心室颤动阈值是促发因素。治疗方面首先尽早实施电除颤或电复律，恢复自主循环，其次充分镇静，以抑制交感神经，减少兴奋发作。药物治疗的目的在于控制电风暴发作和减少复发，首选 β 受体阻滞剂，次选胺碘酮、尼非卡兰及索他洛尔，必要时联合应用 β 受体阻滞剂及胺碘酮 / 尼非卡兰，但要注意Ⅲ类抗心律失常药物延长 QT 间期的不良反应。急性心肌梗死患者可选用艾司洛尔及利多卡因。积极补充钾镁。

9. 心室扑动　又称室扑，QRS 波群及 T 波无法辨认，心电图表现为较规整、振幅高大的正弦波，150~300 次 /min（图 9-3-16），常为室颤的前奏。常见原因为急性冠脉综合征（ACS）、急性心肌梗死（AMI）、心力衰竭、心肌病、心肌炎、长 QT 间期综合征、Brugada 综合征、低温、药物不良反应（洋地黄、拟肾上腺素药、抗心律失常药）。治疗遵循基础及高级生命支持指南，立即心肺复苏，首选体外电除颤（非同步直流电除颤）。

10. 心室颤动　又称室颤，是指发自心室的无序激动导致心室无规律的激动及收缩舒张功能消失，心电图表现为低小且不规整的正弦波，200~500 次 /min（图 9-3-16），是一种致死性心律失常。主要原因有缺血性心脏病、缺氧、严重电解质紊乱、使用延长 QT 间期的药物等。治疗包括立即心肺复苏（CPR），静脉应用药物治疗（胺碘酮、尼非卡兰），非药物治疗（非同步直流电除

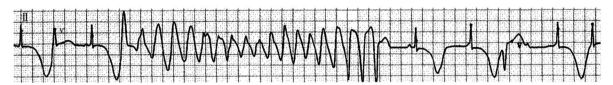

图 9-3-15　R-on-T 现象及尖端扭转型室性心动过速

监测导联第 2、4 个 QRS 波群为室性期前缩，R 波骑跨于前一 T 波之上（R-on-T 现象），QT 间期延长，达 0.64 秒，第 2 个室性期前收缩引发尖端扭转型室速，QRS 波群方向围绕等电位线连续扭转。

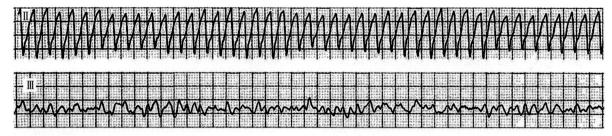

图 9-3-16　心室扑动与心室颤动

II 导联呈连续的波动,形似正弦波,频率 250 次 /min,无法分辨 QRS 波群、ST 段及 T 波,为心室扑动;III 导联呈形态、振幅各异的不规则波动,频率约 300 次 /min,QRS-T 波群消失,为心室颤动。

颤、ICD 植入、射频消融),部分患者可紧急放置体外膜氧合设备维持生命,再进一步针对病因治疗。

二、实用技巧

【抗心律失常药物分类】

常用抗心律失常药物分类仍沿用 Vaughan Williams 分类方法(表 9-3-1)。I 类为快钠通道阻滞剂,根据是否延长复极分为 Ia 类(延长)、Ib 类(缩短)、Ic 类(不变),代表药物分别为普鲁卡因胺、利多卡因、普罗帕酮;II 类为 β 受体阻滞剂;III 类以阻滞钾通道为主,延长动作电位复极,代表药物胺碘酮和尼非卡兰;IV 类为钙通道阻滞剂,代表药物维拉帕米、硫氮䓬酮。常用抗心律失常药物用法总结见表 9-3-2。

表 9-3-1　抗心律失常药物的分类

药物分类	代表药物	作用机制
Ia 类	丙吡胺、普鲁卡因胺、奎尼丁	快速钠通道阻滞剂:抑制 0 相,延长复极
Ib 类	利多卡因、美西律、苯妥英钠、妥卡尼	快速钠通道阻滞剂:选择性抑制异常 / 缺血组织 0 相,缩短复极
Ic 类	氟卡尼、莫雷西嗪、普罗帕酮	快速钠通道阻滞剂:显著抑制 0 相,对复极作用最小
II 类	阿替洛尔、比索洛尔、卡维地洛、艾司洛尔、美托洛尔、普萘洛尔、替莫洛尔	β 受体阻滞剂:降低第 4 时相的斜率
III 类	胺碘酮、多非利特、伊布利特、索他洛尔	心脏动作电位的钾通道阻滞剂:主要延长第 3 时相
IV 类	地尔硫䓬、维拉帕米	钙通道阻滞剂:延长第 2 时相
V 类	腺苷、地高辛、硫酸镁	机制多样

表 9-3-2　抗心律失常药物的用法及适应证

药物	剂量	适应证	不良反应
Ia 类			
普鲁卡因胺	静脉注射负荷剂量:15~18mg/kg 肌内注射:50mg/kg	房性心动过速、交界性心动过速、室性心动过速	低血压和促心律失常
丙吡胺	口服:400~800mg/d	室性心动过速	抗胆碱能作用
奎尼丁	片剂:100~600mg,每 4~6 小时 静脉注射:800mg	房性心动过速、室上性心动过速、室性心动过速、室性期前收缩	低血压(特别是静脉注射)
Ib 类			
利多卡因	起始剂量:50~100mg 静脉注射,随后 1~4mg/min 静脉注射	室性期前收缩、室性心动过速、室颤	低血压(特别是静脉注射)

药物	剂量	适应证	不良反应
美西律	400mg 负荷,随后 8 小时内 200mg	室性心律失常	促进心律失常和低血压的发展或加重
苯妥英钠	口服 100mg,2~4 次 /d 每隔 5 分钟直接静脉注射 100mg,直到注射总量达 1g	室性心动过速、阵发性房性心动过速	低血压、严重心脏毒性反应(例如心输出量降低、心房或心室传导抑制、心室收缩减弱)
Ic 类			
氟卡尼	初始剂量:每 12 小时口服 50mg; 维持剂量:每 4 日可增加 50mg,每日 2 次	室上性心动过速	先天性心脏病患者促心律失常的可能性
普罗帕酮	150mg 口服,每 8 小时 1 次	阵发性心房颤动 / 扑动、阵发性室上性心动过速、室性心动过速、房颤	心动过缓和促心律失常
Ⅱ类(β 受体阻滞剂)			
阿替洛尔	50mg,每日口服	室上性心动过速、室性心动过速	心动过缓、低血压和低血糖
艾司洛尔	静脉注射 500μg/kg 首剂,持续 1 分钟;持续输注:25~200μg/(kg·min)	窦性心动过速、房性和室性快速型心律失常	心动过缓、低血压和低血糖
美托洛尔	口服:1~17 岁儿童,1~2mg/(kg·d),每日 2 次[最多 6mg/(kg·d)或 200mg/d]	室上性心动过速、室性心动过速	心动过缓、低血压和低血糖
普萘洛尔	口服:每日 100mg,单剂量或分剂量	室上性心动过速、室性心动过速	心动过缓、低血压和低血糖
Ⅲ类			
胺碘酮	静脉负荷剂量:前 10 分钟 150mg(15mg/min),随后 6 小时 360mg(1mg/min); 维持输注:剩余 18 小时内 540mg(0.5mg/min)	房性心动过速、房扑、房颤、交界性心动过速、室性心律失常、室颤	心动过缓、低血压、尖端扭转性室速、肝毒性、甲状腺功能异常、皮肤颜色改变、角膜沉积物和肺纤维化
多非利特	起始 500μg,每日 2 次,根据血清肌酐和 QTc 间期调整剂量	室上性心动过速	尖端扭转性室速
伊布利特	**房颤和 / 或房扑:** 体重≥60kg 的成人:起始 1mg 或 2mg 体重 <60kg 的成人:起初 0.01mg/kg(10μg/kg),如果需要,10 分钟后重复 **搭桥或瓣膜术后房颤或房扑:** 体重≥60kg 的成人:1 次 或 2 次,每次 0.5mg(间隔 10 分钟) 体重 <60kg 的成人:1 次 或 2 次,每次 0.005mg/kg(5μg/kg)(间隔 10 分钟)	室上性心动过速,冠脉旁路移植术后或瓣膜术后房颤或房扑	心律失常、充血性心力衰竭、肾衰竭
索他洛尔	口服:80mg,每日 2 次 静脉注射:75mg 静脉注射超过 5 小时,每日 1 次或 2 次	房性心律失常、室性心律失常	心动过缓、低血压和低血糖,尖端扭转型室速

续表

药物	剂量	适应证	不良反应
Ⅳ类			
地尔硫䓬	起始通过大于2min的直接静脉注射15~20mg（或0.25mg/kg），首次给药后可以15分钟后给药20~25mg（或0.35mg） 维持输注：5~15mg/h，滴定剂量至适当心率	室上性心动过速	低血压、肾或肝损伤、传导减慢、阵发性室上性心动过速转窦性心律时可能出现短暂室性期前收缩
维拉帕米	静脉注射：初始剂量5~10mg 口服：240~3 420mg/d，分3次或4次给药	室上性心动过速	低血压心动过缓
Ⅴ类			
腺苷	首剂外周静脉注射6mg，第二次给药12mg	室上性心动过速	喘气、胸痛、潮红和广泛的复杂心动过速
地高辛	静脉注射：初始8~12μg/kg 维持输注：2.4~3.6μg/kg，1次/d	心房颤动和扑动、窦性心动过速、阵发性室上性心动过速	心动过缓、恶心/呕吐和视觉障碍
硫酸镁	3~4g（30~40ml 10%溶液）静脉注射大于30s	尖端扭转型室速、预防交界性心动过速	低血压、肌肉无力，镇静

【抗心律失常治疗注意事项】

1. 在药物治疗方面

（1）根据基础疾病、心功能、心律失常性质选择药物；特别注意不要对已有QT间期延长的患者使用Ⅲ类抗心律失常药。

（2）应用一种静脉抗心律失常药物后疗效不满意，应先审查用药是否规范、剂量是否足够。一般不建议短期内换用或合用另外一种静脉抗心律失常药物，宜考虑采用非药物治疗方法。

（3）仅在室速/室颤/电风暴或其他顽固性心律失常时才序贯或联合使用静脉抗心律失常药物。

（4）电解质的静脉紧急补充方法：有深静脉通路时，可以15%氯化钾10ml+100ml液体，1小时滴入进行补钾；如果血镁水平不高，需要同时补镁，注意监测补充后钾、镁水平变化。用葡萄糖酸钙补钙效果差于氯化钙，二者均可一次1g，稀释后缓慢静脉注射，一日多次应用钙剂时注意血镁和血磷变化。

2. 在电复律治疗方面 如患者神志清楚，电复律前需要进行镇静。复律或除颤能量选择见表9-3-3，尽量一次成功，避免多次电击造成损害。如果房颤持续时间超过48小时则不能立即电复

律，应避免血栓脱落，进行心室率控制并联合抗凝治疗。

表9-3-3 电复律或除颤参考能量

心律失常	能量输出/J	
	单向波	双向波
心室颤动（不稳定的室性心动过速）	200	120
房颤	200	100
房扑	50	50
阵发性室上性心动过速	150	100
稳定的室性心动过速	100	50~100

三、实战病例

【心脏术后房颤】

1. 摘要 患者女性，65岁，活动后胸闷伴气促1年，加重2个月。患者1年前无明显诱因出现活动后胸闷、气促，无胸痛、心悸，无黑矇、晕厥，休息数分钟可自行缓解，可耐受日常活动，未行进一步诊治。近2个月患者上述症状较前加重，步行200m左右即需休息。于外院诊断为"主动脉瓣重度狭窄"，此后服用托拉塞米、螺内酯等药物治疗。现为行进一步诊治收入笔者所在医院。既

往有高血压病史 20 余年,最高达 180/90mmHg,规律服用缬沙坦,平素血压控制在 130/80mmHg 左右。否认其他病史。心脏查体:心前区无异常隆起,心尖搏动异常,心浊音界扩大,心率 82 次 /min,律齐,主动脉瓣听诊区可闻及收缩期 4/6 级喷射样杂音及舒张期叹息样杂音。其余系统无特殊。入院心电图:窦性心律,80 次 /min,QTc 间期 432 毫秒。超声心动图:LA 43mm,LVEDD 44mm,IVS 10mm,LVEF 60%。超声诊断:主动脉瓣钙化并重度狭窄并轻度反流,左房增大,二尖瓣轻度反流,三尖瓣轻度反流,左室舒张功能减低。冠脉 CTA 检查报告:冠状动脉分布呈右优势型。左主干未见斑块及狭窄。左前降支未见斑块及狭窄。第一和第二对角支显影,未见斑块及狭窄。回旋支未见斑块及狭窄。一支钝缘支显影,可见少量

斑块,未见狭窄。右冠状动脉未见斑块及狭窄。初步诊断为主动脉瓣狭窄(重度)、心功能不全、NYHA 分级 II 级、高血压 3 级(很高危)。

2. 病例介绍 入院后完善相关检查,排除手术禁忌证后,行主动脉瓣置换术。术中切除病变主动脉瓣,行生物瓣膜置换。手术过程顺利,术后安返监护室。术后第 2 天,患者成功拔除气管插管。心电监护提示出现心房颤动(图 9-3-17),心室率在 120~160 次 /min,血压维持在 110~140/80~100mmHg。急行血气分析检查未提示低钾血症、低镁血症,结合患者未能自行转复窦性心律,排除禁忌证后,给予尼非卡兰治疗,前 5 分钟以 0.3mg/kg 的负荷量泵入,随后以 0.2~0.4mg/(kg·h)的维持剂量持续泵入。心电监护提示在应用尼非卡兰 4 小时后患者转为窦性心律(图 9-3-18),

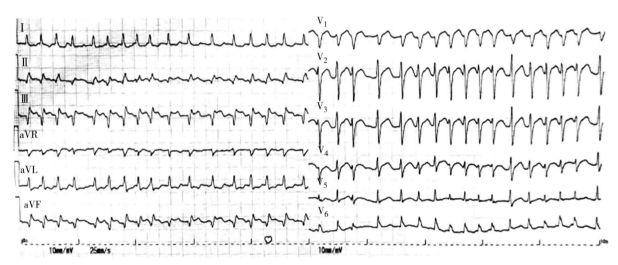

图 9-3-17 术后发作心房颤动心电图

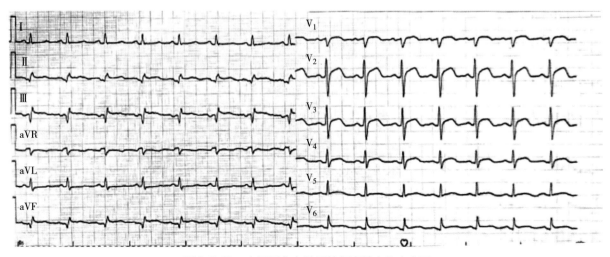

图 9-3-18 应用尼非卡兰后转复窦性心律心电图

继续给予尼非卡兰治疗达 24 小时后停药,患者用药期间未再出现房颤心律。此后,患者转入普通病房进一步治疗。

3. 病例特点与诊治要点和难点　患者入院诊断明确,完善术前准备后行主动脉瓣生物瓣置换术,术后第 2 天患者出现房颤,给予尼非卡兰药物治疗后,成功转复窦律。患者术前无房颤病史,术中未出现房颤,可定义为心脏术后新发房颤。研究表明术后新发房颤可增加患者死亡率。因此,积极治疗术后新发房颤具有重要的临床意义。尼非卡兰是一种单纯的钾通道阻滞剂,主要阻断快速延迟整流钾电流,属于Ⅲ类抗心律失常药物。它能够延长心房和心室肌细胞的动作电位时程和有效不应期,心电图上表现为 QT 间期延长,发挥其抗心律失常作用,尤其对各种折返性心律失常效果明显。此外,尼非卡兰不阻断钠离子通道,对心肌细胞除极和传导速度几乎没有影响;也不阻断钙离子通道和对 β 肾上腺素受体无阻滞作用,不存在负性变力作用,一般不会引起低血压和心动过缓。但由于心室壁各心肌细胞延迟整流钾电流(I_{Kr})的不均一性,尼非卡兰可能会导致各心室壁细胞复极程度不一致,在 QT 间期延长的基础上造成跨室壁复极离散度增加,诱发尖端扭转型室性心动过速,这是尼非卡兰最主要的不良反应。根据 2021 年中国房颤共识,尼非卡兰被推荐用于治疗多种类型的房扑、房颤。

4. 治疗体会　心脏外科术后房颤(postoperative atrial fibrillation, POAF)一般是指术后 10 天内、仅住院期间发生的房颤,是心外科术后最常见的并发症之一。不同类型手术术后房颤发生率有所差异,据报道在 20%~40%。通常发生在术后第 1 周内,尤其是在第 2~4 天的发生率最高。既往研究表明,发生 POAF 的患者更有可能出现不良结局,包括死亡率、卒中发生率、心力衰竭发生率和住院率增加,以及住院费用增加。

关于心脏术后房颤的发生机制,目前认为与基础疾病造成的心房重构、手术直接损伤、体外循环的建立、围手术期缺血再灌注、炎症反应等因素相关。因而有研究建议预防性应用抗心律失常药、秋水仙碱、皮质类固醇、他汀类药物等干预措施来抑制 POAF 的发生。根据 2017 年欧洲心胸外科协会指南,对于血流动力学不稳定的术后房颤,应立即行电复律治疗。而针对血流动力学稳定的术后房颤,可以选择节律控制,胺碘酮是目前临床上最常用的转复窦律的药物。此外,也可以选择控制室率,常用药物有 β 受体阻滞剂、钙通道阻滞剂等。关于 POAF 的抗凝治疗,目前尚存在一定的争议。美国心脏协会指南建议,对于新发 POAF 的患者,在权衡抗凝效益和潜在的出血风险后,如考虑使用抗凝药物,与非手术患者相同。

【心脏术后尖端扭转型室性心动过速】

1. 摘要　患者男性,68 岁,活动后胸痛伴胸闷 1 年余,加重 3 个月。患者 1 年前活动后出现心前区疼痛,呈钝痛感,伴胸闷,无呼吸困难,休息数分钟可自行缓解,自觉与活动关系明显。于外院诊断为"冠状动脉粥样硬化性心脏病",此后服用阿司匹林、阿托伐他汀等药物治疗,未进一步诊治。近 3 个月患者活动后疼痛较前加重,持续无法自行缓解,于笔者所在医院行冠状动脉造影提示"前降支、回旋支、右冠状动脉重度狭窄",现为行冠状动脉旁路移植术收入院。既往有高血压 10 余年,最高达 180/100mmHg,规律服用氨氯地平药物治疗,血压控制在 130/80mmHg 左右。有糖尿病 6 年余,规律服用二甲双胍、阿卡波糖等药物治疗,空腹血糖控制在 8mmol/L 左右,未规律监测餐后血糖。否认其他病史。心电图:窦性心律,68 次 /min,QTc 间期 437 毫秒(图 9-3-19)。

超声心动图示 LA 45mm, LVEDD 47mm, IVS 12mm, LVEF 62%。超声诊断:左房增大,室间隔增厚,二尖瓣轻度反流,左室舒张功能减低。冠状动脉造影:冠状动脉呈右优势型,左主干开口斑块,前降支近端钙化,中端 100% 闭塞,回旋支远端狭窄达 90%,右冠脉近端狭窄达 90%。初步诊断为冠状动脉粥样硬化性心脏病、不稳定型心绞痛、NYHA 分级Ⅱ级、高血压 3 级(很高危)、2 型糖尿病。

2. 病例介绍　入院后完善相关检查,排除手术禁忌证后,行冠状动脉旁路移植术,术中行 LIMA-LAD-LCX、静脉 -RCA 重建吻合,手术顺利,安全返回监护室。患者术后出现发热,体温最高达 38.8℃,双肺可闻及湿啰音,未能顺利拔除气管插管,留取痰培养结果为白念珠菌。根据药敏结果,给予氟康唑 200mg 静脉滴注抗真菌治疗。在滴注 20 分钟后,患者心电监护提示频发室性早搏,血压 130/80mmHg,血氧饱和度 94%,速予利多卡因 50mg 静脉注射治疗。10 分钟后,患者突发四肢抽搐,心电监护提示尖端扭转型室速(图 9-3-20),继而发生室颤。急予胸外按压和电除颤后,患者心律恢复为窦律。30 分钟后,患者再次出现尖端扭转型室速、继而转为室颤,再次予非同步单向波 360J 电除颤后恢复为窦律。考虑尖端扭转型室速和室颤与氟康唑注射液有关,立即停用氟康唑注射液,改为静脉滴注伏立康唑注射液 200mg 抗真菌治疗。此后,患者未再出现尖端扭转型室性心动过速和心室颤动。经治疗后患者感染改善,成功拔除气管插管后转入普通病房进一步治疗。

3. 病例特点与诊治要点和难点　患者入院诊断同前,行冠状动脉旁路移植术后出现真菌感染,给予氟康唑注射液后,患者频发室性早搏、尖端扭转型室速,继而出现室颤。经电除颤后心律恢复为窦律。当改用伏立康唑注射液后,未再出现室性心律失常,提示患者发生尖端扭转型

室速和室颤与氟康唑注射液有关。氟康唑注射液是一种新型合成的氟代三唑类抗真菌药物,是临床抗真菌治疗的一线药物。氟康唑注射液引起尖端扭转型室速及室颤的可能机制为:①三唑类药物对细胞色素 P450 3A4 酶代谢途径具有抑制作用,导致相关药物的血药浓度升高;②氟康唑阻断了心室肌细胞膜上的延迟整流钾电流(I_{Kr}),使得心肌复极时间及动作电位时间延长,引起 QT 间期延长。

高龄、低钾血症、低镁血症、肾功能不全等患者,以及有潜在发生室速或室颤(冠心病、心肌病、心肌梗死患者)风险的患者在应用氟康唑注射液时,发生心律失常的风险较高。因此,在应用氟康唑时,应避免同时应用其他可导致 QT 间期延长的药物,如胺碘酮、西沙必利、特非那定等。本病例提示,在临床应用氟康唑注射液时,须严密监测患者的心电图,一旦出现异常反应立即停药并给予对症治疗。

4. 治疗体会　尖端扭转型室性心动过速是多形性室性心动过速的一个特殊类型,因发作时 QRS 波群的振幅与波峰呈周期性改变,宛如围绕等电位线连续扭转得名(图 9-3-21)。其频率为

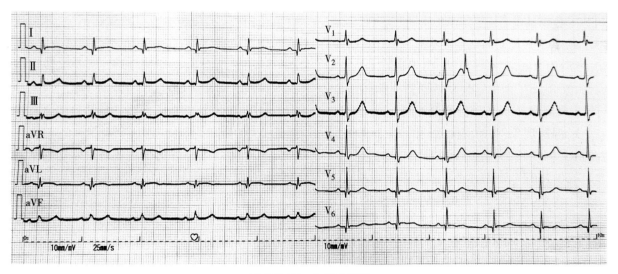

图 9-3-19　入院心电图

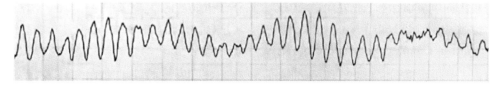

图 9-3-20　患者发作尖端扭转型室速心电图

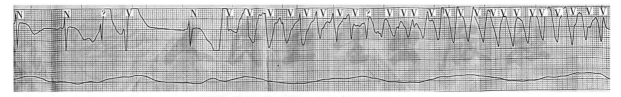

图 9-3-21 尖端扭转型室速心电图典型示例

200~250 次/min，其他特征包括 QT 间期通常超过 500 毫秒、U 波显著等。1966 年，法国著名心脏病学家 Dessertenne 首先描述并命名了尖端扭转型室性心动过速。许多尖端扭转型室速可自行消失无须治疗，然而一旦发展成室颤，就可能导致心脏骤停，危及生命。任何人都有可能发生尖端扭转型室速，女性发病率高于男性，一般并发于长 QT 间期综合征（LQTS）。LQTS 可能是药物诱发的，也可能是先天性的。在应激或体力活动时，合并 LQTS 的患者可能会诱发无法控制的突发性心律失常，非常危险。

【小结】

（一）尖端扭转型室性心动过速的心电图

1. 心电图最具特征性的改变是 QRS 波的振幅和形态围绕等电位线发生扭转，不一定同时见于所有导联。

2. 药物诱发者通常以 RR 间期"短-长-短"为起始，初为短配对间期室性早搏，之后为代偿间歇，再后为 R-on-T 室性早搏，由于存在 QT 间期延长，故 R-on-T 前的室性早搏联律间期较长，这与特发性室颤 R-on-T 室性早搏不同。

3. 温醒现象，初始室性激动的 RR 间期比随后的 RR 间期长，尖端扭转型室性心动过速的频率为 160~250 次/min。

4. 多数为自限性，但也可转变为室速、室颤而导致猝死。

（二）尖端扭转型室性心动过速的发病机制

在心电图表现上，尖端扭转型室性心动过速以 QT 间期延长为特征。理论上，凡是能够引起心肌细胞跨膜内向电流增加和/或外向电流减少的因素均可以造成细胞膜复极不完全、动作电位时间和 QT 间期延长，导致心室复极延迟及不均一。一般认为尖端扭转型室性心动过速与折返和触发活动有关。目前许多已知的原发性和继发性

尖端扭转型室性心动过速的病因都是这样发挥作用。

（三）尖端扭转型室速的处理

1. 积极寻找引起 QT 间期延长的一切原因 常见病因为各种原因所致的长 QT 间期综合征。①各种器质性心脏病：如心肌缺血、心肌梗死、心肌炎以及心力衰竭。②心室周期延长：如三度房室传导阻滞、严重心动过缓型心律失常。③代谢性疾病：如电解质紊乱（低钾血症、低镁血症、低钙血症）。④其他疾病：如颅内高压（脑卒中、脑炎、蛛网膜下腔出血、创伤性脑损伤）、可卡因或有机磷化合物中毒、酗酒、甲状腺功能减退、液体蛋白饮食、感染性疾病及肿瘤等。⑤导致 QT 延长的部分药物：临床上常见的是 I a 类及 III 类抗心律失常药物，胺碘酮、氟卡尼、伊布利特、普鲁卡因胺、奎尼丁及多菲利特等；抗组胺药物；抗感染药物主要集中在大环内酯类及喹诺酮类抗生素、抗真菌药；抗精神病药主要是吩噻嗪类、三环类抗抑郁药及地西泮类药物；抗肿瘤药他莫昔芬；钙通道阻滞剂苄普地尔、尼卡地平；消化系统用药西沙比利。需要强调的是，在出现 QT 间期延长的情况下，临床医师首先要做的就是停用所有可能延长 QT 间期的药物。

2. 电复律 患者的尖端扭转型室性心动过速不能自行终止或转变为室颤，应立即实施直流电复律：①对于频率较快、QRS 严重畸形者，可采用室颤的复律方法，使用非同步最大电量（单向波 360J，双向波 200J）复律；②对于不能明确尖端扭转型室性心动过速病因且今后有心源性猝死危险的患者，应考虑植入埋藏式心脏自动复律除颤器预防心源性猝死。

3. 补钾补镁 推荐静脉注射硫酸镁：①无论血镁水平如何，静脉注射 1~2g 硫酸镁均是终止尖端扭转型室性心动过速的一线药物治疗，必要时可重复注射并静脉维持；除非合并高钾血症，否

则都应补钾。②尖端扭转型室性心动过速患者，血钾应补至 4.5~5.0mmol/L。

4. 提高心率，临时起搏　窦性心动过缓，高度或三度房室传导阻滞或长间歇依赖性尖端扭转型室性心动过速：①临时起搏，频率超过 70 次 /min，可能需要 110~120 次 /min 连续起搏。②在等待起搏的过程中，可以使用提高心率的药物。最常用的药物是异丙肾上腺素 1~4μg/min 静脉滴注，随时调节剂量，使心室率维持在 90~110 次 /min。应用异丙肾上腺素可缩短 QT 间期，提高基础心率，使心室复极差异缩小，有利于控制尖端扭转型室性心动过速发作。如果异丙肾上腺素治疗无效或对应用异丙肾上腺素有禁忌证时，可用阿托品替代。

5. 对于先天性病因者（肾上腺素能依赖性尖端扭转型室性心动过速），首选 β 受体阻滞剂，常用美托洛尔 25~50mg，2~3 次 /d 口服或普萘洛尔 10~30mg，3 次 /d 口服。β 受体阻滞剂可减慢心率，延长 QT 间期，但 QTc 可能缩短。治疗效果以长期随访不再有晕厥发作来衡量，而 QT 间期缩短可能并不明显。若治疗期间仍有晕厥发作可考虑植入 ICD。

（贾　明）

参考文献

［1］GAUDINO M, DI FRANCO A, RONG L Q, et al. Postoperative atrial fibrillation：from mechanisms to treatment［J］. Eur Heart J, 2023, 44（12）: 1020-1039.

［2］DOBREV D, AGUILAR M, HEIJMAN J, et al. Postoperative atrial fibrillation：mechanisms, manifestations and management［J］. Nat Rev Cardiol, 2019, 16（7）: 417-436.

［3］陈新. 黄宛临床心电图学［M］. 6 版. 北京：人民卫生出版社, 2009.

［4］BRODELL G K, COSGROVE D, SCHIAVONE W, et al. Cardiac rhythm and conduction disturbances in patients undergoing mitral valve surgery［J］. Cleve Clin J Med, 1991, 58（5）: 397-399.

［5］JAEGER F J, TROHMAN R G, BRENER S, et al. Permanent pacing following repeat cardiac valve surgery［J］. Am J Cardiol, 1994, 74（5）: 505-507.

［6］European Society of Cardiology（ESC）, European Heart Rhythm Association（EHRA）, BRIGNOLE M, et al. 2013 ESC guidelines on cardiac pacing and cardiac resynchronization therapy：the task force on cardiac pacing and resynchronization therapy of the European Society of Cardiology（ESC）. Developed in collaboration with the European Heart Rhythm Association（EHRA）［J］. Europace, 2013, 15（8）: 1070-1118.

［7］WUNG S F. Bradyarrhythmias：clinical presentation, diagnosis, and management［J］. Crit Care Nurs Clin North Am, 2016, 28（3）: 297-308.

［8］CHO M S, HEO R, JIN X, et al. Sick sinus syndrome after the maze procedure performed concomitantly with mitral valve surgery［J］. J Am Heart Assoc, 2018, 7（19）: e009629.

［9］ROMER A J, TABBUTT S, ETHERIDGE S P, et al. Atrioventricular block after congenital heart surgery：analysis from the pediatric cardiac critical care consortium［J］. J Thorac Cardiovasc Surg, 2019, 157（3）: 1168-1177.

［10］EL-CHAMI M F, SAWAYA F J, KILGO P, et al. Ventricular arrhythmia after cardiac surgery：incidence, predictors, and outcomes［J］. J Am Coll Cardiol, 2012, 60（25）: 2664-2671.

［11］PAGE R L, JOGLAR J A, CALDWELL M A, et al. 2015 ACC/AHA/HRS guideline for the management of adult patients with supraventricular tachycardia：executive summary：a report of the American College of Cardiology/American Heart Association task force on clinical practice guidelines and the Heart Rhythm Society［J］. J Am Coll Cardiol, 2016, 67（13）: 1575-1623.

［12］FATEMI M, LELEDY M, LE GAL G, et al. Atrial flutter after non-congenital cardiac surgery：incidence, predictors and outcome［J］. Int J Cardiol Heart Vasc, 2011, 153（2）: 196-201.

［13］HUFFMAN M D, MALAISRIE S C, KARMALI K N. Concomitant atrial fibrillation surgery for people undergoing cardiac surgery［J］. JAMA Cardiol, 2017, 2（3）: 334-335.

［14］VASEGHI M, BOYLE N G, KEDIA R, et al. Supraventricular tachycardia after orthotopic cardiac transplantation［J］. J Am Coll Cardiol, 2008, 51（23）: 2241-2249.

［15］JOHNSTON J, PAL S, NAGELE P. Perioperative torsade de pointes：a systematic review of published case reports［J］. Anesth Analg, 2013, 117（3）:

559-564.

［16］JENTZER J C, NOSEWORTHY P A, KASHOU A H, et al. Multidisciplinary critical care management of electrical storm: JACC state-of-the-art review［J］. J Am Coll Cardiol, 2023, 81（22）: 2189-2206.

［17］NEUMAR R W, SHUSTER M, CALLAWAY C W, et al. Part 1: executive summary: 2015 American Heart Association guidelines update for cardiopulmonary resuscitation and emergency cardiovascular care［J］. Circulation, 2015, 132（18 Suppl 2）: S315-S367.

［18］杨宝峰, 陈建国. 药理学［M］. 9版. 北京: 人民卫生出版社, 2018.

［19］LEI M, WU L, TERRAR D A, et al. Modernized classification of cardiac antiarrhythmic drugs［J］. Circulation, 2018, 138（17）: 1879-1896.

［20］LINK M S, ATKINS D L, PASSMAN R S, et al. Part 6: electrical therapies: automated external defibrillators, defibrillation, cardioversion, and pacing: 2010 American Heart Association guidelines for cardiopulmonary resuscitation and emergency cardiovascular care［J］. Circulation, 2010, 122（18 Suppl 3）: S706-S719.

［21］中国老年学学会心脑血管病专业委员会; 中国医师协会心血管内科医师分会. 注射用盐酸尼非卡兰临床应用中国专家共识［J］. 中国循环杂志, 2017, 32（1）: 8-11.

［22］中华医学会心电生理和起搏分会, 中国医师协会心律学专业委员会, 中国房颤中心联盟心房颤动防治专家工作委员会. 心房颤动: 目前的认识和治疗建议（2021）［J］. 中华心律失常学杂志, 2022, 26（1）: 15-88.

［23］GAUDINO M, DI FRANCO A, RONG L Q, et al. Pericardial effusion provoking atrial fibrillation after cardiac surgery: JACC review topic of the week［J］. J Am Coll Cardiol, 2022, 79（25）: 2529-2539.

［24］BAUMGARTNER H, FALK V, BAX J J, et al. 2017 ESC/EACTS guidelines for the management of valvular heart disease［J］. Eur Heart J, 2017, 38（36）: 2739-2791.

［25］JANUARY C T, WANN L S, CALKINS H, et al. 2019 AHA/ACC/HRS focused update of the 2014 AHA/ACC/HRS guideline for the management of patients with atrial fibrillation: a report of the American College of Cardiology/American Heart Association task force on clinical practice guidelines and the Heart Rhythm Society in collaboration with the Society of Thoracic Surgeons［J］. Circulation, 2019, 140（2）: e125-e151.

［26］YU Z, LIAO X. Torsade de pointes/QT prolongation associated with antifungal triazoles: a pharmacovigilance study based on the U. S. FDA Adverse Event Reporting System（FAERS）［J］. J Pharm Pharm Sci, 2022, 25: 237-243.

［27］JE N K, YOUM S, CHUN P. Real world co-prescribing contraindicated drugs with fluconazole and itraconazole［J］. Pharmacoepidemiol Drug Saf, 2023, 32（7）: 752-762.

［28］DREW B J, ACKERMAN M J, FUNK M, et al. Prevention of torsade de pointes in hospital settings: a scientific statement from the American Heart Association and the American College of Cardiology foundation［J］. J Am Coll Cardiol, 2010, 55（9）: 934-947.

［29］ETCHEGOYEN C V, KELLER G A, MRAD S, et al. Drug-induced QT interval prolongation in the intensive care unit［J］. Curr Clin Pharmacol, 2017, 12（4）: 210-222.

［30］EL-SHERIF N, TURITTO G, BOUTJDIR M. Acquired long QT syndrome and electrophysiology of torsade de pointes［J］. Arrhythm Electrophysiol Rev, 2019, 8（2）: 122-130.

［31］ZEPPENFELD K, TFELT-HANSEN J, DE RIVA M, et al. 2022 ESC guidelines for the management of patients with ventricular arrhythmias and the prevention of sudden cardiac death［J］. Eur Heart J, 2022, 43（40）: 3997-4126.

［32］AL-KHATIB S M, STEVENSON W G, ACKERMAN M J, et al. 2017 AHA/ACC/HRS guideline for management of patients with ventricular arrhythmias and the prevention of sudden cardiac death: a report of the American College of Cardiology/American Heart Association task force on clinical practice guidelines and the Heart Rhythm Society［J］. J Am Coll Cardiol, 2018, 72（14）: e91-e220.

第 4 节　心外术后心脏骤停

心脏术后心脏骤停（cardiac arrest, CA）的发生率为 2%~5.2%。心脏外科术后患者和其他院内和院外 CA 患者相比有其特殊性, 由于病因可逆,且通常为目击的骤停,预后比其他原因的 CA 更好,生存率约 50%。心脏术后 CA 的主要表现为心室颤动(ventricular fibrillation, VF),约占 50%,其次是由于心脏压塞和大出血等引起的无脉性电活动(pulseless electrical activity, PEA)。各学会指南推荐的复苏流程也同其他类型 CA 有所不同。

一、知识要点

【心脏术后 CA 患者的特殊性】

1. 有动脉血压、中心静脉压、心电图和脉搏血氧饱和度监测。

2. 对插管患者可迅速进行气道评估和干预。

3. 易早期识别 CA,早期电除颤更易成功。

4. 对缓慢型心律失常的患者,常备起搏导线。

5. 转机患者体内儿茶酚胺大量释放,多数患者应用了血管活性药物。

6. 胸外按压可能引起手术伤口损伤,有心脏术后患者心肺复苏(cardiopulmonary resuscitation, CPR)引发大出血的报道;非心脏手术的患者胸外按压可引起心包损伤(8.9%),胸骨骨折(15%)和肋骨骨折(32%),以及心腔破裂、人工瓣膜撕裂、血管破裂。

7. 开胸手术后,由于心脏组织或桥血管可能被骨刺或胸骨上的钢丝损伤或撕裂,故更应该慎重进行胸外按压。

8. 紧急再次开胸是复苏的标准步骤。

【心脏术后 CA 的原因和特点】

有研究显示,围手术期心肌梗死约占 CA 病因的 1/2,手术问题(心脏压塞和出血)约占 1/4。虽然术后心肌梗死是心脏手术相对少见的并发症,但它是围手术期 CA 的常见病因。

心律失常的发生率因研究而异。Ngaage 和 Cowen 的研究显示,VF 或室性心动过速(ventricular tachycardia, VT)占 CA 患者的 70%,17% CA 是由心脏停搏引起的,13% CA 发生了 PEA。

VF 和无脉性 VT(pulseless VT, pVT)患者在立即实施除颤治疗后,生存率较高。在经历院外 CA 的患者中,心脏停搏的预后很差,但在心脏手术后的患者中,心脏停搏通常可以通过临时心脏起搏来纠正。在心脏手术后患者中,PEA 常由心脏压塞或出血引起,紧急再次开胸手术可以为心脏和大血管减压,恢复自主循环,同时发现潜在的问题。

【心脏术后 CA 复苏要点】

1. 纠正心脏停搏的可逆性原因　早期识别和纠正可逆性原因可以避免复苏。应注意气管导管异位、静脉输液错误和张力性气胸等。

2. 恢复搏动性心律　胸外按压前,尽可能在 1 分钟内快速除颤或起搏(根据需要选择)。对于 VF/pVT 患者,应优先考虑行 3 次叠加除颤;对心脏停搏或心动过缓患者,在开始胸外按压之前 1 分钟,应尝试心外膜起搏(心房心室双腔顺序起搏模式 80~100 次 /min,最大输出电压)或经皮起搏。PEA 应立即进行胸外按压,寻找可逆性原因,尽早行紧急再次开胸手术。在 PEA 存在的情况下,应暂停起搏,以除外可能存在的室颤,如果存在室颤应立即除颤。

3. 如电除颤 / 起搏无效,心肺复苏桥接下迅速(CA 5 分钟内)进行紧急再次开胸胸内按压。

4. 谨慎应用肾上腺素。

5. 建立 6 个核心角色的复苏团队(图 9-4-1)。

【CA 的管理中 6 个核心角色】

1. 心肺复苏(CPR)　当 CA 被确认后,无论是电除颤失败还是不适合,负责 CPR 的团队成员立即开始体外心脏按压。心脏按压应以 100~120 次 /min 的频率进行,按压之间胸部完全回弹。在进行心脏外按压时,应监测动脉压力波形,目标收缩压至少为 60mmHg。如果 CPR 操作正确,但收缩压低于 60mmHg,应立即通知团队负责人,因为这种情况往往提示有外科问题(如心脏压塞或出血)。

2. 气道与呼吸管理(airway and breathing)在机械通气的患者中,应检查气管导管的位置和通畅性,将吸入氧浓度提高至 100%,并去除呼气末正压。如果怀疑有张力性气胸,建议紧急减压。无插管患者应连接球囊简易呼吸器,听诊呼吸

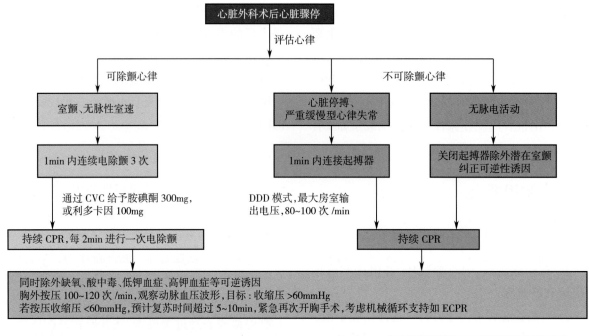

心脏外科术后心脏骤停

评估心律

可除颤心律

室颤、无脉性室速

1min 内连续电除颤 3 次

通过 CVC 给予胺碘酮 300mg，或利多卡因 100mg

持续 CPR，每 2min 进行一次电除颤

不可除颤心律

心脏停搏、严重缓慢型心律失常

1min 内连接起搏器

DDD 模式，最大房室输出电压，80~100 次 /min

无脉电活动

关闭起搏器除外潜在室颤纠正可逆性诱因

持续 CPR

同时除外缺氧、酸中毒、低钾血症、高钾血症等可逆诱因
胸外按压 100~120 次 /min，观察动脉血压波形，目标：收缩压 >60mmHg
若按压收缩压 <60mmHg，预计复苏时间超过 5~10min，紧急再次开胸手术，考虑机械循环支持如 ECPR

气道与呼吸管理

减 PEEP 为 0，吸入氧浓度调至 100%，确认插管位置和气囊充盈
若无插管，连接 100% 氧气的简易呼吸球囊
听诊双侧呼吸音，除外气胸或血胸
如怀疑张力性气胸，经第二肋间锁中线放置引流管

用药与 IABP 管理

心脏骤停后谨慎应用肾上腺素，除非经验丰富的医师要求
心脏骤停发生前可应用 50~300μg 肾上腺素，判断血流动力学有无改善
初始复苏失败，先暂停所有药物（可保留镇静剂），再根据需要给药
如有 IABP，调至压力触发模式，无按压时调至 100 次 /min 内部触发模式

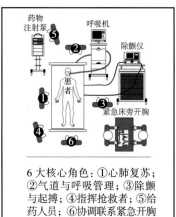

6 大核心角色：①心肺复苏；②气道与呼吸管理；③除颤与起搏；④指挥抢救者；⑤给药人员；⑥协调联系紧急开胸

图 9-4-1 心脏外科术后 CA 患者复苏流程
CVC，中心静脉导管；ECPR，体外心肺复苏；IABP，主动脉内球囊反搏；PEEP，呼气末正压。

音，除外气胸和血胸，并以每分钟≥6 次呼吸进行通气。

3. 除颤与起搏（defibrillation and pacing）对于室颤或 pVT 患者，在实施 CPR 和紧急再次开胸手术之前，应在 1 分钟内给予最多 3 次除颤。在 3 次尝试除颤失败后，应启动 CPR，通过中心导管推注 300mg 胺碘酮，并尽快实施紧急开胸手术。研究显示早期除颤至关重要：在对 6 789 例 VF 或 pVT 导致 CA 的住院患者组成的混合人群进行的一项观察性研究中，2 分钟内除颤使 66.7% 患者恢复了自主循环，39.3% 患者存活出院；而在停搏后超过 2 分钟后进行除颤时，自主循环恢复率降至 49.0%，只有 22.2% 患者存活出院。

在心脏停搏或严重心动过缓时，心脏起搏（如果在 1 分钟内）应在 CPR 和再次开胸手术前进行。经皮起搏可在 CPR 前实施，但前提是可在 1 分钟内实施，同时评估镇静需求。如果起搏尝试不成功，应尽快启动 CPR 并进行再次开胸手术。因为阿托品未被证明可改善心脏手术后心脏停搏或严重心动过缓患者的结局，而且使用阿托品可能会推迟再次开胸手术时间，所以指南中未推荐阿托品作为心脏手术患者复苏方案的常规组成部分。

如果存在 PEA，需关闭起搏器以除外可能存在的室颤，在准备紧急再次开胸手术时立即启动 CPR。原发性 PEA 通常由于心肌本身严重受损，如急性心肌梗死室壁瘤突然破裂；继发性 PEA 可能存在可逆诱因：如急性大出血致血容量急剧下降、心脏压塞、张力性气胸、大面积肺栓塞等。指南建议，对于非室颤或室速引起的心脏停搏患者，如果在排除可逆的原因后，心脏停搏仍未缓解，则建议在 5 分钟内实施急诊再次开胸手术。如果体外 CPR 未能使收缩压达到大于 60mmHg 的目标值，则建议必须进行再次开胸手术。如果 CPR 持续保持收缩压高于 60mmHg，则可将再次开胸手术推迟至 5 分钟之后。

对于发生心脏停搏且不需要除颤和起搏的患者，应评估 PEA 的潜在原因。在接受非心脏手术的患者中，PEA 导致的心脏停搏与不良预后相关。相比之下，心脏手术后的 PEA 停搏可能是由张力性气胸、心脏压塞或出血造成，及时减压张力性气胸和快速再次开胸手术治疗心脏压塞和出血与良好的预后相关。

4. 指挥抢救者（team leader） 保证核心角色各司其职，保证外科准备紧急开胸。

5. 给药人员（drug administration） 初始复苏失败，该团队成员将暂停所有药物输注，镇静药物可能除外。如果有指征则给予胺碘酮，并管理其他药物输注。在 3 次电除颤失败后，可给予静脉注射 300mg 胺碘酮或 100mg 利多卡因，用于治疗 VF 或 pVT 患者。除非上级临床医师要求，否则不给予肾上腺素。如果应用肾上腺素，应降低剂量（如静脉注射 50~300μg），原因是担心肾上腺素诱发的严重反跳性高血压可能导致自主循环恢复（return of spontaneous circulation，ROSC）后出血或手术吻合口破裂。

6. ICU 协调人员（ICU coordinator） 寻求外援、联系紧急开胸。

【机械循环支持装置在心脏术后 CA 中的应用】

对于接受主动脉内球囊反搏（intra-aortic balloon pump，IABP）的 CA 患者，主动脉内球囊反搏触发器应调整为压力模式，频率为 1 : 1，这样可以保证在心脏按压时不受心电图的干扰，并可能改善平均血压和冠状动脉灌注。如果心脏按压中有明显间隔，则应切换为内部模式 100 次/min。

CPR 失败时应用体外生命支持（extracorporeal life support，ECLS）即体外膜氧合（extracorporeal membrane oxygenation，ECMO）可以为患者提供及时有效的心肺支持及重要器官基本灌注，缓解组织缺氧，达到纠正酸中毒、改善微循环、维持水及电解质平衡、快速补充血容量等目的，为挽救生命争取宝贵时间，为减少并发症提供保障，为进一步治疗原发病创造条件。体外心肺复苏（extracorporeal cardiopulmonary resuscitation，ECPR）是在 CA 的情况下使用的 ECLS。ECPR 旨在患者病危时通过机械辅助替代心肺功能，尽量减少已经存在缺血、缺氧损害的器官的再灌注损伤进一步加重，使危在旦夕的患者不至于即刻死亡。

如果紧急再次开胸手术不能恢复自主循环，可考虑进行 ECPR 作为接受微创心脏手术患者或初次开胸手术距 CA 超过 10 天患者的替代方案。然而，针对这一特定情况的数据有限，因为大多数研究都研究了 ECMO 在治疗心原性休克方面的有效性或关注的是儿童人群。在一项小型临床报道中，24 例接受 ECPR 支持的术后 CA 成人患者中，16 例（66.7%）成功脱离 ECMO，8 例（33.3%）存活出院，大多数患者死于多器官功能衰竭。

【CA 后神经系统的评估】

复苏后患者管理侧重于支持器官功能及神经系统的恢复。主要目标包括：优化和维持器官稳态、预防和处理危重疾病并发症、行脑保护及目标化温度管理，之后需进行神经系统评估及功能锻炼。目前常用的神经系统评估量表包括格拉斯哥昏迷量表（Glasgow coma scale，GCS）与全面无反应性量表（full outline of unresponsiveness scale，FOUR），FOUR 的脑干反射和呼吸功能比 GCS 的语言评分预测 ICU 患者死亡风险更敏感。主要评估以下方面。

1. 自主呼吸　插管患者评价呼吸是否高于设定的呼吸频率。

2. 脑干反射　瞳孔对光反射、角膜反射、头眼反射、呛咳反射。

3. 运动反应　手臂和腿部对刺激的运动反应（无、过伸、屈曲、对疼痛有定位、能完成指令运动）。

4. 眼部反应　对声音、疼痛刺激的睁闭眼、追踪或眨眼。

匹兹堡心脏骤停类别（Pittsburgh cardiac arrest category，PCAC）评分通过结合 FOUR 中的运动和脑干反射量表，以及序贯器官衰竭评分（sequential organ failure assessment，SOFA）中的心血管和呼吸系统分量表，提出了 4 级疾病严重程度类别评分，被证实能较好地预测 CA 患者的预后。PCAC 将心脏骤停后患者分为：1 级，为清醒；2 级，为中度昏迷，无心肺衰竭；3 级，为中度昏迷伴心肺衰竭；4 级，为严重昏迷。近期 Nassal 团队在 CA 患者的外部队列中验证了 PCAC 严重程度类别评分，结果表明 PCAC 评分与生存率及良好的功能结局强相关，提示在院内和院外 CA 患者中，CA 后 6 小时的早期 PCAC 严重程度评分均能较好地预测 CA 患者的预后。该 PCAC 评分对预后的初步估计还可帮助医师在特定情况下决定是否采取积极治疗。例如，在恢复自主循环后 6 小时内，在神经系统检查中仍对疼痛无反应，并且脑干反射消失（深度昏迷）的患者结局非常差，无论对休克或器官衰竭的其他治疗（包括冠状动脉血运重建）反应如何，患者几乎总是死于神经系统原因。

早期客观神经系统检查对深昏迷患者的进一步危险分层可能有用，但没有任何一种检查是完全确定的。在超过 20% 的恢复自主循环后患者中，头部 CT 可显示脑水肿（定义为灰质与白质的比值 <1.2），这一发现提示重度脑损伤和不良结局，但无法存活的临界值仍有争议。小部分（<4%）患者在 CT 扫描中有意想不到的颅内出血。

在有条件的情况下，早期脑电图（EEG）可作为昏迷患者临床检查的补充。EEG 对于有异常运动和疑似肌阵挛的患者尤为重要，早期 EEG 显示恶性模式（例如爆发-抑制或癫痫持续状态）合并深度昏迷和/或头部 CT 脑水肿提示预后不良。

二、研究进展

【目标体温管理】

在心脏术后心搏骤停后，脑缺血、再灌注损伤和炎症反应等因素可能会导致脑损伤。目标体温管理通过调节体温，降低脑组织的代谢率和氧需求，减轻脑缺血再灌注损伤的程度。目标体温管理（target temperature management，TTM）通常分为两种方法：降温和保温。降温方法包括外部冷却（如冰袋、冷毯、冷盐水灌注等）或内部冷却（如冷却导管）。保温方法则是通过将患者的体温维持在理想范围内，防止低温引起的其他并发症。

自 2002 年的初步试验发现亚低温治疗可改善神经系统结局以来，目标体温管理一直是 CA 后自主循环恢复后仍无反应患者的治疗基石。由于一项大型试验发现 33℃ 治疗的结局未优于 36℃ 治疗，2015 年开始建议的体温范围有所扩大。2021 年，另一项大型试验发表了 33℃ 治疗的结局未优于严格常温治疗（TTM2 试验）。根据这些新数据，国际复苏联络委员会（International Liaison Committee on Resuscitation）和欧洲复苏委员会（European Resuscitation Council）目前建议 CA 后体温管理的目标体温 <37.5℃，同时承认某些患者是否可能从较低的目标体温中获益仍不确定。

美国心脏协会（American Heart Association）将在 2023 年的重点更新中推出关于这一主题的新指南。在这一重点更新即将发布之际，美国心脏协会急诊心血管护理委员会（Emergency Cardiovascular Care Committee）召集心脏病学、重症监护、急诊医学和神经病学领域的 CA 专家最新发布的专家建议达成了以下共识：对于具有与 TTM2 试验相似特征的 CA 后无反应的成人患者：心源性或不明原因的院外心脏骤停（OHCA），排除无目击的 CA，将患者体温控制在小于 37.5℃ 是一种合理的、循证的方法。对于发生院内 CA 或非心源性 OHCA 的更广泛的患者群体，自主循环恢复后理想体温管理方法的证据不太确定。其中一些患者是否可以从 33~37.5℃ 的体温控制中获益尚不清楚。无论目标体温是多少，专家组均认为，在没有 OHCA 导致的明确的不可存活的灾难性脑损伤的情况下，通过持续体温监测严格预防发热，提供全面的危重症护理支持，以及采用多模式循证策略在常温治疗后至少 72 小时进行神经系统预后预测，对于 CA 后无反应的成人患者仍然至关重要。随着更多证据的积累,新的临床试验将继续完善体温控制和 CA 后治疗的其他方面的最佳实践。

三、实用技巧

【心脏术后 CA 的预防和应对措施】

1. 复苏技能培训　参与心脏手术后患者管理的医务人员应接受定期的复苏技能培训。

2. 确保应急设备的可用性和良好运转　所有的急救设备都应定位、充分标记并定期检查,包括包含开胸所需的基本器械的紧急开胸手术包。

3. 使用安全检查清单　应该考虑为心脏外科制定专门的安全检查清单,早期识别患者病情恶化的常见原因并处理,预防 CA。

【早期识别患者病情恶化的常见原因并处理】

经过仔细检查可发现心脏术后患者病情恶化的早期征象,低血压是几种常见并发症的共同表现。在血流动力学不稳定的情况下应进行超声心动图检查,如果需要更加精确的诊断可考虑经食管超声心动图检查。连续心电监测可早期识别心律失常,其中室上性心动过速最常见。

1. 出血　包括内科出血(术后凝血功能异常)和外科出血(手术创伤)。应对措施包括:①纠正低体温和高血压,避免血液稀释;②考虑输注血液制品和在血液学检查结果指导下使用止血药物;③检查引流管以发现活动性出血并进行超声心动图检查以排除心脏压塞,如有怀疑应考虑早期再次手术。

2. 低心输出量状态　包括前负荷不足、后负荷过重、心肌收缩力不足、心肌舒张功能障碍。应对措施包括:①行超声心动图检查以评估心室功能,确保心室充分充盈;②保证合适的全身血管阻力;③保持房室收缩协调;④纠正代谢紊乱和低钙血症;⑤考虑正性肌力药物或机械循环支持。

3. 移植物(包括桥血管)或瓣膜故障　应对措施包括:①检查心电图异常;②行超声心动图检查;③发现异常考虑经皮介入治疗或再次手术。

4. 心律失常　应对措施包括:①纠正电解质紊乱;②考虑应用抗心律失常药物、电复律或起搏。

5. 血管扩张　诱因包括复温过程、脓毒症、速发型过敏反应、肾上腺皮质功能不全、血管麻痹综合征。应对措施包括:①纠正潜在诱因;②血流动力学指导下的静脉补液治疗;③缩血管药物支持。

【心肺复苏】

1. 心脏术后 CA 患者,胸外按压应推迟在除颤或起搏后进行,前提是二者可以在 CA 后 1 分钟内完成。

2. 除颤 / 起搏无效,立即开始 CPR 100~120 次 /min。

3. 观察动脉血压波形,判断胸外按压是否有效。

4. 目标　收缩压大于 60mmHg 以保证脑灌注。

5. 若无法达到上述血压要求,应立即通知团队负责人,因为常提示外科问题,需立即再次开胸探查,除外心脏压塞或活动性出血导致的血容量过低。

【除颤与起搏】

1. 对于室颤 / 无脉性室速患者,识别后,如果能快速连接除颤仪,应 1 分钟内电除颤至少 3 次。

2. 心前区捶击复律在室颤发生 10 秒内进行,不应耽误电除颤。

3. 3 次电除颤中间不行胸外按压。

4. 3 次电除颤失败后,应通过中心静脉液路给 300mg 负荷剂量胺碘酮。

5. 3 次电除颤失败后进行胸外按压,每 2 分钟给予一次除颤,并 5 分钟内紧急行再次开胸手术。

6. 对于心脏停搏或极慢的缓慢性心律者,1 分钟内连接经心尖起搏导线,调至最大房室输出电压,心房心室双腔顺序起搏模式,80~100 次 /min。

7. 阿托品并未提高心脏术后心脏停搏或极慢的心动过缓患者的生存率,可能延迟紧急开胸,因此不应常规应用。

8. 对于无法除颤的 CA 患者,如果起搏无效,立即行胸外按压,如按压收缩压 <60mmHg,5 分钟内准备行再次开胸手术;收缩压 >60mmHg,紧急开胸可延迟至 5 分钟以后。

【药物管理】

1. 确定 CA 后,先立即停止输注目前输注的全部液体。

2. 如果担心患者意识状态,可以继续输注镇静剂。

3. 根据临床情况,重新输注其他液体。

4. 肾上腺素的应用 肾上腺素可引起心脏术后患者严重反跳性高血压,导致缝线或植入物破坏,继而引发大出血;在发生心搏骤停前可使用 100μg(50~300μg)肾上腺素维持循环稳定,同时判断有无血流动力学改善。若有反应,常提示内科问题,如基线心功能差、低心输出量等;若无反应,通常提示外科问题,如心脏压塞、大出血等。

【紧急再次开胸手术】

1. 对于心脏压塞、桥血管异常或出血的患者,立即再次开胸手术是复苏的关键。

2. 快速再次开胸(10 分钟内)显著提高心外术后 CA 患者的生存率(48% *vs.* 12%)。

3. 胸内心脏按压对脑血流灌注优于胸外按压 3~4 倍。

4. 最近进行过心外手术且预计复苏时间超过 5 分钟,则应考虑紧急再次开胸进行心内按压。

5. 3 次除颤失败或起搏无效,应伴随胸外按压在 ICU 内进行紧急开胸手术。

四、实战病例

【搭桥术后围手术期心肌梗死 CA 行 ECMO 辅助】

1. 病例介绍 患者男性,58 岁,因"胸痛 15 年,加重 1 周"入院。外院冠状动脉造影提示冠脉多支病变。入院诊断:冠状动脉粥样硬化性心脏病,不稳定型心绞痛,高脂血症,高血压。完善相关检查后行 OPCABG 术,返回 ICU 当天夜间 22:12 突发室颤,立即电除颤 3 次,未转复,行心肺复苏,并静脉注射胺碘酮 300mg,再次电除颤仍未复律,心肺复苏下入紧急再次开胸探查,术中转机重新搭 SVG-DIAG、SVG-PDA。术后心功能差,血管活性药物剂量大,乳酸高,考虑围手术期心肌梗死后心原性休克,行 ECMO 辅助。ECMO 辅助后第 1 天 TnI 16 000μg/L,EF 23%,主动脉瓣开放困难,联合 IABP 辅助,同时予减轻心脏前后负荷、改善心脏收缩功能、镇痛镇静等治疗。ECMO 辅助第 6 天,患者 TnI 降至 1 280μg/L,EF 升至 53%,经泵控逆流试验,顺利撤除 ECMO 辅助。二次开胸术后第 8 天撤除 IABP,第 10 天拔除气管插管。

2. 病例特点 冠状动脉旁路移植术后 CA,电除颤无法恢复窦律,心肺复苏下行紧急开胸手术,考虑围手术期心肌梗死,行二次搭桥,术后心原性休克,行 ECMO 辅助,并通过 IABP 行左室减压。

3. 诊治要点和难点 心脏术后突发 CA,通过心电监测识别为可除颤室颤心律,立即予 3 次电除颤,未转复,此时行心肺复苏同时紧急联系二次开胸探查,再次搭桥,是诊治的关键。后因心原性休克行 ECMO 辅助,出现主动脉瓣开放困难,IABP 行左室减压,并减轻心脏前后负荷、改善心脏收缩功能、镇痛镇静等综合治疗,待心功能改善顺利撤除 ECMO。

4. 治疗体会 对于围手术期心肌梗死导致的术后 CA,及时血运重建是改善预后的关键。ECMO 可作为临时辅助措施为心功能恢复赢得时间。IABP 可联合 ECMO 应用,减轻左室后负荷,促进主动脉瓣开放。

(田夏秋)

参考文献

[1] CHAN P S, KRUMHOLZ H M, NICHOL G, et al. Delayed time to defibrillation after in-hospital cardiac arrest[J]. N Engl J Med, 2008, 358(1): 9-17.

[2] ZHAO Y, XING J, DU Z, et al. Extracorporeal cardiopulmonary resuscitation for adult patients who

underwent post-cardiac surgery[J]. Eur J Med Res, 2015, 20: 83.

[3] RITTENBERGER J C, TISHERMAN S A, HOLM M B, et al. An early, novel illness severity score to predict outcome after cardiac arrest[J]. Resuscitation, 2011, 82(11): 1399-1404.

[4] COPPLER P J, ELMER J, CALDERON L, et al. Validation of the Pittsburgh Cardiac Arrest Category illness severity score[J]. Resuscitation, 2015, 89: 86-92.

[5] NASSAL M M J, NICHOLS D, DEMASI S, et al. External validation of Pittsburgh Cardiac Arrest Category illness severity score[J]. Resuscitation, 2022, 172: 32-37.

[6] NIELSEN N, WETTERSLEV J, CRONBERG T, et al. Targeted temperature management at 33 degrees C versus 36 degrees C after cardiac arrest[J]. N Engl J Med, 2013, 369(23): 2197-2206.

[7] DANKIEWICZ J, CRONBERG T, LILJA G, et al. Hypothermia versus normothermia after out-of-hospital cardiac arrest[J]. N Engl J Med, 2021, 384(24): 2283-2294.

[8] WYCKOFF M H, GREIF R, MORLEY P T, et al. 2022 international consensus on cardiopulmonary resuscitation and emergency cardiovascular care science with treatment recommendations: summary from the basic life support; advanced life support; pediatric life support; neonatal life support; education, implementation, and teams; and first aid task forces[J]. Circulation, 2022, 146(25): e483-e557.

[9] SANDRONI C, NOLAN J P, ANDERSEN L W, et al. ERC-ESICM guidelines on temperature control after cardiac arrest in adults[J]. Intensive Care Med, 2022, 48(3): 261-269.

[10] PERMAN S M, BARTOS J A, DEL RIOS M, et al. Temperature management for comatose adult survivors of cardiac arrest: a science advisory from the American Heart Association[J]. Circulation, 2023, 148(12): 982-988.

[11] AJJ I J, SIMSEK C, VAN DRIEL A G, et al. Comparison between the stentys self-apposing bare metal and paclitaxel-eluting coronary stents for the treatment of saphenous vein grafts(ADEPT trial)[J]. Neth Heart J, 2018, 26(2): 94-101.

[12] LOTT C, TRUHLÁŘ A, ALFONZO A, et al. European Resuscitation Council Guidelines 2021: cardiac arrest in special circumstances[J]. Resuscitation, 2021, 161: 152-219.

[13] SOAR J, MACONOCHIE I, WYCKOFF M H, et al. 2019 International consensus on cardiopulmonary resuscitation and emergency cardiovascular care science with treatment recommendations[J]. Resuscitation, 2019, 145: 95-150.

[14] DUNNING J, FABBRI A, KOLH P H, et al. Guideline for resuscitation in cardiac arrest after cardiac surgery[J]. Eur J Cardiothorac Surg, 2009, 36(1): 3-28.

[15] Society of Thoracic Surgeons Task Force on Resuscitation After Cardiac Surgery. The Society of Thoracic Surgeons expert consensus for the resuscitation of patients who arrest after cardiac surgery[J]. Ann Thorac Surg, 2017, 103(3): 1005-1020.

第 5 节　心外术后心脏压塞

心脏术后心脏压塞(postoperative cardiac tamponade, POCT)又称心脏术后心包填塞,是指心脏外科手术后心包内液体或血块积聚从而压迫心脏,造成患者心脏功能下降,严重者可导致患者发生循环衰竭危及生命。心脏外科术后该并发症的发生率为 0.1%~8%,死亡率因其对血流动力学造成的影响程度不同而有所不同,故对于心脏术后心脏压塞的早期诊疗十分必要。

一、知识要点

【POCT 特点与分型】

POCT 通常以右心房、右心室受压为主,左心受压也可发生。液体或血块积聚导致心包腔内压力增高,受压心脏舒张功能受限,血液回流受阻,静脉回流减少,影响心脏前负荷,进而影响心输出量。

临床上微量或少量心包积液在心脏直视手术后很常见,可由术后创面少量渗血和组织渗出引起,保持引流管通畅,患者血流动力学稳定,大多可继续观察。POCT 可继发于外科出血(例如缝线、插管部位、胸廓内动脉分支、心脏切口等)、体外循环相关的凝血异常、引流管不通畅或位置不佳、抗栓药物使用或拔除心室表面起搏导线，这些情况下心包内的液体短时间内增加较快，形成大量心包积液或血凝块，患者引流量多或突然减少，血红蛋白下降，患者血流动力学不稳定，需积极处理。

临床上根据发生时间的早晚和临床特点将POCT分为早发性心脏压塞（early cardiac tamponade，ECT）和迟发性心脏压塞（delayed cardiac tamponade，DCT）。

早发性心脏压塞，也称急性心脏压塞，发生于心脏术后即刻或3日内，常伴有出血存在，血红蛋白进行性下降，起始阶段表现为失血性休克，积极补液、应用缩血管药物通常有效。当引流不畅或出血量较大时，可表现为心包积液迅速增多，压迫心脏，出现心率增快、血压下降、中心静脉压升高的表现，此时补液和应用血管活性药物通常效果差，需紧急开胸探查止血，清除积液和血凝块。

迟发性心脏压塞发生于心脏术后3日以后，多发生于心包、纵隔引流管拔除后，临床特点为术后好转后再次出现胸闷、气促、上腹部不适、颈静脉怒张、尿少等症状，少数患者出现典型的贝克三联征，进而可发生窦性心动过速、室上性心动过速、快速房颤、室颤等心律异常，发生原因与术后抗栓药物应用、心外膜起搏导线拔除处出血、心功能不全、静水压升高所致心包内组织液漏出、术后营养不良、心包切开综合征、自身免疫或感染所致心包内渗出和术中损伤小淋巴管道等有关，影像学检查可见中大量心包积液或心包内血栓形成，此时多数患者已经离开重症监护室，部分患者可能已经出院，得不到严密的临床观察，加上迟发性心脏压塞临床表现不典型，不如早发性心脏压塞的症状紧急、典型，容易得到及时诊治，因而可能出现漏诊、误诊造成严重后果。一旦确诊，必须迅速处理，给予心包减压治疗。

【心脏压塞的诊断基于临床表现及影像学检查】

气管插管镇静状态患者无主诉，主要表现为引流量、血红蛋白、生命体征、灌注情况及心功能的变化，临床表现不典型，患者中心静脉压监测、胸部X线检查、超声心动图、胸部CT可以提供综合而准确的诊断信息。在大量胸管引流的情况下，任何循环及灌注不稳定状态（例如中心静脉压增高、全身血压下降、尿量减少），同时对正性肌力药物用量和种类需要增加的患者，都应怀疑心脏压塞的存在。胸部X线检查可提示心影增大或纵隔影增宽，经胸超声心动图、经食管超声心动图检查可提示心包周围液性暗区、右房（和/或右心室）舒张期塌陷、左室舒张受限、舒张末期内径减小以及下腔静脉吸气相塌陷的缺失，左心室舒张期塌陷可发生于局部孤立的液体或血凝块积聚的情况，但超声检查存在假阴性可能。胸部CT可明确心脏周围积液和血凝块的情况，诊断准确率高，但缺乏便捷性。

【POCT的独立危险因素】

手术类型包括主动脉瘤手术、心脏移植、心脏瓣膜手术（与单纯CABG相比）。与女性、术前PTT升高、肾衰竭、体外循环时间延长、肺动脉栓塞和较大的体表面积有关。POCT尤其常见于心脏瓣膜手术后，因为通常患者术前长期口服抗凝药，且手术需切开心脏。术后抗凝也是心内直视术后心包积液和POCT发生的重要因素。心内直视手术后心包积液的部位和积液量可能与手术类型有关，然而导致POCT的心包积液往往位于心脏后方或周围，通常为中量或大量心包积液。

【POCT的治疗】

对已经确诊的患者需要立即进行心包减压，心包减压的方法根据患者情况，可选择急诊开胸探查、剑突下心包开窗引流、心包腔穿刺减压。急诊开胸探查可以确定心包腔内是否有活动性出血、血凝块或分隔，从而进行确切止血、充分清除积液和血凝块。剑突下心包开窗引流，在心脏外科手术后3周内实施较为有效、彻底，开窗后手指沿着隔面心包向后分离粘连，放出积液进行减压，然后将心包腔内积液或血块吸引干净，生理盐水冲洗后再次将液体吸引干净。以上操作最好在手术室中进行，以减少纵隔感染的发生机会。建议在超声引导下或在导管室内进行心包腔穿刺减压，最大限度减少心脏损伤并发症的发生，心包穿刺减压治疗可完全或部分缓解 POCT 的症状。在心包减压的同时,应给予改善心脏功能的药物治疗,考虑心包切开综合征因素时可应用糖皮质激素和非特异性抗炎药物进行治疗。

二、研究进展

研究显示,心脏外科术中心包后壁切开可预防左室后壁血液积聚,术后常规超声心动图筛查有利于尽早发现心包积液和诊断 POCT。POCT 常发生于术后早期,只有保持高度警惕并采用所有可用的方法对主诉病因进行排查,才不容易发生误诊,心脏术后也可能发生迟发的心包积液和迟发的心脏压塞,此时诊断可能较困难。在这种情况下由于心包粘连,积液通常局限于心脏后部,经食管超声检查可发现局限性积液是否存在、积液量、积液位置,以及指导引流方案。研究显示,CT 检查在诊断迟发性心脏压塞方面优于超声心动图。对于外科出血导致的 POCT,寻找可能的出血点是心脏术后 POCT 唯一有效的治疗方法。另外,剑突下开窗引流、超声引导下心包引流管植入引流等也可作为治疗 POCT 的方法。对于 POCT 引发严重血流动力学不稳定或心脏骤停患者,先行 VA-ECMO 辅助保证重要脏器灌注,可为急诊开胸探查争取时间。

三、实用技巧

临床实践中,心脏术后患者通常需要专职心脏外科重症医师进行管理,保证心脏术后患者的引流管通畅通常有利于减少 POCT 的发生,频繁挤压引流管排出管内空气形成负压,可以促进积液排出,及时将管内血栓挤出,防止引流管堵塞。如遇引流不畅,及时调整引流管位置、深度,如有中量以上胸腔积液,可加放胸腔闭式引流管。适当改变术后患者体位,可在一定程度上促进积液引流,但应注意保护伤口。

掌握 POCT 的高危因素、一般表现,如遇到血流动力学不稳定的患者,立刻进行可疑 POCT 的诊断排查。排查的方法可为床旁经胸超声心动图检查,应熟练掌握心尖四腔心、左室长轴、剑突下

四腔心切面的显示方法,下腔静脉宽度及其变异度也是辅助判断心脏压塞的检查指标。心脏外科术后胸壁后气体易干扰经胸超声心动图检查的声窗,造成图像显示不清,无法判断心包内有无积液或心腔压迫情况,可行经食管超声心动图或胸部 CT 明确诊断,但具有一定风险。部分患者术后由于麻醉药物代谢不充分,引发肌紧张、呼吸机对抗等情况,可有类似 POCT 的临床表现,如中心静脉压升高、血压下降、心率增快,通常不伴有心包积液,应用镇静或肌松药物可改善此类症状。

对于术后出血的诊治,应注意区分外科出血和内科出血。外科出血主要由手术创伤造成,一般需要开胸探查找到出血点并充分止血才能彻底解决;内科出血多由术后凝血功能异常造成,可继发于体外循环或术前长期应用抗凝药物,应根据凝血指标、血栓弹力图等合理应用止血药物进行纠正,力争将凝血功能调整至正常水平,同时纠正低体温和高血压,输注血液制品,避免不必要的开胸探查。

对于血流动力学不稳定的患者,需要观察血压、心率、心律、中心静脉压的变化趋势,了解液体平衡情况,掌握不同器质性心脏病矫治后血流动力学的变化情况和管理要点,评估心脏功能、外周阻力情况及容量状态。通过调整改善心脏前后负荷、心脏收缩和舒张功能,纠正可逆的心律失常,纠正内环境紊乱,合理应用升压药物和强心药物,根据指征考虑必要的机械循环支持。

四、实战病例

【心脏瓣膜置换术后早发性心脏压塞】

1. 病例介绍　患者女性,51 岁,因“胸闷、憋气 3 年,加重 1 个月”入院。门诊超声心动图提示:二尖瓣狭窄(重度)伴关闭不全(中度)、三尖瓣关闭不全(轻度)。入院诊断:风湿性心脏病,二尖瓣狭窄(重度)伴关闭不全(中度),三尖瓣关闭不全(轻度)。完善术前检查后行二尖瓣机械瓣置换术,三尖瓣成形术。术后 13:30 返回 ICU,麻醉未醒状态,气管插管,呼吸机辅助通气,心率 90 次 /min,窦性心律,血压 115/65mmHg,

CVP 6mmHg。13：40 复查 ACT 156 秒，血红蛋白（Hb）100g/L，予鱼精蛋白中和。14：30 引流量 200ml，其中心包引流 50ml，纵隔引流 150ml，应用止血药物。15：30 引流量 350ml，其中心包引流 50ml，纵隔引流 300ml，可见引流管内血栓引出，循环稳定。16：30 引流量 400ml，其中心包引流 50ml，纵隔引流 350ml，心率 130 次 /min，窦性心律，血压 85/55mmHg，CVP 16mmHg，Hb 85g/L，增加血管活性药物用量，补充血容量，略有好转，急查超声心动图提示：EF 58%，LVDD 33mm，RV 左右径 25mm，TAPSE 15mm，右房侧壁外心包腔内似见中低回声，范围约 20mm×30mm，致右房轻度受压，余室壁外心包腔未见明显液性暗区，考虑早发性心脏压塞，紧急入手术室开胸探查。术中见右心房外侧血块形成，清除血块及积血，止血关胸，再次返回 ICU，血流动力学稳定，次日拔除气管插管。

2. 病例特点　中年女性，心脏瓣膜置换术后引流量多，应用止血药物后引流量减少，血流动力学不稳定，心率增快，血压下降，中心静脉压升高，血红蛋白下降，二次开胸探查后，血流动力学稳定，次日顺利拔管。

3. 诊治要点和难点　心脏瓣膜置换术后初期引流量多可根据凝血功能指标做相应调整，给予止血药物后，患者引流量明显减少并有血栓引出，血红蛋白进行性下降，并出现血流动力学不稳定，心率增快，血压下降，中心静脉压升高等临床表现，超声心动图示液性暗区致使右心房受压。积极稳定血流动力学同时，紧急开胸探查止血、清除血块积血是治疗关键。

4. 治疗体会　心脏瓣膜置换术后，早发性心脏压塞可表现为引流量增多后突然减少，血红蛋白进行性下降，继而出现心率快、血压低、中心静脉压升高，超声心动图可见心包积液、心腔受压等征象，紧急开胸探查是明确病因，解决病因的关键。

【心脏瓣膜置换术后迟发性心脏压塞】

1. 病例介绍　患者男性，59 岁，因"活动后喘憋 5 年，加重半个月"入院。门诊超声心动图提示二尖瓣关闭不全（重度）、三尖瓣关闭不全（轻度）。入院诊断为二尖瓣关闭不全（重度）、三

尖瓣关闭不全（轻度）、高血压。完善术前检查后行二尖瓣机械瓣置换术，三尖瓣成形术，术后返回 ICU，循环稳定。次日 7：00 拔除气管插管，复查超声心动图无明显异常，转回病房，口服华法林抗凝。术后第 3 日引流量少，拔除引流管，术后第 5 日，患者自诉胸闷憋气，胸部 X 线检查提示左侧胸腔积液，予胸腔闭式引流，胸腔积液引出后缓解，术后第 8 日，患者血红蛋白低，血压波动，应用升压药物效果欠佳，超声心动图提示：心包腔内可探及中大量液性暗区，左室心尖部积液深约 16mm，左室后壁积液深约 29mm，左室侧壁积液深约 41mm，内见多发条索样回声形成多个分隔，其内充填低回声，考虑迟发性心脏压塞。急诊入手术室开胸探查，术中左室周围血块形成，清除血块及积血，止血关胸，再次返回 ICU，血流动力学稳定，次日拔除气管插管。

2. 病例特点　中年男性，心脏瓣膜置换术后，顺利拔除气管插管，转回病房，常规应用抗凝药物，引流减少后拔除引流管，患者出现血红蛋白下降，血流动力学不稳定，应用升压药物效果欠佳，超声心动图提示心包腔内中大量积液，多发分隔，致使左室运动受限，积极稳定血流动力学同时急诊开胸探查，次日顺利拔管。

3. 诊治要点和难点　心脏瓣膜置换术后应用抗凝药物、拔除引流管后，仍有血红蛋白进行性下降，血流动力学不稳定，应用升压药物效果欠佳表现，超声心动图提示中大量心包积液，积极稳定血流动力学同时紧急开胸探查止血、清除血块积血是治疗关键。

4. 治疗体会　心脏瓣膜置换术后，迟发性心脏压塞可表现为拔除心包、纵隔引流管后，血红蛋白仍进行性下降，血流动力学不稳定，超声心动图可见心包积液、心腔受压等征象，早期症状不典型，且已经度过了术后监护治疗期，超声心动图检查有利于明确病因，急诊开胸探查是解决病因的关键。

【冠状动脉旁路移植术＋换瓣术后 ECMO 辅助心脏压塞】

1. 病例介绍　患者男性，63 岁，因"心前区疼痛伴胸闷喘憋 2 年，加重 7 个月"入院。外院

冠状动脉造影提示冠脉多支病变，入院超声心动图提示冠状动脉粥样硬化性心脏病、不稳定型心绞痛、主动脉瓣关闭不全（中度）、高脂血症、高血压。完善术前检查后行 CABG+AVR 术，术后返回 ICU。术后当晚 21：20 患者血压骤降，心率减慢，应用升压药物效果差，心电图提示Ⅱ、Ⅲ、aVF 导联 ST-T 段抬高。胸外按压下紧急开胸探查，体外循环下行 SVG-PDA 冠状动脉旁路移植术，术中应用 IABP 辅助，血管活性药物用量大，心功能差，难以脱离体外循环，考虑围手术期心肌梗死后心原性休克，ECMO 辅助后返回重症监护室。探查术后当日引流量较多，之后引流量逐渐减少，心功能差，主动脉瓣开放差。术后第 1 日 hsTnI 结果高出上限，EF 25%。术后第 1~6 天 ECMO 辅助下，药量下调，灌注改善，乳酸下降。术后第 7 天超声心动图提示 LVEF 35%，未见明显液性暗区，下调 ECMO 流量至 2.5L/min，循环稳定。术后第 8 天，hsTnI 下降至 2 250μg/L，EF 45%，行泵控逆流实验，患者血压下降明显，中心静脉压升高，随即出现快速房颤，行超声心动图提示未见明显异常。调整容量及血管活性药物用量后，术后第 9 天，再次试停 ECMO，患者循环波动，中心静脉压升高，脉压减小，恢复流量后患者血流动力学改善。术后第 10 天行胸部 CT 提示心包积液并见团片状高密度影，提示心脏压塞可能，急诊行开胸探查术，清除积液及血块。术后第 11 天，再次试停 ECMO，患者循环较前平稳，顺利撤除 ECMO。术后第 12 天撤除 IABP。术后第 14 天拔除气管插管。

2. 病例特点　老年男性，冠状动脉旁路移植术＋换瓣术后发生围手术期心肌梗死，出现心原性休克及心律失常，二次搭桥后无法脱离体外循环机，行 VA-ECMO 联合 IABP 辅助，探查术后引流量偏多，在机械循环支持下患者心功能逐渐好转。试停 ECMO 过程中，患者出现血压下降、中心静脉压升高、脉压减小等，胸部 CT 提示心包积液，再次开胸探查后，先后顺利撤除 ECMO、IABP 及拔除气管插管。

3. 诊治要点和难点　心脏术后开胸探查后，患者 ECMO 联合 IABP 辅助，术后引流量偏多，心脏功能逐渐好转，试停 ECMO，患者出现血

压下降、中心静脉压升高、脉压减小等，多次超声心动图结果提示心包腔内未见液性暗区，胸部 CT 提示心包积液，再次行开胸探查清除血块积液后，先后顺利撤除 ECMO、IABP 及拔除气管插管。

4. 治疗体会　围手术期心肌梗死患者心脏功能急剧恶化，及时进行血运重建是改善患者预后的关键。术后 ECMO 联合 IABP 辅助下，心脏功能逐渐恢复，但试停 ECMO 时，患者血流动力学变化较大，超声心动图可能出现假阴性，胸部 CT 最终明确存在心包积液，再次开胸探查后，患者心脏功能得到进一步改善。

POCT 作为心脏术后引起严重血流动力学紊乱的原因之一，需要外科医师和 ICU 医师提高认识并在术后重点关注，有关 POCT 的预防、早期识别和处理时机还需进一步研究。

（王鹏程）

参考文献

［1］ YOU S C, SHIM C Y, HONG G R, et al. Incidence, predictors, and clinical outcomes of postoperative cardiac tamponade in patients undergoing heart valve surgery［J］. PLoS One, 2016, 11（11）: e0165754.

［2］ MAHON L, BENA J F, MORRISON S M, et al. Cardiac tamponade after removal of temporary pacer wires［J］. Am J Crit Care, 2012, 21（6）:432-440.

［3］ KAEMMERER A S, ALKHALAILEH K, SULEIMAN M N, et al. Pericardial tamponade, a diagnostic chameleon: from the historical perspectives to contemporary management［J］. J Cardiothorac Surg, 2023, 18（1）: 60.

［4］ KAMADA K, WAKABAYASHI N, ISE H, et al. Routine postoperative computed tomography is superior to cardiac ultrasonography for predicting delayed cardiac tamponade［J］. Int J Cardiovasc Imaging, 2020, 36（7）: 1371-1376.

［5］ FLOERCHINGER B, CAMBONI D, SCHOPKA S, et al. Delayed cardiac tamponade after open heart surgery-is supplemental CT imaging reasonable？［J］. J Cardiothorac Surg, 2013, 8: 158.

［6］ ELLENBROEK D F J, VAN KESSEL L, COMPAGNER W, et al. Diagnostic performance of echocardiography to predict cardiac tamponade after cardiac surgery[J]. Eur J Cardiothorac Surg, 2022, 62（1）: ezab468.

[7] SIMSEK B, OZYUKSEL A, SAYGI M, et al. Posterior pericardial window: a simple and reproducible technique in order to prevent pericardial tamponade in paediatric cardiac surgery[J]. Cardiol Young, 2023: 1-6.

[8] EFRIMESCU C I, WALSH D M, CHUGHTAI J Z, et al. Preoperative initiation of peripheral veno-arterial extracorporeal membrane oxygenation for a complex case of cardiac tamponade[J]. BMJ Case Rep, 2023, 16（9）: e253913.

[9] VAN DINTER S, LI W, WOLLERSHEIM L, et al. Variations in current clinical practice of postoperative pericardial effusion: a questionnaire study[J]. Open Heart, 2023, 10（1）: e002271.

[10] FENG C, LEI Z, XIYANG P. Transthoracic color doppler ultrasound-guided grooved negative pressure drainage tube implantation in pericardial effusion after cardiac surgery[J]. Braz J Cardiovasc Surg, 2023, 38（4）: e20220044.

[11] KIM D J, PARK Y K, KIM K M, et al. Improved clinical outcomes following introduction of an attending intensivist for patients admitted to the cardiac surgical intensive care unit after valvular heart surgery: a single-center experience[J]. J Thorac Dis, 2023, 15（8）: 4273-4284.

[12] PUEHLER T, FRIEDRICH C, LUTTER G, et al. Midterm follow-up of the transatrial-to-left ventricle cannulation for acute type a dissection[J]. Ann Thorac Surg, 2023, 116（3）: 467-473.

[13] HAMDAN M, KHOURY F, KOSSAIFY A. Loculated pericardial hematoma compressing the right atrium post mechanical aortic valve replacement and the role of point-of-care echocardiography: a case report[J]. J Med Case Rep, 2023, 17（1）: 264.

[14] CHAN K, ONG T, BELLOMO R, et al. Pseudo tamponade soon after cardiac surgery: a report of three cases[J]. Crit Care Resusc, 2004, 6（3）: 193-196.

第6节　心外术后血管并发症

心脏术后血管并发症是指心脏术后动脉或静脉血管发生的一系列并发症，如血栓形成、夹层、假性动脉瘤、动静脉瘘等。深静脉血栓形成和重要脏器血管栓塞是心脏术后危及生命的主要并发症。同时，因机械辅助装置引起的相关血管并发症也是最为常见和严重的并发症之一，需要行栓子清除术和截肢的患者比例在 5%~20%。

一、知识要点

【深静脉血栓与肺栓塞】

深静脉血栓形成（deep venous thrombosis, DVT）是一种常见而可预防的术后并发症。许多研究已经证实外科手术与 DVT 之间的关系。过去认为，心脏外科手术，特别是主动脉外科手术，由于在手术中全身应用肝素抗凝，DVT 的发生率较低。实际上，由于术中计划性使用肝素可以提供充足的保护，以防止 DVT 的发生，所以围绕心外科手术的患者是否进行 DVT 预防性抗凝治疗一直存在争议。此外，一些人担心术后额外使用肝素或其他形式的抗凝治疗会增加出血的风险。尽管数据规模有限，但先前的研究表明，心外科手术患者 DVT 的发生率在 2%~20%。最近的研究表明心外科手术患者在术后发生 DVT 的风险是普通外科手术患者的 1.5 倍。尽管在术中进行抗凝治疗，但需进行心外科手术的患者存在多种易感因素，包括高龄、多种并发症、肢体缺血、手术创伤、静脉损伤风险以及手术时间较长。因此，术中抗凝治疗不一定能够完全预防术后 DVT 的发生，仍应该根据诊疗指南严格进行 DVT 的预防措施。

肺栓塞在心脏手术后的发生率大约为 1%，与下肢深静脉血栓形成相关。尽管 1%~2% 心脏手术患者会出现有症状的深静脉血栓，但通过无创筛查研究表明，实际发生率约为 20%，其中一半发生在未曾取血管的下肢。在一项研究中，经过依诺肝素及小腿间断充气加压处理（根据 2008 年美国胸科医师协会指南 ACCP），有 13% 患者发生深静脉栓塞。即使没有深静脉栓塞的症状存在，肺动脉栓塞仍可能发生。可以推测，在手术过程中应用肝素及血液稀释，以及术后早期发生血小板减少症及血小板功能不全，将有助于降低静脉栓塞的风险。然而，一些研究表明术后早期血小板活性实际上可能增加而非减少。此外,需要考虑到非体外循环手术可能由于合并凝血前状态而增加肺栓塞的风险,尽管发生体循环静脉血栓的风险仅为 1%。

1. 病因　栓子通常来源于下肢和骨盆的深静脉,循环到肺动脉引起栓塞。相比之下,很少来源于上肢、头部和颈部的静脉。血流淤滞、血液凝固性增高和静脉内皮损伤是促使血栓形成的因素。因此,创伤、长期卧床、静脉曲张、静脉插管、盆腔和髋部手术、肥胖、糖尿病或其他凝血机制亢进的原因,都容易引发静脉血栓形成。早期血栓较为脆弱,加上纤溶系统的作用,在血栓形成的最初数天内发生肺栓塞的危险性最高。

合并房颤、心力衰竭和亚急性细菌性心内膜炎的患者发病率较高。右心腔血栓最为常见,少数来源于静脉系统。细菌性栓子除了见于亚急性细菌性心内膜炎患者外,也可能由起搏器感染引起。感染性栓子主要来自三尖瓣,而在先天性心脏病患者中,二尖瓣赘生物可经由左心缺损部位分流进入右心,最终到达肺动脉。

围手术期静脉血栓的危险因素包括高龄、肥胖(BMI>30kg/m^2)、术前术后卧床休息时间过长、近期腹股沟置管、COPD、高脂血症、输血、机械辅助通气时间过长以及术后慢性心力衰竭。

术后数周内发生深静脉血栓可能与延迟发生的肝素诱导血小板减少症(heparin-induced thrombocytopenia, HIT)有关。

2. 临床表现　常见症状包括胸痛和气短,类似于胸膜炎。这些症状通常突然出现,与术后典型的呼吸系统症状有所不同。新出现的房颤、窦性心动过速和无明显原因的发热可作为诊断的线索。

3. 诊断　动脉血气分析、胸部 X 线检查、心电图以及 CT 肺动脉造影(computed tomographic pulmonary angiography, CTPA)是肺动脉栓塞的常规检查方法。尽管肺闪烁显像术(通气 / 血流扫描)在诊断肺动脉栓塞方面的灵敏度与胸部 X 线检查和 CTPA 相当,但在心脏手术后常规首选 CTPA 检查,除非患者存在显影剂使用禁忌,如过敏或肾功能不全。低动脉氧饱和度虽然非特异性,但可与术后早期检查结果相对比。下肢非侵入性检查结果阳性,同时患者出现呼吸系统症状和低氧血症,这些都将是肺栓塞的证据,应立即进行进一步检查。发现静脉血栓的同时血小板偏低,应进一步评估是否存在 HIT。如确诊为 HIT,应考虑使用其他抗凝治疗。

4. 治疗　卧床休息,静脉注射肝素 1 周(除非存在 HIT)并继续华法林治疗 6 个月。因有近期胸骨切开,不适合行溶栓治疗。推荐使用下腔静脉滤器,因为尽管进行抗凝治疗但仍有复发风险,在存在抗凝治疗禁忌证时更应实行。介入治疗的方法包括血栓吸除以及打碎治疗,这对大块肺栓塞患者很有帮助,可以免除急诊手术治疗并可避免二次开胸及体外循环。但有学者推荐对于大块肺动脉栓塞合并右室功能不全但是血流动力学稳定的患者可行手术切除肺栓塞,尽管对近期有心脏手术的这类患者很少实施。

5. 预防　尽管目前缺乏有关心脏手术患者预防深静脉栓塞的临床试验证据,但有很多关于机械或药物预防的治疗建议如下。

(1)去除腿部敷料后,应让患者穿双腿逐级加压的弹力袜。

(2)尽管有研究表明使用顺序加压装置或周期性加压充气袜附加治疗对深静脉栓塞发生率无明显影响,但常规建议在监护室对仍然需要呼吸机辅助维持镇静的患者使用加压装置。一项研究表明应用加压装置和皮下肝素的组合可使肺栓塞的发生率减少 60%。

(3)大多数患者应考虑使用肝素治疗,但应考虑心包出血及心脏压塞的潜在风险。指南建议在术后的第 1 天开始常规应用普通肝素皮下注射 5 000U, 2 次 /d,对于高风险患者,可考虑增大剂量或使用依诺肝素 40mg/d 或 30mg, 2 次 /d。2008 年美国胸外科医师协会指南指出,在行冠状动脉旁路移植术患者中,常规进行血栓预防治疗效果并不确定,但已认识到许多患者存在深静脉栓塞的高危因素,且早期血栓脱落难以预测。常规推荐使用低分子量肝素、低剂量普通肝素,或者优先使用双侧逐级加压弹力袜或充气加压袜。对于存在出血高危因素的患者,如组织脆弱的高龄患者和早期纵隔出血的患者,抗凝治疗的风险可能超过其带来的益处。

【急性肠系膜上动脉栓塞或血栓形成】

引起急性肠系膜上动脉栓塞的栓子多源自心脏。患者常伴有心脏病史,例如心脏瓣膜病、多种原因引起的心房纤颤、心肌梗死和细菌性心内膜炎等。来自心房内的血栓、附着于瓣膜上的赘生物、附壁血栓以及动脉硬化后形成的斑块,如发生脱落,都有可能随血液循环而阻塞肠系膜上动脉。血栓形成更常见于动脉硬化造成的管腔狭窄部位,因这些区域血流较缓慢,易导致血栓形成。此外,其他因素如长时间脱水、休克以及血液高凝状态也是导致肠系膜上动脉血栓形成的常见原因。

1. 病理与病因　多数栓子来源于心脏,包括风湿性心脏病和慢性心房纤颤的左心房、急性心肌梗死后的左心室、既往心肌梗死后形成的附壁血栓、心内膜炎、瓣膜疾病或瓣膜置换术后等。栓子也可来自自行脱落的血栓,或是通过心血管导管手术引起脱落的血栓,极少数情况下原因不明。肠系膜上动脉从腹主动脉呈锐角分出,本身几乎与主动脉平行,与血流的主流方向一致,因此栓子易进入形成栓塞。急性肠系膜上动脉血栓形成几乎都发生在其开口处,原有动脉硬化狭窄的部位。在一些诱因作用下,如充血性心力衰竭、心肌梗死、失水、心输出量突然减少,或大手术后引起血容量减少等,可能产生血栓形成。夹层动脉瘤或医源性损伤也可能导致肠系膜上动脉血栓形成。

2. 发病机制　栓子通常堵塞在肠系膜上动脉自然狭窄部位,如空肠第一支的远端结肠中动脉分支处,或更远的部位。不论是栓子还是血栓形成,一旦堵塞动脉,远端分支即发生痉挛,导致受累肠管呈苍白色且处于收缩状态。肠黏膜对缺血不耐受,急性肠系膜动脉闭塞发生后,肠黏膜的超微结构在10分钟内即有明显改变,缺血1小时后,组织学改变显著。黏膜下水肿、黏膜坏死和脱落是常见的病理变化。急性缺血初期,肠道平滑肌会因缺血而收缩,随后由于缺血,平滑肌松弛,血管痉挛消失,肠壁血液淤滞,出现发绀、水肿,并有大量富含蛋白质的液体渗至肠腔。尽管在缺血后的短时间内动脉血流可能恢复,小肠仍然可能保持一定的活力,但会出现明显的再灌注损伤。随着缺血时间的延长,肌肉和浆膜坏死,腹膜炎发生,肠管呈发绀或暗黑色,浆膜呈潮湿状,易破且有异味,肠腔内细菌繁殖,毒性产物被吸收,迅速导致休克和代谢性酸中毒。血管闭塞位于肠系膜上动脉出口处时,可能引起屈氏韧带以下全部小肠及右半结肠缺血坏死。在结肠中动脉出口以下较为常见,也可能引起屈氏韧带和回盲瓣之间的大部分小肠坏死。闭塞愈靠近主干远端,受累小肠范围愈小。当轻度缺血得到纠正后,肠黏膜将再生,新生的绒毛形状不正常,有萎缩,并有暂时性吸收不良,随后逐渐恢复,部分坏死的肠组织将在瘢痕愈合后出现小肠节段性狭窄。

3. 症状与体征　肠系膜上动脉栓塞或血栓形成都导致缺血,因此两者的大多数临床表现相似。患者如果过去有冠心病史或心房纤颤,很多情况下会表现为动脉硬化。在栓塞患者中,有1/3曾经发生过肢体或脑栓塞,而血栓形成的症状不如栓塞那样急骤。仅有少数患者在发病后24小时内入院,而90%栓塞患者在1天以内就医。剧烈的腹部绞痛是最初的症状,难以用一般药物缓解。这种疼痛可能是全腹性的,也可出现在脐旁、上腹、右下腹或耻骨上区。初期由肠痉挛引起,随后随着肠坏死,疼痛变得持续,很多患者伴随频繁呕吐,呕吐物为血水样。腹痛的性质、部位及病程演变的过程与其他急腹症的发作形式有许多相似之处。由于其缺乏明显的临床特征,发病率仅占肠梗阻患者总数的0.23%~0.70%,故临床医师对该病的认识不足,误诊率较高。直至晚期出现腹膜刺激征和中毒性休克时,虽经过积极治疗,但由于内环境已严重失衡而丧失良机。

在早期,腹部多数情况下没有明显的固定压痛,肠鸣音活跃或亢进,容易误诊为其他疾病。在发病6~12小时后,患者可能出现麻痹性肠梗阻,此时腹部明显膨胀,伴随压痛和腹肌紧张,肠鸣音减弱或消失等腹膜炎表现和全身性反应。在发病初期出现消化道出血表现,患者呕吐物常为一种不含凝血块的暗红色胃肠液,排出血水样便,这是由于急性肠系膜动脉闭塞导致肠壁缺血、缺氧、肠黏膜坏死,血浆渗出至肠腔所致。

患者如果在病前有心脏及动脉栓塞的病史,更应高度警惕本病的发生。因此,有心脏及动脉硬化病史,突然发生剧烈腹痛且持续加重,一般镇痛药无效,同时伴有胃肠道出血,应被视为急性肠系膜上动脉闭塞的早期征兆。临床上将其称为急性肠系膜血管闭塞 Bergan 三联征,即剧烈而没有相应体征的上腹和脐周疼痛,有器质性和并发房颤的心脏病,以及胃肠道排空异常等。需要注意的是,一些老年患者和脑梗死患者对疾病的反应程度和表达能力可能减弱,因此需要更加注重查体的阳性结果和病情的变化。

4. 诊断

(1) 实验室检查:白细胞计数可见在 $20 \times 10^9/L$ 以上,并出现血液浓缩和代谢性酸中毒的表现。同时,谷丙转氨酶、谷草转氨酶、胆红素均有明显升高。

(2) 其他辅助检查:腹部 X 线检查在明确肠缺血的现象上有一定难度,在早期仅呈现大、小肠中等或轻度胀气,随着病情进展,可见肠腔内气液面,以及数小时后仍无变动的肠袢,形成肠梗阻影像。在麻痹性肠梗阻晚期,胀气肠管至结肠中段突然中断。彩色多普勒超声能够直接显示肠系膜上血管及其毗邻结构,可以观察到与血管腔内径相当的强回声团块影,堵塞血管腔,同时腔内未能检测到彩色血流和频谱多普勒信号。虽然彩色多普勒超声能够对急性肠系膜上动脉闭塞进行筛选,但由于受胀气肠袢的影响,其确诊率较低。如果能够探测到肠系膜上动脉内的血栓图像,将为临床提供重要的诊断信息,结合临床表现可指导手术探查。腹部选择性动脉造影对该病有较高的诊断价值,它不仅能协助诊断,还能区分是动脉栓塞、血栓形成还是血管痉挛,是诊断急性肠系膜上动脉闭塞最可靠的方法。动脉造影有助于早期诊断,也有助于选择治疗方法。尽管 CT、MRI 和腹腔镜检查在早期诊断方面提供了一定的帮助,但都不如动脉造影直观、准确。因此,在怀疑肠系膜动脉闭塞的情况下,在有条件的医院应毫不犹豫地进行肠系膜上动脉造影检查。动脉栓塞多发生在结肠中动脉开口处,对比剂在肠系膜上动脉开口以下 3~8cm 处突然中断,而血栓形成则往往发生在距离肠系膜上动脉开口处 3cm 以内,形成血管影中断。小栓子可能表现为肠系膜动脉分支处出现闭塞现象,有时还可以在肾动脉或其他内脏动脉中发现阻塞。血管痉挛显示为血管影有缩窄

但无中断。分段血管造影可以明确病变的性质和部位,动脉导管可以保持在原位上给予血管扩张药物,如罂粟碱、前列地尔等,以解除栓塞后引起的血管痉挛,并维持至手术后。药物结合取栓术或治疗栓塞病变后,该导管还有助于提高缺血肠道的成活率。术后还可以利用该导管再次进行造影,以了解肠系膜血管循环的状况。

5. 治疗　急性肠系膜缺血主要并发于心血管疾病,而急性肠系膜上动脉闭塞又会加重心血管疾病。因此,在积极抗休克、抗感染、纠正酸中毒、维持水电解质平衡、加强营养支持等措施的同时,应将改善心脏功能和患者全身情况放在同等重要的位置。及早进行手术探查是至关重要的,不可忽视。

在对患者的一般情况及心脏情况进行诊断和处理后,可以进行选择性动脉造影。如果发现有栓塞及血管痉挛,可以通过动脉导管灌注罂粟碱,也可以灌注溶栓剂如尿激酶、链激酶以溶解栓子。

目前仍以手术治疗为主,尤其是当患者已出现腹膜刺激症状时,更不能等待。剖腹探查发现栓塞位于一个分支或主干的远端,肠管缺血范围不大,并已出现坏死现象时,可进行部分肠切除吻合术。在切除时,至少应包括坏死肠袢上、下端各 15cm 的正常肠管,并将已有栓塞的系膜一并切除。如果切除范围不足,可能导致术后肠管再次坏死,出现吻合口瘘。在坏死范围小,切除后不致影响肠道功能的情况下,可以适当放宽肠切除的范围。对于部分点片状肠管的坏死,可以缝合坏死上、下端的正常浆肌层,将坏死部位翻入肠腔。但在肠管已发生大面积不可逆性坏死时,尽快切除坏死肠袢,减少毒素吸收可能更为有益。术后按短肠综合征给予积极治疗。

为了了解血液恢复后肠袢的活力,可以观察肠管颜色、蠕动及肠系膜缘动脉搏动。此外,可以使用荧光法探测局部是否有血液循环。通过周围静脉注射铊荧光素钠后,在暗室中通过紫外线光观察肠管,如果局部出现黄色荧光,则表示有血液循环存在,肠管有活力。多普勒超声测定肠系膜血管也是一种常用的方法。其他方法还包括肠肌的肌电测定、^{99m}Tc 标记白蛋白检测、肠管表面氧检测以及红外线体积描记图等,但需要特殊设备

和时间。

当不能完全确定肠管是否仍有活力时，可以将肠管纳入腹腔关闭，术后供氧纠正血浆容量，应用强心剂提高心输出量，从选择性肠系膜上动脉导管灌注血管活性药物以扩张血管增加血流量。术后24~48小时再次剖腹观察肠管情况，可以确定肠管是否存活。

6. 预防　治疗急性肠系膜上动脉闭塞的关键之一是同时处理原发病，因为很多时候，栓子或血栓形成的来源与心脏疾病有关。

（1）心脏疾病治疗：针对患者的具体心脏疾病类型，制订相应的治疗计划。可能需要手术治疗，如瓣膜修复或替换，以及药物治疗，如抗心律失常药物、抗凝血药物等。

（2）心房纤颤管理：对于心房纤颤患者，可能需要药物治疗来维持正常心律，例如抗心律失常药物。在某些情况下，可能会考虑进行心脏同步电复律或其他治疗措施。

（3）心肌梗死管理：如果存在心肌梗死，需进行紧急的冠状动脉旁路移植术或其他介入性治疗。同时，药物治疗如抗血小板药物和抗凝血药物有助于预防再次发生血栓形成。

（4）心内膜炎治疗：如果细菌性心内膜炎是原发病因，应用抗生素是关键。治疗方案需要根据病原体的类型和药物的敏感性来确定，通常需要长期治疗。

（5）抗凝治疗：对于血栓形成的高危患者，可能需要长期使用抗凝药物，如华法林或新型口服抗凝药物。

（6）监测和调整治疗：定期监测患者的心脏功能、血液凝血状态以及抗凝治疗的国际标准化比率，并根据监测结果调整治疗。

7. 预后　急性肠系膜血管栓塞患者的术后监测、治疗尤为重要，血压、尿量、中心静脉压、肺动脉楔压、动脉血气分析，水、电解质、酸碱平衡的检测结果如有异常均需及时加以纠正。手术前后需应用适合的抗生素防治感染。对于原已置有动脉导管的患者可经导管继续给予抗凝药与血管扩张药，并在24小时后造影观察血管是否通畅。对于没有植入导管的患者，术后应及时开始抗凝治疗，通常使用华法林等药物。急性肠系膜上动脉

闭塞的预后较差，病死率在85%左右，栓塞患者为75%~80%，而血栓形成患者为96%~100%。积极的放射介入治疗与外科治疗可改善预后，再次剖腹观察对减少这类患者的术后死亡率与并发症发生率有着积极意义。营养支持对保证患者的营养补充，防止负氮平衡，增强免疫功能，减少其他并发症的发生具有重要意义。

【肾动脉栓塞】

肾动脉栓塞是指肾动脉或其分支被栓子堵塞，导致肾脏组织缺血、坏死。由于其相对罕见，症状缺乏特异性，容易出现误诊或延误诊断。肾动脉栓塞的栓子90%来源于心脏。诊断主要依赖影像学检查，包括彩色多普勒超声、腹部CT、磁共振、肾动脉造影、静脉尿路造影、放射性核素肾图等。肾动脉阻塞可引起肾衰竭或高血压。影像学检查可显示狭窄或阻塞的动脉。可通过清除阻塞物或扩张狭窄的动脉来改善患者的病情。

一侧或双侧肾动脉逐渐阻塞可能导致高血压，使原本得到有效控制的高血压难以维持。即使患者正在接受多种抗高血压药物治疗，血压仍可能无法得到有效控制。在接受血管紧张素转换酶抑制剂、血管紧张素Ⅱ受体阻滞剂或肾素抑制剂治疗高血压的患者中，肾动脉狭窄可能导致肾功能迅速恶化。如及时停药，肾功能通常能够得到恢复。

1. 病因　肾动脉及其较大或中等分支的阻塞并不常见。在大多数情况下，阻塞是由流入肾动脉的来自身体其他部位的栓子引起的。在典型病例中，血栓通常起源于心脏内的大块血栓或者主动脉内的粥样斑块碎片。

此外，肾动脉内部的原位血栓形成也可能导致肾动脉阻塞，而肾动脉受损的区域通常容易形成血栓。突发的损伤可能是由医疗操作引起的，例如外科手术、血管造影或血管成形术。肾动脉的动脉粥样硬化、动脉炎或者动脉瘤的逐渐损伤或破坏也可能引发局部血栓形成。

主动脉或肾动脉内膜的撕裂可以导致肾动脉血流突然中断。这种撕裂还可能导致动脉破裂。由动脉粥样硬化或纤维肌发育不良引起的动脉管壁增厚和弹性降低的疾病使得受累动脉更容易发

生撕裂。即使没有血栓形成,这些疾病也可能导致肾动脉明显狭窄和部分阻塞。这种不伴随血栓的狭窄或阻塞被称为肾动脉狭窄。

2. 症状 肾动脉部分阻塞通常不会引发任何症状。如果是突然的完全闭塞,患者可能会经历下腰部持续疼痛,偶尔还伴有下腹痛。完全阻塞可能导致发热、恶心、呕吐和背痛。阻塞引起的出血可能使尿液变红或呈暗褐色,但这种情况相对罕见。当双侧肾动脉完全阻塞时,或者仅有一侧肾脏的患者出现一侧肾动脉完全阻塞时,可能会出现突然无尿和急性肾损伤。

如果阻塞是由肾动脉的栓子引起的,患者还可能在身体的其他部位经历栓塞,例如小肠、大脑,以及手指和足趾的皮肤。这些栓子可能导致相应部位的疼痛、小溃疡、坏疽或小卒中。

若阻塞的发展是缓慢的,症状也会逐渐显现。即便接受了最佳治疗,患者仍可能难以控制高血压。此外,可能出现各种慢性肾病的症状,初期表现为疲劳、恶心、食欲缺乏、瘙痒和注意力不集中。这些症状反映了肌肉、大脑、神经、心脏、消化道和皮肤的异常。

3. 诊断 根据患者的症状怀疑是否存在肾动脉阻塞,通过常规实验室检查,如全血细胞计数、肾功能血检以及尿液分析,为诊断提供进一步的线索。

由于这些症状或实验室检查无法明确提示阻塞,医师需要进行肾脏成像检查。计算机体层血管成像(computed tomography angiography, CTA)、磁共振血管成像(magnetic resonance angiography, MRA)、多普勒超声以及同位素灌注扫描能够显示受影响肾脏的血流减少或缺失。

动脉造影是确诊肾动脉栓塞的最准确手段。在进行动脉造影时,需要将导管插入动脉,这可能会对肾动脉造成损伤。与 CTA 相似,动脉造影需要使用不透 X 线的对比剂,增加了肾损伤的风险。通常只有在医师考虑通过外科手术或血管成形术来解除阻塞时才会建议进行动脉造影。医师可以通过定期进行血常规检查监测肾功能的恢复情况。有时,还需要进行超声心动图等其他检查以确定血栓的原因。

4. 治疗 目的是防止血流阻断进一步恶化

并恢复被阻断的血流。在血栓引起的病例中,常规治疗包括抗凝血药物,这些药物首先通过静脉给药,然后转为长期口服。抗凝剂能够防止原始血栓扩大,以及其他血栓形成。溶栓剂可能比抗凝剂更为有效。然而,只有在动脉没有完全阻塞或者血栓能够迅速被溶解时,溶栓剂才能改善肾功能。动脉完全阻塞 30~60 分钟后,肾脏可能会遭受永久性损伤。尽管如此,在发病 3 小时内使用溶栓剂仍可使患者获益。

外科手术可以开通被栓子阻塞的动脉,但这种治疗出现并发症和致死的风险均较高,并且与单用抗凝剂或溶栓剂相比,不能更有效的改善肾功能。药物治疗通常总是优先于外科手术。然而,外伤引起的肾动脉阻塞必须进行外科手术治疗。

为了缓解由动脉粥样硬化或肾动脉纤维肌发育不良引起的阻塞,医师可能会实施血管成形术。在血管成形术中,医师使用一根末端带有球囊的导管穿过腹股沟股动脉进入肾动脉。然后通过充气球囊的方式,强行扩张阻塞的血管,这被称为经皮腔内血管成形术。在进行该手术时,医师会在动脉处植入一个短的支架,以预防阻塞再次发生。如果血管成形术未能成功,可能需要通过外科手术来解除阻塞或进行阻塞部位的旁路手术。

尽管治疗后肾功能有望得到改善,但通常无法完全恢复。如果动脉阻塞是由来自心脏等其他部位的血栓引起的,患者预后可能较差。这些血栓也可能随着血流到达大脑或小肠等其他部位,导致相应部位的栓塞。

【机械装置后血管并发症】

主动脉内球囊反搏(intra-aortic balloon pump, IABP)是目前临床上应用最广泛的一种血流动力学支持设备,最常应用于心肌梗死或冠状动脉介入治疗出现并发症时,通过增加冠状动脉血流,减轻心脏后负荷发挥作用。通常从股动脉植入,放置于胸主动脉内。它通过球囊在舒张期充气、收缩期放气对心脏进行辅助。舒张期球囊充气可以提高冠脉血流灌注,收缩期球囊放气降低了体循环后负荷,利于心脏射血,最终结果是心肌耗氧量下降,血流动力学得到改善,增加了心脏恢复的机会。IABP通常用于以下几类患者:心肌梗死导致心原性休克的患者;术后无法脱离体外循环的患者;重症监护室中发生血流动力学障碍的患者。

在术中或术后反搏期间,可能会出现血管内血栓或斑块等脱落,或球囊破裂导致球囊内气体进入血管,脱落的斑块、血栓或气体等阻塞四肢或中枢神经系统等组织器官内血管,可导致缺血性损伤,发生组织坏死。另外,部分患者可能会因球囊移动,阻塞主动脉分支血管,从而引发相应部位的缺血性损伤。

1. 诊断　根据患者的症状可为诊断提供线索。但机械辅助患者多为镇静后,无明显不适主诉,因此常需影像学检查提供证据。随着技术的进步,血管影像学检查的方式正在快速发展。当前对缺血性损伤有三种重要的无创影像学检查方式,包括多普勒超声检查、CTA和MRA。

多探头增强CTA能够快速扫描血管,实现多平面图像重建以及表面渲染的三维图像重建,具有高空间分辨率。通过对CT硬件和软件的开发能够在小于1秒的时间内通过低辐射照射对腹部进行快速扫描并成像。另外,双源双能量CTA技术还可以显著减少碘对比剂的使用量。CTA不仅是无创的检测方式,还具有高精度的成像模式。CTA可以分析相应血管狭窄或闭塞的范围和特征以及与周围分支血管的关系。三维CTA在肠系膜血管的任何平面都可以产生具有最佳可视化的高空间分辨率图像,特别是在评估小动脉和远端动脉以及复杂的血管解剖结构方面。

数字减影血管造影(digital subtraction angiography,DSA)是诊断缺血性血管病变的"金标准",其特异度和灵敏度达73%~100%。但DSA是有创检查,需使用X射线和碘对比剂。碘对比剂血管造影具有过敏、肾毒性、发热、疼痛等不良反应,因此不作为常规检查手段。

2. 治疗

(1)肢体缺血:需要撤除球囊导管,若撤除后仍有严重肢体缺血存在,应考虑采取外科手术治疗。

(2)穿刺部位的出血和血肿:通过压迫穿刺部位来止血,但要保证有良好的远端血流。若出血不能停止应考虑外科手术。

(3)感染:评价感染能否控制以及是否需要撤除球囊导管。

(4)如果出现球囊穿孔,会发生以下情况:反搏仪发出警报,导管内出现血点,反搏压的波形突然发生变化。一旦怀疑患者发生球囊穿孔,必须立即停止反搏治疗,取出球囊导管,并将患者转换到垂头仰卧位。如果患者仍需要IABP治疗,就需要重新插入一个新的球囊导管。

(5)血小板减少:动态检测血小板计数,必要时给予输血小板治疗。

(6)主动脉夹层:表现为背痛或腹痛、血容量减少或血流动力学不稳定。

(7)血栓形成:血栓形成的表现及治疗应根据损伤脏器来决定。整个IABP工作期间需要严格抗凝。血栓早期,动脉内的血栓尚为新鲜血栓,如能将血栓溶解,血流再灌注,将是改善循环、保护细胞、促进功能恢复的根本措施。若无溶栓治疗的禁忌证,越早应用效果越好。如确定引起进展的因素为梗塞扩大,侧支循环差,肝素治疗仍为首选,治疗方法多采用静脉滴注或者皮下注射肝素。

3. 预防　血栓栓塞是已知的所有机械装置使用时都会发生的并发症。大多数装置使用时都需要华法林或肝素抗凝,维持INR在2.0~2.5,或ACT在160~180秒,这种情况下血栓栓塞发生率在7%~47%。只要体内有异物植入,就存在血栓栓塞发生的危险。一些新型装置如轴流装置和全人造心脏,也会发生血栓栓塞的并发症,但长期数据尚无法获得。

二、研究进展

【使用经食管超声心动图测量低温体外循环下心脏手术期间肠系膜上动脉血流量的可行性:一项观察性研究】

1. 研究设计　试验纳入了35例在低温体外循环(cardiopulmonary bypass,CPB)下接受择期心脏手术的患者。在开胸前、体外循环开始30分钟、关胸后分别记录心率、平均动脉压、心输出量、肠系膜上动脉血流量、肠系膜上动脉直径、肠系膜上动脉血流量与心输出量之比和动脉血乳酸。

2. 研究结果与结论 体外循环期间肠系膜上动脉血流量下降,后恢复基线。因此,在低温体外循环下接受心脏手术的患者中使用 TEE 测量肠系膜上动脉血流量是可行的。TEE 可以成为检测和预防围手术期内脏灌注不足的一种有前景的工具(图 9-6-1)。

三、实用技巧

【疑似肠系膜动脉血栓患者的判断技巧】

早期临床症状:剧烈的腹部绞痛是最起始的症状,难以缓解,疼痛持续,多数患者伴有频繁呕吐,呕吐物为血水样。早期腹部多无固定压痛,肠鸣音活跃或亢进,易误诊为其他疾病。在发病 6~12 小时后,患者可能出现麻痹性肠梗阻,有明显的腹胀,压痛和腹肌紧张、肠鸣音减弱或消失等腹膜炎的表现和全身性反应。在发病初期出现消化道出血表现,患者呕吐物常为一种不含凝血块的暗红色胃肠液,排出血水样便。

实验室检查:缺乏特异性。

影像学检查:腹部选择性动脉造影对本病有较高的诊断价值,它不但能帮助诊断,还可对动脉栓塞血栓形成或血管痉挛进行鉴别,是诊断急性肠系膜动脉闭塞最可靠的方法。动脉造影有助

于早期诊断,也有利于治疗方法的选择,动脉栓塞多在结肠中动脉开口处。小栓子则表现为肠系膜动脉的分支有闭塞现象,有时还可发现肾动脉或其他内脏动脉有阻塞。血管痉挛显示为血管影有缩窄但无中断。血管造影明确病变的性质与部位后,动脉导管可保持在原位给予血管扩张药如罂粟碱、前列地尔等以解除栓塞后引起的血管痉挛,并维持至手术后。药物结合取栓术或栓塞病变治疗,有利于提高缺血肠管的成活率,术后还可利用这一导管再次造影以了解肠系膜血管循环的状况。

需要强调的是,肠系膜动脉栓塞死亡率高,早期诊断意义重大,腹部动脉选择性造影对于评估肠系膜动脉血栓的灵敏度相对较高,仍然是目前诊断该疾病可靠的方法之一。因此,如果高度怀疑肠系膜动脉血栓,或者患者症状和临床表现明显,则应及时行动脉造影检查。诊断和治疗应由经验丰富的心脏重症专业医师进行。

四、实战病例

【搭桥术后肠系膜血管痉挛】

1. 摘要 患者因三支病变来院行搭桥术,术后 1 周出现罕见肠系膜血管痉挛,最终导致患者预后不良。

2. 病例介绍 患者男性,59 岁,因"发作性心前区不适 1 个月"来诊。1 个月前无明显诱因

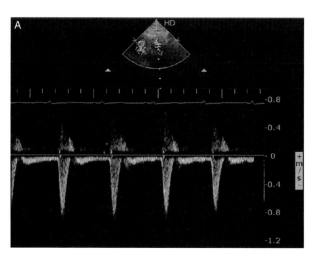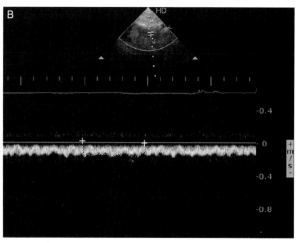

图 9-6-1 肠系膜上动脉彩色多普勒图像

A. 体外循环前后肠系膜上动脉的彩色多普勒图像;B. 体外循环期间肠系膜上动脉的彩色多普勒图像。

出现心前区不适，伴有胸闷、出汗、心悸，不伴恶心、呕吐、头晕、黑矇等不适，持续时间约5分钟，休息后缓解。此后频繁发作心前区不适，症状相似，静息时有发作，于当地行冠状动脉造影检查，提示：冠心病，三支病变，建议外科治疗，遂来笔者所在医院就诊。既往高血压病史，硬膜外血肿手术史，肾结石碎石取石术史。

患者术后5小时心电图下壁ST段抬高，心率增快，血压下降，突发室颤，行心肺复苏术＋电除颤，静脉注射肾上腺素，心率、血压恢复正常，复跳后置入IABP。术后第1日肌酸激酶同工酶及肌钙蛋白I均大于上限，考虑围手术期心肌梗死，再行冠状动脉造影提示桥血管通畅。术后第6日，转氨酶、胆红素升高，乳酸进行性升高，行腹部彩超未发现明显异常，主动脉CTA可见降主动脉管腔内条带状不规则低密度影，考虑漂浮血栓，腹腔干动脉及肝固有动脉、肠系膜上动脉及双侧肾动脉受累（图9-6-2），不排除IABP辅助引起的腹腔血管栓塞。

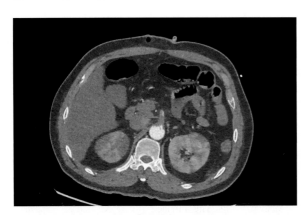

图9-6-2 肠系膜上动脉血栓

3. 病例特点与诊治要点和难点　搭桥术后出现消化指标变化考虑与IABP及自身血管条件差相关，腹部血管超声及大动脉CTA基本可以明确病变位置。既往肠系膜血管血栓基本为末梢血管堵塞，主干血管血栓较为少见，因此出现主干血栓后，对脏器缺血可引起严重后果，需要早发现、早期取栓或溶栓治疗，如出现肠道坏死，需外科切除缺血坏死肠管，防止毒素入血。

搭桥术后肠系膜血管血栓一般症状隐蔽，患者开始通常无明显腹痛表现，而且心脏术后腹胀常见因此很容易被忽略，出现消化指标严重改变时基本已经进入不可逆期，即便积极进行内外科治疗，患者预后通常不佳。因此，需要主管医师对有IABP等机械装置植入的患者早期行腹部血管超声检查，高度怀疑时可积极行大血管CTA检测，同时结合转氨酶、胆红素、淀粉酶等重要消化指标变化，以排除主要腹部血管缺血，做到早发现、早治疗，可改善患者预后。

4. 治疗体会　该病例因搭桥术后出现围手术期心肌梗死，循环波动，血管活性药物用量大，需要IABP辅助循环，而且术后处于镇静状态，患者无法反映腹部相关症状，相关消化指标在早期未发生明显升高，术后1周时腹部血管彩超也未发现明显异常，最终通过主动脉CTA明确肠系膜上动脉开口血栓，因此该病例表现极为隐蔽。但患者早期曾出现腹胀现象，且有逐渐增加趋势，在应用IABP时应高度警惕肠系膜血管栓塞，需早期建议行主动脉CTA检查，排除肠系膜血管栓塞等严重并发症，提高患者生存率。

（张　明）

参考文献

[1] KHOURY H, LYONS R, SANAIHA Y, et al. Deep venous thrombosis and pulmonary embolism in cardiac surgical patients[J]. Ann Thorac Surg, 2020, 109(6): 1804-1810.

[2] DUTTA T, FRISHMAN W H, ARONOW W S. Echocardiography in the evaluation of pulmonary embolism[J]. Cardiol Rev, 2017, 25(6): 309-314.

[3] BATTISHA A, MADOUKH B, SAWALHA K, et al. Iatrogenic right atrial thrombus complicated by pulmonary embolism: management and outcomes[J]. Curr Cardiol Rev, 2021, 17(4): e230421188336.

[4] GOLDHABER S Z, VISANI L, DE ROSA M. Acute pulmonary embolism: clinical outcomes in the International Cooperative Pulmonary Embolism Registry(ICOPER)[J]. Lancet, 1999, 353(9162): 1386-1389.

[5] HESS N R, SEESE L M, HONG Y, et al. Gastrointestinal complications after cardiac surgery: incidence, predictors, and impact on outcomes[J]. J Card Surg, 2021, 36(3): 894-901.

[6] IRIE T, MATSUTANI T, HAGIWARA N, et al.

Successful treatment of non-occlusive mesenteric ischemia with indocyanine green fluorescence and open-abdomen management[J]. Clin J Gastroenterol, 2017, 10（6）: 514-518.

[7] 中国医师协会急诊医师分会, 解放军急救医学专业委员会, 中华医学会急诊医学分会, 等. 2020 年中国急性肠系膜缺血诊断与治疗专家共识[J]. 中华急诊医学杂志, 2020, 29（10）: 1273-1281.

[8] LAWHORNE T W, DAVIS J L, SMITH G W. General surgical complications after cardiac surgery[J]. Am J Surg, 1978, 136（2）: 254-256.

[9] MAZZEI M A, GUERRINI S, CIOFFI SQUITIERI N, et al. Non-obstructive mesenteric ischemia after cardiovascular surgery: not so uncommon[J]. Ann Thorac Cardiovasc Surg, 2014, 20（3）: 253-255.

[10] BOVA C, CALCATERRA R, DE VUONO A, et al. Pulmonary embolism and renal artery thrombosis in a patient with patent foramen ovale[J]. Acta Biomed, 2022, 93（S1）: e2022209.

[11] MESIANO P, ROLLINO C, BELTRAME G, et al. Acute renal infarction: a single center experience[J]. J Nephrol, 2017, 30（1）: 103-107.

[12] OH Y K, YANG C W, KIM Y L, et al. Clinical characteristics and outcomes of renal infarction[J]. Am J Kidney Dis, 2016, 67（2）: 243-250.

[13] LAW Y, CHAN Y C, CHENG S W. Aspiration thrombectomy of acute atrial fibrillation-related renal artery thromboembolism in a patient with horseshoe kidney[J]. Ann Vasc Surg, 2016, 36: e5-e10.

[14] GOLDBERG R J, SPENCER F A, GORE J M, et al. Thirty-year trends（1975 to 2005）in the magnitude of, management of, and hospital death rates associated with cardiogenic shock in patients with acute myocardial infarction: a population-based perspective[J]. Circulation, 2009, 119（9）: 1211-1219.

[15] THIELE H, ZEYMER U, NEUMANN F J, et al. Intra-aortic balloon counterpulsation in acute myocardial infarction complicated by cardiogenic shock（IABP-SHOCK Ⅱ）: final 12 month results of a randomised, open-label trial[J]. Lancet, 2013, 382（9905）: 1638-1645.

[16] YANG F, HOU D, WANG J, et al. Vascular complications in adult postcardiotomy cardiogenic shock patients receiving venoarterial extracorporeal membrane oxygenation[J]. Ann Intensive Care, 2018, 8（1）: 72.

第 7 节　心外术后血管麻痹综合征

血管麻痹综合征（vasoplegic syndrome, VS）是体外循环（cardiopulmonary bypass, CPB）心血管手术后常见的并发症, 其发生率在 5%~44%, 并可导致患者死亡。临床表现为 CPB 后 24 小时内出现分布性休克, 特征为明显低血压[平均动脉压（mean arterial pressure, MAP）<65mmHg], 全身血管阻力（systemic vascular resistance, SVR）<800dyn·s/cm^5, 心指数（cardiac index, CI）>2.2L/（min·m^2）。

一、知识要点

【病因及预后】

血管麻痹综合征是一种多因素综合征, 手术创伤、暴露于体外循环管路和缺血 - 再灌注促进全身炎症反应释放细胞因子（IL-1、IL-6、IL-8 和 TNF-α）导致血管舒张, 通过直接表达或间接表达诱导型一氧化氮合成酶, 促进一氧化氮生成增加, 使得血管阻力降低, 对血管升压药物的反应性降低。进一步血管舒张机制包括血浆抗利尿激素降低、ATP 依赖钾通道的激活等。已知的发生血管麻痹的危险因素包括: 术前某些药物的使用（如 β 受体阻滞剂、血管紧张素转换酶抑制剂、钙通道阻滞剂和胺碘酮）、术前心功能不全（左心室射血分数 <35%）、瓣膜手术、体外循环之前血流动力学不稳定、体外循环时间、体外循环前需要使用血管升压药、体外循环中的核心温度、术中使用抑肽酶。血管麻痹综合征患者术后并发症发生率增加, 因此在 ICU 滞留时间更长, 死亡率（5.6%~15%）高于无血管麻痹综合征的心外手术患者（3.4%~6.2%）。

【治疗】

现有的治疗包括容量管理和药物治疗（儿茶酚胺药物、血管加压素、亚甲蓝、血管紧张素转换酶抑制剂和维生素 B$_{12}$ 等）, 还应恢复血管张力和改善血管麻痹。其他药物治疗包括维生素 C、Ca^{2+}、糖皮质激素、NF-κB 抑制剂、ATP 依赖性钾通道阻滞剂等。常用药物的使用见表 9-7-1。

二、研究进展

【手术前准备】

围手术期的患者管理对于降低体外循环术后 VS 发生风险至关重要。Van Vessem 等提出了一个风险评分，评价指标包括年龄、性别、手术类型、肌酐清除率、甲状腺素水平、术前贫血和β 受体阻滞剂使用情况。使用这一评分将患者分为低、中、高风险，研究观察到 VS 的发生率分别为 13%、39% 和 65%。对于高风险人群，加强术前措施，如血流动力学优化和肾功能改善，围手术期早期加用血管加压素等药物，证明可以降低术后 VS 发生风险。这个评分正在前瞻性多中心试验中进行验证。

【液体复苏】

复苏的主要目标是确保足够的组织灌注和氧气输送，以满足组织代谢需要，需要维持足够的心输出量和灌注压。液体复苏对于维持足够的前负荷和优化心输出量至关重要。绝对低血容量血症和相对低血容量血症均可减少心脏手术患者的静脉回流，降低心脏前负荷。但考虑到血管外肺水

表 9-7-1　血管麻痹综合征常用药物

药物	作用机制	剂量	效果
儿茶酚胺			
去甲肾上腺素	$α_1$、$α_2$ 和 $β_1$ 受体	0.02~0.5μg/（kg·min）	恢复和维持全身灌注的一线儿茶酚胺药物
肾上腺素	$α_1$、$β_1$ 受体	0.01~0.2μg/（kg·min）	无受益，有器官损伤及心脏毒性的风险
多巴胺	$α_1$、$β_1$、D_1、D_2 受体	2~10 μg/（kg·min）	增加 CO 维持灌注压
非儿茶酚胺			
血管加压素	AVPR1 受体	0.03~0.06U/min	减少其他血管升压药的需求，作为一线抢救药物，改善预后
亚甲蓝	抑制 NO 合成	2mg/kg 静脉注射 0.5mg/（kg·h）输注 6 小时	作为预防和补救治疗，减少了对其他血压升压药的需求
ATⅡ	刺激醛固酮释放 增加 ADH 合成，作用于血管紧张素Ⅰ型受体	2~10ng/（kg·min），最大 20~40ng/（kg·min）	减少对其他血管升压药的需求
维生素 B_{12}	NO 直接抑制剂	5g 静脉注射 最大剂量 10g	减少对其他血管升压药的需求
辅助用药			
维生素 C	增加儿茶酚胺和抗利尿激素的合成	在 24 小时内分次服用 6g	与其他血管升压药的协同作用
氢化可的松	增加儿茶酚胺反应性	每 6 小时静脉注射 50mg 或每 8 小时静脉注射 100mg	减少对其他血管升压药的需求
Ca^{2+}	增加钙信号	1~2g 静脉注射 20~50mg/（kg·h）输注	无受益，但能提高 SVR
维生素 B_1	乳酸脱氢酶同工酶	200mg/d	清除乳酸，减少对其他血管升压药的需求

注：CO，心输血量；AVPR1，血管加压素 V_1；ATⅡ，血管紧张素Ⅱ；ADH，抗利尿激素；SVR，全身血管阻力。

肿增加、心脏充盈压力过大和血液稀释的有害后果，避免液体过度复苏至关重要。因此，进行液体复苏应基于灌注不足的证据，临床可通过毛细血管再灌注时间来评估，生物学上可通过动脉血乳酸值和静脉 - 动脉二氧化碳分压差评估。一般认为，在初始液体负荷为 20~30ml/kg，应谨慎补充液体，并以动态指标（如脉压变化、每搏输出量变化的超声指标）为指导，以确认液体负荷对心输出量的影响，也可以通过"微量液体冲击试验"进行（60~120 秒内给予 100~150ml 晶体液）检验。

【常用药物】

1. 去甲肾上腺素　去甲肾上腺素（norepinephrine，NE）以血管 α_1 肾上腺受体为靶点，增加细胞内 Ca^{2+}，促进血管平滑肌收缩。尽管 CPB 后 VS 使用 NE 未提示死亡率下降，但在大多数心脏手术中心，NE 仍是一线血管升压药物，然而，由于其 β 肾上腺素能作用，NE 可能引发重要的不良反应，如心动过速、心房颤动、心肌耗氧量增加和高乳酸血症，这种有害影响在肾上腺素和多巴胺使用中更为常见，故不推荐在 VS 治疗中联合使用儿茶酚胺类药物。同样值得注意的是，越来越多的证据表明应避免交感神经过度激活，如果 MAP 不能通过 NE 迅速恢复，或出现 NE 引起的不良反应，则应及早加用血管加压素。目前尚无关于 NE 后联合血管加压素阈值剂量的建议，近期文献的研究阈值在 0.1~0.7μg/（kg·min）。

2. 血管加压素（VP）　VP 通过血管 V_1 受体刺激增加细胞内 Ca^{2+}、调节 NO 信号、改善儿茶酚胺敏感性来促进血管收缩。CPB 后 VS 患者 VP 水平的降低为使用外源性 VP 治疗提供了强有力的依据。Argenziano 等于 1998 年发表的一项小型前瞻性随机对照试验（randomized controlled trial，RCT）对其进行了初步评估：10 例左心辅助术后 VS 患者接受静脉注射 VP（0.1U/min）或生理盐水，在所有患者中，VP 显著提高了 MAP，同时对 NE 需求减少，这一效应在内源性 VP 水平低下的患者亚组中尤其明显。另一项大型 RCT（VANCS 试验），包括 300 例心脏手术后 VS 患者，直接比较 NE（10~60g/min）与 VP（0.01~0.06U/min）作为一线血管升压剂，维持

MAP ≥ 65mmHg 的效果。VP 组患者的主要结局（包括 30 天死亡率或严重并发症）显著降低（32% *vs.* 49%，P=0.001 4），急性肾衰竭发生率显著降低（10% *vs.* 36%，P<0.000 1）。此外，房颤发生率降低（64% *vs.* 82%，P=0.000 4），并且没有增加胃肠道或心肌缺血的发生率。多项荟萃分析也证实了使用 VP 后房颤、急性肾损伤发生率降低。最近的专家共识提出了以下建议：①交感肾上腺素能药物出现不良反应时，启动 VP 增加 MAP（强烈推荐，证据水平中等）。②将 VP 作为一线升压治疗（弱推荐，证据水平中等）。此外，由于 VP 对肺循环的良好作用，建议右心功能不全和 / 或肺动脉高压的心脏手术患者使用 VP（首选或与去甲肾上腺素合并用药）（弱推荐，证据水平很低）。关于 VP 的剂量，目前为止还没有明确的共识，但由于会增加缺血并发症的风险，应避免剂量高于 0.06U/min。

3. 亚甲蓝　亚甲蓝（methylene blue，MB）是一种噻嗪染料，可以增加血管张力，通过三种不同的机制抑制 NO 依赖的血管舒张作用：直接清除 NO，抑制 NO 合成酶，抑制鸟苷酸环化酶。但最新的队列研究显示 MB 治疗与较高的术后并发症和死亡率相关。同时，MB 可能与严重并发症发生有关，包括血清素综合征、葡萄糖 -6- 磷酸脱氢酶缺乏症患者急性溶血，以及高剂量（7mg/kg）的内脏灌注损伤。因此，考虑到缺乏高质量数据，临床结果的不确定性，潜在的严重不良反应，给药时机（术前、术中或术后）、剂量和方式尚未解决等问题，目前不建议在 CPB 后使用 MB 治疗 VS，除非作为对常规血管升压药物难以治疗的低血压患者的抢救治疗。

4. AT Ⅱ　AT Ⅱ是一种内源性肽，由肝脏产生，它能通过与血管平滑肌上 AT-1 受体结合而直接收缩动脉、刺激醛固酮释放、增加 ADH 分泌和增加交感神经活性，醛固酮和 ADH 的增强导致水钠潴留，增加血管内血容量，提高血压。2017 年一项Ⅲ期临床试验表明，接受 AT Ⅱ治疗的脓毒症患者对儿茶酚胺类血管升压药的需求减少，并改善了 MAP。基于此研究，FDA 批准了血管紧张素Ⅱ用于感染性休克或其他分布性休克成人患者治疗顽固性低血压。近期一项对 19 例心血管

外科术后诊断 VS 患者的小型研究也显示,10 例接受血管紧张 II 治疗的患者,9 例治疗有效。可考虑作为其他一线用药的辅助药物。

5. 维生素 C　维生素 C 是参与内源性儿茶酚胺生物合成的几种酶的辅助因子,能增加肾上腺受体的敏感性,同时也是一种自由基清除剂,因此可能减少氧化介导的组织损伤、炎症和内皮功能障碍。体外循环后血浆中维生素 C 水平显著降低,提示外源性补充可能具有治疗作用。近期一项 RCT 研究对 50 例心脏手术后严重血管麻痹综合征患者进行了评估,提示高剂量维生素 C（每 6 小时 1 500mg,静脉注射）可迅速减少患者血管活性药物用量。虽然维生素 C 耐受性良好,但在统计学上并没有显示出具有加快血管麻痹的缓解速度的优势。值得一提的是,最近一项针对脓毒症休克患者的研究（LOVIT 试验,872 例患者）并未发现维生素 C 治疗有任何益处（50mg/kg,每 6 小时 1 次,持续 96 小时）。相比之下,接受维生素 C 治疗的患者死亡或器官功能障碍的风险明显更高。此外,在另一项针对脓毒症休克患者的试验中,维生素 C 与更高的肾脏替代治疗率和更多的体液不平衡相关。总之,这些试验的结果不支持使用维生素 C 来治疗血管扩张性休克,因此,不建议在 CPB 后 VS 患者中使用维生素 C。

6. 维生素 B_{12}　维生素 B_{12}（羟钴胺）传统上用于治疗氰化物和一氧化碳中毒,其中一个重要不良反应是增加患者的 MAP,其他不良反应包括色素尿、恶心、红斑、肾结石、淋巴细胞减少症和输液部位反应等,但其与 MB 的不同之处是没有发生 5- 羟色胺综合征发生风险。维生素 B_{12} 诱导血压反应的机制可能是其可有效清除内皮血管释放的 NO,减少 NO 弥散到血管周围间隙,从而减轻血管舒张。维生素 B_{12} 还被证明可增加 H_2S（一种与内皮细胞结合的内源性血管扩张剂）和清除超极化因子。最近的病例报告和队列研究表明,在血管麻痹综合征患者中,5 分钟内给予 5g 羟钴胺,可增加 MAP,并减少其他血管升压药的需求。与 MB 类似,维生素 B_{12} 在血管麻痹综合征患者中的剂量研究尚未完成。目前使用的剂量是根据氰化物中毒的治疗推断出来的（5g 静脉

推注,时间要求 15 分钟,最多 2 次）。同时,关于 NO 合成酶抑制剂的数据,以及在 MB 和维生素 B_{12} 中的作用机制尚未研究清楚,缺乏高质量的研究支持。因此,应谨慎应用维生素 B_{12}。

【抗炎策略】

1. 糖皮质激素　糖皮质激素在血管麻痹治疗中的作用涉及两个主要的药理作用:第一种与抗炎作用有关,显著降低炎症细胞因子、iNOS 和环氧合酶 -2 的表达;第二种依赖于皮质类固醇增强儿茶酚胺合成的能力,并增加肾上腺素受体的表达和敏感性。在心脏手术中,两项大型试验（SIRS 试验 7 507 例患者和 DECS 试验 4 494 例患者）评估了高剂量皮质类固醇（术中泼尼松或地塞米松）对死亡率和主要并发症的影响,但未提示具有显著效果。近期一项荟萃分析显示,低剂量氢化可的松的应用与炎症减轻、房颤发生率降低、重症监护病房（intensive care unit, ICU）时间和住院时间缩短以及血管活性药物药量减少相关。然而,没有一项研究专门讨论低剂量类固醇对心脏手术后发生 VS 的作用,因此,尽管低剂量类固醇似乎是安全的,并可能与一些有益的影响有关,但没有证据支持它们用于治疗 CPB 引起的血管麻痹。

2. 体外细胞因子吸附疗法　体外细胞因子吸附疗法（extracorporal cytokine adsorption therapy, ECAT）是一种体外血液净化技术,使用专门设计的过滤器,能够吸附和去除循环中的炎症介质。该策略已被应用于降低脓毒症的炎症反应,在许多病例报告中表现出有希望的结果。然而,RCT 试验未能报告任何降低死亡率的益处,其中一些结果提示可能存在潜在的有害影响,这可能与非选择性去除抗炎介质和药物有关,特别是抗生素的去除。在心脏外科领域,Diab 等发表了迄今为止最大的 RCT 研究,他们将使用细胞因子过滤器集成到 CPB 管路的 ECAT 组（n=142）与标准治疗组（n=146）进行了比较,尽管干预组患者在 CPB 结束时 IL-1β 和 IL-18 水平显著降低,但在主要结局（术后序贯器官衰竭评分与基线相比的变化）方面,治疗组与对照组没有差异,特别是在血管升压药的使用方面。在一项包括 5 项

RCT（$n=163$）研究的系统综述中，Goetz 等评价了 ECAT 在心脏手术中的应用，该技术在死亡率和术后并发症发生率方面没有显著的益处。此外，最近一篇对 8 项感染性休克试验和 10 项心脏手术试验（共 875 例患者）的荟萃分析显示，使用细胞因子过滤器可能会增加伴有炎症的危重患者的死亡率。总的来说，这些数据表明 ECAT 的有效性和安全性仍未确定。因此，目前不建议在心脏外科患者中应用。

三、实用技巧

VS 是体外循环心血管术后早期出现的、有潜在死亡危险的并发症，在 CPB 之后需要更大量液体复苏或者血管升压药物。对 VS 的患者如果处理不当，将严重影响患者的预后。如何预防和正确选择治疗方案关乎 VS 危重患者预后。临床上对于术前存在高危因素的患者，需要加强术前措施，如血流动力学优化和肾功能改善，围手术期早期加用血管加压素等药物，术中常规植入肺动脉导管及术中经食管超声心动图（transesophageal echocardiography，TEE）监测血流动力学及心脏功能。当怀疑 VS 时，首先要排除心室和瓣膜功能障碍、室壁运动异常、缺血、肺栓塞、容量不足或心脏压塞等其他疾病，通过监测血流动力学指标，协助诊断 VS。

VS 的管理目的是通过确保适当的前负荷和使用血管活性药物来恢复器官灌注压和充足的氧输送，目标是维持 MAP≥65mmHg。现有证据表明传统的血管升压药物被推荐作为一线治疗，其中，去甲肾上腺素通常被认为是标准治疗，如果交感神经过度刺激引起不良反应（心动过速、心房颤动），应在去甲肾上腺素的基础上加用血管加压素。非传统血管升压药中的亚甲蓝已越来越多地用于难治性病例，但已有证据尚不足以提出任何建议，因此，在等待进一步的 RCT 研究来评估它们的疗效和安全性时，这些药物作为一种抢救治疗，在个案分析的基础上引入。低剂量氢化可的松在脓毒症患者中可以增强血管升压药效果，但它们在 CPB 后 VS 中使用的证据尚未得到证明（图 9-7-1）。最后，细胞因子吸附过滤器尽管在理论上有一些优势，但其可能会产生有害的影响，不推荐使用。

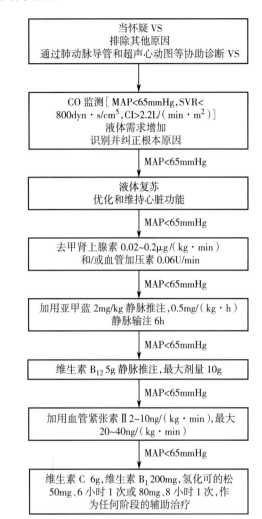

图 9-7-1　血管麻痹综合征实用处理流程
VS，血管麻痹综合征；CO，心输出量；MAP，平均动脉压；SVR，全身血管阻力；CI，心指数。

四、实战病例

1. 摘要　术前 NYHA 分级Ⅲ级患者，择期行体外循环下心脏瓣膜手术，手术室常规置入 Swan-Ganz 导管，可及时在术中及术后发现和诊断血管麻痹综合征，并及早启动一线治疗。

2. 病例介绍　患者女性，53 岁，因"活动后胸闷、气短 8 年，加重 5 天"入院，既往高血压病史 5 年，规律服用培哚普利 4mg，每日 1 次控制血压。术前超声心动图提示：左心室射血分数 45%，二尖瓣狭窄（中度）并关闭不全（重度），三尖瓣关闭不全（中度）。入院诊断：风湿性心脏病、二尖瓣狭窄并关闭不全、三尖瓣关闭不全；心功能不全（NYHA 分级Ⅲ级）；高血压 2 级（极高危组）。手术室全身麻醉诱导后常规植入肺动脉漂浮导管（Swan-Ganz）及 TEE，于 CPB 下行二尖瓣置换术及三尖瓣成形术，CPB 累计持续时间为 130 分钟。停用 CPB 后，患者出现极度低血压 MAP<50mmHg，但 TEE 显示心肌收缩力充足，左室舒张末期容积充足，插管位置正确，插管出口流量充足。连接 Swan-Ganz 发现，CI 为 2.5L/（min·m²），SVR 约 750dyn·s/cm⁵，考虑外周血管阻力低，加用去甲肾上腺素输注[高达 1μg/（kg·min）]。血流动力学较前平稳后止血关胸后返回 ICU 继续治疗。入 ICU 后血压仍有间断下降，CVP 10mmHg，查体外周末梢暖，经积极液体复苏（30ml/kg）之后，MAP<65mmHg，血气分析示混合静脉饱和度略有降低（SvO₂ 为 49.5%），血清乳酸水平升高（4.8mmol/L），床旁经胸超声心动图未见心包积液，心肌收缩有力，各心腔充盈，监测 Swan-Ganz 提示 CI 为 2.5~3.0L/（min·m²），SVR 750~780dyn·s/cm⁵，考虑血管麻痹综合征，由于单纯大剂量输注去甲肾上腺素无法达到 MAP>65mmHg，故开始输注血管加压素，起始剂量为 0.03U/min，MAP 逐渐升高至 75mmHg，去甲肾上腺素逐渐降至 0.1μg/（kg·min），患者血流动力学逐渐平稳，第 2 日顺利拔除气管插管转出 ICU。

3. 病例特点与诊治要点和难点　高危患者行 CPB 手术后发生 VS 主要是与低血压进行鉴别诊断，此例患者术中置入 Swan-Ganz 导管可及时在术中及术后发现和诊断 VS，其特点是 SVR 明显降低，而 CI 正常。诊断后及时加用去甲肾上腺素，若效果不佳，及早联用血管加压素治疗。

4. 治疗体会　对于术前心功能不全计划行 CPB 手术的患者，常规置入 Swan-Ganz 导管非常重要，为术中麻醉管理及术后 ICU 管理提供精准可靠的血流动力学数据，对于休克患者的临床诊治具有重要的指导作用。根据患者情况，也可以考虑应用脉搏指示连续心输出量（pulse indicator continuous cardiac output，PiCCO）监测技术及无创血流动力学监测技术（如 Mostcare）。确诊 VS 后，经充分液体复苏后血压仍不能达标，应及时加用去甲肾上腺素和 / 或血管加压素。

（陈 静）

参考文献

[1] GOMES W J, CARVALHO A C, PALMA J H, et al. Vasoplegic syndrome：a new dilemma[J]. J Thorac Cardiovasc Surg, 1994, 107（3）：942-943.

[2] HAJJAR L A, VINCENT J L, RHODES A, et al. Vasopressin versus norepinephrine in patients with vasoplegic shock after cardiac surgery：the VANCS randomized controlled trial[J]. Anesthesiology, 2017, 126（1）：85-93.

[3] VAN VESSEM M E, PALMEN M, COUPERUS L E, et al. Incidence and predictors of vasoplegia after heart failure surgery[J]. Eur J Cardiothorac Surg, 2017, 51（3）：532-538.

[4] LAMONTAGNE F, MEADE M O, HÉBERT P C, et al. Higher versus lower blood pressure targets for vasopressor therapy in shock：a multicentre pilot randomized controlled trial[J]. Intensive Care Med, 2016, 42（4）：542-550.

[5] SHAEFI S, MITTEL A, KLICK J, et al. Vasoplegia after cardiovascular procedures-pathophysiology and targeted therapy[J]. J Cardiothorac Vasc Anesth, 2018, 32（2）：1013-1022.

[6] GUARRACINO F, HABICHER M, TRESKATSCH S, et al. Vasopressor therapy in cardiac surgery-an experts' consensus statement[J]. J Cardiothorac Vasc Anesth, 2021, 35（4）：1018-1029.

[7] DÜNSER M W, BOUVET O, KNOTZER H, et al. Vasopressin in cardiac surgery：a meta-analysis of randomized controlled trials[J]. J Cardiothorac Vasc Anesth, 2018, 32（5）：2225-2232.

[8] MEHAFFEY J H, JOHNSTON L E, HAWKINS R B, et al. Methylene blue for vasoplegic syndrome after cardiac operation：early administration improves survival[J]. Ann Thorac Surg, 2017, 104（1）：36-41.

[9] KHANNA A, ENGLISH S W, WANG X S, et al. Angiotensin Ⅱ for the treatment of vasodilatory shock[J]. N Engl J Med, 2017, 377（5）：419-430.

[10] CARR A C, SHAW G M, FOWLER A A, et al. Ascorbate-dependent vasopressor synthesis：a rationale for vitamin C administration in severe sepsis

and septic shock？［J］. Crit Care, 2015, 19：418.

［11］YANASE F, BITKER L, HESSELS L, et al. A pilot, double-blind, randomized, controlled trial of high-dose intravenous vitamin C for vasoplegia after cardiac surgery［J］. J Cardiothorac Vasc Anesth, 2020, 34（2）：409-416.

［12］LAMONTAGNE F, MASSE M H, MENARD J, et al. I Ntravenous vitamin C in adults with sepsis in the intensive care unit［J］. N Engl J Med, 2022, 386（25）：2387-2398.

［13］BURNES M L, BOETTCHER B T, WOEHLCK H J, et al. Hydroxocobalamin as a rescue treatment for refractory vasoplegic syndrome after prolonged cardiopulmonary bypass［J］. J Cardiothorac Vasc Anesth, 2017, 31（3）：1012-1014.

［14］VENKATESH B, COHEN J. Hydrocortisone in vasodilatory shock［J］. Crit Care Clin, 2019, 35（2）：263-275.

［15］DIELEMAN J M, NIERICH A P, ROSSEEL P M, et al. Intraoperative high-dose dexamethasone for cardiac surgery：a randomized controlled trial［J］. JAMA, 2012, 308（17）：1761-1767.

［16］CHAI T, ZHUANG X, TIAN M, et al. Meta-analysis：shouldn't prophylactic corticosteroids be administered during cardiac surgery with cardiopulmonary bypass［J］. Front Surg, 2022, 9：832205.

［17］RICCI Z, ROMAGNOLI S, REIS T, et al. Hemoperfusion in the intensive care unit［J］. Intensive Care Med, 2022, 48（10）：1397-1408.

［18］DIAB M, LEHMANN T, BOTHE W, et al. Cytokine hemoadsorption during cardiac surgery versus standard surgical care for infective endocarditis（REMOVE）：results from a multicenter randomized controlled trial［J］. Circulation, 2022, 145（13）：959-968.

［19］GOETZ G, HAWLIK K, WILD C. Extracorporeal cytokine adsorption therapy as a preventive measure in cardiac surgery and as a therapeutic add-on treatment in sepsis：an updated systematic review of comparative efficacy and safety［J］. Crit Care Me, 2021, 49（8）：1347-1357.

［20］HEYMANN M, SCHORER R, PUTZU A. Mortality and adverse events of hemoadsorption with CytoSorb®in critically ill patients：a systematic review and meta-analysis of randomized controlled trials［J］. Acta Anaesthesiol Scand, 2022, 66（9）：1037-1050.

第10章　术后全身并发症的管理

第1节　呼吸系统并发症

呼吸系统的主要功能是进行氧气和二氧化碳交换。通过肺和心脏的共同驱动作用，充分氧合的血液和氧气运送至肺泡及组织，完成新陈代谢的重要组成部分。常见心脏外科手术后呼吸系统并发症包括急性呼吸窘迫综合征、血气胸、肺水肿、哮喘和阻塞性肺疾病、肺部感染等。心脏和肺的物理特性、心脏手术的机械损伤、体外循环对循环系统和肺功能的影响共同决定了心脏术后呼吸系统并发症的特点，这为患者机械通气策略和心脏术后常见呼吸系统并发症的处理提供了依据。积极有效处理呼吸系统并发症，做到早期脱机拔除气管插管，减少院内感染风险，缩短 ICU 滞留时间，能够有效提高患者生存率。

一、知识要点

【呼吸生理】

呼吸全过程包括外呼吸，气体在血液中的运输，内呼吸三个相互关联的环节。外呼吸是大气与肺进行气体交换以及肺泡与肺毛细血管血液进行气体交换的全过程；内呼吸是血液与组织细胞间气体交换的过程，而细胞内的物质氧化过程也被认为是内呼吸的一部分。

1. 肺通气　平静呼吸时吸气动作是主动的，由吸气肌收缩引起，而呼气是被动的，主要是由吸气肌舒张引起。吸气肌收缩可使胸廓容积增大，肺内气压降低，引起吸气过程。机械通气则以与自主通气完全不同的方式影响着循环状态。

肺通气阻力包括弹性阻力和非弹性阻力。弹性阻力指胸廓和肺的弹性回缩力（主要来自肺），即单位跨肺压力变化所引起的肺容量的改变，反映一定压力下肺容量扩张的难易程度，即肺的顺应性。在病理状态时胸壁弹性（肥胖、硬皮病）和肺弹性（肺充血、肺纤维化、ARDS）降低。非弹性阻力包括气道阻力、惯性阻力和组织的黏滞阻力，其中气道阻力主要受气道管径大小的影响。

2. 肺换气　即肺泡与肺毛细血管血液之间的气体交换。在肺部，氧气从分压高的肺泡通过呼吸膜扩散到血液，而二氧化碳则从分压高的肺毛细血管血液扩散到分压低的肺泡中。影响肺换气的因素包括以下几种。

（1）呼吸膜的面积和厚度：呼吸膜面积减小，厚度增加，肺换气效率降低。

（2）气体的分子量、溶解度以及分压差：O_2 的分子量小于 CO_2，肺泡与血液间 O_2 分压差大于 CO_2 分压差，仅从这两方面看，O_2 的扩散速度比 CO_2 快，但由于 CO_2 在血浆中的溶解度远大于 O_2（24 倍），故综合结果是 CO_2 比 O_2 扩散速度快。所以当肺换气功能不良时，缺 O_2 比 CO_2 潴留明显。

（3）通气 / 血流比（V/Q）：指每分钟肺泡通气量与每分钟肺血流量的比值，正常值为 0.84 左右。V/Q>0.84 表示肺通气过度或肺血流量减少，这意味着部分肺泡无法进行气体交换，肺泡无效腔增大。V/Q<0.84 表示肺通气不足或血流过剩，这意味着部分静脉血流过无气体的肺泡后再回流入静脉（动脉血），也就是发生了功能性动 - 静脉短路（图 10-1-1）。

3. 气道压、肺容量、胸膜腔内压和跨肺压　平均气道压反映肺泡平均压。胸膜腔内压（intrathoracic pressure, ITP）一般是指胸膜腔表面的非特异性压力。胸腔介于胸壁与肺之间，临床上不易直接测量获得 ITP，食管压常作为间接反映胸膜腔内压的替代值，用于区分肺与胸壁在呼吸过程中的应力贡献。跨肺压也称跨壁压，是

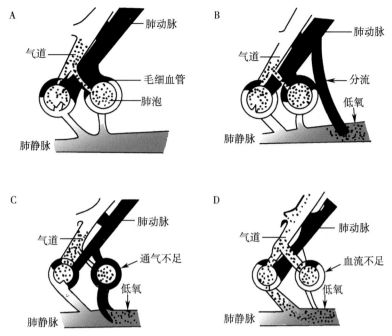

图 10-1-1　不同通气 / 血流比状态下的气道及肺动脉情况

A. 正常；B. 解剖分流（真性静脉血掺杂）；C. 功能分流；D. 死腔样通气。

指肺内（肺泡内）和肺外（胸膜腔内）的压力差（图 10-1-2）。近年来发现，对于急性呼吸窘迫综合征患者，基于食管压监测的跨肺压，代表了肺在机械通气过程中承受的应力，是造成呼吸机相关性肺损伤的重要因素之一。

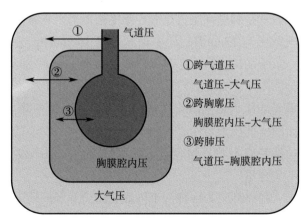

图 10-1-2　气道压、胸膜腔内压及跨肺压

正压通气时胸膜腔内压为正压，在正压通气吸气相，肺容量的增加与气道压的增加相互平行，气道压通过与气道阻力、肺和胸壁的顺应性相互作用实现肺容量的增加，表现为胸膜腔内压的增加。正压通气时，不同部位的胸膜腔内压不同，膈肌部位的胸膜腔内压增加最小，而近心胸膜腔内压增加最大，这种差异与不同部位的顺应性差异

有关。

【心脏手术对肺功能的影响】

心脏术后呼吸系统并发症增加的主要原因包括，术前因素：吸烟、高龄、肥胖、糖尿病、哮喘或 COPD 病史、低蛋白血症、术前住院时间长、慢性心衰、急诊手术、既往心脏手术、一般活动能力差；术中因素：呼吸抑制、术中膈神经损伤、肺陷闭、体外循环时间延长、术中大量输血、深低温 / 停循环时间长；术后因素：伤口疼痛、急性呼吸衰竭、胸腔积液、误吸、肺水肿、肺不张、肺栓塞、肺部感染、二次开胸、术后出血及反复输血、肾衰竭需要肾透析、术后新发脑血管并发症、纵隔伤口感染 / 愈合不良。

慢性阻塞性肺疾病患者是术后肺部感染的高危人群，由于其肺功能基础差，为了防止此类患者在心脏术后发生肺部感染，应积极控制术前肺部感染，改善肺通气换气功能，降低术后并发症的发生率。

吸烟患者容易发生肺部并发症。研究显示，每天吸烟超过 10 支者，发生术后肺部感染的风险是对照组的 2 倍。术前戒烟 2 个月以上，可明显降低术后肺部感染的发生风险。

术中造成单侧膈神经损伤，可导致术后脱离呼吸机困难，最常见的呼吸系统并发症是膈肌麻痹和肺不张，甚至呼吸功能衰竭。

心外科手术创伤、全身麻醉影响、体外循环带来一系列病理生理性炎症改变，可能与多种因素有关：与体外循环回路中的炎症物质接触，肺陷闭和再扩张造成的缺血再灌注损伤，术中肠道缺血造成菌群移位入血形成全身炎症反应，心脏缺血再灌注损伤及反复输血造成的炎症反应。

由于开胸导致胸廓顺应性和完整性改变，胸带包裹，胸腔引流管刺激等，引起疼痛或限制术后肺重新膨胀。

【机械通气下的心肺交互作用】

心肺交互（heart lung interaction）指肺呼吸运动对心功能的影响，也就是呼吸对循环的影响。了解心肺交互作用有助于深入理解临床血流动力学管理。

1. 自主呼吸时心肺交互作用　肺的主要作用是呼吸运动与气体交换。机体自主呼吸吸气相胸腔内压力下降，血液回流入右心，胸腔内的负压有助于肺毛细血管充盈，更好地进行气体交换，所以吸气时"气多血也多"。呼气相胸腔内压力增加，气体从肺内呼出，胸腔压力的增加抑制静脉血回流到心脏，同时胸腔内压力增加使肺毛细血管受压，肺毛细血管的充盈减少，因此呼气时"气少血也少"，所以吸气时"气来血来"，呼气时"气走血走"，进而保证最佳 V/Q 比。

当急性呼吸衰竭患者出现呼吸窘迫时，呼吸肌肉的氧耗量可以占总氧耗量的 30% 以上。强烈自主呼吸产生非常大的胸腔负压，引起非常大的跨肺压，甚至可能造成负压性肺水肿。此外，胸腔负压增加左心后负荷，降低每搏输出量。主动吸气降低胸膜腔内压，而正压通气增加胸膜腔内压，因此自主呼吸和正压通气的主要区别在于胸膜腔内压的不同改变引起的动力差异。

2. 机械通气对右心前负荷的影响　正常心脏右室舒张末期容量变化范围很大，右室跨壁压力的变化很小。在静息条件下，外周静脉回流到右室的动力等于平均体循环充盈压减去右房压，这个压力梯度决定了右心的前负荷。

一般情况下，从静脉系统到右心房的血量等于心脏射入主动脉的血量，心输出量和静脉回流量应维持平衡。静脉回流曲线即右房压逐渐升高时，回心血量及左心输出量的变化趋势。当右房压小于体循环充盈压时，开始发生静脉回流。由于血管阻力，压力梯度逐渐下降，最后与右房压相等，静脉回流结束。对于任何给定的循环系统，在回流阻力不变的情况下，平均体循环充盈压越高，静脉回流越多，心输出量也越多。

在机械通气状态下，胸膜腔内压升高，右房压升高，静脉回流量降低，右心的每搏输出量降低。正常状态下，静脉回流阻力很低，4~8mmHg 的压力梯度足够将全部心输出量带回心脏。因此，呼气末正压（PEEP）的小幅增加可导致明显的回流不足，前负荷和总心输出量的减少。即通常肺复张时，血压下降的主要原因。其中对血流动力学影响最小的肺复张模式是压力控制模式，容量控制模式对血流动力学干扰最大。

除了对心脏的直接影响外，正压通气可以通过增加腹部脉管系统的静脉回流来影响前负荷，这可能是膈肌下移，腹压增高，导致腹部血管挤压，造成静脉回流增加所致。

3. 机械通气对右心后负荷的影响　肺动脉压也就是肺循环阻力是右心承受的压力。正常肺动脉压为 15mmHg，而主动脉压为 100mmHg，左心承受的压力是右心的 6 倍多。假如正压通气时胸腔内压力升高，使肺动脉压升高 10mmHg，右心承受的压力增加就会造成右心射血量明显下降，而同样的压力对左心影响不大。因此，左、右心的功能特点为右心耐容量不耐压力，而左心耐压力不耐容量。

肺循环阻力由肺泡毛细血管阻力和肺间质毛细血管阻力两部分组成，肺的容积改变对这两部分阻力都会产生影响。ARDS 时由于肺泡塌陷、肺不张，肺容积减少，肺间质毛细血管阻力增加。而慢性阻塞性肺疾病急性加重期（AECOPD）、重症哮喘由于肺动态膨胀，内源性 PEEP 使肺泡毛细血管阻力增加。肺容积无论增加还是减少都会使肺循环阻力增加，只有在肺泡毛细血管阻力和肺间质毛细血管阻力取得相对平衡时，也就是达到功能残气量时，肺循环阻力最小。机械通气的目的之一就是通过改善肺容积,降低肺血管阻力。合适的正压通气在改善通气的前提下,尽量降低肺血管阻力,从而避免或减轻循环抑制。

4. 机械通气对左心功能的影响　对左心后负荷的影响:左心后负荷包括主动脉压力与胸腔内压力。生理状态下胸膜腔内压力变化较小可以忽略不计。如果胸膜腔内压力变化较大和/或左心功能下降时,胸膜腔内压较小变化,就会明显影响左心功能。例如正压通气时胸腔内压20mmHg,左心后负荷(跨壁压)为120mmHg,则左心后负荷为100mmHg,从而降低左心的后负荷。同理,胸腔负压,则左心室做功增加。

对左心前负荷的影响:肺循环内有血液约500ml,其中肺毛细血管内约200ml。吸气时由于肺毛细血管受压,该血液会随着压力流入左心,使左心前负荷增加,所以吸气时每搏输出量增加。而呼气时左心前负荷下降、后负荷较前增加,造成每搏输出量较吸气相减少。

机械通气对左心前后负荷的影响以及前述机械通气对右心室的影响,随着几个呼吸循环之后,这种动态心肺交互会使左心的每搏输出量(SV)和动脉血压产生周期性变化,即每搏输出量变异度(SVV)和动脉脉压变异度(PPV)。这种动态变化超过12%就提示患者容量不足,这也是容量

反应性的生理基础(图 10-1-3)。

【常见呼吸系统并发症的诊断与处理】

1. 胸腔积液和心包积液　胸腔积液(pleural effusions,PLE)和心包积液(pericardial effusions,PE)在术后即刻发生率为40%~85%。积液的程度不等,从自限性到有生命危险,如填塞等。术后第 1 周填塞发生率达到高峰,至少 40% 接受冠状动脉旁路移植术的患者在术后立即出现胸腔积液。大多数渗出液量较少,且左侧居;如果是双侧的,则左侧的积液面积更大。仅接受冠状动脉旁路移植术或冠状动脉旁路移植术加瓣膜手术患者的胸腔积液发生率(62%)显著高于仅接受瓣膜手术的患者(45%)。渗出液占半胸 25% 以上的发生率为 9.7%。

冠状动脉旁路移植术后胸腔积液患者的主要症状是呼吸困难;少数可发生明显的胸痛和发热。与大量渗出液相关的主要症状是呼吸困难。术后 28 天,胸腔积液占半胸 25% 以上的发生率约为 10%。大多数胸腔积液在随后的几个月内逐渐消失。

PLE 和 PE 都不是全或无的现象,而是血流动力学和呼吸紊乱的连续体现,与房颤、体能下降、睡眠质量差、左心室前负荷受损以及远期死亡

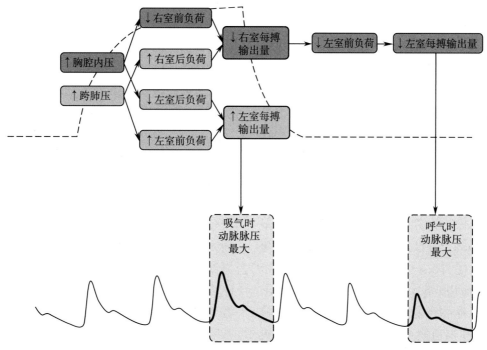

图 10-1-3　机械通气下的胸膜内压及跨肺压变化下的心肺交互作用

有关。积液的临床症状取决于积液量、积液位置、积液进展速度、患者一般心肺状况。

渗出通常可通过 1~2 次穿刺解决。术后胸腔积液患者的长期预后一般良好。几乎所有患者的积液都在手术后 1 年内消退。近期研究认为，心脏外科手术患者在出院后数周内出现死亡与心脏压塞情况可能相关。建议密切随访术后呼吸困难、胸痛和疲劳等症状，并及时处理胸腔积液和心包积液等并发症。进行专门术后随访和术后积液治疗的患者与进行标准护理的患者相比，恢复率提高了 15%。

2. 气胸　在手术中胸膜腔被打开，放置引流管引流气体和积液，有时候术后早期胸部 X 线检查可发现少量气胸，常是由于钢丝刺破胸腔所致气胸；术后维持机械通气患者，尤其高 PEEP 的患者中多达 25% 可能发生气胸、可能是双侧或处于张力性气胸状态。这些都属于医源性气胸。如果气胸体积小，有可能通过保守治疗治愈，但也可能因为继续使用正压通气而导致气胸扩大，大量气胸时应放置胸腔引流管，并实时动态监测。

术后患者一般情况稳定后，如果没有明显诱因出现动脉血气恶化或者血流动力学改变时，通常需要考虑到气胸的可能（张力性），临床表现通常是吸气压力峰值突然增高，出现呼吸机反复报警。X 线检查可见胸腔严重积气、肺部完全萎陷、纵隔移位、有纵隔和皮下气肿。张力性气胸是可以迅速致死的急危重症，尽快使用胸腔闭式引流。

在正压通气的情况下，空气从胸膜的破口处漏出从而形成进行性皮下气肿。严重的皮下气肿患者可能是由肺泡破裂引起。皮下气肿也可能发生于胸腔引流管打折时，但更多见于拔出引流管后。通常需要放置单侧或者双侧胸腔引流管来治疗。如果气肿严重，可将上胸壁或颈部皮肤切开以减压。

3. 肺水肿　肺水肿是心外科术后常见的并发症，主要包括心源性肺水肿和非心源性肺水肿两种。

心源性肺水肿常见于急性左心功能受损的患者，肺静脉压急性升高时，肺血容量增加，引起肺顺应性降低和气道阻力增高。在急性肺水肿初期，仅有间质水肿阶段可不伴有区域性通气 - 灌注改变，当间质压力持续升高发生肺泡水肿时，则出现肺容量减少、肺内动静脉分流和弥散障碍，出现低氧血症表现。这种改变多数是可逆的，通过治疗，肺静脉压恢复正常后，呼吸功能亦恢复。随着病情的发展，呼吸功能改变加重，引起血气和酸碱平衡的改变。水肿发生初期，肺血容量增加而无血管外渗时，常表现为低氧血症和代偿性呼吸性碱中毒。肺水肿发展中期，肺间质水肿但无肺泡水肿时，常出现低氧血症和代谢性酸中毒。晚期发展为肺泡性肺水肿，液体从肺间质进入肺泡，此时则表现为低氧血症、代谢性酸中毒和呼吸性酸中毒。充血性心力衰竭时的血气表现为呼吸性碱中毒和代谢性碱中毒，前者可能与组织缺氧或充血引起过度充气有关，后者除低钾血症外，可能还与心力衰竭时肾脏近曲小管重吸收 HCO_3^- 增多有关。

非心源性肺水肿是指心脏以外原因，如严重的肺部感染、严重贫血或低蛋白血症等，引起的急性肺水肿。患者会出现呼吸困难、急促、咳嗽、咳痰等症状，严重情况下会出现端坐呼吸、发绀等表现。对这些患者的治疗主要是病因治疗结合支持治疗。

4. 阻塞性肺疾病急性加重　对于心脏外科手术患者，需要早期识别是否存在阻塞性肺疾病病史。哮喘和慢性阻塞性肺疾病（COPD）是该人群中最常见的疾病。2023 年慢性阻塞性肺疾病全球倡议组织（Global Initiative for Chronic Obstructive Lung Disease，GOLD）更新了 COPD 的定义，为一种异质性肺部状态，以慢性呼吸道症状（呼吸困难、咳嗽、咳痰）为特征，由气道异常（支气管炎，细支气管炎）和 / 或肺泡异常（肺气肿）导致的持续性（常为进展性）气流阻塞。就呼吸系统力学而言，哮喘的病程是可逆的，COPD 往往存在不可逆的气流受限。COPD 在冠状动脉旁路移植术（CABG）患者中的患病率从 11% 到 25.8% 不等，也是延长住院时间（PLOS）、延长机械通气时间和术后并发症的预测因子。哮喘或者 COPD 患者术后发生支气管痉挛的可能性显著增高。

COPD 患者小气道管腔狭窄，气道阻力增加，同时肺实质组织广泛破坏导致肺弹性回缩力下降,造成呼气气流驱动压降低。上述因素引起呼气气流受限,在呼气时间内气体呼出不完全,导致气体闭陷(air trapping)。后者的直接后果即动态肺过度充气(dynamic pulmonary hyperinflation),功能残气量(FRC)进行性增加;呼气末肺泡压力相应增加产生内源性呼气末正压(PEEPi)。在患者没有自主呼吸的情况下,通过保持呼气末屏气(≥6秒)可以测定 PEEPi,用于监测气体闭陷和/或动态肺过度充气的程度。PEEPi 的存在,一方面导致患者触发呼吸机困难,容易引起无效触发和人机不同步;另一方面因肺容积增加导致胸廓过度扩张,压迫膈肌使其处于低平位,从而降低膈肌收缩效率,增加呼吸功和氧耗。同时,过高的 PEEPi 还能减少静脉回流,降低心输出量和血压,引起组织灌注不足和/或器官功能衰竭。

重度哮喘加重的特征是支气管痉挛、气道炎症和黏液导致气道阻力显著增加。呼气流量显著减少,导致严重的动态恶性充气。这会导致气压伤和血流动力学受损的风险增加。哮喘低氧血症的特征是存在低通气/血流比;低氧血症通常通过缺氧性血管收缩和心输出量改变介导的血流代偿性重新分布而减轻。

有创机械通气的策略包括缓解呼吸肌疲劳,改善气体交换,并防止动态肺过度充气和/或 PEEPi 加重。早期采用容量控制模式,降低肺通气量,适当减慢呼吸频率,增加吸气流量,延长呼气时间,可实现控制性低通气的目标。对于 COPD 患者不应常规设置外源性 PEEP,而应根据患者对外源性 PEEP 的反应进行个体化设置。COPD 患者一旦恢复自主呼吸应尽早考虑撤除机械通气,因为这些患者更容易发生肺不张、肺炎、急性呼吸衰竭和再插管,以避免延长机械通气时间。多数 COPD 患者病情加重的因素为肺部感染,应及时对人工气道气道分泌物进行引流,确保充分湿化,提供雾化气流,胸部物理治疗,必要时行床旁纤维支气管镜辅助引流,可降低气道阻力,协助明确感染原及其药敏结果,以针对性应用抗生素,对后续尽早撤机具有重要价值。阻塞性肺疾病急性加重时,选用支气管扩张剂,氧疗和全身应用肾上腺素都被证明可改善氧合;此外可考虑应用糖皮质激素,对于常规治疗不能改善的患者

可考虑经鼻高流量氧疗(HFNT),无创或有创机械通气,必要时可选用肌松剂避免自主呼吸。

5. 肺不张 肺不张是最常见的术后肺部并发症之一,特别是在胸腹手术后。术后肺不张可能没有症状,或可能表现为呼吸功增加和低氧血症。术后肺不张引起的低氧血症通常在患者离开麻醉后 ICU 内发生。考虑是否在基础疾病基础上发生肺不张,影像学检查(包括床旁胸部 X 线检查及肺部超声)常能建立诊断。

术后肺不张发生原因包括:肺组织顺应性下降、局部通气受损、气道分泌物滞留、全身和/或肺部合并症(包括 COPD 和/或阻塞性睡眠呼吸暂停)、肺部感染、和/或妨碍自主深呼吸、咳嗽相关的术后疼痛。

对于大多数术后肺不张所致低氧血症和/或呼吸功增加的患者,如果无大量呼吸道分泌物,尝试 CPAP 治疗的潜在益处超过风险,必要时可行床旁气管插管。对于术后存在显著肺不张和大量呼吸道分泌物的患者,应频繁吸痰并进行胸部物理治疗。对于上述治疗无效的患者,支气管镜操作可能具有一定作用。

6. 术后急性呼吸衰竭和急性呼吸窘迫综合征 急性呼吸衰竭(ARF)是指既往健康的患者因各种呼吸系统疾病、心脑血管疾病或全身性疾病在数小时、数天或长达一个月内出现的急性、进行性低氧血症,是心脏手术的常见并发症之一。ARF 通常根据 $PaO_2 \leq 60mmHg$ 或 PaO_2/FiO_2 比值 ≤ 300 进行诊断。急性呼吸窘迫综合征(acute respiratory distress syndrome, ARDS)是一种多种病因引起的急性、弥漫性、炎症性肺损伤,是全身炎症反应在肺部的表现,组织病理学常表现为弥漫性肺泡损伤(diffused alveolar damage, DAD)。ARDS 在 ICU 中的发病率为 5%~10%,常在急性打击后 1 周内出现单纯氧疗难以纠正的低氧血症,氧合指数显著下降,胸部 X 线检查或 CT 呈双肺渗出影。ARDS 病死率高达 40%~50%,是严重威胁人类健康的一种呼吸系统综合征。

基于 10 年来很多新技术的广泛应用和高质量的临床研究,2023 年全球该领域的专家们共同提出了 ARDS 的新定义。目前 ARDS 的临床诊断基于柏林定义:在呼气末正压(PEEP)/持续

正压气道压力（CPAP）≥5cmH$_2$O 情况下，PaO$_2$/FiO$_2$ 比值≤300；1 周内急性发病；双侧肺野有阴影；呼吸衰竭不能仅由心力衰竭或液体过多解释。最近，高流量氧疗［HFNC，也叫高流量鼻腔氧疗（HFNO）或鼻腔高流量疗法（NHFT）］和无创正压通气（NPPV，也称 NIV）已被广泛使用，并提出将 SpO$_2$/FiO$_2$ 比值≤315 而不考虑 PEEP 作为 ARDS 的替代标准。

体重指数、既往心脏手术、体外循环、心原性休克、肺部疾病、基础肺功能状态、血流动力学不稳定和术中使用血液制品的数量是呼吸衰竭的显著预测因素。术后呼吸衰竭风险在风险类别之间有显著差异，对心脏大手术后患者发生呼吸衰竭的风险进行分层，可能有助于制订预防措施。

ARDS 患者大多死于多器官功能衰竭，旨在预防危险低氧血症的补救治疗至关重要。俯卧位通气、吸入一氧化氮（iNO）、高频振荡（HFO）和体外生命支持（ECLS）作为治疗难治性低氧血症的主要干预措施。iNO 降低肺动脉高压和右心室后负荷，降低急性肺心病的风险。如出现顽固性低氧血症，应立即尽早采用俯卧位，建议在严重 ARDS 患者中使用俯卧位至少 12 小时，必要时联合神经肌肉阻滞剂和 iNO，俯卧位和 iNO 对氧合有相加作用。HFO 和 ECMO 辅助是仅限于专业中心的特殊技术，重症 ARDS 患者最好在有可能获得此类技术的区域专家中心得到护理。

对比较 ECMO 与传统管理在重度 ARDS 患者中应用的随机对照试验进行了系统评价和患者个体资料荟萃分析，共纳入 2 个随机对照试验（CESAR 和 EOLIA），合计 429 例患者。在这项对重症 ARDS 患者个体数据的荟萃分析中，与常规管理相比，ECMO 显著降低了 90 天死亡率。

7. 医院获得性肺炎和呼吸机相关肺炎

呼吸机相关性肺炎（ventilator-associated pneumonia，VAP）是指气管插管或气管切开患者接受机械通气 48 小时后，或撤机、拔管后 48 小时内出现的肺实质感染，是 ICU 最常见的获得性感染之一，也是需要有创机械通气患者最常见的感染之一。2018 版指南结合我国国情指出 VAP 属于医院获得性肺炎（hospital-acquired pneumonia，HAP）的特殊类型，并将医院获得性感染和应用机械通气

作为鉴别 HAP 和 VAP 的关键因素。

近年国内流行病学研究结果指出，住院患者中医院获得性感染的发生率为 3.22%~5.22%，重症监护室中 HAP 平均发病率为 1.4%，发生 HAP 后平均住院时间延长，住院医疗费用也大幅度增加，由 HAP 引起的相关病死率较高。

多个国家的相关指南指出 HAP/VAP 的病原学常以混合细菌感染为主。病原学检查对于指导进一步的抗生素选择意义重大，而实际上 HAP 病原学获得率很低。2018 版指南指出我国 HAP 病原谱的构成与欧美国家有明显差别，我国三级医院 HAP 常见病原菌为鲍曼不动杆菌、铜绿假单胞菌、肺炎克雷伯菌、金黄色葡萄球菌、大肠埃希菌、阴沟肠杆菌、嗜麦芽窄食单胞菌。由于病原学存在地域性差异，所以了解地区甚至具体到医院的病原学流行检测数据尤为重要，经验性治疗时应该依据地区、医院甚至特定科室的病原学及细菌耐药性特点，在此基础上有针对性地选择抗菌药物。

目前尚无公认的临床诊断"金标准"，一般认为肺内出现新的或进展的浸润影，且同时存在以下两种以上症状：发热、中性粒细胞增多（>10×10^9/L）或减少（<5×10^9/L）、脓性痰，即可诊断。一方面各国的指南都强调下呼吸道分泌物培养在诊断 HAP/VAP 时的重要性，因其不仅能够协助诊断，还有助于临床医师合理选择抗菌药物。2018 版指南提出对于病情严重无法行胸部 CT 检查的患者，考虑肺部超声检查，有利于与其他病因导致的肺实变相鉴别，并可动态监测病情。

HAP/VAP 的治疗包括抗感染、呼吸支持、器官功能支持等，抗感染治疗仍然是主要治疗方法。确立 HAP 诊断，尽快送检病原学检查后尽早开始经验性抗感染治疗，对于大多数 VAP 患者的初始治疗，推荐联合治疗，除非在耐药率较低的环境中治疗无多重耐药菌危险因素的早发型疾病患者。一旦培养结果可用，建议大多数患者总共治疗 7 天，以单药治疗。

预防 VAP 的基础是尽量减少机械通气的暴露时间和鼓励尽早脱机。联合多种预防策略的集束化方案可能会改善结局。绝大多数病例治疗应限于 7 天。一旦有抗生素敏感性结果，应尽快缩

小抗生素范围,如果细菌培养阴性,临床医师应考虑停用抗生素。

8. 肺动脉高压 肺动脉高压(pulmonary hypertension,PH)是一个血流动力学概念,诊断标准为在海平面状态下,静息时右心导管检查平均肺动脉压(mPAP)≥25mmHg。它既可以源自肺血管本身的病变,也可继发于其他系统如心血管系统、呼吸系统病变。最终可导致右心负荷增大和右心功能不全,甚至死亡。

根据肺动脉高压的临床表现、病理特征、血流动力学特点和治疗策略,目前有临床分类和血流动力学分类两种分类方法。

(1)临床分类:2021 年中国肺动脉高压诊断与治疗指南采取的肺动脉高压临床分类。①肺动脉高压(遗传性 PH,特发性 PH,结缔组织疾病和 HIV 引起的 PH),由平滑肌/内皮细胞增殖导致的肺血管阻塞引起;②继发于左心疾病(左心压力升高的 PH),包括收缩性/舒张性心衰和二尖瓣/主动脉瓣的瓣膜病变(反流/狭窄)或两者都有;③继发于肺疾病和/或持续性低氧血症(间质性肺病、COPD、阻塞性睡眠呼吸暂停)导致的动脉平滑肌肥大;④栓塞/血栓导致肺血管血流阻塞引起的 PH;⑤病因不明和通常多因素机制(糖原贮积病、结节病、溶血性贫血)引起。

(2)血流动力学分类:根据血流动力学以肺动脉楔压(PAWP)等于 15mmHg 为界,又将肺动脉高压分为毛细血管前肺动脉高压(PAWP≤15mmHg)和毛细血管后肺动脉高压(PAWP>15mmHg)两大类。其中,毛细血管前肺动脉高压包括第 1、3、4 和部分 5 类肺动脉高压,毛细血管后肺动脉高压包括第 2 类与部分第 5 类肺动脉高压。

左心疾病所致 PH 主要由左心收缩、舒张功能障碍和/或左心瓣膜疾病引起的肺动脉压力异常升高所致,其病理生理特征为左心充盈压升高,肺静脉回流受阻,肺静脉压力升高,从而继发肺动脉压力升高。与其他类型肺动脉高压相比,其肺动脉楔压>15mmHg,属于毛细血管后肺动脉高压。临床上需要仔细鉴别动脉性肺动脉高压合并左心疾病还是左心疾病所致肺动脉高压。左心疾病所致肺动脉高压区别于其他类型 PH 的最大特点为存在左心疾病的临床证据。左心疾病相关 PH 较特异的症状表现为端坐呼吸和夜间阵发性呼吸困难。通常结合临床表现、心电图、胸部 X 线检查、生物标志物和超声心动图检查结果可以初步疑诊左心疾病相关性肺动脉高压(PH-LHD),确诊则需要进行心导管检查,肺动脉楔压(PAWP)或左室舒张末压(LVEDP)>15mmHg 常表明存在左心功能不全。PH-LHD 主要治疗基础疾病,经过优化左心疾病后仍存在肺动脉压力明显升高,建议转诊至 PH 中心进一步诊断和个体化治疗,不推荐左心疾病所致肺动脉高压患者常规应用 PAH 靶向药物。可以考虑使用体外膜氧合,尤其是肺移植的候选者(过渡到移植)。

综上所述,PH-LHD 以治疗原发左心疾病为主,包括控制心血管危险因素、药物治疗(包括利尿剂、血管紧张素转换酶抑制剂、β 受体阻滞剂、奈西立肽等)、非药物治疗(瓣膜置换、冠状动脉再灌注治疗、心脏再同步化治疗、左心辅助装置、心脏移植等)以及治疗合并症(慢性阻塞性肺疾病、睡眠呼吸暂停综合征、肺栓塞等)。

二、研究进展

体外膜氧合(ECMO)与常规机械通气支持对于 ARDS 患者临床疗效、安全性和成本效果尚存在争议。重症 ARDS 患者的相关研究(CESAR 和 EOLIA)的荟萃分析显示,与常规治疗相比,VV-ECMO 显著降低了患者 90 天死亡率。

【CESAR 研究】

1. 研究设计 在这项基于英国的多中心试验中,以 1:1 的比例随机分配 180 名成年人,以接受常规管理或接受 ECMO 治疗随机分为两组。入选标准:患者年龄 18~65 岁,病情严重(Murray 评分 >3.0 或 pH<7.20),但有潜在的可逆性呼吸衰竭。排除标准:吸气峰压 >30cmH$_2$O 或高 FiO$_2$>0.8 通气 7 天以上;颅内出血;任何其他限制肝素化的禁忌证。

2. 主要结局 主要终点为 6 个月或出院前死亡或严重残疾。研究结论建议将 Murray 评分超过 3.0 或在最佳常规管理下 pH<7.20 的严重但潜在可逆性呼吸衰竭的成年患者转运至以 ECMO 为基础的管理中心,能显著提高无严重残疾生存率。这种策略可能在与英国类似的服务环境中获得成本效益。

【EOLIA 研究】

1. 试验设计　在一项国际临床试验中,随机分配极重度 ARDS 患者,满足以下 3 个标准之一:动脉血氧分压(PaO$_2$)与吸入氧浓度(FiO$_2$)的比值 <50mmHg 且持续 3 小时以上;PaO$_2$/FiO$_2$<80mmHg,持续 6 小时以上;或动脉血 pH<7.25,动脉血二氧化碳分压≥60mmHg,持续 6 小时以上,立即给予 VV-ECMO(ECMO 组)或继续常规治疗(对照组)。对于对照组中存在顽固性低氧血症的患者,可考虑改用 ECMO 治疗。

2. 主要结局　研究终点为患者 60 天死亡率,ECMO 组 124 例患者中有 44 例(35%)死亡,对照组 125 例患者中有 57 例(46%)死亡。对照组中 35 例(28%)患者因顽固低氧在随机分组后平均 6.5 天转入 ECMO 组,其中 20 例(57%)患者死亡。并发症发生率组间差异无统计学意义。在极重度 ARDS 患者中,使用 ECMO 辅助治疗患者的 60 天死亡率与使用常规治疗策略(包括 ECMO 作为补救治疗)相比并没有显著降低。

三、实用技巧

痰液检查虽可对呼吸道疾病的诊断提供帮助,但不够灵敏与特异,且对疾病定位帮助不大。支气管肺泡灌洗(bronchoalceolar lavage, BAL)是在纤维支气管镜基础上发展起来的一项新技术。

对于重症患者实施 BAL 的主要目的为鉴别肺部病原微生物;气道管理的重要手段;可开发特殊治疗的重要途径(结核、霉菌局部给药、炎症反应)。

采集检验标本多采用亚肺段灌洗。对于普通细菌感染者,其细菌培养≥10^{5}cfu/ml 时为确定感染的阈值。但对于某些特殊感染者,如在支气管肺泡灌洗液(BALF)中分离出结核分枝杆菌、军团菌即可做出诊断。BALF 对免疫功能低下合

并肺感染的诊断也很有帮助,如对巨细胞病毒感染的灵敏度达 96%,对肺孢子虫感染的灵敏度为 85%~90%。

【术前准备事项】

操作过程短时间内尽量给予 100% 氧浓度;可使用三通装置,在机械通气的同时进行纤维支气管镜检查;设置成容量控制通气模式,保证通气量;维持气囊压至少 30cmH$_2$O;PEEP 下调、增大潮气量(ARDS 除外);术前芬太尼 0.05~0.1mg 或者舒芬太尼 0.1~0.2μg/kg 缓慢静脉注射,至 Ramsay 评分 4~6 分或者 RASS 评分 -4 ~ -3 分。

【操作注意事项】

支气管肺泡灌洗时支气管镜顶端紧密嵌顿于段或亚段支气开口,防止大气道分泌物混入或者灌洗液外溢;灌洗液一般可从支气管镜操作孔道直接注入,也可先植入导管再从导管注入进行远端肺泡灌洗,可减少灌洗液反流;灌洗过程中,麻醉要充分,咳嗽反射必须得到充分抑制,防止剧烈咳嗽引起支气管黏膜损伤、出血;注意将吸引压力控制在 100mmHg 以下,以防止吸引压力过高造成气道塌陷。

【术后常见并发症及主要事项】

支气管痉挛和哮喘发作;气道黏膜损伤及出血;心律失常,且与患者基础心脏病有关;灌洗后数小时出现寒战、发热,多为吸收热,需要注意感染扩散的可能;灌洗肺野术后影像学检查可见短暂性磨玻璃影,偶发肺不张;术中氧分压一过性降低,部分延续至术后,肺功能可有短暂性降低。

【BAL 检查禁忌证】

严重的肺功能损害;新近发生急性心肌梗死患者;未控制的严重高血压及恶性心律失常;主动脉瘤和食管静脉曲张有破裂风险。

【标本采集和处理】

局部麻醉后将纤维支气管镜插入目标肺段的支气管,将其顶端楔入支气管分支开口,经气管活检孔缓缓注入 37℃灭菌生理盐水,每次

30~50ml, 总量 100~250ml, 不应超过 300ml。每次注液后以负压吸出, 要防止负压过大, 过猛。分别收集于用硅油处理过的容器中, 容器周围宜用冰块包围, 并及时送检。记录回收液量, 应回收 30% 以上。分别注入的液体每次回收后混合进行试验。

四、实战病例

【经过电阻抗断层成像治疗难治性低氧血症】

1. 摘要　低氧血症是动脉夹层术后常见的并发症, 不仅增加了术后病死率, 而且延长呼吸机辅助和 ICU 滞留时间。俯卧位通气可以通过增加功能残气量, 改变膈肌运动方式和位置, 利于分泌物的引流。一氧化氮是一种选择性肺血管扩张剂, 具有抗炎特性。俯卧位通气联合 NO 吸入能有效改善肺依赖区的通气血流灌注, 从而治疗低氧血症。

2. 病例介绍　患者男性, 64 岁, 因 "活动时出现剧烈背痛, 随后心搏加剧" 入笔者所在医院急诊, 既往高血压病史 5 年。行局部麻醉下 "冠状动脉造影 + 大动脉血管造影" 术, 诊断为主动脉夹层 A 型, 高血压 3 级, 极高危, 右冠细小, 近端 95% 狭窄。急诊全身麻醉下行 "Bentall+ 全弓置换 + 象鼻术 + 冠状动脉旁路移植术"。术后严重低氧血症 (氧合指数为 70mmHg), 高水平有创机械通气下低氧血症难以缓解, 尝试俯卧位通气, 但由于严重的心律失常未能持续俯卧位, 氧合改善不明显。通过电阻抗断层成像 (EIT) 测量局部血流量, 计算局部潮气量和肺灌注量来确定肺通气情况。通气和灌注匹配显示明显的肺内分流。参照一氧化氮 (NO) 对氧合的潜在影响, 给予持续吸入 NO。氧合指数在 1.5 小时后改善为 235mmHg。重复 EIT 检查仍然显示通气分布偏向于肺腹侧区域, 而灌注从背侧转移到腹侧区域, 证实 NO 有助于更好地匹配通气, 缓解分流 (图 10-1-4)。术后 3 天患者脱机拔除气管插管, 给予面罩加鼻导管双通道吸氧, 动脉血气氧分压 85mmHg。

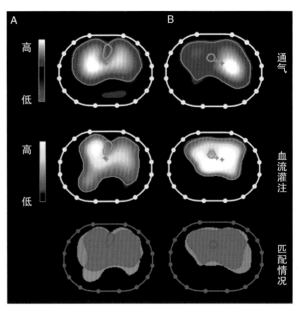

图 10-1-4　NO 治疗前后 EIT 床旁监测
通气和灌注匹配显像
A. NO 治疗前; B. NO 治疗后。

3. 病例特点与诊疗要点和难点　主动脉夹层患者术后出现低氧血症的发生率较高, 原因复杂, 包括术前长期吸烟史, 术中体外循环时间过长, 大量输血, 营养状态不佳等。对于那些改换体位, 加强呼吸道痰液引流, 预防下呼吸道感染, 保护性肺通气等传统治疗不能改善的难治性低氧血症患者, 目前在心外科术后常用的治疗方式包括吸入 NO 通气, 俯卧位通气等, 床旁应用 EIT 可以直观监测到肺部通气 / 血流比的改善情况, 对识别治疗有效性和疗效进度等具有指导意义。

4. 治疗体会　这个病例表明, 俯卧位通气联合吸入 NO 能有效改善肺依赖区的通气血流灌注, EIT 允许床旁实时可视化监测通气或灌注, 并可能识别关键的病理生理变化, 从而治疗低氧血症。

（王晓存）

参考文献

[1] MARINI J J, ROCCO P R M, GATTINONI L. Static and dynamic contributors to ventilator-induced lung injury in clinical practice. Pressure, energy, and power [J]. Am J Respir Crit Care Med, 2020, 201 (7):

767-774 .

［2］ DE CARVALHO E B, BATTAGLINI D, ROBBA C, et al. Fluid management strategies and their interaction with mechanical ventilation : from experimental studies to clinical practice［J］. Intensive Care Med Exp, 2023, 11（1）: 44.

［3］ PINSKY M R. Cardiopulmonary interactions : physiologic basis and clinical applications［J］. Ann Am Thorac Soc, 2018, 15（Suppl 1）: S45-S48.

［4］ 刘妍, 朱光发. 机械通气时的心肺交互作用及其评估手段研究进展［J］. 中国医药杂志, 2020, 3（15）: 459-462.

［5］ HANSEN L S, HJORTDAL V E, JAKOBSEN C J, et al. Early, dedicated follow-up and treatment of pleural effusions enhance the recovery rate after open cardiac surgery : results from a randomized, clinical trial［J］. Eur J Cardiothorac Surg, 2017, 51（1）: 58-66.

［6］ AGUSTÍ A, CELLI B R, CRINER G J, et al. Global initiative for chronic obstructive lung disease 2023 report : GOLD executive summary［J］. Am J Respir Crit Care Med, 2023, 207（7）: 819-837.

［7］ DEMOULE A, BROCHARD L, DRES M, et al. How to ventilate obstructive and asthmatic patients［J］. Intensive Care Med, 2020, 46（12）: 2436-2449.

［8］ ZAINAB A, NGUYEN D T, GRAVISS E A, et al. Development and validation of a risk score for respiratory failure after cardiac surgery［J］. Ann Thorac Surg, 2022, 113（2）: 577-584.

［9］ FERGUSON N D, GUÉRIN C. Adjunct and rescue therapies for refractory hypoxemia : prone position, inhaled nitric oxide, high frequency oscillation, extra corporeal life support［J］. Intensive Care Med, 2018, 44（9）: 1528-1531.

［10］ COMBES A, PEEK G J, HAJAGE D, et al. ECMO for severe ARDS : systematic review and individual patient data meta-analysis［J］. Intensive Care Med, 2020, 46（11）: 2048-2057.

［11］ DANANCHÉ C, VANHEMS P, MACHUT A, et al. Trends of incidence and risk factors of ventilator-associated pneumonia in elderly patients admitted to French ICUs between 2007 and 2014［J］. Crit Care Med, 2018, 46（6）: 869-877.

［12］ PAPAZIAN L, KLOMPAS M, LUYT C E. Ventilator-associated pneumonia in adults : a narrative review ［J］. Intensive Care Med, 2020, 46（5）: 888-906

［13］ 熊长明.《中国肺动脉高压诊断与治疗指南（2021

版）》解读——左心疾病所致肺动脉高压［J］. 中国实用内科杂志, 2022, 42（2）: 128-130.

［14］ HOEPER M M, BENZA R L, CORRIS P, et al. Intensive care, right ventricular support and lung transplantation in patients with pulmonary hypertension［J］. Eur Respir J, 2019, 53（1）: 1801906.

［15］ MARON B A, KOVACS G, VAIDYA A, et al. Cardiopulmonary hemodynamics in pulmonary hypertension and heart failure［J］. J Am Coll Cardiol, 2020, 76（22）: 2671-2681.

［16］ PEEK G J, MUGFORD M, TIRUVOIPATI R, et al. Efficacy and economic assessment of conventional ventilatory support versus extracorporeal membrane oxygenation for severe adult respiratory failure （CESAR）: a multicentre randomised controlled trial ［J］. Lancet, 2009, 374（9698）: 1351-1363.

［17］ COMBES A, HAJAGE D, CAPELLIER G, et al. Extracorporeal membrane oxygenation for severe acute respiratory distress syndrome［J］. N Engl J Med, 2018, 378（21）: 1965-1975.

［18］ 中华医学会呼吸病学分会. 肺部感染性疾病支气管肺泡灌洗病原体检测中国专家共识（2017年版）［J］. 中华结核和呼吸杂志, 2017, 40（8）: 578-583.

［19］ 夏然, 童兴瑜, 张成密, 等. 术后肺部并发症的围手术期防治策略相关研究进展［J］. 国际麻醉学与复苏杂志, 2020, 41（4）: 370-376.

第2节 神经系统并发症

心脏外科手术是治疗心脏及循环系统疾病的重要手段之一，术后中枢神经系统并发症是影响患者康复，增加医疗费用，并且限制心脏手术后患者生活质量提高的因素之一。神经系统并发症包括脑梗死、短暂性脑缺血发作、出血性卒中、术后神经认知功能障碍、癫痫、对比剂诱发的脑病、脊髓损伤、脑神经与周围神经损伤等。有大量研究针对这些并发症提出了新的诊疗技术和策略，但目前尚无预防或治疗的统一方案。本节对心脏术后常见的缺血性卒中、出血性卒中、术后神经认知功能障碍、脊髓损伤的病理机制、重症监护治疗等方面进行详述。

一、知识要点

【缺血性卒中】

缺血性卒中（ischemic stroke, IS）是心脏手术最为严重的并发症之一，而介入手术中导致卒中发生率最高的手术为经导管主动脉瓣置换术（TAVR），发生率可达 2.7%。心脏术后大部分缺血性脑血管疾病为栓塞所致，栓子主要源于主动脉粥样斑块脱落、心源性、手术来源的颗粒物质、胆固醇栓子、空气栓子等，从而引起急性血管闭塞。临床症状常包括急性发病的视力丧失，一侧肢体无力或麻木，共济失调，不能解释的跌倒，构音障碍或失语。原位血栓形成可能发生于小的穿通血管（如腔隙性卒中）或大血管（如动脉粥样硬化性狭窄、动脉夹层）的病变节段，来自近端部位（如心脏、主动脉或颈动脉）的血栓可能阻塞大的脑动脉或其远端分支。此外，低灌注也可引起卒中，详见表 10-2-1。

表 10-2-1　心脏术后神经系统主要并发症

并发症	危险因素	发病机制
缺血性卒中	既往卒中史、MAP 控制不当、CAS、POAF、手术方式及操作	主要为栓塞和低灌注，栓子一般源自主动脉弓粥样斑块脱落、心源性、手术来源颗粒物质、胆固醇栓子、空气栓塞
出血性卒中	发生大面积 IS、IS 发作后 12 小时内使用抗凝药物、低钙血症、高龄、既往存在脑出血高危因素者围手术期使用较高剂量抗血栓药物	血压控制不良、急性脑梗死后梗死区再灌注
术后神经认知功能障碍	高龄、术前血压控制不佳、OSA、酗酒、术前认知水平低、抑郁、手术方式及操作、麻醉药品剂量较高、心室与脑室扩大	涉及神经炎症、血-脑屏障功能障碍、血管损伤或栓塞、神经退行性疾病相关病理学和脑网络功能障碍
脊髓损伤	高龄、高血压、冠心病、慢性肾病、慢性阻塞性肺疾病、吸烟，以及手术范围广、既往主动脉手术史、急症手术、围手术期血流动力学不稳定	移植物覆盖导致脊髓部分供血中断，血液灌注减少

注：CAS，颈动脉狭窄；IS，缺血性卒中；MAP，平均动脉压；OSA，阻塞性睡眠呼吸暂停；POAF，术后心房颤动。

（一）腔隙性脑梗死

腔隙性脑梗死（lacunar infarction, LI）是指大脑半球或脑干深部的小穿通动脉，在长期高血压的基础上，血管壁发生病变，导致管腔闭塞，形成小的梗死灶。据统计其发生率相当高，占脑梗死的 20%~30%。常见的发病部位有壳核、尾状核、内囊、丘脑及脑桥、少数位于放射冠及脑室管膜下区。在这些部位的动脉多是一些被称为深穿支的小动脉，它们实际上是脑动脉的末梢支，又称终末支。由于深穿支动脉供血范围有限，所以单支阻塞只引起很小范围脑组织缺血坏死，即形成所谓的腔隙。腔隙性脑梗死为直径 0.2~15mm 的囊性病灶，呈多发性，小梗死灶仅稍大于血管管径。坏死组织被吸收后，可残留小囊腔。腔隙性脑梗死是脑梗死的一种，因为发生闭塞的血管较小，限于较小的供血区，病灶较小，所以一般危害较小。临床可以没有表现，或表现为单纯的运动性偏瘫，单纯的感觉丧失或各种综合征（构音障碍手笨拙综合征、震颤性轻偏瘫）。虽然腔隙性卒中的预后优于大动脉区域卒中，但是具有急性缺血症状的所有患者均应紧急进行脑血管影像学检查，以明确大血管是否通畅，如计算机体层血管造影、磁共振血管成像（MRA）、超声检查或传统的血管造影。

（二）大动脉阻塞

大动脉阻塞可分为前循环（颈内动脉及其分支）和后循环（椎基底动脉及其分支）病变。这些卒中出现脑肿胀和出血的风险很高。

1. 大脑中动脉（MCA）阻塞　表现为对侧面部和肢体无力，偏盲，眼和头偏向病变侧（"看向病变"）。其他表现包括优势半球卒中时的失语、非优势半球右侧顶叶卒中时的忽略综合征（患者"忽略"身体的左侧，周围事物或神经系统异常本身），以及不同程度的下肢无力（根据MCA主干受累程度即白质或基底节受累范围）。仅限于MCA分支受累可引起上述综合征的部分临床表现，下肢肌力常不受累。

2. 大脑前动脉（ACA）阻塞　较少见，可仅仅表现为下肢无力。如果双侧ACA受累，则可能发生主动性下降（意志丧失）。

3. 边缘区域或"分水岭"梗死　超过一支主要脑血管供血的远端区域脑血流不足时，可能导致边缘区域或"分水岭"梗死。通常见于严重持续性低血压（如心搏骤停），或者一侧或双侧颈动脉发生严重动脉粥样硬化性狭窄。由于最常见的受累区域为运动区以下的白质（ACA/MCA边缘区域），故典型表现为近端上肢或下肢无力，但远端肌力仍保留，即所谓"桶中人（person in a barrel）"表现。

4. 后循环梗死　累及脑干、小脑、丘脑、枕叶和颞叶内侧。患者可以表现为双侧肢体无力或感觉异常、脑神经功能障碍（感觉和/或运动）、共济失调、恶心呕吐、视野缺陷，或意识水平下降甚至昏迷。基底动脉主干阻塞可导致上述综合征所有表现（full-blown syndrome），而动脉分支阻塞仅引起部分临床表现。因为颅后窝空间有限，小脑卒中引起的水肿及占位效应可能导致向上或向下的小脑幕疝，从而危及生命（见小脑出血部分）。

（三）临床表现

进展性卒中，神经功能障碍逐渐发展，呈阶梯样加重，需6小时以上病情发展达高峰。主要原因为颈内动脉和大脑中动脉阻塞。完全性卒中则是突然出现中度以上的局限性神经功能障碍，病情发展在6小时内达到高峰，以后神经功能障碍长期存在，很少恢复。主要表现有偏瘫、偏盲、失语、感觉障碍，常有意识障碍。

（四）危险因素

1. 脑血管病史　既往脑血管病史是心脏术后患者出现脑神经功能障碍的独立危险因素。老年人容易合并全身血管性疾病，较年轻人出现脑神经损伤的概率更高，未经诊断的脑血管疾病是老年人围手术期脑卒中和认知功能障碍的重要危险因素。因此，术前筛查脑血管疾病对预防术后脑功能障碍具有重要的指导意义。对于近期脑梗死或TIA患者应考虑推迟进行任何择期非紧急性心脏手术，优先行卒中相关检查与二级预防治疗。

2. 低灌注　体外循环过程中脑血流量减少是导致缺血性脑损伤的主要原因，存在脑血管病史的患者发生脑损伤风险增加。通过磁共振成像检查发现，高达50%以上的择期心脏手术患者术前就已经发生了无症状脑梗死（亦称沉默型脑损伤），术中低灌注会进一步加重此类患者术后脑损伤。围手术期造成脑低灌注的因素包括：低血压、低心排血量综合征、脑血管疾病、颈动脉狭窄、严重贫血、体外循环术中血流不稳定等。有研究表明，当MAP<64mmHg（1mmHg=0.133kPa）时卒中发生率显著升高，而MAP<50mmHg可使患者的住院死亡率增加30%。

3. 颈动脉狭窄　有研究发现，狭窄程度为50%~79%的颈动脉狭窄（carotid artery stenosis，CAS）患者心脏术后卒中发生率为4.6%，而狭窄程度为80%~99%患者的卒中发生率增加至11.6%，相较前者，其术后缺血性脑血管病的发生风险增加了近3倍（OR=2.91，95%CI 1.30~6.54），提示CAS可能系术后出现神经系统并发症的重要独立危险因素之一，且卒中风险随着CAS严重程度的增加而升高。建议对择期行CABG、大血管手术的患者，术前常规行颈动脉筛查。对于无临床症状的双侧颈动脉狭窄超过75%以及有症状的单侧颈动脉狭窄患者，术前予以干预性治疗。建议体外循环术中平均动脉压（MAP）>50mmHg以维持足够的脑灌注流量。高血压、老年患者以及合并严重主动脉粥样硬化病变等高风险患者应维持较高水平MAP（>70mmHg）。

4. 心房纤颤　术后心房颤动与电解质紊乱、儿茶酚胺释放异常、心房缺血、心包炎症等多种因素相关。CABG术后房颤发生率约为20%，瓣膜置换术及瓣膜修补术约为40%，而两种手术同期进行术后房颤的发生率可达50%以上。术后房颤的发生应分析具体原因进行对症支持治疗，比如纠正电解质紊乱、调整有效循环血量及应用抗心律失常药物等。改善术后低心排血量综合征可运用正性肌力药物增强心肌收缩力,控制液体出入量,减轻心脏前后负荷等有利于维持适宜心输出量的措施,必要时可应用 IABP 等辅助装置。

5. 深低温停循环　深低温停循环是一种降低机体尤其是大脑耗氧的措施。即建立体外循环后,将机体的中心温度降低至 18~20℃,然后停止体外循环;完成心脏和大血管手术后,再重新恢复体外循环,恢复体温;最后停止体外循环。用于婴幼儿复杂心脏畸形的矫治和升主动脉、主动脉弓手术。一般安全停循环时间为 45 分钟;结合头臂干动脉顺行灌注和经上腔静脉逆行灌注进行脑保护,可延长停循环时间至 60 分钟。对于哪种灌注方式(顺行性脑灌注和逆行性脑灌注)对脑保护更加有益目前尚存在争议,术中应根据 TCD 和 rSO$_2$ 技术(脑氧饱和度监测)对灌注模式(单侧还是双侧脑灌注)进行指导。由于深低温对凝血功能的破坏作用以及手术技术的提升,中度低温的管理模式将越来越多地被采用。

(五)急性期治疗

缺血性卒中发生后,应尽快完善影像学检查,并请脑血管病科或神经介入科医师评估并制订治疗方案,包括准确评估神经系统,CT 或 MR 影像检查以除外出血和早期缺血性改变,实验室检查以排除类似卒中的其他病因,凝血指标(血小板计数、凝血酶原时间、活化部分凝血活酶时间),心电图,以及符合急性缺血性改变的病史/影像。可能的情况下,尽快安排 CT 血管造影检查。另外,超声检查能够迅速且反复地对颈动脉分叉处、颈椎动脉和颅内动脉分支进行神经血管评估。

对于心脏术后新发的 IS 患者,由于静脉溶栓治疗显著增加出血风险,可以采用动脉溶栓及机械取栓治疗。机械取栓治疗应在缺血症状出现后 24 小时内进行。其中,对于发病后 6 小时以上的前循环大血管栓塞患者,应符合临床症状与影像学不匹配的标准,如 DAWN 试验标准或者 DEFUSE 3 试验标准。而发病后 6 小时以上的后循环大血管栓塞患者,BAOCHE 大型 RCT 试验证明机械取栓同样有较大获益。

对于不适于取栓治疗的患者,普通肝素治疗必须权衡出血并发症的风险。每 6 小时监测

APTT,并根据监测结果调整肝素剂量。由于肝素和 APTT 检测的个体差异极大,故应将 APTT 维持在能够达到治疗性抗凝的范围(相当于抑制 Xa 因子活性 0.3~0.7IU/ml),而非仅仅维持在正常值的 1.5~2.5 倍。初始肝素负荷剂量可能增加出血风险,仅用于神经系统症状波动(fluctuating deficits)或急性基底动脉血栓形成患者。尽管长期抗凝能够减少房颤患者卒中复发的风险,但对于大面积梗死患者,抗凝治疗常推迟数日或数周以减少出血的发生。肝素治疗中病情变化的患者应立即进行影像学检查以除外出血的情况。

不适于抗凝治疗的急性卒中患者可使用阿司匹林。阿司匹林常用于预防继发性卒中,每日剂量为 50~325mg,有关预防冠脉事件的指南推荐每日最低剂量为 75mg。联合使用阿司匹林(25mg)和缓释双嘧达莫(200mg)进行二级预防的效果优于单独使用阿司匹林。氯吡格雷(clopidogrel)是另一种抗血小板药物,也能够有效降低脑血管事件复发的风险。由于增加大出血并发症的风险,目前并不推荐使用两种抗血小板药物进行卒中的二级预防。

【出血性卒中】

出血性卒中发生率极低,仅约占所有心脏术后卒中的 1%,主要与血压控制不良、急性脑梗死后梗死区再灌注相关。这里需要鉴别原发性脑出血与缺血性卒中后出血,后者系缺血性卒中发生部位出血或占位血肿。原发性脑出血最常见的部位包括基底节、丘脑、脑白质、脑桥和大脑皮质表面,但 8%~10% 原发性脑出血发生在小脑。

主要危险因素包括发生急性大面积 IS、IS 发作后 12 小时内使用抗凝药物、低钙血症、高龄等。也可能与存在脑出血高危因素患者围手术期使用较高剂量抗血栓药物相关,如既往存在脑小血管病、脑淀粉样血管病或颅内动脉瘤等。

1. 临床表现　原发性脑出血常表现为头疼、恶心、呕吐等,也可伴有与缺血性卒中相似的局部神经系统症状。缺血性梗死后出血可表现得更为隐匿,也可在原有局部神经系统体征的基础上发生改变。

2. 急性期治疗　一旦考虑患者出现出血性

卒中，应尽快完善神经系统评估，包括脑影像学检查，CT 和 MR 的灵敏度均很高。另外进行凝血功能检查，纠正凝血功能紊乱，同时请脑血管病科或神经介入科医师评估并制订治疗方案。出现出血性卒中后，应按照最新 AHA 脑出血指南治疗，将收缩压降至 140mmHg 以下，以及控制血糖、体温保持在正常范围内，可改善神经功能预后。某些患者还需要颅内压（ICP）监测或手术干预。

【术后神经认知功能障碍】

主要包括术后谵妄（postoperative delirium, POD）和术后认知功能障碍（postoperative cognitive dysfunction, POCD）。《精神疾病诊断和统计手册（第 5 版）》（DSM-5）将谵妄定义为急性注意力和意识的波动性障碍，可伴随认知或感知障碍，分为 3 种亚型：高活动型、低活动型、混合型。POD 则为术后 1 周内或出院前出现的谵妄，心脏术后以低活动型最为常见。POCD 是指心脏术后出现的记忆障碍、计算障碍、失语症、性格改变等精神心理及认知相关功能障碍，是外科手术后常见的一种中枢神经系统并发症。

POD 的发病机制可能与神经炎症和氧化应激有关，但具体致病过程尚不明确。其主要危险因素包括年龄、性别、基础病、术前的精神状态，手术的时间、类型，术后并发症以及术前使用过咪达唑仑等。有研究表明，POD 可影响患者远期认知功能、生理和社会功能，使医疗费用增加，患者死亡率、术后并发症发生率升高。POD 患者应慎用苯二氮䓬类药物，尤其是长效制剂；可适当使用抗精神病药，如奥氮平、喹硫平、利培酮等；围手术期应用右美托咪定有助于减少 POD 的发生率和持续时间，改善脑血流量则有助于改善心脏术后认知功能。此外，对于 POD 患者的人身安全护理、心理护理也是十分必要的，能有效改善患者预后，应贯穿于整个治疗过程。

心血管系统相关的手术中，短暂的认知功能障碍发生率非常高，可达 80% 以上，部分患者可发生永久性认知功能损伤。心血管手术中大量微血栓生成，酸碱失衡，体外循环都是导致认知障碍高发的重要因素。高龄、麻醉、受教育程度、精神社会因素、环境地域因素、饮食习惯、酗酒、失眠、

APOE 基因的多态性、心脑血管疾病、糖尿病、内分泌紊乱等也是影响 POCD 发生的因素。POCD 的发病机制目前尚不清楚，也没有十分完善的神经心理学测试对 POCD 进行评估，临床对 POCD 的评估以及早期诊断急需一个或多个准确可靠的生物学标志物，这也是目前基础研究关注的重点。POCD 的治疗，一方面要积极对症治疗，另一方面也要开展非药物治疗（如心理治疗和认知行为疗法），加强康复训练，完善术前心理支持及术后随访。药物治疗主要是通过改变大脑皮质内多巴胺和乙酰胆碱水平进行治疗，兴奋性氨基酸拮抗剂与钙通道阻滞剂也能改善认知功能。

【脊髓损伤】

脊髓损伤（spinal cord injury, SCI）是胸腹主动脉修复术后常见并发症，主要表现为截瘫或下肢轻瘫等，严重影响患者生活质量及短期生存率。因各中心技术水平等差异，截瘫发生率为 4%~20%。其主要机制为脊髓部分供血中断，血液灌注减少。T_8~L_1 是具有脊髓供血重要作用的肋间动脉，肋间动脉受损程度是脊髓缺血的高危因素，胸腹主动脉替换手术中重建多支肋间动脉可以降低截瘫发生率。主动脉夹层患者中，肋间动脉起自假腔，假腔很快血栓化也是脊髓缺血的主要原因。术中和术后应用肝素防止肋间动脉和其他脊髓供血动脉形成血栓是预防脊髓缺血的方法，另外，因手术中分次阻断主动脉，难以避免脊髓的缺血、缺氧，导致神经功能损伤，增加其远端灌注也是常用方法。

心脏术后尤其是主动脉疾病术后，应充分评估患者神经系统情况，若神志已完全清醒，单侧下肢或双侧下肢甚至四肢感觉活动障碍，确诊和肌力分级由神经科医师根据临床症状和神经系统检查协助完成，需除外术前因肢体缺血、脑梗死史及术后脑部并发症所致的肢体活动和感觉障碍。

目前有效的脊髓保护方法不多，主要有低温和脑脊液引流（cerebrospinal fluid drainage, CSFD），深低温停循环已经在很多医院开展，而 CSFD 并没有像国外一样普遍开展。采用 CSFD 进行脊髓保护的原理是：脊髓灌注压 = 平均动脉压 − 脑脊液（CSF）压，当进行 CSFD 时 CSF 压降低，脊髓

灌注压增高,二者的变化使脊髓灌注压增加。文献报道表明 CSFD 既能降低 CSF 压,同时也去除了 CSF 中的一些有害因子,从而起到保护脊髓的作用。CSFD 可以缩小脊髓缺血损伤的面积。动脉瘤手术中,主动脉的阻断可以引起脊髓供血不足,导致神经功能受损,阻断结束后血流增强又引起再灌注损伤,虽然脊髓损伤机制并不明确,但 CSFD 通过降低颅内压力,增加脊髓灌注压是其保护作用机制之一。有报道证实了 CSFD 的安全性和有效性。通过降低颅内压力,CSFD 还可以降低脊髓缺血的严重程度,对截瘫有治疗作用。荟萃分析显示,CSFD 治疗早期截瘫的效果优于迟发性截瘫。CSFD 在不同医学中心应用的时机和目的不同。笔者所在中心在胸腹主动脉手术前常规放置 CSFD,并非仅在高危人群中放置。同时,已明确诊断为心脏术后脊髓损伤的患者,尽快给予甘露醇,以减轻因缺血造成的脊髓组织水肿;在排除出血风险后,尽早应用普通肝素或低分子量肝素以防止肋间动脉和其他脊髓供血动脉形成血栓。

【神经系统监测】

(一)脑电图检查

通过电极放大并记录脑细胞群的自发性、节律性电活动。将脑电活动的电位作为坐标的纵轴,时间为横轴,把电位和时间的相对关系通过脑电图机记录下来称为脑电图(electroencephalogram,EEG)。随着社会的发展和医学的进步,固定在脑电图室的脑电图机越来越不能够满足临床的需要,持续脑电监测便进入临床。持续脑电监测是指通过某些手段和方式,对人的脑电活动连续性地或在一定范围、一定时间内进行观察和描记。它具有 24 小时全信息超大容量脑电监测、储存和回放快速灵活、远程监测及动态显示等优点,在临床上得到广泛使用。

持续脑电监测原理是在患者身上装入脑电前置放大器、导联选择器及 PCH 编码器,将脑电信号转变为数字信号,通过电缆传送至 PCH 译码器及计算机,将数字信号复原为脑电信号,并显示于荧光屏上或由脑电图仪记录于纸上,从而实现动态实时的脑电监测。

1. 适应证

(1)癫痫诊断:持续脑电监测对无抽搐样发作性癫痫的诊断具有明显优势。

(2)脑死亡诊断。

(3)睡眠障碍性疾病诊断。

(4)评价药物、观察疗效。

(5)精神性疾病诊断。

(6)在重症监护病房对患者的脑电活动进行动态观察,结合其他监测设备对病情及预后进行综合判断。

2. 禁忌证　使用普通电极检查脑电图属于无创性操作,即使是使用针状电极穿刺固定,创伤也较小,故脑电图监测一般无禁忌证。昏迷、躁动、不能配合或穿刺部位感染的患者则不宜行针状电极穿刺检查。

心脏手术患者因为自身疾病发展过程和治疗方法的原因,其中枢神经系统有相当大的耐受能力。例如,在心脏手术患者中,术后早期常出现脑水肿和水肿导致的中枢神经系统供氧量减少。这一现象在几乎所有的心脏手术患者中都可以看到,尽管脑电图频率并不总是相同的,但具有以下特征。

(1)心脏手术患者的脑电图表现与器质性脑综合征患者相似。

(2)术后左半球的脑电图变化更为频繁。

(3)这些脑电图发现在侵入性强、更复杂的手术后更为常见。因此,与瓣膜修复术或 CABG 相比,行瓣膜置换术的患者发生率更高。

(4)与非体外冠状动脉旁路移植患者相比,体外循环冠状动脉旁路移植患者中更常见,在非体外患者中也可见。

(5)在术后中枢神经系统缺血期间,当脑血流(CBF)$<22ml/100(g \cdot min)$ 时,脑电波会转变为缺血图形。

(6)在缺血早期,脑电波的频率降低,而电压保持不变。

(7)如果发生更严重的缺血,脑电波的频率和电压都会降低。

(8)这些变化显著表现为 β 和 α 两种波显著减少。

(9)有研究者认为,脑电振幅下降大于 30%

或脑电变化持续时间大于 30 秒是缺血的重要指标。

（10）应考虑麻醉药、镇痛药、温度变化和术后血压波动的影响。

（二）脑电双频谱指数（bispectral index，BIS）监测

1. 适应证

（1）镇静水平的监测。

（2）各种原因导致的脑损伤后，脑功能恢复的监测。

2. 操作方法

（1）患者额部、颞部皮肤用酒精擦拭清洁，待干。

（2）按其标注，将 BIS 传感器（电极片）贴在额颞部对应的位置。

（3）传感器与信号转换器、BIS 监护仪连接。

3. 注意事项

（1）监测数值范围为 0~100，数值越大，患者越清醒；数值越小，大脑抑制越严重（表 10-2-2）。

表 10-2-2　BIS 监测数值与大脑状态

BIS 数值	大脑状态
85~100	清醒
65~84	镇静状态
40~64	适当的麻醉状态
<40	麻醉过深或大脑皮质抑制

（2）BIS 避免和其他导体接触，减少干扰。

（3）患者躁动，身体大幅度活动可能干扰 BIS 数值。

（4）低血糖、低血容量和低体温会导致 BIS 数值下降。

在一些研究中，BIS 被认为是"目前使用最广泛的监测镇静作用的手段"，是评估危重患者镇静/镇痛作用的综合监测方法的一部分，然而一些研究未能证明 BIS 在提高成人心脏手术快速拔管中的作用。

（三）经颅多普勒超声

经颅多普勒超声（transcranial Doppler，TCD）将脉冲多普勒技术与低发射频率相结合，从而使超声波能够穿透颅骨较薄的部位进入颅内，直接

获得颅底血管多普勒信号，进行颅内动脉血流速度的测定。1982 年 Rune Aaslid 开发了单深度经颅多普勒技术，测量颅内某一部位血管的血流速度，目前已广泛应用于临床。TCD 为临床研究提供了新型、无创、连续性脑血流速度监测技术，已逐渐成为 ICU、术中监测脑血流的首选措施。其缺点是：测量结果易受颅骨密度、声窗大小、待测部位、探头方向、取样密度、操作者熟练程度及血流信号强弱的影响，对于中、小血管的检查很困难。另外，由于部分老年女性的颞窗为盲窗，或因颅骨造成超声波过度衰减致颅内血流信号微弱而不能被探测到。

TCD 主要用于心脏手术患者术中发现并预防主动脉阻断及操作引起的血栓脱落事件、微栓子和大栓塞；如果有严重的主动脉粥样硬化，应采用预防性手术方式，以防止卒中发生；甚至可能使手术策略发生重大改变，以防止不必要的术后中枢神经系统损伤。TCD 在心脏术后监护中的主要应用如下。

1. 适应证

（1）充足的脑灌注和动脉血流通过脑动脉。

（2）评估中枢神经系统动脉通畅性（例如排除脑动脉血管痉挛）。

（3）颅内压（ICP）的无创检测。

（4）脑死亡的评估。

（5）中枢神经系统自我调节反应的评估。

（6）对有潜在颈动脉狭窄的心脏手术（有或无心肺转流术）患者术后中枢神经系统灌注的评估。

（7）评估血栓治疗降低输送至中枢神经系统的血小板栓塞负荷的疗效。

（8）测量有效下游压力。

2. 注意事项

（1）该检查对操作人员的要求很高。

（2）保持环境安静，尽量减少各种电流、声音干扰。

（3）TCD 测定的是脑动脉的血流速度，而不是血流量。

（4）由于各个心动周期所持续的时间不等，故所测得的频谱图像持续时间也会不等。

（5）一旦找到最高血流信号，就应避免因深

度改变而丢失信号;在同一声窗持续跟踪动脉血流信号并适当调整探测角度。既要记住成年患者大脑动脉环(Willis 环)的正常探测深度、范围及血流方向,也要考虑到 Willis 环的解剖变异。

（四）颅内压监测

颅内压(intracranial pressure, ICP)增高是许多疾病共有的特征,通过持续颅内压监测对颅内压进行动态观察,既有助于诊断,又可根据压力的变化及时判断病情、指导制订治疗措施,还有助于评估患者预后。传统的腰椎穿刺测压法只能测定一次颅内压的结果,不能动态、持续地观察颅内压的变化,且对颅内高压患者进行腰椎穿刺可能导致或加重脑疝。另外,在已有脑疝的情况下,颅腔与脊髓腔已不相通,腰椎穿刺所测压力不能代表实际的颅内压力。因此,持续的颅内压监测弥补了腰椎穿刺法的不足,目前在国内外已较广泛地应用于临床。

1. 适应证

（1）急性颅脑外伤:颅内压监测用于急性颅脑创伤最具代表性。脑外伤患者格拉斯哥昏迷量表(GCS)≤8分均应考虑颅内压监测,如 CT 扫描完全正常,则可暂缓。

（2）脑血管意外:可用于蛛网膜下腔出血、高血压性脑出血、大面积脑梗死等患者。

（3）颅内肿瘤:颅内压监测在颅内肿瘤患者术前、术中与术后均可应用。

（4）其他脑功能受损的疾病:因其他原因导致颅内压增高而昏迷的患者,如呼吸停止、心搏骤停、呼吸道梗阻、溺水等原因引起严重脑缺氧、脑水肿与颅内压增高者,均可考虑采用颅内压监测以协助控制颅内高压。对肝昏迷、脑炎、脑积水、瑞氏综合征及其他伴有颅内压增高的儿科疾病患者,均有应用价值。

2. 并发症

（1）感染:监测过程中应始终注意无菌操作,一般监测 3~4 天为宜,时间愈长感染的机会也愈多。感染轻者为伤口感染,重者可发生脑膜炎、脑室炎和脑内感染。

（2）颅内出血:颅内出血是颅内压监测的致命性并发症,与凝血机制障碍及监测中多次穿刺有关。

（3）医源性颅内高压:通常发生在技术失误的情况下,如管道冲洗系统开放过度或意外将其连接至输液通路。在颅腔顺应性降低的情况下,即使颅内容量增加 1ml,颅内压增高可能达 $5cmH_2O$ 以上。

（4）脑实质损伤:脑室穿刺方向不当常可损伤尾核、内囊或丘脑前部的神经核群,而监测装置放入过深则常损伤下丘脑。

3. 注意事项

（1）为了获得准确的监测数据,监测的零点参照点一般选择患者平卧或头高 10°~15° 时外耳道的位置。监测前记录仪与传感器需调零。

（2）颅内压应维持在 3mmHg 以上,否则表示导管可能不通畅。

（3）行控制性持续性闭式引流术时,将压力控制在 15~20mmHg 是很重要的,不能将压力控制过低,否则会引起脑室塌陷,而且达不到治疗蛛网膜下腔出血引起的脑积水与脑血管痉挛的效果。行脑脊液引流期间应定期（4~6 小时）关闭引流管测压,了解颅内压情况。

（4）非颅内情况（如呼吸道不通畅、躁动、体位不正、高热等）引起颅内压增高时,不宜进行颅内压监测。

二、研究进展

【胸腹主动脉替换术中脑脊液引流对脊髓的保护作用】

1. 研究设计 将 2008 年 12 月—2009 年 8 月北京安贞医院的 30 例胸腹主动脉瘤手术患者,按照术中是否行 CSFD,采用计算机随机法分为 CSFD 组（15 例,其中男 12 例,女 3 例;平均年龄 45.0 岁）和对照组（15 例,其中男 11 例,女 4 例,平均年龄 45.8 岁）,进行升主动脉和主动脉弓部置换 + 降主动脉支架植入或胸腹主动脉联合置换术,部分患者同时行 Bentall 手术或半弓置换手术,CSFD 组行 CSFD。术中和术后固定时间点采取血清样本,测定血清 S100B 蛋白、神经胶质原纤维酸性蛋白、神经元特异性烯醇化酶水平,术前、术后 72 小时和出院时按美国国立卫生研究院卒中量表和脊髓损伤神经学分类国际标准评分。

2. 研究结果与结论　对照组 4 例出现中枢神经系统（CNS）并发症：1 例发生脑损伤和脊髓损伤而死亡；1 例发生脊髓损伤，早期行 CSFD 等治疗，截瘫有所恢复后出院；2 例患者发生脑损伤，其中 1 例死亡，另 1 例同时出现肾衰竭和呼吸衰竭等并发症，经治疗后恢复出院。CSFD 组仅 1 例因呼吸衰竭继发多器官功能衰竭而死亡，其余患者恢复良好出院。随访 3 个月无死亡。CSFD 组患者血清 S100B、神经胶质原纤维酸性蛋白和神经元特异性烯醇化酶值均低于对照组，且差异有统计学意义。综上，研究者得出结论：脑脊液选择性引流具有明确的脊髓保护作用，在胸腹主动脉瘤手术中安全、有效并可行。

三、实用技巧

心脏外科术后患者意识恢复差、肢体肌力减弱，应警惕脑损伤及脊髓损伤的存在。脑血流监测、脑电图、肌电图、头部 CT、头部 MRI 等有助于脑损伤或脊髓损伤的早期诊断。对于术后高热的患者，脑组织的氧耗增加，应尽可能早期降温，给予脑局部低温治疗，其他部位也应积极给予物理降温措施。同时，必要的镇静、镇痛治疗也应尽早进行。脱水、降低颅内压、激素等措施也要根据具体病情及时应用。

CSFD 是目前治疗脊髓损伤或脑损伤的一种良好措施。当患者出现血流动力学不稳定、再灌注损伤、侧支循环发生改变、脊髓水肿等症状导致脊髓血供减少和缺血损伤时，进行 CSFD 有一定作用。胸腹主动脉手术中和术后出现截瘫，早期行 CSFD 对脊髓保护安全、有效。

四、实战病例

【左房肿物切除术后脑梗死去骨瓣减压治疗】

1. 病例介绍　患者女性，49 岁，因"反复脑梗 1 年余"入院。患者 1 年前活动后出现心慌不适，休息后好转，次日发现口角歪斜，当时无胸痛，

无头晕、晕厥，无四肢活动障碍，遂至当地医院就诊，行头部 CT 提示"脑梗死"（未见检查及报告），住院予"输液治疗"（具体不详），后患者症状好转。后又多次出血、脑梗死，于当地医院对症治疗后好转出院。1 个月前，患者无特殊不适至当地医院进一步诊治，行超声心动图提示"左心房肿物"（未见检查及报告），建议转上级医院手术治疗。3 周前患者为求手术治疗于笔者所在医院住院治疗。既往脑血管病史 1 年。

患者入院后完善相关检查，颅脑磁共振成像提示：右侧额叶、顶叶及枕叶亚急性期脑梗死可能、部分为急性期脑梗死。入院查体：神志清醒，言语清晰，四肢肌力 4 级，左右对称。后在全身麻醉体外循环下行"左心房肿物切除术"。术后第 1 日，顺利拔出气管插管并转回普通病房。术后第 2 日突发左上肢无力，伴饮水呛咳。查体：左上肢肌力 2 级，左下肢肌力 3 级，左侧病理征（＋），右侧肢体肌力正常。30 分钟后行头部 CT 平扫（图 10-2-1）：右侧大脑半球多发梗死灶、软化灶；脑干可疑梗死灶；右侧顶叶内少许出血？脑白质脱髓鞘改变。同时请神经科会诊，建议：甘露醇脱水降颅内压治疗，适当补液监测肾功能、离子，可予丁苯酞输液治疗，病情变化及时复查头部 CT。

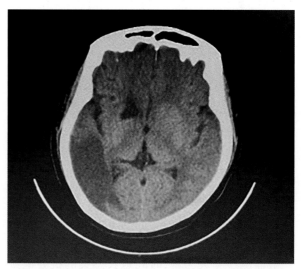

图 10-2-1　术后第 2 日头部 CT 平扫
右侧大脑半球多发梗死灶、软化灶；脑干可疑梗死灶。

患者术后第 4 日出现嗜睡、呼之能应，左侧肢体肌力 0~1 级，左侧病理征（＋），右侧肢体肌力 5 级。急行头部 CT 平扫（图 10-2-2）：右侧大脑

半球梗死、软化灶,较前低密度区范围扩大、占位效应较前加重。请神经外科会诊后,于当日急诊行"去骨瓣减压术"。术后继续给予甘露醇脱水降颅内压治疗。术后第 6 日再次复查头部 CT 平扫(图 10-2-3):右侧大脑半球脑梗死、软化灶,较前低密度区密度增高,占位效应较前减轻。

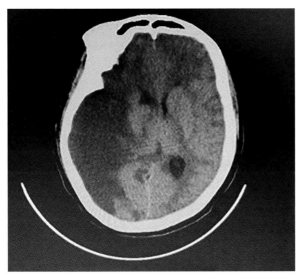

图 10-2-2　术后第 4 日头部 CT 平扫
右侧大脑半球梗死、软化灶,较前低密度区范围扩大、占位效应较前加重。

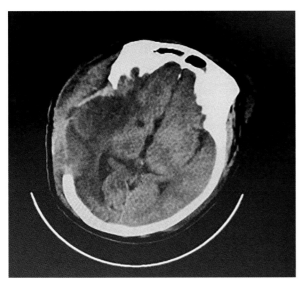

图 10-2-3　术后第 6 日头部 CT 平扫
右侧大脑半球脑梗死、软化灶,较前低密度区密度增高,占位效应较前减轻。

　　患者于术后第 10 天行气管切开术,机械辅助通气,于术后第 14 天清醒,左侧肢体肌力 1 级,右侧肢体肌力 5 级。后转入专科医院继续进行康复治疗。

　　2. 病例特点与诊治要点和难点　患者脑梗死后颅内压不断升高,治疗效果不佳,后行"去骨瓣减压术",从 CT 报告中可见病情的加重和改善。

　　3. 治疗体会　患者行心房肿物切除术后,组织物脱落可能造成栓塞,但此术后不需要额外抗凝治疗,为"去骨瓣减压术"适应证并且临床证明有效。患者进行了严密监测,多次 CT 检查为精确治疗奠定了基础。

(李小密)

参考文献

[1] HRDLICKA C M, WANG J, SELIM M. Neurological complications of cardiac procedures [J]. Semin Neurol, 2021, 41 (4): 398-410.

[2] SELNES O A, GOTTESMAN R F, GREGA M A, et al. Cognitive and neurologic outcomes after coronary-artery bypass surgery [J]. N Eng J Med, 2012, 366 (3): 250-257.

[3] LO COCO D, LOPEZ G, CORRAO S. Cognitive impairment and stroke in elderly patients [J]. Vasc Health Risk Manag, 2016, 12: 105-116.

[4] HRDLICKA C M, WANG J, SELIM M. Neurological complications of cardiac procedures [J]. Semin Neurol, 2021, 41 (4): 398-410.

[5] PARK-HANSEN J, HOLME S J V, IRMUKHAMEDOV A, et al. Adding left atrial appendage closure to open heart surgery provides protection from ischemic brain injury six years after surgery independently of atrial fibrillation history: the LAACS randomized study [J]. J Cardiothorac Surg, 2018, 13 (1): 53.

[6] ONO M, JOSHI B, BRADY K, et al. Risks for impaired cerebral autoregulation during cardiopulmonary bypass and postoperative stroke [J]. Br J Anaesth, 2012, 109 (3): 391-398.

[7] MARISCALCO G, BIANCARI F, JUVONEN T, et al. Red blood cell transfusion is a determinant of neurological complications after cardiac surgery [J]. Interact Cardiovasc Thorac Surg, 2015, 20 (2): 166-171.

[8] RANUCCI M, COTZA M, DI DEDDA U. The conundrum of systemic arterial pressure management

on cardiopulmonary bypass [J]. J Clin Med, 2023, 12 (3): 806.

[9] RUKA E, LESUR O, GINGRAS M, et al. Relationship between the degree of carotid stenosis and the risk of stroke in patients undergoing cardiac surgery [J]. Can J Cardiol, 2022, 38 (3): 347-354.

[10] WINDECKER S, KOLH P, ALFONSO F, et al. 2014 ESC/EACTS guidelines on myocardial revascularization [J]. Rev Esp Cardiol (Engl Ed), 2015, 68 (2): 144.

[11] CHRISTIANSEN C B, BERG R M, PLOVSING R, et al. Dynamic cerebral autoregulation after cardiopulmonary bypass [J]. Thorac Cardiovasc Surg, 2016, 64 (7): 569-574.

[12] HALONEN J, KÄRKKÄINEN J, JÄNTTI H, et al. Prevention of atrial fibrillation after cardiac surgery: a review of literature and comparison of different treatment modalities [J]. Cardiol Rev, 2024, 32 (3): 248-256.

[13] GAUDINO M, DI FRANCO A, RONG L Q, et al. Postoperative atrial fibrillation: from mechanisms to treatment [J]. Eur Heart J, 2023, 12 (3): 806.

[14] POWERS W J, RABINSTEIN A A, ACKERSON T, et al. 2018 guidelines for the early management of patients with acute ischemic stroke: a guideline for healthcare professionals from the American Heart Association/American Stroke Association [J]. Stroke, 2018, 49 (3): e46-e110.

[15] JOVIN T G, LI C, WU L, et al. Trial of thrombectomy 6 to 24 hours after stroke due to basilar-artery occlusion [J]. N Engl J Med, 2022, 387 (15): 1373-1384.

[16] GREENBERG S M, ZIAI W C, CORDONNIER C, et al. 2022 guideline for the management of patients with spontaneous intracerebral hemorrhage: a guideline from the American Heart Association/American Stroke Association [J]. Stroke, 2022, 53 (7): e282-e361.

[17] BERGER M, TERRANDO N, SMITH S K, et al. Neurocognitive function after cardiac surgery: from phenotypes to mechanisms [J]. Anesthesiology, 2018, 129 (4): 829-851.

[18] EVERED L, SILBERT B, KNOPMAN D S, et al. Recommendations for the nomenclature of cognitive change associated with anaesthesia and surgery-2018 [J]. Anesthesiology, 2018, 129 (5): 872-879.

[19] AL-RUZZEH S. Effect of off-pump coronary artery bypass surgery on clinical, angiographic, neurocognitive, and quality of life outcomes: randomised controlled trial [J]. BMJ, 2006, 332 (7554): 1365.

[20] COOK D J, HUSTON J, TRENERRY M R, et al. Postcardiac surgical cognitive impairment in the aged using diffusion-weighted magnetic resonance imaging [J]. Ann Thorac Surg, 2007, 83 (4): 1389-1395.

[21] NEWMAN S P, PHIL D, PSYCH D, et al. Postoperative cognitive dysfunction after noncardiac surgery: a systematic review [J]. Anesthesiology, 2007, 106 (3): 572-590.

[22] LEMAIRE S A, MILLER C C 3RD, CONKLIN L D, et al. Estimating group mortality and paraplegia rates after thoracoabdominal aortic aneurysm repair [J]. Ann Thorac Surg, 2003, 75 (2): 508-513.

[23] CONRAD M F, CRAWFORD R S, DAVISON J K, et al. Thoracoabdominal aortic aneurysm repair: a 20-year perspective [J]. Ann Thorac Surg, 2007, 83 (2): S856-S861.

[24] COSELLI J S, BOZINOVSKI J, LEMAIRE S A. Open surgical repair of 2286 thoracoabdominal aortic aneurysms [J]. Ann Thorac Surg, 2007, 83 (2): S862-S864.

[25] KOUCHOUKOS N T, MASETTI P, CASTNER C F. Use of presewn multiple branched graft in thoracoabdominal aortic aneurysm repair [J]. J Am Coll Surg, 2005, 201 (4): 646-649.

[26] KHAN S N, STANSBY G. Cerebrospinal fluid drainage for thoracic and thoracoabdominal aortic aneurysm surgery [J]. Cochrane Database Syst Rev, 2004 (1): CD003635.

[27] CINÀ C S, ABOUZAHR L, ARENA G O, et al. Cerebrospinal fluid drainage to prevent paraplegia during thoracic and thoracoabdominal aortic aneurysm surgery: a systematic review and meta-analysis [J]. J Vasc Surg, 2004, 40 (1): 36-44.

[28] HNATH J C, MEHTA M, TAGGERT J B, et al. Strategies to improve spinal cord ischemia in endovascular thoracic aortic repair: outcomes of a prospective cerebrospinal fluid drainage protocol [J]. J Vasc Surg, 2008, 48 (4): 836-840.

[29] PLESTIS K A, NAIR D G, RUSSO M, et al. Left atrial femoral bypass and cerebrospinal fluid drainage decreases neurologic complications in repair of descending and thoracoabdominal aortic aneurysms [J]. Ann Vasc Surg, 2001, 15 (1): 49-52.

［30］HOM E M, THEODORE N, ASSINA R, et al. The effects of intrathecal hypotension on tissue perfusion and pathophysiological outcome after acute spinal cord injury［J］. Neurosurg Focus, 2008, 25（5）: E12.

［31］CROTTARDI R, DUMFARTH J, HOLFELD J, et al. Symptomatic spinal cord malperfusion after stent-graft coverage of the entire descending aorta［J］. Eur J Cardiothorac Surg, 2010, 37（5）: 1081-1085.

［32］邹以习, 黄方炯, 孙东, 等. 胸腹主动脉瘤手术中脑脊液引流对脊髓的保护作用［J］. 中国胸心血管外科临床杂志, 2012, 4（19）: 154-158.

第 3 节　消化系统并发症

心脏外科术后消化系统并发症的发生率在 0.5%~5.5%, 而死亡率可高达 0.3%~87%。心外术后缺血导致的低灌注是导致消化系统并发症发生的重要原因。常见的并发症包括消化道出血、肠梗阻、肝衰竭、胰腺炎等。由于心脏外科术后镇静、镇痛及血管活性药物的应用, 消化系统并发症的症状与体征往往被掩盖, 导致其诊断与治疗的延误。因此, 早期识别消化系统并发症并积极处理至关重要。

一、知识要点

【病理生理学】

消化系统器官受腹腔干、肠系膜上动脉和肠系膜下动脉供血, 其血供占心输出量的 20%, 氧耗亦可占人体氧供的 20%。导致心脏外科术后消化系统并发症的因素众多且相互关联, 而其主要因素为内脏低灌注。内脏的血管系统起着血液储存库的作用, 当血容量减低时可提供高达 800ml 的血液进入体循环。然而在心脏外科围手术期, 这一代偿机制可能会导致严重的消化系统并发症。

低血容量导致交感神经系统的激活, 平均动脉压的降低引起肾上腺髓质儿茶酚胺的激增。这引起了机体的自身调节反应, 使得来自内脏的血液进入体循环, 促进静脉回流和心输出量的增加。

这种血容量的转移并不会显著提高心输出量, 但却会使胃肠道供血量受到很大影响。使用血管收缩药物提升血压会进一步加重内脏器官灌注不足, 引起胃肠道器官缺血。

缺血、血液与体外循环管路接触、机械通气、低体温、再灌注损伤、感染或心脏手术本身的应激都可引起全身炎症反应。高呼气末正压的机械通气可增加胸腔内压力, 使静脉回流减少, 心输出量减少, 导致内脏灌注不足、诱发炎症。体外循环与微栓塞、肠系膜血管收缩和再灌注损伤有关, 由于补体蛋白的增加而促进自由基的产生。由于促炎细胞因子具有收缩血管和损伤内皮的作用, 致使胃肠道灌注不足加重。胃肠道灌注不足可导致黏膜绒毛损伤, 屏障功能丧失, 使其对感染和毒素的渗透性增加, 从而导致炎症反应。心脏术后患者易出现心律失常, 尤其是血液淤滞引起的心房颤动, 易形成血栓栓子。升主动脉粥样硬化也可引起栓塞, 导致消化道缺血。

药物也是引起胃肠道并发症的重要原因。华法林等抗凝药物可引起过度抗凝, 导致消化道出血, 多发生于上消化道。麻醉药物的使用已被证明与引发内脏器官损伤的炎症有关。血管加压素和去甲肾上腺素等缩血管药物也可导致胃肠道灌注不足（表 10-3-1）。

表 10-3-1　心脏外科术后消化系统并发症的病理生理学

原因	相关因素	机制
低血容量	心脏外科手术 心原性休克 体外循环	肾上腺髓质释放的儿茶酚胺引起内脏血容量减少, 导致消化器官缺血
全身性炎症	全身炎症反应综合征 缺血 血液接触转流管路 机械通气 低体温 再灌注损伤 感染 心脏外科手术 应激	促炎细胞因子的释放引起血管系统收缩和内皮损伤, 导致胃肠道灌注不足

续表

原因	相关因素	机制
栓塞	心律失常,尤其是心房颤动动脉粥样硬化体外循环	闭塞性肠系膜缺血
药物	抗凝药麻醉剂血管加压药	胃肠道出血、炎症、低灌注,以及药物反应

【危险因素】

心脏手术后发生消化系统并发症的危险因素众多,分为术前、术中和术后因素。术前因素包括:年龄 >65 岁、肾衰竭、肝衰竭、充血性心衰、慢性肺疾病、急诊手术、术前肌酐水平升高、术前抗凝治疗、术前低蛋白血症、心输出量指数 <30ml/m^2、体重指数 >30kg/m^2。术中因素包括:大剂量血管活性药物的使用、体外循环时间过长、手术时间延长、主动脉阻断时间延长、主动脉内球囊反搏的应用。术后因素包括:术后心衰、机械通气时间延长、术后脑血管损害、平均动脉压 <90mmHg、红细胞压积 <30%。确定这些因素有助于识别处于危险中的患者,从而能够实施预防策略并进行密切观察,以改善预后并降低发病率和死亡率。

【消化道出血】

消化道出血是心脏外科术后最常见且较为严重的并发症之一,其发生率占消化系统并发症的 33%,而死亡率高达 8.8%~38.0%。消化道出血分为屈氏韧带近端的上消化道出血,主要包括食管、胃和十二指肠,以及屈氏韧带远端的下消化道出血,包括小肠和结直肠,以上消化道出血更为常见。其主要临床表现为呕血、黑便、便血,或仅为胃液 / 便潜血阳性。出血量大者可出现心率增快、血压降低等周围循环衰竭的征象。溃疡是消化道出血的主要原因,因此推荐对心脏手术患者采取术前检测并治疗幽门螺杆菌感染、术后使用质子泵抑制剂抑制胃酸分泌等预防措施。阿司匹林与华法林等抗血小板与抗凝药物的应用增加了出血风险。

对于消化道出血的患者,应密切监测患者的生命体征、神志、尿量,血红蛋白、红细胞压积、凝血功能、肝肾功能等。注意气道保护,并给予氧疗,必要时予以人工气道支持。对于血流动力学不稳定的大出血患者应及时给予容量复苏,在出血控制前采取限制性液体复苏和允许性低血压复苏策略,建议收缩压控制在 80~90mmHg。常用的液体包括等渗葡萄糖液、生理盐水、平衡液、人工胶体等。出血控制后可根据患者心脏手术的要求及基础血压水平积极复苏。适当输注血液制品,以保证组织氧供,维持正常的凝血功能。对于凝血功能障碍的患者,需动态观察凝血指标或血栓弹力图变化,从而实时评估凝血功能状态。在积极补液的前提下,可以适当地选用血管活性药物,以改善重要脏器的血液灌注。对于急性上消化道出血的患者,在内镜干预前即启动静脉联合应用质子泵抑制剂和生长抑素治疗。静脉给予氨甲环酸、凝血酶、维生素 K$_1$,口服或经胃管使用凝血酶、云南白药、硫糖铝或去甲肾上腺素冰盐水等止血药物的疗效尚不确定,不推荐作为一线治疗药物使用。

内镜下止血起效迅速、疗效确切,应作为治疗的首选。急性消化道出血应在 24 小时内行内镜检查,包括胃镜、小肠镜、结肠镜、胶囊内镜等。内镜禁忌或检查阴性者,可根据病情选择腹部增强 CT、CTA、血管造影、钡剂造影、放射性核素扫描或剖腹探查以明确原因。内镜禁忌或检查不能明确病因的持续或反复发作的出血,或腹部 CTA 提示出血,或药物与内镜止血失败,可急诊行介入检查治疗。对于急性非静脉曲张性上消化道出血,可行选择性血管造影以判断出血部位。血管造影常规选择胃左动脉、胃十二指肠动脉、脾动脉和胰十二指肠动脉。治疗方式为在出血的血管内注射血管收缩药物或直接经导管动脉栓塞。对于急性静脉曲张性上消化道出血的患者,药物和内镜止血失败后可考虑行经颈静脉肝内门体分流术。对于药物、内镜和放射介入治疗失败者,条件允许可考虑进行手术探查治疗。

心脏外科术后是否停用抗血小板与抗凝药物,需要权衡出血与缺血的风险进行个体化评估。单独使用阿司匹林或双联抗血小板治疗的二级预防患者应采用个体化策略,可根据内镜下出血征象风险高低给予先停药后恢复或不停药处理。对于使用双联抗血小板治疗的急性冠脉综合征患者,中国专家建议轻度出血无须停用,明显出血先停用阿司匹林,若出现危及生命的活动性出血,停用所有抗血小板药物,有效止血且病情稳定后尽快恢复抗血小板治疗。一般在有效止血 3~5 天后恢复氯吡格雷,5~7 天后恢复阿司匹林。对于不能停用抗血小板药物的患者,需持续使用质子泵抑制剂治疗。服用华法林者若有活动性出血或血流动力学不稳定应停药,并可使用凝血酶原复合物和维生素 K 逆转抗凝作用。新型口服抗凝药(达比加群、利伐沙班、阿哌沙班)的抗凝作用可维持 1~2 天,因此一般不需补充逆转抗凝的药物。止血确切后若血栓发生风险高,应在尽快评估后重启抗凝治疗。高风险的心血管病患者在停用口服抗凝药物期间可考虑使用肝素或低分子量肝素过渡。

【急性肠系膜缺血】

急性肠系膜缺血是心脏外科术后较少见的并发症,其发生率 1%~10%,但死亡率可高达 70%~100%,在高龄、脱水伴全身动脉粥样硬化患者更加高发。急性肠系膜缺血是由胃肠道和腹部脏器的血流量突然减少引起的,其主要临床特征包括菌群易位、全身炎症反应综合征与再灌注损伤等,加剧了肠道微循环的缺血性损伤,对预后产生不良影响。

急性肠系膜缺血是以下四种不同病理生理机制导致的结果:动脉栓塞、动脉血栓形成、内脏血管收缩(即非闭塞性肠系膜缺血)和静脉血栓形成。其中动脉栓塞是最常见的原因,几乎占所有病例的一半。栓子的来源通常是心脏,50% 病例受累血管是肠系膜上动脉。一般情况下,栓塞发生在血管的中远分叉点。约 30% 患者病因为动脉血栓形成伴肠系膜动脉粥样硬化斑块破裂,其闭塞的部位往往发生在血管起始处。由于动脉粥样硬化进展缓慢,伴侧支循环的建立,患者往往能够耐受内脏动脉的阻塞。其中近 75% 患者存在慢性肠系膜缺血,仅当最后剩余的内脏动脉或重要的侧支动脉闭塞时才会发生急性肠缺血或肠梗死,其缺血或梗死的程度通常大于栓塞。在非闭塞性肠系膜缺血中,由于持续的低灌注状态,肠系膜和其他内脏动脉发生弥漫性血管痉挛。其易感因素包括:心力衰竭、低血压、低血容量、交感神经活动增高、败血症、使用血管加压药和之前存在动脉粥样硬化病变等。儿茶酚胺和洋地黄类药物通过干扰肠系膜循环的自身调节作用,也可以引起血管痉挛。肠系膜静脉血栓形成约占所有急性肠系膜缺血病例的 10%,其中超过 90% 的患者累及肠系膜上静脉。肠系膜静脉血栓形成通常继发于潜在的凝血功能障碍,仅 10% 为特发性。静脉回流受阻导致肠壁间质肿胀,随后动脉血流紊乱,最终坏死。静脉血栓形成的原因包括门静脉高压、腹腔脓毒症、肝硬化、胰腺炎、恶性肿瘤和创伤。其他引起肠系膜缺血的少见原因有主动脉夹层、狼疮、血管炎、正中弓状韧带综合征、使用麦角和腹腔镜胆囊切除术后。心脏外科手术围手术期急性肠系膜缺血的危险因素包括:术前因素,如年龄、心原性休克、外周血管疾病、主动脉内球囊反搏、急诊手术;术后因素,如心房颤动、肌酸激酶水平、血清肌酐 >200μmol/L、失血量、机械通气延长、主动脉内球囊反搏、正性肌力治疗、输血、再次手术。不同发病机制的危险因素见表 10-3-2。

体外循环术后的急性肠系膜缺血绝大多数为非闭塞性肠系膜缺血。即使在血流动力学稳定的情况下,体外循环也会造成肠系膜内皮功能和微循环障碍。体外循环后出现血管对 α_1 肾上腺素能激动剂的收缩反应增强和促炎物质的早期释放。在体外循环的情况下,患者术后通常会有几天镇静和机械通气过程。因此,由于隐匿、迟发或临床症状缺失、查体不明确等原因导致诊断延迟,而当临床症状(发绀)变得明显时,疾病可能已进展到晚期,甚至是不可逆的阶段。此外,体外循环诱导全身炎症反应伴血管扩张,掩盖了肠系膜缺血导致的血流动力学不稳定。在心脏外科手术的体外循环中,血压降低和人工心肺机无搏动性血流会导致内源性血管收缩物质如血管紧张素Ⅱ的增加,可导致选择性腹部血管阻力升高。心外术后早期应用儿茶酚胺类药物也会导致腹部血管收缩。

急性肠系膜缺血的临床表现多变且不易被察觉,因此其早期诊断较为复杂。通常多见的表现

表 10-3-2　各类型急性肠系膜缺血的危险因素

病因	危险因素	临床表现	受累血管
急性肠系膜动脉栓塞	心房颤动、近期心肌梗死心内血栓形成二尖瓣疾病 左室室壁瘤 心内膜炎 既往栓塞性疾病	突然剧烈的腹痛,呕吐	肠系膜上动脉主干或分支
急性肠系膜动脉血栓形成	弥漫性动脉粥样硬化疾病	进行性或突发腹痛,呕吐,腹泻和 / 或黑便	腹腔干,肠系膜上动脉,肠系膜下动脉起始
非闭塞性肠系膜缺血	心力衰竭 低流量状态 多器官功能障碍 缩血管药物 腹腔间隔室综合征	进行性疼痛,轻度	肠系膜上静脉,进展到门静脉
肠系膜静脉血栓形成	静脉血栓栓塞的门静脉高压史 口服避孕药 应用雌激素 易栓症性胰腺炎	非特异性胃肠道症状,腹胀,一般情况恶化	肠系膜上动脉

为非特异性腹痛伴胃肠胀气和肠鸣音消失,腹痛的程度与临床情况往往不成比例,通常表现为脐周绞痛。其他症状包括恶心、呕吐和腹泻。查体无特异性体征,晚期可能会出现腹胀、腹肌紧张和压痛等腹膜炎表现,以及全身并发症。

急性肠系膜缺血缺乏特异性实验室检查。当临床上怀疑肠缺血时,如果没有腹膜炎征象,则应进行影像学检查以明确诊断。腹部 X 线检查对肠系膜缺血的诊断缺乏特异性。磁共振成像在检测肠系膜缺血方面较有价值,但过程较为缓慢,不适用于紧急情况。肠系膜血管超声较依赖操作者的水平,且只能确认肠系膜血管主干的血流减少。肠系膜血管超声显示肠系膜上动脉和腹腔动脉收缩期峰流速 >275cm/s 提示其狭窄 >70%。多普勒超声对慢性肠系膜动脉闭塞性疾病的诊断有一定价值,但对急性肠系膜动脉闭塞的诊断作用有限。超声造影是一种有前景的无创诊断肠缺血的新技术。CT 是一种快速、广泛使用的无创检查方式,推荐作为初始的影像学检查。其有助于发现肠缺血的迹象以及血管的异常,如闭塞和狭窄;也可用于鉴别急性腹痛的其他原因。然而,肠系膜缺血和梗死的 CT 表现不能分辨病理学特征,CT 表现与最终诊断之间的直接关联并不准确。因此,CT 在急性肠系膜缺血诊断中的应用有限,

在高度怀疑肠系膜缺血的情况下,CT 表现不明显时应立即进行血管造影。而当怀疑肠系膜上静脉血栓形成时,CT 扫描的灵敏度很高,是首选的检测方法。多排螺旋 CT 已经是一种广泛使用的无创性技术,它不仅可以描记血管,还可以显示其与周围组织的三维解剖关系,并可以评估组织灌注情况,其灵敏度和特异度均很高。此外,当怀疑肠系膜栓子为心脏来源时,心脏扫描可同时检测栓子的来源。

当患者出现腹膜炎表现,提示出现暴发性坏疽性缺血,如不及时治疗,死亡率可高达 100%。因此,对于出现非特异性但可疑的腹部症状,实验室检查结果显示白细胞明显增加、血乳酸明显升高和严重高渗性脱水的患者,建议早期行选择性肠系膜血管造影。血管造影是诊断急性肠系膜动脉闭塞的“金标准”,既提供可视化血管解剖,又可为治疗提供选择。肠系膜血管造影可以通过区分栓塞性和血栓性闭塞来区分致病因素。非闭塞性肠系膜缺血的特征是肠系膜上动脉主要分支多发不规则狭窄,表现为“香肠串”征。肠系膜静脉血栓形成的特征是动脉血流普遍减慢,并伴有相应的肠系膜或门静脉流出道浑浊现象。然而,血管造影是一种有创性、耗时且具有潜在肾毒性的操作,在紧急情况下常规使用尚存在争议,因此仅

在特定的患者中使用。

急性肠系膜缺血的治疗需要考虑以下四个因素：是否存在腹膜炎、是否存在不可逆的肠缺血或梗死节段、患者的一般情况，以及导致该事件的病理生理现象。一旦确诊，应即刻启动治疗措施。在没有腹膜炎表现的血流动力学稳定的患者，可以尝试保守治疗。治疗包括积极复苏和治疗潜在问题，以及减少相关的血管痉挛。应尽早开始使用广谱抗生素和静脉注射治疗剂量的肝素。如果诊断是通过血管造影确定的，建议动脉内输注磷酸二酯酶抑制剂罂粟碱（30~60mg/h）治疗非闭塞性肠系膜缺血和动脉闭塞性肠系膜缺血。如果未进行血管造影，静脉注射胰高血糖素有助于减轻血管痉挛。对于栓子和血栓引起的事件，应使用链激酶、尿激酶或重组组织纤溶酶原激活剂等溶栓剂治疗。在症状出现后 12 小时内进行溶栓治疗对于远端血栓有较好的效果，但应避免对心脏外科术后监护患者全身应用，以免发生严重出血。对血流动力学稳定的动脉性肠系膜缺血患者及时进行血管内操作和手术切除可以预防肠系膜梗死。早期持续静脉注射大剂量前列腺素 E_1 或前列环素类似物治疗非闭塞性肠系膜缺血具有良好效果。对于静脉性肠系膜缺血，标准的治疗方法是肝素抗凝或溶栓，而静脉取栓并未证明可以改善预后，因此存在争议。心外患者围手术期限液与利尿治疗可导致血钠和血浆胶体渗透压升高，从而增加血液黏滞度。因此，高危患者术前应避免发生高渗性脱水。

如果出现腹膜炎迹象，应立即进行剖腹探查。首先应评估肠道的生存能力，观察肠道的动脉搏动、肠蠕动和颜色。也可以通过静脉注射荧光素钠，利用过滤紫外线灯（伍德灯）检测缺氧损伤。与组织学方法相比，术中使用激光多普勒血流仪评估肠道活力更加准确。在动脉闭塞性急性肠系膜缺血患者中，如果有足够多的肠管存活，在切除梗死肠管之前进行血管重建术可能会提高生存率。此外还可进行栓塞切除术、血栓切除术、动脉内膜切除术以及血管内操作，如顺行经皮支架植入术和开放逆行支架植入术等。血管重建术的禁忌证包括受累动脉供应的肠管出现明显的梗死，患者病情不稳定以致无法进一步切除及肠系膜静

脉血栓形成。手术切除肠管必须包括所有明显不能存活和梗死的肠管。如果血流灌注充足，可进行一期吻合。如果残留大部分或多节段不能存活的肠管，只要切除不会导致短肠综合征，则应在 12~24 小时内进行二次剖腹手术。

【肠梗阻】

肠梗阻是心脏外科术后最常见的胃肠道并发症之一，是指手术应激使胃肠道蠕动功能发生停滞。术后早期肠梗阻的定义是指在术后 4 天内出现不能排气排便及不能经口进食。术后持续性肠梗阻的定义是指在术后第 4 天或之后出现以下五项症状中的两项或以上：①恶心或呕吐；②超过 24 小时不能耐受经口进食；③超过 24 小时不能排气；④腹胀；⑤影像学证据。术后复发性肠梗阻的定义是指在术后肠梗阻缓解后再次出现上述五项症状中的两项或以上。肠梗阻可导致严重的后果，它会导致胃肠道血液淤滞，伴发恶心、呕吐，从而增加肺部误吸的风险，延长住院时间，增加患者死亡率。同时肠梗阻还会诱发脱水、电解质紊乱甚至脓毒症。

心外术后肠梗阻的危险因素包括：高龄、男性、高体重指数、急诊手术、手术时长超过 3 小时、大量失血、围手术期输血、晶体液输注、麻醉及阿片类药物的使用、术前低蛋白血症、既往腹部手术史、慢性阻塞性肺疾病、周围动脉闭塞性疾病、术前脓毒症、腹腔感染等。

肠梗阻的发生包括三个阶段。初始阶段为神经性阶段，麻醉及手术切口刺激交感神经系统激活，引起肠道神经系统功能紊乱，乙酰胆碱释放减少，抑制肠道运动，导致肠道黏膜屏障失衡。第二阶段为炎症阶段，此阶段肠壁炎症反应增强，炎症细胞分泌促炎因子，导致肠道上皮细胞通透性增加及菌群易位。第三阶段为副交感神经激活及肠梗阻消退期，此阶段迷走神经张力增加从而减轻肠道炎症反应。

研究表明，胃肠道休息与鼻胃管减压等肠梗阻的传统治疗方法并不能促进术后肠梗阻的恢复。因此，上述治疗方法目前并不作为术后肠梗阻治疗的常规推荐。咀嚼口香糖模拟进食可以刺激迷走神经，具有抗炎作用，改善胃肠道功能，推

荐 3~4 次 /d, 5~45min/ 次, 而术前即开始咀嚼口香糖效果更好。术后早期恢复进食可以降低感染并发症、蛋白质消耗及肠黏膜渗漏, 刺激胃肠道功能的恢复, 并可降低静脉补液的需求, 避免潜在的电解质紊乱, 从而缩短术后肠梗阻的时间, 降低肠梗阻的发生率, 因此并不提倡绝对禁食。过度补液及肠道水肿可以促进术后肠梗阻的发生, 应避免术后过度补液。目前尚无恢复胃肠道动力的特异性药物。胆碱酯酶抑制剂新斯的明、静脉镁剂、泛影葡胺、甲氧氯普胺、枸橼酸莫沙必利等促胃肠动力药物均可以缩短术后肠梗阻的时间。通便药与直肠栓剂和早期下地活动可以在术后早期诱导肠道蠕动, 促进肠道功能的恢复, 并增加患者舒适度。经静脉输入利多卡因作用于肠梗阻的第一阶段, 可以减轻疼痛从而降低交感神经刺激。μ 型阿片受体拮抗剂阿维莫泮亦作用于肠梗阻的第一阶段, 可以阻断阿片类药物对胃肠道的抑制作用。经胸椎硬膜外导管给予局部麻醉剂如布比卡因可以减轻术后肠梗阻, 其导管应置于 T_6~T_8 胸椎, 术后持续给予 48~72 小时。非甾体抗炎药作用于肠梗阻的第二阶段, 抗炎药物的应用可以减轻胃肠道组织和腹膜的炎症反应。术中给予地塞米松可以降低术后恶心、呕吐的发生率。酮咯酸同时具有抗炎和减少麻醉镇痛剂使用的作用, 可缩短术后肠梗阻的时间。

【肝损伤】

肝脏是人体最大的实质器官, 是维持生命活动进行物质代谢和能量代谢的重要脏器, 具有很强的生物转化功能。肝脏血流量每分钟 1.25~1.5L, 占每分钟心输出量的 25%。肝脏具有双重血液供应, 20%~25% 血供来自肝动脉, 75%~80% 血供来自门静脉。此外, 肝脏具有从血液中摄取 95% 氧的能力。这些使得肝脏在低灌注情况下不容易发生坏死。然而, 上述保护机制尚不足以代偿严重灌注减少或显著低氧血症, 在这些情况下仍可能发生肝损伤。

肝损伤在心脏外科术后相对少见, 其发生率仅为 0.1%, 占心外术后腹腔脏器并发症的 4%, 但其死亡率可高达 74%。其中高胆红素血症的发生率可达 6.5%~20%。心脏外科术后肝损伤的严重程度不同, 从短暂的高胆红素血症到肝衰竭都可能发生。高胆红素血症通常会继发严重的术后并发症, 包括需要使用正性肌力药物和主动脉内球囊反搏的心输出量减低、休克及心搏骤停。这些患者有更长的机械通气时间、ICU 停留与总住院时间, 以及更高的感染率与死亡率。心脏手术后出现高胆红素血症的相关因素有: ①右心房高压导致肝淤血; ②体外循环无搏动性血流及其相关的局部灌注不良引起肝缺血性损伤的风险; ③大量输血; ④心脏切开吸引、体外膜氧合及体外循环各种其他因素引起的溶血; ⑤术后感染。心外术后肝损伤的术前危险因素包括女性、右心功能不全、中重度三尖瓣反流、肺动脉高压、充血性心衰病史、NYHA 分级Ⅱ~Ⅳ级、低射血分数, 术中危险因素包括心脏瓣膜(尤其是二尖瓣)手术、冠状动脉旁路移植术联合瓣膜手术、血肿及输血。

术后转氨酶升高与体外循环时间过长 (>100 分钟)有关。在术中接受体外循环的患者约有 10% 会有不同程度的肝损伤。体外循环产生的全身炎症反应综合征和氧化应激可以促进术后肝损伤的发生。体外循环会影响肝脏的生理学、免疫学和代谢功能。体外循环开始时儿茶酚胺的释放可以降低肝脏灌注约 20%, 使肝脏动脉血流减少 45%。血流灌注的减少可引起肝小叶中心窦缺血及继发再灌注损伤。在左室辅助装置植入术中, 右心室功能减低(低右心室每搏作功指数)、右房压升高、术中体外循环时间延长和高容量超滤均与肝功能损伤有关。术中和术后给予的药物治疗也有造成肝损伤的可能, 术后若由于低心输出量或血管麻痹等使用大剂量儿茶酚胺类药物, 则进一步增加了术后肝损伤的风险。

围手术期如果出现血流动力学紊乱, 肝功能检查亦可出现异常。心脏外科术后短暂出现肝功能指标轻度升高较为常见, 但不会造成明显的肝功能障碍。术后高非结合胆红素血症可能由体外循环造成的血管内溶血、机械瓣膜或输注红细胞造成的溶血导致, 而并非肝损伤, 需要进行鉴别。这种高非结合胆红素血症通常较为短暂, 患者指标多在 3 天内好转。

心功能不全患者会出现肺水肿、胸腔积液、中心静脉压升高、外周水肿和肝肿大等心源性淤血症状,以及低灌注和低心输出量的表现。升高的中心静脉压传导至肝静脉系统导致肝淤血。心输出量降低导致肝脏灌注受损及继发肝细胞坏死。肝功能受损后,其合成、解毒、排泄和生物转化等功能会发生严重障碍,导致一系列临床表现,患者会出现转氨酶和胆红素进行性升高,伴乏力、腹胀、恶心、呕吐等症状。肝细胞在遭受严重缺血性损伤后会出现代谢性酸中毒、高乳酸血症、低血糖等水电解质代谢障碍及酸碱平衡紊乱,还会出现凝血因子合成障碍、血小板减少、弥散性血管内凝血伴继发纤溶等凝血功能障碍和出血表现,以及血流动力学不稳定等临床表现。肝功能损伤患者由于肝脏单核 - 巨噬细胞系统清除肠源性内毒素的能力急剧下降,可发生肠源性内毒素血症,从而继发呼吸系统、泌尿系统、胆道及肠道等部位的感染。严重者甚至继发肾功能不全、肝肾综合征和肝性脑病。

心外术后肝损伤的一级治疗包括肠内营养支持、纠正低蛋白血症、注意消毒隔离无菌操作等支持性治疗。药物治疗包括:甘草甜素类药、还原型谷胱甘肽、S- 腺苷蛋氨酸、多烯磷脂酰胆碱、N-乙酰半胱氨酸、熊去氧胆酸等保肝利胆药物,以及促肝细胞生长素和前列腺素 E_1 脂质体等促肝细胞生长药物及肠道菌群调节制剂。针对并发症的治疗包括:给予呋塞米利尿、甘露醇脱水、低温疗法等防治脑水肿;发生肝性脑病的患者首先去除诱因,予限制蛋白、应用乳果糖口服或高位灌肠、使用支链氨基酸纠正氨基酸失衡,对抽搐患者使用苯妥英或苯二氮䓬镇静药物;对于水钠潴留引起的低钠血症和顽固性腹水患者可给予精氨酸加压素 V_2 受体拮抗剂治疗;常规预防性使用 H_2 受体拮抗剂或质子泵抑制剂预防消化道出血,对凝血功能障碍者给予输注新鲜血浆、凝血酶原复合物、纤维蛋白原、维生素 K 等补充凝血因子,血小板低者输注血小板,对出现弥散性血管内凝血者酌情给予小剂量低分子量肝素或普通肝素,对出现纤溶亢进表现的患者给予氨甲环酸或氨甲苯酸等抗纤溶药物;对于出现急性肾损伤或肝肾综合征的患者维持有效循环血容量和体循环灌注压,可使用特利加压素或去甲肾上腺素联合白蛋白治疗,必要时行连续性肾脏替代治疗(CRRT);对于

合并细菌或真菌感染者,首先给予经验性抗感染治疗,再根据培养和药敏试验结果调整抗生素。

人工肝支持系统是治疗急性肝损伤的有效方法之一,其治疗机制是基于肝细胞的强大再生能力,通过体外机械、理化和生物装置,清除各种有害物质,补充必需物质,改善内环境,暂时替代衰竭肝脏的部分功能。其分为非生物型、生物型和混合型三种类型,应用最多的是非生物型人工肝。目前常用的治疗急性肝损伤或高胆红素血症的方法包括:血浆置换、分子吸附再循环系统、体外血液净化及胆红素吸附。这些方法都可以清除血液中内毒素、细胞因子及高胆红素,因此具有肝脏解毒和为肝细胞再生创造条件的作用。心外术后胆红素吸附治疗高胆红素血症安全、有效,可改善患者临床预后,降低死亡率。

二、研究进展

【心脏外科术后急诊内镜检查的研究】

1. 研究设计　回顾性分析 2011—2020 年间 1 625 例心脏外科术后 30 天内行急诊食管、胃、十二指肠镜检查的患者的临床资料。其中,521 例行冠状动脉旁路移植术,493 例行瓣膜手术,290 例行直视主动脉手术,126 例行胸腹主动脉瘤血管内治疗术,120 例行经导管主动脉瓣植入术,75 例行其他心脏手术(如心脏肿瘤或赘生物切除术、肺动脉血栓内膜剥脱术)。急诊内镜是指因上消化道出血症状(呕血、呕吐咖啡渣样胃内容物、鼻胃管血性引流液、便血或黑便)、血红蛋白水平突然降低、出现上消化道出血的影像学征象或严重的胸腹痛而请消化内科会诊后在 24 小时内行内镜检查。

2. 研究结果与结论　在 1 625 例患者中 47 例行急诊食管、胃、十二指肠内镜检查,其中 30 例发现出血来源,包括:经食管超声心动图(TEE)检查相关损伤 8 例、胃溃疡 7 例、十二指肠溃疡 7 例,其他原因为食管贲门黏膜撕裂综合征(Mallory-Weiss 综合征)和缺血性胃炎。主动脉手术、血管内治疗术或经导管主动脉瓣植入术后接受急诊内镜检查的患者多为心脏手术后患者。

内镜止血治疗者更多见于 TEE 检查相关损伤、胃溃疡和十二指肠上段溃疡。然而，术中应用 TEE 并不增加内镜治疗的需求。术中应用 TEE 及术后内镜治疗也不影响住院时间和全因死亡率。只有 1 例消化道出血患者死亡。综上，作者得出结论：尽管心脏外科手术后可能出现严重的消化道出血，但大多数病例可以在内镜下进行治疗，不会明显增加住院时间或死亡率。

【混合模式人工肝治疗肝衰竭的回顾性队列研究】

1. 研究设计　为比较混合模式人工肝支持（MALS）和单一模式人工肝支持（SALS）对慢性肝衰竭急性加重（ACLF）患者 28 天和 90 天生存率的影响，回顾性收集 2018 年 1 月 1 日—2021 年 12 月 30 日 ACLF 接受人工肝支持治疗的患者的临床资料和生存时间。本研究中，接受两种及以上的人工肝支持（血浆置换、血浆吸附、双重血浆分子吸附系统、血液滤过）治疗被称为 MALS。

2. 研究结果与结论　纳入 462 例 ACLF 患者，其中接受 SALS 治疗患者 388 例，接受 MALS 治疗患者 74 例。MALS 治疗组 28 天和 90 天死亡率明显低于 SALS 组，尤其是终末期肝病模型（MELD）评分 ≥22 分及国际标准化比值（INR）≥1.9 者。MALS 治疗组 28 天和 90 天死亡风险因素（年龄、Child-Pugh 评分、MELD 评分、白细胞计数、总胆红素、INR、感染、消化道出血和肝性脑病）也更低。不同模式的联合可产生不同的治疗效果。血浆置换联合血浆吸附可显著改善内毒素血症、肝性脑病和高胆红素血症。血浆置换联合血液滤过可增强水溶性毒素的清除能力、维持内环境与水电解质平衡，并显著减轻脑水肿和肾功能不全。因此，MALS 可以给 ACLF 患者提供早期个性化治疗。

三、实用技巧

【内镜吻合夹系统止血治疗】

内镜吻合夹（over-the-scope clip，OTSC）系统适用于急性上消化道出血的一线治疗。OTSC

系统的构成包括施夹帽（三种直径为 11mm、12mm 和 14mm，两种深度为 3mm 和 6mm）、止血夹（三种类型为非创伤性钝齿、创伤性利齿和胃造口闭合型）、手轮和导丝回收器。止血夹材质为镍钛诺记忆合金。在操作过程中，将安装止血夹的施夹帽固定在内镜尖端，一根导丝穿过内镜管腔，连接至位于内镜管腔入口端的手轮。当发现目标出血位置时，应用吸力将整个出血部位吸入施夹帽中，然后通过快速旋转附在内镜上端的手轮，拉动连接到施夹帽上的导丝，释放止血夹，将夹子植入目标出血部位。如果一个止血夹不足以止血，可以放置多个夹子。止血夹通过四个尖齿从左、右两个方向固定病变，从而完成止血或闭合穿孔，并可以持续压迫组织。此外，夹子尖齿之间的空隙保证了血液流动，从而防止组织坏死并促进伤口愈合。必要时可以使用组织抓取钳或锚定钳。组织抓取钳通过交替开合的叶片抓取病变两侧，可以很容易地抓握较大病变的边缘。锚定钳通过三个可拉伸的针同时抓住病变，可以更好地钳夹硬化组织。

【胆红素吸附】

胆红素吸附的适应证为：肝衰竭早、中期，INR 在 1.5~2.5、凝血酶原活动度（PTA）介于 20%~40%、血小板计数 >50×10^9/L 为宜，及各种原因引起的严重高胆红素血症、严重胆汁淤积性肝病、经内科治疗效果欠佳者。其相对禁忌证为：严重活动性出血或并发弥散性血管内凝血者，对治疗过程中所用血液制品如血浆、肝素和鱼精蛋白等高度过敏者，循环功能衰竭者，心脑梗死非稳定期者，妊娠晚期。

胆红素吸附的原理：吸附树脂是自身带有正电的季铵盐基团，而血浆中胆红素分子结构中两个外展羧基在血液弱碱性环境中显负电，两者静电结合，对胆红素产生选择性吸附。胆红素分子结构中亲脂性基团与吸附树脂骨架具有亲和力，从而加强了吸附树脂对胆红素的吸附能力。吸附树脂具有针对目标物质的特定网络孔径，从而对胆红素、胆汁酸产生吸附。治疗模式：①血浆胆红素吸附：血浆分离后，将分离出的血浆送入胆红素吸附器（BS330）后再回输入人体；②双重血浆分子吸附系统（DPMAS）：采用离子交换树脂（BS330）和中性大孔树脂（HA330-Ⅱ）两种吸附剂联合应用，协同增效，迅速改善黄疸症状的同时清除炎症介质等有害物质，不耗费血浆，可以单独或与血浆置换等治疗方法联合使用，以迅速改善症状，提高救治成功率，改善患者预后。

治疗剂量：单次吸附的治疗剂量为 2~3 倍血浆容量，治疗持续时间为 2~3 小时，血流量为 100~150ml/min。若有必要，可更换 1 次吸附柱继续吸附，或定时、定期再进行吸附。患者的血浆容量可以根据患者的性别、红细胞压积和体重，按照下述公式进行计算和估计。

$$血浆容量（ml）=（1-红细胞压积）\times [b+c\times 体重（kg）]$$

其中 b 值男性为 1 530，女性为 864，c 值男性为 41，女性为 47.2。

抗凝方案：①普通肝素：适用于无活动性出血或出血风险、血液高凝状态的患者，首剂量 0.5~1.0mg/kg，追加剂量 10~20mg/h，间歇性静脉注射或持续性静脉滴注；②低分子量肝素：适用于无活动性出血或具有潜在出血风险的患者，剂量 60~80IU/kg，推荐在治疗前 20~30 分钟静脉注射，无须追加剂量；③阿加曲班：适用于活动性出血或高危出血风险、肝素类药物过敏或既往发生肝素诱导血小板减少症患者，首剂量 250μg/kg，追加剂量 1~2μg/(kg·min)持续滤器前给药，根据患者血浆活化部分凝血活酶时间监测结果，调整剂量。

四、实战病例

【心脏外科术后上消化道出血】

1. 摘要　老年男性，主动脉根部置换术（Bentall 术）后胃出血，经内科药物治疗及胃镜止血治疗后好转。

2. 病例介绍　患者男性，65 岁，因"检查发现升主动脉瘤 1 年余"入院。患者自诉 1 年前于当地体检行超声心动图检查提示升主动脉扩张，建议转至上级医院就诊，患者无明显胸背痛，未予重视。1 个月前患者复查超声心动图检查提示升主动脉瘤，建议手术治疗，门诊以"升主动脉瘤"收入病房。既往"胃大部切除"史 20 余年，冠脉支架植入术后。

患者入院后 12 天于全身麻醉下行 Bentall 术，术后返回 ICU，当日即给予静脉质子泵抑制剂治疗。患者术后 1 天拔除气管插管，拔管后出现间断呕血 4 次，为鲜红色血性，共约 1 000ml，伴血红蛋白下降至 73g/L，予输入悬浮红细胞、血浆、白蛋白，积极补充容量，上调去甲肾上腺素剂量维持血压。考虑急性上消化道出血，请消化内科会诊，具有急诊胃镜检查手术指征，遂送入胃镜室行胃镜检查，结果示食管腔中见新鲜血液由胃内涌出，胃小弯侧可见一长约 7cm 纵行黏膜撕裂自贲门至胃底，可见动脉搏动样出血，应用一次性注射针黏膜下注射 1∶10 000 肾上腺素生理盐水溶液，出血变缓，应用不同型号组织夹 15 枚夹闭出血及撕裂创面，腔镜型医用胶 1 支局部喷洒，观察无活动性出血，术后返回 ICU。内镜诊断：Mallory-Weiss 综合征并出血。

术后禁食水，予静脉营养支持治疗，质子泵抑制剂奥美拉唑持续静脉泵入抑酸，生长抑素泵入，黏膜保护剂保护胃黏膜治疗，凝血酶入胃管止血治疗，予头孢呋辛预防术后感染，动态观察呕吐、排便、肠鸣音、血压、心率等情况。患者胃镜止血后第 2 天再次出现呕血 2 次，为暗红色血块，共 450ml，血红蛋白无明显下降，考虑为积存血液，继续保守治疗。胃镜止血后第 3 天后未再出现呕血，循环稳定。胃镜止血后第 4 天转回普通病房，启用低分子量肝素抗凝。胃镜止血后第 7 天停用凝血酶入胃管，并予口服华法林抗凝。胃镜止血后第 12 天开始进半流食。患者术后 2 周病情平稳出院，继续口服抑酸药及华法林抗凝。

3. 病例特点　老年男性，既往胃大部切除病史，术后出现呕血，胃镜检查诊断 Mallory-Weiss 综合征，行胃镜下夹闭止血，并予输血、静脉营养支持、抑酸、生长抑素、凝血酶、胃黏膜保护等药物治疗，并于胃镜止血后 4 天启动抗凝，患者未再发生消化道出血，好转出院。

4. 诊治要点和难点　心脏外科术后如出现消化道出血的症状，应及时行胃镜检查明确诊断，并予胃镜下夹闭止血，同时辅助内科药物治疗。

心脏外科术后患者常需抗凝或抗血小板治疗,对于消化道出血后启用抗凝、抗血小板治疗的时机确定在这类患者中至关重要。

5. 治疗体会　心脏外科术后应密切监测患者生命体征,监测消化道症状,警惕消化道出血的发生,尤其警惕患者发生贲门黏膜撕裂的风险。一旦发生消化道出血,应及时多学科会诊,请消化内科协助行胃镜检查与治疗。

【心脏外科术后肝功能不全】

1. 摘要　中年男性,升主动脉置换术 + 全主动脉弓人工血管置换并支架象鼻手术后发生肝功能不全、高胆红素血症,经胆红素吸附治疗后肝功能好转。

2. 病例介绍　患者男性,38 岁,因"突发胸背痛 16 小时"入院。患者 16 小时前无明显诱因突然出现胸背部疼痛,程度剧烈,持续不缓解,就诊于当地医院,行主动脉 CTA 检查提示主动脉夹层 A2C 型。为求进一步手术治疗急诊收入院。既往高血压病史,血压最高 180/110mmHg。

患者入院后于急诊全身麻醉下行升主动脉置换术 + 全主动脉弓人工血管置换并支架象鼻手术,术后返回 ICU,持续气管插管接呼吸机辅助通气。患者术后 2 天尿量减少,每小时 30~40ml,利尿效果差,血肌酐(Scr)202.8μmol/L、尿素氮(BUN)15.89mmol/L、谷丙转氨酶(GPT)43U/L、谷草转氨酶(GOT)82U/L、总胆红素(TBIL)135.78μmol/L、直接胆红素(DBIL)109.04μmol/L、血浆凝血酶原时间(PT)13.1 秒、PTA 79.0%、INR 1.14、活化部分凝血活酶时间(APTT)37.1 秒、血浆纤维蛋白原(FIB)3.2g/L、血浆 D- 二聚体(D-dimer)2 312ng/ml。予床旁 CRRT,枸橼酸抗凝,并先后予甘草酸单铵半胱氨酸、异甘草酸镁、多烯磷脂酰胆碱、谷胱甘肽、熊去氧胆酸、乳果糖等保肝利胆治疗,口服地衣芽孢杆菌改善肠道菌群。术后 5 天 CRRT 改为肝素抗凝。患者术后转氨酶、胆红素持续升高,至术后 6 天,Scr 446.8μmol/L、GPT 596U/L、GOT 2 251U/L、TBIL 355.90μmol/L、DBIL 210.00μmol/L、血氨(NH$_3$)46.0μmol/L、PT 19.9 秒、PTA 42.0%、INR 1.75、APTT 26.7 秒、FIB 1.0g/L、D-dimer 17 250ng/ml,

全身皮肤及巩膜黄染。遂行间断胆红素吸附治疗,共 3 次,患者胆红素水平持续下降,至术后 13 天转氨酶、胆红素指标降至 GPT 115U/L、GOT 92U/L、TBIL 183.79μmol/L、DBIL 162.05μmol/L、凝血功能 PT 13.8 秒、PTA 71.0%、INR 1.22、APTT 50.4 秒、FIB 2.3g/L、D-dimer 3 628ng/ml。患者术后神志未清醒,持续呼吸机辅助通气,于术后 11 天行气管切开。患者术后 22 天转入外院继续治疗,出院前肝功能明显改善:GPT 69U/L、GOT 68U/L、TBIL 49.45μmol/L、DBIL 43.35μmol/L。

3. 病例特点　中年男性,急性主动脉夹层急诊术后发生肾功能不全与肝功能不全,行 CRRT,同时间断行胆红素吸附治疗,并予保肝利胆等药物治疗,患者肝脏功能逐渐好转。

4. 诊治要点和难点　急性主动脉夹层患者术后并发急性肝损伤,根据临床实验室检查及皮肤巩膜黄染等表现不难诊断。本病例同时出现肾脏与肝脏功能受损,及时积极给予脏器支持治疗至关重要。该患者同时接受了 CRRT 与胆红素吸附双重脏器支持治疗,增加了治疗的难度,但治疗效果良好。

5. 治疗体会　急性主动脉夹层患者术后易并发脑、肝、肾、肺等多脏器功能不全,如患者出现急性肝功能损伤,且肝功能持续恶化、胆红素水平持续升高,需及时给予人工肝辅助治疗,有利于患者脏器功能的恢复。

（王腾科）

参考文献

[1] VIANA F F, CHEN Y, ALMEIDA A A, et al. Gastrointestinal complications after cardiac surgery: 10-year experience of a single Australian centre[J]. ANZ J Surg, 2013, 83(9): 651-656.

[2] HESS N R, SEESE L M, HONG Y, et al. Gastrointestinal complications after cardiac surgery: incidence, predictors, and impact on outcomes[J]. J Card Surg, 2021, 36(3): 894-901.

[3] CHAUDHRY R, ZAKI J, WEGNER R, et al. Gastrointestinal complications after cardiac surgery: a nationwide population-based analysis of morbidity and

mortality predictors [J]. J Cardiothorac Vasc Anesth, 2017, 31 (4): 1268-1274.

[4] ANDERSSON B, NILSSON J, BRANDT J, et al. Gastrointestinal complications after cardiac surgery [J]. Br J Surg, 2005, 92 (3): 326-333.

[5] HESSEL E A. Abdominal organ injury after cardiac surgery [J]. Semin Cardiothorac Vasc Anesth, 2004, 8 (3): 243-263.

[6] MISHRA V, HEWAGE S, ISLAM S, et al. The correlation between bowel complications and cardiac surgery [J]. Scand J Surg, 2021, 110 (2): 187-192.

[7] CHOR C Y T, MAHMOOD S, KHAN I H, et al. Gastrointestinal complications following cardiac surgery [J]. Asian Cardiovasc Thorac Ann, 2020, 28 (9): 621-632.

[8] D'ANCONA G, BAILLOT R, POIRIER B, et al. Determinants of gastrointestinal complications in cardiac surgery [J]. Tex Heart Inst J, 2003, 30 (4): 280-285.

[9] DUMAN Z M, BAYRAM M, TIMUR B, et al. Predictors and outcomes of gastrointestinal complications after cardiac surgery: a systematic review and meta-analysis [J]. Turk Gogus Kalp Damar Cerrahisi Derg, 2023, 31 (1): 45-55.

[10] LU R, YANG B. Incidence and influencing factors of acute gastrointestinal injury after cardiac surgery [J]. BMC Cardiovasc Disord, 2023, 23 (1): 437.

[11] KRAWIEC F, MAITLAND A, DUAN Q, et al. Duodenal ulcers are a major cause of gastrointestinal bleeding after cardiac surgery [J]. J Thorac Cardiovasc Surg, 2017, 154 (1): 181-188.

[12] KRAWIEC F, MAITLAND A, DUAN Q, et al. New Technologies and Approaches to Endoscopic Control of Gastrointestinal Bleeding [J]. Gastrointest Endosc Clin N Am, 2015, 25 (3): 553-567.

[13] ARTIFON E L A, MARSON F P, KHAN M A. Endoscopic Ultrasonography-Guided Hemostasis Techniques [J]. Gastrointest Endosc Clin N Am, 2017, 27 (4): 741-747.

[14] RODRIGUES A, CARRILHO A, ALMEIDA N, et al. Interventional algorithm in gastrointestinal bleeding-an expert consensus multimodal approach based on a multidisciplinary team [J]. Clin Appl Thromb Hemost, 2020, 26: 1076029620931943.

[15] SCHÜTZ A, EICHINGER W, BREUER M, et al. Acute mesenteric ischemia after open heart surgery [J]. Angiology, 1998, 49 (4): 267-273.

[16] STONE J R, WILKINS L R. Acute mesenteric ischemia [J]. Tech Vasc Interv Radiol, 2015, 18 (1): 24-30.

[17] MOTHES H, KOEPPEN J, BAYER O, et al. Acute mesenteric ischemia following cardiovascular surgery: a nested case-control study [J]. Int J Surg, 2016, 26: 79-85.

[18] YAP K H, CHUA K C, LIM S L, et al. Is it possible to predict the risk of ischaemic bowel after cardiac surgery? [J]. Interact Cardiovasc Thorac Surg, 2014, 19 (3): 494-498.

[19] DENG Q W, TAN W C, ZHAO B C, et al. Risk factors for postoperative acute mesenteric ischemia among adult patients undergoing cardiac surgery: a systematic review and meta-analysis [J]. J Crit Care, 2017, 42: 294-303.

[20] BALA M, CATENA F, KASHUK J, et al. Acute mesenteric ischemia: updated guidelines of the World Society of Emergency Surgery [J]. World J Emerg Surg, 2022, 17 (1): 54.

[21] ABBOUD B, DAHER R, BOUJAOUDE J. Acute mesenteric ischemia after cardio-pulmonary bypass surgery [J]. World J Gastroenterol, 2008, 14 (35): 5361-5370.

[22] SASTRY P, HARDMAN G, PAGE A, et al. Mesenteric ischaemia following cardiac surgery: the influence of intraoperative perfusion parameters [J]. Interact Cardiovasc Thorac Surg, 2014, 19 (3): 419-424.

[23] CLAIR D G, BEACH J M. Mesenteric ischemia [J]. N Engl J Med, 2016, 374 (10): 959-968.

[24] SAKAMOTO T, FUJIOGI M, MATSUI H, et al. Clinical features and outcomes of nonocclusive mesenteric ischemia after cardiac surgery: a retrospective cohort study [J]. Heart Vessels, 2020, 35 (5): 630-636.

[25] GIURICIN M, BALANI A, GIACOMEL G, et al. Bowel obstruction after cardiac surgery due to diaphragmatic unrecognised hernia [J]. Updates Surg, 2012, 64 (1): 59-61.

[26] WELLS C I, MILNE T G E, SEO S H B, et al. Post-operative ileus: definitions, mechanisms and controversies [J]. ANZ J Surg, 2022, 92 (1-2): 62-68.

[27] ONG A W, MYERS S R. Early postoperative small bowel obstruction: A review [J]. Am J Surg, 2020,

219（3）：535-539.

［28］LUCKEY A，LIVINGSTON E，TACHÉ Y. Mechanisms and treatment of postoperative ileus［J］. Arch Surg, 2003, 138（2）: 206-214.

［29］MATTEI P, ROMBEAU J L. Review of the pathophysiology and management of postoperative ileus［J］. World J Surg, 2006, 30（8）: 1382-1391.

［30］VATHER R, TRIVEDI S, BISSETT I. Defining postoperative ileus: results of a systematic review and global survey［J］. J Gastrointest Surg, 2013, 17（5）: 962-972.

［31］RAMI REDDY S R, CAPPELL M S. A systematic review of the clinical presentation, diagnosis, and treatment of small bowel obstruction［J］. Curr Gastroenterol Rep, 2017, 19（6）: 28.

［32］VENARA A, NEUNLIST M, SLIM K, et al. Postoperative ileus: pathophysiology, incidence, and prevention［J］. J Visc Surg, 2016, 153（6）: 439-446.

［33］BRAGG D, EL-SHARKAWY A M, PSALTIS E, et al. Postoperative ileus: recent developments in pathophysiology and management［J］. Clin Nutr, 2015, 34（3）: 367-376.

［34］STAKENBORG N, GOMEZ-NILLA P J, BOECKXSTAENS G E. Postoperative ileus: Pathophysiology, pcurrent therapeutic approaches［J］. Handb Exp Pharmacol, 2017, 239: 39-57.

［35］HELLSTROM E A, ZIEGLER A L, BLIKSLAGER A T. Postoperative ileus: comparative pathophysiology and future therapies［J］. Front Vet Sci, 2021, 8: 714800.

［36］BUSCAIL E, DERAISON C. Postoperative ileus: a pharmacological perspective［J］. Br J Pharmacol, 2022, 179（13）: 3283-3305.

［37］RAMAN J S, KOCHI K, MORIMATSU H, et al. Severe ischemic early liver injury after cardiac surgery［J］. Ann Thorac Surg, 2002, 74（5）: 1601-1606.

［38］GREK A, ARASI L. Acute liver failure［J］. AACN Adv Crit Care, 2016, 27（4）: 420-429.

［39］LIU N, SUN L Z, CHANG Q. The relative risk factors analysis of hepatic dysfunction following aortic dissection repair［J］. Zhonghua Wai Ke Za Zhi, 2010, 48（15）: 1154-1157.

［40］CHACON M M, SCHULTE T E. Liver Dysfunction in cardiac surgery: what causes it and is there anything we can do?［J］. J Cardiothorac Vasc Anesth, 2018,

32（4）: 1719-1721.

［41］KIROV H, CALDONAZO T, AUDISIO K, et al. Association of liver dysfunction with outcomes after cardiac surgery-a meta-analysis［J］. Interact Cardiovasc Thorac Surg, 2022, 35（6）: ivac280.

［42］SOMMERFELD O, VON LOEFFELHOLZ C, DIAB M, et al. Association between high dose catecholamine support and liver dysfunction following cardiac surgery［J］. J Card Surg, 2020, 35（6）: 1228-1236.

［43］ROSENBAUM A N, TERNUS B W, PAHWA S, et al. Risk of liver dysfunction after left ventricular assist device implantation［J］. Ann Thorac Surg, 2021, 111（6）: 1961-1967.

［44］NASHEF S A M. The liver, cardiac surgery and EuroSCORE［J］. Eur J Cardiothorac Surg, 2022, 62（3）: ezac175.

［45］CHEN X, LI L, BAI M, et al. Bilirubin adsorption for the treatment of severe hyperbilirubinemia after cardiac surgery: a retrospective cohort study［J］. Int J Artif Organs, 2022, 45（2）: 146-151.

［46］HAGEL A F, NAEGEL A, LINDNER A S, et al. Over-the-scope clip application yields a high rate of closure in gastrointestinal perforations and may reduce emergency surgery［J］. J Gastrointest Surg, 2012, 16（11）: 2132-2138.

［47］SINGHAL S, CHANGELA K, PAPAFRAGKAKIS H, et al. Over the scope clip: technique and expanding clinical applications［J］. J Clin Gastroenterol, 2013, 47（9）: 749-756.

［48］KOBARA H, MORI H, NISHIYAMA N, et al. Over-the-scope clip system: a review of 1517 cases over 9 years［J］. J Gastroenterol Hepatol, 2019, 34（1）: 22-30.

［49］GUO X, WU F, GUO W, et al. Comparison of plasma exchange, double plasma molecular adsorption system, and their combination in treating acute-on-chronic liver failure［J］. J Int Med Res, 2020, 48（6）: 300060520932053.

［50］PAN K, ZHANG H, ZHONG K, et al. Bilirubin adsorption versus plasma exchange for hyper-bilirubinemia in patients after cardiac surgery: a retrospective study［J］. J Cardiothorac Surg, 2021, 16（1）: 238.

［51］ZHANG J, LUO H, HAN Y, et al. Sequential versus

mono double plasma molecular adsorption system in acute-on-chronic liver failures: a propensity-score matched study[J]. Int J Artif Organs, 2022, 45(1): 5-13.

[52] FU M, LIU X, MENG W, et al. Integration of a blood return strategy into the double plasma molecular adsorption system[J]. Semin Dial, 2023, 36(1): 75-76.

[53] MARCELLO M, RONCO C. Bilirubin adsorption with DPMAS: mechanism of action and efficacy of anion exchange resin[J]. Contrib Nephrol, 2023, 200: 201-209.

[54] ROSA-DIEZ G J, JOANNES-BOYAU O. The use of adsorption in extracorporeal liver support: the double plasma molecular adsorption system(DPMAS)[J]. Contrib Nephrol, 2023, 200: 210-217.

[55] 陈香美. 血液净化标准操作规程[M]. 北京: 人民卫生出版社, 2021.

[56] OKAMOTO T, YAMAMOTO K, TAKASU A, et al. Findings and outcomes of emergent endoscopies after cardiovascular surgery[J]. JGH Open, 2022, 6(3): 179-184.

[57] 中华医学会消化内镜学分会结直肠学组, 中国医师协会消化医师分会结直肠学组, 国家消化系统疾病临床医学研究中心. 下消化道出血诊治指南(2020)[J]. 中国医刊, 2020, 55(10): 1068-1076.

[58] 中国医师协会急诊医师分会, 中华医学会急诊医学分会, 全军急救医学专业委员会, 等. 急性上消化道出血急诊诊治流程专家共识[J]. 中国急救医学, 2021, 41(1): 1-10.

[59] IOANNIDIS O, RAMIREZ J M, UBIETO J M, et al. The EUPEMEN(EUropean PErioperative MEdical Networking)protocol for bowel obstruction: recommendations for perioperative care[J]. J Clin Med, 2023, 12(13): 4185.

[60] 中华医学会肠外肠内营养学分会, 中国国际医疗保健促进交流会外科康复促进学分会. 小肠梗阻的诊断与治疗中国专家共识(2023版)[J]. 中华胃肠外科杂志, 2023, 26(5): 401-409.

[61] 中华医学会感染病学分会肝衰竭与人工肝学组, 中华医学会肝病学分会重型肝病与人工肝学组. 肝衰竭诊治指南(2018版)[J]. 临床肝胆病杂志, 2019, 35(1): 38-44.

第 4 节 肾脏并发症

急性肾损伤(acute kidney injury, AKI)是心脏外科手术后常见且严重的并发症, 在主动脉手术需要中低温停循环时发生率会更高, 严重影响了患者的预后和转归。以 A 型主动脉夹层为例, 笔者科室在 2013 年的研究——Stanford A 型主动脉夹层深低温停循环术后急性肾衰竭相关因素分析中已证实, A 型主动脉夹层手术后早期 AKI 的发生率仅次于神经和呼吸系统并发症。此前, 笔者科室的另一项研究收治了 2009 年 2 月—2010 年 10 月心外 ICU 的 169 例行主动脉替换术的急性 A 型主动脉夹层患者。其中 95 例(56.2%)在 ICU 发生 AKI, 可见其发生率之高。在笔者科室开展的 "C 反应蛋白与急性 A 型主动脉夹层术后急性肾损伤的相关性" 研究中, 心外 ICU 自 2005 年 1 月—2008 年 12 月共有 220 例因心脏外科手术后发生 AKI 而行 CRRT 的患者, 病死率为 62.1%, 可见其病死率之高。更有研究表明, AKI 是心脏外科手术死亡的独立危险因素, 仅血肌酐水平轻度升高至 26.5pmol/L 也会显著延长住院时间, 提高病死率。而在行肾脏替代治疗的患者中, 其病死率更是高达 50%~80%。AKI 导致患者死亡风险增加, 成为困扰心脏外科的问题之一。这使我们认识到, 及早纠正 AKI, 治疗与预防该并发症, 对于改善患者术后肾功能和预后可能意义较大。

一、知识要点

【病因】

心脏外科手术患者术后本身容易并发 AKI。常见病因有: ①患者术前多有控制不良的高血压, 肾脏长期处于高灌注状态。术前需要对患者进行控制性降压, 治疗措施进一步导致肾脏供血减少, 加重肾损害。同时, 术前需要行冠脉 CTA 或造影检查以明确诊断。虽然随着对比剂的改进, 对比剂肾病的发生率有所下降, 但对于肾功能已经受损的患者仍易诱发对比剂肾病的发生。②手术难度大,操作技术复杂,体外循环时间长,进行体外循环无法保证正常的肾脏血流量及灌注压,相对缺血缺氧的肾脏易发生肾小管坏死。③体外循环会破坏部分红细胞,释放出的血红蛋白可能阻塞肾小管,导致肾小球囊内静水压升高,肾小球滤过率下降。④体外循环会使血液稀释,血液携氧能力下降,加剧肾脏损伤。⑤主动脉全弓置换患者深低温停循环期间微循环栓塞和血流动力学改变是终末脏器损伤(包括肾脏损伤)的主要原因。⑥手术患者常发生术后低心排血量综合征,心脏泵血功能低于正常,体外循环血液灌注不足,累及肾脏,促进 AKI 的发生。⑦围手术期可能大量使用升压药物,使周围动脉收缩,肾动脉收缩,肾脏灌注不足,肾皮质缺血缺氧,导致 AKI。⑧术中及术后短时间内大量输注库存血,激活炎症因子,诱发或加重肾功能损伤。输注库存血可能引发溶血反应,血红蛋白阻塞肾小管,致阻塞部位以上肾小管内压升高,使肾小球滤过率降低引起肾功能损害。大量输血还可引起白细胞、单核细胞、淋巴细胞激活,产生炎症因子,炎症产物、毒素可直接损害肾小管上皮细胞、肾小球基底膜;坏死的上皮细胞、血红蛋白、肌红蛋白和其他微栓可以直接堵塞肾小管,影响肾小球滤过。同时,术中应激致肾素-血管紧张素-醛固酮系统活性增强,缩血管物质增多,肾血管收缩,肾脏缺血再灌注损伤等因素均可能加重肾损伤,导致 AKI。

【诊断标准与分级】

2008 年,美国急性透析质量倡议(ADQI)将心脏手术相关急性肾损伤(cardiac surgery associated-acute kidney injury, CSA-AKI)定义为"心脏手术后肾脏功能突然恶化,且有肾小球滤过率(GFR)降低的证据"。2012 年,改善全球肾脏病预后组织(Kidney Disease: Improving Global Outcomes, KDIGO)共识小组发表了 AKI 定义的最新版本,并定义了 AKI 的三个严重级别。参照 KDIGO 急性肾损伤临床实践指南,如患者符合以下情况之一即可诊断为 AKI:①在 48 小时内出现血肌酐增高 26.5μmol/L;②血肌酐在 7 天内增高至基础值的 1.5 倍(确认或推测 7 天内发生);③持续 6 小时尿量小于 0.5ml/(kg·h)。目前临床

应用最广泛的 AKI 程度分级就是 KDIGO 分级(表 10-4-1)。

表 10-4-1 AKI 的 KDIGO 分级

分级	血清肌酐	尿量
1	基础值的 1.5~1.9 倍,或48h 内增加 ≥0.3mg/dl(26.48μmol/L)	<0.5ml/(kg·h)持续 6~12h
2	基础值的 2.0~2.9 倍	<0.5ml/(kg·h)持续 ≥12h
3	基础值的 3.0 倍,或升高至 ≥4.0mg/dl(353.6μmol/L),或开始进行肾脏替代治疗,或年龄 <18 岁时 eGFR 下降至 <35ml/(1.73m²·min)	<0.3ml/(kg·h)持续 ≥24h,或无尿 ≥12h

注:eGFR,估算的肾小球滤过率。

【AKI 的危险因素】

心脏外科手术后 AKI 发生的危险因素一般包括术前、术中、术后因素。术前危险因素包括:女性、高龄、糖尿病史、高血压史、高体重指数、术前血清肌酐、术前血尿酸、术前低左心室射血分数、左心室功能不全、术前肾功能不全、术前夹层累及双肾动脉等;术中危险因素包括:体外循环时间、主动脉阻断时间、停循环时间长等;术后危险因素包括:延迟拔管、机械通气时间长、呼吸衰竭、心力衰竭、容量负荷过重、应用肾毒性药物等。

【肾功能监测重点】

1. 肾小球功能监测 肾小球滤过率(glomerular filtration rate, GFR)指单位时间内(通常指每分钟)两侧肾脏生成的滤液量,是用来衡量肾功能的重要指标之一。肾小球滤过率目前还不能够直接测定,临床上只能用合适的内源性或外源性物质清除率来间接反映。目前,常通过测定患者的血、尿肌酐,血尿素氮以及内生肌酐清除率来反映肾小球的滤过功能,依据这些指标计算肾小球滤过率。通过血肌酐、体重、年龄来获得估算的 GRF(estimate GRF, eGRF)。

内生肌酐清除率是反映肾小球滤过功能的重要指标。成人内生肌酐清除率的正常值范围为

80~120ml/min。当内生肌酐清除率降低至正常值的 80% 以下时提示肾小球功能减退，如内生肌酐清除率降至 51~70ml/min 为轻度，降至 31~50ml/min 为中度，降至 30ml/min 及以下为重度。多数急性和慢性肾小球肾炎患者可发生内生肌酐清除率降低。

2. 肾小管功能监测　肾小管具有重吸收、分泌与排泄功能。严重创伤、缺血、感染、免疫抑制、中毒等均可导致肾小管上皮细胞坏死，从而影响肾小管的功能。肾近曲小管重吸收功能可通过测定尿葡萄糖、尿氨基酸、尿 α_1 微球蛋白（α_1-MG）、尿 N- 乙酰 -β- 葡萄糖苷酶（NAG）及尿 β_2 微球蛋白（β_2-MG）清除试验反映；肾小管排泄功能可检测酚红排泄试验反映；肾小管浓缩稀释功能可检测尿量 / 比重、尿渗透压、尿浓缩稀释试验等反映。

（1）尿比重监测：危重患者肾功能不全时最常见的受损部位为肾小管，因此，与尿量相比测量尿比重有时更有意义，临床常结合 24 小时尿量综合判断和分析患者的血容量及肾脏的浓缩功能。尿比重的正常值为 1.010~1.025，尿比重 >1.025 为高比重尿，提示尿液浓缩；尿比重 <1.010 为低比重尿，如果持续低比重则提示肾脏浓缩功能降低，见于肾功能不全恢复期、尿崩症、利尿剂治疗后、慢性肾炎及肾小管浓缩功能障碍等情况。

（2）尿渗透压监测：测量的意义同尿比重，主要用于评估患者的血容量及肾脏的浓缩功能。临床上常同时监测血浆、尿渗透压，计算两者的比值，用以反映肾小管的浓缩功能。尿渗透压的正常值为 600~1 000mOsm/L，血浆渗透压的正常值为 280~310mOsm/L，尿 / 血浆渗透压的比值为 2.5 ± 0.8。急性肾衰竭时尿渗透压接近于血浆渗透压，两者的比值降低，可小于 1.1。

【CRRT 的作用】

连续性肾脏替代治疗（continuous renal replacement therapy，CRRT）是一种 ICU 常用的连续血液透析方式，主要用于治疗 AKI。CRRT 模仿肾小球的滤过原理，主要通过对流和弥散这两种方式清除废物、滤除水分，每天 24 小时连续替代受损的肾脏进行血液净化。但近年来 CRRT 已经从狭义上的肾脏替代转变为全身脏器支持，治疗指征从传统意义上危及生命情况下的补救性治疗，转变为早期基于个体所需的液体管理、炎症调节与毒素清除治疗。将其应用于 AKI 患者，也正基于此。

CRRT 在 AKI 患者中的治疗作用主要有以下几个方面：①清除炎症介质：其作用机制有三种：吸附、对流和弥散。有研究报道，患者经 CRRT 后，血液中 TNF-α、IL-1β、IL-6、IL-8 水平有所降低。②改善血流动力学：通过清除心肌抑制因子，增加心肌收缩力，增强右室功能，因而有助于纠正肺水肿。同时对缺氧引起的酸中毒也有治疗作用。③适度维持液体负平衡：患者主动脉夹层术后若出现心功能不全，并发 AKI，以及术后进行大量液体复苏，使得患者普遍出现液体超负荷。液体超负荷可以引发肺部并发症、延长机械通气时间、影响消化功能并最终导致患者死亡率升高。越来越多的文献表明液体负平衡有利于重症患者的预后，同样，早期液体负平衡也与低死亡风险相关。而 CRRT 可以在第一时间对患者的液体平衡进行调节，减轻患者液体负担。尽早应用 CRRT 可干预 AKI 的发生、发展，改善预后，尤其对血流动力学不稳定的患者来说，应用 CRRT 可能更有利。

容量管理步骤有：对患者情况进行系统评估；制订液体治疗方案；对患者容量状态、容量反应性相关指标进行动态监测；随时调整治疗方案。制订液体治疗方案的原则：依据容量评估的结果；确定液体治疗目标；有针对性地确定液体量、种类、速度、次序；动态监测；制订个体化方案。CRRT 在容量管理中的优势包括：安全，不易引起血压波动；有效，能达到预定目标；稳定，即稳定循环和内环境；持续，可持续长时间进行。在 CRRT 中，脱水过程大致分为 4 个阶段：①快速脱水，缓解急性肺水肿和心脏过负荷；②量需脱水，维持既定的液体负荷目标，以血流动力学评估为基础，不断调整脱水速度；③主动脱水，减轻组织水肿；④缓慢脱水，改善器官功能。

二、研究进展

【国内外有关 AKI 患者应用 CRRT 时机的研究】

目前，有关临床中开始 CRRT 的时机尚存争议，不同研究中关于何为早期，何为晚期的定义不同，以及入选患者的类型不同都是导致结论不同的原因。在脓毒症相关 AKI 患者的 CRRT 时机研究中，大多结果表明早期和晚期 CRRT 对患者生存预后无影响，而纳入较多心外科术后患者的 ELAIN 研究则表明早期 CRRT 能够改善患者预后，可能 ELAIN 研究的结论更适合心外术后 AKI 患者。

【EIAIN 研究】

1. 研究设计　这是来自德国的一项单中心、随机对照试验。纳入标准：年龄 18~90 岁，AKI KDIGO 2 级，中性粒细胞明胶酶相关脂质运载蛋白（NGAL）>150ng/dl，至少存在以下症状之一，包括严重脓毒症、应用升压药物、严重液体过负荷、SOFA≥2 分。早期指 KDIGO 2 级 8 小时内开始肾脏替代治疗（RRT），晚期指 KDIGO 3 级 12 小时内开始 RRT。早期组平均在诊断后 5 小时进行治疗，晚期组则在诊断后 40 小时进行，两组平均开始治疗时间相差 35 小时。

2. 主要结局　主要终点是随机分组后 90 天死亡率。早期开始 RRT 显著降低 90 天死亡率（早期组死亡率 39.3%，晚期组死亡率 54.7%），早期组患者多于第 90 天恢复肾功能，早期组 RRT 持续时间和住院时间明显短于晚期组，但早期 RRT 对 90 天后 RRT 需求、器官功能障碍和 ICU 住院时间无显著影响。

【AKIKI 研究】

1. 试验设计　这是来自法国的一项涉及 31 家 ICU、无盲、前瞻性、多中心、开放标签的随机临床试验。纳入标准：18 岁以上，合并肾小管坏死（缺血或毒性）、接受有创机械通气及升压药物，随机分组时 AKI 达到 KDIGO 3 级。早期组均为 KDIGO 3 级，随机分组后立即开始 RRT。晚期组在出现紧急透析指征后开始 RRT。早期组平均在诊断后 2 小时进行治疗，晚期组则在诊断后 57 小时进行。

2. 主要结局　主要终点是随机分组后 60 天死亡率。第 60 天死亡率在早期组和晚期组之间没有显著差异，导管相关血流感染率早期组高于晚期组。

【IDEAL-ICU 研究】

1. 试验设计　Ⅲ期、多中心、随机对照、开放标签设计，在法国 29 家教学或大型综合医院的 ICU 中筛选脓毒症休克合并 AKI 的患者，患者随机分配至 RRT 早期启动组或 RRT 延迟启动组。早期组：脓毒症 AKI 患者 REFLE 分级 F 级，12 小时内启动 RRT；晚期组：脓毒症 AKI 患者 REFLE 分级 F 级，接受密切观测，若未出现紧急透析指征，则 48 小时后启动 RRT。

2. 主要结局　主要终点是随机分组后 90 天死亡率。早期启动 RRT 对比延迟启动 RRT 在 90 天生存率和液体平衡方面无差异。

笔者观点：两项重磅研究 ELAIN 及 AKIKI 研究结果相继在 *JAMA*、*NEJM* 上发表，结果发现两项研究的结果截然不同，ELAIN 的结论为早期开始肾脏替代治疗能够改善 AKI 患者预后，而 AKIKI 的结论为早晚都一样。下面我们比较两项研究的不同：①试验设计方面：ELAIN 研究为随机单中心研究，德国明斯特大学医院。AKIKI 研究为随机多中心研究，31 家法国医院。通常在临床药物试验中，多中心研究要优于单中心，因为给药过程相对简单，多中心覆盖人群更广，入组更快。但对于 RRT 治疗时机这样的研究，可能单中心研究更加方便进行质量控制，减少干预手段所带来的偏差。②患者选择方面：ELAIN 研究为 KDIGO 2~3 级患者，KDIGO 2 级患者进入早期组，KDIGO 3 级患者进入晚期组，而且入选患者为严重脓毒症、使用血管活性药物、顽固性液体容量过负荷及肾外器官功能障碍的 AKI 患者。AKIKI 研究中两组均为 KDIGO 3 级患者，原发病为合并急性肾小管坏死、使用机械通气和 / 或血管活性药物的 AKI 患者。两项研究的患者特征有很大不同。用 AKI 的 KDIGO 分级来看，AKIKI 研究的患者总体情况更严重，而且通常我们在谈 RRT 治疗时机时，液体负荷是优先考虑的因素，ELAIN 研究入选了此类患者，AKIKI 则未入选。③干预时机方面：在 ELAIN 研究中早期组平均在诊断后 5 小时进行治疗，晚期组则在诊断后 40 小时进行。两组平均开始治疗时间相差 35 小时。在 AKIKI 研究中早期组平均在诊断后 2 小时进行治疗，晚期组则在诊断后 57 小时进行。两组平均开始治疗时间相差 55 小时。AKIKI 研究两组平均起始治疗时间差较 ELAIN 研究更长，按常理推断两组间出现差异的可能性应该更大。但事实正好相反，AKIKI 研究为阴性结果。这可能是由于 AKIKI 研究的入组患者总体情况更严重，已经错过治疗的最佳时机，而且两组患者在开始 RRT 治疗前的尿量、肌酐水平差异不大。而 ELAIN 研究中，早期组患者开始 RRT 治疗前的尿量、肌酐、尿素氮水平均要优于晚期组。④干预措施方面：ELAIN 研究中所有患者都采用 CVVHDF 模式进行治疗，前稀释，透析液与置换液为 1∶1，剂量均在 30ml/（kg·h）左右，全部采用枸橼酸抗凝。由于是单中心研究，CRRT 治疗质量的一致性较高，干扰偏差小。AKIKI 研究中未给出具体治疗参数，但我们可以知道的是，所有患者的治疗模式由临床医师自主决定。研究中约 55% 患者首先采用的是间断性肾脏替代治疗（IRRT），50% 仅采用 IRRT 治疗，30% 患者仅采用 CRRT 治疗，20% 患者是 IRRT 与 CRRT 混合治疗。AKIKI 作为一项多中心研究，即使存在治疗规范指南，但是在治疗模式上有较大差异。⑤生物标志物方面：ELAIN 研究在随机分组日（D0）及随机分组后 24 小时（D1）对早期治疗组所有患者及约 1/5 的晚期组患者都至少进行了 6 小时的 CRRT，分别测定巨噬细胞抑制因子（MIF）、IL-6、IL-8 和 IL-18。而且在患者的入选标准中，ELAIN 研究也明确了 NAGL 需大于 150ng/dl。试验结果发现 IL-6、IL-8 升高可能与 AKI 发病及死亡相关，同时认为 NGAL 可以作为治疗时机的一个参考指标。而 AKIKI 研究并未涉及生物标志物。总体上来看，ELAIN 研究的质量要高于 AKIKI，但也不能否认 AKIKI 也是非常优秀的研究，Mehta 教授也在 *NEJM* 上对

于 AKIKI 研究给予了肯定。至于到底是该早做还是晚做？笔者认为，液体负荷是决策 AKI 治疗时机的关键因素，尤其是对于心外科术后患者。从 ELAIN 研究结果来看，可能"早"还是要优于"晚"。其实这两项研究最根本核心在于 AKI 患者危险程度的分级策略。其他临床试验，例如 STARRT 和 IDEAL-ICU 研究也是多中心随机对照研究，其结果和 ELAIN 研究不同，提示早晚期 RRT 对生存无显著影响。ELAIN 研究包括 231 名术后（主要是心脏手术）患者，具体启动时间取决于 KDIGO 阶段。早期组和延迟组分别在达到 KDIGO 2 级和 KDIGO 3 级时接受 RRT，同时这些患者还有其他纳入标准。然而，在 IDEAL-ICU 研究和 STARRT 研究中，早期组启动时肾功能更差，似乎参加 IDEAL-ICU 和 STARRT 研究的患者比 ELAIN 研究中的患者病情更严重，并且可能已经错过了 RRT 启动的最佳时间。纳入标准不同、"早期"和"晚期"的定义不同、患者类型不同以及肾脏替代治疗模式的差异可能解释了这些试验之间结果的不同。

有多项报道指出，在 AKI 患者中早期应用 CRRT 可降低肾脏负荷、尽早纠正内环境紊乱，提高患者生存率，目前笔者所在医院心外危重症中心大多数心外术后 AKI 患者均为早期行 CRRT，更有利于尽早纠正患者容量过负荷状态，且患者预后良好。

三、实用技巧

【AKI 治疗】

1. 集束化管理　为了提高诊疗质量和改善患者预后，KDIGO 建议采用一组简单明了、基于证据的 AKI 集束化治疗，建议 AKI 所有分期的患者都应该优先考虑停用肾毒性药物、优化容量、监测血流动力学、监测血肌酐和尿量、控制血糖和慎用对比剂等防治措施，纠正可逆性病因和避免进一步损伤。保持平均动脉压 >65mmHg、中心静脉压 8~10mmHg。

2. 容量和液体管理　容量管理是对患者静脉输入液体的总量、种类、速度的管理，在危重症患者的治疗中处于重要地位，贯穿 ICU 治疗的始终，与疾病预后关系密切。容量管理的目

的是补充液体丢失,维持有效循环容量,改善组织灌注、维持器官功能,维持水、电解质和酸碱平衡,维持液体正常渗透压,供应能量,提供营养。临床中常应用液体复苏,液体复苏目的包括快速扩张血容量,尽快恢复有效组织灌注,改善组织细胞的氧供,重建氧的供需平衡和恢复正常的细胞功能。临床中我们要以恢复组织灌注为目的,不能单纯以丢失量作为指标。组织灌注应维持在可接受的范围内,避免重要脏器发生不可逆损伤。临床中我们常用到早期目标导向治疗,一旦发现低血压或乳酸酸中毒即开始液体复苏,复苏开始后的 6 小时内达到以下目标:CVP 8~12mmHg,MAP≥65mmHg,尿量≥0.5ml/(kg·h),SvO_2≥70%,如果 CVP 已经达到 8~12mmHg 而 SvO_2 没有达到 70%,则可以输血使红细胞压积≥30%,可给予多巴酚丁胺,最大剂量可达到 20μg/(kg·min)。

液体复苏是在诊断明确时进行的治疗措施,而容量负荷试验是在诊断不明而又高度怀疑存在容量不足的情况下采取的试探性治疗,两者目的不同。容量负荷试验目的是通过观察患者对快速扩容的反应,判断机体循环状态,指导液体治疗。容量负荷试验方法:30 分钟内输入 500~1 000ml 晶体或者 300~500ml 胶体,密切观察患者血压、心率、尿量、体温以及肺部啰音。如果心率下降,血压升高,尿量增加,提示容量不足,可适当继续补液。如果心率加快,血压下降,出现肺部湿啰音,提示容量负荷过重,应停止补液,可给予利尿剂和正性肌力药物。容量负荷试验评判液体反应性的标准见表 10-4-2。

表 10-4-2　容量负荷试验评判液体反应性的标准

每 10 分钟测 CVP	每 10 分钟测 PAWP
ΔCVP≤2mmHg 继续快速补液	ΔPAWP≤7mmHg 继续快速补液
ΔCVP 2~5mmHg 暂停快速补液,等待 10min 后再次评估	ΔPAWP 3~7mmHg 暂停快速补液,等待 10min 后再次评估
ΔCVP≥5mmHg 停止快速补液	ΔPAWP≥7mmHg 停止快速补液

注:补液试验,30min 内输入 500~1 000ml 晶体液或 300~500ml 胶体液,根据患者的反应性和耐受性判断进而指导液体治疗。CVP,中心静脉压;PAWP,肺动脉楔压。

有关容量反应性相关的操作和评估指标可参考本书第 3 章。有关液体选择:液体复苏时,不同种类液体的剂量、顺序没有特别推荐,需根据具体情况应用。与晶体液相比,胶体液不改变休克患者转归,但如果血流动力学不稳定的患者,胶体液的扩容效果更好,胶体液(羟乙基淀粉)对凝血、免疫和肾功能有影响,血肌酐高于正常 2 倍时(非肾前性),不建议使用。大量输入生理盐水可导致高氯性酸中毒,这是由于肾脏代偿功能受损和氯超负荷所致。平衡液中的离子配方与血液相似,因而酸碱失衡发生率较低,大量补液时,应选择平衡液。高渗液扩容效率更高,并有组织脱水的作用,因而可用于脑水肿高危人群,现有资料有限,关于其疗效,尤其是安全性需要进一步证实。

四、实战病例

【不稳定型心绞痛行冠状动脉旁路移植术出现术后围手术期心肌梗死,术后急性肾损伤及肺部感染】

1. 摘要　老年女性,不稳定型心绞痛行冠状动脉旁路移植术出现术后围手术期心肌梗死,术后并发急性肾损伤、肺部感染,患者及时行 IABP 辅助,并早期予 CRRT,加强呼吸道管理,多种手段治疗肺部感染,好转出院。

2. 病例介绍　术前情况:77 岁老年女性,因"突发胸闷憋气 40 天"入院,1 个月前外院 RCA 放置支架。冠状动脉造影提示:冠脉三支病变,LAD 近中段狭窄 80%,LCX 分为 OM_1、OM_2、OM_3,OM_1 相对粗大,RCA 主干多节段狭窄,狭窄最重 80%,PDA 相对粗大,PLA 未见明显显影。入院诊断为冠状动脉粥样硬化性心脏病、不稳定型心绞痛,术前超声心动图:EF 69%,左室舒张期末内径 43mm,二尖瓣反流(轻)。术前肌酐 67.8μmol/L。

术中情况:行 OPCABG,3V,AO-SVG-LAD,AO-SVG-OM_1-PDA。术中流量监测:SVG-LAD 为 69ml/min,PI 为 1.5;SVG-OM 为 52ml/min,PI 为 2.1;SVG-PDA 为 22ml/min,PI 为 1.7。患者血管条件差,术中渗血多。

术后经过：术后 1 天晨起心电图Ⅱ、Ⅲ、aVF
导联 ST 段抬高，TnI 逐渐升高，当日晚间复查
TnI 大于高限，血管活性药量大，循环波动，考虑
围手术期心肌梗死，床旁放置 IABP。患者术后尿
少，补液、提高灌注压、利尿效果均差，肌酐进行性
上升，考虑急性肾损伤，术后 5 天 AKI 情况达到
KDIGO 2 级，此后 6 小时左右行床旁 CRRT，开
始时机为早期 CRRT。术后 6 天拔除气管插管，
患者咳痰差，肺不张，低氧（PaO$_2$ 60mmHg），间断
下肺吸痰，翻身体疗，间断无创呼吸机辅助通气，
氧合改善。术后 7 天撤除 IABP。术后 8 天暂停
CRRT，泵入呋塞米，尿量可。根据患者血常规、体
温、PCT、胸部 X 线检查，痰、血培养结果回报等情
况，调整抗生素，术后头孢呋辛预防感染，术后 3 天
头孢他啶抗感染，术后 7 天更换 CVC，头孢他啶联
合万古霉素抗感染，术后 13 天顺利出院。

3. 病例特点与诊治要点和难点　动态监测
心肌酶与心电图变化，早期识别围手术期心肌梗
死，及时行 IABP 辅助，此类患者容易出现术后
AKI，早期发现，积极治疗，注意容量管理，根据肾
功能调整药物剂量与行 CRRT 的时机。

4. 治疗体会　对于冠状动脉旁路移植术后
围手术期心肌梗死患者，及时明确诊断并进行
IABP 辅助，心外术后急性肾损伤患者动态观察尿
量与肌酐，必要时行 CRRT，笔者中心多为早期行
CRRT，拔除气管插管后警惕肺不张，注意加强呼
吸道管理，必要时进行有创 - 无创呼吸机序贯治
疗，联合应用多种手段预防及治疗术后感染。

（焦　瑞）

参考文献

[1] 李菲,刘楠,董平,等. Stanford A 型主动脉夹层深低
　　温停循环术后急性肾功能衰竭相关因素分析[J]. 中
　　华外科杂志,2013,51(12):1094-1098.

[2] 阮彩霞,尚蔚,侯晓彤,等. C 反应蛋白与急性 A 型主
　　动脉夹层术后急性肾损伤的相关性[J]. 中华胸心血
　　管外科杂志,2014,30(12):741-744.

[3] GAUDRY S, HAJAGE D, SCHORTGEN F, et al.
　　Comparison of two strategies for initiating renal
　　replacement therapy in the intensive care unit: study
　　protocol for a randomized controlled trial（AKIKI）
　　[J]. Trials, 2015, 16: 170.

[4] ZARBOCK A, KELLUM J A, SCHMIDT C, et al.
　　Effect of early vs delayed initiation of renal replacement
　　therapy on mortality in critically ill patients with acute
　　kidney injury: the ELAIN randomized clinical trial[J].
　　JAMA, 2016, 315(20): 2190-2199.

[5] GAUDRY S, HAJAGE D, SCHORTGEN F, et al.
　　Initiation strategies for renal-replacement therapy in the
　　intensive care unit[J]. N Engl J Med, 2016, 375(2):
　　122-133.

[6] BARBAR S D, CLERE-JEHL R, BOURREDJEM A,
　　et al. Timing of renal-replacement therapy in patients
　　with acute kidney injury and sepsis[J]. N Engl J Med,
　　2018, 379(15): 1431-1442.

[7] STARRT-AKI Investigators, Canadian Critical Care
　　Trials Group, Australian and New Zealand Intensive
　　Care Society Clinical Trials Group, et al. Timing of
　　initiation of renal-replacement therapy in acute kidney
　　injury[J]. N Engl J Med, 202, 383(3): 240-251.

[8] BESEN B A M P, ROMANO T G, MENDES P V,
　　et al. Early versus late initiation of renal replacement
　　therapy in critically ill patients: systematic review and
　　meta-analysis[J]. J Intensive Care Med, 2019, 34(9):
　　714-722.

[9] ELAHI M, ASOPA S, PFLUEGER A, et al. Acute
　　kidney injury following cardiac surgery: impact of early
　　versus late haemofiltration on morbidity and mortality
　　[J]. Eur J Cardiothorac Surg, 2009, 35(5): 854-863.

[10] WILSON F P. A policy of preemption: the timing of
　　 renal replacement therapy in AKI[J]. Clin J Am Soc
　　 Nephrol, 2014, 9(9): 1510-1512.

[11] MACEDO E, MEHTA R L. Timing of dialysis
　　 initiation in acute kidney injury and acute-on-chronic
　　 renal failure.[J]. Semin Dial, 2013, 26(6): 675-
　　 681.

[12] CRESCENZI G, TORRACCA L, PIERRI M D, et
　　 al. 'Early' and 'late' timing for renal replacement
　　 therapy in acute kidney injury after cardiac surgery: a
　　 prospective, interventional, controlled, single-centre
　　 trial[J]. Interact Cardiovasc Thorac Surg, 2015, 20
　　 (5): 616-621.

[13] ZARAGOZA J J, VILLA G, GARZOTTO F, et al.
　　 Initiation of renal replacement therapy in the intensive
　　 care unit in vicenza（IRRIV）score[J]. Blood Purif,
　　 2015, 39(1/2/3): 246-257.

［14］HASHEMZADEH K，HASHEMZADEH S，DEHDILANI M. Risk factors and outcomes of acute renal failure after open cardiac surgery［J］. Asian Cardiovasc Thorac Ann，2012，20（3）：275-280.

［15］JI Q，MEI Y，WANG X，et al. Timing of continuous veno-venous hemodialysis in the treatment of acute renal failure following cardiac surgery［J］. Heart Vessels，2011，26（2）：183-189.

［16］VAARA S T，REINIKAINEN M，WALD R，et al. Timing of RRT based on the presence of conventional indications.［J］. Clin J Am Soc Nephrol，2014，9（9）：1577-1585.

［17］THONGPRAYOON C，CHEUNGPASITPORN W，SHAH I K，et al. Long-term outcomes and prognostic factors for patients requiring renal replacement therapy after cardiac surgery［J］. Mayo Clin Proc，2015，90（7）：857-864.

［18］陈易欣，周芳芳，罗群. 急性肾损伤集束化治疗的研究进展［J］. 临床荟萃，2021，36（4）：370-373.

［19］张兆光，孙立忠. 临床医疗护理常规 2019 年版：心血管外科诊疗常规［M］. 北京：中国医药科技出版社，2020.

第5节 心脏术后感染及处理

胸骨切口感染

一、知识要点

【定义】

心脏术后胸骨切口感染（sternal wound infections，SWI）可分为胸骨切口表浅感染（superficial sternal wound infections，SSWI）和胸骨切口深部感染（deep sternal wound infections，DSWI）。SSWI 仅累及皮肤、皮下、胸肌组织。DSWI 又称为纵隔炎，是指与心外科胸骨正中手术切口相关且累及骨与肌肉的感染，伴或不伴胸骨后间隙的感染。

【流行病学】

胸骨正中切口作为心脏外科常用的手术入路，可在直视下更好地进入纵隔，从而进行纵隔及心脏的手术，对心脏直视手术具有良好的显露。心脏术后胸骨切口感染是一种严重的并发症，虽经积极的防治，其发生率仍为 0.5%~2.2%；表浅感染累及皮肤及皮下脂肪组织，发生率为 0.5%~8%，通过及时清创引流结合抗生素治疗，常可迅速愈合。胸骨切口深部感染的发生率已经下降到 0.4%~5.1%，即使通过早期发现、及时正确治疗，已经大大改善了结果，但死亡率仍然 >20%。DSWI 的处理较为棘手，伤口迁延不愈，治疗时间延长，医疗费用增加，占用了更多医疗资源，加重社会和家庭的经济负担，其并发症还可严重影响患者的预后。现对 DSWI 的分类、病因、发病机制、诊断及治疗进行介绍和分析，以期为这类患者的治疗提供临床参考。

【分类】

DSWI 的分类可帮助确定切口感染的状态，方便交流、对比和总结，以期指导后期治疗和护理。1986 年，Pairolero 和 Arnold 按感染出现的时间将 DSWI 为三类，至今仍对临床治疗有极大的指导意义：①Ⅰ型，感染发生在术后最初几天之内，可见浆液性分泌物，不伴有软组织蜂窝织炎、骨髓炎及肋软骨炎等。此类创口原则上先进行静脉抗感染治疗，再适时行清创术，酌情将裂开的胸骨重新固定。②Ⅱ型，感染发生在术后数周之内，伤口深及纵隔，可见大量脓性分泌物及软组织蜂窝织炎，分泌物细菌培养阳性，常伴有暴发性纵隔炎、骨髓炎，但肋软骨炎比较少见。此类创口应进行引流、清创，清除创口内坏死组织，酌情及时或延期修复创腔。③Ⅲ型，感染发生在术后数月至数年，多数可见胸壁窦道、软组织蜂窝织炎、骨髓炎及肋软骨炎等，但纵隔炎少见。此类创口应进行清创，广泛切除感染坏死胸骨及肋软骨，酌情修复创腔。

1996 年，El Oakley 等根据感染发生时间和临床相关危险因素将 DSWI 分为 5 型，是目前临床上较为常用的分型。Ⅰ型为术后 2 周内出现纵隔炎，无明确临床相关危险因素。Ⅱ型为术后 2~4 周出现感染，无明确临床相关危险因素。Ⅲ型分为 2 个亚型：ⅢA 型为存在 1 个或多个临床相关危险因素的Ⅰ型纵隔炎；ⅢB 型为存在 1 个或多个临床相关危险因素的Ⅱ型纵隔炎。Ⅳ型分 2 个亚型：ⅣA 型为Ⅰ、Ⅱ、Ⅲ型 1 次治疗失败的；ⅣB 型为Ⅰ、Ⅱ、Ⅲ型多次治疗治疗失败的。Ⅴ型为纵隔炎发生在术后 6 周之后，无明确临床相关危险因素。

1997 年，Jones 等根据感染部位、深浅程度、观察胸骨稳定性和是否存在败血症将 DSWI 分为 3 型，其中每型又分为 2 个亚型，即 a 型和 b 型。1a 型为发生在皮肤和皮下浅表组织的感染；1b 型为深筋膜缝线外露的浅表感染。2a 型为骨外露，胸骨稳定；2b 型为骨外露，胸骨不稳定。3a 型为坏死骨外露或骨折，胸骨不稳定，暴露心脏；3b 型为 2 型和 3a 型基础上伴有败血症。

2007 年，Greig 等提出了 DSWI 的解剖学分级标准，分为 3 型。A 型病变发生在胸骨上半部，推荐用胸大肌皮瓣（推进或翻转肌瓣）修复；B 型病变位于胸骨下半部；C 型病变累及整个胸骨。B 型和 C 型推荐用胸大肌、腹直肌联合瓣修复。该分级标准基于伤口所在解剖学位置，并总结了各型伤口的推荐术式，具有良好的临床指导意义。

2013 年，Rupprecht 和 Schmid 将病变类型与临床治疗相结合，共提出 3 型。Ⅰ型，胸骨不稳定，无感染，该型根据胸骨情况采取重新钢丝缝合或钢板固定治疗。Ⅱ型 DSWI，胸骨稳定，该型可彻底清创、抗炎处理后，创面干净者一期缝合，若创区条件差先行负压创面治疗，待创面干净后行肌 / 皮瓣或大网膜皮瓣转移封闭创面。Ⅲ型，深部胸骨伤口感染伴胸骨不稳定，推荐放置抗生素滴注引流持续冲洗或保持创区开放，使用敷料或负压创面治疗，有效控制感染后肌皮瓣覆盖创面。

2014 年，根据胸骨稳定性和可用胸骨骨量，van Wingerden 分型对胸骨切开术后纵隔炎进行了分类，并分为 4 型。1 型和 2 型的特点是胸骨相对稳定，而 3 型和 4 型的特点是胸骨不稳定。1 型有相对稳定的胸骨和最小的骨损失量，可以使用局部负压治疗。2 型胸骨相对稳定，有足够活力的胸骨，可以直接封闭创面。这可以通过单纯的负压吸引治疗或保守治疗来实现。3 型和 4 型胸骨不稳，残余有活力的胸骨量区分了这两个类型。在 3 型中，可以通过胸骨钢板或胸骨夹保持胸骨稳定，也可以使用胸大肌皮瓣或大网膜组织瓣修复重建创面。4 型胸骨完全坏死，坏死组织清创后皮瓣重建可提供带血管的组织覆盖、一定的胸骨稳定性和消除死腔。肌瓣（胸大肌和腹直肌）和网膜瓣被推荐用于这种类型的重建。

2015 年，Anger 等结合 Jones 和 Greig 分类法，在纵行切口存在的情况下，依据深度不同将 DSWI 分 4 型。Ⅰ型仅累及皮肤和皮下组织；Ⅱ型为胸骨或肋 / 软骨外露；Ⅲ型胸骨或肋 / 软骨缺失；Ⅳ型纵隔外露。

2017 年，高永顺和刘吉福等将 DSWI 分为 3 型。Ⅰ型为术后切口裂开，无感染。ⅡA 型为切口浅部感染裂开，仅限于切口骨膜以外；ⅡB 型为切口深部感染伴纵隔感染和骨髓炎。Ⅲ型为感染呈窦道状，胸骨局限性骨髓炎或纵隔内有异物。

【病因】

DSWI 的发生是多因素相互影响综合作用的结果，尽管许多研究试图确定 DSWI 的重要危险因素，但尚未达成共识。目前认为，DSWI 的危险因素大致可分为患者相关因素、术中因素及术后因素。患者相关因素主要包括高龄、女性、肥胖、吸烟、糖尿病、肾衰竭、类固醇使用、慢性阻塞性肺疾病（COPD）、营养情况及免疫状态。其中，肥胖、COPD、糖尿病和肾衰竭是 DSWI 最主要的危险因素。艾滋病、慢性乙型肝炎、慢性丙型肝炎以及术前 1 年内有细菌感染也是 DSWI 的危险因素。术中因素包括胸骨合拢不够牢固稳定、广泛的电刀烧灼、过多使用骨蜡、手术时长（延长切口暴露）、胸廓内动脉使用（特别是取双侧胸廓内动脉，减少胸骨血流量）、移植物数量增加等。术后因素包括出血再探查、纵隔引流不畅而有血液积聚或血肿形成、输血、术后低心输出量致组织灌注不足、低氧血症、机械辅助通气时间延长以及起搏导线延长使用或起搏导线滞留体内等。

【发病机制】

DSWI 的发生机制是一个复杂的过程，包括病原微生物的特性（污染程度及病原微生物毒力强度等）、患者情况（自身免疫系统状态、糖尿病等）、手术相关情况（植入物、手术损伤的程度等）。从切口切开到手术结束切口闭合的整个开放期间，是感染风险最大的时期，病原微生物通过手术切口进入手术区域后就可能出现感染。根据病原微生物移植进入手术区域的途径,可分为内源性感染和外源性感染。

内源性感染的病原微生物源于患者皮肤或者胃肠道等部位。皮肤表面微生物中 20% 存在于皮肤附属器内,如皮脂腺、毛囊、汗腺,现代围手术期消毒可以减少但是不能消除外科患者皮肤内生菌群导致的手术部位污染,患者身体上远离手术部位的内生菌群对手术部位的污染也并不罕见。DSWI 最常见的病原菌为革兰氏阴性杆菌(Gram negative bacillus, GNB; 54.8%),其次为甲氧西林敏感金黄色葡萄球菌(23.7%);GNB 中最常见的是铜绿假单胞菌,其次是鲍曼不动杆菌和阴沟肠杆菌。

外源性感染的病原微生物直接来自手术器械、设备、医疗工作者的手部和手术区域内的空气当中。某些情况下微生物进入机体后可通过血液传播,并附着于体内移植物(例如心脏瓣膜、补片、人工血管或其他外来假体异物)后繁殖,导致感染的发生。此途径称为血道传播。微生物进入伤口后即可定居繁殖,但手术部位感染的发生受到微生物毒力和宿主抗感染能力的影响。外源性感染源导致的感染通常都是呈偶发状态,但会出现外源性感染的局部点状暴发。

【诊断标准】

DSWI 的诊断依据临床症状和体征、实验室和影像学检查结果。美国疾病控制与预防中心(Centers for Disease Control and Prevention, CDC)对 DSWI 的诊断标准为至少满足下述 3 个标准中的 1 条:①从纵隔组织或分泌物中培养分离出病原微生物;②手术直视下或组织病理学检查有纵隔炎的证据;③术后持续胸痛、胸骨不稳定或发热(体温 >38℃),纵隔区引流出脓性分泌物或影像学检查示纵隔增宽。

DSWI 早期的临床体征包括:周围蜂窝织炎和伤口裂开,术后 30 天内通常会出现体温 >38℃,持续 4~5 天无下降趋势,有时伴有心动过速和低血压表现的全身炎症反应。胸骨深部伤口感染,局部体征包括胸骨伤口脓性分泌物和胸骨不稳定,胸骨不稳在体格检查中很容易发现,

患者深呼吸时按压胸骨有移动感或胸骨摩擦感,即可诊断胸骨哆开。对怀疑有 DSWI 的患者,常用的实验室筛查指标有白细胞计数、C 反应蛋白(CRP)和红细胞沉降率,尽管其特异度和灵敏度不高,但因操作简单快捷,故广泛应用于临床。对于术后急性纵隔炎患者,还需进行血液培养,进一步明确感染源。

诊断急性纵隔炎的胸部 X 线检查表现包括纵隔增宽、纵隔液 - 气平面、纵隔气肿和胸腔积液。在慢性骨髓炎常规胸部 X 线检查可检测到胸骨钢丝移位,胸骨裂开,骨破坏等。CT 有助于进一步评估纵隔病变的程度,常见的 CT 表现包括积液、脓肿、累及周边组织、胸膜和心包积液、胸骨异常。MRI 可以在病变部位结构异常期发现骨髓炎。尽管 CT 和 MRI 具有很高的灵敏度,但术后液体或空腔可以持续数天到数周,从而降低了检查的特异性,尤其是在术后早期。

【治疗原则】

DSWI 一经诊断应立即处理,没有胸骨裂开或感染不严重,可局部换药。累及胸骨、前纵隔时,必须手术彻底清创,胸骨再固定。清创后放置引流管,用抗生素冲洗。晚期胸骨感染手术时要彻底清除胸骨病灶,组织瓣转移修复。

1. 换药治疗 对于感染表浅、坏死组织或异物容易去除、患者身体不能耐受手术的情况,可选择局部换药治疗,根据伤口的具体情况临床中多采用常规换药治疗与新型敷料换药治疗。由于前胸皮肤张力较大,一旦伤口裂开会造成钢丝等异物外露,传统换药治疗周期长,效果差,不宜作为首选。

2. 抗生素预防 Chan 等报道革兰氏阳性菌和革兰氏阴性菌均参与了 DSWI 发病,其中革兰氏阳性菌约占 90%,革兰氏阴性菌约占 10%;在革兰氏阳性菌中,凝固酶阴性葡萄球菌约占 56%,金黄色葡萄球菌约占 24%。各项报道中一致认为凝固酶阴性葡萄球菌和金黄色葡萄球菌是最常见的病原微生物。由此,推荐使用 β- 内酰胺类抗生素,可选用第一代或第二代头孢菌素类抗生素。关于抗生素使用时间的问题,美国胸外科医师协会(STS)2007 年指南建议:抗生素应在术

前 60 分钟内静脉滴注,持续时间不应超过 48 小时,手术超过 4 小时后应再次给药。对于具有过敏反应史、β- 内酰胺类抗生素过敏和可能存在耐药性葡萄球菌感染的患者,可用万古霉素联合氨基糖苷类抗生素代替。

3. 药物灌洗　彻底清创后纵隔放置冲洗引流管,钢丝重新固定胸骨,抗生素或有机碘溶液持续冲洗引流直至引流液培养呈阴性。优点是保持切口闭合和胸骨稳定,但也会形成潜在空腔使细菌存留,同时坏死组织阻碍胸骨的血供,可导致感染复发需再次手术,患者病死率较高。

4. 负压创面治疗　目前,负压创面治疗(negative pressure wound therapy, NPWT)已广泛应用于难治性感染性伤口、经久不愈的溃疡、皮肤缺损、慢性感染性创面、车祸伤创面、烧伤创口及各种手术后的感染伤口,并受到越来越多的推崇。众多研究表明,负压引流治疗在处理复杂病因造成的难愈合创口中发挥了重要作用,可作为整形重建术前的重要辅助措施。对于发生纵隔感染的患者,彻底、充分、持续的引流是关键,因此良好的创面引流对控制感染、促进切口愈合至关重要。

NPWT 通过负压吸引保持创口引流,及时排出分泌物及坏死组织,避免了纵隔间隙积脓,达到消灭死腔和创面减菌的效果,半透膜的密封使创面与外界处于相对隔绝状态,可以有效阻止细菌侵入,很好地控制感染,减少交叉感染的发生,一定程度上保证了胸腔的稳定性。密闭后保持创面微环境湿润,可刺激创面肉芽组织生长,加速创面修复、细胞增殖,促进毛细血管新生,增加邻近组织血供。关于负压引流促进组织血流灌注的机制,有学者认为是由于负压吸引引起小动脉路径上的梯度流体静压差,促进了血管内血液流动;也有学者认为是由于负压吸引去除了局部组织的渗透活性分子和相关中介因子,减轻了组织水肿,减少了毛细血管损伤,从而相对增加了组织血供。覆盖创面的纱布在填补创面进行负压吸引的同时,对创面周围组织也产生了剪切力,可使组织扩张膨胀,刺激血管再生,增强皮肤细胞分裂能力。此种机械刺激还可引发一些生理学反应,如离子运输、第二信使释放、基因表达改变和蛋白质合成增加等。有报道显示,剪切力通过上调介导磷酸化作用的第二信使分子来增加细胞分裂。

2011 年专家提议将 NPWT 用于闭合心脏外科高危人群的手术切口,以预防术后胸骨切口严重并发症的发生。相对于传统清创换药,NPWT 的优势在于:①提供清洁、密闭的环境,可计算创面体液丢失量。②通过透明防水薄膜,可随时观察渗出液状态。③减少伤口换药次数。传统换药方式需要每天换药 2~3 次,渗出多的患者换药次数更多,患者非常痛苦,同时也增加了伤口暴露引起的感染加重及扩散。尤其在小儿患者中,进行床旁换药患儿的依从性差,难以做到彻底清创及充分引流;而 VAC 负压吸引治疗可以每 5~7 天更换一次敷料,治疗过程中不影响患者日常活动,而且引流更彻底,减轻了患者痛苦,避免了开放引流换药导致的感染扩散。④NPWT 能够促进肉芽组织生成,稳定胸骨,并且能够减轻组织水肿,抑制细菌繁殖,缩小创口,可使创口愈合速率提高 61%,增加清创手术成功率,降低死亡率,并且保留胸骨。⑤无菌纱布包裹多孔引流管在创面提供均匀分布的负压,创面愈合后更平整。⑥减少医护人员的工作量,减轻患者的痛苦,缩短住院时间,降低住院费用。

但 NPWT 在用于 DSWI 治疗时应注意因受负压影响,心脏可能抬举变形,易发生冠状动脉旁路血管和升主动脉出血、肺破裂、右心室破裂及心输出量降低等并发症。因此,2009 年美国食品药品监督管理局(FDA)强调临床上使用 NPWT 时,一定要注意保护暴露器官,避免心脏损伤。尤其在涉及大面积胸壁缺损或胸腔内感染时,NPWT 的应用还有待进一步深入研究。

5. 组织瓣转移　组织瓣转移修复 DSWI 的前提是有效、彻底地清创,最大限度去除感染坏死病灶(软组织、胸骨、肋/软骨、肋骨等)及异物(钢丝、钢板等金属固定装置),直至创面新鲜。在此基础上,根据感染创面的位置、血供情况及感染程度等因素,尽早应用血运好、抗感染能力强的组织皮瓣修复已成为治疗 DSWI 的共识。目前,肌/皮瓣仍是治疗 DSWI 的主流术式,常用肌瓣有胸大肌肌瓣、腹直肌肌瓣和背阔肌肌瓣。胸大肌肌瓣术式分为胸大肌推进法和翻转法。临床研究表明,胸大肌翻转法保留了供应胸大肌和肋间动脉穿支,切口内不存留异物,显著提高了 DSWI 的治愈率,同时该方法并发症少,易于操作,较前者有更大优势。Brown 等将上述两种方法结合,提出胸大肌推进翻转皮瓣法,该术式可以在只翻转一侧部分胸大肌的前提下,填塞坏死空腔、覆盖创面,又保持了供瓣侧胸大肌的功能,最小化外观受损。腹直肌肌瓣适用于胸骨下 1/3 的 DSWI,但因肌肉量不足,限制了其单独使用,常制作成肌皮瓣或和其他肌瓣联合使用。背阔肌肌瓣肌肉量大,可塑性强,具有稳定的血液供应,可以实现推进、翻转、游离等多种手术方式。

二、研究进展

DSWI 是心外科手术后的严重并发症,病情复杂,致死率高。今后的工作重点是建立多中心、多学科协作机制,制订更为客观合理的分类标准,充分认识并尽可能减少疾病相关影响因素,采取规范化、程序化的预防措施,尽早诊断,选择合理的治疗措施,从根本上减少 DSWI 的发生、提高其治愈率,进而形成一套完整的就诊体系,为临床提供客观、有效的指导。

DSWI 治疗还可采用网膜移植,大网膜含有较大数量的免疫因子和纤维成分,使其进入炎症区域,同时其丰富的血管网和再血管化功能可加速炎症吸收和伤口愈合。尤其适用于胸骨切开后裂开伴胸骨后感染的治疗,能有效降低 DSWI 严重并发症的发生率。但术中需打开腹腔,手术创伤较大,操作相对复杂,还可能出现腹壁疝或血管扭转致网膜坏死,其使用受到限制。

同种异体松质骨胸骨移植术 + 钢丝(单或双根)联合固定:术中发现胸骨脆弱,胸骨骨松质疏松显著,胸骨松质骨缺损明显(>5mm 缺损),此缺损应用同种异体松质骨填充,再用钢丝固定关闭胸骨。

胸骨固定的另一种选择是使用束带固定,目前临床应用的束带有两种,即钢制束带及高分子材料束带。束带与双根钢丝类似,允许剪切力分布在更大的表面积上避免对脆弱胸骨的切割,与单钢丝组比较,钢制束带组胸骨裂开和纵隔炎的发生率较低,束带可能是减少高危患者胸部伤口

并发症的有效方法。但束带的刚性意味着其具有与胸骨不能很好地贴服,急诊开胸不易于切割等缺点。高分子材料束带具有钢制束带的优点,柔软的束带材料可以更加完美地适应胸骨,与胸骨接触面积更多,更能分散剪切力,避免胸骨切割,在紧急情况下,容易被剪刀切割,进行急诊手术。

三、实用技巧

【DSWI 的预防更为重要】

心脏外科手术后引发 DSWI 的因素较多,女性肥胖者(因易发生脂肪液化),合并糖尿病患者术后血糖控制欠佳,术中电刀使用次数过多,术者的缝合技术,术中钢丝固定过松或过紧,肺部感染,剧烈或频繁咳嗽,心包纵隔引流管过早拔除,胸骨骨质疏松,高龄,肾功能不全,慢性阻塞性肺疾病和双侧胸廓内动脉应用等,都是引起手术后纵隔感染的因素。故在临床工作中需注意改进每一个环节,在围手术期需要做到:①术中锯胸骨必须劈正;②术中细致止血,避免过多使用骨蜡、电灼,保证引流管通畅,预防血块积聚和再次开胸;③经胸骨旁穿钢丝固定胸骨,成人不少于 5 根钢丝,2 根钢丝放置胸骨柄,3~4 根钢丝放置胸骨旁肋间隙或肋软骨,再以胸大肌筋膜覆盖钢丝和胸骨间隙;④尽量缝合心包,防止感染侵入心包腔造成心脏感染、大出血;⑤当术后患者出现剧烈咳嗽、咳痰,疑有胸骨裂开的可能时,及时用胸带包扎固定;⑥加强气管切开术后护理,预防伤口感染。

【胸骨的稳定固定和闭合】

临床研究表明胸部伤口感染常继发于术后胸骨裂开不稳定,要达到充分的两侧半胸骨一体化,依赖于两侧半胸骨的稳定固定和闭合,稳定固定有助于局部血运及营养重建。这些提示在关闭胸骨过程中,充分考虑患者的危险因素,针对性、个体化选择胸骨固定关闭方法,在预防胸部切口感染方面起着关键作用。以下介绍常用的稳定胸骨的方法技巧。

单根钢丝固定很常见,研究显示,使用 6 根或更少钢丝固定患者的胸部伤口感染率为 4.2%,而使用 7 根或更多钢丝的胸部伤口感染率为 0.4%。增加第 2 根钢丝可以进一步抵抗胸骨撕裂,更好地分配作用在胸骨上的力。与单根钢丝固定技术比较,双根钢丝固定技术在生物力学上更加稳定。在肥胖患者中,与单根钢丝比较,使用双根钢丝被证明是减少胸骨裂开的可靠方法。临床中根据患者的具体情况选择是否使用双根钢丝固定胸骨。为了胸骨更加稳定,减少胸部伤口感染并发症的发生,对于有一个以上风险因素的患者,常选择双根钢丝固定闭合胸骨的方法。

对于存在胸骨骨质疏松的高危患者,Robicsek 法编织胸骨,再用钢丝横向固定胸骨是很好的选择。胸骨旁编织的钢丝可以很好地分散横向钢丝对胸骨的剪切力,能达到紧密的胸骨对合固定,防止两侧半片胸骨活动。但该法也有缺点,如编织钢丝环套肋骨,影响两侧胸骨及肋骨的血供,从而导致局部营养不良,骨质愈合困难,胸骨不稳定等并发症。编织方法的另一个缺点是延长了手术时间,而且钢丝编织不能到达胸骨的头端和尾端。Narang 等一项前瞻性研究建议,对于高危患者应使用 Robicsek 编织技术,以最大限度地减少术后并发症。

钢板的胸骨固定关闭技术,可以较好地避免胸骨不稳定,减轻术后疼痛,提高一期骨愈合率,优于钢丝固定。一组包括 3 个随机对照试验和 5 个观察性研究的荟萃分析结果提示,在随访 6 个月过程中,钢板固定组和钢丝固定组在胸骨并发症方面没有显著性差异;进一步在胸骨并发症高危亚组内分析发现,钢板固定可以有效降低高危患者的胸部伤口并发症发生率,提高围手术期存活率,并缩短住院时间。对于肥胖患者或慢性阻塞性肺气肿的患者,钢板固定方法是一个较为理想的选择,尤其对于肺气肿患者,可以减少因穿钢丝导致围手术期气胸的发生,但价格太过昂贵,螺丝钻孔对附近结构造成的潜在损害及钢板固定后紧急开胸的不便性,是外科医师需要慎重考虑的事情,且骨质疏松患者不适于在胸骨上多处钻孔也限制了其应用。钢板及钢丝联合固定闭合胸骨方法不但使钢板的优点得到体现,而且减少了钢板的应用数量,减轻患者的部分经济负担,逐步为心外科医师所接受。

尽管理想的胸骨闭合技术仍然存在争议,但稳定的胸骨闭合技术与心脏术后胸部伤口感染并发症的高度相关性要求临床医师不仅考虑到患者危险因素、胸骨的具体情况,还要考虑到该技术的有效性、耐用性和成本效益,个性化制订胸骨闭合方案。①对于无影响胸骨稳定性危险因素的正常胸骨患者,应用单根钢丝固定:胸骨柄处用 1 根钢丝穿过,余 5 根单个钢丝分别通过第 1~5 肋间固定关闭两侧半胸骨;②对于存在骨质疏松者,应用双根钢丝固定或应用钢制束带:胸骨柄处用 1 根钢丝穿过,余 5 根用双根钢丝分别通过第 1~5 肋间固定关闭两侧半胸骨;③对于无骨质疏松,但偏离胸骨中线或在开胸过程中胸骨横断两处以上的患者,应采用 Robicsek 法编织胸骨 + 钢丝（单或双根）联合固定:沿一侧胸骨旁用一根钢丝跨过肋间环绕肋骨,再用单钢丝或双钢丝在编织钢丝外侧穿过横行钢丝,关闭固定胸骨,同时可酌情结合钢板固定。

【尽早清创】

对于确诊 DSWI 的患者,尽早彻底清除感染创面及腔隙中已经失活的组织,去除残留皮脂、角质、皮屑等,根据具体情况取出部分固定胸骨的钢丝、坏死骨组织和软骨组织,后采用全身应用抗菌药物加伤口局部闭合冲洗的方案。此外,在发生 DSWI 的患者中,伤口培养结果大部分阴性（75%）,原因可能为感染菌为厌氧菌或使用了抗菌药物,推荐在没有明确细菌学培养结果的时候,采用一种广谱抗菌药物加万古霉素联用方式,覆盖绝大多数病原菌。

对于切口相对新鲜、患者整体状态良好者,应尽早手术清创封闭切口,以缩短患者住院时间;而对于切口渗出明显,尤其基础条件较差,需术前调整全身状况者,可暂予以 NPWT。根据创面大小裁剪负压引流敷料长度,以完全覆盖胸正中切口为宜,创面较深或有深腔时,需将敷料内的引流管延伸至深腔底部,以便彻底吸引,必要时放置冲洗管对流冲洗。负压引流可以促进创面愈合,但是负压过小不利于创面渗出物排出,负压过高会造成组织损伤,影响局部血供,因此合适的负压值是治疗成功的关键。有文献报道,对于脂肪和皮下组织创面,最佳压力为 10~11kPa;对于肌肉创面,最佳压力为 13kPa。国外有研究认为,在 16.67kPa 压力下,能较快消除慢性水肿,增加局部血流,促进肉芽组织生长。临床上还可采用循环吸引法间接控制创面承受负压的大小:安置负压装置后 48 小时内采用连续负压吸引,之后每施加负压 5 分钟,间歇 2 分钟,此法比连续负压吸引更能加快创面愈合。

四、实战病例

【心脏术后胸骨正中切口裂开感染 NPWT】

1. 病例介绍　患者男性,59 岁,因"心脏术后胸骨正中切口裂开伴渗液 20 天,加重 5 天"入院。患者半个月前因冠心病在外院行不停跳下冠状动脉旁路移植术(OPCABG,取左侧胸廓内动脉)。OPCABG 术后第 6 天胸骨正中切口裂开伴渗出,在当地医院行清创手术。患者身高 175cm,体重 90kg,糖尿病病史 8 年,血糖控制欠佳,高血压病史 10 余年,口服硝苯地平,血压控制尚可。体格检查:神志清,精神可,饮食及食欲尚可,大小便正常。体温 38.1℃,脉搏 98 次/min,呼吸 20 次/min,血压 114/82mmHg。专科查体:前胸正中可见一长约 25cm 纵行手术切口,未拆线,皮肤红肿,上段裂开,见脓性分泌物溢出,轻度压痛;前胸皮下留置三根负压引流管及一根冲洗管,可探及骨质及钢丝(图 10-5-1)。入院诊断:胸骨切口深部感染(Oakley 分型:ⅣA 型)。

入院后积极完善实验室检查:白细胞 17.8×10^9/L,C 反应蛋白 106mg/L,降钙素原 5.16ng/ml,伤口分泌物培养提示金黄色葡萄球菌,血培养阴性。胸部 CT 检查:切口软组织可见裂隙及空腔、胸骨对合不良、纵隔未见明显感染征象。积极治疗基础疾病,调整血糖、血压,停用阿司匹林、氢氯吡格雷片抗血小板治疗,临时应用依诺肝素钠抗凝治疗,围手术期静脉滴注敏感抗生素抗感染治疗:头孢哌酮钠舒巴坦钠 + 万古霉素。入院后暂时予床旁清创 + 负压封闭引流处理(图 10-5-2,图 10-5-3),其间定期更换引流瓶及辅料,待引流

减少、引流液颜色改善及伤口新鲜肉芽生长后,于入院后第 15 天在手术室全身麻醉下行清创缝合术,清除坏死组织,拆除松动的钢丝,沿切口向两侧游离胸大肌形成肌皮瓣,推进两侧肌皮瓣对接覆盖胸骨,同时放置负压引流管后全层缝合切口

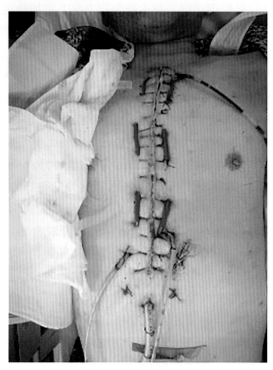

图 10-5-1　入院时胸骨切口减张缝合,胸骨正中切口裂开伴渗液

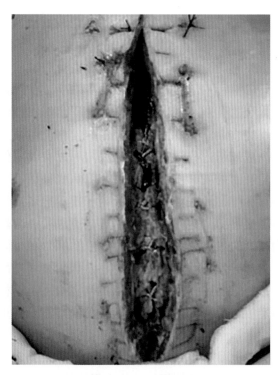

图 10-5-2　床旁清创

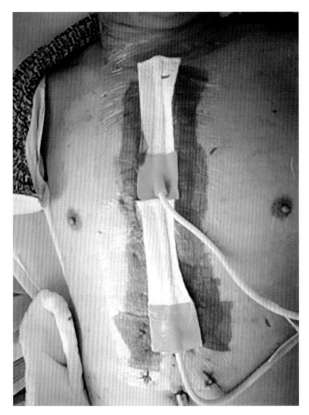

图 10-5-3 床旁清创后安装负压封闭引流装置

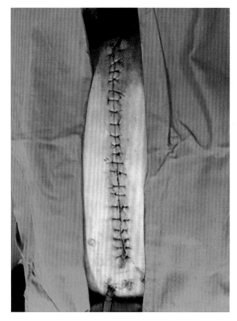

图 10-5-5 清创缝合术后状态

（图 10-5-4，图 10-5-5 ）。术后隔天换药一次，术后第 7 天，引流液清亮，且引流量降至 10ml/24h，予以拔除引流管。术后第 12 天拆线出院。术后半年门诊复诊切口愈合良好（图 10-5-6 ）。

2. 病例特点与诊断要点和难点　患者有明确的糖尿病病史，术后切口裂开，具有危险因素和

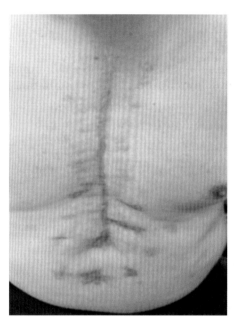

图 10-5-6 术后半年切口愈合良好

典型表现，伤口分泌物培养阳性，诊疗上控制基础疾病，予广谱抗生素、手术清创 + 负压封闭引流，最后利用肌皮瓣填塞坏死腔、覆盖创面。

3. 治疗体会　预防 DSWI 尤其重要，包括血糖在内的各种风险因素控制。胸骨固定和闭合也是心外科包括监护室医师需要关注的重点。对于已经发生 DSWI 的患者，明确病原微生物，积极清创和对症治疗，采用 NPWT 和组织瓣转移都是成功治愈的不可或缺的手段。

（王龙飞　曹玉珏）

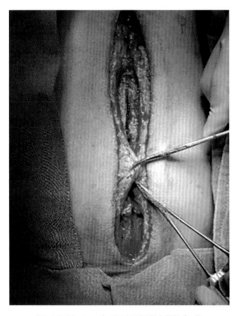

图 10-5-4 全身麻醉清创缝合术

参考文献

[1] JUHL A A, KOUDAHL V, DAMSGAARD T E. Deep sternal wound infection after open heart surgery--reconstructive options [J]. Scand Cardiovasc J, 2012, 46(5): 254-261.

[2] CHELLO C, LUSINI M, NENNA A, et al. Deep sternal wound infection(DSWI)and mediastinitis after cardiac surgery: current approaches and future trends in prevention and management [J]. Surg Technol Int, 2020, 36: 212-216.

[3] PERROTTI A, GATTI G, DORIGO E, et al. Validation of a predictive scoring system for deep sternal wound infection after bilateral internal thoracic artery grafting in a cohort of French patients [J]. Surg Infect (Larchmt), 2017, 18(2): 181-188.

[4] 刘磊,姚建民. 心脏外科术后深部胸骨切口感染的原因分析及治疗对策 [J]. 中国循证心血管医学杂志, 2014,(6): 788-790.

[5] PAIROLERO P C, ARNOLD P G. Management of recalcitrant median sternotomy wounds [J]. J Thorac Cardiovasc Surg, 1984, 88(3): 357-364.

[6] OAKLEY R M E, WRIGHT J E. Postoperative mediastinitis: classification and management [J]. Ann Thorac Surg, 1996, 61(3): 1030-1036.

[7] GREIG A V, GEH J L, KHANDUJA V, et al. Choice of flap for the management of deep sternal wound infection--an anatomical classification [J]. J Plast Reconstr Aesthet Surg, 2007, 60(4): 372-378.

[8] RUPPRECHT L, SCHMID C. Deep sternal wound complications: an overview of old and new therapeutic options [J]. Open J Cardiovasc Surg, 2013, 6: 9-19.

[9] VAN WINGERDEN J J, UBBINK D T, VAN DER HORST C M, et al. Poststernotomy mediastinitis: a classification to initiate and evaluate reconstructive management based on evidence from a structured review [J]. J Cardiothorac Surg, 2014, 9: 179.

[10] ANGER J, DANTAS D C, ARNONI R T, et al. A new classification of post-sternotomy dehiscence [J]. Rev Bras Cir Cardiovasc, 2015, 30(1): 114-118.

[11] 高永顺,刘吉福. 心脏外科手术后胸骨切口深部感染的治疗经验 [J]. 临床外科杂志, 2017, 25(5): 337-339.

[12] BEK E L, YUN K L, KOCHAMBA G S, et al. Effective median sternotomy closure in high-risk open heart patients [J]. Ann Thorac Surg, 2010, 89(4): 1317-1318.

[13] JAIN R K, SHUKLA R, SINGH P, et al. Epidemiology and risk factors for surgical site infections in patients requiring orthopedic surgery [J]. Eur J Orthop Surg Traumatol, 2015, 25(2): 251-254.

[14] CUTRELL J B, BARROS N, MCBROOM M, et al. Risk factors for deep sternal wound infection after cardiac surgery: Influence of red blood cell transfusions and chronic infection [J]. Am J Infect Control, 2016, 44(11): 1302-1309.

[15] CHAN M, YUSUF E, GIULIERI S, et al. A retrospective study of deep sternal wound infections: clinical and microbiological characteristics, treatment, and risk factors for complications [J]. Diagn Microbiol Infect Dis, 2016, 84(3): 261-265.

[16] 马加贵,安建雄,王文璋,等. 心脏外科术后不同类型深部胸骨切口感染的临床表现及病原学特点 [J]. 中国医科大学学报, 2016, 45(7): 635-640.

[17] HORAN T C, ANDRUS M, DUDECK M A. CDC/NHSN surveillance definition of health care-associated infection and criteria for specific types of infections in the acute care setting [J]. Am J Infect Control, 2008, 36(5): 309-332.

[18] FRIBERG O, SVEDJEHOLM R, KALLMAN J, et al. Incidence, microbiological findings, and clinical presentation of sternal wound infections after cardiac surgery with and without local gentamicin prophylaxis [J]. Eur J Clin Microbiol Infect Dis, 2007, 26(2): 91-97.

[19] CHAUDHURI A, SHEKAR K, COULTER C. Post-operative deep sternal wound infections: making an early microbiological diagnosis [J]. Eur J Cardiothorac Surg, 2012, 41(6): 1304-1308.

[20] CHEN L F, ARDUINO J M, SHENG S, et al. Epidemiology and outcome of major postoperative infections following cardiac surgery: risk factors and impact of pathogen type [J]. Am J Infect Control, 2012, 40(10): 963-968.

[21] TARZIA V, CARROZZINI M, BORTOLUSSI G, et al. Impact of vacuum-assisted closure therapy on outcomes of sternal wound dehiscencedagger [J]. Interact Cardiovasc Thorac Surg, 2014, 19(1): 70-75.

[22] WANG Z, FENG C, WANG X J. Negative pressure wound therapy for patients with mediastinitis: a meta-

analysis[J]. Int Wound J, 2020, 17(6): 2019-2025.

[23] 侯玉森, 曹玉珏, 余斌, 等. 影响心脏术后早期前胸裂开切口愈合因素的临床分析[J]. 中华损伤与修复杂志(电子版), 2020, 15(3): 210-214.

[24] SHIN H J, JHANG W K, PARK J J, et al. Impact of delayed sternal closure on postoperative infection or wound dehiscence in patients with congenital heart disease[J]. Ann Thorac Surg, 2011, 92(2): 705-709.

[25] ZAHIRI H R, LUMPKINS K, KELISHADI S, et al. Pectoralis major turnover versus advancement technique for sternal wound reconstruction[J]. Ann Plast Surg, 2013, 70(2): 211-215.

[26] BROWN R H, SHARABI S E, KANIA K E, et al. The split pectoralis flap: combining the benefits of pectoralis major advancement and turnover techniques in one flap[J]. Plast Reconstr Surg, 2017, 139(6): 1474-1477.

[27] ALEBRAHIM K, AL-EBRAHIM E. Prevention, classification and management review of deep sternal wound infection[J]. Heart Surg Forum, 2020, 23(5): E652-E657.

[28] LIANG M, LIU J, MIAO Q, et al. Use of freeze-dried bone allografts in osteoporotic patients undergoing median sternotomy[J]. Cell Tissue Bank, 2018, 19(1): 27-33.

[29] SAJJA L R. Strategies to reduce deep sternal wound infection after bilateral internal mammary artery grafting[J]. Int J Surg, 2015, 16(Pt B): 171-178.

[30] LOSANOFF J E, BASSON M D, GRUBER S A, et al. Single wire versus double wire loops for median sternotomy closure: experimental biomechanical study using a human cadaveric model[J]. Ann Thorac Surg, 2007, 84(4): 1288-1293.

[31] NARANG S, BANERJEE A, SATSANGI D K, et al. Sternal weave in high-risk patients to prevent noninfective sternal dehiscence[J]. Asian Cardiovasc Thorac Ann, 2009, 17(2): 167-170.

血管移植物感染

血管移植物感染(vascular graft infection, VGI)是重建血管的移植手术中一种少见却致命的并发症。随着手术技术及移植物设计等方面的进步, VGI 的发生率较前有所降低, 总体发生率仍为 1.5%~6%。VGI 可造成患者脓毒症、缝合口破裂感染、形成假性动脉瘤、感染性血栓栓塞和截肢等, 病死率高达 40%~58%, 下肢截肢率可达 70%, 严重危害患者健康, 需引起我们高度重视。

一、知识要点

【分类】

根据移植物感染的发生时间、术后伤口的感染部位、感染程度和范围可进行几种分类。

1. 根据移植物植入后发生感染的时间分类 4 个月以内为早期, 多与切口感染累及移植物相关; 长于 4 个月为晚期, 多由低致病力细菌感染引起。

2. 根据术后伤口的感染部位分类 腔外 VGI, 主要发生在腹股沟或下肢; 腔内 VGI, 主要发生在腹部或胸腹部, 较少见发生在胸部。

3. 根据感染程度和范围分类(Samson 分类) Ⅰ级: 皮肤表面或皮下感染; Ⅱ级: 深部切口(筋膜、肌肉、脓肿腔)感染; Ⅲ级: 非吻合口处感染; Ⅳ级: 感染累及吻合口, 但吻合处未离断(破坏); Ⅴ级: 吻合口感染并离断(破坏)。

4. 其他分类 移植物 - 肠糜烂; 移植物 - 肠瘘; 移植物 - 气管瘘; 主动脉移植物感染切除后主动脉残端感染。

【病原学、发病机制及危险因素】

VGI 最主要的病原体是细菌, 虽然单一细菌感染较为多见, 但有近 1/3 为混合感染。在单一细菌感染中, 以革兰氏阳性需氧菌为多见, 凝固酶阴性葡萄球菌(表皮葡萄球菌)所占比例最高, 可达 37%, 其次是金黄色葡萄球菌, 占 26%, 其余还有链球菌及肠球菌等; 革兰氏阴性菌感染占 20%~28%, 以铜绿假单胞菌最常见, 此外还有肺炎克雷伯菌和沙门菌等。随着抗生素的使用和细菌耐药机制的产生, 耐甲氧西林金黄色葡萄球菌(methicillin resistant *Staphylococcus aureus*, MRSA)引发 VGI 的比例逐年增多, 真菌和分枝杆菌也有少量报道。其中金黄色葡萄球菌、肠杆菌、铜绿假单胞菌和乙型溶血性链球菌毒力较强，对移植物和瓣膜的侵蚀性强，破坏性大，而属于皮肤定植菌群的细菌，如表皮葡萄球菌、棒状杆菌和痤疮丙酸杆菌则毒力较弱，破坏性相对较小。

VGI 的发病机制是多因素的。据推测，早期 VGI 主要是急诊手术、无菌操作不够严格、血管移植物在手术中直接接触、切口愈合过程与邻近表浅感染或切口感染细菌传播以及血管结构损伤致使细菌进入植入物等造成。而晚期 VGI 大多是菌血症（多来源于泌尿道或呼吸道）引起的细菌血源性播散，或血管导管插入过程中细菌转移性或医源性污染。VGI 的血源性感染风险在术后早期最高，由于移植物逐渐内皮化，随着时间的推移，感染风险逐渐降低。研究发现葡萄球菌等在发病过程中能通过形成生物膜给 VGI 抗感染治疗造成困难。葡萄球菌生物膜的形成可分为附着、成熟和脱离 3 个阶段。在附着阶段，细菌表面蛋白介导与宿主基质蛋白（如纤维蛋白原和纤维连接蛋白）的初始附着。在成熟阶段，由多糖、细胞间黏附素介导的细胞间聚集形成多细胞微生物群体，形成生物膜。最后，单个细菌或细菌群与生物膜分离脱落，导致感染在局部或全身播散，使病情加重。生物膜主要通过阻止抗生素到达基质中的细菌胞内并限制其功效，从而使细菌对抗生素耐药。此外，生物膜还通过对抗机体的细胞和体液免疫反应，产生免疫逃逸效应，保护细菌。除了葡萄球菌外，目前研究认为有 80% 细菌包括肠球菌和链球菌等革兰氏阳性菌及铜绿假单胞菌和肺炎克雷伯菌等革兰氏阴性菌均可通过生物膜形成引发感染。生物膜形成导致细菌耐药是 VGI 抗感染治疗困难或失败的重要原因之一。

除细菌因素外，VGI 常见的危险因素可分为术前、术中、术后和患者相关因素。①术前因素：住院时间长、邻近部位或其他部位存在感染、近期在植入部位留置经皮动脉通路、急诊手术、二次手术、下肢感染（例如溃疡、坏疽、蜂窝织炎）以及腹股沟切口；②术中因素：违反无菌操作、手术时间延长、合并胃肠道或泌尿生殖系统手术；③术后因素：术后伤口并发症（感染、皮肤坏死、淋巴囊肿、血肿、移植物血栓）；④患者相关因素：恶性肿瘤、淋巴增殖性疾病、免疫缺陷、应用皮质类固醇类药

物、化疗、营养不良、糖尿病 / 围手术期高血糖、慢性肾功能不全 / 终末期肾病、肝脏疾病 / 肝硬化、应用免疫抑制剂。

【临床表现】

VGI 患者的临床表现千变万化、轻重不一。主要与感染部位（腔内或腔外）、发病机制及手术后发病时间有关。轻者可出现皮肤发红、伤口非化脓性渗出液，重者可出现局部出血、黑便、呕血、血尿、肠梗阻、脓毒症、吻合口破裂甚至低血容量性休克等。有些患者还表现为不明原因发热、不明原因白细胞增多伴有 C 反应蛋白（C-reactive protein, CRP）升高。

1. 腔外感染　腔外 VGI 最常发生在腹股沟，较少发生在腘窝或下肢远端。临床表现因发生在术后早期或晚期而有所不同。早期感染常表现为发热、寒战（尤其是致病微生物为金黄色葡萄球菌时）、白细胞增多及其他败血症表现。体征包括伤口红肿、脓肿、窦道引流、移植物闭塞伴有远端缺血、外周感染性栓塞、假性动脉瘤形成、吻合口破裂伴大出血、移植物被细菌侵蚀以及移植物组织愈合不良。晚期感染较少出现全身败血症症状，多起病隐匿，局部可出现腹股沟红肿疼痛、窦道引流、移植物未被周围组织覆盖等。

VGI 最显著的征象是窦道引流。假性动脉瘤临床表现可变，可能没有或仅有轻度局部炎症反应，可触及的搏动性肿块，移植物血栓形成伴肢体远端缺血或出血。在大约一半的患者中，吻合口假性动脉瘤表现为突然发生的出血或缺血，可能危及远端肢体，甚至患者生命。在接受下肢腔外血管重建的患者中，腹股沟出现疼痛及红肿，伴有或不伴有引流伤口或窦道，高度提示潜在的 VGI。

2. 腔内感染　与腔外 VGI 不同，腔内 VGI 可能没有明显的临床表现提示感染。腔内 VGI 可在移植后数月至数年出现。腹腔内 VGI 患者可能会出现腹痛、发热、白细胞增多、伤口愈合不良以及败血症。主动脉 VGI 可能会侵蚀到十二指肠，导致肠道菌群异位引起多菌种感染。这些微生物通常包括大肠埃希菌、肠球菌和厌氧菌（包括芽孢杆菌、镰刀菌及厌氧球菌），偶尔还包括念珠菌。在接受过腹主动脉瘤再造手术的患者

中,如果出现败血症并伴有无法解释的多个肠道细菌菌血症,则高度提示存在十二指肠侵蚀 VGI。在极少数情况下,VGI 可导致与结肠的瘘管相通,出现类似的表现和多菌性菌血症。

腹腔 VGI 患者还可能发生胃肠道出血,出血量不等,根据位置的不同,出血可表现为血肿、血便或血尿,大出血可危及患者生命。及时诊断伴有肠瘘的 VGI 至关重要。如果治疗不及时,病死率几乎为 100%。

胸腔内 VGI 的表现通常不同于腹腔内 VGI。累及主动脉根部的胸腔内 VGI 可表现出与感染性心内膜炎相似的体征和症状,如发热、寒战、心力衰竭以及主动脉根部吻合口缝线断裂。

胸腔内 VGI 多由金黄色葡萄球菌或凝固酶阴性葡萄球菌引起。与链球菌或肠球菌引起的 VGI 相比,金黄色葡萄球菌或凝固酶阴性葡萄球菌引起的 VGI 更加凶险。

与主动脉瘤或主动脉夹层手术相关的 VGI 通常发生在术后 3 个月内,最常见的原因是术中受到葡萄球菌或革兰氏阴性菌(如铜绿假单胞菌)的污染。同时应关注上述 VGI 发生赘生物脱落,造成中枢神经系统(central nervous system,CNS)或外周动脉感染性栓塞。感染损伤血管可诱发吻合口或感染性血栓破裂导致出血,突然的大出血,往往危及患者生命。

【微生物学检查】

微生物鉴定是为患者提供最佳治疗的关键性检查。应用不同的采样技术,病原微生物的分离率达到 75%~98%。

微生物样本的采集过程需要严格无菌,尽快送检,如果不能及时送检,应储存于 4℃冰箱中。可通过直接或间接两种方式获取病原学标本。直接从疑似感染部位获取标本的结果更有意义,包括手术移植的假体材料、术中感染区域获得的组织或来自移植物周围的液体。在不进行重做手术的情况下,间接标本的结果也具有一定意义,包括血培养、浅表伤口引流物或窦口引流物培养等。其中血培养的结果更可信,而其他浅表伤口、窦口引流物标本可能因混有皮肤定植菌群,影响结果的可信度。

可使用不同的技术对样本进行研究,例如在琼脂板上直接划线培养样本、将样本放入肉汤培养物中、使用连续稀释技术对组织或移植物样本进行均质化、对获得的移植物样本进行超声处理或涡旋混合以提高已形成生物膜的微生物的回收率。

【影像学检查】

在影像学诊断方面,超声检查是明确腔外 VGI 的首选方法,对于腔内 VGI 往往用于初筛。计算机体层血管成像(computed tomography angiography,CTA)检查可更直观地显示 VGI 的影像学特征,如移植物周围积气、积液等,因此对于怀疑 VGI 的患者,首选 CTA 作为影像学诊断检查;而对于 CTA 检查有禁忌证或显示不清的患者,则考虑选择磁共振血管成像(magnetic resonance angiography,MRA)检查。核医学成像技术,如 ^{18}F- 脱氧葡萄糖正电子发射计算机体层显像(^{18}F-flurodeoxyglucose-positron emission tomography/computed tomography,FDP-PET/CT)联合常规 CT 或铟 ^{111}- 标记白细胞扫描联合单光子发射计算机体层扫描(single photon emission computed tomography,SPECT/CT),同时结合解剖学和代谢信息对 FDP-PET/CT 发现的病灶是 VGI、软组织感染,还是某些情况下的炎症反应进行区分,以提高影像学诊断的灵敏度和特异度。常用影像学检查优缺点总结于表 10-5-1。

【内镜检查】

血管移植后如出现不明原因的消化道大出血,则应该怀疑发生主动脉 - 消化道瘘。消化内镜检查可以有效明确出血原因,检查范围可到达空肠,如发现有血块附着于肠壁或可见人工血管,无其他原因解释,即可诊断,应尽快手术。

【诊断标准】

鉴于现有分级标准存在缺陷,2020 年欧洲血管外科学会主动脉移植物感染协作组(Management of Aortic Graft Infection Collaboration,MAGIC)制定了新的分级标准。MAGIC 分级标准包含了临床症状 / 手术发现、影像学检查及实验室检查

表 10-5-1　常用影像学检查方法在诊断 VGI 中应用的优缺点对比

检查方法	优点	缺点
超声	检查简便、快捷、可床边操作、费用低，且无须用对比剂；能可靠发现吻合口假性动脉瘤所造成的移植物周围积气积液，鉴别血肿或脓肿形成；可引导穿刺获取标本进行病原学检查；对腔外 VGI 灵敏度高，是腹股沟、上下肢血管检查的首选方法	因受到肺、腹腔内气体或肠管阻挡，不易观察移植物，对腔内 VGI 诊断灵敏度低，通常需结合其他方法进一步明确
CT/CTA	可显示 VGI 主要结构特征，可发现主动脉-肠瘘，协助临床制订手术方案，是 VGI 影像学诊断的"金标准"之一。CT 平扫可引导感染灶穿刺获得病原学检查标本	灵敏度（57%~75%）和特异度（48%~76%）均较低，可能无法区分血肿和组织炎症，必要时结合 FDP-PET/CT 等进一步明确 VGI 诊断及炎症范围。有发生对比剂相关性肾损伤可能；体内有金属材料等会影响图像质量
MRI/MRA	可作为 CTA 无法诊断的 VGI 备用检查手段，灵敏度 50%~86%，特异度 91%~100%。与 CTA 相比，MRA 能更好地显示 VGI 的结构、功能和组织特征，联合 FDP-PET/CT 可进一步确定病灶的位置和炎症反应程度。MRI/MRA 能发现出血、主动脉-肠瘘，无对比剂相关性肾损伤风险	检查耗时较长，且易发生运动伪影影响成像的准确性。不作为 VGI 的一线检查方法。不适用于已有心内金属装置等患者
FDP-PET/CT	对 VGI 的诊断灵敏度 87%~99%，特异度 69%~89%，可提供更准确的感染局部解剖结构和炎症反应程度信息，通常以 FDP 最大摄取值 >8 作为临界值诊断 VGI。联合 CT 检测可以提高其灵敏度和特异度	与其他影像学方法比较，目前 FDP-PET/CT 循证医学证据偏少，需要更多研究加以验证
铟 111 - 标记白细胞扫描	以注射标记白细胞在移植物周围聚集程度，随着注射时间的延长病灶区域标记白细胞聚集增加为阳性，需要加做 SPECT/CT 对 VGI 进行定位，灵敏度 85%~94%，特异度 81%~94%。无对比剂相关性肾损伤风险	操作复杂，成本高，获得结果时间长（至少 24 小时），需与其他影像学方法联合使用，不作为 VGI 诊断一线手段。近期抗生素治疗可能会降低检查结果灵敏度

注：VGI，血管移植物感染；CT/CTA，计算机体层扫描成像 / 计算机体层扫描血管成像；MRI/MRA，磁共振成像 / 磁共振血管成像；FDP-PET/CT，18F- 脱氧葡萄糖正电子发射计算机体层显像；SPECT/CT，单光子发射计算机体层成像。

三个方面内容。MAGIC 标准提出，当满足 1 个主要条件或来自不同类别的 2 个次要条件，应高度怀疑 VGI；当满足 1 个及以上的主要条件，和任意 1 个次要条件，可诊断 VGI。指南提出，一旦怀疑 VGI，应全面评估患者病情、寻找感染征象及相关合并症，如恶性肿瘤、糖尿病等改变宿主防御能力相关疾病；且尽可能寻找感染的微生物学证据以及早治疗。感染组织标本或部分感染移植物的微生物学检出率优于分泌物标本，因此指南建议进行至少 3 次病变区深部取样以提高微生物学检出率。此外，一项研究结果显示，超声震荡处理可使感染材料释放更多病原体，指南提出对术中获取

的感染移植物材料可以考虑进行超声震荡处理。伤口负压治疗所形成泡沫的病原体检出灵敏度及特异度低，指南不推荐对伤口负压治疗所形成泡沫行微生物学检查。在某些病例中，VGI 的诊断需要术中确认。MAGIC 分级标准见表 10-5-2。

【预防】

对于 VGI 的预防，首先应尽量避免上文所述危险因素。此外，有研究表明术前 24 小时内使用广谱抗生素进行预防性抗感染治疗可显著降低早期 VGI 的发生风险，建议使用青霉素、第一代或第二代头孢菌素。目前没有证据表明不同材料的

表 10-5-2 MAGIC 分级标准

标准	临床症状 / 手术发现	影像学检查	实验室检查
主要条件	血管移植物周围积脓（镜检证实）	植入术 3 个月后发现血管移植物周围积液	移除的血管移植物微生物学培养阳性
	血管移植物外露或经窦道与外界相通	植入术 7 周后发现血管移植物周围积气	术中标本微生物学培养阳性
	瘘道形成，如主动脉 - 肠瘘，主动脉 - 支气管瘘	连续成像显示血管移植物周围积气持续增加	血管移植物旁积液（超声或 CT 引导下经皮穿刺取液）微生物学培养阳性
	血管移植物植入感染部位，如感染性动脉瘤		
次要条件	移植物感染的局部临床表现，如红斑、发热、肿胀、脓性分泌物、疼痛	可疑的血管移植物周围积气 / 积液；软组织感染；动脉瘤扩张；假性动脉瘤；局部肠壁增厚；椎间盘炎 / 骨髓炎；FDG-PET/CT 示可疑代谢活动；同位素标记的白细胞摄取增多	血培养阳性并排除其他感染可能
	体温≥38℃，并排除其他感染可能		排除其他可能所致炎症指标异常升高，如白细胞升高、红细胞沉降率加快、CRP 升高

注：CT，电子计算机体层成像；FDG-PET/CT，^{18}F- 脱氧葡萄糖正电子发射计算机体层显像；CRP，C 反应蛋白。

血管装置之间 VGI 发生率存在差异。对于植入血管移植物的患者，在进行任何涉及牙齿、牙龈或根尖周等区域的牙科手术之前，应考虑使用抗菌药物进行预防，以防止 VGI 的发生。

【治疗】

血管科、心外科、心内科、感染科及放射科进行多学科合作是成功治疗 VGI 的关键。抗菌治疗是 VGI 治疗的重要组成部分。在尚未获得病原学证据时，选择广谱抗生素或结合 VGI 分期及临床表现推测最可能的病原微生物进行经验性强化抗感染治疗，以控制感染和败血症。需警惕移植材料可能被生物膜覆盖，并结合当地的病原学耐药及流行情况选择抗生素。在某些特定情况下，还应考虑应用抗真菌药物，尤其是合并内脏瘘的病例。一旦获得了病原学证据，根据病原学药敏结果选择合适的抗生素，进行靶向抗感染治疗。

VGI 的抗感染疗程尚未达成共识。对于可以去除假体材料，并对所有感染组织进行彻底清创的患者，建议进行至少 2 周的肠外抗感染治疗，序贯 2~4 周口服抗感染治疗。对于使用新的血管移植物替换受感染材料的患者，建议进行 4~6 周肠外抗感染治疗，总疗程需要达到 3~6 个月，有研究者甚至主张治疗 1 年。对于那些因各种情况而无法进行手术的患者，应考虑终身抗感染治疗。

手术基本原则包括移除被感染的血管移植物、清除坏死和感染组织、肢体和 / 或器官的血管重建。理想情况下解剖外途径血管重建可更有效地避免感染复发，但此术式通常需分期处理，发生并发症风险也较高。现有临床证据显示，联合移除感染移植物、彻底清除感染及坏死组织后，采用原位血管重建或解剖外途径血管重建，需要根据 VGI 的类型、发生部位、患者状态及感染病原菌等综合因素进行个体化决策，以改善患者预后。

二、研究进展

生物膜形成导致细菌耐药是 VGI 抗感染治疗困难或失败的重要原因之一。在抗生素治疗的基础上，联合其他措施抑制或清除生物膜可能会提高抗感染治疗效果。正在研究的有噬菌体和纳米材料等。

噬菌体可通过将其 *BXB1* 基因整合到细菌的基因组中进而阻断长链及短链（$C_{56} \sim C_{68}$）脂肪酸合成影响生物膜的形成。此外噬菌体通过产生噬菌体酶，分解细胞壁、降解荚膜和结构多糖来破坏生物被膜。目前正在进行着多项临床试验以验证其有效性。噬菌体来源的溶血素是一种细胞壁分解酶，是一种潜在的新型抗菌疗法。例如噬菌体溶血素 Exebacase 正在进行Ⅲ期临床试验。已经完成的Ⅱ期临床试验结果显示，在金黄色葡萄球菌血流感染或感染性心内膜炎患者中，Exebacase 联合抗生素组和单独使用抗生素组在第 14 天的临床应答率分别为 70.4% 和 60.0%，在 MRSA 亚组中，Exebacase 联合抗生素组临床应答率提高了 42.8%，比单独使用抗生素组的全因病死率下降了 21.0%，平均住院时间缩短了 4 天，MRSA 感染患者的 30 天住院病死率降低了 48.0%。

纳米材料的临床应用也备受关注。目前大多数研究都是在体外和动物模型中进行的，人体试验也在进行中。正在进行的临床试验中，Arikace 是一种阿米卡星纳米脂质体制剂。有研究显示，与静脉注射游离阿米卡星相比，阿米卡星纳米脂质体制剂雾化吸入剂能更好地渗透生物膜，巨噬细胞对阿米卡星的摄取提高了 4 倍，患者住院时间缩短，年住院次数减少。含纳米材料静脉制剂应用于临床还有许多问题需要解决，如相容性问题和安全问题等。

联合噬菌体或纳米材料等非抗生素的生物材料抑制或清除生物膜，协助抗生素进入生物膜及细菌体内，可能会抵御细菌耐药，提高抗感染治疗的效果，为 VGI 的保守治疗带来了新方法，值得深入研究。

三、实用技巧

【VGI 的处理技巧】

VGI 治疗主要包括抗感染治疗和手术治疗，需要根据 VGI 的类型和发生部位进行个体化处理，有利于改善患者预后。

（一）腔外 VGI：抗感染治疗

1. 对于 Samson Ⅰ~Ⅱ级 VGI，建议抗感染治疗 2~4 周，辅以手术治疗。

2. 对于 Samson Ⅲ~Ⅳ级 VGI，建议术后 4~6 周肠外抗感染治疗，再序贯口服治疗 6 周至 6 个月。

3. 对于 Samson Ⅴ级 VGI，建议术后 4~6 周肠外抗感染治疗，然后序贯口服治疗至少 6 个月。

4. 对于 Samson Ⅲ~Ⅴ级 VGI，如果存在以下情况，可能需要长期抗感染治疗：①由 MRSA、铜绿假单胞菌、多重耐药菌、念珠菌或其他真菌引起的感染；②接受过急诊或反复多次手术的；③移植物经过保存或原位重建且移植物周围有大范围感染的；④患者因体质差、免疫功能低下，不适合再次手术的。

（二）腔外 VGI：外科治疗

1. 对于 Samson Ⅲ级 VGI，发生在术后早期（2 个月以内的），可以考虑保留移植物，避免更换；而发生时间超过术后 2 个月，移植物更换疗效可能更好。

2. 对于 Samson Ⅲ~Ⅳ级 VGI，由 MRSA、铜绿假单胞菌或多重耐药菌引起的感染，或者是移植物保留或原位重建失败的患者，建议行解剖外途径血管重建术，然后切除移植物。

3. 对于 Samson Ⅴ级 VGI，建议行解剖外途径血管重建术，然后切除移植物。

4. 对于 Samson Ⅲ~Ⅴ级 VGI，两年内每 3~6 个月进行一次超声检查，之后进入长期随访，每 6~12 个月进行一次超声检查。

（三）腹腔内 VGI：外科治疗

1. 无论是否有腹主动脉 - 肠瘘的患者，建议切除移植物，行原位血管重建，可采用冷冻或低温保存的异体动脉或自体静脉或利福平粘合的人工合成移植物进行。

2. 对于 MRSA、假单胞菌或多重耐药菌感染的患者，或有广泛腹腔内脓肿或移植物周围化脓的患者，建议行解剖外途径血管重建术，然后切除移植物。

（四）腹腔内 VGI：抗感染治疗

1. 术后首先肠外抗感染治疗 6 周，随后序贯口服 3~6 个月的抗菌药物治疗。

2. 对于广泛移植物周边感染或 MRSA、铜绿假单胞菌或多重耐药菌感染患者，可能需要终身抗感染治疗。

（五）胸腔内 VGI 的处理

1. 建议用冷冻保持异体动脉进行原位修复。

2. 建议术后肠外抗感染治疗 4~6 周。

3. 对于伴有高风险并发症和病死率，不能耐受再次手术的患者，或者使用人工血管进行原位修复的患者，应考虑终身抗感染治疗。

四、实战病例

【有效抗感染联合 CT 引导经皮穿刺引流成功治疗胸腔内 VGI】

1. 摘要　患者因主动脉瓣狭窄合并主动脉瓣二叶畸形及主动脉狭窄行主动脉瓣置换 + 升主动脉 - 腹主动脉转流术，术后 4 年出现寒战、高热、咳嗽、咳黄痰，确诊为 MRSA 所致胸腔内 VGI，经积极抗感染及多次 CT 引导经皮穿刺引流等综合治疗，感染得到控制。

2. 病例介绍　患者 35 岁男性，17 天前无明显诱因出现寒战、高热，体温最高 40.2℃，伴咳嗽、咳黄痰，偶可见血丝，不易咳出，无胸闷、胸痛等症状。9 天前就诊于当地医院，查血常规：白细胞 20.2×10⁹/L，中性粒细胞 79.9%；CRP 174.54mg/L；红细胞沉降率 46mm/h，血培养为金黄色葡萄球菌（药敏不详）。给予头孢菌素（具体不详）及万古霉素等抗感染治疗，仍发热。3 天前就诊于笔者所在医院急诊，查血常规：白细胞 14.94×10⁹/L，中性粒细胞 89.41%；CRP 191.96mg/L。为进一步诊治收住院。既往高血压病史 25 年，4 年前收住笔者所在医院高血压科诊治，发现有内脏反位。行胸腹 CTA 提示主动脉缩窄，主动脉峡部局限性缩窄，缩窄处距锁骨下动脉约 10.8mm，最窄处几乎闭锁，多发侧支供血。超声心动图示镜面右位心，主动脉瓣二叶畸形。患者于 4 年前行主动脉瓣置换 + 升主动脉 - 腹主动脉转流术，术后 2 周发现伤口局部发红，局部手术探查未发现明显异常，重新缝合 2 天后出院。

入院后查体：体温 38.5℃，心率 105 次 /min，呼吸 26 次 /min，血压 121/61mmHg，神志清，全身皮肤黏膜无黄染及出血，双肺呼吸音低，可闻及散

在干、湿啰音。心律齐，心前区可闻及收缩期吹风样杂音，主动脉瓣听诊区可闻及机械瓣音。腹软，无压痛及反跳痛，肝脾肋下未触及。双下肢不肿。神经系统查体阴性。

检验和检查：血常规示白细胞 14.94×10⁹/L，中性粒细胞 89.41%，血小板 325×10⁹/L，血红蛋白 105g/L；红细胞沉降率 33mm/h；血降钙素原 1.16ng/ml；血生化示白蛋白 23.8g/L，肌酐 55.1μmol/L，钾离子 3.3mmol/L，钠离子 134.7mmol/L，总胆红素 37.4μmol/L；胸部增强 CT 示升主动脉 - 腹主动脉转流术后，人工血管周围可见环周片状低密度影，其中左侧部分病灶形成囊腔样改变（图 10-5-7A）。外周血培养检出 MRSA，具体药敏结果见表 10-5-3。腹部超声检查示内脏反位，脂肪肝，胆囊结石，脾大，脾脏中部异常回声，脾梗死可能。彩色多普勒超声心动图检查示主动脉瓣位人工机械瓣置换术后，人工机械瓣功能正常，未见瓣周漏。右位心，左心增大。

3. 病例特点与诊治要点和难点　该患者有如下特点：患者既往主动脉瓣置换 + 升主动脉 - 腹主动脉转流术，术后 4 年出现寒战、高热、咳嗽、咳黄痰，依据临床及实验室检查结果，考虑为细菌感染。结合患者外周血培养明确感染病原体为 MRSA 和胸部 CTA 检查所见，明确诊断为胸腔内 VGI。由于感染范围大，血管移植物周围被感染软组织包绕，且出现了脓肿，及时手术和脓液引流清除感染病灶至关重要，另外针对 MRSA 如何选择抗菌药物进行有效抗感染治疗也是能否及时控制感染的关键。

4. 治疗及转归　外院和急诊科均给予患者万古霉素 1.0g、每 12 小时 1 次静脉滴注，高热不退，提示疗效不佳。入院后调整抗菌药物治疗方案，给予利奈唑胺 600mg、每 12 小时 1 次静脉滴注，联合达托霉素 0.75g、每日 1 次静脉滴注。利奈唑胺和达托霉素的抗菌谱与万古霉素相似，均是治疗 MRSA 的有效药物，但利奈唑胺和达托霉素较万古霉素具有更好的组织穿透作用，能够达到更高组织浓度，另外达托霉素容易穿透 MRSA 形成的生物膜，提高抗感染治疗效果。更改治疗方案后，患者体温逐渐下降，波动于 37.4~38.5℃。二次行 CT 引导下胸腔脓肿穿刺引流术，术中抽

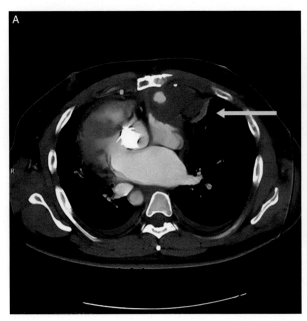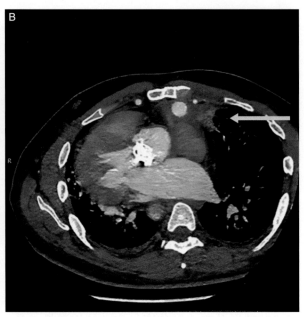

图 10-5-7　胸部增强 CTA

A. 入院时升主动脉 - 腹主动脉转流术后，人工血管周围可见环周片状低密度影，其中左侧部分病灶形成囊腔样改变，CT值 5HU（箭头所示）；B. 出院前升主动脉 - 腹主动脉转流术后，穿刺术后，人工血管周围低密度病变明显变小，囊腔部分消失（箭头所示）。

表 10-5-3　入院后外周血和穿刺脓液细菌培养结果

血培养（2016-10-17）			脓液培养（2016-10-25）		
抗生素名称	结果	MIC/（µg·ml⁻¹）	抗生素名称	结果	MIC/（µg·ml⁻¹）
环丙沙星	耐药	≥8	环丙沙星	耐药	≥8
克林霉素	耐药	≥8	克林霉素	耐药	≥8
红霉素	耐药	≥8	红霉素	耐药	≥8
庆大霉素	敏感	≤0.5	庆大霉素	敏感	≤0.5
利奈唑胺	敏感	2	利奈唑胺	敏感	2
左氧氟沙星	耐药	≥8	左氧氟沙星	耐药	≥8
莫西沙星	中介	4	莫西沙星	中介	4
呋喃妥因	敏感	≤16	呋喃妥因	敏感	≤16
苯唑西林	耐药	≥4	苯唑西林	耐药	≥4
青霉素	耐药	≥0.5	青霉素	耐药	≥0.5
奎奴普丁 / 达福普汀	敏感	≤0.25	奎奴普丁 / 达福普汀	敏感	0.5
利福平	敏感	≤0.5	利福平	敏感	≤0.5
复方新诺明	敏感	≤10	复方新诺明	敏感	≤10
四环素	敏感	≤1	四环素	敏感	≤1
替加环素	敏感	≤0.12	替加环素	敏感	≤0.12
万古霉素	敏感	≤0.5	万古霉素	敏感	1
培养结果	细菌数 3+，此菌为 "MRSA"		此菌为 "MRSA"		

注：MIC，最小抑菌浓度；MRSA，耐甲氧西林金黄色葡萄球菌。

出脓液各 40ml。脓液样本细菌培养结果也是 MRSA，与血培养为同一菌株（表 10-5-3）。继续利奈唑胺 + 达托霉素治疗，患者体温逐渐降至正常，复查增强胸部 CT 提示人工血管周围低密度病变明显变小，囊腔部分消失（见图 10-5-7B）。患者治疗好转出院，于当地医院继续行此方案抗感染治疗。患者体温正常，外周血培养阴性。静脉利奈唑胺 + 达托霉素治疗共 6 周，序贯口服利奈唑胺 6 周。

5. 治疗体会　胸腔内 VGI 临床表现多种多样，病情凶险，对于既往血管移植物手术病史患者应提高警惕，早期诊断、及时手术或穿刺引流以及强有力的抗感染治疗至关重要。组建包括心血管外科、感染科、心内科、影像科、临床微生物科、药剂科医师在内的多学科团队会诊有利于制订个体化治疗方案，改善患者预后。

（刘　妍　朱光发）

参考文献

［1］WILSON W R, BOWER T C, CREAGER M A, et al. Vascular graft infections, mycotic aneurysms, and endovascular infections: a scientific statement from the American Heart Association［J］. Circulation, 2016, 134（20）: e412-e460.

［2］KAHLBERG A, MELISSANO G, MASCIA D, et al. How to best treat infectious complications of open and endovascular thoracic aortic repairs［J］. Semin Vasc Surg, 2017, 30（2/3）: 95-102.

［3］GHARAMTI A, KANAFANI Z A. Vascular graft infections: an update［J］. Infect Dis Clin North Am, 2018, 32（4）: 789-809.

［4］YOUNG M H, UPCHURCH G R, MALANI P N. Vascular graft infections［J］. Infect Dis Clin North Am, 2012, 26（1）: 41-56.

［5］ANTONIOS V S, NOEL A A, STECKELBERG J M, et al. Prosthetic vascular graft infection: a risk factor analysis using a case-control study［J］. J Infect, 2006, 53（1）: 49-55.

［6］BATT M, FEUGIER P, CAMOU F, et al. A meta-analysis of outcomes after in situ reconstructions for aortic graft infection［J］. Angiology, 2018, 69（5）: 370-379.

［7］VOGEL T R, SYMONS R, FLUM D R. The incidence and factors associated with graft infection after aortic aneurysm repair［J］. J Vasc Surg, 2008, 47（2）: 264-269.

［8］CHAKFÉ N, DIENER H, LEJAY A, et al. Editor's choice: European Society for Vascular Surgery（ESVS）2020 clinical practice guidelines on the management of vascular graft and endograft infections［J］. Eur J Vasc Endovasc Surg, 2020, 59（3）: 339-384.

［9］ZHAO A, SUN J, LIU Y. Understanding bacterial biofilms: from definition to treatment strategies［J］. Front Cell Infect Microbiol, 2023, 13: 1137947.

［10］ODERICH G S, BOWER T C, HOFER J, et al. In situ rifampin-soaked grafts with omental coverage and antibiotic suppression are durable with low reinfection rates in patients with aortic graft enteric erosion or fistula［J］. J Vasc Surg, 2011, 53（1）: 99-106.

［11］BRAAMS L, VLASPOLDER G, BOITEN K, et al. Sonication of vascular grafts and endografts to diagnose vascular graft infection: a head-to-head comparison with conventional culture and its clinical impact［J］. Microbiol Spectr, 2023, 11（2）: e0372222.

［12］韩茂男, 赵纪春, 黄斌, 等. 2020 年欧洲血管外科学会（ESVS）血管移植物感染诊治临床实践指南解读［J］. 中国普外基础与临床杂志, 2020, 27（12）: 1485-1490.

［13］WANHAINEN A, VERZINI F, VAN HERZEELE I, et al. Editor's choice - European Society for Vascular Surgery（ESVS）2019 clinical practice guidelines on the management of abdominal aorto-iliac artery aneurysms［J］. Eur J Vasc Endovasc Surg, 2019, 57（1）: 8-93.

［14］HABIB G, LANCELLOTTI P, ANTUNES M J, et al. 2015 ESC guidelines for the management of infective endocarditis: the task force for the management of infective endocarditis of the European Society of Cardiology（ESC）. Endorsed by: European Association for Cardio-Thoracic Surgery（EACTS）, the European Association of Nuclear Medicine（EANM）［J］. Eur Heart J, 2015, 36（44）: 3075-3128.

［15］SPILIOTOPOULOS K, PREVENTZA O, GREEN S Y, et al. Open descending thoracic or thoracoabdominal aortic approaches for complications of endovascular aortic procedures: 19-year experience［J］. J Thorac

Cardiovasc Surg, 2018, 155（1）: 10-18.

［16］REVEST M, CAMOU F, SENNEVILLE E, et al. Medical treatment of prosthetic vascular graft infections: review of the literature and proposals of a working group［J］. Int J Antimicrob Agents, 2015, 46（3）: 254-265.

［17］TIAN F, LI J, NAZIR A, et al. Bacteriophage: a promising alternative measure for bacterial biofilm control［J］. Infect Drug Resist, 2021, 14: 205-217.

［18］INDIANI C, SAUVE K, RAZ A, et al. The antistaphylococcal lysin, CF-301, activates key host factors in human blood to potentiate methicillin-resistant *Staphylococcus aureus* bacteriolysis［J］. Antimicrob Agents Chemother, 2019, 63（4）: e02291-e02218.

［19］FOWLER V G, DAS A F, LIPKA-DIAMOND J, et al. Exebacase for patients with *Staphylococcus aureus* bloodstream infection and endocarditis［J］. J Clin Invest, 2020, 130（7）: 3750-3760.

［20］ZHANG J, LEIFER F, ROSE S, et al. Amikacin Liposome Inhalation Suspension（ALIS）penetrates non-tuberculous mycobacterial biofilms and enhances amikacin uptake into macrophages［J］. Front Microbiol, 2018, 9: 915.

［21］PONTES J T C, TOLEDO BORGES A B, ROQUE-BORDA C A, et al. Antimicrobial peptides as an alternative for the eradication of bacterial biofilms of multi-drug resistant bacteria［J］. Pharmaceutics, 2022, 14（3）: 642.

［22］MAKABENTA J M V, NABAWY A, LI C H, et al. Nanomaterial-based therapeutics for antibiotic-resistant bacterial infections［J］. Nat Rev Microbiol 2021, 19（1）: 23-36.

［23］VENTOLA C L. Progress in nanomedicine: approved and investigational nanodrugs［J］. P T, 2017, 42（12）: 742-755.

血流感染

血流感染（bloodstream infection, BSI）是指各种病原微生物侵入血液循环, 在血液中生长繁殖并释放毒素和代谢产物, 导致患者出现全身感染征象, 并且血液标本培养呈阳性, 导致脓毒症、脓毒症休克和多器官功能衰竭等, 是住院患者死亡的主要原因之一。

一、知识要点

【流行病学】

近些年来, BSI 占社区获得性和医院获得性脓毒症和感染性休克的 40%, 约占 ICU 获得性感染病例的 20%, 初始经验性抗菌治疗失败以及感染源控制延迟会严重影响住院患者的预后。医院内 BSI 的总病死率接近 50%, 而社区获得性 BSI 的病例数在逐年上升。虽然导管相关性血流感染（catheter-related bloodstream infection, CRBSI）的发生率呈下降趋势, 但由多重耐药革兰氏阴性杆菌引起的 CRBSI 具有高治疗失败率和病死率, 住院时间明显延长以及住院费用增加的特点, 已经成为医院内感染的严重问题。

BSI 通常呈散发性, 也可暴发流行, 如静脉输液、血液制品和输血器械污染所导致者。据报道, 非静脉输液者、周围静脉输液者和留置中心静脉导管（central venous catheter, CVC）者 BSI 发生率分别为 0.05%、0.37% 和 4.48%。散发者通常由局部感染播散至血液所导致, 多为继发性, 原发性仅占 1/4。对于心脏外科开胸瓣膜成形和 / 或置换手术以及因急性主动脉夹层行开放性血管置换手术的患者来说, 围手术期医院内感染, 尤其是 BSI、CRBSI 的发生不容忽视, 规范化的预防性抗生素治疗和医院感染预防控制措施的合理实施对于改善住院患者预后、降低 BSI 的发病率和死亡率至关重要。

【分类】

1. BSI 按照发生的环境不同分为社区获得性 BSI 和医院获得性 BSI, 其中社区获得性 BSI 指患者在社区起病, 入院当时或 48 小时内检出 BSI, 而医院获得性 BSI 定义为患者入院后 >48 小时发生的 BSI, 如果患者在既往 2 周之内住院, 则为入院后 <48 小时发生的 BSI。

2. BSI 按照发生的部位不同分为原发性 BSI 和继发性 BSI, 其中原发性血流感染（primary

bloodstream infection, PBSI）包括原发感染病灶不明或与血管内装置有关且经实验室确诊的感染者，大约占 80%，约 90% 血管内装置相关感染与静脉导管相关，又称为 CRBSI；而继发性 BSI 则源于身体其他感染部位如肺部感染、尿路感染（urinary tract infection, UTI）、手术部位感染（surgical site infection, SSI）和皮肤软组织感染（skin soft tissue infection, SSTI）等。

3. BSI 按照病情复杂程度的不同分为复杂性 BSI 和非复杂性 BSI，若患者血培养阳性，无感染性心内膜炎，无人工植入装置，血培养于治疗 2~4 天内转阴，经有效治疗后 72 小时内退热，且无迁徙性感染灶的为非复杂性 BSI；不符合上述定义者即为复杂性 BSI。

4. 特殊类型的 BSI　①持续性 BSI：患者发热、寒战等临床症状无改善，血培养阳性状态持续 3 天或以上；②培养阴性 BSI：BSI 患者从未通过培养方法鉴定出明确的病原体，可能的原因包括获得血液培养标本之前经验性使用抗生素药物，导致感染的病原体不易培养或缺乏快速诊断手段的病原菌导致的 BSI 等。

【病因和发病机制】

BSI 的发生主要是由各种病原微生物（细菌或真菌）和毒素侵入血液所导致，60 岁以上老年人、重度烧伤或手术创伤、粒细胞缺乏症及血管内操作是 BSI 发生的易感因素，对于心脏内外科患者而言，接受有创操作，如血管内介入治疗、体外膜氧合（extracorporeal membrane oxygenation, ECMO）、主动脉内球囊反搏（intra-aortic balloon pump, IABP）和连续性肾脏替代治疗（continuous renal replacement therapy, CRRT）以及接触 CVC 和外周中心静脉导管（peripherally inserted central venous catheter, PICC）的患者皆为 BSI 的易感人群。

金黄色葡萄球菌和凝固酶阴性葡萄球菌（coagulase-negative *Staphylococcus*, CoNS，包括表皮葡萄球菌、腐生葡萄球菌以及耐甲氧西林菌株）是医院内 BSI 的常见病原菌，多为静脉穿刺处皮肤组织、针头或动 / 静脉插管的结果。既往 CRBSI 常见的病原菌以革兰氏阳性菌为主，

占 60% 以上，革兰氏阴性菌约占 27%，真菌约占 8%。近年来革兰氏阴性菌所致 CRBSI 占比逐渐呈上升趋势，主要病原菌为大肠埃希菌、克雷伯菌属、假单胞菌属、不动杆菌属、肠杆菌属和沙雷菌属，多与静脉输液被污染有关。笔者发现心脏外科瓣膜术后 BSI 患者以革兰氏阴性杆菌感染为主，且以革兰氏阴性杆菌和革兰氏阳性球菌混合感染常见。肠球菌属作为医院内 BSI 病原菌日益增多，一般源于 UTI、腹腔感染和外科手术部位感染。铜绿假单胞菌也为医院内 BSI 的重要病原菌，偶可为普罗维登斯菌属和变形杆菌属。约 6% 散发性医院内 BSI 由厌氧菌所致，但一般不造成流行。少数 BSI 由念珠菌属引起，通过静脉插管补充高营养发生的 BSI 中，50%~80% 病原菌为白念珠菌，近年来近平滑念珠菌、光滑念珠菌、热带念珠菌等其他非白念珠菌引起 BSI 的发病率有逐年增高趋势。

【临床表现】

BSI 的临床表现包括菌血症（bacteremia）和败血症（septicemia）。败血症是由各种病原微生物（细菌或真菌）和毒素入侵血液系统所引起的血液感染，主要临床表现为高热，伴或不伴寒战，心动过速，呼吸急促，皮疹，肝、脾大和精神、神志改变等一系列严重的临床症状，病情严重者甚至可以引起休克和弥散性血管内凝血（disseminated intravascular coagulation, DIC）以及多器官功能衰竭。若细菌仅短暂入血，而无临床明显的毒血症状（如血管内导管相关感染）则称为菌血症。

除上述 BSI 相关的临床表现外，继发性 BSI 患者亦同时存在原发感染病灶如肺部感染、尿路感染、手术部位感染以及皮肤软组织感染等相关临床表现。CRBSI 患者除具备 BSI 的临床表现外，同时具备血管内导管感染相关的临床表现，如沿血管内导管部位的疼痛、红肿和 / 或 >2cm 的硬结以及血管内导管出口部位 2cm 内的红斑、硬结和 / 或触痛，伴或不伴血管内导管出口部位脓性渗出物。

【微生物学检查】

对于疑似 BSI 的患者来说，病原学培养仍然

是微生物鉴别的"金标准"。临床常用的病原学鉴定方法包括以下几种。

1. 血培养 是诊断BSI、菌血症的"金标准"。建议在严格皮肤消毒后进行至少两组血液需氧和厌氧培养（每瓶10~20ml），出现阳性结果诊断为BSI。由于应用抗生素会使血液培养阳性率大大降低，故建议在进行初始经验性抗菌药物治疗之前尽早留取血培养标本。

2. 病原体宏基因组第二代测序（metagenomics next generation sequencing，mNGS） mNGS是近年来新兴的病原学鉴别和耐药基因分型的新技术，越来越多地用于BSI的诊治，通过获取临床标本的核酸序列与临床基因组学进行对比，以明确病原学种类和耐药情况。

【影像学检查】

BSI的诊断与治疗最重要的是确定感染来源，建议做出BSI诊断的最初12小时内控制感染源。通常以肺部感染、导管相关、手术部位感染、血管内植入物感染、尿路感染、皮肤软组织感染和腹腔感染为最常见的继发性BSI来源。因此，包括常规胸部X线检查或胸腹盆CT、超声等影像学检查是必要的。由于25%~30%病例会出现金黄色葡萄球菌性菌血症的血源性并发症，例如感染性心内膜炎（infective endocarditis，IE），建议在菌血症发病后5~7天对持续血培养阳性的患者进行经食管超声心动图（transesophageal echocardiography，TEE）检查以排除IE。

【诊断】

无明确原发感染病灶以及符合导管相关事件的患者所发生的BSI为原发性BSI，而继发性BSI需要明确原发感染病灶，且证实与BSI发生之间存在因果关系。

1. BSI的诊断需要同时符合临床诊断和病原学诊断。

（1）临床诊断包括发热，伴或不伴寒战，并伴有以下情况之一：①存在原发感染病灶或迁徙病灶；②有全身中毒症状而无明显感染灶；③有皮疹或出血点、肝脾大、血液中性粒细胞增多伴核左移，且无其他原因可以解释；④收缩压<

90mmHg（12kPa），或较基线水平下降>40mmHg（5.3kPa）。

（2）在临床诊断基础上，符合以下两条病原学标准之一即可诊断BSI：①间隔24小时连续两次以上血培养分离出同一病原微生物，且排除污染的可能性；血培养有多种菌生长，在排除污染后可考虑复数菌BSI。②血液中检测出病原体的抗原物质。

2. CRBSI的诊断除植入血管内导管>48小时或者拔除血管内导管48小时内出现发热（>38℃）、寒战或低血压等感染相关表现外，还伴有血管内导管（CVC、PICC、ECMO、CRRT、IABP）感染相关事件的存在，即导管尖端培养和/或血液培养出有意义的病原微生物。具体包括：①导管尖端和至少1次外周血培养出相同的微生物；②从至少2份血培养出相同的微生物（1份来自导管，另1份来自外周静脉），并且符合定量血培养或阳性差异时间（differential time to positivity，DTP）的标准；③外周血液标本和导管出口部位脓液培养均阳性，并为同一株病原微生物。

说明：①DTP是指从血管内导管血液样本检出的细菌生长比从外周静脉血液样本检出的细菌生长早至少2小时；②定量标准：导管血液样本菌落数>外周静脉血液样本菌落数的5倍及以上。

【鉴别诊断】

血液标本培养出病原微生物是BSI的主要诊断标准，鉴别诊断主要在于明确阳性血培养结果是否为致病菌。血液培养分离出常见皮肤定植菌，如类白喉棒状杆菌、CoNS、棒状杆菌属、微球菌属、芽孢杆菌属（不包括炭疽杆菌）、气球菌属和丙酸杆菌属等，需要除外污染菌（血液标本采集或转运过程中进入培养瓶的非致病微生物）的可能；另需不同时间采血，有两次或多次培养检出同一病原体阳性才可考虑为致病菌。

【治疗】

寻找BSI的来源（即继发性BSI）对于治疗

至关重要。继发性社区获得性 BSI,最常见由阻塞性尿路感染、皮肤和软组织感染以及腹腔内感染引起。继发性医院获得性 BSI 的感染源主要是血管内装置和手术部位感染。对于血流动力学不稳定和器官衰竭的患者,感染灶的清除应遵循损伤控制理论,仅限于引流、清创、移除装置和腔室减压。对于危重患者出现 CRBSI 时应积极拔除导管。然而,对于可疑的 CRBSI 患者,有研究发现导管只占到引起感染原因的不足一半。因此,在没有感染性休克的情况下,应谨慎拔除导管,但如果在适当的抗菌药物治疗下,患者仍出现感染性休克、免疫抑制或持续性菌血症,应选择拔除导管。对于与手术部位感染有关的 BSI,控制感染源是决定预后的主要因素。但对于感染灶清除的时间仍有争议,从不足 6 小时至不足 12 小时。

对于疑似 CRBSI 的患者,若存在脓毒症休克或自身免疫功能低下以及导管植入部位可见脓性渗出液,则建议立即移除导管并送检导管尖端培养。若培养结果为阳性,则选择靶向治疗、治疗时间以及超声心动图检查需求见图 10-5-8。只有在 CRBSI 无继发性脓毒症休克、无血管内装置、

病原体为 CoNS(除路邓葡萄球菌外)或革兰氏阴性杆菌对可选抗生素敏感的患者才能维持导管。当患者临床稳定时,考虑对全肠外营养、长期使用广谱抗生素、恶性肿瘤、念珠菌多部位定植或既往抗厌氧菌治疗的患者进行预防性抗真菌治疗(首选氟康唑)。棘球白素类或两性霉素 B 脂质体只能用于感染性休克患者,除氟康唑耐药念珠菌感染患者外,其余情况均首选氟康唑。对于确诊 CRBSI 患者,针对不同致病菌的药物推荐见图 10-5-8。

关于治疗的疗程,持续时间过长的抗感染治疗会导致不良反应增加,如肾功能恶化、继发二重感染、细菌耐药等,但抗感染治疗时间不足又有可能引起疗效欠佳、病情反复。具体的治疗周期取决于特定的病原体、患者基础状况、病情严重程度、有无并发症、抗感染的治疗疗效等。抗感染疗程的计算应是从开始有效抗感染治疗的第一时间开始,开始治疗到停止抗生素的这段时间称为抗感染治疗周期。有效抗感染指感染灶清除、靶向抗菌治疗有效以及体温不高、休克好转和脏器功能损伤恢复等临床好转。一般的抗感染治疗时间为 5~7 天,对于金黄色葡萄球菌、白念珠菌感染患

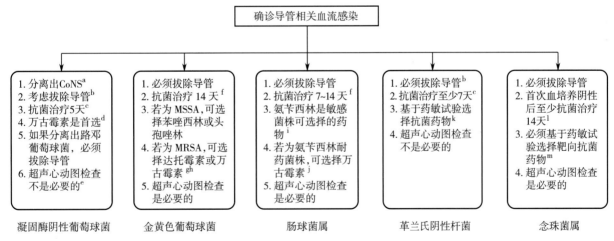

图 10-5-8　确诊导管相关血流感染的治疗方案

CoNS,凝固酶阴性葡萄球菌;MRSA,耐甲氧西林金黄色葡萄球菌;MSSA,甲氧西林敏感金黄色葡萄球菌。
[a] 除路邓葡萄球菌外,均按金黄色葡萄球菌处理;[b] 若 CRBSI 继发感染性休克,必须拔除导管;[c] 对于存在异物(如关节假体)或拔除导管后炎症标志物持续升高的患者,建议抗生素治疗 10~14 天;[d] 甲氧西林敏感菌株可选用苯唑西林或头孢唑林;[e] 有瓣膜疾病或经适当治疗后仍存在菌血症的患者应进行超声心动图检查;[f] 复杂感染需要较长的疗程(4~6 周);[g] 监测万古霉素的血药浓度为 15~20mg/L;[h] 对于万古霉素 MIC≥1.5mg/L 的菌株,首选达托霉素;[i] CRBSI 肠球菌不建议联合氨基糖苷类药物治疗;[j] CRBSI 肠球菌,万古霉素的最佳剂量尚未确定;[k] 仅在无感染性休克的免疫功能正常患者中,并且分离菌株对可用的抗生素敏感;[l] 如果已排除转移性并发症,抗真菌治疗需要在首次血培养阴性后持续 2 周;[m] 强烈建议分离株对氟康唑敏感、临床稳定且已拔除导管的患者从棘球白素类或两性霉素 B 脂质制剂降至氟康唑。

者来说,应在培养阴性之后再进行至少14天的抗感染治疗。对于心脏瓣膜假体感染金黄色葡萄球菌感染患者来说,治疗周期是4~6周,甚至可以延长到8周。其他一些感染也应延长有效治疗的时间,比如骨与关节的感染(4~8周)、脑脓肿(8周)、有脓腔形成(4~6周)。

对于CRBSI患者,CoNS(如表皮葡萄球菌、腐生葡萄球菌)致病力相对偏低,多数专家建议抗生素治疗5~7天。在移除导管后发热和/或菌血症仍持续存在,应积极移除导管,并需要进行更长期的治疗,如果排除了IE,则需要为期3周的治疗。对于金黄色葡萄球菌引起的CRBSI,需要移除导管和全身抗生素治疗至少2周。由于25%~30%病例会出现金黄色葡萄球菌性菌血症的血源性并发症(例如IE),建议在菌血症发病后经恰当的抗生素治疗5~7天和移除导管后72小时,血培养结果仍然为阳性的患者进行经食管超声心动图检查以排除IE。若出现金黄色葡萄球菌性菌血症的血源性并发症(例如IE),应接受至少4周的抗生素治疗。肠球菌、革兰氏阴性杆菌、假丝酵母菌相关CRBSI的抗生素治疗持续时间取决于临床情况。对于无并发症的CRBSI患者,如果移除导管或经导丝更换导管并开始适当抗生素治疗后血培养结果呈阴性,则治疗的持续时间通常为10~14天(从获取阴性血培养结果第1天开始计算)。对于移除导管后菌血症仍持续超过72小时的患者,需警惕发生了菌血症相关并发症(如化脓性血栓性静脉炎、心内膜炎、骨髓炎、转移性感染),治疗一般需持续至少4周,具体应根据感染的性质相应调整。

【预防】

由于BSI和CRBSI具有较高的发病率和病死率,严重影响住院患者的预后,且多重耐药病原菌感染比例逐渐上升,故感染的预防重于治疗。BSI主要在于预防原发感染灶的血液播散,积极控制原发感染灶是预防和治疗继发性BSI的关键。对于CRBSI患者,一般均存在血管内导管的接触,临床医师需从置管前注意谨慎评估适应证、置管中注意无菌操作(如最大无菌屏障)以及置管后的定期护理,病情稳定后及早撤除血管内装置,避免其成为BSI的继发性来源。在此过程中,谨慎选择预防性抗菌治疗药物,避免二重感染以及多重耐药病原菌的出现和流行。

二、研究进展

【mNGS技术在病原体检测中的应用】

mNGS能够早期快速检出引起脓毒症的病原体,及时指导临床抗感染治疗,有望改善患者预后。

1. 研究设计　采用多中心前瞻性队列研究招募疑似脓毒症患者,收集临床特征和血液标本,记录30天生存率。比较血mNGS检测和血培养病原体的检测结果,分析mNGS对抗生素选择方案和患者结局的影响。

2. 研究结果　研究共纳入疑似脓毒症患者277例,同时进行mNGS检测和血培养。结果162例确诊为脓毒症,148例检测出病原体,其中细菌118例,病毒(腺病毒)8例,真菌22例。病原体检出时间mNGS明显短于血培养(27.0小时 vs. 96.0小时,$P<0.001$)。148例病原体阳性患者中,mNGS灵敏度为90.5%,显著高于血培养的36.0%($P<0.001$);118株细菌,mNGS和血培养的灵敏度分别为88.14%和37.29%($P<0.001$);腺病毒均通过mNGS检测出,血培养均为阴性;真菌感染mNGS检测灵敏度为100.0%,而血培养中仅有1例念珠菌阳性。mNGS检测技术对感染早期、临床症状较轻和检测前使用过抗生素病例,容易发现病原体。研究结果还显示,mNGS检测阳性病原体拷贝数与患者30天病死率有关($P=0.002$),根据微生物检测结果调整抗感染治疗方案的患者30天存活率高于未调整方案者(63.3% vs. 45.5%,$P=0.002$)。

3. 点评　对于脓毒症患者,mNGS检测病原体较血培养所需时间短,灵敏度高,根据病原学检测结果及时调整抗感染治疗方案有利于改善患者预后。在病毒或真菌感染,或感染早期、临床表现不典型、采集标本时已使用过抗生素等情况下mNGS检测更有优势。

三、实用技巧

【高危患者临床评估】

危重患者是医院获得性 BSI 的高危人群，应对其进行早期识别，尤其是应用免疫抑制剂、接受重大手术（包括开胸手术、瓣膜置换或修复术、主动脉大血管置换手术）、接受 ECMO 或其他侵入性治疗的患者，病原体多来自腹腔感染、VAP 和血管内导管等。一旦怀疑患者发生 BSI，尽早进行临床评估，包括感染部位，及时取得标本，查找病原学并行耐药性评估，指导临床治疗。病原体不明时可采用多重 PCR 或 mNGS 等分子手段，mNGS 可同时进行耐药基因检测。

【初始治疗的选择】

医院内 BSI，尤其是 ICU-BSI 中，多重耐药、极度耐药比例较高，尤其是有炎症基础疾病、免疫功能低下、住 ICU 时间长达 1 周以上患者，结合 ICU 流行病学史，经验用药需要考虑上述情况，给予"重锤猛击"，必要时覆盖到真菌，随后根据病原体血培养结果进行调整或降阶梯。

【抗感染效果的评估】

抗感染治疗效果不佳时，不仅考虑是否出现细菌耐药，还应考虑是否合并病毒、真菌、结核分枝杆菌等感染，体内感染病灶是否得到彻底清除，脓肿是否得到有效引流，是否按照抗菌药代动力学/药效学（PK/PD）用药。此外，还应考虑非感染因素如恶性肿瘤、自身免疫性疾病、药物反应等所致的发热。

【导管的处理】

CRBSI 是由血管内导管引发的 BSI，尽管各种血管内导管均可发生，但以 CVC 最常见，且与 CVC 的位置及留置时间有关，腹股沟最常见，颈静脉和锁骨下静脉较少见，CVC 留置时间超过 7 天，感染 CoNS 的机会增加。CRBSI 的治疗，应该包括对导管的处理，如更换或移除。

【其他手段】

正确手卫生、皮肤消毒、无菌操作原则及加强日常护理等是预防 CRBSI 的重要措施。

四、实战病例

【主动脉瓣置换术后血流感染】

1. 病例介绍　患者男性，60 岁，因"主动脉瓣膜置换术后半年，间断发热 2 个月"来诊。患者 6 个月前因"重度主动脉瓣狭窄"于笔者所在医院行"主动脉瓣置换术、房间隔缺损修补术"，术后恢复良好。入院 2 个月前开始出现间断发热，伴畏寒寒战，体温最高 39℃，伴呼吸困难，夜间不能平卧。于当地就诊查超声心动图提示"主动脉瓣置换术后瓣周漏、主动脉瓣机械瓣周围赘生物附着"，当地医院给予抗炎、退热等对症处理后症状无明显改善，遂来笔者所在医院。患者入院后完善两次血培养，回报为表皮葡萄球菌、头状葡萄球菌。血常规示 CRP 96.94mg/L↑，白细胞（WBC）18.46×10⁹/L↑，中性粒细胞（NE）84.7%↑，NE 15.63×10⁹/L↑，红细胞（RBC）3.57×10¹²/L↓，血红蛋白（Hb）110g/L↓，血小板（PLT）160×10⁹/L，血小板压积（PCT）0.29ng/ml↑，红细胞沉降率（ESR）28mm/h↑，BNP 471pg/ml↑，hsTnI 51.9pg/ml↑。入院后仍反复高热寒战，再次行"主动脉瓣瓣周漏修补术、主动脉瓣置换术"治疗，瓣膜赘生物培养回报为表皮葡萄球菌、沃森不动杆菌，根据培养及药敏结果，给予亚胺培南西司他丁钠联合达托霉素抗感染治疗。患者术后突发心脏压塞，二次开胸处理，术后给予气管切开，痰培养结果出现肺炎克雷伯菌、铜绿假单胞菌，且胸部伤口愈合不佳，调整抗生素为头孢他啶、依替米星、达托霉素、康替唑胺，再次瓣膜手术及调整抗生素后，患者体温逐渐恢复正常，炎症指标降至正常，拔除气切套管后顺利出院。

2. 病例特点和治疗体会　该病例为一例心外瓣膜术后出现的感染性心内膜炎、主动脉瓣置换术后瓣周漏、主动脉瓣瓣周脓肿的患者，血培养及瓣膜赘生物培养结果均提示表皮葡萄球菌，第一次术后出现反复寒战发热后,常规抗感染效果不佳,并且合并心功能不全,再次给予瓣周漏修补及瓣膜置换术,术后根据血培养及赘生物培养及药敏结果,给予有效的抗生素治疗及相关并发症处理后,患者恢复良好。

(武元星　任建伟)

参考文献

[1] WOUTHUYZEN-BAKKER M, VAN OOSTEN M, BIERMAN W, et al. Diagnosis and treatment of vascular graft and endograft infections: a structured clinical approach[J]. Int J Infect Dis, 2023, 126: 22-27.

[2] LJUNGQUIST O, DIAS N, HAIDL S, et al. Guided aspiration for determining the microbiological aetiology of aortic vascular graft and endograft infections[J]. Eur J Vasc Endovasc Surg, 2021, 62(6): 935-943.

[3] LIESKER D J, GAREB B, SPEIJERS M J, et al. Use of Omniflow® II biosynthetic graft for the treatment of vascular graft and endograft infections[J]. Ann Vasc Surg, 2023, 97: 410-418.

[4] HUSMANN L, EBERHARD N, HUELLNER M W, et al. Impact of unknown incidental findings in PET/CT examinations of patients with proven or suspected vascular graft or endograft infections[J]. Sci Rep, 2021, 11(1): 13747.

[5] WILLE J, COENYE T. Biofilm dispersion: the key to biofilm eradication or opening Pandora's box?[J]. Biofilm, 2020, 2: 100027.

[6] 林果为,王吉耀,葛均波,等. 实用内科学[M]. 15版. 北京:人民卫生出版社,2017.

[7] TIMSIT J F, RUPPÉ E, BARBIER F, et al. Bloodstream infections in critically ill patients: an expert statement[J]. Intensive Care Med, 2020, 46(2): 266-284.

[8] MARTINEZ R M, WOLK D M. Bloodstream infections[J]. Microbiol Spectr, 2016, 4(4).

[9] 武元星,任建伟,朱光发. 心脏外科瓣膜术后耐碳青霉烯类革兰阴性杆菌感染临床特征与影响因素[J]. 中国感染控制杂志,2023,22(8):886-893.

[10] 中华人民共和国卫生部. 医院感染诊断标准(试行)[J]. 中华医学杂志,2001,81(5):314-320.

[11] 上海市微生物学会临床微生物学专业委员会,上海市医学会检验医学专科分会,上海市医学会危重病专科分会. 血流感染临床检验路径专家共识[J].

中华传染病杂志,2022,40(8):457-475.

[12] CHAVES F, GARNACHO-MONTERO J, DEL POZO J L, et al. Diagnosis and treatment of catheter-related bloodstream infection: clinical guidelines of the Spanish Society of Infectious Diseases and Clinical Microbiology and(SEIMC)and the Spanish Society of Spanish Society of Intensive and Critical Care Medicine and Coronary Units(SEMICYUC)[J]. Medicina Intensiva, 2018, 42(1): 5-36.

[13] GRUMAZ S, STEVENS P, GRUMAZ C, et al. Next-generation sequencing diagnostics of bacteremia in septic patients[J]. Genome Med, 2016, 8(1): 73.

[14] 中国医疗保健国际交流促进会临床微生物与感染分会,中华医学会检验医学分会临床微生物学组,中华医学会微生物学和免疫学分会临床微生物学组. 血液培养技术用于血流感染诊断临床实践专家共识[J]. 中华检验医学杂志,2022,45(2):105-121.

[15] WEBER D G, BENDINELLI C, BALOGH Z J. Damage control surgery forabdominal emergencies[J]. Br J Surg, 2014, 101(1): e109-e118.

[16] TIMSIT J F, RUPP M, BOUZA E, et al. A state of the art review on optimal practices to prevent, recognize, and manage complications associated with intravascular devices in the critically ill[J]. Intensive Care Med, 2018, 44(6): 742-759.

[17] BURNHAM J P, ROJEK R P, KOLLEF M H. Catheter removal and outcomes of multidrug_resistant central_line_associated bloodstream infection[J]. Medicine(Baltimore), 2018, 97(42): e12782.

[18] ANDES D R, SAFDAR N, BADDLEY J W, et al. Impact of treatment strategy on outcomes in patients with candidemia and other forms of invasive candidiasis: a patient-level quantitative review of randomized trials[J]. Clin Infect Dis, 2012, 54(8): 1110-1122.

[19] LECRONIER M, VALADE S, BIGE N, et al. Removal of totally implanted venous access ports for suspected infection in the intensive care unit: a multicenter observational study[J]. Ann Intensive Care, 2018, 8(1): 41.

[20] MARTINEZ M L, FERRER R, TORRENTS E, et al. Impact of source control in patients with severe sepsis and septic shock[J]. Crit Care Med, 2017, 45(1): 11-19.

[21] BLOOS F, THOMAS-RÜDDEL D, RÜDDEL H, et

al. Impact of compliance with infection management guidelines on outcome in patients with severe sepsis: a prospective observational multi-center study [J]. Crit Care, 2014, 18 (2): R42.

[22] BOYER A, VARGAS F, COSTE F, et al. Influence of surgical treatment timing on mortality from necrotizing soft tissue infections requiring intensive care management [J]. Intensive Care Med, 2009, 35 (5): 847-853.

[23] RAUSEI S, PAPPALARDO V, RUSPI L, et al. Early versus delayed source control in open abdomen management for severe intra-abdominal infections: a retrospective analysis on 111 cases [J]. World J Surg, 2018, 42 (3): 707-712.

[24] WOLK D M, BLYN L B, HALL T A, et al. Pathogen Profiling: rapid molecular characterization of *Staphylococcus* aureus by PCR/electrospray ionization-mass spectrometry and correlation with phenotype [J]. J Clin Microbiol, 2009, 47 (10): 3129-3137.

[25] ZUO Y H, WU Y X, HU W P, et al. The clinical impact of metagenomic next-generation sequencing (mNGS) test in hospitalized patients with suspected sepsis: a multicenter prospective study [J]. Diagnostics (Basel), 2023, 13 (2): 323.

[26] 中国碳青霉烯耐药肠杆菌科细菌感染诊治与防控专家共识编写组, 中国医药教育协会感染疾病专业委员会, 中华医学会细菌感染与耐药防控专业委员会. 中国碳青霉烯耐药肠杆菌科细菌感染诊治与防控专家共识 [J]. 中华医学杂志, 2021, 101 (36): 2850-2860.

[27] BUETTI N, MARSCHALL J, DREES M, et al. Strategies to prevent central line-associated bloodstream infections in acute-care hospitals: 2022 update [J]. Infect Control Hosp Epidemiol, 2022, 43 (5): 553-569.

[28] TAMMA P D, AITKEN S L, BONOMO R A, et al. Infectious Diseases Society of America 2023 guidance on the treatment of antimicrobial resistant gram-negative infections [J]. Clin Infect Dis, 2023: ciad428.